Robert F. LaPrade, MD, PhD
Jorge Chahla, MD, PhD

复杂膝关节损伤的诊断与治疗

基于循证医学实践的最佳处理

Evidence-Based Management of
Complex Knee Injuries
Restoring the Anatomy
to Achieve Best Outcomes

主　编　〔美〕　罗伯特·F. 拉普瑞德
　　　　　　　豪尔赫·沙赫拉

主　译　　　徐卫东　李　朔
　　　　　　程　飚　敖英芳

天津出版传媒集团
天津科技翻译出版有限公司

著作权合同登记号：图字：02-2023-024

图书在版编目(CIP)数据

复杂膝关节损伤的诊断与治疗：基于循证医学实
践的最佳处理 / (美)罗伯特·F.拉普瑞德
(Robert F. LaPrade)，(美)豪尔赫·沙赫拉
(Jorge Chahla)主编；徐卫东等主译. —天津：天津
科技翻译出版有限公司，2024.2
书名原文：Evidence-Based Management of Complex
Knee Injuries: Restoring the Anatomy to Achieve
Best Outcomes
ISBN 978-7-5433-4411-2

Ⅰ. ①复… Ⅱ. ①罗… ②豪… ③徐… Ⅲ. ①膝关节
-关节疾病-诊疗 Ⅳ. ①R684

中国国家版本馆 CIP 数据核字(2023)第 217590 号

Elsevier(Singapore)Pte Ltd.
3 Killiney Road, #08-01 Winsland House I, Singapore 239519
Tel: (65)6349-0200; Fax: (65)6733-1817

Evidence-Based Management of Complex Knee Injuries: Restoring the Anatomy to Achieve Best Outcomes
Copyright © 2021 by Elsevier, Inc. All rights reserved.
ISBN: 978-0-323-71310-8

注意

本译本由 Elsevier (Singapore) Pte Ltd.和天津科技翻译出版有限公司完成。相关从业及研究人员必须凭借其自身经验和知识对文中描述的信息数据、方法策略、搭配组合、实验操作进行评估和使用。由于医学科学发展迅速，临床诊断和给药剂量尤其需要经过独立验证。在法律允许的最大范围内，爱思唯尔、译文的原文作者、原文编辑及原文内容提供者均不对译文或因产品责任、疏忽或其他操作造成的人身及(或)财产伤害及(或)损失承担责任，亦不对由于使用文中提到的方法、产品、说明或思想而导致的人身及(或)财产伤害及(或)损失承担责任。

授权单位：Elsevier (Singapore) Pte Ltd.
出　　版：天津科技翻译出版有限公司
出 版 人：刘子媛
地　　址：天津市南开区白堤路 244 号
邮政编码：300192
电　　话：(022)87894896
传　　真：(022)87893237
网　　址：www.tsttpc.com
印　　刷：天津海顺印业包装有限公司
发　　行：全国新华书店
版本记录：889mm×1194mm　16 开本　32 印张　1000 千字
　　　　　2024 年 2 月第 1 版　2024 年 2 月第 1 次印刷
　　　　　定价：360.00 元

(如发现印装问题，可与出版社调换)

译者名单

主　译　徐卫东　李　朔　程　飚　敖英芳

副主译　徐一宏　冯建豪

译　者　(按姓氏汉语拼音排序)

敖英芳　北京大学运动医学研究所

蔡伟创　海军军医大学第一附属医院

程　飚　同济大学附属同济医院

冯建豪　同济大学附属同济医院

纪　洲　海军军医大学第一附属医院

李　朔　海军军医大学第一附属医院

宋廷轩　海军军医大学第一附属医院

童文文　海军军医大学第一附属医院

王一鸣　海军军医大学第一附属医院

徐卫东　海军军医大学第一附属医院

徐一宏　海军军医大学第一附属医院

薛晨晨　海军军医大学第一附属医院

张　庆　海军军医大学第一附属医院

张永进　海军军医大学第一附属医院

周天平　海军军医大学第一附属医院

朱　戈　海军军医大学第一附属医院

编者名单

Ferran Abat, MD, PhD
Medical Director,
Sport Orthopaedic Department,
ReSport Clinic Barcelona;
Ramon Llull University,
Barcelona, Spain

Michelle E. Arakgi, MSc, MD
Clinical Fellow,
Fowler Kennedy Sport Medicine Clinic,
Western University,
London, ON, Canada

Elizabeth A. Arendt, MD
Professor,
Department of Orthopedic Surgery,
University of Minnesota,
Minneapolis, MN, USA

Erin C. Argentieri, BS
Senior Lead Research Specialist,
Department of Radiology and Imaging,
Hospital for Special Surgery,
New York, NY, USA

Douglas W. Bartels, MD
Department of Orthopedic Surgery and Sports Medicine,
Mayo Clinic,
Rochester, MN, USA

Charles A. Baumann, BS
Medical Student,
University of Missouri School of Medicine,
University of Missouri,
Columbia, MO, USA

Alexander Beletsky, BA
Midwest Orthopaedics at Rush,
Rush University Medical Center,
Chicago, IL, USA

Sanjeev Bhatia, MD
Hip and Knee Joint Preservation Center,
Northwestern Medicine Central DuPage Hospital,
Northwestern University Feinberg School of Medicine,
Warrenville, IL, USA

Tatum W. Braun, BS
Department of Radiology and Imaging,
Hospital for Special Surgery,
New York, NY, USA

Charles H. Brown Jr., MD
Director,
International Knee and Joint Centre,
Abu Dhabi, United Arab Emirates

Alissa J. Burge, MD
Assistant Attending Radiologist,
Director of Fellowship Research,
Department of Radiology & Imaging,
Assistant Scientist, MRI Laboratory,
Hospital for Special Surgery,
Assistant Professor of Radiology,
Weill Cornell Medical College,
New York, NY, USA

Robert A. Burnett III, MD
Orthopedic Surgery Resident,
Department of Orthopedic Surgery,
Division of Sports Medicine,
Rush University Medical Center,
Chicago, IL, USA

Jourdan M. Cancienne, MD
Clinical Fellow,
Department of Orthopedics,
Division of Sports Medicine,
Rush University Medical Center,
Chicago, IL, USA

Jorge Chahla, MD, PhD
Complex Knee and Hip Surgeon,
Midwest Orthopaedics at Rush;
Assistant Professor,
Department of Orthopaedic Surgery,
Rush University Medical Center,
Chicago, IL, USA

Brian Chilelli, MD
Orthopaedic Surgeon,
Northwestern Medicine,
Warrenville, IL, USA

Melissa A. Christino, MD
Division of Sports Medicine,
Department of Orthopedic Surgery,
Boston Children's Hospital,
Harvard Medical School,
Boston, MA, USA

Brian J. Cole, MD, MBA
Associate Chairman and Clinical Professor,
Department of Orthopedic Surgery,
Midwest Orthopaedics at Rush,
Rush University Medical Center,
Chicago, IL, USA

Andrew J. Cosgarea, MD
Department of Orthopaedic Surgery,
The Johns Hopkins University,
Baltimore, MD, USA

Eric J. Cotter, MD
Orthopedic Surgery Resident,
Department of Orthopedics,
University of Wisconsin School of Medicine,
Madison, WI, USA

William M. Cregar, MD
Resident,
Department of Orthopedics,
Rush University Medical Center,
Chicago, IL, USA

Iswadi Damasena, FRACS FAOrthA
Senior Knee Fellow,
Department of Trauma & Orthopaedic Surgery,
University Hospital Coventry and Warwick,
Warwickshire, UK

Robert S. Dean, BS
Twin Cities Orthopedics,
Edina, MN, USA

David DeJour, MD
Department of knee surgery,
Lyon-Ortho-Clinic,
Clinique de la Sauvegarde,
Lyon, France

Jean Romain Delaloye, MD
Orthopaedic Surgeon,
Centre Orthopédique Santy;
Hopital Privé Jean Mermoz, Ramsay-Générale de Santé,
Lyon, France

Nicholas N. DePhillipo, PhD, ATC, OTC
Twin Cities Orthopedics,
Edina, MN, USA;
Oslo Sports Trauma Research Center,
Department of Sports Medicine,
Norwegian School of Sport Sciences,
Oslo, Norway

Theresa Diermeier, MD
Department of Orthopaedic Surgery,
University of Pittsburgh,
Pittsburgh, PA, USA

Gregory S. DiFelice, MD
Orthopaedic Surgeon,
Orthopaedic Trauma Service,
Department of Orthopaedic Surgery,
Hospital for Special Surgery,
Weill Medical College of Cornell University,
New York, NY, USA

Michael B. Ellman, MD
Division of Sports Medicine
Panorama Orthopedics & Spine Center
Denver, CO, USA

Andrew K. Ence, MD
Department of Orthopaedics and Physical Medicine,
Medical University of South Carolina
Charleston, SC, USA

Lars Engebretsen, MD, PhD
Professor,
Orthopedic Clinic,
University Hospital,
University of Oslo;
Co-Chair,
Oslo Sports Trauma Research Center,
Oslo, Norway

Jack Farr, MD
Department of Orthopaedic Surgery,
Indiana University School of Medicine,
OrthoIndy Knee Preservation,
Indianapolis, IN, USA

Florent Franck, MD
Orthopaedic Surgeon,
Centre Orthopédique Santy;
Hopital Privé Jean Mermoz, Ramsay-Générale de Santé,
Lyon, France

Rachel M. Frank, MD
Sports Medicine and Shoulder Surgery
Associate Professor,
Department of Orthopaedic Surgery;
Director, Joint Preservation Program,
University of Colorado School of Medicine,
Denver, CO, USA

Brett A. Fritsch, FRACS FAOrthA
Orthopaedic Knee Surgeon,
North Shore Knee Clinic,
Sydney Orthopaedic Research Institute,
Sydney, NSW, Australia

Freddie H. Fu, MD
Distinguished Professor and Chairman,
Department of Orthopaedic Surgery,
University of Pittsburgh,
Pittsburgh, PA, USA

John P. Fulkerson, MD
Professor of Orthopedic Surgery,
Yale University,
New Haven, CT, USA

Nathan R. Graden, BS
Medical Student,
University of Minnesota Medical School,
Minneapolis, MN, USA

Andrew G. Geeslin, MD
Clinical Assistant Professor,
WMU School of Medicine;
Adjunct Associate Professor,
WMU Mechanical Engineering;
Ascension Borgess Hospital,
Kalamazoo, MI, USA

Pablo Eduardo Gelber, MD, PhD
Orthopaedic Surgeon/Associate Professor
Department of Orthopaedic Surgery,
Hospital de la Santa Creu i Sant Pau,
Universitat Autònoma de Barcelona;
ICATME-Hospital Universitari Dexeus,
Universitat Autònoma de Barcelona
Barcelona, Spain

Alan Getgood, MPhil, MD, FRCS(Tr&Orth)
Consultant Knee Surgeon,
Fowler Kennedy Sport Medicine Clinic;
Associate Professor,
Division of Orthopaedics,
Department of Surgery,
Western University,
London, ON, Canada

Ron Gilat, MD
Midwest Orthopaedics at Rush University Medical Center,
Chicago, IL, USA;
Department of Orthopaedic Surgery,
Shamir Medical Center and Tel Aviv University,
Tel Aviv, Israel

Matthew D. Giordanelli, PT, DPT, SCS, ATC, CSCS
Physical Therapist,
Berkana Rehabilitation Institute,
Fort Collins, CO, USA

Andreas Gomoll, MD
Associate Professor of Orthopaedic Surgery,
Hospital for Special Surgery,
New York, NY, USA

Simon Görtz, MD
Attending Physician,
Department of Orthopedic Surgery, Division of Sports Medicine,
Brigham and Women's Hospital/MassGeneralBrigham (MGB),
Boston, MA USA

Betina B. Hinckel, MD, PhD
Assistant Professor,
Oakland University;
Department of Orthopaedic Surgery,
William Beaumont Hospital,
Royal Oak, MI, USA

Hailey P. Huddleston, BS
Research Fellow,
Department of Orthopedics,
Division of Sports Medicine,
Rush University Medical Center,
Chicago, IL, USA

David H. Kahat, BA
University of Minnesota Medical School,
Minneapolis, MN, USA

Patrick Kane, MD
Premier Orthopaedic Bone and Joint Care,
Beebe Healthcare,
Lewes, DE, USA

Nicholas I. Kennedy, MD
Orthopedic Resident Surgeon,
Department of Orthopedic Surgery and Sports Medicine,
Mayo Clinic,
Rochester, MN, USA

Mininder S. Kocher, MD, MPH
Chief, Division of Sports Medicine
Boston Children's Hospital,
Professor of Orthopaedic Surgery,
Harvard Medical School,
Boston, MA, USA

Kyle N. Kunze, MD
Department of Orthopaedic Surgery,
Hospital for Special Surgery,
New York, NY, USA

Aaron J. Krych, MD
Professor of Orthopedic Surgery,
Mayo Clinic,
Rochester, MN, USA

Jaren LaGreca, MD
Orthopedic Resident Surgeon,
Department of Orthopedic Surgery,
University of Minnesota,
Minneapolis, MN, USA

Robert F. LaPrade, MD, PhD
Complex Knee Surgeon,
Twin Cities Orthopedics;
Adjunct Professor,
Department of Orthopaedic Surgery,
University of Minnesota,
Minneapolis, MN, USA

Christian Lattermann, MD
Department of Orthopaedic Surgery,
Brigham and Women's Hospital,
Harvard Medical School,
Boston, MA, USA

George LeBus, MD
Orthopaedic and Sports Medicine Surgeon,
Orthopedic Specialty Associates,
Fort Worth, TX, USA

Bruce A. Levy, MD
Professor,
Department of Orthopedic Surgery and Sports Medicine,
Mayo Clinic,
Rochester, MN, USA

Martin Lind, MD, PhD
Professor,
Department of Orthopedics,
Aarhus University Hospital,
Aarhus N, Denmark

James P. Linklater MBBS, BMedSc, FRANZCR
Castlereagh Imaging,
NSW, Australia

Alexander E. Loeb, MD
Department of Orthopaedic Surgery,
The Johns Hopkins University,
Baltimore, MD, USA

Jeffrey A. Macalena, MD
Assistant Professor,
Department of Orthopedic Surgery,
University of Minnesota,
Minneapolis, MN, USA

Bert Mandelbaum, MD, DHL (Hon.)
Cedars Sinai Kerlan Jobe Institute,
Santa Monica, CA, USA

R. Kyle Martin, MD, FRCSC
Assistant Professor,
Department of Orthopedic Surgery,
University of Minnesota,
Saint Cloud, MN, USA

Sean J. Meredith, MD
Assistant Professor,
Department of Orthopaedics,
University of Maryland School of Medicine,
Baltimore, MD, USA

Justin J. Mitchell, MD
Sports Medicine Surgeon,
Gundersen Health System,
Department of Sports Medicine,
La Crosse, WI, USA

Gilbert Moatshe, MD, PhD
Orthopaedic Clinic,
Oslo University Hospital,
University of Oslo;
OSTRC, Norwegian School of Sports Science,
Oslo, Norway

Farrah A. Monibi, DVM, PhD
Sports Medicine and Shoulder Service,
Laboratory for Joint Tissue Repair and Regeneration,
Orthopaedic Soft Tissue Research Program,
Hospital for Special Surgery,
New York, NY, USA

Brett Mueller, PT, DPT, SCS
Physical Therapist,
Howard Head Sports Medicine,
Gypsum, CO, USA

Volker Musahl, MD
Department of Orthopaedic Surgery,
University of Pittsburgh,
Pittsburgh, PA, USA

Stefano Muzzi, MD
Clinical Fellow,
Department of knee surgery,
Lyon-Ortho-Clinic,
Clinique de la Sauvegarde,
Lyon, France

Luke T. O'Brien, PT, M.Phty (Sports), SCS
Vail, CO, USA

Crystal A. Perkins, MD
Pediatric Orthopaedic Surgery and Sports Medicine,
Children's Healthcare of Atlanta,
Atlanta, GA

Charles Pioger, MD
Orthopaedic Surgeon,
Centre Orthopédique Santy;
Hopital Privé Jean Mermoz, Ramsay-Générale de Santé,
Lyon, France

Hollis G. Potter, MD
Chairman, Department of Radiology & Imaging,
Coleman Chair in MRI Research,
Senior Scientist, Research Division
Hospital for Special Surgery,
Professor of Radiology,
Weill Cornell Medical College,
New York, NY, USA

Nicolas Pujol, MD
Orthopaedic Surgeon,
Department of Orthopedics,
Centre Hospitalier De Versailles,
Le Chesnay, France

Sven E. Putnis, MBChB, FRCS (Tr&Orth)
Trauma and Orthopedic Surgeon,
Avon Orthopaedic Centre,
Bristol, UK;
Sydney Orthopaedic Research Institute,
NSW, Australia

Martin Brett Raynor, MD
Texas Orthopaedic Associates,
Dallas, TX, USA

Scott A. Rodeo, MD
Sports Medicine and Shoulder Service,
Laboratory for Joint Tissue Repair and Regeneration,
Orthopaedic Soft Tissue Research Program,
Hospital for Special Surgery,
New York, NY, USA

Benjamin B. Rothrauff , MD, PhD
Resident Physician,
Department of Orthopaedic Surgery,
University of Pittsburgh,
Pittsburgh, PA, USA

Adnan Saithna, MD
Adjunct Clinical Professor of Orthopedic Surgery,
Kansas City University of Medicine and Biosciences,
Kansas City, MO, USA

Michael Scheidt, BS
Loyola University Chicago,
Stritch School of Medicine,
Maywood, IL, USA

Henry D. Scholz, PT, DPT, SCS
Physical Therapist,
Howard Head Sports Medicine,
Silverthorne, CO, USA

Breana Siljander, MD
Medical Resident,
Department of Orthopedic Surgery,
University of Minnesota,
Minneapolis, MN, USA

Harris S. Slone, MD
Associate Professor of Orthopaedic Surgery;
Residency Program Director,
Department of Orthopaedics and Physical Medicine,
Medical University of South Carolina,
Charleston, SC, USA

Robert Smigielski, MD, PhD
Chief of Orthopaedics and Sports Medicine Division,
Warsaw, Poland

Bertrand Sonnery-Cottet, MD
Orthopaedic Surgeon,
Centre Orthopédique Santy;
Hopital Privé Jean Mermoz, Ramsay-Générale de Santé,
Lyon, France

Tim Spalding, MBBS, FRCS Orth.
Consultant Orthopaedic Surgeon,
University Hospital Coventry and Warwickshire Hospital NHS
    Trust,
Coventry, UK

Marc Strauss, MD
Senior Consultant,
Oslo University Hospital,
Department of Orthopedics,
Division of Arthroscopy and Sports Medicine/Norwegian
    Olympic Training Center – Olympiatoppen,
Oslo, Norway

Suzanne M. Tabbaa, PhD
Department of Orthopaedic Surgery,
University of California,
San Francisco, CA, USA

Adam J. Tagliero, MD
Orthopedic Resident Surgeon,
Department of Orthopedic Surgery and Sports Medicine,
Mayo Clinic,
Rochester, MN, USA

Miho J. Tanaka, MD
Director, Women's Sports Medicine Program,
Department of Orthopaedic Surgery,
Massachusetts General Hospital,
Harvard Medical School,
Boston, MA, USA

Tracy Tauro, BS, BA
Clinical Research Fellow,
Department of Orthopedic Surgery, Midwest Orthopaedics at Rush,
Rush University Medical Center,
Chicago, IL, USA

Robert A. Teitge, MD
Emeritus Professor,
Department of Orthopaedic Surgery,
Wayne State University School of Medicine,
Detroit, MI, USA

Raúl Torres-Claramunt, MD, PhD
Orthopaedic Surgeon,
Department of Orthopaedic Surgery,
Parc de Salut Mar – Universitat Autònoma de Barcelona;
ICATME-Hospital Universitari Dexeus,
Universitat Autònoma de Barcelona,
Barcelona, Spain

Jelle P. van der List, MD
Orthopaedic Resident,
Orthopaedic Trauma Service,
Department of Orthopaedic Surgery,
Hospital for Special Surgery,
Weill Medical College of Cornell University,
New York, NY, USA;
Amsterdam UMC,
University of Amsterdam,
Department of Orthopaedic Surgery,
Amsterdam, The Netherlands

Peter Verdonk, MD, PhD
Antwerp Orthopaedic Center,
AZ Monica Hospitals;
Department of Orthopaedic Surgery,
Antwerp University Hospital,
Antwerp, Belgium

Harmen D. Vermeijden, MD
Research Fellow,
Orthopaedic Trauma Service,
Department of Orthopaedic Surgery,
Hospital for Special Surgery,
Weill Medical College of Cornell University,
New York, NY, USA

Thais Dutra Vieira, MD
Orthopaedic Surgeon,
Centre Orthopédique Santy;
Hopital Privé Jean Mermoz, Ramsay-Générale de Santé,
Lyon, France

Brady T. Williams, MD
Orthopaedic Surgery Resident,
Department of Orthopedics,
University of Colorado,
Aurora, CO, USA

S. Clifton Willimon, MD
Children's Orthopaedics and Sports Medicine,
Children's Healthcare of Atlanta,
Atlanta, GA, USA

Kelsey L. Wise, MD
Orthopedic Resident Surgeon,
Department of Orthopedic Surgery,
University of Minnesota
Minneapolis, MN, USA

John W. Xerogeanes, MD
Professor of Orthopaedic Surgery,
Chief of Sports Medicine,
Emory University School of Medicine,
Atlanta, GA, USA

Adam B. Yanke, MD, PhD
Assistant Professor,
Department of Orthopedics;
Assistant Director,
Cartilage Restoration Center,
Department of Orthopedics,
Division of Sports Medicine,
Rush University Medical Center
Chicago, IL, USA

Kelly C. Zochowski, BS
Department of Radiology and Imaging,
Hospital for Special Surgery,
New York, NY, USA

中文版前言

　　近些年来，复杂膝关节损伤的发病率逐年升高，其诊断和治疗涉及生物力学、解剖学、放射学及生物工程学等多个学科，具有较高的挑战性。

　　本书从循证医学的角度出发，对复杂膝关节损伤的流行病学进行概述，涵盖了从基础到临床、从预防到诊断、从治疗到康复，以及从成人到儿童的各个方面的知识体系。特别是作者基于循证医学的大量客观数据，结合自身的临床经验，总结和归纳了各种损伤类型的诊疗方案，具有较强的临床针对性和实用性。本书结构完整、内容翔实，分享了全世界运动医学及关节外科医生关于复杂膝关节损伤诊疗方面的宝贵经验，有助于骨关节外科和运动医学医生了解该领域的最新进展，掌握复杂膝关节损伤的预防、诊断、治疗及康复的相关知识，具有重要的临床指导意义。

徐卫东　李朔　程飚　敖英芳

前　言

　　本书对多种复杂膝关节损伤的诊断、检查和基于解剖学的治疗进行了全面概述。运动医学之父 Jack Hughston 曾说过："许多疾病都能看到你，但你不一定能看到它们"。

　　当然，所有复杂膝关节损伤的诊疗都与临床医生的解剖学知识和全面的体格检查能力紧密相关。清楚认识人体解剖结构的静态和动态生物力学功能非常重要，这样才能发现问题，并针对性地对有可能影响活动的相关结构进行全面的鉴别诊断。最后，适时利用经生物力学和临床验证的解剖学最新进展来治疗这些损伤，将有助于最大限度地提高成功率。这就是如何成为一名成功的有经验的复杂膝关节损伤外科医生的诀窍。

　　作为一个国际一流的运动医学及关节外医生小组，作者们用心编写了每个章节，从简至繁、面面俱到地对复杂膝关节损伤的诊疗进行了概述，以便相关医生能更深入地学习复杂膝关节损伤的相关知识。我们相信本书对读者能有所启迪。

献词与致谢

首先,我想把这本书献给我的家人(我的妻子 Sandy 和我的儿子 Chris、Matt 和 Jeff),并感谢他们多年来对我工作的支持。我也要感谢我的父母(Roland 和 Dorothy),他们为我树立了努力就会有回报的光辉榜样,并把我培养成一个有好奇心的孩子。我还要感谢我的朋友和导师 Lars Engebretsen 教授,感谢他在过去 25 年里对我的坚定支持。

我还要感谢许多朋友和同事,他们合作发表了数百篇论文,这些论文共同构成了"科研金字塔"。量化的解剖学和生物力学研究构成了金字塔的基础,不断改进的诊断病理方法和评估病理进程的动物模型,以及基于解剖的重建或修复的生物力学分析,共同组成了金字塔的上层结构,最终使得我们的临床研究经过验证站立在金字塔的顶端。在这里,我要感谢为我提供帮助的所有人,尤其要感谢 Jorge Chahla,他是一个伟大的朋友且前途无量,我很荣幸能和他一起主编这本书。

最后,我要感谢成千上万的患者,感谢他们将健康托付给我这个年轻的外科医生,并给予我充分的信任,让我实践新的诊疗方法。正是因为他们对我的信任,才能让我们在过去的 20 年里研发出了许多新的和改进的方法来治疗复杂膝关节疾病。

Robert F. LaPrade

感谢一直支持我的妻子 Isolina,她任劳任怨地照顾我们的两个女儿(Martina 和 Sofia),让我可以在晚上和周末写这本书。Martina 和 Sofia,你们改变了我生命中对幸福的定义,这本书和我所做的一切都要归功于你们。对于我人生中最重要的导师,我的父亲 Jorge 和母亲 Graciela,我对你们的感激之情无法用语言来表达。

感谢我的导师们,他们来自图库曼国立大学、布宜诺斯艾利斯不列颠尼克医院、Steadman 诊所、Cedars Sinai Kerlan Jobe 学院和拉什的中西部骨科医院。感谢在我医学道路上帮助过我的每一个人,是他们使我成为更好的医生。特别感谢我的合作者和朋友 Rob,感谢你多年来的指导。

最后,感谢这本书的所有作者,你们为每个章节的编写和修改投入了大量的时间和精力。

Jorge Chahla

目 录

第 1 章

综合临床检查

ANDREW G. GEESLIN

引言

在先进的影像学检查方法常规应用于临床之前，医生主要依靠详细的临床病史和体格检查来制订诊疗方案。许多临床检查经过临床或生物力学验证，能帮助临床医生判断损伤的位置和严重程度并确定进一步影像学检查方法。此外，临床医生可以在这个过程中和患者建立信任关系。体格检查主要包括视诊、触诊、神经血管评估、运动范围和韧带评估，以及通过步态或更进一步的方法（如果可能的话）进行动态评估。必须仔细规范记录临床检查结果，这样可为接下来的治疗提供参考。综合评估对临床治疗和科学研究都至关重要，国际膝关节文献委员会（IKDC）评分等评估工具表中也包含综合评估的内容[1]。

临床检查概述

本章将从循证医学的角度出发，介绍复杂膝关节损伤综合临床检查的标准化方法。详细询问病史非常重要，可为临床评估提供信息。多数复杂膝关节损伤发生于功能良好的膝关节，而有些患者存在反复损伤（有或没有手术治疗史）。因此，除了常规临床检查外，还应关注既往有手术史的膝关节的切口和内植物的情况。

对于急性损伤，尽可能详细了解其损伤机制非常重要。应重点关注损伤机制（接触或非接触性）、旋转、脚的位置和速度（如高能量损伤与低能量损伤）。尽管任何情况均可能导致复杂膝关节损伤，但篮球运动中上篮后落地导致的损伤和高速机动车辆碰撞导致的

损伤，两者之间的评估方案有很大差异。对于再次手术的患者，应重点关注并发症情况、既往手术的方式和次数、手术记录中的特殊情况、切口愈合不良史、术后康复情况及现有症状的准确信息。

详细了解病史并与患者及其家属建立融洽的关系后对膝关节损伤进行评估。体格检查应从无痛操作开始，可能导致疼痛的操作应最后进行。初步检查中发现的瘀斑（图 1.1）、关节外肿胀或膝关节积液有助于指导后续检查。膝关节内侧[2]和外侧[3]结构的解剖标志处的压痛可能提示损伤。膝关节无法完全伸直的患者可能存在半月板撕裂或因疼痛而受限，因此观察膝关节的静止位置尤为重要。

触诊关节外结构，如内侧副韧带（MCL）股骨和胫骨附着点、腓骨近端、腓骨侧副韧带（FCL）股骨和腓骨附着点及前外侧复合体[即髂胫束（ITB）、ITB 的囊-骨层（COL）、前外侧韧带（ALL）]，可能会在评估韧带

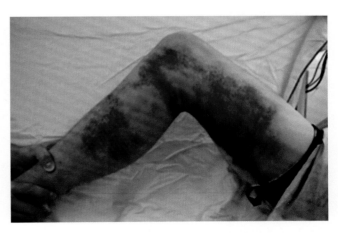

图 1.1 左膝损伤的临床照片显示广泛的外侧瘀斑。还可观察到与后交叉韧带损伤一致的胫骨后凹。

损伤时提供有用的信息,特别是在急性情况下。如果患者可以耐受,可在图 1.2 所示的位置触诊膝关节前外侧复合体[4];该部位的压痛可能提示存在与前交叉韧带(ACL)撕裂一致的旋转损伤。

神经血管评估是所有膝关节检查的一个重要内容。应对下肢末端神经系统进行筛查性检查。腓总神经损伤通常与严重的后外侧膝关节损伤有关[5,6],表现为足部感觉减弱及踇指背伸、踝关节背屈和外翻力量减弱。必须进行血管(包括静脉和动脉)评估。软组织创伤和肢体制动可能会导致深静脉血栓形成(DVT);小腿压痛及被动背屈踝关节出现疼痛,提示可能存在DVT,需要进行诊断性影像学检查。动脉损伤在急性膝关节损伤中相对少见,远端脉搏减弱提示可能存在动脉损伤,应通过踝-臂血压指数和进一步的计算机断层扫描(CT)血管造影进行评估[7]。

骨科评估的经典原则包括评估"上下关节"。高能量可能与髋部、踝部和足部损伤有关,应评估疼痛和活动范围、畸形和肿胀。

所有病例均应评估双膝,以比较患侧与健侧膝关节。检查应在平坦的检查床上进行,检查床的两侧需要有足够的空间,以便进行双膝对比。检查可以从患者坐下和膝关节屈曲离开桌子边缘开始。随后,患者仰卧于检查台上,以进行全方位的运动测试和检查操作。

髌股关节

髌股关节损伤,尤其是急性损伤,应避免评估髌骨松弛度和活动范围,从而使检查复杂化。触诊压痛部位,包括内侧髌股韧带(MPFL)及其附着点,有助于评估损伤情况。在复发性髌股关节损伤的患者中,手术瘢痕可能提示既往膝关节镜手术中进行过外侧松解、内侧修复或 MPFL 重建。如果患者可以耐受,应在膝关节完全伸展和股四头肌放松的情况下进行检查,以评估髌骨松弛度(图 1.3)。通过与对侧比较,可为潜在的病理性运动度增加或减少提供有价值的客观信息,并且可使用象限法量化髌骨松弛度。

髌股关节检查的关键是观察患者坐位时的活动范围。坐位时,可允许患者控制膝关节的运动,检查静态限制和动态肌肉的控制,并评估髌骨是否存在轨迹异常。

外侧髌骨不稳定通常继发于外侧半脱位或脱位。关节腔内可观察到大量积液,典型的表现为明显的防御性保护和股四头肌无力。大多数患者髌骨恐惧试验阳性。慢性外侧髌骨不稳定的患者通常可接受更详细的检查。应进行髌骨滑动试验,同时评估髌骨轨迹、捻发音和髌骨恐惧试验。评估静态 Q 角和观察动态 J 征有助于了解髌股关节的病理情况[8]。

内侧髌骨不稳定最常见于既往外侧支持带松解,

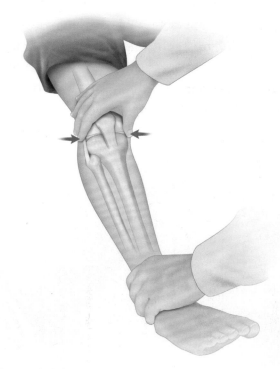

图 1.2   右膝内翻应力试验。用示指和拇指触诊关节线可对内翻应力下的关节张开情况进行定性评估。(Reprinted with permission from Feagin et al.[4])

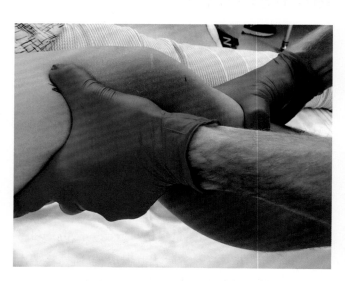

图 1.3   右膝损伤,进行 Lachman 测试。

该手术曾用于治疗继发于外侧髌骨轨迹不良导致的膝前痛。尽管该手术已很少应用，但有手术史的患者可能会出现膝前不适和髌骨不稳定，与对侧相比，髌骨侧移增加。有症状的内侧髌骨不稳定的诊断可以通过反向 McConnell 贴扎确认，如果反向 McConnell 贴扎可以缓解症状，则可能需要进行外侧髌胫韧带重建治疗[9]。内侧髌骨不稳定也可继发于急性创伤，但较为罕见。

胫股关节

与髌股关节损伤一样，在急性损伤情况下，检查受到疼痛、肿胀和防御性保护机制的限制。接下来的章节着重进行韧带检查，同时也包括了半月板和软骨损伤的检查。

韧带损伤

首先应观察膝关节的力线、肿胀和瘀斑。触诊对于诊断副韧带损伤非常重要。对于 MCL 损伤，触诊可用于诊断股骨侧、体部及更为严重的胫骨侧损伤。沿 FCL 和前外侧复合体（ALC）进行触诊也有助于诊断。

韧带损伤分级早在 50 多年前就进行了报道[10]。该分级方法旨在对病理性松弛的韧带损伤进行主观描述。在这个分级中，1 级损伤表现为部分撕裂和疼痛，但没有松弛；2 级损伤为部分撕裂和部分松弛；3 级损伤为完全撕裂。特定方向的韧带松弛的定量评估可能与真实的松弛度并不相关，但仍然是一个有价值的临床检查；在定量评估韧带松弛度方面，应力位 X 线检查可能更为适合[11-13]。

前交叉韧带（ACL）

1976 年，Torg 等[14]首次报道了 Lachman 运动。检查者站在被检查的膝关节一侧，膝关节屈曲 20°~30°；用一手抓住患者大腿远端，另一手抓住小腿近端。检查右膝时，检查者用右手抓住胫骨；检查左膝时，检查者用左手抓住胫骨。Lachman 试验检查清醒患者 ACL 撕裂的敏感性和特异性分别为 81% 和 81%[15]（图 1.4）。

前抽屉试验也可用于评估 ACL。膝关节屈曲 90°，向胫骨施加一个向前的力。在急性损伤患者中，由于积液和腘绳肌收缩对抗，操作可能存在困难。然而，在前后交叉韧带损伤中，由于关节复位，该试验可

能更有帮助。一些研究认为，相对位移超过 10mm 为阳性[15]。但根据作者的经验，诊断内侧移位超过 5mm、外侧移位超过 7mm 阳性价值更高。据报道，前抽屉试验诊断清醒患者 ACL 撕裂的敏感性和特异性分别为 38% 和 81%[15]。

虽然 ACL 的主要作用是限制胫骨前移，但同时也对限制胫骨内旋有重要作用。根据 ACL 的这种特性，Losee 等[16]采用轴移试验进行评估。Hoshino 等[17]报道了一种由 iPad 软件程序使用图像分析支持的增强型轴移检查。轴移试验的主要缺点是患者的防御性抵抗及假阴性结果，特别是在急性损伤情况下。据报道，轴移试验诊断麻醉患者 ACL 撕裂的敏感性较清醒患者高，分别为 73% 和 28%[15]。

后交叉韧带

后交叉韧带（PCL）由两股纤维束[前外侧束（ALB）和后内侧束（PMB）]构成，它们是胫骨后移的主要限制结构[18]。ALB 在膝关节屈曲 90° 时占主导地位，而 PMB 主要在伸直位发挥作用。PCL 的 3 种动作可以在膝关节处于相同位置的情况下进行评估。

通过观察屈膝 90° 的胫骨位置来进行后凹试验（sag test）[15]。如前所述，可通过触诊来评估胫骨平台前方和股骨髁之间的关系。接下来，检查者固定足部，同时指导患者伸直膝关节，进行股四头肌活动测试。在 PCL 损伤的患者中，由于股四头肌收缩和髌股关节的作用，胫骨向后半脱位将向前减少。检查者手动在胫骨前方施加向后的力，损伤可分为 1 级、2 级或 3 级。据报道，后凹试验、股四头肌活动和后抽屉试验的敏感性和特异性不同[15]；建议结合所有 3 种操作，以

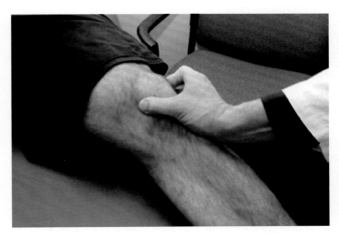

图 1.4　评估左膝髌骨活动度。

及在不明确的情况下增加应力位 X 线片[11]。

后外侧角

后外侧角(PLC)被称为膝关节的"暗区",经常被忽视,这里发生的结构损伤可能对合并交叉韧带损伤的患者具有重要意义[19]。膝关节 PLC 的主要稳定结构包括 FCL、腘肌腱和腘腓韧带(PFL)。相关结构包括股二头肌肌腱和外侧囊。

在屈膝 20°~30°时施加内翻应力可以评估 FCL。由于许多患者存在"生理性内翻"松弛,因此必须与对侧膝关节进行比较。以右膝检查为例,髋关节外展,下肢略微屈曲并稍离开检查台的一侧。检查者用左手通过足部或腿的远端施加内翻压力。检查者将右手放在膝关节上,拇指置于内侧关节线,其余手指置于外侧关节线,以评估内翻应力下的张开情况(图 1.2)。可以参考标准对不稳定进行分级。任何检查发现的外侧关节张开增加都应通过应力位 X 线片进行验证[12]。

拨号试验是评估 PLC 的重要辅助手段,但其在膝关节后内侧损伤中也可能出现异常,检查者应注意胫骨结节相对于股骨的旋转。拨号试验应在屈膝 30°和 90°时进行。如果进行仰卧位检查,最好由另一名检查者来支撑膝关节,以避免髋关节外展。该测试也可在俯卧位进行。外旋足部时,如果外旋角度增加超过 15°,则为阳性。与屈膝 30°相比,如果屈膝 90°时外旋增加,则可能提示存在 PCL 撕裂。

Cinque 等通过足跟抬高试验评估 ACL 和 FCL 联合撕裂[20]。检查者站在检查床一侧,一手在大腿远端稳定膝关节,另一手抓住脚趾并垂直抬起。两侧对比差异超过 3cm 诊断 ACL、FCL 联合撕裂的敏感性为 92%。

内侧副韧带和后内侧角

内侧副韧带(MCL)是膝关节最常损伤的韧带,临床医生必须进行仔细检查,以区分可以良好愈合的损伤和可能会留有松弛的损伤。众所周知,由于胫骨侧的愈合能力较差,因此胫骨止点完全撕裂的治疗与股骨止点撕裂完全不同。外翻松弛检查应在屈膝 0°和 30°时进行,并在每个位置进行分级。30°的外翻松弛表明 MCL 浅层(也可能是深层)损伤。如果在完全伸直位出现松弛,则可能存在包括后斜韧带(POL)在内的膝关节内侧结构完全损伤,可能需要修复或重建。

拨号试验也应按照上述检查后外侧角损伤的方法进行。旋转松弛度增加提示存在严重的损伤,但临床医生必须意识到 PMC 和 PLC 损伤均可能出现拨号试验阳性。胫骨结节相对于股骨的位置和旋转有助于临床医生区分这两种损伤。

韧带的进阶内容

前面介绍的基础知识是膝关节检查的关键,一些韧带检查的进阶内容可以更好地评估韧带损伤。由于存在平移和旋转异常,多发韧带损伤可能难以评估。在评估膝关节 ACL 损伤时,Lachman 评分 3+ 和轴移试验阳性患者可能存在 ACL 撕裂和膝关节前外侧复合体损伤、半月板根部撕裂或半月板 Ramp 区病变。后抽屉试验评分 3+ 的患者可能存在 PCL 撕裂和后内侧或后外侧角损伤,或者胫骨平台后倾角过小。

半月板和软骨损伤

病理情况下的半月板体格检查受损伤机制和患者年龄的影响。对良性非创伤性关节线疼痛和有机械症状的中年患者的评估应与竞技运动接触或旋转损伤患者的评估完全不同。对于前者而言,经典的半月板检查包括关节线压痛触诊及 McMurray 试验、Apley 研磨试验和 Thessaly 试验[8]。膝关节过度屈曲时急性发作的后方疼痛可能与半月板根部撕裂有关,急诊行磁共振成像(MRI)有助于诊断,因为这种撕裂类型通常不会出现半月板撕裂交锁的症状或体征,并且可能导致内侧间室超负荷、骨挫伤和软骨下不全骨折、软骨退变加速[21](图 1.5)。

对于后者而言,急性接触性或旋转损伤可能包括半月板和韧带损伤,而传统的半月板检查可能无阳性体征。在这种情况下,评估关节线压痛可能具有重要作用,即提示半月板撕裂,但应注意副韧带损伤也可能存在关节线压痛。患者在膝关节接近伸直时出现机械交锁,应紧急进行 MRI 评估,以明确是否存在桶柄样撕裂。如前所述,半月板撕裂合并韧带损伤的其他阳性体征包括 Lachman 试验和轴移试验高度阳性,可能存在半月板根部或 Ramp 区损伤合并 ACL 撕裂。

功能评估

观察整体功能对于评估膝关节损伤非常重要。首先评估检查室周围的简单活动和在检查台上的自主

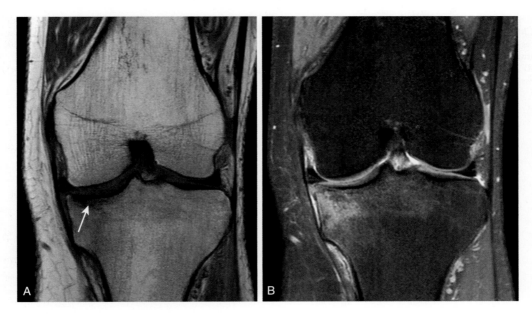

图 1.5 T1(A)和流体敏感质子密度(B)选定切片的左膝冠状位 MRI。(A)内侧间室可见软骨下非移位性不全骨折。(B)弥漫性胫骨内侧骨髓水肿。

体位。患者在诊所大厅走动的步态可以评估镇痛步态、股四头肌防御步态和内冲或外冲步态。对于合适的患者,可以从对侧肢体的单腿深蹲开始评估肌力和本体感觉。

总结

全面的膝关节体格检查对于复杂膝关节损伤的诊断和治疗至关重要。检查的关键内容包括视诊、触诊、神经血管评估、活动范围和韧带评估,以及通过步态或更高级的检查(如果可能的话)进行动态评估。

(张永进 李朔 译)

参考文献

1. Irrgang JJ, Anderson AF, Boland AL, et al. Development and validation of the International Knee Documentation Committee Subjective Knee Form. *Am J Sports Med.* 2001;29(5):600–613.
2. LaPrade RF, Engebretsen AH, Ly TV, et al. The anatomy of the medial part of the knee. *J Bone Joint Surg Am.* 2007;89(9):2000–2010.
3. LaPrade RF, Ly TV, Wentorf FA, Engebretsen L. The posterolateral attachments of the knee: a qualitative and quantitative morphologic analysis of the fibular collateral ligament, popliteus tendon, popliteofibular ligament, and lateral gastrocnemius tendon. *Am J Sports Med.* 2003;31(6):854–860.
4. Feagin JA, Chahla J, LaPrade RF. Principles that will improve your physical examination. *Arthroscopy.* 2017;33(12):2099–2101.
5. LaPrade RF, Johansen S, Agel J, et al. Outcomes of an anatomic posterolateral knee reconstruction. *J Bone Joint Surg Am.* 2010;92(1):16–22.
6. Geeslin AG, LaPrade RF. Outcomes of treatment of acute grade-III isolated and combined posterolateral knee injuries: a prospective case series and surgical technique. *J Bone Joint Surg Am.* 2011;93(18):1672–1683.
7. Mills WJ, Barei DP, McNair P. The value of the ankle-brachial index for diagnosing arterial injury after knee dislocation: a prospective study. *J Trauma.* 2004;56(6):1261–1265.
8. Bronstein RD, Schaffer JC. Physical examination of the knee: meniscus, cartilage, and patellofemoral conditions. *J Am Acad Orthop Surg.* 2017;25(5):365–374.
9. Sawyer GA, Cram T, LaPrade RF. Lateral patellotibial ligament reconstruction for medial patellar instability. *Arthrosc Tech.* 2014;3(5):e547–550.
10. Gordon BL. *American Medical Association Committee on the Medical Aspects of Sports. Standard Nomenclature of Athletic Injuries.* Chicago, IL: American Medical Association; 1966:99–100.
11. Jackman T, LaPrade RF, Pontinen T, Lender PA. Intraobserver and interobserver reliability of the kneeling technique of stress radiography for the evaluation of posterior knee laxity. *Am J Sports Med.* 2008;36(8):1571–1576.
12. LaPrade RF, Heikes C, Bakker AJ, Jakobsen RB. The reproducibility and repeatability of varus stress radiographs in the assessment of isolated fibular collateral ligament and grade-III posterolateral knee injuries. An in vitro biomechanical study. *J Bone Joint Surg Am.* 2008;90(10):2069–2076.
13. LaPrade RF, Bernhardson AS, Griffith CJ, et al. Correlation of valgus stress radiographs with medial knee ligament injuries: an in vitro biomechanical study. *Am J Sports Med.* 2010;38(2):330–338.
14. Torg JS, Conrad W, Kalen V. Clinical diagnosis of anterior cruciate ligament instability in the athlete. *Am J Sports Med.* 1976;4(2):84–93.
15. Bronstein RD, Schaffer JC. Physical examination of knee ligament injuries. *J Am Acad Orthop Surg.* 2017;25(4):280–287.
16. Losee RE. Concepts of the pivot shift. *Clin Orthop Relat Res.* 1983;172:45–51.
17. Hoshino Y, Araujo P, Ahlden M, et al. Quantitative evaluation of the pivot shift by image analysis using the iPad. *Knee Surg Sports*

Traumatol Arthrosc. 2013;21(4):975–980.

18. LaPrade CM, Civitarese DM, Rasmussen MT, LaPrade RF. Emerging updates on the posterior cruciate ligament: a review of the current literature. *Am J Sports Med.* 2015;43(12):3077–3092.

19. LaPrade RF, Griffith CJ, Coobs BR, et al. Improving outcomes for posterolateral knee injuries. *J Orthop Res.* 2014;32(4):485–491.

20. Cinque ME, Geeslin AG, Chahla J, et al. The heel height test: a novel tool for the detection of combined anterior cruciate ligament and fibular collateral ligament tears. *Arthroscopy.* 2017;33(12):2177–2181.

21. Bhatia S, LaPrade CM, Ellman MB, LaPrade RF. Meniscal root tears: significance, diagnosis, and treatment. *Am J Sports Med.* 2014;42(12):3016–3030.

第 **1** 部分　膝关节影像学

第 **2** 章

膝关节平片

SVEN E. PUTNIS, JAMES P. LINKLATER, BRETT A. FRITSCH

平片在膝关节疾病的诊断和治疗中有着重要作用。全面了解 X 线摄片及读片后会更加清楚其诊断价值。本章介绍了诊断和治疗前各种类型的摄片及其作用。

引言

普通 X 线片是 X 射线从聚焦源穿过身体到达接收器所呈现的图像。该图像是由于射线对于所穿透的组织的透过性不同而产生的。放射学和透视法的起源可以追溯到 1895 年 11 月 8 日，当时德国维尔茨堡大学的物理学教授 Wilhelm Conrad Röntgen 首次发现了 X 射线。他指出，虽然 X 射线可以穿过人体软组织，但不能穿过骨骼或金属[1]。自此，X 射线的临床应用迅速发展。尽管影像学技术取得了许多进步，但 X 线片仍然是一种目前主要的诊断和手术工具。

随着取代 X 射线胶片的面板探测器的数字射线照相技术的出现，拍摄图像可以即刻预览，拍摄范围也进一步扩大，同时可以使用特殊图像处理技术提高图像质量，在减少辐射的同时也降低了胶片使用所带来的成本。使用图片存档和通信系统（PACS）及医学数字成像和通信（DICOM）查看器可对图像的对比度和大小进行调整，并可进行定量测量。

X 线片仍然是急性膝关节创伤和大多数慢性膝关节疾病的主要检查方法。目前已经开发了多种摄片角度和技术作为常规膝关节摄片的补充，为疑似病变的诊断提供尽可能多的信息。

膝关节 X 线片

膝关节检查有两种主要的摄片方式。只有当患者无法负重或负重有风险时，才进行非负重摄片。在严重创伤后，移动患者甚至肢体通常存在一定的风险，患者需保持仰卧位摄片，因此摄片方式受体位的影响。在这种情况下，可进行前后（AP）位和侧位非负重摄片。对于可活动的患者，可以进行更全面的检查，包括膝关节不同伸屈角度、有无负重的多种角度摄片，例如，AP 位片、负重半屈后前（PA）（Rosenberg）位片、侧位片和髌骨切线（轴位/日出/天际线）位片。

平片读片和报告的技巧

系统性评估每张 X 线片以便对图片信息进行解读，最大限度地避免遗漏细节，确保每张摄片都发挥最大的效用。读片应从损伤部位的软组织开始。肿胀一般发生在损伤部位附近，侧位片可显示髌上囊积液。随后对关节间隙、关节面形态、对合性及力线进行评估。骨性评估应包括骨皮质边缘，如骨折和骨膜反应的密度和形态、是否存在骨赘和周围软组织肿胀。还应评估骨小梁结构是否紊乱，以及软骨下骨是否存在硬化、增厚或骨折。微骨折可表现为骨小梁结构断裂，或因摄片角度不同而产生的透光区。读片应基于至少两个位置的摄片，病理性骨性病变可表现为溶骨性、硬化性或混合性，某些疾病可引起特殊表现的骨破坏、增生或畸形。

尽管每个人都可能有自己的读片习惯,但应确保读片是系统性的、一贯性的且合乎逻辑的。

AP 位片

无论是仰卧位还是负重位,均可进行 AP 位摄片。如果患者能耐受,负重位摄片效果更佳,因为其不仅可以评估膝关节的静态骨性结构,还可以评胫股关节间隙和冠状位力线。负重 AP 位摄片时,患者双膝完全伸直站立,光束水平并垂直于图像接收器的中心。光束应以髌骨下极下方 1.3cm 处为中心。确保旋转和对位正确,图像显示的股骨髁应对称、腓骨头位于胫骨平台下方 1cm 处、25% 与胫骨重叠(图 2.1)。因骨缺损或畸形等病理变化导致骨性标志物丢失时,需要由放射技师进行诊断。

该视图可以显示胫骨、股骨和胫股关节。胫骨内侧和外侧平台、髁间隆起、股骨髁间切迹均可清晰识别。可以看到腓骨和腓骨头的轮廓。由于骨性重叠,髌骨的具体形态难以辨认,但通常可以通过辨认髌骨轮廓识别二分髌骨和移位性髌骨骨折。

识别正常的骨性解剖标志非常重要。在 AP 位片上可辨别出内收肌结节,即大收肌肌腱附着部位,其表现为股骨内侧髁上方的骨性突起。股骨外侧髁外侧

轮廓上的沟为腘肌沟,有时可以在腘肌沟内看到籽骨(图 2.1)。

胫股关节间隙应>5mm,但量化值可能不准确且不一致[2]。膝关节骨关节炎(OA)计算机辅助诊断系统性能优越,是一种客观、准确、简单评估 OA 严重程度的实用诊断方法[3]。

为准确评估胫股关节,需要进行负重位摄片。单腿站立位摄片可进一步增加负重,从而更好地评估胫股关节间隙。在一项针对 100 例膝关节内侧间室 OA 的研究中,当患者将全部重量转移到患侧膝关节时,关节间隙平均从 2.4mm 减少到 1.8mm,其中 32% 的病例 Kellgren-Lawrence OA 分级严重程度增加[4]。

大多数情况下,PA 位片与 AP 位片效果相当。然而,当 PA 位片与不同屈曲角度的负重位片联合使用时,与完全伸直位 AP 位片相比,检查胫股关节间隙狭窄的敏感性和特异性更高[5]。以上内容将在后面的章节中单独进行介绍。

侧位片

膝关节侧位片可以显示重要的骨性标志:股骨和胫骨的内侧和外侧表面、滑车沟和滑车前缘、髌骨的外侧面和嵴及腓骨头颈部(图 2.2)。侧位片可显示的特定软组织结构包括伸膝装置和髌腱。

辨别内、外侧股骨髁的轮廓,当两者重叠时才是

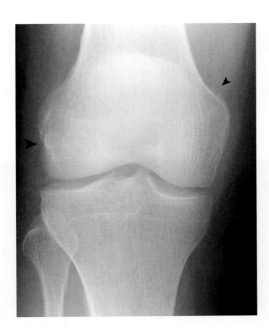

图 2.1　前后位片,X 射线垂直于接收器,中心位于髌骨远端下方。腓骨头与胫骨有 25% 重叠提示旋转角度正确。正常的解剖标志包括内侧髁(小三角箭头所示)上内侧的内收肌结节(内收肌附着点)、外侧髁(大三角箭头所示)侧面与腘肌腱籽骨相邻的腘肌沟。

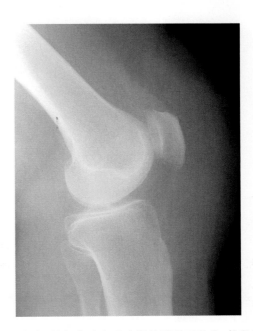

图 2.2　"真实"的侧位片表现为股骨髁相互重叠,软组织和骨小梁的细节显示良好。

"真实"的侧位图。内侧髁为圆形，有一条沟槽将关节面的前 1/3 和中间 1/3 分隔开来，而外侧髁有一个扁平的凹槽，称为界沟。此处为股骨外侧髁的交界区，胫骨和髌骨的曲率半径在此相交，膝关节外旋时更为明显。膝关节外旋时还可显示胫腓关节。内旋位片可以显示股骨内侧髁近端的内收肌结节。真正的侧位片上还可以观察到髁间窝的骨性顶点，即 Blumensaat 线。

通过侧位片评估髌股关节的形态和高度。测量髌骨高度有多种方法，每种方法都存在优缺点。测量的关键是伸膝装置（尤其是髌腱）应保持一定的张力。摄片时，膝关节屈曲至少 30°（见"影响髌股关节的病变"）。

腓肠豆骨是腓肠肌外侧头肌腱中的正常籽骨，紧邻股骨外侧髁后部，其前表面平坦，与股骨髁相连（图 2.3）。

如果存在关节积液，可在髌上囊内股四头肌肌腱下方观察到。当临床怀疑骨折时，可拍摄侧位片，以免患肢负重或移动患者。此外，侧位片还可以显示髌上囊中的脂肪–液体平面。这是由骨髓脂肪通过骨皮质裂口溢出所形成的，此平面漂浮在关节腔内积血处，表明存在骨折。当骨髓脂肪、血清和分离的红细胞沉积物分层时，偶尔可以看到两个液面（图 2.4）。

如果常规侧位片无法充分显示软组织，可以单独进行软组织敏感的影像学检查。

髌股关节切线（轴位/日出/天际线）位片

切线位片可以清楚显示髌股关节，最常用于发现病理性关节炎中的关节间隙变窄、骨侵蚀和骨赘形成等。

经典的切线位摄片方法包括 Laurin 法[6]和 Merchant 法[7]。膝关节屈曲 30°，使髌骨在滑车的"地平线"上呈现"天际线"或"日出"的外观，以便为检查髌股关节的病理状况提供最佳角度[8]（图 2.5）。

拍摄切线位片可显著提高 OA 的整体检测能力。一项针对 777 名参与者的研究表明，当使用 3 个视图进行摄片诊断时，OA 检测的敏感性从 87.0% 提高到

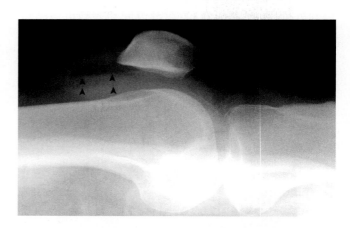

图 2.4 膝关节切线位片显示脂肪性关节积液，提示存在骨折。骨折释放骨髓脂肪"漂浮"在中间血清层上，红细胞沉淀形成第三层。

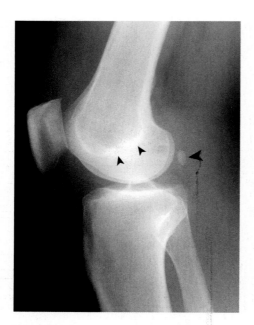

图 2.3 从侧位片看 Blumensaat 线呈一条硬化线（小三角箭头所示），是股骨髁间凹顶部皮质线。如果屈膝 30°时髌骨下极位于该线水平以上，考虑为高位髌骨，需要进一步测量确认。腓肠肌外侧头肌腱中的籽骨紧邻股骨外侧髁（大三角箭头所示）是正常的表现。

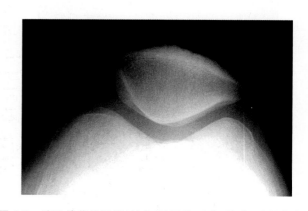

图 2.5 髌股关节的切线（轴位/天际线/日落）位片。髌骨的大小和形状、其在滑车沟内的方向，以及滑车沟的形状都可以通过与髌股关节相关的方式进行评估。其他情况，如髌骨和滑车的剥脱性骨软骨炎和轻微的髌股关节骨折，也能在这个方位上看到。

98.7%[9]。因此,建议在常规 OA 评估中增加切线位片。

45°斜位片

在创伤情况下,需要增加斜位摄片,以发现 AP 位和侧位等非切线位片无法显示的骨折 (图 2.6)。3 位肌肉骨骼放射医生对 94 例创伤病例进行的回顾性

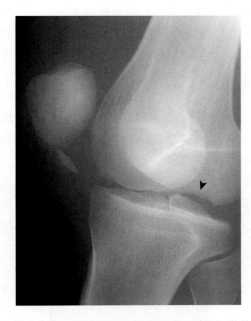

图 2.6　斜位片可以显示标准位摄片中看不到的细微骨折或骨碎片。此处剪切力导致股骨外侧髁(三角箭头所示)关节面的骨软骨骨折。骨折块发生明显位移,现位于膝关节的前隐窝处。

研究表明,在常规 AP 位和侧位片中增加两个 45° AP 斜位片可使骨折检测的敏感性从 79% 提高到 85%[10]。

负重半屈曲 PA(Rosenberg)位片

负重半屈曲 PA 位片是全面评估胫股关节的有效补充。1988 年,Rosenberg 等报道了屈膝 45°负重摄片技术[11]。该位置可以使相关关节最重要的部分在负重的情况下显示于图像当中。当膝关节负重屈曲时,胫股关节接触点发生变化,从而可以显示股骨髁后侧和胫骨平台后侧之间的关节间隙狭窄(图 2.7)。

与膝关节伸直位相比,当胫股关节间隙变窄时,负重半屈曲 PA 位片具有更高的可重复性,并且可能显示关节间隙的显著变化,从而提高了诊断的敏感性[12]。与完全伸直位 X 线片相比,屈膝 30°时胫股间室内侧($P=0.001$)和外侧($P=0.0001$)的骨丢失更明显,而且在 50 次放射学评估中有一半 Ahlbäck 分类会发生变化[13]。需要注意的是,AP 位中一些明显的关节间隙变窄可能是因为关节软骨固有厚度的不同及股骨和胫骨髁间接触区域的变化,而并非实际的软骨缺失。Deep 等[14]评估了半屈曲位和伸直位正常胫股关节的关节间隙高度,结果显示两个位置的间隙高度差异达 2mm[14]。

目前负重半屈曲 PA 位片已成为胫股关节评估的常规方法。英国骨科协会对 990 名成员进行的一项

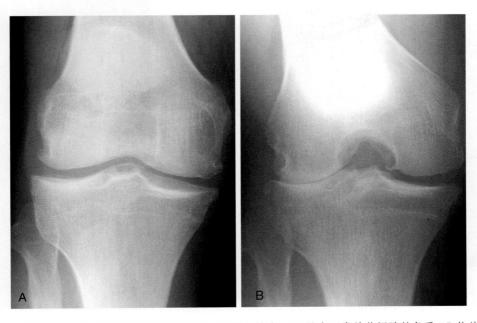

图 2.7　负重半屈曲后前(PA)位片可清楚显示胫股关节后部的软骨缺失。(A)具有正常关节间隙的负重 AP 位片。(B)同一患者的负重半屈曲 PA 位片,随着膝关节屈曲,胫股关节接触点向后方移位,关节间隙(外侧关节软骨)完全丧失。

调查研究显示,AP 位和侧位摄片检查已成共识,但仍有 86% 的成员采用负重 PA 位片[15]。该调查还对最佳膝关节屈曲角度的争论进行了报道。Davies 等[13]认为,屈膝 30° 的站立 PA 位 X 线片效果较好,而且患者易于完成且耐受性良好。Vignon 等[16]认为,膝关节在 Schuss 位(屈曲 20°~30°)的 PA 位成像增加了 X 线片在膝关节炎关节间隙宽度测量时的可重复性。比较 45° 的 Rosenberg 位和 20/10 位(膝关节屈曲 20° 且球管倾斜 10°),80 名实验者的关节间隙变窄之间没有显著差异[17]。放射科医生需要了解这些变化,以确保能使用统一的、可重复的技术。

髁间(隧道)位片

与 Rosenberg 位片类似,但患者仰卧,膝关节屈曲 45°,AP 位与胫骨成 90° 角拍摄,隧道位片与髁间窝形成的"隧道"方向相同(图 2.8)。Rosenberg 位片的缺点是无法显示负重状态,而且膝关节和接收器之间的距离较远;但其仍作为膝关节 OA 常规评估的重要补充,尤其是当患者无法维持负重屈曲位时。在一项针对 240 名膝关节疼痛受试者(年龄为 19~93 岁)的对比研究中,通过负重 AP 位片和隧道位片进行评估,结果显示隧道位片能更好地显示髁间切迹异常和胫骨骨赘[18]。在对 100 个负重 AP 位片和隧道位片的回顾性研究中发现,与单纯的 AP 位片相比,该组合

显著提高了外侧(P<0.001)和内侧(P=0.006)间室中关节间隙变窄的发现率,并且可以更好地显示软骨下囊肿、硬化及中等大小的骨赘[19]。

胫骨平台(Tillman-Moore)位片

Tillman-Moore 位片是标准 AP 位片的变体,可用于评估胫骨平台骨折。尾管呈 15°,接近胫骨的自然倾斜角度,可使光束与矢状面更加平行。与胫骨平台位片相比,正常的 AP 位片可能会导致软骨下骨骨折凹陷程度的评估误增加 50%[20]。

下肢全长片

目前评估冠状位力线最准确的方法是包括髋、膝、踝在内的负重下肢全长片,可以准确显示内翻和外翻畸形。可以采用多种技术拍摄下肢全长片。然后分别进行髋、膝、踝 X 线摄片,并将生成的图像手动拼接在一起。数字成像可以自动化拼接图像(图 2.9)。

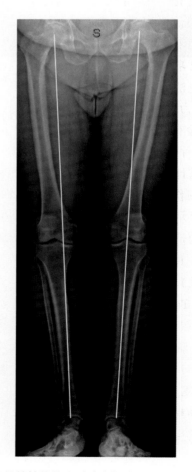

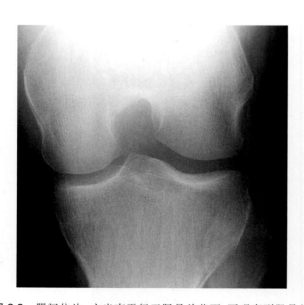

图 2.8　髁间位片。主光束平行于胫骨关节面,可观察到股骨关节的后部区域轮廓。该图可显示发生在负重区域的 OA、剥脱性骨软骨炎、骨软骨骨折或软骨下缺血等变化。髁间切迹的壁和顶也可以清楚显示。

图 2.9　带有机械轴线的双下肢全长片显示右膝轻度内翻畸形伴早期内侧胫股关节间室骨关节炎。

随着计算机断层扫描（CT）的出现和低辐射、全长扫描图像技术的发展，全长 X 线片或将被取代。然而，在一项对有无单侧膝关节置换手术史的患者进行的比较研究中，两组力线测量存在统计学意义和临床相关差异，与下肢负重位片相比，仰卧位 CT 扫描图像显示外翻平均增加了 1.2°~3.4°，具有临床意义[21]。这表明负重位片的重要性（常规 CT 中不可用）及其对下肢力线测量的影响。专业影像学设备 [如 EOS（EOS Imaging，Paris，France）] 可以获取髋关节到踝关节的负重双平面 AP 位和侧位数字图像，用于评估冠状位和矢状位力线并生成可旋转的 3D 模型。

应力位片

应力位 X 线片是在关节上施加力，从而使不同韧带产生张力以判断其完整性。

许多解剖结构均具有稳定作用，损伤后冠状位、矢状位或轴位上可出现不稳定，大多数情况下，临床医生通过拍摄这些平面的 X 线片来评估负重下功能不稳定的程度。一项系统性回顾报道了 16 种用于诊断前交叉韧带（ACL）、后交叉韧带（PCL）及膝关节内翻和外翻的不同应力位片，这些 X 线片具有较高的可靠性。12 项研究比较了应力位片与其他诊断方法，如关节测量法、MRI 和体格检查。在诊断 AP 不稳定性方面，应力位片相当于或优于关节测量结果，并且与轴移试验有较好的相关性。对于多韧带损伤的评估，应力位片比麻醉下检查和临床检查更准确，这使其成为术前计划的重要内容[22]。

ACL 损伤后，俯卧位屈膝 15° 的重力辅助侧位 X 线片可以显示膝关节前向松弛，相较单纯的侧位片能提供更多的信息[23]。

比较 5 种诊断 PCL 功能不全的技术：应力位片（Telos 装置）、腘绳肌收缩位片、跪位片、重力位片和轴位片[24]。Telos 30° 和 80° 位片可以准确区分病变的类型，而且在尸体模型中可用于对膝关节后向松弛进行分级[25]。研究证实，PCL 应力跪位片是一种可重复量化膝关节后向不稳定的方法[26]，在常规临床检查中最为常用（图 2.10）。

在某种程度上，从应力位片中获得的额外信息会被拍摄的难度所抵消，因此开发了新的摄片技术来简化评估流程。应力摄片装置可提供标准化内翻或外翻应力，可靠性和可重复性高，适用于临床实践和研究[27]。

内翻应力位片可以提供有关膝关节 ACL 和后外

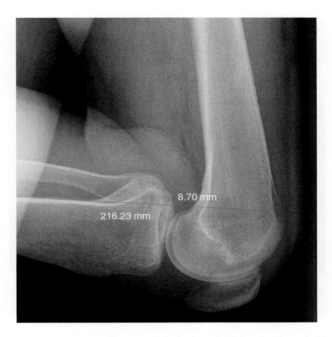

图 2.10　后交叉韧带（PCL）应力位片。患者跪于长凳上，大腿靠在垂直面上。随后的侧位片显示胫骨过度后移。沿着胫骨后皮质画一条延长线，测量后移为 8.7mm，提示 PCL 中断。

侧角（PLC）损伤的信息。损伤程度与关节间隙增大程度有关，关节间隙平均增加 2.2mm 提示 3 级 LCL 撕裂，这在手术探查中也得到了证实[28]。单纯的 LCL 完全损伤患者关节间隙平均增加 2.7mm，PLC 受累时平均增加 4.0mm。关节间隙增大的程度与 MRI 显示的损伤程度相关[29]。同样，外翻应力位片可用于评估膝关节内侧损伤，特别是 MCL 损伤（图 2.11）。

X 线片的适应证

并非所有膝关节有症状的患者都需要进行 X 线片检查，而且也无法在各个角度进行摄片。尽管多角度膝关节 X 线片可以提供更多的信息，但这也意味着时间和费用相应增加，同时还存在辐射暴露的风险。因此，不应强制进行 X 线检查。为了找到一种安全有效的方法来明确哪些人需要哪些 X 线片，一些研究者设计、评估和实施了一种流程图来确定 X 线检查的适应证。

推荐的流程中包括膝关节 X 线片检查的两个主要适应证。如果怀疑存在关节炎，建议拍摄功能位片以检查关节间隙丧失情况，如负重 AP 位片和（或）负重半屈曲 PA 位片、侧位片和轴位片（图 2.12）。

膝关节损伤后，可以按照图 2.13 进行评估和处理。目前已制定多种用于评估创伤后膝关节疼痛的决

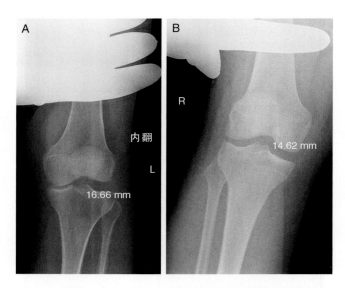

图 2.11　(A)内翻应力位片显示外侧胫股关节间隙过大，测量为 16.66mm，提示外侧多韧带损伤，包括 PCL 和后外侧角。(B)外翻应力位片显示内侧胫股关节间隙过大，测量为 14.62mm，提示内侧副韧带损伤。

策规则，目的是在不增加骨折漏诊率的情况下提高诊断效率并降低医疗成本[30]。其中最常用的是匹兹堡决策规则和渥太华膝关节规则，尽管二者敏感性相同，但匹兹堡决策规则更具体、观察者间一致性更好[31]。一项对 106 例患者的研究发现，采用匹兹堡决策规则和渥太华膝关节决策规则分别可以避免 30% 和 25% 的患者进行 X 线检查，这表明匹兹堡决策规则具有临床有效性且无不良临床结果[32]。

对于非急性损伤患者，需要调整流程，将重点放在诊断上。在对 499 例因主诉膝关节疼痛而到运动医学中心门诊就诊的患者进行回顾性分析时发现，最常见的临床诊断是半月板撕裂、OA、髌股关节综合征、ACL 扭伤/撕裂和副侧韧带扭伤/撕裂。膝关节平片对于 97.3% 40 岁以下患者的临床治疗没有影响。因此，他们得出的结论，支持 X 线片筛查的影响因素包括年龄超过 40 岁、膝关节疼痛超过 6 个月、膝关节内侧疼痛或弥漫性疼痛，以及存在机械症状[33]。

创伤

平片在识别膝关节损伤导致的骨折方面具有一定的敏感性。在高能量损伤中，膝关节可能受到挤压、弯曲或扭转，从而导致各种不同类型的骨折。挤压往往会影响胫股关节骨软骨表面，而弯曲会导致干骺端或骨干骨折，扭转会导致长骨骨干的螺旋形骨折。

对于膝关节周围骨折，应重点关注关节的整体力线，以及骨折的解剖位置、方向、类型和骨折碎片的数量、相对移位情况。如果是有移位的关节内结构骨折，则会对膝关节功能产生重大影响。软骨分离程度或压缩程度是重要的考虑因素。

对于特定类型的骨折，通常有单独的分类方法来帮助描述和指导临床治疗。Müller 等[34]对所有长骨骨折进行了分类，并形成了最初的 AO 分类[34]。

骨软骨骨折

创伤后，胫股关节和髌股关节表面可发生关节内骨折。常见的损伤机制是胫股关节轴向负荷过大，导致胫骨平台凹陷性损伤。引起关节外骨折的扭转或成角应力也可向关节内延伸，从而引起关节内骨折。

胫骨平台骨折通常采用 Schatzker 法进行放射学分类，该分类只需 AP 位片[35]。由于胫骨平台的 3D 特性，该分类具有一定的局限性。由于平片无法判断骨折移位和塌陷程度，从而对膝关节功能造成长期影响，因此大多数情况下建议行进一步 CT 检查（图 2.14）[36]。

髌骨骨折可由直接或间接损伤引起。对髌骨的直接打击往往会导致粉碎性骨折。间接损伤可能是髌骨脱位时髌骨或滑车的骨软骨表面受到剪切损伤或者伸膝装置过度拉伸造成的。后者最常见的机制是股四头肌剧烈收缩导致髌骨横形骨折[37]。侧位片易于观察髌骨骨折（图 2.15），如果存在关节积脂血症，应怀疑轻微骨软骨损伤的可能。但侧位片可能会漏诊股四头肌的髌骨近端止点或胫骨止点处的小撕脱骨折，下文将详细介绍。

韧带损伤和撕脱骨折

膝关节内外翻、屈曲或伸直时受到的应力过大或髌骨和胫骨相对于股骨的移位超过一定范围时，韧带的张力超过所能承受的极限，导致其丧失约束能力。损伤可能发生在韧带内部或者止点处，进而导致撕脱骨折。发生急性创伤时，对膝关节周围撕脱骨折进行系统的放射影像学评估非常重要。关节周围存在很多韧带和肌腱，需要全面了解其解剖附着部位和常见的损伤类型。膝关节周围撕脱骨折可能表现轻微，未能引起缺乏临床经验的医生的重视。但某些撕脱骨折可能与严重的关节紊乱有关。这类撕脱骨折表明了应力

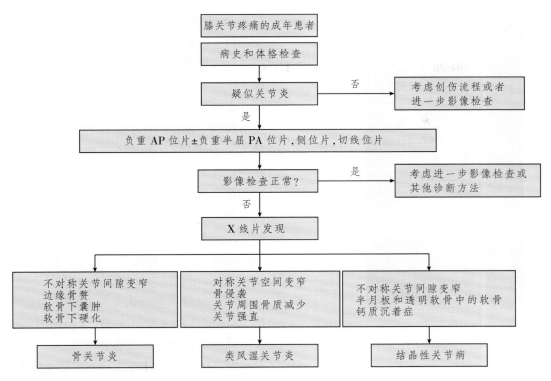

图 2.12　成年患者膝关节疼痛的建议流程图。

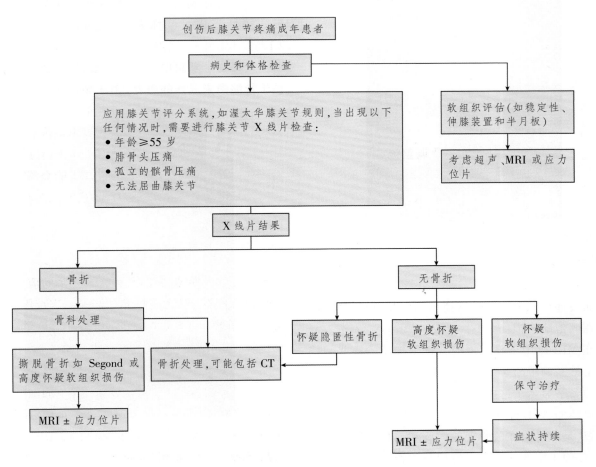

图 2.13　成年患者膝关节创伤后膝关节疼痛的建议流程图。

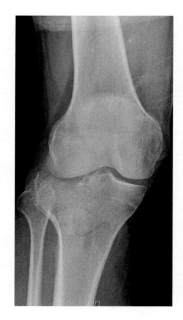

图 2.14   急性外侧平台压缩性骨折。胫股关节错位,冲击力导致骨折延伸至胫骨内侧髁。

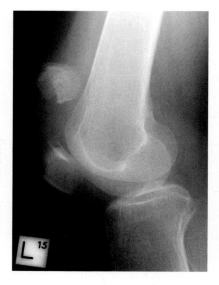

图 2.15   移位的髌骨横行骨折,股四头肌近端回缩,从而导致伸膝装置失效。

是如何传递至膝关节并导致损伤的,同时提示我们可能存在其他结构损伤。

在 MRI 应用于临床之前,韧带损伤的这些间接征象是诊断韧带断裂的唯一放射学标志。许多医生以自己的名字命名了这些征象,并沿用至今。

单纯的 ACL 体部断裂是最常见的膝关节韧带完全断裂,是由胫骨在股骨上的内旋和前移共同作用引起的,经验丰富的阅片者可发现与之相关的一些骨性

损伤。股骨中外侧髁撞击胫骨后外侧平台可导致软骨下骨折——股骨外侧髁的压缩性骨折,称为股骨外侧切迹征或股骨外侧沟征[38]。胫骨后缘受压可导致皮质嵌入性骨折,称为胫骨皱褶征。前外侧韧带复合体在胫骨止点处承受过度的张力和损伤,可导致轻微的骨皮质撕脱,Paul Segond 于 1879 年最先发现并将其命名为 Segond 骨折(图 2.16)。Segond 骨折是 ACL 断裂的特征性表现,仅见于少数 ACL 断裂患者,提示膝关节存在严重损伤[39]。

髂胫束(ITB)附着在 Gerdy 结节上,与 ACL 断裂的损伤机制相同,该位置也可能发生撕脱。它不如 Segond 骨折常见,是胫骨近端低位和内侧位的较大型骨折。

如果胫骨内侧髁附近存在明显的皮质骨撕脱碎片,则提示反向 Segond 骨折,常与内侧副韧带(MCL)深层纤维的胫骨止点处撕脱有关。反向 Segond 骨折与相对高能量的外翻外旋损伤机制有关。如果撕脱发生在 MCL 浅层的股骨起点,则称为 Stieda 骨折,常见于股骨内上髁附近。更常见的是没有明显的急性撕脱骨折片,可在 MCL 损伤后数周至数月因愈合不良而导致慢性骨化,被称为 Pellegrini–Stieda 病变(图 2.17)。

交叉韧带断裂也可表现为附着处的撕脱骨折,常见于骨骼尚未成熟的患者。由于韧带比未成熟骨更坚

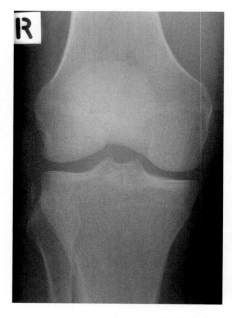

图 2.16   Segond 骨折。该骨块有前外侧韧带复合体从胫骨外侧缘处撕脱,是 ACL 断裂的表现。

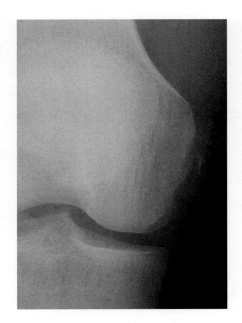

图 2.17 膝关节外翻应力通常会导致内侧副韧带损伤。慢性骨化可在数周后出现，称为 Pellegrini–Stieda 病变。

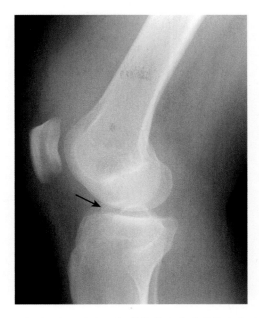

图 2.18 撕脱骨折通常提示韧带结构在其附着骨止点处撕脱。在该侧位片中可以看到从胫骨止点处撕脱的 ACL 骨块（黑色箭头所示）。Meyers 和 McKeever 根据骨块的移位程度对这种损伤进行了分类。如本例所示，当碎片完全移位时，为Ⅲ型撕脱伤。

韧，撕脱骨折几乎全部发生于胫骨侧。ACL 足印区撕脱骨折发生在胫骨髁间隆起处，Meyers 和 McKeever 根据骨折块的移位程度和类型进行了分类（图 2.18）[40]。

PCL 撕脱骨折并不常见，通常也可发生在胫骨侧，往往在侧位片中被发现（图 2.19）。它们发生在对胫骨近端的直接暴力打击（例如，机动车辆事故中的仪表板损伤或运动损伤）或运动期间伴有旋转的过伸损伤或膝关节完全伸直位落地时。

膝关节 PLC 是一个解剖结构复杂的区域，有多个韧带附着。数个韧带附着在腓骨头上，此处的撕脱性损伤称为弓状征，提示弓状复合体损伤。弓状复合体是 PLC 中多个韧带构成的一个弓形结构，包括股二头肌长头前束和直束、股二头肌短头直束、腓骨韧带、腓骨外侧韧带和腘腓韧带（图 2.20）。此处骨折时，阅片者应注意是否存在弓状复合体损伤，并行进一步检查。虽然腓骨头撕脱碎片的位置和大小可能有助于显示哪些结构受累，但要明确损伤的类型还需要进行 MRI 检查。

此外，还可以观察到可提示关节损伤的其他类型的撕脱骨折。在侧位片上，可以观察到过伸损伤导致的后关节囊撕脱骨折（图 2.21）。

脱位

膝关节周围最常见的脱位为髌股关节脱位。可由

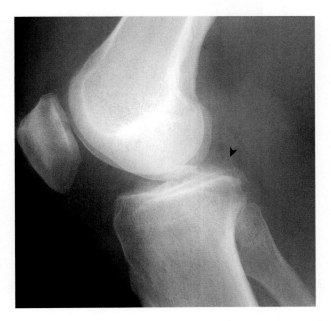

图 2.19 PCL 近端撕脱很少见。胫骨侧撕脱更常见，提示胫骨近端中央后缘 PCL 止点处存在小骨块，通常呈三角形轮廓（三角箭头所示）。

直接打击导致，最常发生于易感个体非直接接触性旋转损伤后。其影像学特征包括髌骨半脱位（几乎均为外侧脱位）、内侧髌股韧带（MPFL）的支持带撕脱骨

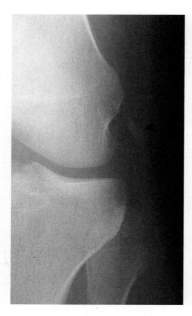

图 2.20　腓骨茎突撕脱骨折,由于股二头肌的牵拉而导致高度回缩(三角箭头所示)。这种撕脱提示可能存在膝关节后外侧多韧带损伤。常累及外侧副韧带和 PCL。

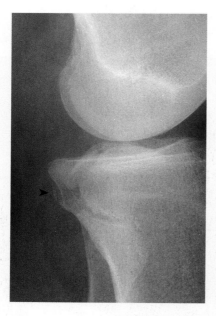

图 2.21　过伸损伤导致一小块皮质被后囊韧带(三角箭头所示)从胫骨近端后方撕脱。

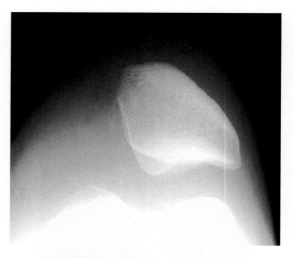

图 2.22　已复位的急性髌骨脱位。切线位片显示髌骨明显外倾,髌股关节间隙不一致,内侧有移位的骨软骨块。

但偶尔也会由低能量损伤造成。这些损伤罕见且严重,尽管 X 线片可用于诊断,但大多数病例通常在自发复位后出现症状。当在韧带复合体止点附近发现撕脱骨折,并伴有明显的软组织肿胀或存在相关病史时,应高度怀疑胫股关节脱位后自发复位。首先,应确保未发生可能危及肢体血供的相关血管损伤;其次,胫股关节力线良好,至少已经暂时恢复了稳定性。对于急诊病例,应进行仰卧 AP 位和侧位摄片。应力位片可以作为辅助方法用于确定不同韧带复合体的不稳定程度。

上述损伤大致分为几种类型。真正在临床上发挥作用的分类标准尚待完善,任何详细到足以涵盖这些复杂损伤的分类系统都因过于复杂而无法应用于临床实践。

胫腓关节也可能发生脱位,但非常少见。胫腓关节仅承载大约 17% 的轴向负荷,其由一组短而结实的韧带提供保护和支撑。如果高能量损伤后怀疑存在胫腓关节脱位,可进行外斜位 X 线片检查进一步明确诊断。

肌腱损伤

膝关节周围最重要和最常见的肌腱损伤累及伸膝装置。髌骨或股四头肌肌腱完全断裂时,需要进行侧位片检查。相关体征与髌骨高度有关,因为维持髌骨解剖位置的力会因损伤而失衡,从而导致高位髌骨(髌腱断裂)、低位髌骨(股四头肌断裂)或者髌骨矢状面倾斜(图 2.23)。由于评估髌骨高度的标准不同,这

折、骨软骨块移位(及其相关的关节积脂血症)和髌骨侧倾(图 2.22)。在这些情况下,X 线检查的另一个目的是评估一些已知的复发性脱位的解剖危险因素,即肢体力线、髌骨高度和髌股关节形态异常,尤其是滑车(滑车发育不良在侧位片上更为明显)。

胫股关节脱位通常仅见于严重的高能量损伤后,

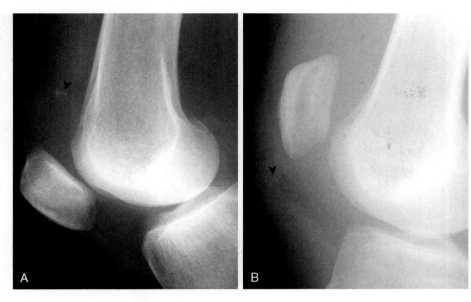

图 2.23　(A)股四头肌肌腱断裂导致髌骨下移和倾斜。三角箭头所示为股四头肌肌腱在髌骨近端止点处的一撕脱骨折块。(B)位于髌骨远端断裂的髌腱。三角箭头所示为撕裂肌腱近端的软组织阴影。

些损伤导致的髌骨高度变化也有所不用。大多数侧位片是在膝关节完全伸直状态下拍摄的,此时伸膝装置为松弛状态。因此,在多项研究中,观察者内和观察者间的可靠性较差[41]。此时可查找其他征象:髌下脂肪垫密度增加,髌腱清晰的线性边缘消失,取而代之的是成角度的波浪边缘[42];肌腱内的局灶性透亮改变也是诊断髌腱损伤准确且可靠的方法[43]。同样,侧位片上股四头肌正常轮廓消失并伴有或不伴有钙化的软组织团块,可能提示股四头肌断裂[44]。

　　儿童髌骨骨折较少见,伸膝装置损伤多常见于髌骨下极的袖套样撕脱。与标准撕脱骨折不同,它表现为髌骨上可透光性骨膜撕脱,通常仅在髌骨下极形成一个非常薄的不透光轮廓,缺乏经验的阅片者易低估这种损伤的严重性。随后出现的显著的功能障碍不仅与伸膝装置有关,还与撕脱的骨膜套袖异位骨化导致的髌骨增大有关。在侧位 X 线片上,高位髌骨提示髌骨骨折存在,超声检查有助于进一步明确诊断[45]。

应力性骨折

　　应力性骨折是长期、重复、过度应力导致的,其本质上是压缩或拉伸应力。骨骼一直进行持续的重塑,以平衡骨形成和吸收。骨重塑过程受到正常的机械应力影响,如果应力的持续时间、频率或强度超出骨骼的承受范围,则会发生微骨折。随着持续超负荷,微骨折最终导致皮质骨断裂。在重塑过程中,局部皮质增

厚或皮质密度降低,形成所谓的"灰皮质"[46]。胫骨干是最常见的应力骨折部位,胫骨近端和平台及股骨髁软骨下骨也可受累(图 2.24)。随着应力的持续,应力性骨折可发展为明确的皮质骨折。

膝关节骨突炎

　　骨突炎是一种特定类型重复性应力损伤,可见于发育中的骨化中心。典型表现为膝关节周围长骨迅速

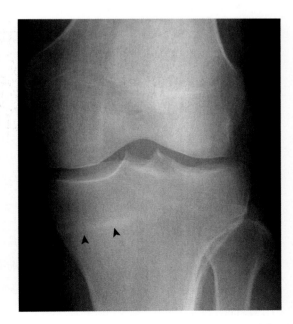

图 2.24　AP 位 X 线片显示典型的应力性骨折胫骨内侧髁(三角箭头所示)线性硬化。

生长，体育活动更为频繁，肌肉和肌腱反复收缩紧张。

　　Osgood-Schlatter 病（OSD）由髌腱在胫骨结节止点处的反复微创伤引起，最常见于 10~15 岁的男孩，通常采用以休息为主的保守治疗。急性期最早表现为软组织肿胀伴髌腱远端锐利边缘消失，发病 3 周后，在胫骨结节处出现进行性增长的骨块，其与正常的胫骨结节继发的骨化中心不同，临床表现为疼痛和软组织肿胀（图 2.25）。类似的慢性牵引损伤——Sinding-Larsen-Johansson（SLJ）病[47]，可发生在同一年龄患者的髌腱起点处（图 2.26）。

病理状况

半月板病变

　　半月板是膝关节中常见的损伤部位，半月板损伤常发生在创伤后或退行性变过程中。X 线片可显示发育异常、退行性变和撕脱的直接或间接性改变。

　　盘状半月板是半月板中央部分的正常细胞未凋亡造成的，它是"弹响膝"的常见病因。最常见于外侧，可表现为外侧关节间隙增宽、股骨外侧髁变平、胫骨外侧平台变深（正常为扁平、稍凸起）和外侧胫骨嵴发育不全（图 2.27）。

　　在 AP 位或半屈曲 PA 位片上，可见半月板退行性变导致的游离体或软骨钙沉着症（图 2.28）。软骨钙沉着症通常提示半月板中关节软骨或纤维软骨内钙大量沉积，但这种改变是非特异性的，最常见于焦磷酸钙沉积病（CPPD）或退行性骨关节炎和关节退变。

钙化

　　创伤、骨软骨损伤后或滑膜骨软骨瘤病（SOC）、OA 等关节病变可形成不同大小和形状的游离体。在

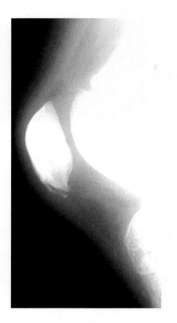

图 2.26　所见变化是髌骨远端牵引性骨突炎的典型特征（Sinding-Larsen-Johansson 病）。次生骨化中心骨块，覆盖的软组织肿胀。

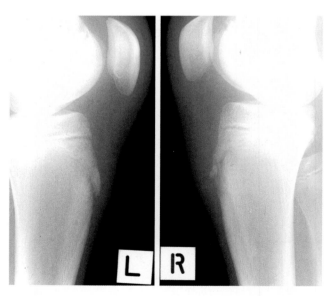

图 2.25　右侧胫骨结节骨骺不规则伴钙质流失，以及明显相关的软组织肿胀，这是典型的 Osgood-Schlatter 病表现。通常出现在双侧，比较两个骨骺的形状有助于确认细微的变化。

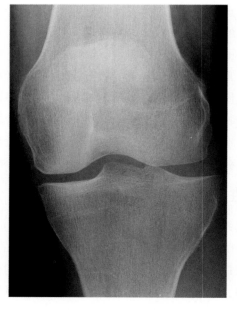

图 2.27　当股骨外侧髁出现扁平的关节面及外侧室关节间隙略微变宽时，应怀疑盘状半月板。

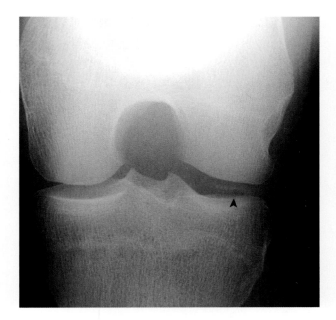

图 2.28 髁间平片显示膝关节外侧间室的线性骨化(三角箭头所示),这是外侧半月板前角软骨钙质沉着的典型表现。

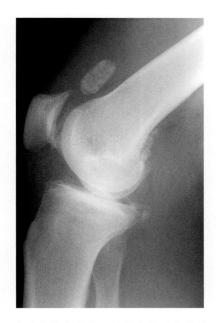

图 2.29 一个大的游离体位于膝关节的髌上囊处,并伴有积液。其他较小的游离体位于后方。髌下脂肪垫密度增加,整个脂肪垫为低密度,与 Hoffa 病(骨软骨瘤病)一致。

SOC 中,滑膜发生软骨化生,仅需轻微的创伤就可以使其游离到关节内。在标准膝关节 X 线片上,大量的游离体呈现特征性的"爆米花"外观(图 2.29)。

剥脱性骨软骨炎

剥脱性骨软骨炎(OCD)是一种病因不明的软骨下骨坏死。可能的原因包括创伤性、缺血性、特发性和遗传性机制。大多数作者认为它是由多因素造成的。OCD 可发生在任何关节,但最常见于膝关节,通常表现为伴有肿胀或机械症状的疼痛。最常见的发病部位为股骨内侧髁的后外侧(70%),以及外侧髁的中下部(15%)、髌骨(5%~10%)和滑车(不足 1%)。髌骨病变通常位于下内侧[48]。骨软骨碎片可以自行愈合或完全分离成为游离体。病变通常位于股骨内侧髁的偏后方,因此在 Tunnel 位片上比在 AP 位片上更容易观察到。其特征性表现为轮廓清晰的局限性软骨下骨骨质硬化,与周围正常骨质分界清晰。Clanton 分类描述了病变表现:①Ⅰ型,凹陷。②Ⅱ型,有骨桥连接。③Ⅲ型,分离但未移位。④Ⅳ型,移位[49]。另一种方法是根据重复 X 线片上观察到的病变边界或片段的连续变化来进行分类[50]。双侧病变的发生率高达 29%,并且其中 40% 为无症状(图 2.30),因此需要进行双侧膝关节 X 线检查[51]。

膝关节积液

膝关节积液是关节内病变的重要表现。炎症、创伤后关节出血可导致关节腔液体增多。通常可在侧位 X 线片上显示。关节内液体可导致前、后髌上脂肪垫分离,即"脂肪垫分离"征象(见图 2.4)。其他征象包括股四头肌肌腱正常的后部脂肪平面缺失和髌上隐窝圆形软组织密度影。与 MRI 中线矢状参考标准相比,侧位片的敏感性和特异性分别为 76% 和 83%[52]。

影响髌股关节的病变

髌股关节(PFJ)是膝关节的一个复杂区域。分布在其上的应力较高,并且存在疼痛、不稳定和退化的风险。骨骼形态、韧带附着、肌肉附着和整个下肢生物力学的复杂相互作用驱动功能性伸膝装置。其中任何一个因素出现异常或受到创伤影响时,均会出现上述问题。平片可显示上述解剖改变,并通过量化这些改变来明确诊断和治疗方案。需要测量髌骨高度、髌骨和滑车形态及下肢力线。轴向测量具有重要作用,平片因无法进行准确的轴向测量而逐渐被 CT 和 MRI 所取代。全面了解髌股关节疾病的骨性病变是提高治疗和手术效果的关键[53]。

膝前痛和 PFJ 不稳定可能继发于外伤或者力线

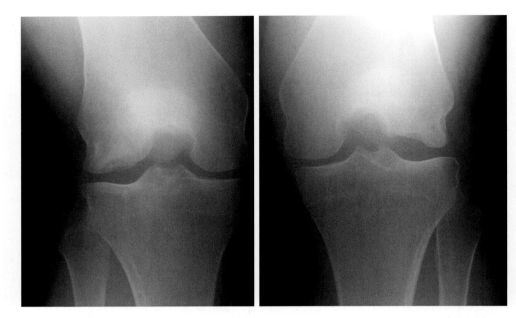

图 2.30 双侧股骨外侧髁的剥脱性骨软骨炎。虽然最常见的位置是股骨内侧髁的后外侧,但也可见于股骨外侧髁、滑车和髌骨。

不良、骨发育不良和软组织异常。在关节内外侧,髌骨和滑车均可出现发育不良。

测量髌骨高度对于评估膝前痛或 PFJ 不稳定性具有重要作用。高位髌骨是膝前痛和髌股关节不稳定的危险因素(图 2.31),而低位髌骨与活动范围受限、捻发音和髌后疼痛有关。

临床上有多种方法可测量髌骨高度,包括 Insall-Salvati 指数 [54]、Blackburne-Peel 指数 [55]、Caton-Deschamps 指数[56]、改良 Insall-Salvati 指数[57]和髌骨滑车指数[58](图 2.31)。其中 Insall-Salvati 指数的观察者内和观察者间的可信度最高,并且是唯一能在 X 线片和 MRI 之间产生可接受一致性的方法[59]。需要注意的是,以胫骨结节为参照点时,Insall-Salvati 指数有一定的限制;虽然通过胫骨结节的远端移位来解决病理性髌骨高位可以纠正相对于胫骨平台的髌骨高度指标(Caton-Deschamps 指数或 Blackburne-Peel 指数),但实际上并没有改变 Insall-Salvati 指数。因此,许多外科医生可能会选择其他指数进行测量。

滑车形态也是髌骨轨迹的关键组成部分,侧位 X线检查是评估这种复杂形态结构的最佳方法。当滑车沟基底线在到达股骨前皮质之前穿过其中一个髁的前缘线时,可出现交叉征。发育不良越严重,这种交叉发生的越远,最严重时可造成凹形的区域变得凸出,且伴有病理性滑车肿块。Henri Dejour 分析了 1305 张X 线片上的滑车深度和隆起,随后开发了最初的分类

系统,并进行了改良[60]。交叉征对滑车发育不良的敏感性为 94%,但特异性仅为 56%[61]。

轴位片可用于测量髌骨倾斜和角度,以帮助诊断复杂 PFJ 力线不良或不稳定[62]。使用负重位片测量时,髌股指数明显改变,髌骨倾斜和脱位相互中和,所显示的髌股运动学图像更具代表性[63]。它们对临床图像的确切意义仍在继续研究中。

骨关节炎

原发性 OA 与关节退行性变具有较强的相关性。随着时间的推移,透明软骨的含水量逐渐增加,同时蛋白质构成退化。OA 患者可能有上述创伤或疾病史。先前的软骨损伤或半月板病变可能导致关节功能障碍和磨损加速,关节力线决定了通过胫股关节和 PFJ所传递应力的分布。典型的 X 线表现包括关节间隙逐渐丧失、透明软骨变薄、骨赘形成、软骨下囊肿及软骨下骨硬化,偶尔可见游离体[64,65]。

关于 OA 严重程度分级,目前最常使用的是 Kellgren-Lawrence 和 Ahlbäck 分类系统。1968 年,Ahlbäck 提出了 5 级分类标准。①1 级:AP 位片上关节间隙<3mm。②2 级:关节间隙模糊。③3~5 级:骨磨损越来越严重。Kellgren-Lawrence 也采用膝关节 AP位 X 线片进行分类,共分为 4 级:0 级为不存在 OA,4级为严重的 OA,这些分级侧重于骨赘的存在和大小,关节间隙完全消失为 4 级[65]。值得注意的是,尽管这

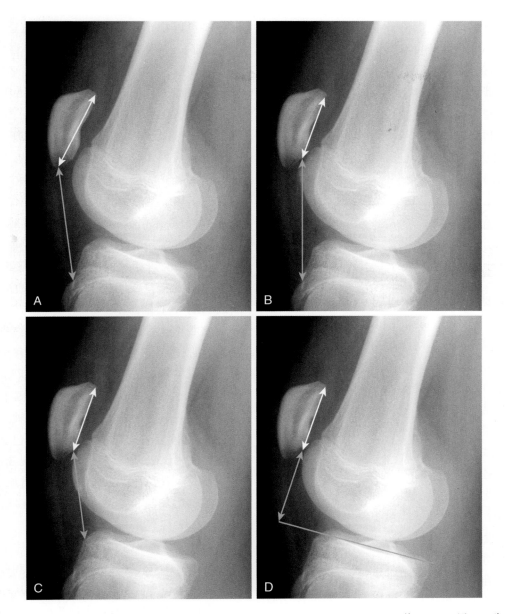

图 2.31　高位髌骨伴发育不全。图示测量髌骨高度的常用方法。(A)Insall–Salvatti 法：W/G 比值 0.8~1.2 属于正常范围。(B)修改后的 Insall–Salvatti 法：W/G 正常值为 1.25，>2 可诊断为高位髌骨。(C)Caton–Deschamps 指数：W/G 正常范围为 0.6~1.3。(D)Blackburn–Peel 指数：G/W 正常值为 0.8，>1.0 为高位髌骨。G，灰色箭头；W，白色箭头。

些分类系统被广泛使用且观察者内部和观察者间的可信度较高，但仍存在一定的局限性。随着时间的推移，每个等级的定义发生了变化，使用 Kellgren–Lawrence 分类时无法在没有骨赘形成的情况下对关节间隙狭窄进行分级[66]。毫无疑问，MRI 在显示膝关节病理变化方面比平片更敏感，尤其是在治疗 OA 的药物的纵向研究方面。

软骨下骨的变化可发生于关节间隙变窄或骨赘形成之前。X 线片可用于评估骨小梁结构，并定量评估与膝关节置换风险增加相关的软骨下骨硬化[68]。

膝关节周围肿瘤

查看平片时，需要注意任何异常表现。膝关节周围所有组织都可以产生肿瘤，肿瘤也有可能来源于远处转移。明确肿瘤来源有助于诊断和治疗过程中的重要内容。软组织肿瘤可表现为软组织影或邻近骨组织侵袭，但最有可能通过 X 线片发现的是骨肿瘤。

原发性骨肿瘤可以是良性或恶性的，继发性骨肿瘤可由原发性器官转移扩散引起，最常见于乳腺、肺、甲状腺、肾或前列腺。

对这些病变进行系统性诊断很重要。诊断要素包括患者年龄、病变位置、影像学形态、溶骨性或硬化性,以及肿瘤和正常骨之间的边界是否清晰。最常见的恶性原发性骨肿瘤是多发性骨髓瘤、骨肉瘤、尤因肉瘤和软骨肉瘤。恶性肿瘤生长快速,可导致边界不清、皮质侵袭和骨膜反应。特异性肿瘤可能有不同的放射学表现,膝关节周围可出现许多不同类型的良性病变,其外观各异[69]。

手术的注意事项

关节外韧带重建

膝关节主要内侧结构的附着点(MCL 浅层的股骨和胫骨附着点,以及后斜韧带和 MPFL 的股骨附着点)可以定性和定量地与骨性标志和放射显影的线状图像相关,观察者间具有良好的一致性(图 2.32)[70]。已有研究报道在 AP 位和侧位片上定性和定量评估膝关节后外侧结构(腘肌腱、近端腓侧副韧带和腓肠肌外侧肌腱)(图 2.33)[71]。这些标志可用于评估重建隧道的准确性,并通过术中透视指导操作。

人们越来越多采用关节外的前外侧手术来控制 ACL 重建后的旋转稳定性,这促使前外侧韧带股骨和胫骨止点放射学标志的发展。对 10 具尸体的膝关节进行解剖研究发现,前外侧韧带股骨起点位于外上髁后部和近端平均 5mm 处,在侧位片上位于股骨髁全长平均 47% 处和 Blumensaat 线尾端 3.7mm 处。胫骨止点位于 Gerdy 结节和腓骨头中间,侧位片上位于胫骨平台全长平均 53% 处,在 AP 片上位于关节线远端 7mm 处[72]。

ACL 重建

急性 ACL 断裂相关的 X 线片特征性表现如前所述。平片在术后评估中也发挥重要作用,尤其是在持续不稳定或重建失败的情况下。AP 位和侧位片可用于评估隧道位置和大小,并能识别增加患者重建失败率的异常形态(图 2.34)。

一项全面、系统的回顾性研究报道了几种不同的用于评估股骨和胫骨隧道位置的摄片技术,结果表明,AP 位和侧位片即可满足常规临床需求。多种方法可通过侧位片测量隧道,如股骨髁定位和以 Blumensaat 线为参考的网格定位法。将股骨隧道定位在网格前 50% 可以防止隧道断裂,而将隧道定位在 Blumensaat 线延长线后方可以防止撞击和伸直受限[73]。在 AP 位片上,胫骨隧道位于内侧边界外侧平均 47%;在侧位片上,位于后方 48%,因此可以最大限度地发挥功能并减少不稳定性和重建失败率[74]。回顾性研究发现,ACL 重建最常见的定位错误是隧道过于垂直。对 ACL 重建后的 190 张 X 线片进行分析发现,任何超过 Blumensaat 线的股骨隧道均提示重建角度过于垂直且位于非解剖位置。该研究还得出结论:在这种情况下,翻修手术需要避开现有的股骨隧道,在解剖定位上重新建立隧道(图 2.34)[75]。

隧道增宽可通过 X 线片观察和测量[76]。隧道增宽与隧道定位错位共同决定了重建失败后是否需要一期或二期 ACL 翻修术。

ACL 重建后移植物失败的原因是多方面的,但有证据表明,胫骨平台后倾角增加使得移植物应力和胫骨相对位移增加,从而导致重建失败[77]。胫骨平台后倾角有多种测量方法,例如,胫骨内侧平台水平线和胫骨近端解剖轴夹角,胫骨近端解剖轴为膝关节远端 5~15cm 之间胫骨皮质的中线。一项包含 200 例患者的研究使用该法进行测量,结果发现 36 例发生移植物断裂的患者胫骨平台后倾角平均增加 2°[78]。胫骨平台后倾角增加与重建后 6 个月胫骨移植物隧道增宽也存在相关性[79]。

ACL 重建后膝关节功能与 X 线片上可识别的特定骨形态有关[80]。内侧胫骨平台浅平和胫骨内侧髁间棘体积较小可导致关节形合度降低,从而对关节韧带约束力的要求提高。而穹顶样髁间切迹和球形股骨髁与 ACL 损伤后患者的膝关节稳定性评分较差有关[77]。

PCL 重建

已证实术中侧位片可为 PCL 重建术提供最具临床相关性的影像学信息。一项尸体研究报道了一种在股骨侧位片上进行测量的方法,即沿股骨内侧髁前方皮质向 Blumensaat 线做一条垂线,前外侧束的中心位于为该线后方 17.4mm±1.7mm,后内侧束的中心位于该线后方 23.9mm±2.7mm。在胫骨侧,前外侧束的中心和后内侧束的中心分别位于胫骨平台后斜坡(champagne glass drop-off)止点上方 8.4mm±1.8mm 和 2.5mm±1.5mm[81]。术中透视可利用这些标记进行定位,以确保胫骨和股骨隧道位置正确。

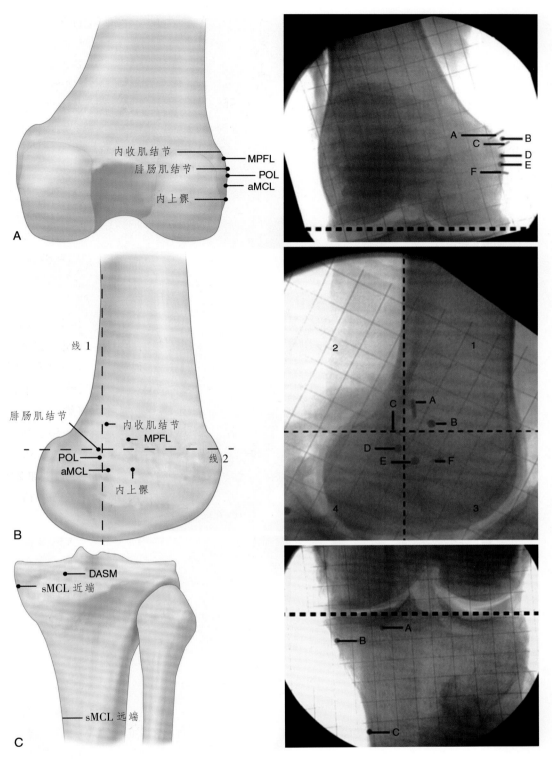

图 2.32　(A)示意图和 AP 位片显示附属结构的放射学标志。A,内收肌结节；B,MPFL；C,腓肠肌结节；D,后斜韧带(POL)；E,sMCL；F,内上髁。(B)示意图和侧位片显示股骨参考线的位置：线 1 是股骨后皮质的延长线,线 2 垂直于线 1,穿过 Blumensaat 线的后部。数字 1~4 表示象限。A,内收肌结节；B,MPFL；C,腓肠肌结节；D,POL；E,sMCL；F,内上髁。(C)示意图和 AP 位片显示胫骨放射学标志。A,DASM 附件；B,胫骨近端 sMCL 附件；C,胫骨远端 sMCL 附件。aMCL,内侧副韧带前束；AP,前后；DASM,半膜肌腱膜；MPFL,内侧髌股韧带；POL,后斜韧带；sMCL,内侧副韧带浅层。(Adapted from Radiographic Identifcation of the Primary Medial Knee Structures by Wijdicks et al.)

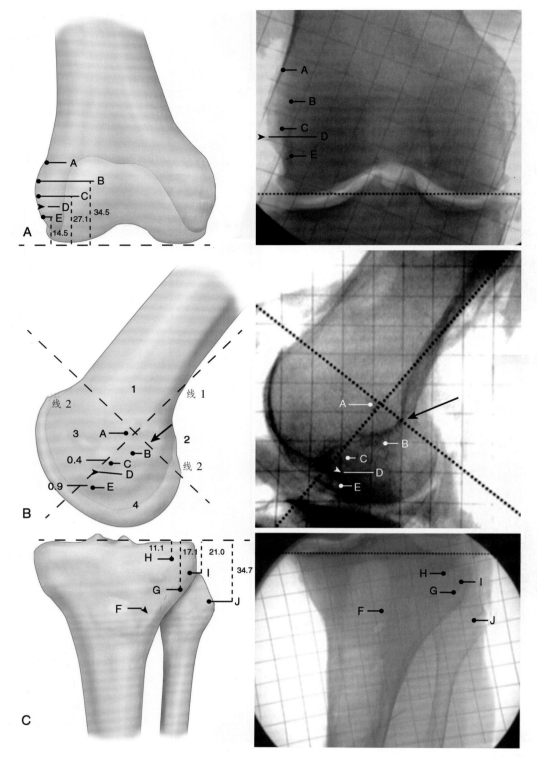

图 2.33　(A)示意图和 AP 位片显示放射学标志。A,外侧肌间隔;B,腓肠肌外侧肌腱;C,LCL;D,外上髁;E,腘肌腱。(B)示意图和侧位片显示股骨参考线的位置:线 1 是股骨后皮质的延长线,线 2 垂直于线 1,穿过 Blumensaat 线的后部(箭头所示)。数字 1~4 表示股骨远端外侧的象限:A,外侧肌间隔;B,腓肠肌外侧肌腱;C,LCL;D,外上髁;E,腘肌腱。(C)示意图和 AP 位片显示放射学标志:F,胫骨结节;G,Gerdy 结节;H,腘肌肌腱结合部;I,腘腓韧带;J,LCL。AP,前后;LCL,外侧副韧带。(Adapted from Radiographic Identifcation of the Primary Posterolateral Knee Structures by Pietrini et al.)

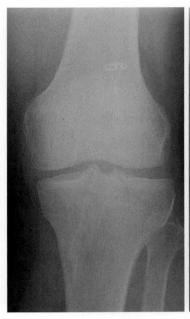
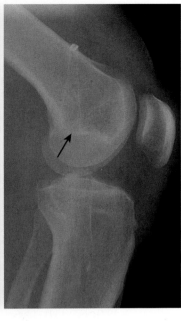

图 2.34　AP 位和侧位片显示 ACL 重建移植失败病例的垂直隧道位置。侧位片显示 Blumensaat 线（黑色箭头所示）出现断裂，提示隧道位置不正确。成功的翻修需要一个新的、不同的、在解剖位置的股骨隧道。

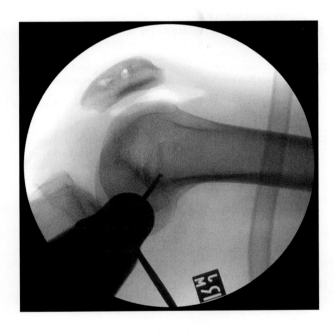

图 2.35　在内侧髌股韧带重建期间定位股骨隧道的过程中，钻头尖端标记出 Schöttle 点（从后皮质延伸的线前方 1mm 和内侧股骨髁后方远端 2.5mm，靠近 Blumensaat 线后点的水平）。

MPFL 重建

MPFL 解剖重建的准确定位是手术成功的关键。股骨隧道位置与临床结果之间存在相关性，这是术中和重建后评估的重要内容。Schöttle 点是一个可重复的解剖位点，用于识别 MPFL 股骨止点位置。尸体解剖学研究显示，在侧位片上，Schöttle 点位于股骨后皮质延长线前 1mm、股骨内侧髁起始部远端 2.5mm 及 Blumensaat 线末端的相交处[82]。建议术中透视来确认股骨隧道的位置，研究证明这种方法较触诊法更加准确。一项对 3 位外科医生使用 10 具尸体标本进行单独触诊的研究表明，23% 的隧道定位偏离 5mm 以上[83]。一项针对 29 例患者的临床研究表明，与直接触诊相比，术中透视能更准确地定位隧道（图 2.35）[84]。股骨隧道过于靠前和近端会导致屈曲时僵硬[85]。

多韧带重建

如前所述，多韧带损伤包括广泛的膝关节损伤，尽管对于韧带重建尚未达成明确的共识，但一般认为韧带断裂后均需要进行重建。重建的总体目标是将移植物放在最佳位置并恢复韧带功能，以重建正常的膝关节运动学。术中可采用 X 线透视结合骨性解剖标志物来帮助定位骨性隧道并实现这一目标。

术后 X 线片可以显示内固定物的位置，并且可以通过隧道和内固定物的位置来推断韧带位置。根据膝关节主要韧带的影像学表现和解剖标志，可以评估重建的准确性[86]。应力位片可以显示膝关节稳定性的恢复情况。

膝关节置换术

OA 严重程度的影像学评估仍然是膝关节置换术的主要适应证，也是术前规划移植物大小和位置的重要方法。常规 X 线检查应包括 AP 位、侧位、轴位和负重半屈曲 PA 位。下肢全长位片也可用于准确评估整体力线，包括关节内和关节外畸形。

膝关节置换术需要考虑的一个主要因素是关节线的恢复情况，但当患者存在病理性骨缺损或者既往手术史时则可能难以确定。可以用多种骨性标记对上述情况进行评估，其中以内收肌结节为标记进行测量的方法较为可靠，是临床上常用的解剖标记[87]。腓骨头和关节线之间的关系存在很大差异，因此使用腓骨头为参照标记关节线并不准确[88]。

术后通常采用 AP 位片和侧位片来评估移植物的位置和力线，而下肢全长片仅用于评估移植物的大小和排除医源性骨折。髌骨轨迹常通过轴位片评估。通过连续 X 线片检查移植物松动和磨损情况，以明确是否存在透亮区和移植物下沉。

总结

尽管已经有了更加先进的 MRI 和 CT 成像技术，但 X 线片现在和未来仍然可能是膝关节疾病诊断和治疗的重要检查方法。全面了解所需的 X 线片及如何读片对准确诊断非常重要。

致谢

感谢 John W. Read 医生为本章提供的图片，这些图片来自《运动医学影像图谱》（第 2 版），该书由 J. Anderson 和 J. W. Read 主编（McGrawHill，2008）。

（张永进 李朔 译）

参考文献

1. Riesz PB. The life of Wilhelm Conrad Roentgen. *AJR Am J Roentgenol*. 1995;165(6):1533–1537.
2. Conrozier T, Vignon E. Quantitative radiography in osteoarthritis: computerized measurement of radiographic knee and hip joint space. *Bailliere's Clin Rheumatol*. 1996;10(3):429–433.
3. Oka H, Muraki S, Akune T, et al. Fully automatic quantification of knee osteoarthritis severity on plain radiographs. *Osteoarthr Cartil*. 2008;16(11):1300–1306.
4. Pinsornsak P, Naratrikun K, Kanitnate S, Sangkomkamhang T. The one-leg standing radiograph: an improved technique to evaluate the severity of knee osteoarthritis. *Bone Joint Res*. 2016;5(9):436–441.
5. Wismayer EF, Zarb F. Radiography of the knee joint: a comparative study of the standing partial flexion PA projection and the standing fully extended AP projection using visual grading characteristics (VGC). *Radiography*. 2016;22(2):152–160.
6. Laurin CA, Dussault R, Levesque HP. The tangential x-ray investigation of the patellofemoral joint: x-ray technique, diagnostic criteria and their interpretation. *Clin Orthop Relat Res*. 1979;144:16–26.
7. Merchant AC, Mercer RL, Jacobsen RH, Cool CR. Roentgenographic analysis of patellofemoral congruence. *J Bone Joint Surg Am*. 1974;56(7):1391–1396.
8. Davies AP, Bayer J, Owen-Johnson S, et al. The optimum knee flexion angle for skyline radiography is thirty degrees. *Clin Orthop Relat Res*. 2004;423:166–171.
9. Duncan RC, Hay EM, Saklatvala J, Croft PR. Prevalence of radiographic osteoarthritis—it all depends on your point of view. *Rheumatology*. 2006;45(6):757–760.
10. Gray SD, Kaplan PA, Dussault RG, et al. Acute knee trauma: how many plain film views are necessary for the initial examination? *Skeletal Radiol*. 1997;26(5):298–302.
11. Rosenberg TD, Paulos LE, Parker RD, et al. The forty-five-degree posteroanterior flexion weight-bearing radiograph of the knee. *JBJS*. 1988;70(10):1479.
12. Buckland-Wright JC, Wolfe F, Ward RJ, et al. Substantial superiority of semiflexed (MTP) views in knee osteoarthritis: a comparative radiographic study, without fluoroscopy, of standing extended, semiflexed (MTP), and schuss views. *J Rheumatol*. 1999;26(12):2664–2674.
13. Davies AP, Calder DA, Marshall T, Glasgow MM. Plain radiography in the degenerate knee. A case for change. *J Bone Joint Surg Br*. 1999;81(4):632–635.
14. Deep K, Norris M, Smart C, Senior C. Radiographic measurement of joint space height in non-osteoarthritic tibiofemoral joints. A comparison of weight-bearing extension and 30 degrees flexion views. *J Bone Joint Surg Br*. 2003;85(7):980–982.
15. Bhatnagar S, Carey-Smith R, Darrah C, et al. Evidence-based practice in the utilization of knee radiographs-a survey of all members of the British Orthopaedic Association. *Int Orthop*. 2006;30(5):409–411.
16. Vignon E, Piperno M, Le Graverand M-PH, et al. Measurement of radiographic joint space width in the tibiofemoral compartment of the osteoarthritic knee: comparison of standing anteroposterior and Lyon schuss views. *Arthritis Rheum*. 2003;48(2):378–384.
17. Tait MA, Newbern GD, Alexander AS, Barnes CL. Rosenberg versus 20/10 views in osteoarthritic knees. *J Knee Surg*. 2013;26(5):343–345.
18. Hing C, Raleigh E, Bailey M, et al. A prospective study of the diagnostic potential of the knee tunnel view radiograph in assessing anterior knee pain. *Knee*. 2007;14(1):29–33.
19. Babatunde OM, Danoff JR, Patrick DA, et al. The combination of the tunnel view and weight-bearing anteroposterior radiographs improves the detection of knee arthritis. *Arthritis*. 2016;2016:9786924.
20. Moore TM, Harvey JP. Roentgenographic measurement of tibial-plateau depression due to fracture. *J Bone Joint Surg Am*. 1974;56(1):155–160.
21. Holme TJ, Henckel J, Hartshorn K, et al. Computed tomography scanogram compared to long leg radiograph for determining axial

knee alignment. *Acta Orthop*. 2015;86(4):440–443.

22. James EW, Williams BT, LaPrade RF. Stress radiography for the diagnosis of knee ligament injuries: a systematic review. *Clin Orthop Relat Res*. 2014;472(9):2644–2657.

23. Mae T, Shino K, Hiramatsu K, et al. Anterior laxity of the knee assessed with gravity stress radiograph. *Skeletal Radiol*. 2018;47(10):1349–1355.

24. Jung TM, Reinhardt C, Scheffler SU, Weiler A. Stress radiography to measure posterior cruciate ligament insufficiency: a comparison of five different techniques. *Knee Surg Sports Traumatol Arthrosc*. 2006;14(11):1116–1121.

25. Garavaglia G, Lubbeke A, Dubois-Ferrière V, et al. Accuracy of stress radiography techniques in grading isolated and combined posterior knee injuries: a cadaveric study. *Am J Sports Med*. 2007;35(12):2051–2056.

26. Jackman T, LaPrade RF, Pontinen T, Lender PA. Intraobserver and interobserver reliability of the kneeling technique of stress radiography for the evaluation of posterior knee laxity. *Am J Sports Med*. 2008;36(8):1571–1576.

27. Eriksson K, Sadr-Azodi O, Singh C, et al. Stress radiography for osteoarthritis of the knee: a new technique. *Knee Surg Sports Traumatol Arthrosc*. 2010;18(10):1356–1359.

28. Kane PW, Cinque ME, Moatshe G, et al. Fibular collateral ligament: varus stress radiographic analysis using 3 different clinical techniques. *Orthop J Sports Med*. 2018;6(5):2325967118770170.

29. Gwathmey FW, Tompkins MA, Gaskin CM, Miller MD. Can stress radiography of the knee help characterize posterolateral corner injury? *Clin Orthop Relat Res*. 2012;470(3):768–773.

30. Stiell IG, Wells GA, Hoag RH, et al. Implementation of the Ottawa Knee Rule for the use of radiography in acute knee injuries. *J Am Med Assoc*. 1997;278(23):2075–2079.

31. Cheung TC, Tank Y, Breederveld RS, et al. Diagnostic accuracy and reproducibility of the Ottawa Knee Rule vs the Pittsburgh Decision Rule. *Am J Emerg Med*. 2013;31(4):641–645.

32. Konan S, Zang TT, Tamimi N, Haddad FS. Can the Ottawa and Pittsburgh rules reduce requests for radiography in patients referred to acute knee clinics? *Ann R Coll Surg Engl*. 2013;95(3):188–191.

33. Alaia MJ, Khatib O, Shah M, et al. The utility of plain radiographs in the initial evaluation of knee pain amongst sports medicine patients. *Knee Surg Sports Traumatol Arthrosc*. 2015;23(8):2213–2217.

34. Muller M. The comprehensive classification of fractures of long bones. In: Allgower M, ed. *Manual of Internal Fixation*. 3rd ed. Berlin: Springer-Verlag; 1991:118–149.

35. Schatzker J. Compression in the surgical treatment of fractures of the tibia. *Clin Orthopaed Relat Res*. 1974;105:220–239.

36. Yang G, Zhai Q, Zhu Y, et al. The incidence of posterior tibial plateau fracture: an investigation of 525 fractures by using a CT-based classification system. *Arch Orthopaed Trauma Surg*. 2013;133(7):929–934.

37. Scolaro J, Bernstein J, Ahn J. In brief: patellar fractures. *Clin Orthop Relat Res*. 2011;469(4):1213–1215.

38. Burgers PTPW, Den Hollander PHC. A typical sign on a plain knee radiograph. *BMJ*. 2016;355:i6021.

39. Woods GW, Stanley RF, Tullos HS. Lateral capsular sign: x-ray clue to a significant knee instability. *Am J Sports Med*. 1979;7(1):27–33.

40. Meyers MH, McKeever FM. Fracture of the intercondylar eminence of the tibia. *J Bone Joint Surg Am*. 1959;41-A(2):209–220. discussion 220-222.

41. Lee D, Stinner D, Mir H. Quadriceps and patellar tendon ruptures. *J Knee Surg*. 2013;26(5):301–308.

42. Fazal MA, Moonot P, Haddad F. Radiographic features of acute patellar tendon rupture. *Orthop Surg*. 2015;7(4):338–342.

43. Ng JP, Cawley DT, Beecher SM, et al. Focal intratendinous radiolucency: a new radiographic method for diagnosing patellar tendon ruptures. *Knee*. 2016;23(3):482–486.

44. Newberg A, Wales L. Radiographic diagnosis of quadriceps tendon rupture. *Radiology*. 1977;125(2):367–371.

45. Hunt DM, Somashekar N. A review of sleeve fractures of the patella in children. *Knee*. 2005;12(1):3–7.

46. Mulligan ME. The "gray cortex": an early sign of stress fracture. *Skelet Radiol*. 1995;24(3):201–203.

47. Dupuis CS, Westra SJ, Makris J, Wallace EC. Injuries and conditions of the extensor mechanism of the pediatric knee. *Radiographics*. 2009;29(3):877–886.

48. Zanon G, Di Vico G, Marullo M. Osteochondritis dissecans of the knee. *Joints*. 2014;2(1):29–36.

49. Clanton TO, DeLee JC. Osteochondritis dissecans. History, pathophysiology and current treatment concepts. *Clin Orthop Relat Res*. 1982;167:50–64.

50. Ramski DE, Ganley TJ, Carey JL. A radiographic healing classification for osteochondritis dissecans of the knee provides good interobserver reliability. *Orthop J Sports Med*. 2017;5(12).

51. Masquijo J, Kothari A. Juvenile osteochondritis dissecans (JOCD) of the knee: current concepts review. *EFORT Open Rev*. 2019;4(5):201–212.

52. Tai AW, Alparslan HL, Townsend BA, et al. Accuracy of cross-table lateral knee radiography for evaluation of joint effusions. *AJR Am J Roentgenol*. 2009;193(4):W339–W344.

53. Imhoff FB, Victor F, Lukas M, et al. The complexity of bony malalignment in patellofemoral disorders: femoral and tibial torsion, trochlear dysplasia, TT-TG distance, and frontal mechanical axis correlate with each other. *Knee Surg Sports Traumatol Arthrosc*. 2020;28(3):897–904.

54. Insall J, Salvati E. Patella position in the normal knee joint. *Radiology*. 1971;101(1):101–104.

55. Blackburne JS, Peel TE. A new method of measuring patellar height. *J Bone Joint Surg Br*. 1977;59(2):241–242.

56. Caton J. [Method of measuring the height of the patella]. *Acta Orthop Belg*. 1989;55(3):385–386.

57. Grelsamer RP, Meadows S. The modified Insall-Salvati ratio for assessment of patellar height. *Clin Orthop Relat Res*. 1992;282:170–176.

58. Biedert RM, Albrecht S. The patellotrochlear index: a new index for assessing patellar height. *Knee Surg Sports Traumatol Arthrosc*. 2006;14(8):707–712.

59. Verhulst FV, van Sambeeck JDP, Olthuis GS, et al. Patellar height measurements: Insall-Salvati ratio is most reliable method. *Knee Surg Sports Traumatol Arthrosc*. 2020;28(3):869–875.

60. Dejour H, Walch G, Neyret P, Adeleine P. [Dysplasia of the femoral trochlea]. *Rev Chir Orthop Reparatrice Appar Mot*. 1990;76(1):45–54.

61. Donaldson OW, Heal J, Mulford J, et al. Does the plain radiograph accurately predict trochlear dysplasia. *Orthopaed Proc*. 2018;94-B (Supp_IX).

62. Grelsamer RP, Bazos AN, Proctor CS. Radiographic analysis of patellar tilt. *J Bone Joint Surg Br*. 1993;75(5):822–824.

63. Kim T-H, Sobti A, Lee S-H, et al. The effects of weight-bearing conditions on patellofemoral indices in individuals without and with patellofemoral pain syndrome. *Skeletal Radiol*. 2014;43(2):157–164.

64. Altman RD, Gold GE. Atlas of individual radiographic features in osteoarthritis, revised. *Osteoarthr Cartil*. 2007;15(Suppl A):A1–A56.

65. Kellgren JH, Lawrence JS. Radiological assessment of osteo-arthrosis. *Ann Rheum Dis*. 1957;16(4):494–502.

66. Kohn MD, Sassoon AA, Fernando ND. Classifications in brief: Kellgren-Lawrence classification of osteoarthritis. *Clin Orthop Relat Res*. 2016;474(8):1886–1893.

67. Hirvasniemi J, Thevenot J, Immonen V, et al. Quantification of differences in bone texture from plain radiographs in knees with and without osteoarthritis. *Osteoarthr Cartil*. 2014;22(10):1724–1731.

68. Podsiadlo P, Cicuttini FM, Wolski M, et al. Trabecular bone texture detected by plain radiography is associated with an increased risk of knee replacement in patients with osteoarthritis: a 6 year prospective follow up study. *Osteoarthr Cartil*. 2014;22(1):71–75.

69. Flanagan AM, Lindsay D. A diagnostic approach to bone tumours. *Pathology*. 2017;49(7):675–687.

70. Wijdicks CA, Griffith CJ, LaPrade RF, et al. Radiographic identification of the primary medial knee structures. *JBJS*. 2009;91(3):521.

71. Pietrini SD, LaPrade RF, Griffith CJ, et al. Radiographic identification of the primary posterolateral knee structures. *Am J Sports Med*. 2009;37(3):542–551.

72. Helito CP, Demange MK, Bonadio MB, et al. Radiographic landmarks for locating the femoral origin and tibial insertion of the knee anterolateral ligament. *Am J Sports Med*. 2014;42(10):2356–2362.

73. Kosy JD, Mandalia VI. Plain radiographs can be used for routine assessment of ACL reconstruction tunnel position with three-dimensional imaging reserved for research and revision surgery. *Knee Surg Sports Traumatol Arthrosc*. 2018;26(2):534–549.

74. Pinczewski LA, Salmon LJ, Jackson WFM, et al. Radiological

landmarks for placement of the tunnels in single-bundle reconstruction of the anterior cruciate ligament. *J Bone Joint Surg Br.* 2008;90(2):172–179.

75. Farrow LD, Morris PM, Huston KL, et al. A simple radiographic sign of vertical anterior cruciate ligament tunnel placement. *J Knee Surg.* 2015;28(5):428–431.

76. Bhullar R, Habib A, Zhang K, et al. Tunnel osteolysis post-ACL reconstruction: a systematic review examining select diagnostic modalities, treatment options and rehabilitation protocols. *Knee Surg Sports Traumatol Arthrosc.* 2019;27(2):524–533.

77. Lansdown D, Ma CB. The influence of tibial and femoral bone morphology on knee kinematics in the anterior cruciate ligament injured knee. *Clin Sports Med.* 2018;37(1):127–136.

78. Ahmed I, Salmon L, Roe J, Pinczewski L. The long-term clinical and radiological outcomes in patients who suffer recurrent injuries to the anterior cruciate ligament after reconstruction. *Bone Joint Lett J.* 2017;99-B(3):337–343.

79. Nagai K, Tashiro Y, Herbst E, et al. Steeper posterior tibial slope correlates with greater tibial tunnel widening after anterior cruciate ligament reconstruction. *Knee Surg Sports Traumatol Arthrosc.* 2018;26(12):3717–3723.

80. Lansdown DA, Pedoia V, Zaid M, et al. Variations in knee kinematics after ACL injury and after reconstruction are correlated with bone shape differences. *Clin Orthop Relat Res.* 2017;475(10):2427–2435.

81. Johannsen AM, Anderson CJ, Wijdicks CA, et al. Radiographic landmarks for tunnel positioning in posterior cruciate ligament reconstructions. *Am J Sports Med.* 2013;41(1):35–42.

82. Schöttle PB, Schmeling A, Rosenstiel N, Weiler A. Radiographic landmarks for femoral tunnel placement in medial patellofemoral ligament reconstruction. *Am J Sports Med.* 2007;35(5):801–804.

83. Herschel R, Hasler A, Tscholl PM, Fucentese SF. Visual-palpatory versus fluoroscopic intraoperative determination of the femoral entry point in medial patellofemoral ligament reconstruction. *Knee Surg Sports Traumatol Arthrosc.* 2017;25(8):2545–2549.

84. Servien E, Fritsch B, Lustig S, et al. In vivo positioning analysis of medial patellofemoral ligament reconstruction. *Am J Sports Med.* 2011;39(1):134–139.

85. Neri T, Parker DA, Putnis S, et al. Clinical and radiological predictors of functional outcome after isolated medial patellofemoral ligament reconstruction at midterm follow-up. *Am J Sports Med.* 2019;47(6):1338–1345.

86. Bedi A, LaPrade RF, Burrus MT. Radiographic and anatomic landmarks of the major knee ligaments. *J Bone Joint Surg Am.* 2018;100(14):1241–1250.

87. Iacono F, Lo Presti M, Bruni D, et al. The adductor tubercle: a reliable landmark for analysing the level of the femorotibial joint line. *Knee Surg Sports Traumatol Arthrosc.* 2013;21(12):2725–2729.

88. Havet E, Gabrion A, Leiber-Wackenheim F, et al. Radiological study of the knee joint line position measured from the fibular head and proximal tibial landmarks. *Surg Radiol Anat.* 2007;29(4):285–289.

第 3 章

膝关节磁共振成像：传统和新技术

ERIN C. ARGENTIERI, KELLY C. ZOCHOWSKI, TATUM W. BRAUN,
ALISSA J. BURGE, HOLLIS G. POTTER

磁共振成像基础知识

磁共振成像(MRI)是一种无创的检查方法,可以较好地观察软组织的情况,同时对膝关节病理性骨髓变化具有更好的敏感性。利用组织固有的松弛特性,可以生成具有不同对比度的图像集。本章中的"弛豫"是指氢原子核(自旋)被射频(RF)脉冲激发后恢复其平衡状态的过程。应用射频脉冲后,沿主磁场(B_0)方向恢复初始磁化强度。在射频脉冲终止时,T1弛豫时间是沿纵轴(z)的初始磁化恢复速率的时间常数,而T2弛豫时间是横向(x-y)平面磁化衰减的时间常数。T1和T2特征在很大程度上取决于组织的内在结构特征、影响氢质子(自旋)相互作用的能力(如自旋-自旋或T2弛豫)及其激发动能与周围环境中大分子的交换(如自旋晶格或T1弛豫)[1,2]。

常规 MRI 技术

修改采集的参数,如射频脉冲之间的间隔(重复时间;TR)或射频脉冲与采样信号之间的间隔(回波时间;TE), 会在生成的图像中改变软组织的对比度(加权)。虽然理想的图像加权取决于成像的组织,但临床肌肉骨骼MRI方案通常使用T1、T2和质子密度(PD)加权图像,以及脂肪抑制、流体敏感图像的组合,以便于流动水的检测。质子密度加权快速自旋回波(FSE)序列与脂肪抑制的流体敏感序列相结合构

成了膝关节评估的临床"主力",因为它们不仅在不同组织类型之间提供了优越的对比度,还可以检测液体和水肿(表3.1)。

软骨

关节软骨主要由水组成(80%),蛋白多糖(PG)和胶原蛋白仅占其总湿重的20%[3-5]。软骨具有一定的抗压能力、抗剪切能力和延展性,主要是因为这些基质成分之间的相互作用:水(由蛋白多糖保留)可抵抗压缩负荷,而软骨基质中的胶原纤维可抵抗剪切力并提供拉伸强度。关节软骨可分为4个不同的区域:浅表区、过渡区、放射区和钙化区。随着膝关节软骨深度的变化,不同软骨分区中的胶原结构和蛋白多糖浓度也会随之变化,并产生相应的信号强度变化(图3.1)。与所有其他(深层)区相比,浅表层胶原与蛋白多糖的比值和含水量最高,呈现薄而低的信号强度。一般来说,具有更高层次超微结构的组织(如皮质骨或主要由I型胶原组成的半月板)产生T2弛豫时间更短,因此在大多数传统MRI序列上信号更低。与浅表区相比,过渡区蛋白多糖含量较高,水分和胶原含量较低;但与放射状区相比,水分和蛋白多糖含量较高。这些组织特征与过渡区的信号强度增加有关。薄的钙化区是指将关节软骨与下面的软骨下骨分隔开来的最深层。一般来说,信号强度(SI)增加出现在软骨的过渡层中,而信号强度降低出现在最深的软骨层中,最靠近潮标和软骨下板(图3.1)[6-9]。

评估软骨的最佳MRI脉冲序列应提供滑液、纤

表 3.1 膝关节 MRI 推荐方案

序列	TR(ms)	TE(有效 ms)	BW(kHZ)	ETL	FOV(cm)	无间隙切片厚度(mm)	矩阵	NEX
矢状位 FSE (软骨敏感)	4000~4500	34	32	8~12	16	3.5	512×384	2
冠状位 FSE (软骨敏感)	4000~4500	34	32	8~12	11~13	3.0	512×(256~320)	2
轴位 FSE (软骨敏感)	4500	34~40	32	10	14	3.5	512×(256~382)	2
矢状位 FSE (脂肪抑制)	3500~4000	40	20.8	8~12	16	3.5~4	256×(224)	2

BW,带宽;ETL,回波序列长度;FOV,视野;FSE,快速自旋回波;NEX,激发次数;TE,回声时间;TR,重复时间。

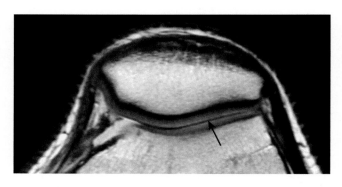

图 3.1 轴位质子密度 MRI 显示髌骨软骨内信号强度(SI)的正常分区变化,该信号强度是由整个组织深度的胶原结构和蛋白多糖浓度的变化而产生的。一般来说,在软骨的过渡层中,信号强度增加,而在最深的软骨层中,离潮标和软骨下板最近的部位,信号强度减少。注意薄而低信号的薄层(箭头所示)。

维软骨和关节软骨之间的差异对比度,以及足够高的像素分辨率。MRI 评估软骨病变的准确性和可靠性要求较高的图像分辨率。国际骨关节炎研究学会(OARSI)制定的指南建议,为了更可靠地评估<0.5mm² 的软骨缺损,像素不得大于 0.5mm×0.5mm×1.5mm[10]。在临床实践中,这意味着软骨损伤面积至少应该是像素尺寸几何对角线的 2 倍才能被准确地检测出来。软骨退行性变可能是局部丢失,也可能是大面积软骨变薄丢失。因此,较高的 MRI 分辨率对于评估原发性骨关节炎(OA)和创伤后骨关节炎(PTOA)的发病及进展相关的早期退行性变尤为重要(图 3.2)。

多平面、高分辨率二维(2D)序列是评估软骨病理状况的临床标准;它们已经通过关节镜标准的验证,并被证明具有高度的可重复性[11,12]。三维(3D)序列可以提高检测软骨损伤的敏感性和特异性,因为它们允许更高质量的多平面重组,并且部分体积信号平均值降低[11,13]。中间(IM)和 T2 加权 FSE 序列在检测软骨损伤方面具有较高的敏感性和特异性[11,13,14],并且通常在临床上受到青睐,因为生成的图像用途广泛,足以评估其他膝关节结构(如半月板、韧带、骨髓)。脂肪抑制、流体敏感、IM 加权 FSE 序列也很有用,因为它们允许在高信号强度流体、中等信号强度关节软骨和低信号强度半月板、肌腱和韧带之间进行差异对比(图 3.2 和图 3.3)。

MRI 非常适合用于评估软骨的病理状况,并为外科治疗提供有用的临床信息。退行性变或创伤均可导致软骨损伤,其 MRI 表现也具有不同的特征(图 3.2 和图 3.3)。软骨退行性变最初的 MRI 表现为胶原基质紊乱、蛋白多糖含量降低及水分含量增加。常规 MRI 序列显示这些早期退行性变是预期信号的改变,病理性软骨表现为弛豫时间延长和相应的高强度信号。早期退行性软骨损伤的患者可能出现关节面凹陷或裂隙[3,15]。在退行性软骨损伤的后期还可能出现软骨丢失,通常表现为软骨局部缺陷或者软骨厚度改变。而终末期骨关节病患者 MRI 可表现为多处局部或全层软骨缺损、软骨分层及软骨弥漫性变薄(图 3.2)。此外,退行性软骨损伤的患者常伴有软骨下骨的变化,包括软骨下变平、骨赘、水肿、硬化和囊肿形成。创伤性软骨损伤主要是急性、暴力导致的,对关节面造成剪切或撞击损伤。剪切伤通常会导致软骨部分或全层缺损,这可能会影响下方的软骨下骨。当剪切力过强时,也会导致线性软骨撕裂和分层损伤。剪切伤导致的软骨损伤通常是不稳定的,常伴有软骨或骨

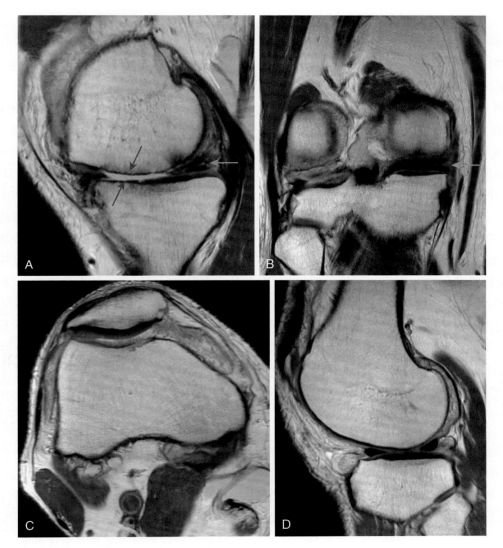

图 3.2 (A)骨关节炎与胫股内侧间室的骨沉积有关(红色箭头所示)。(A,B)内侧半月板慢性水平撕裂和退化(黄色箭头所示)。(C,D)所有滑膜隐窝内均有严重的滑膜炎,提示骨关节炎患者表达炎症介质。

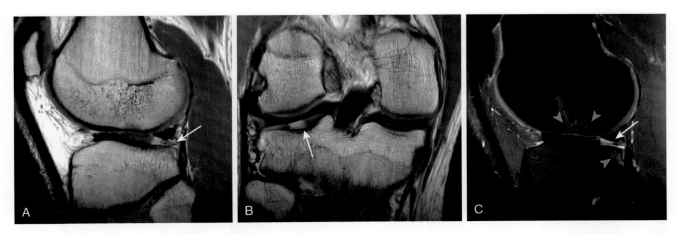

图 3.3 (A)矢状位质子密度(PD MR)图像、(B)冠状位质子密度(PD MR)和(C)矢状位反转恢复 MRI 显示前交叉韧带损伤后导致软骨全层缺损,胫骨后外侧关节软骨出现松动碎片(白色箭头所示),股骨外侧髁和胫骨平台骨髓水肿(蓝色箭头所示)。

软骨碎片的移位（图3.3）[15]，这种情况通常需要进行手术治疗，否则损伤无法愈合。压缩和旋转力过强时，可导致软骨塌陷性损伤，表现为局部高信号、关节面凹陷或骨小梁出现骨折线。即使在MRI上没有软骨信号改变或严重缺损的情况下，骨髓水肿也可以作为损伤时大量力量通过软骨传递的证据，并有助于确定软骨退行性变的风险（图3.4）[16,17]。目前，有几种关于软骨形态的MRI评分系统可以为软骨和周围组织病变的评估提供半定量的指标。改良的Noyes和Outerbridge评分系统、全器官MRI评分（WORM）和MRI骨关节炎膝关节评分（MOAKS）是最常用的评分系统之一[7,18-22]。在关节形态的定量评估中，研究主要集中于测量软骨的厚度和体积[16,23-31]。这些技术需要高场强（3T）、高像素分辨率，以及对软骨和软骨下骨表面的精确分割。对于软骨的纵向评估，软骨厚度测量优于体积测量，因为厚度测量对软骨区域变化具有更好的敏感性，如果仅评估体积测量，则可能忽略区域的变化[16,24,25,28]。

半月板

内侧和外侧半月板是附着在胫骨表面的纤维软骨结构，用于传递胫股关节的压力负荷，并增加胫股关节的几何一致性（机械稳定性）。外侧间室50%以上的压力负荷通过外侧半月板传递，而内侧半月板传递的压力负荷约为内侧间室的50%[5,32]。半月板是由致密的细胞外基质（ECM）形成，其主要成分是水（约70%）和胶原（约20%），其余成分包括蛋白多糖和其他蛋白质[5,33-35]。正常半月板高度为3~5mm[5]。内侧半月板通常为半圆形，前角宽度（6mm）小于后角宽度（12mm），而外侧半月板为近圆形，前后宽度一致（10mm）[5,33,34]。

正常半月板组织在所有常规MRI序列上均出现相对均匀的低信号。完整半月板内的低信号可归因于其高度组织化的纤维软骨结构，该结构可以约束质子并促进自旋-自旋相互作用，导致快速自旋退相和T2弛豫缩短。矢状位MRI通常用于评估半月板前角和后角的解剖和病理状况，而冠状位图像适用于评估半月板体部和根部结构。根据穿透平面分辨率和层间间隙的厚度（或缺失），轴位图像还可以直接观察整个半月板表面和胫骨棘附近的游离边缘，以便诊断半月板环状撕裂。建议使用IM或质子密度加权MRI对半月板进行评估，因为它们对胶原组织减少和因撕裂或退化引起的滑液吸收更为敏感。与关节软骨的评估一样，较高的像素分辨率对于准确、可靠地检测半月板缺损和其他病理状况至关重要。因此，使用质子密度加权FSE冲序列更为有利，可以更快地采集数据，从而在一定时间内获得更高的图像分辨率。

在美国，半月板损伤后的部分半月板切除术是最常见的关节外科手术[36]。但无论是手术治疗还是非手术治疗，半月板撕裂都会导致关节退行性变，并使膝关节骨关节炎的风险增加4倍[31,36,37]。半月板损伤会导致胶原纤维组织紊乱及流动含水量增加。滑液被半月板吸收，导致半月板损伤区域内的信号强度增加。内侧半月板撕裂通常起源于后角的下表面，而外侧半

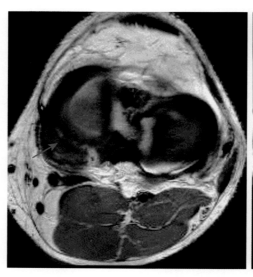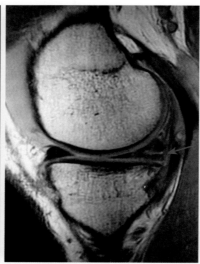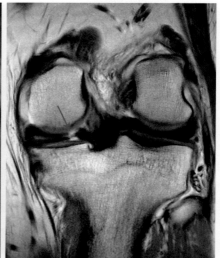

图3.4   复杂的内侧半月板撕裂伴慢性水平退行性变（后角-体部交界处）和后根部附着处完全放射状撕裂（红色箭头所示）。

月板易发生横向或斜向撕裂[5]。

为了对半月板病变范围进行分类,可使用基于半月板表面或半月板顶点信号分布的 MR 分级系统。1 级和 2 级半月板损伤包括半月板实质内变性,但无明显缺损。具体来说,1 级半月板损伤可定义为半月板内局部或球状信号强度增加,这通常是机械压力或退化的结果。然而,1 级半月板损伤可能没有临床意义,因为这些变化在无症状运动员和正常志愿者中也很常见[5,38]。2 级半月板病变定义为半月板内部呈水平、线性的信号强度增加,但不延伸到半月板关节面[38]。3 级半月板损伤是指半月板撕裂,线性高强度信号穿过半月板并延伸至至少一个关节面,无论半月板形态有无变化(挤压)。在既往无手术的情况下,如果在两张或多张连续 MRI 上出现延伸至关节面的高信号或半月板形态改变,则对半月板撕裂的阳性预测值为95%[39-41]。

通常,半月板撕裂可描述为急性或退行性,并根据其相对于半月板体的方向进行分类(图 3.2,图 3.4至图 3.6)。急性(创伤性)撕裂具有特定的损伤发生率,是对正常半月板组织施加过多力的结果,而退行性撕裂(图 3.2)是正常力量反复作用并随着时间的推移产生退行性变的结果。虽然大多数半月板撕裂可以在矢状位 MRI 中显示,但冠状位和横断位图像对于准确评估和描述各种半月板撕裂类型仍非常重要[41,42]。明确半月板撕裂类型的特征对于正确的临床处理至关

重要,因为有些撕裂比其他撕裂更有必要手术修复。

半月板水平撕裂主要以水平方向穿过半月板体,将半月板分为上下两部分(图 3.2B)。水平撕裂通常是退行性的,多见于 40 岁以上的患者[41,43]。半月板水平撕裂在 MRI 上主要表现为线性高强度信号,延伸至半月板游离边缘,大致平行于胫骨平台。当发生在年轻患者时,半月板水平撕裂通常与半月板囊肿有关,并可能表现为关节线上的原发性软组织肿块。

垂直撕裂以纵向撕裂或放射状撕裂的形式延伸至半月板表面。纵向撕裂垂直于胫骨平台,并将半月板的中央和周边部分分开。与水平和放射状撕裂不同,单纯的纵向撕裂不累及半月板的游离边缘。其MRI 显示一条垂直方向的高信号线穿过半月板,并与至少一个关节面接触。半月板纵向撕裂通常是由创伤引起的,多见于年轻患者,患者往往遭受了严重的膝关节损伤,如前交叉韧带(ACL)断裂。事实上,90%的内侧和83%的外侧半月板纵向撕裂与 ACL 损伤有关[41,44]。应仔细评估撕裂相对于半月板血供的位置,位于外周 1/3 处的撕裂较容易愈合,而半月板内侧边缘靠近髁间切迹的撕裂则较难愈合。

放射状撕裂是垂直于半月板游离边缘的垂直撕裂,可以发生“典型的”放射状撕裂或根部撕裂(图3.4 和图 3.6)。典型的放射状撕裂多见于外侧半月板,而根部撕裂多见于内侧半月板后角。根部撕裂在骨关节炎患者中很常见,并可能伴随胫骨骨髓水肿。移位

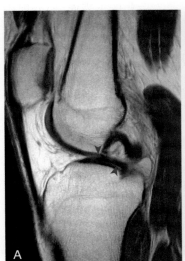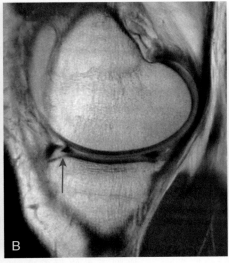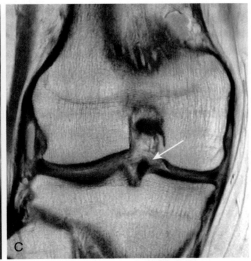

图 3.5　21 岁女性内侧半月板特殊的桶柄状撕裂。矢状位和冠状位质子密度图像显示:(A)矢状位图像上的双 PCL 征(红色三角箭头所示),(B)冠状位图像显示髁间切迹(白色箭头所示)中存在半月板碎片。(C)矢状位图像显示双三角征,半月板组织移位(红色箭头所示)位于固有前角的后方(黄色箭头所示)。

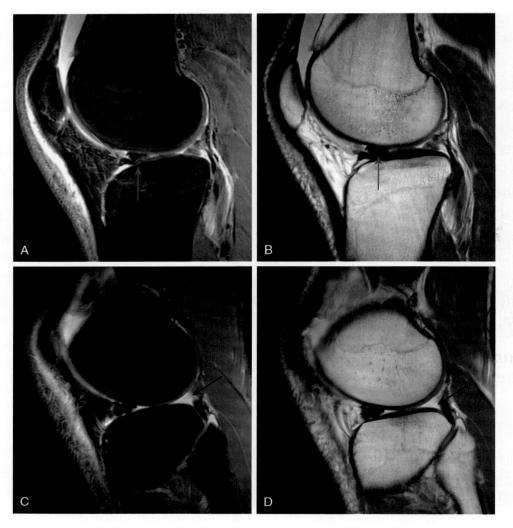

图 3.6 (A,C)矢状位 T2 加权脂肪抑制图像和(B,D)质子密度 MRI 显示外侧半月板桶柄状撕裂伴双三角征(A,B),后角移位(红色箭头所示)在固有前角的正后方(黄色箭头所示)。(C,D)后角翻转导致"幽灵"半月板(黑色箭头所示),后角残余物缺失。

的半月板撕裂也可能发生在这个位置,并且这种撕裂多是慢性损伤造成的,临床上可能并无症状。典型的放射状撕裂常累及半月板的无血管"白色区",因此自行愈合的概率很小。急性根部撕裂通常可以自行修复,因为周围的滑膜血供有助于撕裂的半月板愈合。典型的放射状撕裂和根部撕裂都会导致半月板强度被破坏,表现为半月板体部周围的半脱位或部分挤压。在 MRI 上,放射状撕裂的表现因撕裂位置和所用成像平面而异。在矢状位 MRI 上,半月板体部的放射状撕裂可以表现为一个裂缝;而在冠状位图像上,同样的撕裂可以表现为一个截断的或"幽灵"半月板。相反,在矢状位图像上,穿过半月板角的放射状撕裂可以表现为截断的或"幽灵"半月板;而冠状位图像将相

同的撕裂描述为裂缝[39,41]。

桶柄状撕裂是纵向的垂直撕裂,其"柄"碎片由中心移位的内部碎片(撕裂)部分组成(图 3.5 至图 3.7)。因为桶柄状撕裂通常会导致机械性阻塞,从而产生持续的疼痛和交锁,因此需要手术修复或清除。桶柄状撕裂发生在内侧半月板的可能性是外侧半月板的 7 倍[41]。在矢状位图像上,由于移位的桶柄状碎片与后交叉韧带(PCL)平行,常表现为双 PCL 征(图 3.5A 和图 3.7)。其他可以表明桶柄状撕裂存在的影像学征象包括蝴蝶结外观的缺失、髁间切迹内的碎片、"双"前角(半月板翻转)和异常小的后角。桶柄状撕裂手术修复成功的可能性取决于其相对于半月板血管周围的位置及"柄"的完整性。

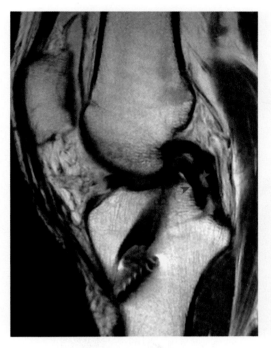

图 3.7　矢状位质子密度 MRI 显示双 PCL 征（红色三角箭头所示），与 ACL 重建术后患者内侧半月板桶柄状撕裂有关。

肌腱和韧带

与半月板一样，肌腱和韧带具有高度有序的胶原超微结构，其作用是约束质子（如增加自旋–自旋相互作用），并产生常规 MRI 序列上可识别的低信号[45,46]。然而，ACL 却是例外，其在 MRI 上显示为条纹样的纵向中信号，主要是由其胶原束的方向、厚度和脂肪组织的分布，以及远端股四头肌肌腱层之间的纤维脂肪结缔组织导致的。肌腱连接肌肉和骨骼，负责在这两个结构之间进行力的传递，从而促进关节运动。韧带是骨与骨之间的连接，具有稳定关节并引导关节运动的作用。肌腱和韧带的损伤可以分为 1~3 级。1 级肌腱和韧带损伤比较轻微，无明显异常，在常规 MRI 序列上表现为高信号和纤维增厚，常伴有邻近软组织水肿。2 级损伤表明肌腱或韧带部分撕裂，MRI 显示信号变化幅度大于轻度损伤，组织内存在部分撕裂。3 级损伤提示肌腱或韧带完全性损伤、断裂，在 MRI 上可以观察到显著的水肿延伸至邻近软组织，肌腱或韧带缺乏连续性，残端纤维之间有明显的充满关节液的间隙，关节液随时间而消失或吸收。

前/后交叉韧带

前交叉韧带（ACL）和后交叉韧带（PCL）是膝关节的静态稳定结构，它们不仅提供膝关节前后的稳定性，还有助于副韧带保持膝关节的旋转稳定性。用于评估 ACL 和 PCL 形态和信号强度的成像采集协议是相同的。在所有 3 个平面（横截面、矢状面、冠状面）获取 IM 加权快速自旋回波和 T2 加权流体敏感的快速自旋回波序列是常用的交叉韧带评估方法。

ACL 组织由两个不同的束组成，分别是前内侧束（AMB）和后外侧束（PLB）。与后外侧束相比，前内侧束稍大，屈曲时绷紧，而后外侧束在伸展时绷紧[32,47]。根据扫描参数，在矢状面上很难区分 ACL 的前内侧束和后外侧束；然而，在横截面和冠状面序列上可以很容易地区分两者。磁共振扫描时，膝关节通常处于伸直位，正常 ACL 呈 3~4mm 厚带，前缘绷紧，Blumensaat 角 ≤15°（图 3.8A）[5,48]。因为 ACL 是由密集的胶原纤维束将其包裹在疏松的结缔组织中，所以在 MRI 上呈低信号，在非脂肪抑制序列上由中等至明亮信号强度的线性条纹分隔。ACL 内的这些条纹表明在胶原束之间存在脂肪和滑膜组织[49,50]。尽管所有 3 个成像平面都可以用于 ACL 的评估，但矢状面是评估 ACL 的主要平面，因为矢状位图像能清楚显示 ACL 在股骨和胫骨的附着情况（图 3.8A）。

膝关节 MRI 对于诊断 ACL 断裂具有较高的敏感性和特异性，同时可以观察关节内其他的伴随损伤，并为临床诊疗提供有价值的图像信息[48,49]。ACL 断裂在 MRI 上表现为韧带的严重断裂，其余的纤维增厚、呈高信号（图 3.8B）。由于 ACL 断裂通常与枢轴移位损伤机制有关，所以股骨前外侧髁和胫骨后外侧平台常可见软骨撞击损伤。这些撞击损伤在液体敏感、脂肪抑制图像上表现为局部软骨下骨的骨髓水肿（图 3.9），也可能导致严重的软骨损伤（图 3.3）。股骨髁上的软骨更容易受到压迫损伤，胫骨平台软骨更容易在胫骨平移和旋转时受到剪切力的损伤。在部分 ACL 损伤的情况下，骨髓水肿往往并不明显。部分 ACL 撕裂比完全断裂更难诊断[48,51]，在亚急性和慢性情况下可以通过观察韧带内信号高强度、纤维增厚和韧带整体形态（水平方向）的潜在变化来确定。慢性 ACL 撕裂缺乏急性 ACL 损伤所见的水肿和出血，从矢状面观察，ACL 通常缺乏平行于 Blumensaat 线的正常斜率。慢性撕裂的 ACL 可表现为低信号贯穿（瘢痕重塑后）、萎缩或再吸收（缺失）等多种情况。

PCL 从股骨内侧至胫骨中后部；其前后尺寸通

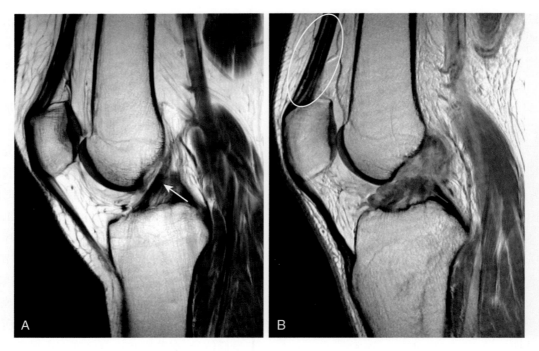

图 3.8 (A)矢状位质子密度 MRI 正常、ACL 完整(白色箭头所示)。(B)ACL 中间实质完全撕裂(红色箭头所示)。值得注意的是,股四头肌肌腱各层之间的正常纤维脂肪结缔组织会导致股四头肌肌腱内出现中间信号的纵向条纹(白色圆圈所示)。

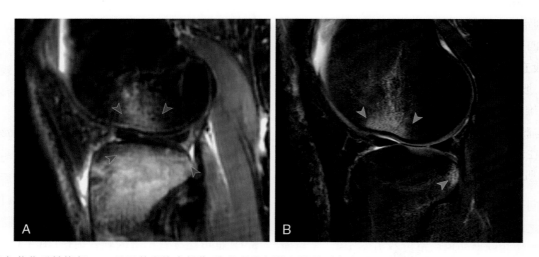

图 3.9 (A)矢状位反转恢复 MRI 显示外翻撞击损伤后,股骨外侧髁和胫骨平台内可见骨髓水肿(红色三角箭头所示)。(B)矢状位反转恢复 MRI 显示胫骨后外侧和股骨中央外侧髁的"亲吻"样骨髓水肿模式(蓝色三角箭头所示),提示前交叉韧带断裂后继发枢轴移位后的软骨撞击损伤。

常<6mm,厚度几乎是 ACL 的 2 倍[47,51,52]。在所有常规 MRI 序列上,PCL 表现为均匀低信号,由于缺乏脂肪组织,其无法像 ACL 一样呈现条纹状图像。PCL 撕裂约占所有膝关节损伤的 3%,通常与多韧带损伤有关[47]。与 ACL 损伤不同,PCL 损伤通常不会导致韧带严重断裂,而是造成韧带明显拉伸和结构异常[47,53]。当 PCL 增厚超过 7mm 时,应怀疑 PCL 撕裂,其敏感性为 94%,特异性为 92%[53]。

内侧副韧带

内侧副韧带(MCL)由浅层和深层纤维组成,前后尺寸约为 1.5cm[54]。MCL 浅层部分起源于内收肌结节处的股骨内侧髁,并向胫骨远端插入关节线下 5~7cm 的鹅足腱处[54,55]。MCL 深层纤维由半月板股骨间的韧带和半月板胫骨间的韧带组成,半月板股骨韧带与股骨远端相连,深层与浅层纤维相连,半月板胫骨韧带与胫骨内侧关节软骨边缘相连[55]。正常的 MCL 组织沿内侧关节线呈低信号的连续带。

MCL 损伤是由膝关节过度外翻造成的,因此常伴有膝关节后缘屈曲损伤所致的外侧挫伤[51,55]。由于 MCL 的位置较深,长度相对较短,因此相比浅层,MCL 深层的纤维更容易损伤[51,55,56]。MCL 3 级损伤(全层破裂)在 MRI 上常显示为物质内信号异常和纤维连续性中断。MCL 撕脱在近端或远端都可能发生(近端更常见)[56],通常伴有损伤部位的骨髓水肿和半月板或交叉韧带损伤。慢性 MCL 损伤的 MRI 常显示为韧带信号强度异常、韧带增厚、纤维松弛或不连续。

膝关节伸肌结构

膝关节伸肌结构主要由 3 部分组成,分别是髌骨、股四头肌肌腱和髌腱。髌腱起源于髌骨下极,延伸至胫骨结节,长度约为 5cm[55]。与其他短的 T2 组织一样,在常规 MRI 序列上,髌腱通常呈低信号,但在近端和远端后部可能出现信号强度增加。股四头肌远端肌腱由股四头肌群的 4 条肌肉组成,汇聚并附着于髌骨上缘:股直肌构成最前层,股内侧肌和股外侧肌构成中间层,股中间肌构成最深层。虽然股四头肌肌腱大部分纤维止于髌骨上极,但部分纤维穿过髌骨前部,形成与髌腱相连的腱膜。在髌骨止点处,上述肌腱层之间存在纤维脂肪结缔组织,导致在低信号强度的股四头肌肌腱内形成中间信号强度的纵向条纹(图

3.10)。髌骨是身体中最大的籽骨[57,58];作为髌骨和股四头肌肌腱之间的连接,通过伸展股四头肌的有效力矩臂增加杠杆作用,从而产生更大的肌力,以促进关节伸展[59]。髌骨长度通常与髌腱的长度类似[57,58]。髌骨软骨是人体内最厚的软骨(4~6mm),在 MRI 检查中,当膝关节伸展放松时,髌骨软骨的下 1/3 与股骨滑车表面相连[57,58]。髌骨呈略凸出的内侧面和一个略凹陷的外侧面。正常情况下,股骨外侧髁前后径大于内侧髁,并与内侧支持带和内侧髌股韧带共同作用,预防髌骨外侧脱位。矢状位和轴位 IM 加权快速自旋回波序列与液体敏感 T2 加权采集相结合便于观察髌骨的解剖结构。髌骨 MRI 显示信号强度与其他部位的骨髓、皮质和软骨的信号强度一致。

伸肌机制紊乱是导致膝前痛的常见原因,其严重程度可从肌腱炎到髌骨脱位不等。伸肌腱病相对较常见,且易导致肌腱断裂。在 MRI 上,肌腱病变表现为肌腱物质内的高信号强度和纤维增厚;邻近骨髓内也可出现水肿。病理性髌骨肌腱病通常在髌骨近端后部最为明显,而股四头肌肌腱病发生在髌骨近端或其近端止点附近。髌腱断裂相对少见,每年的发生率不到 0.5%[60,61]。髌腱完全断裂最常见于髌骨下极近端撕脱伤[46,62]。股四头肌肌腱的急性撕裂比髌腱断裂更常见,通常发生在髌骨上极或近端。股四头肌和髌腱断裂最常发生在有肌腱病病史的老年男性患者中[60]。股四头肌和髌腱完全断裂时,收缩的肌腱与髌骨或残端纤维之间存在明显的充满液体的间隙。髌骨轨迹不良和髌股关节不稳与髌骨脱位、撞击和 OA 的发生率增加有

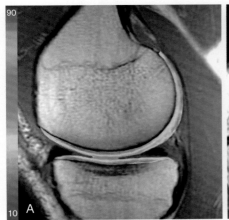
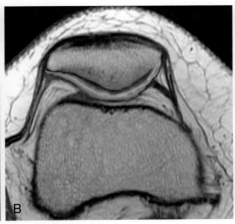
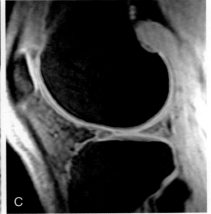

图 3.10 (A)胫股内侧和(B)髌骨关节软骨 T2 映射。(C)胫股外侧关节软骨 T1ρ 映射。两者均显示正常的软骨分层,相对于浅表软骨层,深部软骨层弛豫值相对较短。

关,并且由于解剖异常会破坏髌骨内侧和外侧稳定结构的平衡[63-66]。髌股关节的力学异常继发于髌下脂肪垫撞击,在脂肪抑制流体敏感的图像上沿脂肪垫的上外侧产生软组织水肿[66-68]。髌股关节轨迹不良和不稳定的危险因素包括滑车发育不良、高位髌骨和滑车侧倾角减小,所有这些在MRI上都很容易识别[65]。滑车发育不良患者的滑车关节面近端较浅或扁平,远端凹陷不明显[69]。关于滑车发育不良严重程度的MRI评估应包括滑车侧倾角、滑车关节面不对称性和滑车深度的测量,所有这些在轴位或矢状位图像上都能得到良好的评估[58,65]。当滑车侧倾斜角<11°、滑车小面比<40%、滑车深度≤3mm,均提示滑车发育不良[63,70]。髌骨上下位置的测量通常采用Insall-Salvati比值,即髌腱长度除以髌骨最大对角线长度。矢状位图像上,Insall-Salvati值>1.3提示存在高位髌骨[69]。髌骨上下位置也可以用Caton-Deschamps指数来测量,该指数将测量到的髌骨软骨下骨边界到胫骨平台顶部的距离除以髌骨关节软骨表面的上下长度。正常的Caton-Deschamps指数为0.6~1.3,低位髌骨的定义是指Caton-Deschamps指数<0.6,高位髌骨是指该指数>1.3[65,71]。

定量和先进的 MRI 技术

虽然用常规MRI技术评估组织形态在临床上是可行的,但形态学评估仍然是检查组织生物结构完整性的间接方法。由于组织损伤并不总是表现为大体形态改变,定量MRI(qMRI)指标可以作为非侵入性手段,用于监测疾病的发生和进展,以及指导治疗计划和评估干预效果(表3.2)。定量MRI技术已被用于评估组织生物结构,通过MRI组织弛豫时间固有特征来反映组织学特征和超微结构的完整性。使用定量技术时,必须了解所研究组织的正常弛豫时间。例如,使用关节软骨的脉冲序列并不会捕获半月板或韧带组织的较短弛豫时间,只会出现干扰,因而无法测量到任何具有生物学意义的数据。

胶原蛋白敏感技术

T2 弛豫时间测定的量化

T2弛豫或横向弛豫反映了质子之间的相互作用(自旋-自旋)及施加射频脉冲后的衰减速度[1,72-74]。T2衰变对组织水合作用,以及胶原蛋白的完整性和定向性很敏感。具有更高组织性和各相异性成分的组织会在更大程度上约束自旋,从而增加自旋-自旋相互作用,导致更快速的退相和随后更短的T2衰变。损伤或退行性变过程通常导致T2弛豫时间延长。由于T2值对组织生物结构的变化敏感,而这些变化可能发生在大体形态变化之前,因此以往的研究将T2映射作为

表 3.2　先进磁共振成像(MRI)技术概述

MRI 技术	生物结构特性评估	优势	局限性
T2 映射	胶原蛋白和水含量	经过充分验证;不需要使用对比剂;与大多数MR系统和现场优势兼容	易受角度影响;无法评估钙化软骨层
T2* 映射	胶原蛋白和水含量	可以比T2映射更快;UTE序列允许评估钙化软骨层;不需要对比剂	易受磁场不均匀性和魔角效应影响
T1ρ 映射	PG/GAG 含量和分布	对早期PG/GAG消耗敏感;不需要对比剂	最优3T;并非所有机构都适用
dGEMRIC	PG/GAG 含量和分布	有效的间接测定PG/GAG含量(高敏感性和特异性)	需要使用Gd对比剂(肾损害患者禁忌证);Gd给药与MR造影之间有较长的延迟(约1.5小时)
ZTE MRI	骨性细节/特征	CT样MRI;能够获得符合MPR要求的高分辨率图像;无电离辐射暴露;不需要对比剂	无法在临床合理时间内达到与CT相同的分辨率;并非所有机构都适用
MAVRIC	评估金属人工制品存在下的软组织	可显示接近金属的软组织(以前被人工制品掩盖);不需要对比剂	使用某些软件(时间限制)降低分辨率和固定数量的箱子;缺乏平板或切片选择性

dGEMRIC,延迟钆增强磁共振;GAG,糖胺聚糖;Gd,钆;MAVRIC,多采集可变共振图像组合;MPR,多平面重新组合;PG,蛋白多糖;UTE,超短回波时间;ZTE MRI,零回波时间MRI。

一个生物标志物，用于早期检测组织病理改变、判断疾病的存在、严重程度和进展[75-79]。

多回波 T2 加权自旋回波采集是 T2 量化中最常用的序列。然而，量化 T2 弛豫时间存在各种序列，并且根据所使用的采集类型和参数，它们可以产生显著不同的 T2 弛豫时间[80]。因此，在研究中比较 T2 值时，应注意影像学方法。与 T2* 指标一样，T2 值是通过信号强度与对应回波时间的单指数或多指数拟合来计算的，并且可以在指定的感兴趣区域（ROI）、基于像素的基础上（基于像素的弛豫测量法或 VBR）或使用纹理分析对 T2 图像进行评估[81-85]。需要注意的是，标准 T2 映射技术对短和超短信号衰减不敏感，因此评估深层软骨层的能力有限。标准软骨 T2 映射技术同样不适用于其他短 T2 组织的评估，如韧带、肌腱和骨骼，因为大多数信号在回波形成之前就已经衰减，从而产生干扰。这些组织需要专门的序列来捕捉更短的弛豫时间，被称为超短回波时间成像。

软骨。T2 衰变评估已被广泛用于评估软骨的生物化学成分[17,75,76,78,84-100]，利用偏光显微镜（PLM）、组织学检查和软骨的生物化学分析显示 T2 指标与胶原情况有很好的相关性[8,76,100-102]。之前的报道也证明了 T2 指标、患者报告结果和形态学测量之间存在显著的相关性[86-89,103-105]。

在健康的软骨中，先前讨论的基质成分的空间变化（图 3.1）可以通过 T2 指标中软骨深度来反映类似的空间变化（图 3.10）。一般来说，与深层软骨层相比，浅层软骨层的 T2 值更长[8,81,83,95,106-110]。然而，最浅的软骨区（板状软骨）因为胶原纤维的方向平行于潮标，其 T2 值非常短[100,111]。急性损伤或退行性变引起的软骨基质结构改变通常表现为软骨 T2 值的延长和像素中偏差标准的扩大。因此，T2 指标已被证明对评估原发性和创伤后骨关节炎相关的早期退行性变是有用的[17,77,83-89,91-93,95-99,112]。

研究表明，膝关节软骨 T2 值的增加与年龄的增长[95,109,112]、骨关节炎的存在及严重程度有关[78,83,88,97,113,114]。有前瞻性研究评估了有骨关节炎风险的患者的软骨 T2 值，他们发现，软骨 T2 值基线延长与软骨退行性变的进展（2~4 年）相关[89,93,97]。在一组从骨关节炎公用（OAI）数据库中选择的受试者中，Joseph 等[89]评估了膝关节软骨平均 T2 值和 T2 的异质性（灰度共同基质纹理分析）。他们发现，在 3 年的时间里，这两项指标与软骨、半月板和骨髓的形态退化显著相关。在一项类似的研究中，Kretzschmar 等[90]评估了 45 例在 1~4 年间出现新的软骨病变的受试者和 26 例未出现病变的正常受试者的软骨 T2 指标。在病变发生前 2 年，病例组与对照组相比，新病变周围软骨区域的 T2 值显著升高。在病变形成前 1 年，病例组患者病变局部的 T2 值明显高于周围软骨[90]。这些发现表明，软骨基质的弥漫性和局灶性变化先于软骨损伤的发展，T2 指标可能有助于识别有病变风险的软骨。先前的研究也评估了软骨 T2 值与软骨缺损严重程度之间的关系，发现 T2 值与国际软骨修复学会（ICRS）和全器官 MRI 评分（WORMS）等级显著正相关[79,98,104,105,115]。Pedoia 等[116]开发了一种深度学习算法，该算法使用 T2 图像中的特征来区分骨关节炎和正常膝关节，准确率为 78%，特异性为 72%。此外，Pedoia 等[116]进行了分层分析，发现骨关节炎患者仅表现出深层软骨层的局部 T2 延长，这表明评估软骨层间 T2 指标的差异可能是与骨关节炎相关的一种新的影像学生物标志物。以前的研究也集中于评估 ACL 损伤后的软骨 T2 指标变化[17,76,85,86,91,96,99]，因为许多患者在受伤后 5~10 年内出现了骨关节炎的影像学证据[31,117]。ACL 损伤后软骨 T2 指标的分层分析显示，浅层和深层软骨层对损伤表现出不同的反应[77,99]。Li 等[77]发现，尽管在 ACL 损伤后不久浅层和深层软骨层的 T2 指标均有所增加，但 1 年后随访，只有浅层的 T2 指标有所下降。这些发现表明，深层和浅层软骨层具有不同的恢复能力，或者在 ACL 断裂时，它们受到不同的损伤。2017 年，Williams 等[85]在一项前瞻性研究中报道，ACL 损伤后关节软骨 T2 指标的早期变化与软骨 T2 和软骨厚度的未来变化显著相关。此外，先前的研究表明，与单纯 ACL 损伤的受试者相比，伴有半月板损伤的 ACL 损伤患者的软骨 T2 值显著升高[76,91,99]。这些发现表明，ACL 损伤合并半月板损伤的患者早期发生骨关节炎的风险更大[117-120]。

半月板。半月板 T2 值也可以作为一种定量方法，用于评估正常状态和病理状态下组织的大分子组成。研究已经证实，半月板 T2 指标、组织学评分、光谱学、生物力学测试和患者报告结果之间存在良好的相关性[105,121-123]。与软骨一样，半月板组织在 T2 指标上呈现带状变化；与深部区域和外部区域相比，浅部区域和内部区域通常表现出较高的 T2 值[108,123-125]。此外，半月板 T2 值也会随年龄、性别和肢体力线的变化而发生变化[87,108,123,125,126]。

已有研究采用 T2 指标评估急性半月板损伤和与骨关节炎相关的半月板退行性变[79,87,89,105,122,124,127]。与关节软骨一样,半月板 T2 值随着骨关节炎严重程度的增加而增加,评估半月板 T2 值还可用于区分有无骨关节炎和轻度或重度骨关节炎患者[87,105,121,122]。此外,半月板的定量 T2 指标可用于区分半月板正常与半月板撕裂的患者,对于区分半月板内退行性信号增强的患者与半月板撕裂的患者也同样十分敏感[105,122]。在 ACL 损伤的情况下,半月板 T2 指标最初通常会延长,但随着组织的恢复,这种升高可能会逐渐消失[79]。然而,有趣的是,Wang 等[79]发现,无论 ACL 损伤患者是否伴有半月板撕裂,与未损伤对照组相比,所有 ACL 损伤患者的半月板 T2 值均显著升高。

T2* 弛豫时间测定的量化

如前所述,T2* 衰变主要是应用射频脉冲后质子自旋退相的结果。高度器官化的组织结构可以限制自旋,从而增加自旋-自旋相互作用,导致信号迅速衰减。标准脉冲序列无法对固有的快速 T2* 衰减进行编码,导致常规获取的 MRI 在短 T2 组织内信号不足。因此,仅用常规技术来检测细微的病理变化可能存在困难,甚至是不可能的。然而,多回波超短回波时间(UTE)MRI 序列非常适合评估短 T2* 弛豫时间,因为其在激发和数据采集之间使用非常小的(超短)延迟[82,128-130]。

UTE MRI 可以提供一个定量指标,通过 T2* 指标评估组织的生物化学状态(包括胶原排列和水分含量)[7,22,72,73,131,132]。UTE 技术使用的回波时间比常规序列短 10~200 倍,因此可以直接检测来自短 T2 组织的信号。UTE 序列中经常使用脂肪饱和技术来增加组织对比度,从而得到更精确的 T2* 指标[133]。信号强度与相应回波时间数据的单指数或双指数拟合用于生成 T2* 指标。研究表明,双组分分析更为可靠,因为它们允许单独评估胶原蛋白结合水(短 T2* 组分)和游离水(长 T2* 组分)[133-136]。T2* 值可预测膝关节内韧带、肌腱、半月板和软骨的组织病理学改变、显微结构和生物力学测量[82,130,131,133,136-145]。因此,UTE MRI T2* 指标是一种有用的临床工具,它提供了一种定量方法来评估和纵向监测疾病进展,以及干预效果。

肌腱和韧带 T2* 指标。肌腱是一种高度器官化的结构,主要由 I 型胶原、蛋白多糖、糖蛋白和水组成,通常 T2* 弛豫时间为 1~2ms[82,146]。肌腱损伤可导致组织减少和水分含量增加,造成 T2* 指标延长[146]。先前的研究使用肌腱 T2* 指标来评估肌腱内的微损伤(在没有大体形态变化的情况下),并跟踪肌腱病变的进展[133,147-149]。因此,各种研究也发现了 T2* 指标的潜在用途,它不仅是作为肌腱退行性变和病理状况的成像生物标志物,还是监测和干预效果的手段[14,148]。

与肌腱类似,韧带由高度组织化的结构和交织的胶原纤维、胶原合成成纤维细胞、65%~70% 的水、I 型胶原和较低水平的 III 型和 V 型胶原组成[150]。与所有其他高度组织化的结构一样,韧带出现非常迅速的 T2* 衰减,在常规 MRI 序列上表现为信号空洞。因此,采用 UTE MRI 评估 T2* 指标可以发现韧带内的细微变化和退行性变。在动物模型中,T2* 值与韧带的结构特性[137,138,151],以及组织学和生物力学分析显著相关[137,138]。此外,Williams 等[152]的体内研究表明,UTE T2* 指标的评估还有助于区分 ACL 移植物愈合的不同阶段。

软骨 T2* 指标。虽然 T2 指标可以区分受损软骨和健康软骨,但 T2* 指标已被证明对软骨细微退行性变更为敏感,尤其是在较深的软骨层中[143]。软骨中 T2* 衰减的定量可以作为软骨轻微退行性变和骨关节炎早期发病的指标,因为它能反映软骨胶原组织质量和水分含量的变化[129,136,143,153,154]。与 T2 指标一样,膝关节内不同软骨区域(亚区)的 T2* 值也各不相同,滑车软骨的 T2* 指标最长,而胫骨软骨的 T2* 指标最短[139,154-156]。在软骨亚区内,不同的 T2* 值反映了不同组织深度的组成和结构,与浅层软骨相比,深层和钙化软骨层内的 T2* 弛豫时间更短[129,130,136,139,141,153-157]。此外,在负重更多的软骨区域,其 T2* 值往往比负重较少的区域更长[153]。

有研究表明,受损软骨和健康软骨之间的 T2* 指标存在显著差异,并且 T2* 指标与偏光显微镜和常规组织学检查评估的软骨退化程度相一致[128,129,136,143,145,154]。T2* 衰变的双成分分析允许分别评估 T2* 的长成分和短成分。T2* 的长成分与游离水有关,而 T2* 的短成分与胶原结合水有关[134,136]。Pauli 等[136]评估了双成分 T2* 指标、组织病理学特征和髌骨软骨偏光显微镜评分之间的关系,发现 T2* 短指标和组织损伤之间存在显著的正相关,而 T2* 长指标与组织损伤则呈负相关。这些相关性与之前使用单指数拟合方程计算 T2* 指标的研究一致[139,143]。

T2* 指标的评估也被用于检测 ACL 损伤后软骨的损伤[128,145,158,159]。在一项评估 ACL 重建（ACLR）2 年后胫股关节软骨 T2* 值的研究中，与未受伤的对照组相比，病例组在更深的软骨层中显示出明显更长的 T2* 值[158]。在同一研究中，T2* 值较长也与骨关节炎的危险因素相关，这些因素包括膝关节内收力矩增加和内翻机械轴增加[158]。一项类似的研究发现，在 ACLR 术后 2 年，患者软骨 T2* 指标的变化率与膝关节内收力矩和胫骨旋转增加密切相关[145]。Williams 等证明，在 ACLR 术后 2 年的随访中，约 50% 的 ACLR 受试者的深部软骨区 T2* 值持续延长，近 40% 的 ACLR 受试者的 T2* 值比未受伤的对照组受试者的 T2* 值大两个标准差[159]。Chu 等[128]开展了一项类似的研究，他们评估了 ACLR 术后患者软骨 T2* 值的纵向变化，发现与未受伤对照组相比，ACL 损伤患者的软骨 T2* 指标显著延长。他们还发现，当损伤组在术后 2 年进行评估时，股骨后内侧髁的 T2* 值显著降低，这可能表明该区域软骨已经愈合或胶原重塑[128]。有趣的是，在 2 年的随访中，只有未伴有半月板损伤的患者 T2* 指标显示出这种改善（下降），而伴有半月板损伤的患者 T2* 指标并没有改善[128]。先前的研究已经证实，伴有半月板损伤的 ACL 损伤的患者预后较差[117-120]，这些发现表明 T2* 指标足够敏感，可以用来识别软骨退行性变和骨关节炎进展的风险[128]。

半月板 T2 *指标。膝关节半月板由水、Ⅰ 型胶原和糖胺聚糖（GAG）组成[33]，半月板 T2* 弛豫时间为 5 ~ 8ms[82]。Koff 等[140]的一项研究发现，接受过半月板手术的患者半月板 T2* 值更长，并且与术后 8 个月的组织多光子显微镜分析结果相一致。在未伴有半月板撕裂的 ACL 损伤的患者中，其膝关节半月板的 T2* 值也出现延长，这表明在损伤出现临床表现之前，通过 T2* 值可以发现膝关节组织的细微变化[128,144]。此外，有研究表明，在半月板修复和部分半月板切除术后，UTE-T2* 成像具有评估半月板愈合和胶原组织恢复情况的作用[140,161]。有研究分析了接受全膝关节置换术患者的半月板退行性变情况，他们发现，这些患者半月板的 T2* 值也与组织学检查结果相一致[162]。因此，利用 UTE 序列对半月板 T2* 值进行评估，可以在出现组织缺损之前进一步了解半月板的结构和状况，并为疾病

进展或干预效果提供定量的评估指标。

蛋白多糖 – 敏感技术

T1ρ 的量化

T1ρ 弛豫类似于 T1 衰减，只是它描述了沿脉冲射频场（B_1）的弛豫，而不是沿 B_0 的弛豫。T1ρ 弛豫的评估可以反映低幅度的运动和水质子及其局部环境之间的相互作用，并用于量化与基质成分（蛋白多糖、水和胶原蛋白）变化相关的生物化学变化。通常，T1ρ 值随着蛋白多糖的损失而增加[18,84,97]。

T1ρ 的评估需要使用特殊的脉冲序列，该序列使用一个共振、连续波、长且低功率的射频脉冲，称为自旋锁定（SL）脉冲。SL 簇（90°脉冲、SL 脉冲、–90°脉冲）用于磁化准备[163]，然后采集 2D 或 3D 成像数据。最初沿 x 轴施加 SL 簇的 90°射频脉冲，将净磁化翻转到横向平面，然后施加 SL 脉冲，迫使磁化（和射频场）进入同一平面，从而"自旋锁定"磁化。最后，应用–90°射频脉冲将现在自旋锁定的磁化翻转到 z 轴，然后采用"破碎机"梯度，以使任何残余的磁化退相。经过 SL 簇和"破碎机"梯度后，沿 z 轴存储的磁化被残像采集序列读出。通过调整 SL 脉冲幅度，可以改变输出图像中 T1ρ 加权的水平[164,165]。多个具有不同 SL 脉冲持续时间的 T1ρ 序列，可以通过信号强度与相应 SL 振幅的单指数或双指数拟合来计算 T1ρ 衰减（图 3.10）。

之前的研究已经证明，T1ρ 值与蛋白多糖含量、固定电荷密度和关节镜检查结果之间存在较强的相关性[76,97,164,166-168]。骨关节炎患者软骨 T1ρ 的体内研究表明，早期骨关节炎患者的软骨 T2 和 T1ρ 值明显高于健康对照组[83,97,114,169,170]。2013 年，Prasad 等[97]在一项研究中评估了 55 名受试者，这些受试者在初次研究时并未出现骨关节炎或轻度骨关节炎。他们发现，在 2 年后的随访中出现软骨异常退行性变（恶化）的患者在初始基线检查中其软骨 T2 和 T1ρ 弛豫时间就已经显著增加。此外，Baboli 等[171]发现，半月板内部（白色）区域的 T1ρ 弛豫时间高于外部（红色）区域的 T1ρ 弛豫时间。有趣的是，Baboli 等[171]还发现早期骨关节炎患者的单指数半月板 T1ρ 值增加，而双指数 T1ρ 值减少。之前的研究也报道，在 ACL 损伤的患者中，胫骨和股骨软骨的 T1ρ 值显著延长[77,172]。

延迟钆增强 MRI(dGEMRIC)

如前所述,T1(自旋-晶格)弛豫测量反映了被射频脉冲激发的自旋(质子)将能量返回到周围环境(晶格)所需的时间。一般情况下,T1 弛豫测量法不够灵敏,不能提供有关组织生物化学成分的有用信息。然而,当存在带负电的钆(Gd)对比剂时,T1 弛豫时间的量化可用于评估固定电荷密度,该密度与软骨内蛋白多糖和相关糖胺聚糖的含量和分布有关[173,174]。在软骨内,带负电的 Gd 对比剂与带负电的蛋白多糖和糖胺聚糖相互排斥,从而使 Gd 直接扩散到蛋白多糖和糖胺聚糖浓度较低的软骨区域。注射后 T1 加权序列反映了 Gd 对比剂的浓度和分布,通过计算 T1 弛豫时间可以量化糖胺聚糖含量。

之前的研究证实膝关节软骨组织内的 dGEMRIC 指数与组织病理学特征之间存在良好的一致性[175,176]。当患者出现膝关节骨关节炎、ACL 损伤或其他膝关节内部紊乱时,其软骨 dGEMRIC 指数下降[173,174,177-183]。之前的体内研究也证实,采用 dGEMRIC 指数可以评估软骨修复情况,包括微骨折和不同的自体软骨细胞移植技术[184-188]。此外,多项研究还表明 dGEMRIC 指数可以为临床判断关节退行性变进展和手术治疗结果提供预测信息[180,181]。然而,dGEMRIC 技术的应用可能会很耗时,因为从注射 Gd 对比剂到获得 MRI 增强对比需要大约 90 分钟的时间[18,189]。此外,Gd 对比剂会导致肾脏出现纤维化,因此在肾功能损害患者中禁用[190]。

零回波时间 MRI 对皮质骨的评估

由于皮质骨具有高度组织化的结构和相对较低的质子密度,其表现出快速的横向松弛,在常规 MRI 序列上缺乏足够的信号。因此,通常采用 CT 扫描来评估皮质骨。然而,许多肌肉骨骼损伤同时累及软组织和骨骼,因此通常需要同时进行 CT 和 MRI 扫描。但 CT 具有电离辐射作用,往往需要更谨慎地进行检查,尤其是儿童患者。因此,开发能增强皮质骨对比度的 MRI 序列已经成为研究的重点。

与常规获得的 MRI 序列不同,零回波时间(ZTE)MRI 在皮质骨检查时,可以提供与 CT 一样的对比度和足够信号强度的图像,同时并不会像 CT 那样产生辐射。

与 UTE 技术类似,在射频脉冲激发后,零回波时间脉冲序列数据采集以最小的延迟开始。然而,为了进行零回波时间采集,在应用射频脉冲之前应打开读出梯度,允许在回波时间为零(TE=0.008ms)时穿过 k 空间的中心。采集零回波时间图像后,使用各向异性平滑算法和偏差校正算法(N4ITK)对其进行后处理,然后使用信号强度的逆对数重新缩放图像,并手动分割以去除背景干扰[191]。关于零回声时间序列的完整技术讨论超出了本章的范围,但它们在文献中有全面的解释[192-194]。

与 UTE 相比,零回波时间 MRI 对梯度保真度的敏感性较低,并且不需要对长 T2 信号进行后处理[195]。此外,零回波时间 MRI 提供的信噪比和扫描时间效率,允许其在临床合理的扫描时间内获得接近各向同性像素分辨率,从而可以进行多平面重建、绘制、分割和网格生成。

许多研究已经报道了采用零回波时间 MRI 在评估颅骨、脊柱、肩部和四肢(包括膝关节)皮质骨中的作用[191,192,194,196,197]。事实上,与传统 MRI 采集相比,零回波时间 MRI 提高了骨骼细节的可视化程度(图3.11)。有研究将零回波时间 MRI 生成的图像与 CT 生成的图像进行比较,结果发现,零回波时间 MRI 能产生和 CT 一样的对比度[191,196]。此外,在同时采用零回波时间 MRI 和 CT 扫描成像的患者中,两种方法具有较好的一致性,这表明零回波时间 MRI 能对骨组织形态进行准确成像并提供相关临床信息(图 3.11)[191,196]。与 CT 相比,零回波时间 MRI 能更清晰地显示包括囊肿和水肿在内的骨内病变情况[191]。在临床上,零回波时间 MRI 对骨间损伤的定位是非常有益的,因为这些损伤往往暗示这一区域骨骼质量较差,这对于术前计划和术中植入物的放置(特别是骨质疏松的患者)尤为重要。此外,一些骨肿瘤患者会出现肿瘤组织从骨皮质向软组织延伸,这就需要使用更先进的后处理技术来融合 CT 和 MRI,从而正确评估骨骼和软组织受侵程度。

使用零回波时间 MRI 作为常规 MRI 序列的辅助手段,可以在单一成像模式下评估皮质骨和软组织情况,且不用承受 CT 的辐射。这对于某些特殊患者尤为重要,因为 CT 的电离辐射风险是一个很大的影响因素。对于儿童、妊娠女性、CT 检查质量较差及需要连续纵向成像的患者,使用零回波时间 MRI 可以进

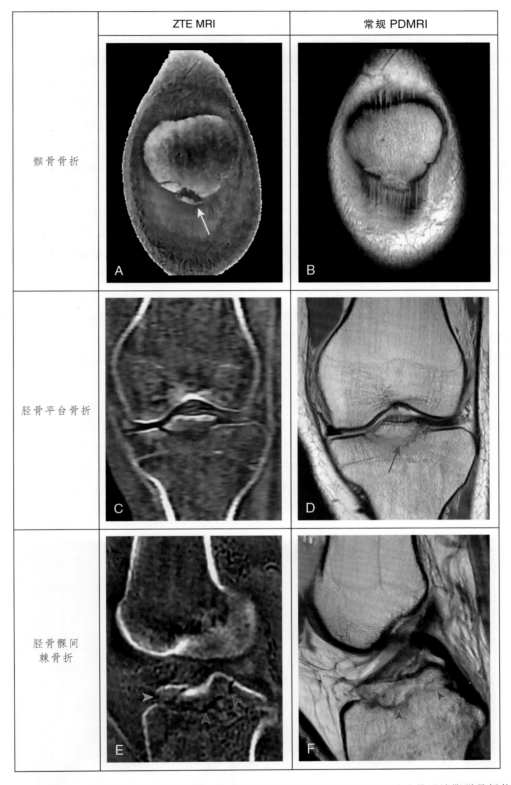

图 3.11　(A)零回波时间(ZTE;冠状位重组)和(B)常规冠状位质子密度(PD)加权 MRI 显示髌骨远端撕脱骨折伴撕脱碎片轻度下移。值得注意的是,ZTE 图像上更容易看到骨骼碎片(白色箭头所示)。(C)ZTE(冠状位重建)和(D)常规冠状位质子密度加权 MRI 显示胫骨平台骨折,并且水平延伸至胫骨隆起处(红色箭头所示)。(E)常规矢状位和(F)常规矢状位质子密度加权 MRI 显示胫骨平台外侧骨折破坏胫骨隆起(红色三角箭头所示)。

行安全、无辐射成像。此外,零回波时间MRI的采集几乎是无声的,耗时不到10分钟,这不但提高了患者的舒适度,还能节省患者进行CT扫描所需的时间和费用。

金属附近软组织的传统和新型MRI评估技术

在常见膝关节疾病的外科治疗中,如终末期骨关节炎和ACL断裂,通常需要植入金属植入物。因为在植入物中使用金属材料(不锈钢:3000~6700ppm[198,199];钴铬合金:900~1370ppm[198,200];钛:约182ppm[199];氧化锆:约182ppm[199])与人体软组织相比具有更大的磁化率,所以骨科植入物附近的软组织成像一直是一个巨大的挑战[201]。磁化率的差异会导致记录信号中的空间编码错误,造成平面内和穿过平面的图像失真、产生伪影,并导致MRI中出现信号空洞(图3.12)[200,201]。

对传统FSE脉冲序列的修改可以改善金属附近软组织的可视化程度。由于磁化率与磁场强度(B_0)成正比[202],建议使用1.5T的临床磁场强度而非3.0T来扫描金属附近的解剖结构[203]。然而,需要注意的是,如果植入物与相关解剖结构距离足够远,则可能没有必要降低磁场强度[201]。此外,直接将植入物与B_0方向对齐同样有助于减少图像失真[201]。其他修改的方法包括:减小像素大小以减少每个像素内的局部B_0变化、

增加接收器带宽及改变读出梯度方向,从而改变植入物的方向[204,205]。尽管这些调整可能会降低信噪比(SNR),但这种影响可以通过增加激发次数来抵消[201]。

通过使用3D多光谱成像(3D-MSI)脉冲序列也可以对金属附近的软组织进行成像,这些脉冲序列直接解决了前文所提到的挑战(图3.12)。多采集可变共振图像组合(MAVRIC)[198]和用于金属伪影校正的切片编码(SEMAC)[206]这两种3D-MSI技术被组合成一个混合序列(MAVRIC SL),该序列可生成具有切片位置选择性的高分辨率、高信噪比图像[207]。MAVRIC SL通过采集和组合来自24个频率单元的多个3D-FSE图像数据集(从主质子频率偏移±12kHz),生成失真受限的图像。MAVRIC SL通过从占主导的质子频率偏移±12kHz的24个频率箱中获取和组合多个3D-FSE图像数据集,产生限制失真的图像[198,207]。通过修改MAVRIC SL采集,可以获得质子密度、T1加权和短tau反转恢复图像[201,208],MAVRIC SL已被证明可以提高膝关节置换术、骨折和截骨矫形、ACL重建后植入物附近的关节囊组织的可视化程度。此外,MAVRIC SL检查大约需要6分钟扫描来生成减少伪影的图像[209]。这些新颖的3D-MSI脉冲序列易于在临床扫描仪上实现,并可从通用电气(MAVRIC SL)、西门子(Advanced WARP)和飞利浦(OMAR)购买[201]。

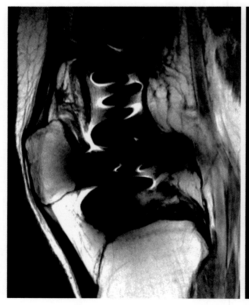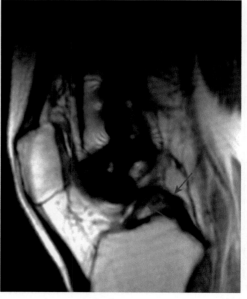

图3.12 30岁女性股骨骨折切开复位内固定后金属内固定情况。ACL和PCL只能在多采集可变共振图像组合图像(红色箭头所示)上进行评估。

总结

在过去 10 年里，肌肉骨骼 MRI 取得了许多进展。MRI 可以作为一种无创、准确的技术用于关节评估。最近的研究进一步提高了 MRI 在空间分辨率、组织对比度和成像速度上的能力。在这篇综述中，我们阐述了 MRI 信号产生和衰减的原理，以及 MRI 在形态学评估上的实用性，包括描述各种膝关节内部紊乱的 MRI 表现，如软骨异常、伸肌机制紊乱及各种韧带和肌腱病变。由于 MRI 也可用于无创评估组织的生物化学状态，我们还讨论了以下定量参数映射技术，包括 T2 映射、T2* 映射、T1ρ 和 dGEMRIC。这些定量 MRI（qMRI）技术可以在高分辨率形态学图像上出现明显的结构破坏或大体形态学改变之前，提供一种更敏感的检测手段用于组织病理改变的检测。因此，qMRI 技术可用于对具有某些肌肉骨骼病理倾向的患者进行风险评估，并提供定量指标，以监测疾病的进展和评估干预效果。最后，还讨论了其他先进的 MRI 技术，包括用于评估皮质骨的零回波时间 MRI 和金属伪影还原技术（MAVRIC，SEMAC）。

（徐一宏　译）

参考文献

1. Hashemi RH, Bradley WG Jr, Lisanti CJ. *MRI: The Basics*. 2nd ed. Philadelphia: Lippincott; 2004.
2. Huda W. *Review of Radiologic Physics*. 4th ed. Philadelphia: Wolters Kluwer; 2016.
3. Choi JA, Gold GE. MR imaging of articular cartilage physiology. *Magn Reson Imaging Clin N Am*. 2011;19(2):249–282.
4. Mansour J. *Biomechanics of Cartilage. Kinesiology: The Mechanics and Pathomechanics of Human Movement*. Philadelphia: Lippincott Williams and Wilkins; 2003:66–79.
5. Stoller DW, Li AE, Bredella MA, et al. *Magnetic Resonance Imaging in Orthopaedics and Sports Medicine*. 3rd ed. Lippincott Williams & Wilkins; 2007.
6. Chaudhari AM, Briant PL, Bevill SL, et al. Knee kinematics, cartilage morphology, and osteoarthritis after ACL injury. *Med Sci Sports Exerc*. 2008;40(2):215–222.
7. Li X, Majumdar S. Quantitative MRI of articular cartilage and its clinical applications. *J Magn Reson Imaging*. 2013;38(5):991–1008.
8. Nieminen MT, Rieppo J, Toyras J, et al. T2 relaxation reveals spatial collagen architecture in articular cartilage: a comparative quantitative MRI and polarized light microscopic study. *Magn Reson Med*. 2001;46(3):487–493.
9. Sophia Fox AJ, Bedi A, Rodeo SA. The basic science of articular cartilage: structure, composition, and function. *Sports Health*. 2009;1(6):461–468.
10. Hunter DJ, Altman RD, Cicuttini F, et al. OARSI Clinical Trials Recommendations: knee imaging in clinical trials in osteoarthritis. *Osteoarthr Cartil*. 2015;23(5):698–715.
11. Bredella MA, Tirman PF, Peterfy CG, et al. Accuracy of T2-weighted fast spin-echo MR imaging with fat saturation in detecting cartilage defects in the knee: comparison with arthroscopy in 130 patients. *AJR Am J Roentgenol*. 1999;172(4):1073–1080.
12. Potter HG, Linklater JM, Allen AA, et al. Magnetic resonance imaging of articular cartilage in the knee. An evaluation with use of fast-spin-echo imaging. *J Bone Joint Surg Am*. 1998;80(9):1276–1284.
13. Gustas CN, Blankenbaker DG, Rio AM, et al. Evaluation of the articular cartilage of the knee joint using an isotropic resolution 3D fast spin-echo sequence with conventional and radial reformatted images. *AJR Am J Roentgenol*. 2015;205(2):371–379.
14. Link TM, Sell CA, Masi JN, et al. 3.0 vs 1.5 T MRI in the detection of focal cartilage pathology-ROC analysis in an experimental model. *Osteoarthr Cartil*. 2006;14(1):63–70.
15. Kijowski R. Clinical cartilage imaging of the knee and hip joints. *AJR Am J Roentgenol*. 2010;195(3):618–628.
16. Argentieri EC, Sturnick DR, DeSarno MJ, et al. Changes to the articular cartilage thickness profile of the tibia following anterior cruciate ligament injury. *Osteoarthr Cartil*. 2014;22(10):1453–1460.
17. Potter HG, Jain SK, Ma Y, et al. Cartilage injury after acute, isolated anterior cruciate ligament tear: immediate and longitudinal effect with clinical/MRI follow-up. *Am J Sports Med*. 2012;40(2):276–285.
18. Crema MD, Roemer FW, Marra MD, et al. Articular cartilage in the knee: current MR imaging techniques and applications in clinical practice and research. *Radiographics*. 2011;31(1):37–61.
19. Hayter C, Potter H. Magnetic resonance imaging of cartilage repair techniques. *J Knee Surg*. 2011;24(4):225–240. https://www.ncbi.nlm.nih.gov/pubmed/22303752.
20. Hunter DJ, Guermazi A, Lo GH, et al. Evolution of semi-quantitative whole joint assessment of knee OA: MOAKS (MRI Osteoarthritis Knee Score). *Osteoarthr Cartil*. 2011;19(8):990–1002.
21. Peterfy CG, Guermazi A, Zaim S, et al. Whole-organ magnetic resonance imaging score (WORMS) of the knee in osteoarthritis. *Osteoarthr Cartil*. 2004;12(3):177–190.
22. Roemer FW, Crema MD, Trattnig S, Guermazi A. Advances in imaging of osteoarthritis and cartilage. *Radiology*. 2011;260(2):332–354.
23. Anderson DD, Chubinskaya S, Guilak F, et al. Post-traumatic osteoarthritis: improved understanding and opportunities for early intervention. *J Orthop Res*. 2011;29(6):802–809.
24. Andreisek G, White LM, Sussman DR, et al. Quantitative MR imaging evaluation of the cartilage thickness and subchondral bone area in patients with ACL-reconstructions 7 years after surgery. *Osteoarthr Cartil*. 2009;17(7):871–878.
25. Argentieri EC, Sturnick DR, Gardner-Morse M, et al. Within subject tibial and femoral cartilage thickness differences four years post ACL-injury. *Osteoarthr Cartil*. 2015;23:A317–A318.
26. Bowers ME, Trinh N, Tung GA, et al. Quantitative MR imaging using "LiveWire" to measure tibiofemoral articular cartilage thickness. *Osteoarthr Cartil*. 2008;16(10):1167–1173.
27. Cotofana S, Eckstein F, Wirth W, et al. In vivo measures of cartilage deformation: patterns in healthy and osteoarthritic female knees using 3T MR imaging. *Eur Radiol*. 2011;21(6):1127–1135.
28. Eckstein F, Wirth W, Lohmander LS, et al. Five-year followup of knee joint cartilage thickness changes after acute rupture of the anterior cruciate ligament. *Arthritis Rheum*. 2015;67(1):152–161.
29. Frobell RB. Change in cartilage thickness, posttraumatic bone marrow lesions, and joint fluid volumes after acute ACL disruption: a two-year prospective MRI study of sixty-one subjects. *J Bone Joint Surg Am*. 2011;93(12):1096–1103.
30. Graichen H, von Eisenhart-Rothe R, Vogl T, et al. Quantitative assessment of cartilage status in osteoarthritis by quantitative magnetic resonance imaging: technical validation for use in analysis of cartilage volume and further morphologic parameters. *Arthritis Rheum*. 2004;50(3):811–816.
31. Lohmander LS, Englund PM, Dahl LL, Roos EM. The long-term consequence of anterior cruciate ligament and meniscus injuries: osteoarthritis. *Am J Sports Med*. 2007;35(10):1756–1769.
32. Beynnon BD, Johnson RJ, Brown L. A relevant biomechanics of the knee. In: 3 ed. DeLee D, Miller, eds. *Orthopaedic Sports Medicine: Principles and Practice*. Vol. 2. Elsevier; 2009:1579–1596.

33. Fox AJ, Bedi A, Rodeo SA. The basic science of human knee menisci: structure, composition, and function. *Sports Health*. 2012;4(4):340–351.

34. Howell R, Kumar NS, Patel N, Tom J. Degenerative meniscus: pathogenesis, diagnosis, and treatment options. *World J Orthop*. 2014;5(5):597–602.

35. McDevitt CA, Webber RJ. The ultrastructure and biochemistry of meniscal cartilage. *Clin Orthop Relat Res*. 1990;(252):8–18.

36. Snoeker BA, Bakker EW, Kegel CA, Lucas C. Risk factors for meniscal tears: a systematic review including meta-analysis. *J Orthop Sports Phys Ther*. 2013;43(6):352–367.

37. Baker P, Coggon D, Reading I, et al. Sports injury, occupational physical activity, joint laxity, and meniscal damage. *J Rheumatol*. 2002;29(3):557–563.

38. von Engelhardt LV, Schmitz A, Pennekamp PH, et al. Diagnostics of degenerative meniscal tears at 3-Tesla MRI compared to arthroscopy as reference standard. *Arch Orthop Trauma Surg*. 2008;128(5):451–456.

39. Blake MH, Lattermann C, Johnson DL. MRI and arthroscopic evaluation of meniscal injuries. *Sports Med Arthrosc Rev*. 2017;25(4):219–226.

40. De Smet AA, Tuite MJ. Use of the "two-slice-touch" rule for the MRI diagnosis of meniscal tears. *AJR Am J Roentgenol*. 2006;187(4):911–914.

41. Nguyen JC, De Smet AA, Graf BK, Rosas HG. MR imaging-based diagnosis and classification of meniscal tears. *Radiographics*. 2014;34(4):981–999.

42. Magee T, Williams D. Detection of meniscal tears and marrow lesions using coronal MRI. *AJR Am J Roentgenol*. 2004;183(5):1469–1473.

43. Fukuta S, Kuge A, Korai F. Clinical significance of meniscal abnormalities on magnetic resonance imaging in an older population. *Knee*. 2009;16(3):187–190.

44. De Smet AA, Graf BK. Meniscal tears missed on MR imaging: relationship to meniscal tear patterns and anterior cruciate ligament tears. *AJR Am J Roentgenol*. 1994;162(4):905–911.

45. Braun HJ, Dragoo JL, Hargreaves BA, et al. Application of advanced magnetic resonance imaging techniques in evaluation of the lower extremity. *Radiol Clin North Am*. 2013;51(3):529–545.

46. Hodgson RJ, O'Connor PJ, Grainger AJ. Tendon and ligament imaging. *Br J Radiol*. 2012;85(1016):1157–1172.

47. Nacey NC, Geeslin MG, Miller GW, Pierce JL. Magnetic resonance imaging of the knee: an overview and update of conventional and state of the art imaging. *J Magn Reson Imaging*. 2017;45(5):1257–1275.

48. Ruzbarsky JJ, Konin G, Mehta N, Marx RG. MRI arthroscopy correlations: ligaments of the knee. *Sports Med Arthrosc Rev*. 2017;25(4):210–218.

49. Kam CK, Chee DW, Peh WC. Magnetic resonance imaging of cruciate ligament injuries of the knee. *Can Assoc Radiol J*. 2010;61(2):80–89.

50. Kraeutler MJ, Belk JW, Purcell JM, McCarty EC. Microfracture versus autologous chondrocyte implantation for articular cartilage lesions in the knee: a systematic review of 5-year outcomes. *Am J Sports Med*. 2017;363546517701912.

51. Naraghi AM, White LM. Imaging of athletic injuries of knee ligaments and menisci: sports imaging series. *Radiology*. 2016;281(1):23–40.

52. Logterman SL, Wydra FB, Frank RM. Posterior cruciate ligament: anatomy and biomechanics. *Curr Rev Musculoskelet Med*. 2018;11(3):510–514.

53. Rodriguez W Jr, Vinson EN, Helms CA, Toth AP. MRI appearance of posterior cruciate ligament tears. *AJR Am J Roentgenol*. 2008;191(4):1031.

54. Griffin JW, Miller MD. MRI of the knee with arthroscopic correlation. *Clin Sports Med*. 2013;32(3):507–523.

55. Gimber LH, Hardy JC, Melville DM, et al. Normal magnetic resonance imaging anatomy of the capsular ligamentous supporting structures of the knee. *Can Assoc Radiol J*. 2016;67(4):356–367.

56. Pedersen RR. The medial and posteromedial ligamentous and capsular structures of the knee: review of anatomy and relevant imaging findings. *Semin Musculoskelet Radiol*. 2016;20(1):12–25.

57. Fox A, Wanivenhaus F, Rodeo S. The basic science of the patella: structure, composition, and function. *J Knee Surg*. 2012;25(02):127–142.

58. Thomas S, Rupiper D, Stacy GS. Imaging of the patellofemoral joint. *Clin Sports Med*. 2014;33(3):413–436.

59. Yu JS, Petersilge C, Sartoris DJ, et al. MR imaging of injuries of the extensor mechanism of the knee. *Radiographics*. 1994;14(3):541–551.

60. Hsu HSR. *Patellar Tendon Rupture*. Florida: StatPearls Publishing; 2019.

61. Rosso F, Bonasia DE, Cottino U, et al. Patellar tendon: from tendinopathy to rupture. *Asia Pac J Sports Med Arthrosc Rehabil Technol*. 2015;2(4):99–107.

62. Chhapan J, Sankineani SR, Chiranjeevi T, et al. Early quadriceps tendon rupture after primary total knee arthroplasty. *Knee*. 2018;25(1):192–194.

63. Carrillon Y, Abidi H, Dejour D, et al. Patellar instability: assessment on MR images by measuring the lateral trochlear inclination-initial experience. *Radiology*. 2000;216(2):582–585.

64. Chhabra A, Subhawong TK, Carrino JA. A systematised MRI approach to evaluating the patellofemoral joint. *Skeletal Radiol*. 2011;40(4):375–387.

65. Diederichs G, Issever AS, Scheffler S. MR imaging of patellar instability: injury patterns and assessment of risk factors. *Radiographics*. 2010;30(4):961–981.

66. Liu YW, Skalski MR, Patel DB, et al. The anterior knee: normal variants, common pathologies, and diagnostic pitfalls on MRI. *Skeletal Radiol*. 2018;47(8):1069–1086.

67. Jarraya M, Diaz LE, Roemer FW, et al. MRI findings consistent with peripatellar fat pad impingement: how much related to patellofemoral maltracking? *Magn Reson Med Sci*. 2018;17(3):195–202.

68. Lapegue F, Sans N, Brun C, et al. Imaging of traumatic injury and impingement of anterior knee fat. *Diagn Interv Imaging*. 2016;97(7–8):789–807.

69. Samim M, Smitaman E, Lawrence D, Moukaddam H. MRI of anterior knee pain. *Skeletal Radiol*. 2014;43(7):875–893.

70. Pfirrmann CW, Zanetti M, Romero J, Hodler J. Femoral trochlear dysplasia: MR findings. *Radiology*. 2000;216(3):858–864.

71. Verhulst FV, van Sambeeck JDP, Olthuis GS, et al. Patellar height measurements: insall-Salvati ratio is most reliable method. *Knee Surg Sports Traumatol Arthrosc*. 2020;28(3):869–875.

72. Argentieri EC, Burge AJ, Potter HG. Magnetic resonance imaging of articular cartilage within the knee. *J Knee Surg*. 2018;31(2):155–165.

73. Argentieri EC, Sneag DB, Nwawka OK, Potter HG. Updates in musculoskeletal imaging. *Sports Health*. 2018;10(4):296–302.

74. Eagle S, Potter HG, Koff MF. Morphologic and quantitative magnetic resonance imaging of knee articular cartilage for the assessment of post-traumatic osteoarthritis. *J Orthop Res*. 2017;35(3):412–423.

75. Hofmann FC, Neumann J, Heilmeier U, et al. Conservatively treated knee injury is associated with knee cartilage matrix degeneration measured with MRI-based T2 relaxation times: data from the osteoarthritis initiative. *Skeletal Radiol*. 2018;47(1):93–106.

76. Li X, Cheng J, Lin K, et al. Quantitative MRI using T1rho and T2 in human osteoarthritic cartilage specimens: correlation with biochemical measurements and histology. *Magn Reson Imaging*. 2011;29(3):324–334.

77. Li X, Kuo D, Theologis A, et al. Cartilage in anterior cruciate ligament-reconstructed knees: MR imaging T1{rho} and T2-initial experience with 1-year follow-up. *Radiology*. 2011;258(2):505–514.

78. Souza RB, Kumar D, Calixto N, et al. Response of knee cartilage T1rho and T2 relaxation times to in vivo mechanical loading in individuals with and without knee osteoarthritis. *Osteoarthr Cartil*. 2014;22(10):1367–1376.

79. Wang A, Pedoia V, Su F, et al. MR T1rho and T2 of meniscus after acute anterior cruciate ligament injuries. *Osteoarthr Cartil*. 2016;24(4):631–639.

80. Pai A, Li X, Majumdar S. A comparative study at 3 T of sequence dependence of T2 quantitation in the knee. *Magn Reson Imaging*. 2008;26(9):1215–1220.

81. Blumenkrantz G, Stahl R, Carballido-Gamio J, et al. The feasibility of characterizing the spatial distribution of cartilage T(2) using

texture analysis. *Osteoarthr Cartil.* 2008;16(5):584–590.

82. Chang EY, Du J, Chung CB. UTE imaging in the musculoskeletal system. *J Magn Reson Imaging.* 2015;41(4):870–883.

83. Li X, Pai A, Blumenkrantz G, et al. Spatial distribution and relationship of T1rho and T2 relaxation times in knee cartilage with osteoarthritis. *Magn Reson Med.* 2009;61(6):1310–1318.

84. Russell C, Pedoia V, Amano K, et al. Baseline cartilage quality is associated with voxel-based T1rho and T2 following ACL reconstruction: a multicenter pilot study. *J Orthop Res.* 2017;35(3):688–698.

85. Williams A, Winalski CS, Chu CR. Early articular cartilage MRI T2 changes after anterior cruciate ligament reconstruction correlate with later changes in T2 and cartilage thickness. *J Orthop Res.* 2017;35(3):699–706.

86. Amano K, Li AK, Pedoia V, et al. Effects of surgical factors on cartilage can Be detected using quantitative magnetic resonance imaging after anterior cruciate ligament reconstruction. *Am J Sports Med.* 2017;45(5):1075–1084.

87. Baum T, Joseph GB, Karampinos DC, et al. Cartilage and meniscal T2 relaxation time as non-invasive biomarker for knee osteoarthritis and cartilage repair procedures. *Osteoarthr Cartil.* 2013;21(10):1474–1484.

88. Dunn TC, Lu Y, Jin H, et al. T2 relaxation time of cartilage at MR imaging: comparison with severity of knee osteoarthritis. *Radiology.* 2004;232(2):592–598.

89. Joseph GB, Baum T, Alizai H, et al. Baseline mean and heterogeneity of MR cartilage T2 are associated with morphologic degeneration of cartilage, meniscus, and bone marrow over 3 years-data from the Osteoarthritis Initiative. *Osteoarthr Cartil.* 2012;20(7):727–735.

90. Kretzschmar M, Nevitt MC, Schwaiger BJ, et al. Spatial distribution and temporal progression of T2 relaxation time values in knee cartilage prior to the onset of cartilage lesions - data from the Osteoarthritis Initiative (OAI). *Osteoarthr Cartil.* 2019;27(5):737–745.

91. Li H, Chen S, Tao H, Chen S. Quantitative MRI T2 relaxation time evaluation of knee cartilage: comparison of meniscus-intact and -injured knees after anterior cruciate ligament reconstruction. *Am J Sports Med.* 2015;43(4):865–872.

92. Li X, Benjamin Ma C, Link TM, et al. In vivo T(1rho) and T(2) mapping of articular cartilage in osteoarthritis of the knee using 3 T MRI. *Osteoarthr Cartil.* 2007;15(7):789–797.

93. Liebl H, Joseph G, Nevitt MC, et al. Early T2 changes predict onset of radiographic knee osteoarthritis: data from the osteoarthritis initiative. *Ann Rheum Dis.* 2015;74(7):1353–1359.

94. Liess C, Lusse S, Karger N, et al. Detection of changes in cartilage water content using MRI T2-mapping in vivo. *Osteoarthr Cartil.* 2002;10(12):907–913.

95. Mosher TJ, Dardzinski BJ, Smith MB. Human articular cartilage: influence of aging and early symptomatic degeneration on the spatial variation of T2-preliminary findings at 3 T. *Radiology.* 2000;214(1):259–266.

96. Palmieri-Smith RM, Wojtys EM, Potter HG. Early cartilage changes after anterior cruciate ligament injury: evaluation with imaging and serum biomarkers-a pilot study. *Arthroscopy.* 2016;32(7):1309–1318.

97. Prasad AP, Nardo L, Schooler J, et al. T(1)rho and T(2) relaxation times predict progression of knee osteoarthritis. *Osteoarthr Cartil.* 2013;21(1):69–76.

98. Soellner ST, Goldmann A, Muelheims D, et al. Intraoperative validation of quantitative T2 mapping in patients with articular cartilage lesions of the knee. *Osteoarthr Cartil.* 2017;25(11):1841–1849.

99. Su F, Hilton JF, Nardo L, et al. Cartilage morphology and T1rho and T2 quantification in ACL-reconstructed knees: a 2-year follow-up. *Osteoarthr Cartil.* 2013;21(8):1058–1067.

100. Xia Y, Moody JB, Burton-Wurster N, Lust G. Quantitative in situ correlation between microscopic MRI and polarized light microscopy studies of articular cartilage. *Osteoarthr Cartil.* 2001;9(5):393–406.

101. Kelly BT, Potter HG, Deng XH, et al. Meniscal allograft transplantation in the sheep knee: evaluation of chondroprotective effects. *Am J Sports Med.* 2006;34(9):1464–1477.

102. Watrin-Pinzano A, Ruaud JP, Olivier P, et al. Effect of proteoglycan depletion on T2 mapping in rat patellar cartilage. *Radiology.* 2005;234(1):162–170.

103. Carballido-Gamio J, Blumenkrantz G, Lynch JA, et al. Longitudinal analysis of MRI T(2) knee cartilage laminar organization in a subset of patients from the osteoarthritis initiative. *Magn Reson Med.* 2010;63(2):465–472.

104. Pan J, Pialat JB, Joseph T, et al. Knee cartilage T2 characteristics and evolution in relation to morphologic abnormalities detected at 3-T MR imaging: a longitudinal study of the normal control cohort from the Osteoarthritis Initiative. *Radiology.* 2011;261(2):507–515.

105. Zarins ZA, Bolbos RI, Pialat JB, et al. Cartilage and meniscus assessment using T1rho and T2 measurements in healthy subjects and patients with osteoarthritis. *Osteoarthr Cartil.* 2010;18(11):1408–1416.

106. Smith HE, Mosher TJ, Dardzinski BJ, et al. Spatial variation in cartilage T2 of the knee. *J Magn Reson Imaging.* 2001;14(1):50–55.

107. Theologis AA, Schairer WW, Carballido-Gamio J, et al. Longitudinal analysis of T1rho and T2 quantitative MRI of knee cartilage laminar organization following microfracture surgery. *Knee.* 2012;19(5):652–657.

108. Tsai PH, Chou MC, Lee HS, et al. MR T2 values of the knee menisci in the healthy young population: zonal and sex differences. *Osteoarthr Cartil.* 2009;17(8):988–994.

109. Wirth W, Eckstein F, Boeth H, et al. Longitudinal analysis of MR spin-spin relaxation times (T2) in medial femorotibial cartilage of adolescent vs mature athletes: dependence of deep and superficial zone properties on sex and age. *Osteoarthr Cartil.* 2014;22(10):1554–1558.

110. Wirth W, Maschek S, Beringer P, Eckstein F. Subregional laminar cartilage MR spin-spin relaxation times (T2) in osteoarthritic knees with and without medial femorotibial cartilage loss - data from the Osteoarthritis Initiative (OAI). *Osteoarthr Cartil.* 2017;25(8):1313–1323.

111. Goodwin DW, Wadghiri YZ, Zhu H, et al. Macroscopic structure of articular cartilage of the tibial plateau: influence of a characteristic matrix architecture on MRI appearance. *AJR Am J Roentgenol.* 2004;182(2):311–318.

112. Mosher TJ, Liu Y, Yang QX, et al. Age dependency of cartilage magnetic resonance imaging T2 relaxation times in asymptomatic women. *Arthritis Rheum.* 2004;50(9):2820–2828.

113. Carballido-Gamio J, Joseph GB, Lynch JA, et al. Longitudinal analysis of MRI T2 knee cartilage laminar organization in a subset of patients from the osteoarthritis initiative: a texture approach. *Magn Reson Med.* 2011;65(4):1184–1194.

114. Stahl R, Luke A, Li X, et al. T1rho, T2 and focal knee cartilage abnormalities in physically active and sedentary healthy subjects versus early OA patients-a 3.0-Tesla MRI study. *Eur Radiol.* 2009;19(1):132–143.

115. Apprich S, Welsch GH, Mamisch TC, et al. Detection of degenerative cartilage disease: comparison of high-resolution morphological MR and quantitative T2 mapping at 3.0 Tesla. *Osteoarthr Cartil.* 2010;18(9):1211–1217.

116. Pedoia V, Lee J, Norman B, et al. Diagnosing osteoarthritis from T2 maps using deep learning: an analysis of the entire Osteoarthritis Initiative baseline cohort. *Osteoarthr Cartil.* 2019;27(7):1002–1010.

117. Oiestad BE, Holm I, Aune AK, et al. Knee function and prevalence of knee osteoarthritis after anterior cruciate ligament reconstruction: a prospective study with 10 to 15 years of follow-up. *Am J Sports Med.* 2010;38(11):2201–2210.

118. Culvenor AG, Collins NJ, Guermazi A, et al. Early knee osteoarthritis is evident one year following anterior cruciate ligament reconstruction: a magnetic resonance imaging evaluation. *Arthritis Rheum.* 2015;67(4):946–955.

119. Dare D, Rodeo S. Mechanisms of post-traumatic osteoarthritis after ACL injury. *Curr Rheumatol Rep.* 2014;16(10):448.

120. Smith MV, Nepple JJ, Wright RW, et al. Knee osteoarthritis is associated with previous meniscus and anterior cruciate ligament surgery among elite college American football athletes. *Sports Health.* 2017;9(3):247–251.

121. Eijgenraam SM, Bovendeert FAT, Verschueren J, et al. T2 mapping of the meniscus is a biomarker for early osteoarthritis. *Eur Radiol.* 2019;29(10):5664–5672.

122. Rauscher I, Stahl R, Cheng J, et al. Meniscal measurements of T1rho and T2 at MR imaging in healthy subjects and patients with osteoarthritis. *Radiology*. 2008;249(2):591–600.

123. Son M, Goodman SB, Chen W, et al. Regional variation in T1rho and T2 times in osteoarthritic human menisci: correlation with mechanical properties and matrix composition. *Osteoarthr Cartil*. 2013;21(6):796–805.

124. Calixto NE, Kumar D, Subburaj K, et al. Zonal differences in meniscus MR relaxation times in response to in vivo static loading in knee osteoarthritis. *J Orthop Res*. 2016;34(2):249–261.

125. Takao S, Nguyen TB, Yu HJ, et al. T1rho and T2 relaxation times of the normal adult knee meniscus at 3T: analysis of zonal differences. *BMC Musculoskelet Disord*. 2017;18(1):202.

126. Zhu J, Hu N, Liang X, et al. T2 mapping of cartilage and menisci at 3T in healthy subjects with knee malalignment: initial experience. *Skeletal Radiol*. 2019;48(5):753–763.

127. Link TM. *Cartilage Imaging: Significance, Techniques, and New Developments*. San Francisco, CA: Springer Science & Business Media; 2011:145–158.

128. Chu CR, Williams AA, West RV, et al. Quantitative magnetic resonance imaging UTE-T2* mapping of cartilage and meniscus healing after anatomic anterior cruciate ligament reconstruction. *Am J Sports Med*. 2014;42(8):1847–1856.

129. Shao H, Chang EY, Pauli C, et al. UTE bi-component analysis of T2* relaxation in articular cartilage. *Osteoarthr Cartil*. 2016;24(2):364–373.

130. Williams A, Qian Y, Chu CR. UTE-T2* mapping of human articular cartilage in vivo: a repeatability assessment. *Osteoarthr Cartil*. 2011;19(1):84–88.

131. Chang EY, Du J, Statum S, et al. Quantitative bi-component T2* analysis of histologically normal Achilles tendons. *Muscles Ligaments Tendons J*. 2015;5(2):58–62.

132. Chavhan GB, Babyn PS, Thomas B, et al. Principles, techniques, and applications of T2*-based MR imaging and its special applications. *Radiographics*. 2009;29(5):1433–1449.

133. Liu J, Nazaran A, Ma Y, et al. Single- and bicomponent analyses of T2 relaxation in knee tendon and ligament by using 3D ultrashort echo time cones (UTE cones) magnetic resonance imaging. *BioMed Res Int*. 2019;2019:8597423.

134. Diaz E, Chung CB, Bae WC, et al. Ultrashort echo time spectroscopic imaging (UTESI): an efficient method for quantifying bound and free water. *NMR Biomed*. 2012;25(1):161–168.

135. Du J, Diaz E, Carl M, et al. Ultrashort echo time imaging with bicomponent analysis. *Magn Reson Med*. 2012;67(3):645–649.

136. Pauli C, Bae WC, Lee M, et al. Ultrashort-echo time MR imaging of the patella with bicomponent analysis: correlation with histopathologic and polarized light microscopic findings. *Radiology*. 2012;264(2):484–493.

137. Biercevicz AM, Murray MM, Walsh EG, et al. T2 * MR relaxometry and ligament volume are associated with the structural properties of the healing ACL. *J Orthop Res*. 2014;32(4):492–499.

138. Biercevicz AM, Proffen BL, Murray MM, et al. T2* relaxometry and volume predict semi-quantitative histological scoring of an ACL bridge-enhanced primary repair in a porcine model. *J Orthop Res*. 2015;33(8):1180–1187.

139. Bittersohl B, Hosalkar HS, Miese FR, et al. Zonal T2* and T1Gd assessment of knee joint cartilage in various histological grades of cartilage degeneration: an observational in vitro study. *BMJ Open*. 2015;5(2):e006895.

140. Koff MF, Shah P, Pownder S, et al. Correlation of meniscal T2* with multiphoton microscopy, and change of articular cartilage T2 in an ovine model of meniscal repair. *Osteoarthr Cartil*. 2013;21(8):1083–1091.

141. Mamisch TC, Hughes T, Mosher TJ, et al. T2 star relaxation times for assessment of articular cartilage at 3 T: a feasibility study. *Skeletal Radiol*. 2012;41(3):287–292.

142. Nebelung S, Brill N, Tingart M, et al. Quantitative OCT and MRI biomarkers for the differentiation of cartilage degeneration. *Skeletal Radiol*. 2016;45(4):505–516.

143. Williams A, Qian Y, Bear D, Chu CR. Assessing degeneration of human articular cartilage with ultra-short echo time (UTE) T2* mapping. *Osteoarthr Cartil*. 2010;18(4):539–546.

144. Williams A, Qian Y, Golla S, Chu CR. UTE-T2 * mapping detects sub-clinical meniscus injury after anterior cruciate ligament tear. *Osteoarthr Cartil*. 2012;20(6):486–494.

145. Williams AA, Titchenal MR, Andriacchi TP, Chu CR. MRI UTE-T2* profile characteristics correlate to walking mechanics and patient reported outcomes 2 years after ACL reconstruction. *Osteoarthr Cartil*. 2018;26(4):569–579.

146. Juras V, Zbyn S, Pressl C, et al. Regional variations of T(2)* in healthy and pathologic achilles tendon in vivo at 7 Tesla: preliminary results. *Magn Reson Med*. 2012;68(5):1607–1613.

147. Chen B, Zhao Y, Cheng X, et al. Three-dimensional ultrashort echo time cones (3D UTE-Cones) magnetic resonance imaging of entheses and tendons. *Magn Reson Imaging*. 2018;49:4–9.

148. Kijowski R, Wilson JJ, Liu F. Bicomponent ultrashort echo time T2* analysis for assessment of patients with patellar tendinopathy. *J Magn Reson Imaging*. 2017;46(5):1441–1447.

149. Qiao Y, Tao HY, Ma K, et al. UTE-T2 analysis of diseased and healthy achilles tendons and correlation with clinical score: an in vivo preliminary study. *BioMed Res Int*. 2017;2017:2729807.

150. Woo SL, Abramowitch SD, Kilger R, Liang R. Biomechanics of knee ligaments: injury, healing, and repair. *J Biomech*. 2006;39(1):1–20.

151. Weiler A, Peters G, Maurer J, et al. Biomechanical properties and vascularity of an anterior cruciate ligament graft can be predicted by contrast-enhanced magnetic resonance imaging. A two-year study in sheep. *Am J Sports Med*. 2001;29(6):751–761.

152. Williams AMG, Chu C. *T2* and UTE-T2* Evaluations of Anterior Cruciate Ligament Graft Maturation*. Montreal, Canada: International Society for Magnetic Resonance in Medicine; 2019.

153. Hesper T, Hosalkar HS, Bittersohl D, et al. T2* mapping for articular cartilage assessment: principles, current applications, and future prospects. *Skeletal Radiol*. 2014;43(10):1429–1445.

154. Newbould RD, Miller SR, Toms LD, et al. T2* measurement of the knee articular cartilage in osteoarthritis at 3T. *J Magn Reson Imaging*. 2012;35(6):1422–1429.

155. Bittersohl B, Hosalkar HS, Sondern M, et al. Spectrum of T2* values in knee joint cartilage at 3 T: a cross-sectional analysis in asymptomatic young adult volunteers. *Skeletal Radiol*. 2014;43(4):443–452.

156. Welsch GH, Mamisch TC, Hughes T, et al. In vivo biochemical 7.0 Tesla magnetic resonance: preliminary results of dGEMRIC, zonal T2, and T2* mapping of articular cartilage. *Invest Radiol*. 2008;43(9):619–626.

157. Behzadi C, Welsch GH, Laqmani A, et al. Comparison of T2* relaxation times of articular cartilage of the knee in elite professional football players and age- and BMI-matched amateur athletes. *Eur J Radiol*. 2017;86:105–111.

158. Titchenal MR, Williams AA, Chehab EF, et al. Cartilage subsurface changes to magnetic resonance imaging UTE-T2* 2 years after anterior cruciate ligament reconstruction correlate with walking mechanics associated with knee osteoarthritis. *Am J Sports Med*. 2018;46(3):565–572.

159. Williams AA, Titchenal MR, Do BH, et al. MRI UTE-T2* shows high incidence of cartilage subsurface matrix changes 2 years after ACL reconstruction. *J Orthop Res*. 2019;37(2):370–377.

160. Sneag DB, Shah P, Koff MF, et al. Quantitative ultrashort echo time magnetic resonance imaging evaluation of postoperative menisci: a pilot study. *HSS J*. 2015;11(2):123–129.

161. Nebelung S, Tingart M, Pufe T, et al. Ex vivo quantitative multiparametric MRI mapping of human meniscus degeneration. *Skeletal Radiol*. 2016;45(12):1649–1660.

162. Wheaton AJ, Borthakur A, Kneeland JB, et al. In vivo quantification of T1rho using a multislice spin-lock pulse sequence. *Magn Reson Med*. 2004;52(6):1453–1458.

163. Wheaton AJ, Casey FL, Gougoutas AJ, et al. Correlation of T1rho with fixed charge density in cartilage. *J Magn Reson Imaging*. 2004;20(3):519–525.

164. Wheaton AJ, Dodge GR, Borthakur A, et al. Detection of changes in articular cartilage proteoglycan by T(1rho) magnetic resonance imaging. *J Orthop Res*. 2005;23(1):102–108.

165. Akella SV, Regatte RR, Wheaton AJ, et al. Reduction of residual dipolar interaction in cartilage by spin-lock technique. *Magn Reson Med*. 2004;52(5):1103–1109.

166. Lozano J, Li X, Link TM, et al. Detection of posttraumatic cartilage injury using quantitative T1rho magnetic resonance imaging. A report of two cases with arthroscopic findings. *J Bone Joint Surg Am.* 2006;88(6):1349–1352.

167. Witschey WR, Borthakur A, Fenty M, et al. T1rho MRI quantification of arthroscopically confirmed cartilage degeneration. *Magn Reson Med.* 2010;63(5):1376–1382.

168. Li X, Wyatt C, Rivoire J, et al. Simultaneous acquisition of T1rho and T2 quantification in knee cartilage: repeatability and diurnal variation. *J Magn Reson Imaging.* 2014;39(5):1287–1293.

169. Regatte RR, Akella SV, Wheaton AJ, et al. 3D-T1rho-relaxation mapping of articular cartilage: in vivo assessment of early degenerative changes in symptomatic osteoarthritic subjects. *Acad Radiol.* 2004;11(7):741–749.

170. Baboli R, Sharafi A, Chang G, Regatte RR. Biexponential T1rho relaxation mapping of human knee menisci. *J Magn Reson Imaging.* 2019;50(3):824–835.

171. Russell C, Pedoia V, Majumdar S, AF-ACL Consortium. Composite metric R2 - R1rho (1/T2 - 1/T1rho) as a potential MR imaging biomarker associated with changes in pain after ACL reconstruction: a six-month follow-up. *J Orthop Res.* 2017;35(3):718–729.

172. Ericsson YB, Tjornstrand J, Tiderius CJ, Dahlberg LE. Relationship between cartilage glycosaminoglycan content (assessed with dGEMRIC) and OA risk factors in meniscectomized patients. *Osteoarthr Cartil.* 2009;17(5):565–570.

173. Tiderius CJ, Olsson LE, Nyquist F, Dahlberg L. Cartilage glycosaminoglycan loss in the acute phase after an anterior cruciate ligament injury: delayed gadolinium-enhanced magnetic resonance imaging of cartilage and synovial fluid analysis. *Arthritis Rheum.* 2005;52(1):120–127.

174. Braun HJ, Gold GE. Advanced MRI of articular cartilage. *Imaging Med.* 2011;3(5):541–555.

175. Trattnig S, Winalski CS, Marlovits S, et al. Magnetic resonance imaging of cartilage repair: a review. *Cartilage.* 2011;2(1):5–26.

176. Aroen A, Brogger H, Rotterud JH, et al. Evaluation of focal cartilage lesions of the knee using MRI T2 mapping and delayed gadolinium enhanced MRI of cartilage (dGEMRIC). *BMC Musculoskelet Disord.* 2016;17:73.

177. Fleming BC, Oksendahl HL, Mehan WA, et al. Delayed gadolinium-enhanced MR imaging of cartilage (dGEMRIC) following ACL injury. *Osteoarthr Cartil.* 2010;18(5):662–667.

178. Neuman P, Tjornstrand J, Svensson J, et al. Longitudinal assessment of femoral knee cartilage quality using contrast enhanced MRI (dGEMRIC) in patients with anterior cruciate ligament injury-comparison with asymptomatic volunteers. *Osteoarthr Cartil.* 2011;19(8):977–983.

179. Owman H, Tiderius CJ, Neuman P, et al. Association between findings on delayed gadolinium-enhanced magnetic resonance imaging of cartilage and future knee osteoarthritis. *Arthritis Rheum.* 2008;58(6):1727–1730.

180. Tjornstrand J, Neuman P, Svensson J, et al. Osteoarthritis development related to cartilage quality-the prognostic value of dGEMRIC after anterior cruciate ligament injury. *Osteoarthr Cartil.* 2019;27(11):1647–1652.

181. Williams A, Gillis A, McKenzie C, et al. Glycosaminoglycan distribution in cartilage as determined by delayed gadolinium-enhanced MRI of cartilage (dGEMRIC): potential clinical applications. *AJR Am J Roentgenol.* 2004;182(1):167–172.

182. Williams A, Sharma L, McKenzie CA, et al. Delayed gadolinium-enhanced magnetic resonance imaging of cartilage in knee osteoarthritis: findings at different radiographic stages of disease and relationship to malalignment. *Arthritis Rheum.* 2005;52(11):3528–3535.

183. Kurkijarvi JE, Mattila L, Ojala RO, et al. Evaluation of cartilage repair in the distal femur after autologous chondrocyte transplantation using T2 relaxation time and dGEMRIC. *Osteoarthr Cartil.* 2007;15(4):372–378.

184. Trattnig S, Burstein D, Szomolanyi P, et al. T1(Gd) gives comparable information as Delta T1 relaxation rate in dGEMRIC evaluation of cartilage repair tissue. *Invest Radiol.* 2009;44(9):598–602.

185. Trattnig S, Mamisch TC, Pinker K, et al. Differentiating normal hyaline cartilage from post-surgical repair tissue using fast gradient echo imaging in delayed gadolinium-enhanced MRI (dGEMRIC) at 3 Tesla. *Eur Radiol.* 2008;18(6):1251–1259.

186. Trattnig S, Marlovits S, Gebetsroither S, et al. Three-dimensional delayed gadolinium-enhanced MRI of cartilage (dGEMRIC) for in vivo evaluation of reparative cartilage after matrix-associated autologous chondrocyte transplantation at 3.0T: preliminary results. *J Magn Reson Imaging.* 2007;26(4):974–982.

187. Watanabe A, Wada Y, Obata T, et al. Delayed gadolinium-enhanced MR to determine glycosaminoglycan concentration in reparative cartilage after autologous chondrocyte implantation: preliminary results. *Radiology.* 2006;239(1):201–208.

188. Guermazi A, Roemer FW, Alizai H, et al. State of the art: MR imaging after knee cartilage repair surgery. *Radiology.* 2015;277(1):23–43.

189. Grobner T. Gadolinium-a specific trigger for the development of nephrogenic fibrosing dermopathy and nephrogenic systemic fibrosis? *Nephrol Dial Transplant.* 2006;21(4):1104–1108.

190. Breighner RE, Endo Y, Konin GP, et al. Technical developments: zero echo time imaging of the shoulder: enhanced osseous detail by using MR imaging. *Radiology.* 2018;286(3):960–966.

191. Weiger M, Brunner DO, Dietrich BE, et al. ZTE imaging in humans. *Magn Reson Med.* 2013;70(2):328–332.

192. Weiger M, Pruessmann KP, Hennel F. MRI with zero echo time: hard versus sweep pulse excitation. *Magn Reson Med.* 2011;66(2):379–389.

193. Wiesinger F, Sacolick LI, Menini A, et al. Zero TE MR bone imaging in the head. *Magn Reson Med.* 2016;75(1):107–114.

194. Larson PE, Han M, Krug R, et al. Ultrashort echo time and zero echo time MRI at 7T. *Magma.* 2016;29(3):359–370.

195. Argentieri EC, Koff MF, Breighner RE, et al. Diagnostic accuracy of zero-echo time MRI for the evaluation of cervical neural foraminal stenosis. *Spine.* 2018;43(13):928–933.

196. Johnson EM, Vyas U, Ghanouni P, et al. Improved cortical bone specificity in UTE MR imaging. *Magn Reson Med.* 2017;77(2):684–695.

197. Koch KM, Lorbiecki JE, Hinks RS, King KF. A multispectral three-dimensional acquisition technique for imaging near metal implants. *Magn Reson Med.* 2009;61(2):381–390.

198. Schenck JF. The role of magnetic susceptibility in magnetic resonance imaging: MRI magnetic compatibility of the first and second kinds. *Med Phys.* 1996;23(6):815–850.

199. Bartusek K, Dokoupil Z, Gescheidtova E. Magnetic field mapping around metal implants using an asymmetric spin-echo MRI sequence. *Meas Sci Technol.* 2006;17(12):3293–3300.

200. Koff MF, Burge AJ, Koch KM, Potter HG. Imaging near orthopedic hardware. *J Magn Reson Imaging.* 2017;46(1):24–39.

201. Farahani K, Sinha U, Sinha S, et al. Effect of field strength on susceptibility artifacts in magnetic resonance imaging. *Comput Med Imaging Graph.* 1990;14(6):409–413.

202. Laakman RW, Kaufman B, Han JS, et al. MR imaging in patients with metallic implants. *Radiology.* 1985;157(3):711–714.

203. Suh JS, Jeong EK, Shin KH, et al. Minimizing artifacts caused by metallic implants at MR imaging: experimental and clinical studies. *AJR Am J Roentgenol.* 1998;171(5):1207–1213.

204. Tormanen J, Tervonen O, Koivula A, et al. Image technique optimization in MR imaging of a titanium alloy joint prosthesis. *J Magn Reson Imaging.* 1996;6(5):805–811.

205. Lu W, Pauly KB, Gold GE, et al. SEMAC: slice encoding for metal artifact correction in MRI. *Magn Reson Med.* 2009;62(1):66–76.

206. Koch KM, Brau AC, Chen W, et al. Imaging near metal with a MAVRIC-SEMAC hybrid. *Magn Reson Med.* 2011;65(1):71–82.

207. Koch KM, Koff MF, Shah PH, et al. Flexible longitudinal magnetization contrast in spectrally overlapped 3D-MSI metal artifact reduction sequences: technical considerations and clinical impact. *Magn Reson Med.* 2015;74(5):1349–1355.

208. Zochowski KC, Miranda MA, Cheung J, et al. MRI of hip arthroplasties: comparison of isotropic multiacquisition variable-resonance image combination selective (MAVRIC SL) acquisitions with a conventional MAVRIC SL acquisition. *Am J Roentgenol.* 2019;213(6):W277–W286.

第 4 章

膝关节计算机断层扫描：适应证和意义

ISWADI DAMASENA, TIM SPALDING

复杂膝关节的三维(3D)建模和打印

在骨科手术中，人们对 3D 建模和打印越来越感兴趣。随着 3D 建模和打印技术的出现和进步，其已经彻底改变了医学领域，并为临床医生治疗复杂损伤和畸形提供了强大的新工具。膝关节被认为是人体中最复杂的关节之一，受益于 3D 技术的进步，患者特定的模型和定制仪器的出现为临床医生治疗这些患者提供了详细的解剖结构。

计算机断层扫描(CT)通过将一系列二维(2D)切片组合或叠加在一起来生成 3D 图像。使用这种方法生成的图像最初只能评估骨骼边缘，而无法对骨骼表面的轮廓进行精准的评估。3D 技术具有先进的表面重建功能，成像软件能够通过应用具有边缘锐化和平滑功能的算法可获得更精确描述骨骼外表面几何形状的高质量图像[1]。3D 技术为临床医生在诸如骨缺损、骨丢失、骨发育不良和复杂骨折的诊疗中提供了更好的空间定位。

3D 打印是采用各种技术将 CT 或 MRI 所获得的图像数据通过添加工艺、连续铺设金属或塑料等材料层，制作成物体的 3D 模型[2]。随着 3D 打印技术的普及，其成本越来越低，3D 打印技术已经在许多医学领域占据了重要地位。同时，随着技术的进步和高端 3D 打印的应用，可以直接使用 3D 技术打印具有功能性生物相容性组织，这一过程被称为生物打印。但这一技术仍处于开发的早期阶段，在撰写本文时尚未得到

应用。通过 3D 打印技术，外科医生可以提前研究术式、模拟手术过程，这在复杂情况下就显得尤为重要。图 4.1 展示了一个病例，在软骨炎剥脱固定失败后，对股骨髁缺损进行了 3D CT 建模[3]。利用 3D CT 图像模拟手术，可为同种异体骨软骨移植和固定规划切除范围。在 3D CT 建模的基础上，可为患者打印并使用一套个性化的手术专用工具。

CT 在创伤中的应用

CT 技术的进步减少了数据采集和 3D 重建时间，使得复杂膝关节创伤的诊断和手术计划变得更为快速、准确。在许多中心的高级创伤生命支持中，多排螺旋 CT(MDCT)而不是普通平片系列被越来越多地用作一线诊断方式。对于急性患者，MDCT 能快速成像，并在必要时为处于非解剖位置的骨骼和软组织提供良好的细节[4]。据报道，X 线片检查容易低估骨折线的范围，从而导致漏诊[5-7]。对胫骨平台骨折病例的研究表明，6%~60% 的病例在 CT 检查后和 21% 的病例在 MRI 检查后，其原来基于 X 线片的手术方案得到了改进[8-10]。Wicky 等[8]比较了 42 例胫骨平台骨折患者采用 X 线片、螺旋 CT 和 3D 重建的诊断效率。他们通过从不同的影像学方法评估了每种骨折的手术方案，发现 3D CT 更精确，且与手术报告和术后 X 线片更吻合。其他作者也报道了类似的结果，例如，Manjula 和 Venkataratnam 等[11]发现，3D CT 在显示骨折碎片的空间关系方面优于平片和多平面 2D CT。目前的研究证

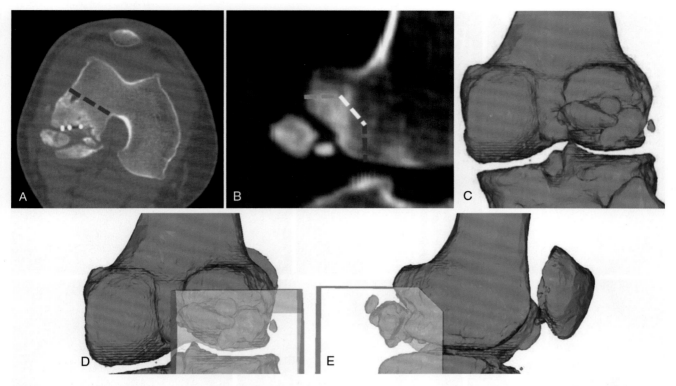

图 4.1　轴位(A)和矢状位(B)CT 切片显示股骨后外侧髁缺损。红、白、绿虚线表示计划切除缺损以进行同种异体骨软骨移植。(C~E)3D 重建图像显示股骨后外侧髁缺损。[From Huotilainen E,Salmi M,Lindahl J. Three-dimensional printed surgical templates for fresh cadaveric osteochondral allograft surgery with dimension verification by multivariate computed tomography analysis. Knee. 2019;26(4):923 – 932.]

实,在复杂膝关节创伤中使用具有 3D 重建能力的 MDCT,可以更准确地评估骨折类型、凹陷和移位区域,从而帮助医生制订更加完善的手术计划(图 4.2)。

CT 评估骨愈合

与 X 线片相比,CT 对骨不连的评估和骨折线的可视化效果更好[12]。由于数据采集速度快、空间分辨率高,因此 CT 已被视为优于 X 线片和 MRI 的首选检查方法。Petfield 等[13]报道,CT 检测胫骨骨折不愈合的敏感性接近 100%,特异性为 62%。Warwick 等[14]进行的一项对比研究发现,MRI 在检测脊柱骨折不愈合中具有很好的作用,但对于有争议的病例,CT 应该是首选的检查方法。尽管 MRI 测序的新技术已经扩大了其应用范围,包括识别隐匿性骨折,但大多数中心仍采用 CT 来检查疑难病例的骨不连。

评估骨愈合的困难之一是骨折固定或截骨后骨界面的精确可视化,尤其当愈合发生在绝对稳定的部位产生有限的愈合组织时。其他困难包括金属植入物

存在金属伪影,通过扭曲骨骼、骨-金属界面和软组织结构,从而影响 CT 诊断的准确性和诊断价值。由于使用了各种金属材质、形状和尺寸,这些植入物引起的伪影也各不相同。曾经金属伪影会影响 CT 图像的质量,使其难以辨识,导致诊断价值较低。如今,具有金属伪影减少(MARS)功能的现代扫描仪的出现,可以为临床医生提供分辨率更高、失真更小的图像。

MARS 序列是基于减少金属物体对图像的影响,如光束硬化伪影及散射、光子匮乏、噪声、边缘效应和综合效应等[15]。其策略包括修改采集和重建标准,修改投影数据和(或)图像数据,以及应用双能量 CT (DECT)。通过使用现代软件,后处理技术(如 MARS)可以对以前无法处理的图像进行重新组合,以提高诊断的准确性(图 4.3)。

CT 评估软组织损伤

软组织损伤常见于膝关节周围的关节内骨折。其真实的发病率并不明确,但据文献报道,估计其发生

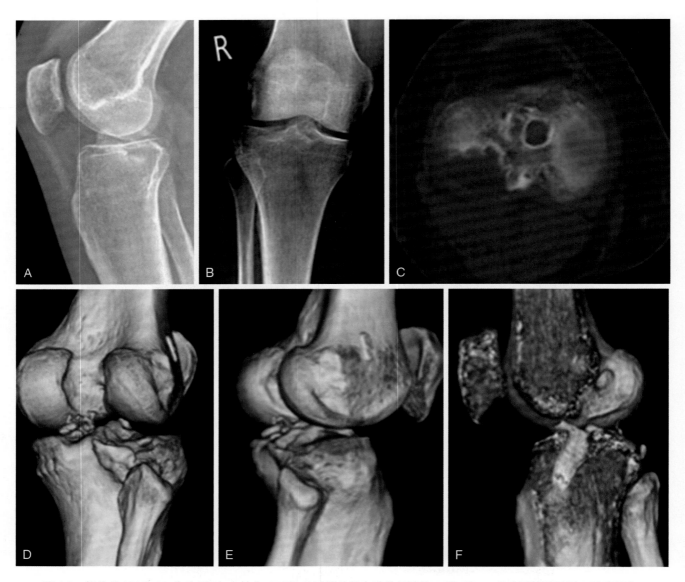

图4.2 侧位片(A)和AP位片(B)加上轴位CT(C)显示胫骨平台后外侧凹陷。(D~F)3D重建图像显示同一凹陷部分。

率在52%~99%[9,16-18]。由于CT和X线片是评估严重膝关节损伤的首选方法,因此也常将其用于急性软组织损伤的评估。尽管大多数中心采用MRI评估软组织损伤,但一些研究者已经证明了CT在诊断胫骨平台骨折伴关节内韧带撕裂中的价值[19,20]。他们发现,平滑的韧带轮廓没有被邻近软组织遮挡是排除韧带损伤的可靠CT指标。以前CT切片的厚度限制了其准确性,但随着薄层CT的出现,对软组织损伤的识别有了很大的提高,从而可以为临床医生提供有价值的信息。Mui等[19]研究发现,通过仔细的CT评估,被认为完整的韧带中只有2%在MRI上出现部分或完全撕裂。他们还试图确定CT上骨折间隙或关节凹陷是否可以用于预测半月板损伤。虽然更为严重的骨折间

隙和凹陷的关节面与半月板损伤有关,但基于未移位骨折预测半月板损伤时并不能得到准确的判断,因而导致许多损伤被漏诊。

大多数中心倾向于采用MRI而非CT关节对比(CTA)[19]对关节内病理状况进行评估。有研究表明,MRI在评估急性半月板撕裂和软骨损伤方面比CT具有更高的一致性和准确性[21]。然而,传统意义上,CTA是高度可靠的,膝关节损伤的患者通常要求进行CTA检查,以排除可疑的关节病理状况。在20世纪七八十年代,CTA是诊断半月板撕裂、桶柄状撕裂和半月板囊分离的金标准,据文献报道其准确性为83%~94%[22-24]。通过连续旋转扫描,螺旋采集可以提供高质量的2D多平面薄层重建。冠状位、矢状位甚至轴位

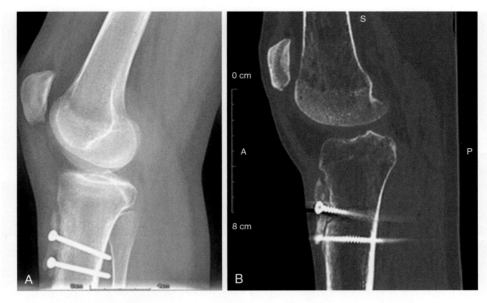

图 4.3　(A)疑似胫骨结节骨不连的侧位 X 线片。(B)矢状位 CT 图像证实胫骨结节不愈合。

切片可以检测到 MRI 上看不到的撕裂，以及基于半月板壁和帽状沟之间对比度增强的半月板囊分离[22]。目前，在评估半月板修复后的愈合情况时，一些中心仍然倾向于采用 CTA 而非 MRI 检查。Pujol 等[25]使用 CTA 评估半月板修复 6 个月后的愈合率，并指出 CTA 是首选的检查方法，由于撕裂内持续存在非特异性高信号，MRI 被认为是不合适且不可靠的(图 4.4)。尽管如此，目前检查疑似有关节内病变的病例时仍倾

向于选择 MRI，只有当 MRI 有禁忌证时才使用 CTA 检查。

在评估骨关节炎时，由于 CTA 的空间分辨率、低衰减软骨和高衰减软骨下骨之间的高对比度，以及对比剂填充两者之间的间隙，CTA 在评估软骨厚度方面仍然很有用。Omoumi 等[26]发现，即使在软骨敏感序列上，CTA 比 MRI 能更准确地评估软骨厚度 (图 4.5)。CTA 数据已被用于制作预测膝关节软骨缺损的 3D

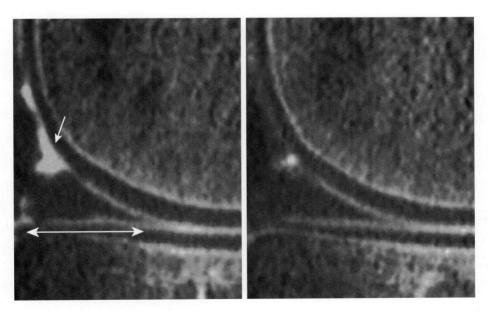

图 4.4　全内固定后 6 个月半月板愈合的矢状位 CT 关节造影图像比较。半月板和半月板边缘的界面(箭头所示)及半月板的宽度（双端箭头所示）。[Pujol N，Panarella L，Selmi T，Neyret P，Fithian D，Beaufils P. Meniscal healing after meniscal repair：a CT arthrography study. Am J Sport Med. 2008：36(8)：1489 - 1495.]

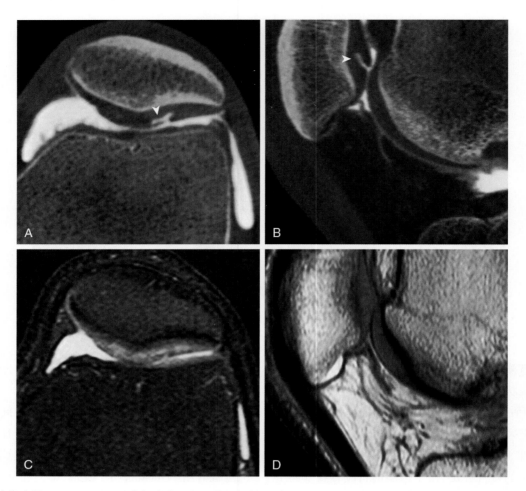

图 4.5 CT 关节造影和 MRI 显示髌骨外侧关节面软骨填充缺损(三角箭头所示)的对比。在轴位(**A**)和矢状位(**B**)重建图像中,该缺损在 CT 上清晰可见。MRI 低估了脂肪抑制快速自旋回波序列(**C**)和矢状位质子密度加权自旋回波图像上(**D**)的缺损。(From Omoumi P, Mercier GA, Lecouvet F, Simoni P, Vande Berg B. CT arthrography, MR arthrography, PET, and scintigraphy in osteoarthritis. Radiol Clin N Am. 2009;47:595‑615. Reprinted with permission.)

模型,并用于定制植入物。Michalik 等[27]比较了 CTA 和 MRI 在使用 3D 建模和分割时预测软骨缺损大小方面的差异 (图 4.6)。他们发现,CTA 处理的图像比 MRI 处理的图像更平滑、更生动。他们的研究表明,MRI 平均低估了 12%的缺损,而 CTA 高估了 3%的缺损。然而, 由于 MRI 具有无创性和无电离辐射的优点,以及越来越容易使用,CTA 的普及程度有所下降。

一期前交叉韧带(ACL)重建

ACL 重建中准确定位股骨和胫骨隧道的能力对手术的成功至关重要。尽管手术技术有所改进,但仍有高达 25%的患者在 ACL 重建后无法恢复满意的功能[28]。目前 ACL 手术方法倾向于解剖重建,每个隧道分别钻孔,以获得最佳定位。双束技术需要在股骨和胫骨上有两条隧道,其目的是将隧道定位在原先 ACL 的解剖学位置上。这种向解剖重建的转变在很大程度上依赖于使用 2D 和 3D CT 等成像技术来绘制原先 ACL 的真实足迹。

Purnell 等[29]利用 8 具尸体的高分辨率 3D CT 重建来模拟关节镜下膝关节的矢状位和轴位透视图。他们能够确定骨性标志与原先 ACL 股骨和胫骨起止点的关系。然后在模拟关节镜视图上识别这些标志点,以供临床参考。在股骨上,ACL 起点的最前面是由股骨外侧髁内侧壁上的骨嵴(图 4.7)确定,如 Clancy 所述,该骨嵴被称为住院医师嵴[30];其后界和下界与股骨外侧髁关节面的距离一致,约为 3mm。在胫骨上,骨性标志物包括胫骨内侧髁外缘和胫骨隆起的底部,分别是 ACL 足印区最内侧和最后侧边缘(图 4.8)。

在股骨上,通过使用 Bernard 和 Hertel 推广的网

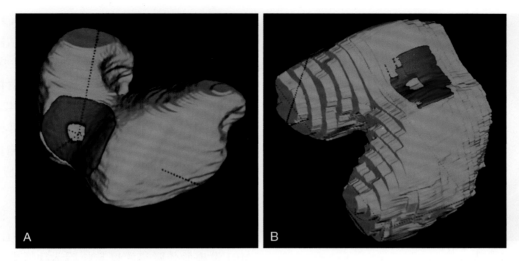

图 4.6 (A)分割后股骨远端 3D CT 显示被正常软骨包围的滑车中央区域全层软骨缺损(红色所示)。(B)分割后的 3D–Tesla MRI 显示阶梯像素化表面的对比。(From Michalik R, Schrading S, Dirrichs T, et al. New approach for predictive measurement of knee cartilage defects with three-dimensional printing based on CT–arthrography: a feasibility study. J Orthopaed. 2017;14:95‐103.)

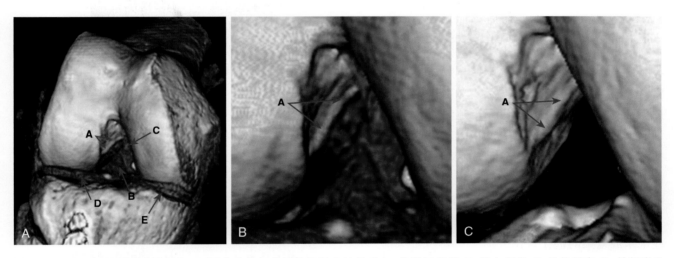

图 4.7 ACL 股骨止点的高分辨率 CT 图像及其与关键骨性标志的关系(A,住院医师嵴;B,前内侧束;C,后外侧束;D,外侧半月板;E,内侧半月板)。(Purnell ML, Larson AI, Clancy W. Anterior cruciate ligament insertions on the tibia and femur and their relationships to critical bony landmarks using high-resolution volume-rendering computed tomography. Am J Sports Med. 2008;36:2083‐2090.)

格法,这些骨性标志被证明可以将隧道准确定位于靠近 ACL 解剖中心的位置[31-34]。然而,胫骨的骨性标志物并没有被广泛用于胫骨隧道的定位。因为与股骨隧道不同,文献中应用、定位和测量 3D CT 胫骨隧道的技术有很大不同[35]。因此,真正能提供最佳生物力学稳定性的解剖位置还有待确定。研究表明,相对于自然附着点的中心,胫骨隧道更靠前,可以提供更高的稳定性,并改善了 Lachman 试验和轴移试验的结果[36]。但也有学者不建议这样做,因为他们担心会出现撞击,从而导致伸膝障碍[37]。因此,大多数外科医生在定位胫骨隧道时,除了骨骼标志外,还会评估移植物在伸展时的位置,并依赖于软组织的参数,如 ACL 残端或外侧半月板的前角。

术中 3D 透视导航是另一种用于识别骨性标志物和优化隧道位置的技术。该技术使用一个参考框架,在术中拍摄图像并将其传输到导航系统之前,先将该框架固定在股骨或胫骨上。然后,导航软件会生成一个 3D 图像,允许外科医生在关节镜和 3D CT 上

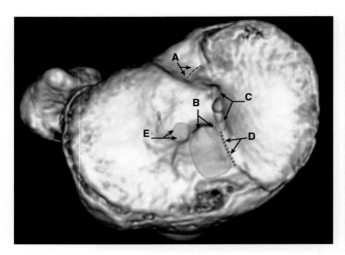

图4.8　ACL胫骨止点的高分辨率CT图像及其与关键骨性标志物的关系（A，PCL纤维的前缘；B，ACL胫骨止点的后缘；C，内侧髁间结节；D，胫骨内侧髁间嵴；E，外侧髁间结节）。（Purnell ML, Larson AI, Clancy W. Anterior cruciate ligament insertions on the tibia and femur and their relationships to critical bony landmarks using high-resolution volume-rendering computed tomography. Am J Sports Med. 2008；36：2083 - 2090.）

实时交叉参照骨性标志。最后，外科医生可以在3D图像上查看计划的钻孔位置和隧道轨迹，并在钻孔前调整位置直到满意为止（图4.9）。部分学者报道了这种技术在双束ACL重建和翻修手术中的应用；然而，由于使用该技术会显著增加时间和费用，其应用受到限制[38,39]。在条件允许的情况下，大多数中心会将其用于对技术要求较高的翻修病例或其他外科专业，如脊柱手术或复杂的创伤重建。

ACL重建翻修

测绘及隧道位置

　　ACL重建翻修是一项要求较高的操作，其结果不如初次ACL重建。在ACL重建翻修或分期手术前，有必要通过临床和放射学评估进行细致的术前计划。据报道，一期ACL重建失败的最常见原因是隧道定位错误[28,40-42]。股骨隧道定位不准确可能会导致过度牵引，从而引起屈曲功能丧失或移植物变长；同样，胫骨隧道的位置过于靠前可能导致撞击和伸肌异常或移植物断裂，而胫骨隧道的位置过于靠后则无法控制松弛[42-44]。ACL重建翻修术前计划一个重要的内容就

是对隧道位置、大小和方向进行评估。X线片仍然是一线检查方法；然而，CT已被证明在评估隧道位置时更准确，因此，在翻修手术前，外科医生应考虑进行CT检查[45]。Hoser等[46]证实X线片对股骨隧道的识别特别差。他们发现，92%（46/50）和84%（42/50）的股骨隧道分别在AP位和侧位X线片上不可见。相比之下，CT能始终如一地识别隧道，并准确测量隧道长度和宽度。因此，自20世纪80年代广泛应用以来，CT已成为临床评估ACL隧道的主要手段。

　　Parkar等[47]比较了X线片、2D MRI和3D CT在评估ACL重建后隧道位置中的作用。与CT相比，2D MRI发现股骨隧道深度与前后运动隧道测量仅存在中度相关性。现代的3-Tesla 3D MRI扫描仪使用多平面可重建的各向同性序列，可以在隧道轴的平面上显示图像，而以前使用的2D MRI扫描仪是不可能的，这使得隧道位置和大小的评估更加准确。Ducouret等[48]研究发现，3D CT和3-Tesla 3D MRI在评估ACL重建后隧道的位置上具有高度的一致性。然而，他们也发现，在多平面重建中，MRI采集时间较长会增加所有3个平面运动伪影的可能性。因此，他们建议，在MRI成像技术取得进一步进展之前，3D CT仍是评估ACL重建后隧道位置的金标准。

隧道直径

　　隧道扩大或骨溶解是ACL重建手术中常见的现象。尽管目前还没有报道隧道扩大与临床结果之间的相关性，但在进行ACL翻修手术时，隧道扩大可能会产生严重的影响。因此，评估隧道宽度对于ACL翻修的术前规划至关重要。

　　传统上，X线片、CT及后来的MRI均可用来估计隧道的大致宽度。CT之所以受到青睐，是因为它速度快，消除了X线片中存在的缩放问题，而且在图像采集过程中隧道测量的几何因素（如膝关节位置或运动伪迹）似乎对其影响较小。虽然CT被广泛使用和接受，但文献报道不同观察者间和同一观察者多次观察的结果可重复性较差[49,50]。

　　随着3D CT技术的出现，技术人员利用成像软件制作出能准确描绘骨隧道的3D图像和模型（图4.10）。2013年，Getgood[51]使用这种软件技术切割格式化3D图像的片段，以便更准确地显示股骨和胫骨隧道。这种技术提高了观察者在评估隧道位置和识别潜

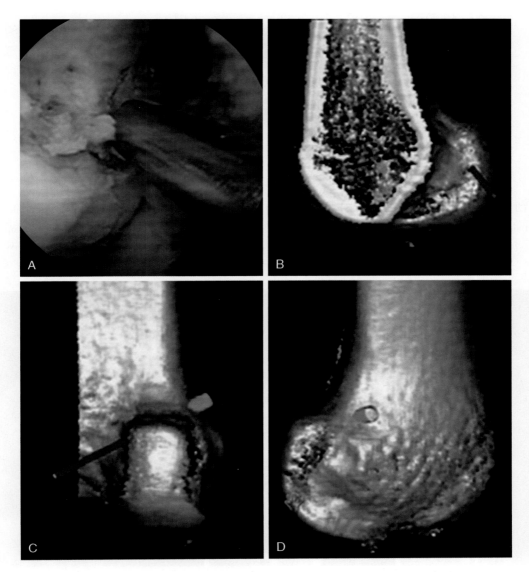

图 4.9　(A)术中图像、(B)使用 3D CT 透视导航实时定位隧道轨迹(矢状位图)。(C)后位片。(D)侧位片。[From Taketomi S, Inui H, Nakamura K, et al. Clinical outcome of anatomic double-bundle ACL reconstruction and 3D CT model-based validation of femoral socket aperture position. Knee Surg Sports Traumatol Arthrosc. 2014;22(9):2194–2201.]

在隧道冲突时的可靠性。在翻修手术中,准确评估隧道直径对于移植物的选择、植骨和手术分期等决策的制订具有重要意义。Crespo 等[52]首次报道了 3D CT 测量隧道直径的准确性,并将测量结果与术中使用的钻头尺寸进行了比较。他们发现,3D CT 与所使用的钻头尺寸有更高的一致性,且比 2D CT 更精确。

隧道冲突是二期翻修手术最常见的原因(例如,现有隧道和计划隧道的潜在汇聚或重叠、隧道融合、壁断裂、固定问题或骨丢失)。尽管 X 线片是常用的方法,但它无法为外科医生提供隧道 3D 结构的准确信息。X 线片高度依赖于投射光束的角度和膝关节屈

曲的程度,因此存在错误的风险。2D CT 可能具有误导性,并可能导致评估人员无法确定股骨隧道的真实位置(图 4.11)。与 X 线片和 2D CT 相比,3D CT 可以更好地显示股骨隧道的位置。

骨隧道的准确评估需要高分辨率、高质量的图像。大多数中心使用高分辨率 CT 扫描仪,以提供令人满意的图像进行骨隧道评估。如果图像不合格或缺乏所需的分辨率,应重新组合或重新检查,直到满意为止。对于翻修手术医生来说,不应接受可能导致骨隧道评估不准确和术中具有潜在并发症风险的低质量图像。

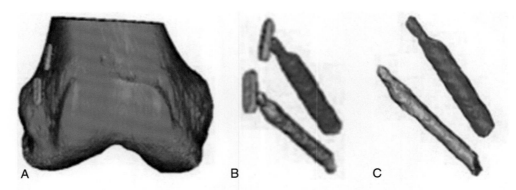

图 4.10 3D CT 模型采集。(A)股骨远端完整。(B)去除股骨。(C)取下股骨。(From Crespo B,Aga C,Wilson K,et al. Measurement of bone tunnel size in anterior cruciate ligament reconstruction:2D versus 3D computed tomography model. J Exp Orthopaed. 2014;1: 2.)

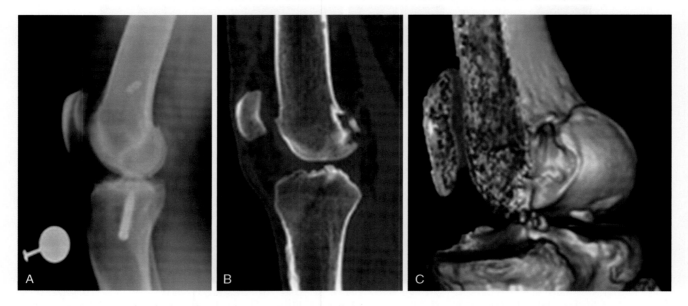

图 4.11 (A)常规侧位 X 线片上误导性的外侧股骨隧道位置。(B)2D CT 和(C)3D CT 上真实的股骨隧道位置。

膝关节多韧带损伤与 CT 扫描

在临床上,膝关节多韧带损伤的诊断和治疗具有挑战性。尽管其发病率不如单一的韧带损伤常见,但其真正的发病率尚不清楚,而且可能不像之前报道的那样罕见。对于可能的膝关节多韧带损伤,医护人员应邀请更有经验的急救人员或膝关节外科专家进行评估。必须排除严重的相关损伤和潜在的后遗症,如血管损伤或神经损伤。Sillanpää等[53]报道,837 例膝关节脱位患者中有 1.6%发生腘动脉损伤。除 X 线片外,CT 和 MRI 也常用于检查疑似膝关节多韧带损伤。虽然每个病例都应单独评估并安排适当的检查,但 CT

可能有助于排除骨折,并在急性情况下提供软组织损伤的信息。计算机血管造影术可以提供疑似血管损伤时患者肢体血流的准确信息(图 4.12)。除了重复的临床检查和 X 线检查外,大多数中心仍依靠 MRI 进一步明确膝关节多韧带损伤,并为手术决策提供相关信息。

膝关节多韧带损伤的诊断和治疗相当复杂。在重建受伤的膝关节前,需要进行仔细的规划和充分的术前准备。目前的治疗趋势是同时重建所有损伤的结构,以最大限度地降低移植物失败的风险和允许早期膝关节运动[54-56]。最佳的骨道定位依赖于对原有膝关节韧带位置的准确识别,股骨远端和胫骨近端往往需要多个隧道。在最严重的情况下,如果 4 个主要的膝

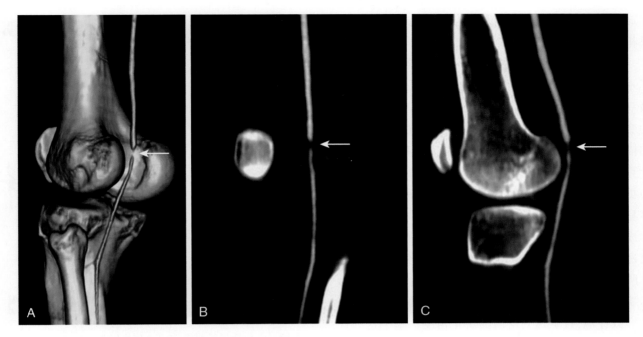

图 4.12　容量扫描 CT 血管造影显示膝关节脱位后腘动脉明显的局灶性管腔狭窄。(A) 3D 重建。(B) AP 位片。(C) 矢状位片。
[Gakhal MS, Sartip KA. CT angiography signs of lower extremity vascular trauma. AJR Am J Roentgenol. 2009;193(1):W49 - 57.]

关节韧带[ACL、后交叉韧带(PCL)、外侧副韧带(LCL)、内侧副韧带(MCL)]均存在撕裂或缺损,仅股骨可能就需要多达 7 个隧道。这时隧道相交的风险较高,隧道相交可能会导致移植物损伤和早期失败。此外,多个隧道可能导致骨质丢失,而其余很少的骨质可供移植物固定和愈合。

Moatshe 等[57]根据 21 例患者的 CT 扫描制作了膝关节 3D 模型,然后使用图像处理软件对膝关节多韧带重建进行规划和绘制虚拟隧道。在保持 ACL 和 PCL 隧道不变的同时,侧副韧带、腘肌、MCL 浅层和后斜 MCL 的隧道在手术方向上进行了改变,以最大限度降低隧道相交的风险。该模型能够提供准确的隧道方向和避免隧道相交,并为膝关节多韧带重建术中股骨隧道的规划提供指导。

与股骨一样,在重建多个韧带时,胫骨隧道的定位同样具有挑战性。考虑到移植物的大小、数量,以及患者的骨量和质量, 术前必须仔细规划以避免隧道相交和潜在冲突。对于较小的膝关节需要特别注意, 如果半月板根部修复或经胫骨技术进行半月板移植时,隧道情况会变得更为复杂。因此,必须使用解剖标志来确保隧道位置准确、避免隧道相交。外科医生还可以选择术中透视或导航来帮助精确地规划骨隧道。

截骨术和 CT 扫描

膝关节周围截骨术依赖于冠状位上精确的角度修正,以避免矫正过度或矫正不足。精确的角度矫正被认为是手术成功的关键。最近 10 年,外科手术技术仍依赖于基本的工具,如直线固定的电缆、长的定位杆、增强图像的质量,某些情况下甚至还依赖于外科医生的肉眼。这些方法存在视觉误差的风险,并可能导致过度矫正或矫正不足。此外,在胫骨高位截骨术(HTO)中,经常可以看到胫骨倾斜角度的意外变化。而且术前规划依赖于双下肢全长片,这可能会受到旋转误差的影响。

计算机辅助手术技术(CAS)的应用旨在提高膝关节周围矫正截骨术的准确性和精度。计算机导航可提供关于畸形、截骨水平、矫正角度和楔块大小的实时反馈。然而,准确性和精度方面的改进是否能提高临床结果和改善长期生存率仍存在争议。其潜在缺陷包括:登记错误、骨性标志物识别不准确和计算机故障[58]。撰写本文时,作者在文献中尚未找到支持计算机导航的高水平证据。2016 年,Schroter 等[59]进行了一项前瞻性随机对照试验(RCT),探讨 HTO 术中传统间隙测量与计算机导航的作用。他们发现,两组患者在冠状位上的手术准确性没有差异。这与其他研究结果相类似[58,60]。

使用针对患者的个性化 3D 打印仪器，不仅减少了术中辐射暴露，缩短了手术时间，而且术前无须拍摄双下肢全长片，避免了因膝关节屈曲和旋转而产生的变化。患者个性化 3D 打印仪器常根据 CT 或 MRI 扫描结果制作。扫描包括髋关节、膝关节和踝关节，并计算髋–膝–踝关节角度（HKA）（图 4.13）。大多数中心更喜欢采用 CT 扫描，因为其扫描时间更短，也更容易进行。然后利用商业软件对扫描结果进行分割，生成 3D 骨骼模型（图 4.14）。使用建立的参考框架，通过在矢状位和冠状位上测量进行畸形分析，然后计算所需的矫正范围（图 4.15）。接着在胫骨近端或股骨远端创建虚拟截骨术切口，并进行模拟的开放或闭合楔形截骨术，直至达到所需的矫正角度。基于这些计算，该软件可以设计 3D 打印模型，并允许外科医生依靠局部或远端骨作为参考进行截骨。

由 3D CT 成像软件构建的患者专用导轨现在也可以用于复杂的关节内截骨手术。这些具有挑战性的病例可能发生在创伤后畸形愈合、关节内骨折后的进行性畸形，以及当膝关节置换术或关节融合术不适用时。在这些手术中，根据术前计划对畸形骨块或骨缺损进行截骨，并将其复位至正确的解剖位置上。由于畸形的 3D 性质，使用传统的成像技术很难规划这些手术方案。而且术中执行该计划可能极具挑战性且毫

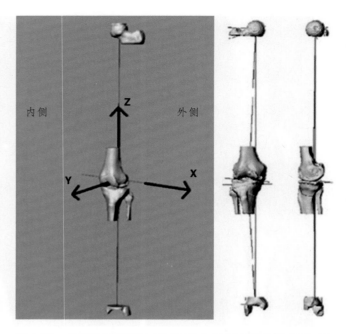

图 4.13 术前计划低剂量 3D CT 作为胫骨高位截骨术（HTO）患者专用器械（PSI）的先前工作。利用所建立的参照系对模型进行空间定位，确保模型的准确性；胫骨机械轴在 Z 平面，解剖轴在 X、Y 平面。（Reprinted with permission from EFORT Open Reviews. Available at https://doi.org/10.1302/2058–5241.3.170075.）

无作用。有文献报道，在桡骨远端骨折中，3D 技术与患者专用器械（PSI）导轨相结合可用于矫正关节内畸形[61]。他们通过将畸形与健侧进行比较来制订计划，建立 3D 打印骨模型和原型导轨，从而使得骨折在术

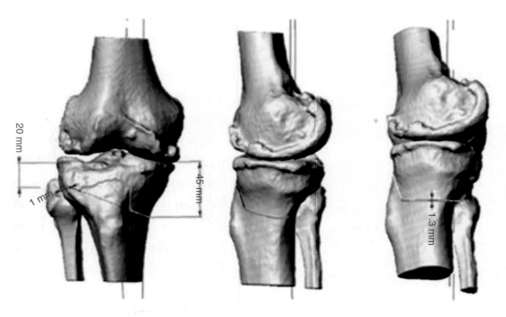

图 4.14 考虑锯片厚度（本例中为 1.3mm）的虚拟计划截骨术的分段 3D CT。起始点和铰链点可根据喜好定位。（Reprinted with permission from EFORT Open Reviews. Available at https://doi.org/10.1302/2058–5241.3.170075.）

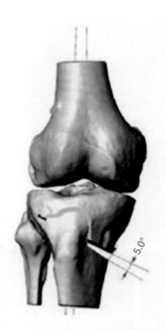

图 4.15　虚拟胫骨高位截骨术(HTO)的分段 3D CT,模拟开口,直到在冠状位、矢状位和偶尔的轴向平面上实现所需矫正的角度。(Reprinted with permission from EFORT Open Reviews. Available at https://doi.org/10.1302/2058-5241.3.170075.)

中得到精确复位。Furnstahl 等[62]在 3 例关节内胫骨平台畸形愈合的病例中使用了类似的技术(图 4.16)。他们发现,该技术能够在恢复关节一致性的情况下,尽可能减少关节畸形。3 例患者中有 2 例成功进行了多平面截骨术。但这一技术也存在费用增加、辐射增加等缺点。

髌股关节疾病

在评估髌股关节(PFJ)时,影像学评估是最重要的,因为其可以直接观察到异常的形态并提供客观的测量。在临床检查中,AP 位片可用于评估髌骨是否存在脱位或半脱位,而侧位片可用于评估髌骨高度和是否存在滑车发育不良等情况。髌骨轴位片可用于评估髌骨倾斜和髌骨形态。而 CT 和 MRI 在髌股关节检查中可以提供更多关于滑车形态、TT-TG 距离、旋转轮廓、扭转畸形及软组织和软骨病变的情况。

几十年来,CT 一直是评估髌股关节非常实用、有效的影像学方法。CT 技术,如图像叠加、动态研究(肌肉收缩/放松、膝关节伸展/屈曲)和 3D 扫描,为髌股关节提供了非常详细的影像学图像。此外,CT 还有另一个优点,当 CT 扫描时双膝均在其范围内,因而更

便于后期进行直接比较。虽然 CT 仍然是测量骨骼形态和滑车发育不良的主要方式,但 MRI 越来越普遍,许多中心甚至将 MRI 作为唯一的检查方法。MRI 不但可以评估软骨表面和其他软组织异常,在定量测量髌股关节参数(如滑车角、TT-TG 距离、髌骨高度、髌骨倾斜和髌骨偏移)方面与 CT 一样可靠[63]。此外,MRI 还有减少辐射的优势。

一般情况下,在轴位片上可以评估滑车情况,如测量滑车角度和评估滑车发育不良的严重程度。滑车角(也称为沟角)是指两个滑车面之间的角度(图 4.17),角度>150°提示滑车发育不良。TT-TG 距离是指通过股骨滑车最深处和胫骨结节最前面突出部分投射到股骨后髁切线的两条垂直线之间的距离。文献报道,对照组正常的 TT-TG 值<12mm,而髌骨脱位组的测量值通常>20mm[64]。目前,有部分学者主张用 MRI 上的 TT-PCL 测量代替 TT-TG 测量。TT-PCL 距离是以胫骨后髁切线作为参考线,分别在 PCL 胫骨止点内侧边界和髌韧带的中点做上述参考线的垂线,两条垂线间的距离即为 TT-PCL 距离。支持用 TT-PCL 测量代替 TT-TG 测量的学者认为,将所有参考点保持在胫骨上,可以消除膝关节屈曲角度不同时潜在的混杂变量。然而,这一测量的可靠性受到质疑。有两项研究发现,在直接比较两者时,TT-TG 的受试者间的可靠性非常好,而 TT-PCL 受试者间的可靠性仅为中等[65,66]。

髌骨倾斜角度是指与后髁相切的直线与穿过髌骨最宽部分的横轴之间的角度(图 4.18)。通常髌骨倾斜超过 20°被认为是不正常的。不稳定的 CT 检查通常包括收缩和放松股四头肌,以动态比较髌骨倾斜角度。Delgado-Martinez 等[67]已经证明,股四头肌收缩时的髌骨倾斜角度与放松状态下的测量值成正比,因此,他们建议只使用一种方法。然而,许多中心仍将动态 CT 作为其标准的髌股关节 CT 检查的一部分。

目前诸如 J 征、Q 角和髌骨侧移过度等征象的临床意义尚不清楚。这些测量结果尚未被证实与髌骨移位或旋转相关,也未被证实与所谓的髌股关节疼痛综合征相关。Sheehan 等[68]试图利用动态 3D MRI 运动分析将髌骨轨迹不良的临床体征与髌骨相对于股骨的位移或旋转联系起来。他们发现,临床 J 征和定量 J 征之间没有相关性,而且 Q 角与髌骨内侧移位而不是外侧移位有关。他们认为,根据标准的临床征象(如

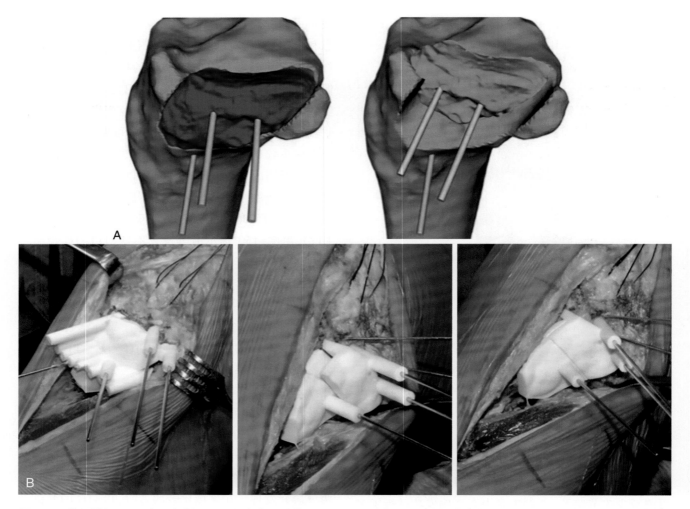

图 4.16　使用模拟(**A**)和实际定制(**B**)3D 患者专用器械(PSI)对胫骨平台骨不连进行复杂截骨术。[Furnstahl P, Vlachopoulos L, Schweizer A, Fucentese SF, Koch PP. Complex osteotomies of tibial plateau malunions using computer-assisted planning and patient-specific surgical guides. J Orthop Trauma. 2015;29(8):e270‐276.]

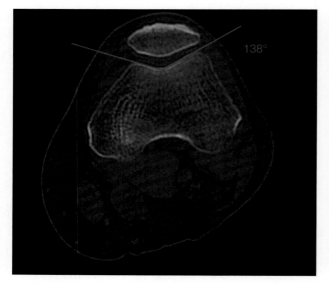

图 4.17　滑车角度是测量两个滑车股骨关节面之间的角度。

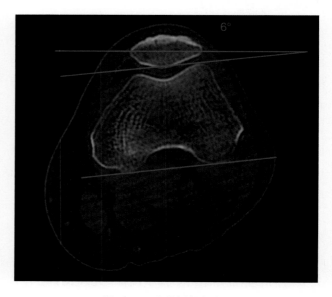

图 4.18　髌骨倾斜角度。

Q 角、外侧活动度过高和 J 征），并不能区分那些被 MRI 诊断为髌骨轨迹不良的患者。Tanaka 等[69]试图在膝关节运动范围内使用动态运动 CT（DKCT）客观地量化髌骨轨迹不良。髌骨轨迹不良被定义为髌骨偏离滑车沟的轨迹，在膝关节每屈曲 10°时测量侧向滑动的象限。他们发现，超过两个象限的侧向滑动与髌骨不稳定的症状相关，因此认为这可以作为诊断髌骨轨迹不良的方法。虽然这类新的成像技术还在研究之中，但也为临床医生提供了更多的方法用于定量评估髌骨轨迹不良。

Henri Dejour 开发了一种扫描髌股关节的方法，称为里昂方法[70]。它需要 6 个特定的轴向切割：一个通过髋关节，4 个分别经膝关节滑车近端、髌骨横轴、胫骨近端骨骺和胫骨结节，最后一个通过踝关节。根据这些图像可以进行测量，并根据 Dejour 等的描述确定髌股关节不稳定的风险因素[70]。

总之，CT 和 MR 均有助于评估髌股关节的形态。CT 的主要优势在于能够评估扭转畸形，并提供准确的形态学数据。虽然 MRI 也能提供相同的图像，但其准确性和可靠性还有待证明。

总结

CT 仍然是评估复杂膝关节的重要方法，它可以有效补充 X 线片和 MRI 成像在某些方面的不足。在 ACL 翻修术中，它仍然是隧道定位的关键方法；在截骨术中，它能通过 3D 打印技术制作个性化的切割导轨。在多韧带损伤的研究中，CT 在避免多韧带重建中隧道相交方面提供了宝贵的信息，而在一期 ACL 重建中，3D CT 可以对胫骨和股骨隧道的预期定位进行准确评估，从而进一步优化手术效果。最后，对于创伤患者，进行 CT 扫描可以快速评估复杂膝关节损伤情况。

（徐一宏 译）

参考文献

1. Ryniewicz A. Accuracy assessment of shape mapping using computer tomography. *Metrol Measure Systems*. 2010;17(3):481–492.
2. Tetsworth K, Block S, Glatt V. Putting 3D modelling and 3D printing into practice: virtual surgery and preoperative planning to reconstruct complex post-traumatic skeletal deformities and defects. *SICOT J*. 2017;3:16-16.
3. Huotilainen E, Salmi M, Lindahl J. Three-dimensional printed sur-gical templates for fresh cadaveric osteochondral allograft surgery with dimension verification by multivariate computed tomography analysis. *Knee*. 2019;26(4):923–932.
4. West AT, Marshall TJ, Bearcroft PW. CT of the musculoskeletal system: what is left is the days of MRI? *Eur Radiol*. 2009;19(1):152–164.
5. Mthethwa J, Chikate A. A review of the management of tibial plateau fractures. *Musculoskelet Surg*. 2018;102(2):119–127.
6. Chan PS, Klimkiewicz JJ, Luchetti WT, et al. Impact of CT scan on treatment plan and fracture classification of tibial plateau fractures. *J Orthop Trauma*. 1997;11(7):484–489.
7. Gebel PJ, Tryzna M, Beck T, Wilhelm B. Tibial plateau fractures: fracture patterns and computed tomography evaluation of tibial plateau fractures in winter sports. *Orthop Rev*. 2018;10(1):7517.
8. Wicky S, Blaser PF, Blanc CH, et al. Comparison between standard radiography and spiral CT with 3D reconstruction in the evaluation, classification and management of tibial plateau fractures. *Eur Radiol*. 2000;10(8):1227–1232.
9. Yacoubian SV, Nevins RT, Sallis JG, et al. Impact of MRI on treatment plan and fracture classification of tibial plateau fractures. *J Orthop Trauma*. 2002;16(9):632–637.
10. Macarini L, Murrone M, Marini S, et al. Tibial plateau fractures: evaluation with multidetector-CT. *Radiol Med*. 2004;108(5–6):503–514.
11. Manjula L, Venkataratnam V. Role of 3D CT in evaluation of tibial plateau fractures. *J Dental Med Sci*. 2015;14(12):70–75.
12. Morshed S. Current options for determining fracture union. *Adv Met Med*. 2014;2014:12.
13. Petfield JL, Kluk M, Shin E, et al. *Virtual Stress Testing of Regenerating Bone in Tibia Fractures. Proceedings of the 23rd Annual Scientific Meeting of Limb Lengthening and Reconstruction Society*. New York, NY: 2013.
14. Warwick R, Willatt JM, Singhal B, et al. Comparison of computed tomographic and magnetic resonance imaging in fracture healing after spinal injury. *Spinal Cord*. 2009;47(12):874–877.
15. Wellenberg RHH, Hakvoort ET, Slump CH, et al. Metal artifact reduction techniques in musculoskeletal CT-imaging. *Eur J Radiol*. 2018;107:60–69.
16. Stannard JP, Lopez R, Volgas D. Soft tissue injury of the knee after tibial plateau fractures. *J Knee Surg*. 2010;23(4):187–192.
17. Hung SS, Chao EK, Chan YS, et al. Arthroscopically assisted osteosynthesis for tibial plateau fractures. *J Trauma*. 2003;54(2):356–363.
18. Gardner MJ, Yacoubian S, Geller D, et al. The incidence of soft tissue injury in operative tibial plateau fractures: a magnetic resonance imaging analysis of 103 patients. *J Orthop Trauma*. 2005;19(2):79–84.
19. Mui LW, Engelsohn E, Umans H. Comparison of CT and MRI in patients with tibial plateau fracture: can CT findings predict ligament tear or meniscal injury? *Skeletal Radiol*. 2007;36(2):145–151.
20. Kode L, Lieberman JM, Motta AO, et al. Evaluation of tibial plateau fractures: efficacy of MR imaging compared with CT. *AJR Am J Roentgenol*. 1994;163(1):141–147.
21. Fox MG, Graham JA, Skelton BW, et al. Prospective evaluation of agreement and accuracy in the diagnosis of meniscal tears: MR arthrography a short time after injection versus CT arthrography after a moderate delay. *AJR Am J Roentgenol*. 2016;207(1):142–149.
22. Lefevre N, Naouri JF, Herman S, et al. A current review of the meniscus imaging: proposition of a useful tool for its radiologic analysis. *Radiol Res Pract*. 2016;2016:25.
23. Guckel C, Jundt G, Schnabel K, Gachter A. Spin-echo and 3D gradient-echo imaging of the knee joint: a clinical and histopathological comparison. *Eur J Radiol*. 1995;21(1):25–33.
24. Dumas JM, Edde DJ. Meniscal abnormalities: prospective correlation of double-contrast arthrography and arthroscopy. *Radiology*. 1986;160(2):453–456.
25. Pujol N, Panarella L, Selmi TA, et al. Meniscal healing after meniscal repair: a CT arthrography assessment. *Am J Sports Med*. 2008;36(8):1489–1495.
26. Omoumi P, Mercier GA, Lecouvet F, et al. CT arthrography, MR arthrography, PET, and scintigraphy in osteoarthritis. *Radiol Clin*

North Am. 2009;47(4):595–615.

27. Michalik R, Schrading S, Dirrichs T, et al. New approach for predictive measurement of knee cartilage defects with three-dimensional printing based on CT-arthrography: a feasibility study. *J Orthop.* 2017;14(1):95–103.

28. Kamath GV, Redfern JC, Greis PE, Burks RT. Revision anterior cruciate ligament reconstruction. *Am J Sports Med.* 2011;39(1):199–217.

29. Purnell ML, Larson AI, Clancy W. Anterior cruciate ligament insertions on the tibia and femur and their relationships to critical bony landmarks using high-resolution volume-rendering computed tomography. *Am J Sports Med.* 2008;36(11):2083–2090.

30. Hutchinson MR, Ash SA. Resident's ridge: assessing the cortical thickness of the lateral wall and roof of the intercondylar notch. *Arthroscopy.* 2003;19(9):931–935.

31. Bernard M, Hertel P, Hornung H, Cierpinski T. Femoral insertion of the ACL. Radiographic quadrant method. *Am J Knee Surg.* 1997;10(1):14–21. discussion 21-12.

32. Xu H, Zhang C, Zhang Q, et al. A systematic review of anterior cruciate ligament femoral footprint location evaluated by quadrant method for single-bundle and double-bundle anatomic reconstruction. *Arthroscopy.* 2016;32(8):1724–1734.

33. Forsythe B, Kopf S, Wong AK, et al. The location of femoral and tibial tunnels in anatomic double-bundle anterior cruciate ligament reconstruction analyzed by three-dimensional computed tomography models. *J Bone Joint Surg Am.* 2010;92(6):1418–1426.

34. Parkar AP, Adriaensen M, Giil LM, Solheim E. Computed tomography assessment of anatomic graft placement after ACL reconstruction: a comparative study of grid and angle measurements. *Orthop J Sports Med.* 2019;7(3):2325967119832594.

35. Parkinson B, Robb C, Thomas M, et al. Factors that predict failure in anatomic single-bundle anterior cruciate ligament reconstruction. *Am J Sports Med.* 2017;45(7):1529–1536.

36. Bedi A, Maak T, Musahl V, et al. Effect of tibial tunnel position on stability of the knee after anterior cruciate ligament reconstruction: is the tibial tunnel position most important? *Am J Sports Med.* 2011;39(2):366–373.

37. Howell SM. Principles for placing the tibial tunnel and avoiding roof impingement during reconstruction of a torn anterior cruciate ligament. *Knee Surg Sports Traumatol Arthrosc.* 1998;6(suppl 1):S49–S55.

38. Taketomi S, Inui H, Nakamura K, et al. Clinical outcome of anatomic double-bundle ACL reconstruction and 3D CT model-based validation of femoral socket aperture position. *Knee Surg Sports Traumatol Arthrosc.* 2014;22(9):2194–2201.

39. Taketomi S, Inui H, Nakamura K, et al. Three-dimensional fluoroscopic navigation guidance for femoral tunnel creation in revision anterior cruciate ligament reconstruction. *Arthrosc Tech.* 2012;1(1):e95–99.

40. Morgan JA, Dahm D, Levy B, et al. Femoral tunnel malposition in ACL revision reconstruction. *J Knee Surg.* 2012;25(5):361–368.

41. Carson EW, Anisko EM, Restrepo C, et al. Revision anterior cruciate ligament reconstruction: etiology of failures and clinical results. *J Knee Surg.* 2004;17(3):127–132.

42. Chen JL, Allen CR, Stephens TE, et al. Differences in mechanisms of failure, intraoperative findings, and surgical characteristics between single- and multiple-revision ACL reconstructions: a MARS cohort study. *Am J Sports Med.* 2013;41(7):1571–1578.

43. Moisala AS, Jarvela T, Harilainen A, et al. The effect of graft placement on the clinical outcome of the anterior cruciate ligament reconstruction: a prospective study. *Knee Surg Sports Traumatol Arthrosc.* 2007;15(7):879–887.

44. Osti M, Krawinkel A, Ostermann M, et al. Femoral and tibial graft tunnel parameters after transtibial, anteromedial portal, and outside-in single-bundle anterior cruciate ligament reconstruction. *Am J Sports Med.* 2015;43(9):2250–2258.

45. Meuffels DE, Potters J-W, Koning AHJ, et al. Visualization of postoperative anterior cruciate ligament reconstruction bone tunnels: reliability of standard radiographs, CT scans, and 3D virtual reality images. *Acta Orthop.* 2011;82(6):699–703.

46. Hoser C, Tecklenburg K, Kuenzel KH, Fink C. Postoperative evaluation of femoral tunnel position in ACL reconstruction: plain radi-

ography versus computed tomography. *Knee Surg Sports Traumatol Arthrosc.* 2005;13(4):256–262.

47. Parkar AP, Adriaensen ME, Fischer-Bredenbeck C, et al. Measurements of tunnel placements after anterior cruciate ligament reconstruction—a comparison between CT, radiographs and MRI. *Knee.* 2015;22(6):574–579.

48. Ducouret E, Loriaut P, Boyer P, et al. Tunnel positioning assessment after anterior cruciate ligament reconstruction at 12 months: comparison between 3D CT and 3D MRI. A pilot study. *Orthop Traumatol Surg Res.* 2017;103(6):937–942.

49. Webster KE, Feller JA, Elliott J, et al. A comparison of bone tunnel measurements made using computed tomography and digital plain radiography after anterior cruciate ligament reconstruction. *Arthroscopy.* 2004;20(9):946–950.

50. Marchant MH Jr, Willimon SC, Vinson E, et al. Comparison of plain radiography, computed tomography, and magnetic resonance imaging in the evaluation of bone tunnel widening after anterior cruciate ligament reconstruction. *Knee Surg Sports Traumatol Arthrosc.* 2010;18(8):1059–1064.

51. Getgood AMS. VuMedi. How to acquire a 3D-CT view of the lateral intercondylar notch for revision anterior cruciate ligament reconstruction. https://www.vumedi.com/video/how-to-acquire-a-3dct-view-of-the-lateral-wall-of-the-intercondylar-notch-for-revision-acl-reconstru/. Accessed 17 June, 2019.

52. Crespo B, Aga C, Wilson KJ, et al. Measurements of bone tunnel size in anterior cruciate ligament reconstruction: 2D versus 3D computed tomography model. *J Exp Orthop.* 2014;1(1):2.

53. Sillanpää PJ, Kannus P, Niemi ST, et al. Incidence of knee dislocation and concomitant vascular injury requiring surgery: a nationwide study. *J Trauma Acute Care Surg.* 2014;76(3):715–719.

54. Harner CD, Vogrin TM, Hoher J, et al. Biomechanical analysis of a posterior cruciate ligament reconstruction. Deficiency of the posterolateral structures as a cause of graft failure. *Am J Sports Med.* 2000;28(1):32–39.

55. LaPrade RF, Muench C, Wentorf F, Lewis JL. The effect of injury to the posterolateral structures of the knee on force in a posterior cruciate ligament graft: a biomechanical study. *Am J Sports Med.* 2002;30(2):233–238.

56. LaPrade RF, Resig S, Wentorf F, Lewis JL. The effects of grade III posterolateral knee complex injuries on anterior cruciate ligament graft force. A biomechanical analysis. *Am J Sports Med.* 1999;27(4):469–475.

57. Moatshe G, LaPrade RF, Engebretsen L. How to avoid tunnel convergence in a multiligament injured knee. *Ann Joint.* 2018;3.

58. Bae DK, Song SJ. Computer assisted navigation in knee arthroplasty. *Clin Orthop Surg.* 2011;3(4):259–267.

59. Schroter S, Ihle C, Elson DW, et al. Surgical accuracy in high tibial osteotomy: coronal equivalence of computer navigation and gap measurement. *Knee Surg Sports Traumatol Arthrosc.* 2016;24(11):3410–3417.

60. Young SW, Safran MR, Clatworthy M. Applications of computer navigation in sports medicine knee surgery: an evidence-based review. *Curr Rev Musculoskelet Med.* 2013;6(2):150–157.

61. Schweizer A, Furnstahl P, Nagy L. Three-dimensional correction of distal radius intra-articular malunions using patient-specific drill guides. *J Hand Surg Am.* 2013;38(12):2339–2347.

62. Furnstahl P, Vlachopoulos L, Schweizer A, et al. Complex osteotomies of tibial plateau malunions using computer-assisted planning and patient-specific surgical guides. *J Orthop Trauma.* 2015;29(8):e270–276.

63. Thakkar RS, Del Grande F, Wadhwa V, et al. Patellar instability: CT and MRI measurements and their correlation with internal derangement findings. *Knee Surg Sports Traumatol Arthrosc.* 2016;24(9):3021–3028.

64. Encinas-Ullán CA, Rodríguez-Merchán EC. Imaging of the patellofemoral joint. In: Rodríguez-Merchán EC, Liddle A, eds. *Disorders of the Patellofemoral Joint: Diagnosis and Management.* New York, NY: Springer; 2019:7–23.

65. Brady JM, Sullivan JP, Nguyen J, et al. The tibial tubercle-to-trochlear groove distance is reliable in the setting of trochlear dysplasia, and superior to the tibial tubercle-to-posterior cruciate ligament distance when evaluating coronal malalignment in patellofemoral instability. *Arthroscopy.* 2017;33(11):2026–2034.

66. Seitlinger G, Scheurecker G, Hogler R, et al. Tibial tubercle-pos-

terior cruciate ligament distance: a new measurement to define the position of the tibial tubercle in patients with patellar dislocation. *Am J Sports Med*. 2012;40(5):1119–1125.

67. Delgado-Martinez AD, Rodriguez-Merchan EC, Ballesteros R, Luna JD. Reproducibility of patellofemoral CT scan measurements. *Int Orthop*. 2000;24(1):5–8.

68. Sheehan FT, Derasari A, Fine KM, et al. Q-angle and J-sign: indicative of maltracking subgroups in patellofemoral pain. *Clin Orthop Relat Res*. 2010;468(1):266–275.

69. Tanaka MJ, Elias JJ, Williams AA, et al. Characterization of patellar maltracking using dynamic kinematic CT imaging in patients with patellar instability. *Knee Surg Sports Traumatol Arthrosc*. 2016;24(11):3634–3641.

70. Dejour H, Walch G, Nove-Josserand L, Guier C. Factors of patellar instability: an anatomic radiographic study. *Knee Surg Sports Traumatol Arthrosc*. 1994;2(1):19–26.

第 5 章

膝关节机械轴力线不良：如何及何时处理

MICHELLE E. ARAKGI, ALAN GETGOOD

引言

复杂膝关节损伤的治疗不仅需要了解软组织解剖知识，还要了解下肢生物力学知识。下肢力线不良将导致关节正常应力分配不均[1]。这种偏心应力会导致软骨和软骨下骨变性[1]。此外，膝关节力线对包括软组织重建、截骨术和关节成形术在内的重建手术有显著的长期影响。本章旨在讨论膝关节内外侧间室负荷过大和慢性韧带损伤患者的下肢力线问题。作者对正常下肢力线和相关生物力学、冠状位和矢状位力线不良、如何充分评估力线、治疗决策及韧带病变进行了概述。

正常膝关节力线

在冠状位上，解剖轴与股骨和胫骨骨干中线有关（图5.1A）[2,3]。股骨的机械轴是股骨头中心到膝关节中点的连线[3]。胫骨的机械轴是膝关节中点到胫距关节中心的连线（图5.1B）[3]。在前后（AP）位X线片上，胫骨的解剖轴和机械轴重叠，而股骨的解剖轴和机械轴存在5°~7°夹角。成人正常下肢负重时内翻1°~2°[1,3]。

下肢的机械轴为股骨头中心和胫距关节中心的连线（图5.1C）[2-4]。这条轴线决定了膝关节的负荷分配。正常情况下，负重时机械轴位于胫骨隆起内侧[3]。单腿站立时膝关节内侧间室承载约75%的负荷[1]。

胫骨平台后倾角是指矢状面上胫骨骨干垂线和胫骨平台之间的夹角（图5.2）[5,6]。成年人胫骨平台后倾角为0°~18°，左右侧不同[6,7]。

膝关节生物力学

在活动过程中，膝关节承受的最大应力为体重的3倍[8]。站立阶段，承重脚的位置更靠近人体重心中线，这使得髋关节和胫骨在冠状面处于内收位。所产生的等量地面反作用力（GRF）穿过膝关节内侧，导致膝关节内侧间室应力增加[9]。内侧间室的压缩应力进而使外侧软组织结构产生一定张力。有证据表明，关节软骨的丢失率和骨关节炎的进展与步态中膝关节所受的最大内收力矩直接相关[10]。内翻增加1°可使软骨每年磨损率增加0.44%。内侧关节软骨进一步丢失使得内翻加重，进而产生更大的内收力矩，导致内侧间室负荷增加和关节软骨磨损加剧的恶性循环[10,11]。

冠状位力线不良

内翻

原发性内翻是指由内侧半月板丢失和关节软骨损伤导致的内翻。双重内翻是指胫骨和股骨骨性力线不良引起的内翻，同时还伴有膝关节外侧软组织损伤导致的外侧关节间隙增大。在更严重的损伤情况下，会发生三重内翻，即除外双重内翻外，还伴有胫骨外旋增加和膝关节过伸[12]。在这种病理状况下，患者步态发生改变，被称为内翻外冲步态[13]。站立期，膝关节

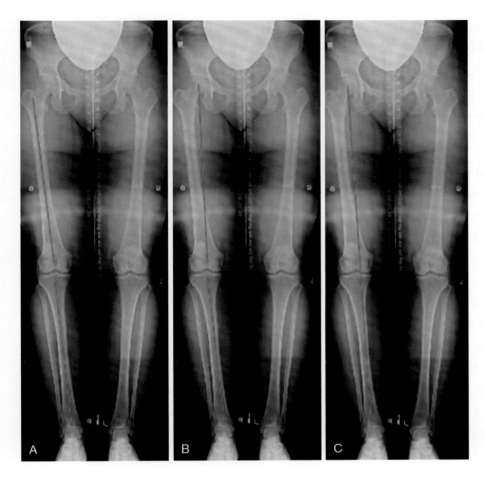

图 5.1　(A)股骨和胫骨解剖轴。(B)股骨和胫骨机械轴。(C)下肢机械轴。

出现侧向移动,内翻加重,而迈步期内翻角度减小。

内翻使得前交叉韧带(ACL)所受到的应力增加[14]。一项尸体研究显示,向膝关节施加内翻应力,

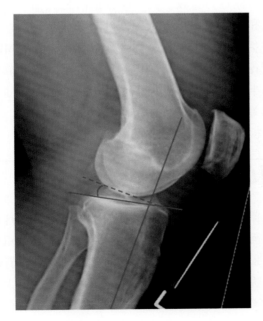

图 5.2　胫骨平台后倾角。

ACL 的应力也随之增加。与中立位膝关节(31N)相比,内翻膝关节的 ACL 张力显著升高(53N)。一项类似的研究表明,分别松解外侧(腓骨)副韧带(LCL)、腘腓韧带(PFL)和腘肌腱(PT)后,ACL 所受的应力显著增加[13]。膝关节内翻时,LCL 横断后 ACL 所受的应力显著增加[13]。此外,步态研究报道,在站立阶段,随着外侧胫股关节的分离和股骨髁的"抬-离(lift-off)",外侧软组织结构及关节内侧间室应力增加[15]。因此,未经治疗的后外侧复合体(PLC)损伤会使交叉韧带在不同屈曲角度上承受更多的内翻应力,从而导致重建失败[16]。研究发现,ACL 和后交叉韧带(PCL)重建失败的危险因素均包括内翻力线不良[17,18]。总之,骨性力线不良将会导致重建的软组织张力过大、关节内侧间室应力增加和软骨损伤。

外翻

与内翻不稳相比,外翻不稳比较少见。外翻膝是指下肢力线穿过膝关节外侧间室,或膝关节 X 线正位片显示机械轴外翻成角>10°[19]。这种力线会使膝关

节内侧结构产生过大张力。与前面描述的内翻外冲一样，外翻膝也可能存在内侧软组织缺损的情况。然而，这种情况很少见，只有非常明显的外翻畸形才会引起内侧软组织损伤。

矢状位力线不良

胫骨后倾角对膝关节的矢状位力线和稳定性非常重要。胫骨后倾角增大或减小可导致力线不良。研究表明，负重时，膝关节的后倾角与胫骨移位之间存在关联。胫骨后倾角增大可导致胫骨前移增加。ACL完整与否都存在这种现象[20,21]。已证实胫骨后倾角增加会加大站立阶段 ACL 剪切应力。一项尸体研究表明，后倾角增加 4°后，静息位胫骨前移增加 3mm，轴向压缩增加 2mm[5]。同样，后倾角减小时，胫骨后移增加和（或）膝关节过伸使得 PCL 张力增加。因此，增加后倾角可能有助于减少 PCL 缺失所致的胫骨下坠，但这同时增加了 ACL 的应力。多项研究表明，胫骨后倾角增加是 ACL 损伤和 ACL 重建失败的危险因素[22-23]。其中一项研究表明，胫骨后倾角>12°的患者有 59%的概率发生 ACL 损伤，而后倾角<12°的患者为 23%[23]。同样，胫骨后倾角减小也被认为是 PCL 损伤的独立危险因素[23-25]。

临床评估

病史

在进行临床评估时，应重点关注患者主诉。复杂膝关节损伤患者的问诊应包括不稳定和（或）疼痛。有明显疼痛史可能提示存在软骨病变或者退行性变，矫正力线时应予以考虑。关节交锁提示半月板病变，手术时应同时处理。若既往存在先天性畸形，应询问畸形情况或手术矫形史，包括个人史（吸烟、酗酒或药物滥用等）和疾病史（如糖尿病等）在内可能影响愈合和术后康复的因素均应记录并进行术前优化。这些因素与截骨术后并发症发生率增加有关[26]。

体格检查

首先应评估冠状位和矢状位负重状态下的力线和步态异常。注意是否存在内翻、外翻或者过伸，以及是否使用助行器和支具。评估所有畸形的矫正可能性。肌力和肌萎缩会对治疗结果和康复产生影响，因此也需要进行评估。全面评估侧副韧带和 ACL 进行，以及后外侧、后内侧、前外侧和前内侧角，以确定软组织的完整性。膝关节被动过伸提示软组织缺损（后内侧或后外侧角松弛）或者胫骨后倾角异常。神经血管的评估至关重要，包括远端血供、下肢灌注、腓总神经功能等。

放射学评估

根据病史和体格检查结果进行放射学检查，包括X 线检查和高级影像学检查。X 线片应包括膝关节伸直位双侧负重 AP 位片、屈曲 45°双侧负重 AP 位片（Rosenberg 视图）和髌骨轴位片（图 5.3A~C）。在临床评估提示冠状位或矢状位力线不良时，还应进行双下肢全长摄片（髋-膝-踝）（图 5.3D）。紧急情况下，如果怀疑有明显的冠状位力线不良，可以通过对侧肢体单腿站立的全长片来确定畸形的程度。冠状位中立位力线是指股骨头中心和胫距关节中心的连线通过胫骨髁间棘。当该线位于髁间棘内侧或外侧时，则为内翻或外翻[27,28]。畸形程度通过力线-胫骨平台内侧的距离除以胫骨平台整体宽度表示。值得注意的是，使用该方法计算畸形时，膝关节必须完全伸直并处于中立位。膝关节屈曲和旋转可影响全长片上的机械力线，两者同时存在时这种影响更为显著[29,30]。

应力位 X 线片可在冠状位和矢状位上对损伤程度进行客观测量，而且有助于术前诊断和术后评估。可与对侧进行比较。摄片应包括内翻/外翻应力位 X 线片和跪式 PCL 应力位 X 线片[31,32]。

急、慢性损伤情况下均可行 MRI 检查[31,33]。MRI 可用于评估韧带损伤，并排除伴随的半月板和软骨病变。半月板和软骨病变可能由初始损伤导致，也可能是膝关节不稳定或生物力学异常的后遗症[31,33]。CT 可用于检查骨折或旋转异常。

恢复力线的方法

截骨术的目的是恢复力线、纠正机械轴，这有助于平衡膝关节的负荷，同时减少膝关节周围软组织多余的张力和应力[34,35]。膝关节韧带存在病变的情况下，截骨矫形可以中和应力，避免造成韧带压力过大。根据临床和放射学评估结果决定手术方式。冠状位病变可以通过开放或闭合性胫骨或股骨楔形截骨术来处

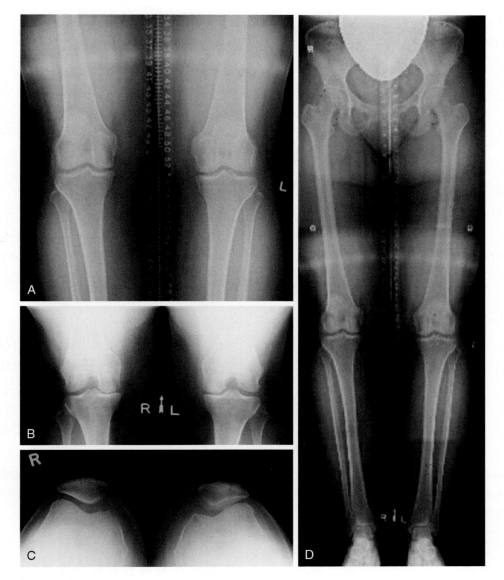

图 5.3　X 线评估包括 (**A**) 双膝正位片、(**B**) 双膝 Rosenberg 位片、(**C**) 髌骨轴位片和 (**D**) 双下肢全长片。综合这些图像可对关节力线、胫骨平台后倾角及双侧的差异进行观察。如有必要，可加做应力位 X 线检查。

理。矢状位畸形通常与胫骨后倾角有关，因此手术多于胫骨侧进行。

韧带受损但不伴有软骨病变时，可将机械轴调整至胫骨髁间棘中间，此时内外侧间室及周围软组织受力均衡。然而，如果软骨已经存在退行性变，截骨矫形的目的是减少受累间室的负荷和减缓软骨磨损的速度，但切记不可过度矫正。术前计划可按照Dugdale 等描述的方法制订 (图 5.4)[36]。

外翻截骨术

最常见的截骨术是内侧开放楔形胫骨高位截骨术 (MOWHTO)。该术式适用于膝内翻导致的早期、孤

立性内侧间室退行性变的年轻、健康的患者[37]，可通过减小内翻来治疗膝关节内侧间室骨关节炎，目前已被广泛应用。此外，如前所述，减少膝关节内收力矩也会减少外侧软组织张力，从而使膝关节冠状位应力平衡分布并保护软组织。需要注意，术中不要改变胫骨后倾角。胫骨近端为三角形，截骨时必须密切关注撑开间隙的形状。有证据表明，由于缺乏对胫骨近端解剖结构的了解，MOWHTO 后胫骨后倾角无意中增加了 0.4°~2.02°[38]。为了维持后倾角不变，胫骨结节水平的后内侧撑开间隙必须是前方的约 2 倍宽，从而产生一个梯形楔形。

图 5.5A 为 1 例 50 岁女性，双侧膝内翻并伴有早

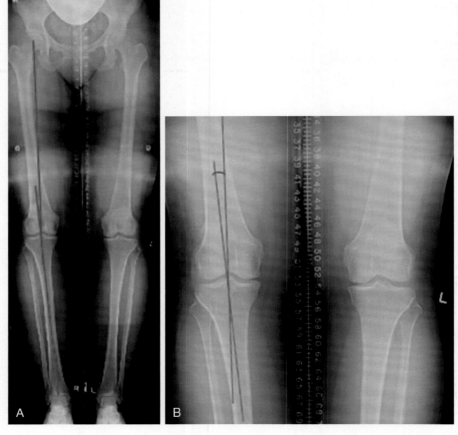

图 5.4 依据 Dugdale 法的术前计划。(A)第一条线为股骨头中心和膝关节中心连线。第二条线为胫距关节中心和膝关节中心连线。(B)两线之间的夹角即为需要矫正的角度。同时,该角也为楔形截骨的角度。术后应力中心的位置可以根据术前检查结果(如关节松弛或骨关节炎)进行调整。

期内侧间室骨关节炎。首先治疗症状最严重的左腿(图 5.5B)。左腿康复后取出内固定,同时将取出的内固定物植入右腿进行手术治疗(图 5.5C)。

图 5.6A 为 1 例 16 岁男孩,严重内翻并伴有剥脱性骨软骨炎。由于内翻程度严重,为充分矫形并减轻内侧间室应力,患者同时进行了股骨和胫骨截骨术(图 5.6B)。术后下肢全长片如图 5.6C 所示。

外翻截骨术的禁忌证包括外侧间室骨关节炎或半月板缺损、炎症性关节炎和严重的活动范围受限[37]。

内翻截骨术

虽然不常见,但内翻截骨术可有效减少内侧副韧带(MCL)张力和外侧间室应力。内翻截骨术的适应证包括年轻、健康患者的孤立性外侧间室骨关节炎和有症状的 MCL 功能不全[39]。内翻可通过股骨或胫骨截骨实现。我们通常采用股骨远端内侧闭合楔形截骨术

(MCWDFVO) 或胫骨近端外侧开放楔形截骨术(LOWPTO)。这两种方法都可通过减少膝关节外翻来减小外侧间室的应力和内侧软组织的张力。由于 LOWPTO 可影响关节线平衡,因此较 MCWDFVO 少用[40]。此外,MCWDFVO 结构稳定,允许患者早期负重,同时骨愈合良好,内固定所产生的刺激也较外侧开放楔形截骨小。但其手术操作区域靠近内收管,存在股浅动脉损伤的风险。因此,在进行软组织分离和截骨时必须小心谨慎。与外侧开放楔形截骨术相比,内侧闭合楔形截骨术的力线矫正相对困难。

图 5.7A 为 1 例 19 岁男性,股骨外侧髁骨软骨骨折。患者接受了自体骨软骨移植和 MCWDFVO 治疗,以减轻外侧间室应力(图 5.7B)。

内翻截骨术的禁忌证包括内侧间室骨关节炎、炎症性关节炎、>20°的固定畸形和明显的活动范围受限[39]。

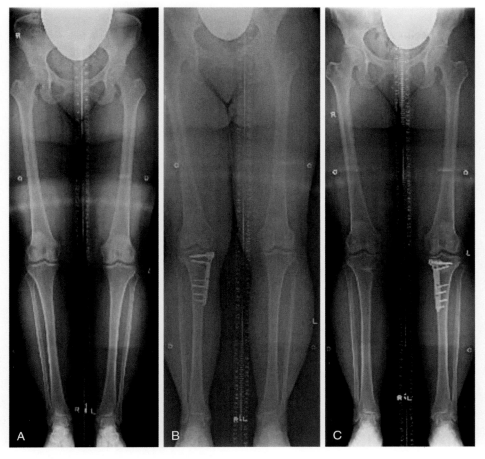

图 5.5　(A)50 岁女性，双侧膝关节先天性内翻伴早期内侧间室骨关节炎。(B)首先治疗症状最严重的左腿。(C)左腿康复后取出内固定物，同时将取出的内固定物植入右腿完成截骨矫形。

矢状位力线

矢状位力线可以通过前方开放(增加后倾)或闭合(减少后倾)楔形截骨术进行矫正。上述术式可分别降低 PCL 或 ACL 的张力[5,41,42]。前者可用于治疗慢性 PCL 缺损并伴有膝关节过伸的患者。后者适用于后倾角>12°、既往 ACL 重建(ACLR)失败或 Lachman 试验或轴移试验提示前方存在明显松弛的患者[43]。后倾角改变 1°，前方闭合截骨量就增加或减小 1mm[5]。前方开放楔形截骨术适用于胫骨后倾角减小并伴有 PCL 功能不全或者 PCL 重建失败的患者，以及那些膝关节长期明显过伸的患者。为了更好地观察胫骨近端的情况，术中可以采用胫骨结节截骨术(TTO)。TTO 也有助于避免低位髌骨的发生。

图 5.8A 为 1 例 22 岁女性，膝关节多韧带损伤(MLKI)后 PCL/PLC 重建失败。患者接受了前方开放楔形截骨术和 TTO，以增加胫骨后倾角和减少胫骨后

方移位(图 5.8B)。

图 5.9A 为 1 例 21 岁女性，其 ACL 重建失败。患者胫骨后倾角增加，进行了前方闭合楔形截骨术和 ACL 重建修复术，以减少胫骨后倾角和胫骨前方移位(图 5.9B)。

双平面截骨

双平面截骨术的目的是同时矫正冠状位和矢状位力线，以获得中立位机械轴。双平面截骨在处理复杂病变时可发挥重要作用。在 PCL 功能不全合并损伤的膝关节中，冠状位外翻矫正同时增加胫骨后倾角有助于获得机械平衡。采用矢状位矩形开放楔形截骨(与前面描述的梯形开放楔形截骨相比)可获得比冠状位矫正更大的胫骨后倾角。

慢性 ACL/PLC 损伤患者需要减小后倾角，外侧闭合楔形 HTO(LCWHTO)是首选治疗方式。研究表明，手术后胫骨后倾角可减小 2.35°。此外，尚无报道

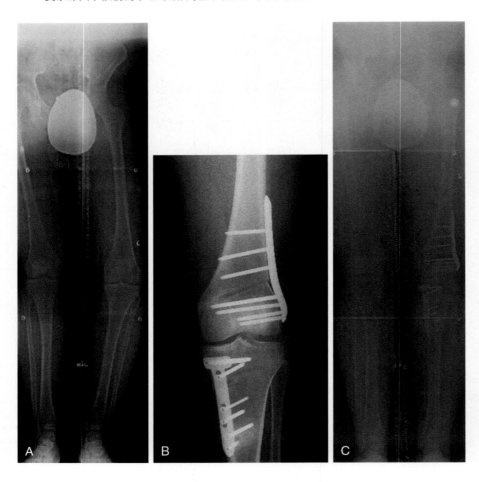

图 5.6 (A)16 岁男性,左膝严重内翻伴剥脱性骨软骨炎。(B)同时进行股骨和胫骨截骨以矫正畸形、减少内侧间室应力。(C)术后下肢全长片。

证实 MOWHTO 可以有效减小胫骨后倾角,因此,闭合楔形截骨术仍是首选[44]。根据矫正程度的大小,可能需要同时进行腓骨截骨或近端胫腓关节松解,但存在腓总神经损伤的风险。

内侧闭合楔形 HTO(MCWHTO)是矫正内翻和改变后倾角的首选手术方式。楔形截骨后应重新恢复 MCL 的张力。此外,还应维持关节线的水平,以免对软骨和韧带产生不利影响。

结果

多项研究和系统综述已证实 HTO 治疗膝关节不稳定具有良好的效果 [12,38,45-47]。其中一项研究回顾了 16 例过伸内翻外冲患者的 17 个开放楔形 HT 的治疗效果,结果显示,患者在术后 56 个月时获得良好的功能和影像学结果[47]。2015 年,一项系统综述对 13 篇文章和 321 个膝关节进行了研究,结果显示,平均随访 4.9 年,矫正效果均可以良好维持[38]。此外,该综述中的两项研究表明 HTO 术后可显著延缓骨关节炎的进

展。最近一项关于 HTO 治疗膝关节不稳定的系统综述显示,无论术前诊断和手术方式如何,主观稳定性和所有结果评分均得到改善,术后患者满意度为 75%~97%[46]。综述所纳入的不同研究报道的重返运动率之间存在较大差异(范围:18%~80%)[46]。同时,这篇综述也指出,不同研究对重返运动的定义也不同。同样,另一项综述指出,所有患者运动水平均较术前有所提高,80% 的患者恢复了运动,59% 的患者恢复运动后再无任何症状[38]。

有关内翻截骨术的长期随访研究较少,但现有的研究表明其可有效矫正力线并获得良好的临床结果。一项相关研究表明,截骨术后只需要对伴有持续不稳定的非常活跃的患者或运动员进行二次韧带修复手术[19]。一项系统回顾研究了 130 例接受 MCWDFVO 手术的患者,平均随访 10 年,生存率为 62%~84%,主观评分较术前有显著改善[48]。

力线矫正手术相关的并发症包括术后僵硬导致活动范围减小、植入物反应、延迟愈合和不愈合。在一篇综述中,上述并发症发生率为 18%[38,48]。

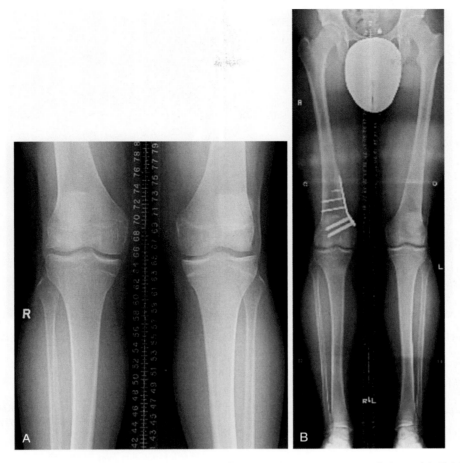

图 5.7　(A)19 岁男性,股骨外侧髁骨软骨骨折。(B)自体骨软骨移植和 MCWDFVO 治疗,以减轻外侧间室应力。

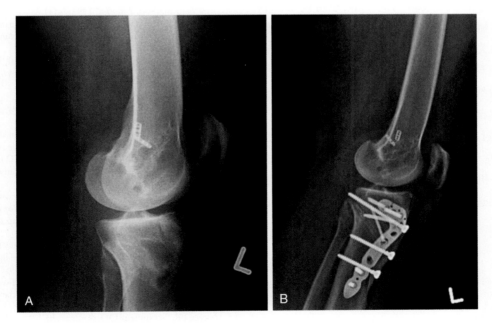

图 5.8　(A)22 岁女性,膝关节多韧带损伤后 PCL/PLC 重建失败。(B)患者接受了前方开放楔形截骨术和 TTO,以增加胫骨后倾角和减少胫骨后方移位。

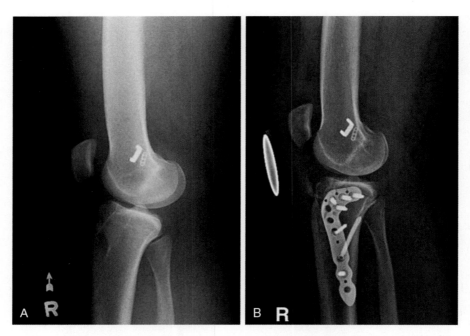

图 5.9　(A)21 岁女性,ACL 重建失败。(B)胫骨后倾角增加,进行前方闭合楔形截骨术和 ACL 重建翻修术,以减少胫骨后倾角和胫骨前方移位。

总结

在考虑进行软骨或半月板手术或者患者存在慢性韧带病变时,评估冠状位和矢状位力线尤为重要。关节不稳定可能继发于韧带功能不全,也可能是冠状位或矢状位机械轴力线不良造成的加重病情。力线矫正有助改善膝关节的负荷分布,防止韧带重建后负荷分布不均匀而导致重建失败。单平面和双平面截骨术均可用于力线矫正。所有的手术均需要详细了解胫骨近端的解剖形状,以防止无意中改变矢状位力线,从而影响冠状位力线矫正后的治疗效果。总之,截骨术在膝关节韧带不稳定的治疗中起着重要作用,其可纠正机械轴和保护重建的韧带,治疗效果良好。评估和选择合适的患者,以确保达到满意的治疗效果。

（李朔 译）

参考文献

1. Hsu RW, Himeno S, Coventry MB, et al. Normal axial alignment of the lower extremity and load-bearing distribution at the knee. *Clin Orthop Relat Res.* 1990;(255):215–227.
2. Luo CF. Reference axes for reconstruction of the knee. *Knee.* 2004;11(4):251–257.
3. Moreland JR, Bassett LW, Hanker GJ. Radiographic analysis of the axial alignment of the lower extremity. *J Bone Joint Surg Am.* 1987;69(5):745–749.
4. Abdelrahman T, Getgood A. Role of osteotomy in multiligament knee injuries. *Ann Joint.* 2019;4(8).
5. Giffin JR, Vogrin TM, Zantop T, et al. Effects of increasing tibial slope on the biomechanics of the knee. *Am J Sports Med.* 2004;32(2):376–382.
6. Genin P, Weill G, Julliard R. The tibial slope: proposal for a measurement method. *J Radiol.* 1993;74(1):27–33.
7. Sugama R, Minoda Y, Kobayashi A, et al. Sagittal alignment of the lower extremity while standing in female. *Knee Surg Sports Traumatol Arthrosc.* 2011;19(1):74–79.
8. Bergmann G, Deuretzbacher G, Heller M, et al. Hip contact forces and gait patterns from routine activities. *J Biomech.* 2001;34(7):859–871.
9. Shelburne KB, Torry MR, Pandy MG. Muscle, ligament, and joint-contact forces at the knee during walking. *Med Sci Sports Exerc.* 2005;37(11):1948–1956.
10. Teichtahl AJ, Davies-Tuck ML, Wluka AE, et al. Change in knee angle influences the rate of medial tibial cartilage volume loss in knee osteoarthritis. *Osteoarthritis Cartilage.* 2009;17(1):8–11.
11. Amis AA. Biomechanics of high tibial osteotomy. *Knee Surg Sports Traumatol Arthrosc.* 2013;21(1):197–205.
12. Noyes FR, Barber SD, Simon R. High tibial osteotomy and ligament reconstruction in varus angulated, anterior cruciate ligament-deficient knees. A two- to seven-year follow-up study. *Am J Sports Med.* 1993;21(1):2–12.
13. LaPrade RF, Resig S, Wentorf F, et al. The effects of grade III posterolateral knee complex injuries on anterior cruciate ligament graft force. A biomechanical analysis. *Am J Sports Med.* 1999;27(4):469–475.
14. van de Pol GJ, Arnold MP, Verdonschot N, et al. Varus alignment leads to increased forces in the anterior cruciate ligament. *Am J Sports Med.* 2009;37(3):481–487.
15. Noyes FR, Schipplein OD, Andriacchi TP, et al. The anterior cruciate ligament-deficient knee with varus alignment. An analysis of gait adaptations and dynamic joint loadings. *Am J Sports Med.* 1992;20(6):707–716.
16. Noyes FR, Barber-Westin SD. Posterior cruciate ligament revision reconstruction, part 1: causes of surgical failure in 52 consecutive operations. *Am J Sports Med.* 2005;33(5):646–654.

17. MARS Group, Wright RW, Huston LJ, et al. Descriptive epidemiology of the multicenter ACL revision study (MARS) cohort. *Am J Sports Med.* 2010;38(10):1979–1986.

18. Won HH, Chang CB, Je MS, et al. Coronal limb alignment and indications for high tibial osteotomy in patients undergoing revision ACL reconstruction. *Clin Orthop Relat Res.* 2013;471(11):3504–3511.

19. Phisitkul P, Wolf BR, Amendola A. Role of high tibial and distal femoral osteotomies in the treatment of lateral-posterolateral and medial instabilities of the knee. *Sports Med Arthrosc.* 2006;14(2):96–104.

20. Wang D, Kent RN 3rd, Amirtharaj MJ, et al. Tibiofemoral kinematics during compressive loading of the ACL-intact and ACL-sectioned knee: roles of tibial slope, medial eminence volume, and anterior laxity. *J Bone Joint Surg Am.* 2019;101(12):1085–1092.

21. Dejour H, Bonnin M. Tibial translation after anterior cruciate ligament rupture: Two radiological tests compared. *J Bone Joint Surg BR.* 1994;76(5):745–749.

22. Brandon ML, Haynes PT, Bonamo JR, et al. The association between posterior-inferior tibial slope and anterior cruciate ligament insufficiency. *Arthroscopy.* 2006;22(8):894–899.

23. Brandon ML, Haynes PT, Bonamo JR, et al. The association between posterior-inferior tibial slope and anterior cruciate ligament insufficiency. Arthroscopy. 2006;22(8):894–899.

24. Bernhardson AS, DePhillipo NN, Daney BT, et al. Posterior tibial slope and risk of posterior cruciate ligament injury. *Am J Sports Med.* 2019;47(2):312–317.

25. Mitchell JJ, Cinque ME, Dornan GJ, et al. Primary versus revision anterior cruciate ligament reconstruction: Patient demographics, radiographic findings, and associated lesions. *Arthroscopy.* 2018;34(3):695–703.

26. Martin R, Birmingham TB, Willits K, et al. Adverse event rates and classifications in medial opening wedge high tibial osteotomy. *Am J Sports Med.* 2014;42(5):1118–1126.

27. Arthur A, LaPrade RF, Agel J. Proximal tibial opening wedge osteotomy as the initial treatment for chronic posterolateral corner deficiency in the varus knee: a prospective clinical study. *Am J Sports Med.* 2007;35(11):1844–1850.

28. LaPrade RF, Johansen S, Agel J, et al. Outcomes of an anatomic posterolateral knee reconstruction. *J Bone Joint Surg Am.* 2010;92(1):16–22.

29. Oswald MH, Jakob RP, Schneider E, et al. Radiological analysis of normal axial alignment of femur and tibia in view of total knee arthroplasty. *J Arthroplasty.* 1993;8(4):419–426.

30. Kannan A, Hawdon G, McMahon SJ. Effect of flexion and rotation on measures of coronal alignment after TKA. *J Knee Surg.* 2012;25(5):407–410.

31. Moatshe G, Chahla J, LaPrade RF, et al. Diagnosis and treatment of multiligament knee injury: state of the art. *J ISAKOS.* 2017;0:1–10.

32. James EW, Williams BT, LaPrade RF. Stress radiography for the diagnosis of knee ligament injuries: a systematic review. *Clin Orthop Relat Res.* 2014;472(9):2644–2657.

33. Becker EH, Watson JD, Dreese JC. Investigation of multiligamentous knee injury patterns with associated injuries presenting at a level I trauma center. *J Orthop Trauma.* 2013;27(4):226–231.

34. Prodromos CC, Andriacchi TP, Galante JO. A relationship between gait and clinical changes following high tibial osteotomy. *J Bone Joint Surg Am.* 1985;67(8):1188–1194.

35. Wada M, Imura S, Nagatani K, et al. Relationship between gait and clinical results after high tibial osteotomy. *Clin Orthop Relat Res.* 1998;(354):180–188.

36. Dugdale TW, Noyes FR, Styer D. Preoperative planning for high tibial osteotomy. The effect of lateral tibiofemoral separation and tibiofemoral length. *Clin Orthop Relat Res.* 1992;(274):248–264.

37. Chahla J, Dean CS, Mitchell JJ, et al. Medial opening wedge proximal tibial osteotomy. *Arthrosc Tech.* 2016;5(4):e919–e928.

38. Cantin O, Magnussen RA, Corbi F, et al. The role of high tibial osteotomy in the treatment of knee laxity: a comprehensive review. *Knee Surg Sports Traumatol Arthrosc.* 2015;23(10):3026–3037.

39. Mitchell JJ, Dean CS, Chahla J, et al. Varus-producing lateral distal femoral opening-wedge osteotomy. *Arthrosc Tech.* 2016;5(4):e799–e807.

40. Jiang KN, West RV. Management of chronic combined ACL medial posteromedial instability of the knee. *Sports Med Arthrosc Rev.* 2015;23(2):85–90.

41. Bernhardson AS, Aman ZS, DePhillipo NN, et al. Tibial slope and its effect on graft force in posterior cruciate ligament reconstructions. *Am J Sports Med.* 2019;47(5):1168–1174.

42. Bernhardson AS, Aman ZS, Dornan GJ, et al. Tibial slope and its effect on force in anterior cruciate ligament grafts: anterior cruciate ligament force increases linearly as posterior tibial slope increases. *Am J Sports Med.* 2019;47(2):296–302.

43. DePhillipo NN, Kennedy MI, Dekker TJ, et al. Anterior closing wedge proximal tibial osteotomy for slope correction in failed ACL reconstructions. *Arthrosc Tech.* 2019;8(5):e451–e457.

44. Ranawat AS, Nwachukwu BU, Pearle AD, et al. Comparison of lateral closing-wedge versus medial opening-wedge high tibial osteotomy on knee joint alignment and kinematics in the ACL-deficient knee. *Am J Sports Med.* 2016;44(12):3103–3110.

45. Li Y, Hong L, Feng H, et al. Posterior tibial slope influences static anterior tibial translation in anterior cruciate ligament reconstruction: a minimum 2-year follow-up study. *Am J Sports Med.* 2014;42(4):927–933.

46. Dean CS, Liechti DJ, Chahla J, et al. Clinical outcomes of high tibial osteotomy for knee instability: a systematic review. *Orthop J Sports Med.* 2016;4(3):2325967116633419.

47. Naudie DD, Amendola A, Fowler PJ. Opening wedge high tibial osteotomy for symptomatic hyperextension-varus thrust. *Am J Sports Med.* 2004;32(1):60–70.

48. Saithna A, Kundra R, Modi CS, et al. Distal femoral varus osteotomy for lateral compartment osteoarthritis in the valgus knee. A systematic review of the literature. *Open Orthop J.* 2012;6:313–319.

第 **2** 部分　韧带病变

第**6**章

前交叉韧带

SEAN J. MEREDITH, THERESA DIERMEIER, BENJAMIN B. ROTHRAUFF, VOLKER MUSAHL, FREDDIE H. FU

解剖

1836年,前交叉韧带(ACL)的两个功能束——前内侧(AM)束和后外侧(PL)束被首次报道(图6.1)[1]。在ACL股骨止点处,存在两个骨性标志。外侧髁间嵴是ACL股骨止点的前方边界,呈纵向走行[2]。分叉脊位于AM束和PL束之间,呈横向走行[3]。文献报道了胫骨止点的不同形状,如椭圆形、三角形或C形[4,5]。外侧半月板前角与ACL胫骨止点位置关系密切,两者在胫骨平台上的附着点重叠部分超过50%[6]。

ACL关节内长度为22~41mm,平均为32mm[7,8]。此外,股骨和胫骨止点的长度有很大的差异[9]。对137例患者进行关节镜下测量,结果显示,ACL止点长度为12~22mm[9]。ACL的中段横截面积(CSA)为46.9mm±18.3mm[2,10]。在韧带重建中,考虑移植物选择和移植物大小时,应了解胫骨止点面积(123.5mm²±12.5mm²)通常大于股骨止点面积(60.1mm²±16.9mm²)[10]。

生物力学

了解ACL的生物力学功能和ACL的特性是成功重建ACL的关键。结构特性用来描述不同的组织复合体(如股骨–ACL–胫骨复合体),力学特性用来描述单个组织的属性(如不包含止点的ACL属性)[11]。股骨–ACL–胫骨复合体(FATC)的结构特性受年龄的影响显著,年轻人(22~35岁)的FATC的极限载荷为2160N±157N,线性刚度为242N/mm±28N/mm[12]。而髌腱(PT)移植物的极限载荷为1784N±580N,刚度为210N/mm±65N/mm[13]。四股的腘绳肌移植物的极限载荷为2422N±538N,刚度为238N/mm±71N/mm。股四头肌肌腱(QT)移植物的极限载荷为2186N±759N,刚

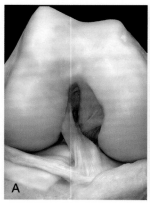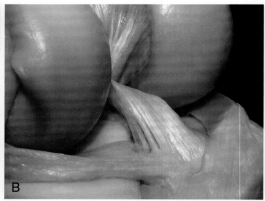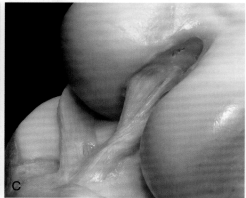

图6.1　ACL解剖。(A)ACL的复杂形态主要集中在(B)胫骨足印区和(C)股骨足印区。

度为 466N/mm±133N/mm[14]。

膝关节完全伸直时,PL 束是紧张的,AM 束是适度松弛的。随着膝关节屈曲角度的增大,股骨止点呈现出更为水平的排列,AM 束更紧张,PL 束更松弛。因此,膝关节屈曲角度不同,ACL 内的负荷分布也会发生变化[15]。虽然 PL 束的张力受膝关节屈曲角度的影响显著,但 AM 束的张力始终保持相对恒定[16]。

ACL 是限制胫骨相对于股骨前移(ATT)的主要稳定结构,也是限制胫骨内旋的次级结构[17]。横断 AM 束将导致 ATT 增加,特别是在膝关节屈曲角度较大时(60°和 90°);而单纯横断 PL 束后,膝关节屈曲 30°时 ATT 增加。此外,单纯横断 PL 束导致的 ATT 增加是伴随着胫骨外翻和内旋时出现的,这实际上是一种模拟轴移试验的现象[18]。

有助于提高膝关节旋转稳定性的结构,除了 ACL 外,还有前外侧复合体(ALC),包括髂胫束(ITB)深层及浅层、ITB 关节囊骨层和前外侧关节囊,特别是在膝关节屈曲角度增加时 ALC 的稳定性作用更加明显[19]。与 ITB 相比,前外侧关节囊更为薄弱且强度不高[20-22]。此外,在不同的负荷条件下,前外侧关节囊表现出不均匀的应变分布,最大主应变集中在 22%~52%的区域,未与假定的韧带方向一致[23]。膝关节前外侧关节囊的生物力学表现更像是一片纤维组织,而不是严格意义上的韧带的生物力学表现[24]。

诊断

ACL 的典型损伤机制为非接触的膝关节扭转暴力,有时伴有"爆裂感"或"撕裂感"[25]。伤后几乎所有患者都会出现关节积液。ACL 损伤有以下几种物理检查方法。①前抽屉试验:患者取仰卧位,膝关节屈曲 90°,检查者将胫骨相对于股骨向前平移。胫骨过度前移表明前抽屉试验阳性。②Lachman 试验(敏感性为 87%,特异性为 97%):患者取平卧位,膝关节屈曲 15°,检查者将一手放在胫骨后面,拇指放在胫骨结节处,另一手握住大腿,然后将胫骨向前平移,并评估前移的大小及终点的特征[26]。③轴移试验(敏感性为 49%,特异性为 98%):一种评估膝关节旋转稳定性的动态测试,可使胫骨外侧平台半脱位和随后复位,感觉就像滑动或碰撞[26,27]。基于视频的图像分析技术被证明是量化轴移试验、评估胫骨外侧平台的平移或胫骨加速度的可靠选择[28,29]。

在体格检查之后,明确诊断的下一步是拍摄平片以排除骨折或脱位。如果考虑 ACL 损伤,建议通过 MRI 来评估 ACL 和伴随的半月板、关节软骨和侧副韧带的情况(图 6.2)[30-32]。根据临床检查和影像学表现

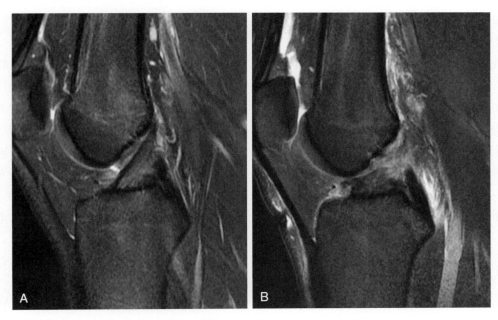

图 6.2　ACL 的磁共振成像(MRI)。同一患者的矢状位质子密集(PD)MRI。(A)完整的 ACL。(B)撕裂的 ACL。

选择最佳治疗方案。

治疗（手术与非手术）

ACL 损伤明确诊断后需要考虑手术或非手术治疗。目前还没有足够的前瞻性、高质量的证据来指导这一治疗选择。恢复膝关节高水平旋转运动是 ACL 重建（ACLR）最常见的指征之一。然而，有一组被称为"Copers"的患者，他们在不进行 ACLR 的情况下也能恢复膝关节的旋转运动[33,34]。这组病例的患者较少，而大多数患者因随后出现反复性膝关节不稳定而决定重建 ACL。多重队列研究表明，与手术治疗相比，非手术治疗恢复伤前运动水平的概率相对较低[35-37]。术前运动水平和患者的期望对于术后重返运动发挥一定作用。一项针随机对照试验（RCT）的数据显示，重返运动的期望是预测结果的一个重要因素[38]。同样，一项针对 143 例患者的前瞻性队列研究表明，在选择手术治疗的病例中，术前参与高水平旋转运动的患者更为常见，并且与术后重返运动结果相关[39]。尽管重返运动的研究可能存在选择偏差，但目前的文献支持对那些需要重返旋转运动的运动员进行 ACLR 治疗。

减少半月板和关节软骨的额外损伤可能是 ACLR 最重要的益处。一项针对 209 例患者的前瞻性队列研究比较了 ACLR 治疗高危患者和非手术治疗低危患者两种方案，结果显示，与早期 ACLR 相比，初次非手术治疗导致低危患者继发半月板损伤需要进行切除术的概率增加（分别为 21/146 和 0/63，$P<0.001$）。这一结果与危险分层一致[40]。另外 3 项队列研究（包括一项对 6576 名现役军人患者的研究）支持 ACLR 会降低后续半月板手术风险的结论[34,41,42]。半月板缺失已知会增加创伤性骨关节炎（OA）的发生率，两项关于 ACL 损伤后 OA 进展的系统综述认为，半月板损伤和半月板切除术是重要的危险因素[43,44]。尽管这些发现可能得出 ACLR 可以降低创伤性 OA 发生率这一结论，但一项相关的系统文献综述并未证明这一结论是正确的[45]。一项系统综述报道，ACL 损伤性 OA 的发生率为 0~100%[44]。因此，有证据支持为保护半月板而手术的治疗方案，但没有证据表明它可以降低 ACLR 后的创伤性 OA。

目前已发表的文献推荐的治疗方案如下：ACLR 既可用于那些渴望重返旋转运动的患者，也可考虑用于那些要求较低、体力活动较少的患者以获得半月板保护的潜在益处。ACL 损伤后存在继发半月板损伤的

长期风险，因此青少年和年轻成年人治疗时尤其需要注意这点。伴随的损伤也可能使治疗方案转为手术治疗。当然，多韧带损伤需要仔细制订手术计划，将在其他章节中单独进行讨论。半月板损伤，包括桶柄状撕裂或根部撕裂，可能影响手术决策。鉴于半月板和 ACL 均有助于膝关节旋转稳定性，当出现上述损伤时，ACLR 伴半月板修复是理想的治疗方案[46,47]。对于活动水平较低和（或）膝关节不稳定程度较低的患者，可考虑非手术治疗。

保守方法

对于活动水平较低的患者，最初的治疗是一段时间的活动限制、拄拐杖直到步态正常、控制肿胀和恢复膝关节活动范围。早期的研究只是简单地采用家庭锻炼方法，患者的临床症状有所改善，膝关节适当恢复轻度活动[40,48]。有人建议伤后早期开始进行有监督的物理治疗，以帮助在手术或非手术治疗前改善膝关节功能。而继续进行非手术治疗的患者，应在接下来的几个月内开始活动[49]。ACL 传统的非手术治疗康复计划强调下肢肌肉力量和耐力锻炼、恢复关节的活动范围、活动调整、敏捷性训练与支撑[50-52]。随后应在康复方案中加入扰动训练技术[53]，这项技术涉及支撑表面的扰动（如倾斜或滚轮板），以诱导代偿性肌肉活动，从而提高膝关节旋转稳定性。现已证明扰动训练能使关节负重正常化[54]，改善膝关节运动学，减少股四头肌-腘绳肌协同收缩[55]，改善步态[56]，减少逃避步态现象[57]。

功能性膝关节支具在手术和非手术治疗后均常见。非手术治疗研究表明，在未手术的情况下，支具可以为患者带来益处。一项针对专业滑雪者的前瞻性队列研究显示，佩戴功能性支具可以减少内侧副韧带、半月板和骨软骨损伤[58]。一项在非手术治疗中使用支具的研究发现，支具的使用与较少的主观不稳定性相关，但在膝关节损伤与骨关节炎结果评分（KOOS）和 Cincinnati 膝关节评分中并没有区别，并且股四头肌和腘绳肌扭矩无变化[59]。

手术技术

讨论手术技术需要了解个体化的 ACL 解剖重建目标[60]。与解剖重建相比，非解剖重建的预后较差，隧道定位被多次作为 ACLR 移植失败的最常见原因[61,62]。此外，撞击和活动范围丧失是非解剖重建的已知并发

症。解剖重建改善了移植物的运动学,以及与邻近膝关节稳定结构的关系[63]。

患者的个体解剖结构各不相同,因此移植物的大小应与个人解剖结构相匹配。研究表明,当移植物直径<8mm 时,失败率较高[64,65],但个体化方法的目标是恢复股骨和胫骨的止点[66]。考虑到原有 ACL 和选择的自体移植物大小不同,并且患者的特征 (如身高、体重)无法预测,因此术前和术中需要测量 ACL 和移植物大小[67,68]。术前股四头肌和髌腱厚度可以通过 MRI 测量,腘绳肌肌腱直径可以通过超声测量[69,70]。术中测量胫骨和股骨止点可以为患者选择个体化的 ACL 移植物大小提供指导(图 6.3A~F)。ACL 中段横截面积为胫骨止点面积的 50%±15%[71],个体化重建的目标是恢复 50%~80%的测量的胫骨止点面积。

自体骨–髌腱–骨移植(BPTB)、腘绳肌肌腱(HT)和带不带骨块的 QT 具有各自的优势和不足 (表6.1)。因此,每一种移植物类型在个体化 ACL 解剖重建中都有不同的作用。同种异体移植物克服了供体部位发病率的问题,但由于其失败率较高,应避免用于年轻、活跃的患者[72]。移植物的选择应根据多种因素(如患者年龄、术前影像、膝关节功能与运动水平)来决定。QT 自体移植具有潜在的优势,其可提供各种尺寸以完全满足不同大小的止点足印区。

个体化 ACL 解剖重建首先应在关节镜下通过 3个入路的方法充分实现止点的可视化。前外侧(AL)入路位于髌骨下极和髌腱外侧缘。腰穿针定位下,通过前内侧(AM)和辅助前内侧(AAM)入路在关节镜下可实现直接可视化。AM 入路是瞄准髁间切迹的中央和下 1/3,经髌腱或位于髌腱内侧的通道。AAM 入路位于髌腱内侧 2cm 处,正好在内侧胫骨平台上方。为了避免医源性软骨损伤,应确保腰穿针和股骨内侧髁之间至少有 2mm 距离。所有 3 个入路都可用于全面可视化 ACL 止点位置,但对于大多数患者来说,AL和 AM 入路就可以实现止点完全可视化,而 AAM 入路仅在器械辅助时使用。

解剖隧道的定位是下一个关键步骤。传统的经胫骨和股骨隧道钻孔最近受到质疑,因为多项研究表明,其始终无法实现解剖隧道的正确定位[73,74]。前内侧入路钻孔提高了股骨隧道解剖定位的准确性,从而改善了术后膝关节运动学,以及与相邻膝关节稳定结构的运动学关系。与更垂直的股骨隧道(典型的经胫骨入路)相比,解剖定位下的股骨和胫骨隧道产生的移

植物张力和松弛度更接近尸体测试中的原有 ACL特性[75]。

接下来通过关节镜直接确定股骨和胫骨止点足印区的中心。虽然所有入路均可观察到股骨止点足印区,但最好从 AM 和 AAM 入路进入。通过 ACL 残端和可作为止点骨性标记的外侧髁间嵴和分叉嵴来确定 ACL 前内侧束、后外侧束止点的中心[3,76]。通过AAM入路进行股骨隧道钻孔,并从 AM 入路进行关节镜观察。在胫骨侧,可从 AL 入路观察前内侧束和后外侧束止点的中心,胫骨隧道导向器通过 AAM 入路放置。在大多数情况下,单束(SB)重建能够再现原有 ACL的解剖结构,但个体化重建时也有学者采用双束(DB)重建和单束增强重建技术[77]。

移植物固定的方法有多种,目前尚无理想的方法。悬吊固定和金属或生物复合材料界面螺钉固定是可选的方案,临床效果无差异[78]。对于股骨端固定,移植物悬吊固定和 BPTB 移植物的生物复合材料界面螺钉固定越来越常见[79]。由于易于置入且移植物滑动最小,因此胫骨侧界面螺钉固定很常见,但悬吊固定仍然是一种选择。关于移植物的预处理、张力或膝关节固定时的屈曲角度,目前尚无明确的共识[80]。一般来说,SB-ACLR 应在膝关节屈曲 0°~20°、旋转中立位和移植物最大的徒手张力下固定。较大屈曲角度下固定有术后膝关节无法完全伸直的风险[81]。QT 自体肌腱的单束 ACL 解剖重建如图 6.3G~I 所示。

ACLR 结果

ACLR 的相关结果包括客观评价指标(如体格检查分级和膝关节松弛的量化指标),以及患者评估膝关节稳定性及其对肢体功能和生活质量影响的主观评价指标。据报道,初次 ACLR 后移植物失败率为 3%~25%[82-84],10%~40%的患者可能无法重返运动(尤其是恢复到伤前水平),翻修或对侧 ACLR 后重返运动的概率更低[85-87]。如前所述,ACL 损伤导致 10 年后发生膝关节骨关节炎的相对风险增加 5 倍,ACLR 可能会降低但不会消除这种风险[88]。这些持续存在的风险促使人们不断研究以改善 ACL 损伤的治疗策略,许多研究对比了不同手术方法和技术之间的效果。许多研究也已经开始关注自体移植肌腱(如 BPTB、HT、QT)、钻孔技术(即经胫骨钻孔与从入路独立钻孔)和骨道数量(即单束与双束 ACLR)所带来的影响。下面进行简要的总结。

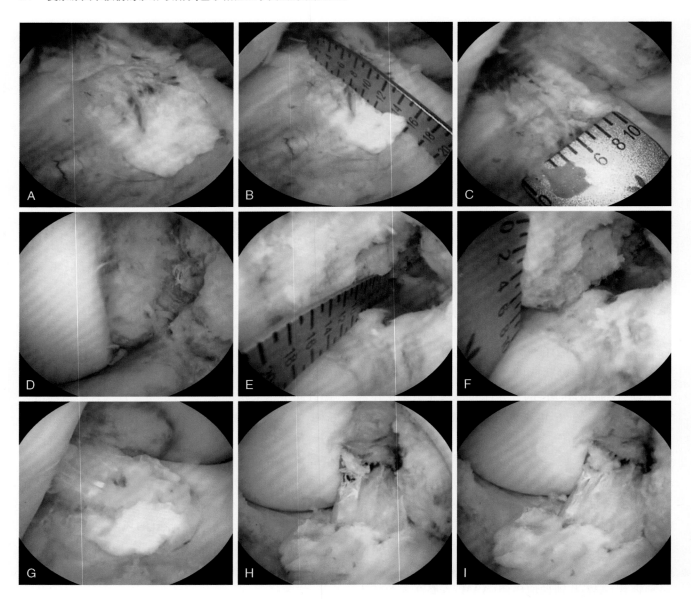

图 6.3   ACL 个体化解剖重建术中照片。(A)撕裂残端清理后的胫骨止点;使用关节镜尺子测量(B)矢状位长度和(C)冠状位宽度。(D)残留少量残端的股骨止点;使用关节镜尺子测量(E)近–远长度和(F)前–后高度。通过(G)前外侧入路视野、(H)前内侧入路视野和(I)辅助前内侧入路视野展现在解剖位置的单束自体股四头肌肌腱移植物。

表 6.1   自体移植物来源的优缺点

	骨–髌腱–骨移植(BPTB)	腘绳肌肌腱(HT)	股四头肌肌腱(QT)
优点	• 有旋转运动需求的运动员 ACL 重建的金标准 • 易于取腱 • 移植物大小一致 • 矩形/平面形态	• 外观好 • 轻微膝前痛 • 双束 ACLR 最常见的自体移植物	• 移植物容量大,允许个体化使用 • 更好的术后功能结果(与 HT 相比) • 最小的供区病变
缺点	• 加剧膝前痛 • 增加髌腱断裂风险 • 增加 OA 风险(与 HT 相比)[a]	• 膝关节屈曲力量减弱 • 骨道扩大 • 较低的膝关节稳定性(与 BPTB 相比)[a] • 较高的再撕裂率(与 BPTB 相比)[a]	• 缺少长期的术后结果研究(如失败率、OA) • 股四头肌肌力恢复缓慢[a]

[a] 不一致的发现但值得关注。

移植物来源

如前所述,年轻、活跃的患者不建议使用同种异体移植物,因为其与术后再撕裂率的增加有关[89-91];但对于老年患者来说,这是一个可行的选择,其结果与自体移植物类似[92-94]。根据外科医生的偏好、患者的特征和地区情况,一期 ACL 重建可选择 BPTB 或 HT 自体移植物。已有研究发现,BPTB 移植物的骨块比 HT 能更快地与骨隧道融合,这也是采用 BPTB 重建后骨隧道增宽较少的原因[95,96]。另一方面,文献报道,与 HT 自体移植物相比,使用 BPTB 会增加术后并发症,如膝前痛、膝关节不适和伸直受限[97],以及长期随访中出现的 OA[98,99]。然而,比较 ACLR、BPTB 和 HT 自体移植物术后长期 OA 患病率的随机对照试验荟萃分析显示,三者差别无统计学意义[100]。关于 BPTB 自体移植物在改善术后残余松弛方面的优势(通常由 KT-1000 关节测试器测量)也存在不确定性,RCT 显示 HT 自体移植物 ACLR 后的松弛程度较低[98],但在系统综述中也有不同的结论[97,99]。尽管一项荟萃分析表明 BPTB 可降低术后移植物再撕裂率[101],但其他多项高水平研究一致认为各移植物间术后再撕裂率没有差异[97-99]。

由于 BPTB 和 HT 自体移植物都有各自的局限性,无论是真实存在的还是被主观认为的,这都促进了学者对替代移植物的不断探索,以便进一步降低再撕裂率和术后并发症的风险,同时促进患者恢复到伤前活动水平。QT 是同侧膝关节中最厚的自体移植物选择来源,可以被可靠地获取,并降低移植物尺寸不足的概率,而一旦移植物尺寸不足则需要使用同种异体移植物进行增强[102]。虽然 QT 自体移植物的使用有所增加,但比较 QT 与 BPTB 或 HT 自体移植物 ACLR 术后结果的荟萃分析显示了比较乐观的初步结果。也就是说,与 HT 自体移植物相比,使用 QT 比 BPTB 具有更低的膝前痛和更好的功能结果(即 Lysholm 评分)[103,104]。与 BPTB 或 HT 自体移植物相比,使用 QT 自体移植物 ACLR 术后存在股四头肌力量恢复延迟和残余力量不足的问题。但队列研究发现,术后平均 8 个月,QT 组和 BPTB 组在股四头肌恢复和术后结果方面没有差异[105]。也有学者假设,与使用部分厚度移植物相比,使用全厚度 QT 自体移植物可能会导致股四头肌恢复延迟和结果较差,但系统回顾发现 QT 移植物厚度对结果没有影响[106]。鉴于 QT 自体移植物的

使用是一种相对较新的方法,OA 患病率的长期研究结果尚无法获得。此外,因为比较不同移植物类型结果的研究是伴随着钻孔技术和隧道数量(即单束与双束 ACLR)的发展而进行的,所以在评价特定移植物优越性时应牢记这些潜在的混杂因素。

钻孔技术

随着对 ACL 解剖和功能的认识不断深入,外科技术也在不断发展,ACL 解剖重建得以实现。也就是说,根据个体解剖结构将 ACL 恢复到其原有的尺寸、胶原纤维方向和止点位置[60]。经胫骨钻孔使股骨隧道放置的位置与 ACL 股骨解剖止点位置不一致[74,107],因此胫骨和股骨隧道的独立钻孔被越来越多地采用。尽管在体外尸体研究中取得了乐观的结果,但很少有研究比较 ACLR 术后膝关节经胫骨钻孔与独立钻孔的体内运动学区别,现有文献表明独立钻孔可促进膝关节运动学的恢复[108],从而在短期随访中防止软骨丢失[109,110]。同样,两项荟萃分析对比了 ACLR 术后采用经胫骨钻孔技术与前内侧入路钻孔技术的结果,并采用国际膝关节文献委员会(IKDC)膝关节主观评分、Lachman 试验、轴移试验进行评价。研究发现,前内侧入路钻孔术后膝关节具有更高的稳定性[111,112]。然而,无论采用何种技术,患者的结果基本相同。

与独立隧道钻孔技术促进膝关节功能显著改善不同,几项研究包括丹麦膝关节韧带重建登记系统汇总的结果[113]均发现,经入路(即独立)钻孔会导致移植物失败率增加。另一方面,MOON 小组报道,经胫骨钻孔使同侧膝关节再手术率增加[114]。有趣的是,当比较 2007—2010 年和 2012—2015 年丹麦登记系统中患者 ACLR 翻修的相对风险时,未发现后期经入路钻孔进行 ACLR 手术的病例会像早期一样出现该手术导致的失败率增加,这表明手术医生存在手术技术学习曲线[115]。

各种 ACLR 技术对比研究的另一混淆因素是对有效比较所需的特定手术细节的一致性缺少报道[116]。为了使 ACLR 的报道标准化,进而促进手术技术之间的有效比较,van Eck 等[117]制定并验证了 ACL 重建检查表(AARSC)(表 6.2)。然而,随后对双束或单束 ACLR 研究的系统回顾发现,采用 AARSC 评分时,手术细节的报道仍一直偏少[118]。之前这项研究的结论是:在分析、比较和汇集关于 ACLR 的科学研究结果时,手术细节报道不足造成了研究困难,因此强烈鼓

表 6.2　ACL 解剖重建评分表(AARSC)

AARSC 项目	评分
1.为每例患者提供个性化的手术	1
2.使用 30°关节镜	1
3.使用辅助内侧入路	1
4. ACL 股骨止点的直接可视化	1
5. ACL 股骨止点大小的测量	1
6.外侧髁间嵴的识别	1
7.外侧分叉嵴的识别	1
8.将股骨隧道定位于 ACL 股骨止点处	1
9. ACL 股骨隧道的钻孔	1
10. ACL 胫骨止点的直接可视化	1
11. ACL 胫骨止点大小的测量	1
12.将胫骨隧道定位于 ACL 胫骨止点处	1
13.记录股骨固定方法	1
14.记录胫骨固定方法	1
15.记录股骨隧道钻孔时膝关节屈曲角度	1
16.记录移植物类型	1
17.记录股骨隧道钻孔时膝关节屈曲角度	1
18.ACL 隧道位置的最高级别记录	
a.绘图、图表、手术记录、口述或表盘参照	0
b.关节镜照片、X 线片、2D MRI 或 2D CT	1
c. 3D MRI、3D CT 或导航	1
总分:	19

励采用 AARSC 进行标准化报道。

除了便于研究间的比较外,采用 AARSC 还改善了术后疗效,瑞典国家膝关节韧带登记系统的两项研究证明了这一点[119,120]。与以往对不同患者进行队列研究一样,与经胫骨钻孔和非解剖隧道放置组相比,经入路钻孔使翻修手术的风险更高[119]。而在 AARSC 中额外报道的 5 个项目(即辅助内侧入路的使用、股骨 ACL 止点部位的可视化、胫骨 ACL 止点部位的可视化、外侧髁间嵴的识别和分叉嵴的识别)显著降低了与经入路钻孔相关的翻修风险[119]。尽管尚不清楚更全面地报道 AARSC 项目是否有助于更一致的解剖隧道放置,或者报道 AARSC 项目的外科医生是否与未报道 AARSC 项目的外科医生有本质上的不同,但采用 AARSC 后翻修率降低支持了该检查表的有效性。由于 ACL 解剖重建(通过独立钻孔)是一种相对较新的技术,很少有长期疗效的随访研究(即随访时间超过10 年),而且也缺乏 ACLR 术后独立钻孔和经胫骨钻孔结果的长期疗效对比研究。因此,ACL 解剖重建对防止膝关节退行性变的长期作用仍然是一种假设。

单束与双束 ACL 重建

双束 ACL 重建是伴随着对 ACL 解剖和功能的重新认识而出现的。随着钻孔技术从经胫骨钻孔到独立钻孔的转变,这使得股骨隧道位置更好地定位于 ACL 解剖止点区域,人们希望通过股骨和胫骨上的两条隧道来重建原有 ACL 的 AM 束和 PL 束,以最大限度地恢复膝关节运动学[121,122]。尽管认识到 ACL 的双束性质,但双束 ACL 重建并不一定等同于解剖重建。在对双束与单束 ACL 重建的系统回顾研究中,亚组分析将研究分为采用经胫骨钻孔和独立钻孔两组。与采用经胫骨钻孔技术的单束 ACL 重建相比,采用经胫骨钻孔技术的双束 ACL 重建显著改善了膝关节的前向稳定性和旋转稳定性,以及客观 IKDC 评分[123]。采用独立钻孔技术时,双束 ACL 重建比单束 ACL 重建能更好地恢复膝关节的旋转稳定性[123]。这些临床发现与生物力学研究结论相一致。生物力学研究表明,与经胫骨钻孔的非解剖 ACL 重建相比,通过独立隧道钻孔技术实现的双束和单束解剖重建均能够更好地恢复膝关节的平移和旋转稳定性。同样重要的是,双束和单束 ACL 解剖重建在膝关节运动学恢复方面几乎没有差异[124,125]。

大型的注册系统研究和系统综述研究均发现,双束 ACL 重建的翻修率低于单束 ACL 重建[118,120]。值得注意的是,通过入路钻孔的单束 ACL 重建的翻修率最高,但如果根据 AARSC 报道更完整的解剖技术,则翻修率会减小[120]。类似的,在对所有双束和单束 ACL 重建的对比研究进行回顾分析后对 AARSC 的手术技术进行评分,可以发现双束 ACL 重建技术具有较高的 AARSC 评分,这表明双束重建技术可能更一致地实现 ACL 的解剖重建。目前尚未有关于对比独立钻孔和经胫骨钻孔亚组分析的研究报道,但比较双束和单束 ACL 重建研究的荟萃分析发现,两种技术中期随访(≥5 年)的 OA 患病率类似[100,126]。

个体化 ACL 解剖重建

考虑到影响膝关节稳定性的因素是多方面的,再加上每例患者均有独特的、可改变和不可改变因素,因此任何ACL 重建(有或没有伴随其他结构的修复或重建)均应进行个体化设计(图 6.4)。有初步证据支持个体化方案。Hussein 等[77]根据患者的胫骨 ACL 止点部位相对于人群平均值的大小，前瞻性地对特定患者进行单束或双束 ACL 解剖重建。胫骨 ACL 止点部位前后方向的长度小于平均值（即 16mm）的患者应接受单束 ACL 重建，而止点部位较大的患者应接受双束 ACL 重建。在至少 2 年的随访中，两组的失败率及客观和主观结果相当[77]。尽管这些结果令人鼓舞，但目前还没有明确 ACL 大小的最佳范围，也尚未确定大小标准以指导进行单束或双束 ACL 重建的决策。

ACL 重建术后康复和重返运动

尽管术后康复训练对 ACL 重建的成功恢复至关重要，但目前尚没有最佳的康复方案[127]。与 ACL 重建的手术过程一样，术后康复需要考虑许多因素，包括负重的时间、性质和活动范围、术后支具固定、办公室与家庭为基础的可执行康复方案、开链与闭链练习，以及物理治疗的辅助应用（如神经肌肉电刺激和血流量限制）和神经肌肉训练等[128,129]。由于康复过程受诸多因素影响，康复方案的异质性使比较研究变得困难。因此，研究某一个影响因素的随机临床研究必须保持其他影响因素不变，但这些影响因素本身又可能无法得到最佳控制。此外，通常使用膝关节功能的短期结果来评估一个影响因素在康复方案中的相对优势，这个短期膝关节功能表现可能会也可能不会影响

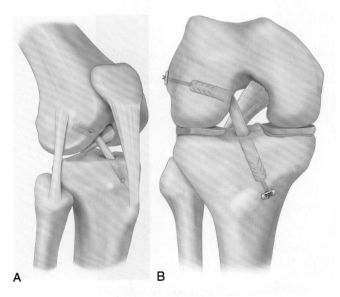

图 6.4　（A）使用界面螺钉固定骨–肌腱–骨的 ACL 重建和（B）使用悬吊固定的 ACL 重建。

膝关节的长期功能、ACL 再撕裂风险和患者术后恢复到伤前的比赛水平。

认识到 ACL 重建术后恢复的个体化特征，以及术后随着时间的增加再撕裂的风险降低，现在已经有共识认为，基于标准的重返运动（RTS）测试应该为运动员何时进行剧烈的专项活动并最终重返全面比赛提供决策依据[130]。从基于时间到基于标准 RTS 进程的转变是由于研究表明在先前接受的 RTS 时间点，膝关节功能较差。例如，仅 3%~20% 的患者在术后 6 个月时通过了 RTS 测试，包括等速股四头肌和腘绳肌力量测量及单腿跳测试，而这个时间点既往被认为是恢复全面比赛的安全时间[131,132]。患者达到 RTS 标准的百分比随着持续康复而增加[131,133]。然而，有报道患者在没有通过 RTS 测试的情况下就重返运动。在一项研究中，仅 21% 的患者在术后 12 个月后通过了 RTS 测试[134]。

同样令人担忧的是，一项关于成功完成 RTS 测试和随后再损伤风险的荟萃分析研究发现了模棱两可的结果[135]。通过 RTS 测试显著降低了移植物再撕裂的风险，但增加了对侧 ACL 损伤的风险；当两者结合时，通过 RTS 测试并不能降低所有 ACL 损伤的风险[135]。基于这些研究结果，更好地预测术后损伤风险的方法正在不断探索中，包括计划内和计划外转向动作[136]，这些动作能更好地评估损伤的风险。人口统计数据（如年龄和性别）[137]及对 RTS 量表的心理准备[138]可能进一步增加 RTS 测试预测的有效性。RTS 前应获得术后 MRI 以评估移植物的成熟度，而移植物中的持续信号则表明不完全重塑（图 6.5）。

据报道，术后膝关节功能性支具保护可改善初次 ACL 重建后的膝关节运动学，但未发现可降低移植物断裂率[139]。ACL 翻修重建后，支具的使用与再次手术的风险显著增加相关，但不影响移植物断裂的发生率[140]。目前膝关节功能性支具保护尚未明确显示可降低初次或再次 ACL 损伤的风险[141]。以降低 ACL 损伤风险（在所有运动员中降低 50%）为目的的 ACL 损伤预防培训的有效性是确定的，尽管相关研究对象主要针对女性运动员[142]。

未来方向

新兴的和发展的 ACL 损伤治疗策略应通过高水平和长期研究进行评估，特别是比较手术治疗和非手

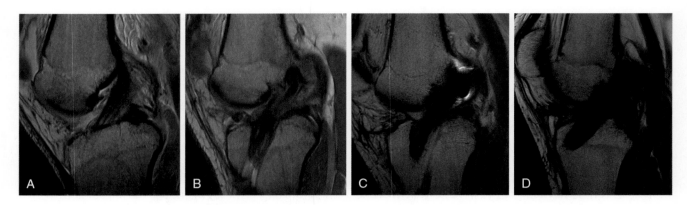

图 6.5　重返运动评估中移植物的成熟度。矢状位质子密度 MRI:(A)完整的 ACL;(B~D)3 例使用自体股四头肌肌腱移植物进行ACL解剖重建的患者术后 9 个月的影像,移植物成熟度/韧带化程度依次增加。(B~C)移植物内信号增加(白色/灰色)提示正在进行重塑。(D)缺乏质子信号提示移植物更成熟,这与机械性能的改善有关。

术治疗的随机对照试验。此外,还要研究外侧关节外肌腱固定术联合 ACL 重建的长期临床结果。

除了修复膝关节次级约束结构和进行关节外增强,通过保残或单束重建(对于 ACL 部分撕裂)进行 ACL 增强可能会提高疗效(图 6.6)。保残的假设是通过维持血管系统来改善移植物韧带,通过维持机械感受器来增强本体感觉的恢复,防止滑液外渗以改善移植物–骨隧道的愈合,并有助于解剖移植物的放置。其结果好坏参半[143,144]。但一项随机对照试验研究的荟萃分析发现,ACL 重建术后保残可改善 Lysholm 评分,

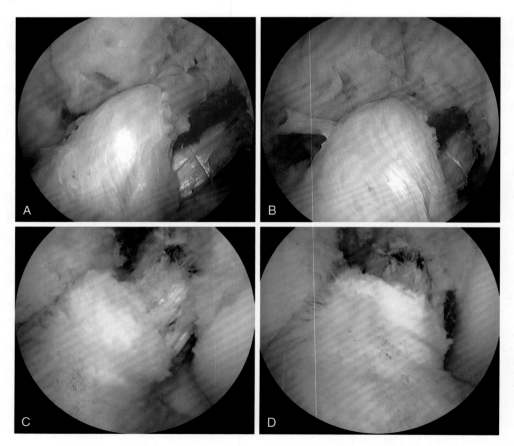

图 6.6　ACL 保残重建(ACLR)。(A)通过前内侧入路和(B)前内侧辅助入路观察术中带纤维蛋白凝块的自体腘绳肌肌腱增强重建 ACL 后外侧束。(C)通过前内侧入路和(D)前内侧辅助入路观察术中自体股四头肌肌腱保残 ACL 重建。

并改善膝关节前向松弛的侧对侧差异[145]。尽管前景看好，但由于保残 ACL 重建技术存在异质性，研究所得出的结论也有一定的局限性。

　　与 ACL 增强类似，ACL 修复也受到越来越多的关注[146-148]。回顾历史，在 ACL 重建越来越成功时[150]，由于有报道称 ACL 修复失败率较高[149]，所以 ACL 修复被放弃了。当代技术试图通过采用静态或动态机械支撑保护和生物活性支架来改善既往手术的局限性。尽管一些研究发现其具有短期疗效[147,148]，但其他人报道了较高的失败率[146]，而且无法获得有关长期疗效的研究。最大限度地提高新技术和技术成功率的关键是确定每种手术方案的适应证[151]。此外，尽管 ACL 修复被当作加速术后重返运动的一种方法[152]，但其他研究表明，ACL 修复后通过较慢的康复过程还可以改善ACL 质量[153]。与以往一样，ACL 修复在广泛应用前需要进行前瞻性临床试验研究。

总结

　　目前，在了解 ACL 的结构和功能方面取得了巨大进展。体外研究表明，ACL 解剖重建可以恢复膝关节运动学，但这是否可以在体内尤其是在动态运动中实现，还需要进一步研究。而这方面的知识，加上对膝关节骨和软组织的更好理解，是进一步降低术后失败率、提高重返运动率和运动成绩的必要条件。采用个体化的手术和康复方法也可能改善术后疗效。新出现的方法，包括保残 ACL 重建和 ACL 增强修复，可以提供更多选择来更好地治疗 ACL 损伤，但所有的进展都必须以科学的严谨性和高质量证据的研究来实现。

（蔡伟创　译）

参考文献

1. Weber W, Weber E. Ueber die Mechanik der menschlichen Gehwerkzeuge, nebst der Beschreibung eines Versuchs über das Herausfallen Des Schenkelkopfs aus der Pfanne im luftverdünnten Raume. *Ann Der Phys und Chemie*. 1837;116(1):1–13.
2. Hutchinson MR, Ash SA. Resident's ridge: assessing the cortical thickness of the lateral wall and roof of the intercondylar notch. *Arthroscopy*. 2003;19(9):931–935.
3. Ferretti M, Ekdahl M, Shen W, Fu FH. Osseous landmarks of the femoral attachment of the anterior cruciate ligament: an anatomic study. *Arthrosc J Arthrosc Relat Surg*. 2007;23(11):1218–1225.
4. Guenther D, Irarrázaval S, Nishizawa Y, et al. Variation in the shape of the tibial insertion site of the anterior cruciate ligament: classification is required. *Knee Surg Sport Traumatol Arthrosc*. 2017;25(8):2428–2432.
5. Siebold R, Schuhmacher P, Fernandez F, et al. Flat midsubstance of the anterior cruciate ligament with tibial "C"-shaped insertion site. *Knee Surg Sport Traumatol Arthrosc*. 2015;23(11):3136–3142.
6. Steineman BD, Moulton SG, Haut Donahue TL, et al. Overlap between anterior cruciate ligament and anterolateral meniscal root insertions: a scanning electron microscopy study. *Am J Sports Med*. 2017;45(2):362–368.
7. Kennedy JC, Weinberg HW, Wilson AS. The anatomy and function of the anterior cruciate ligament. as determined by clinical and morphological studies. *J Bone Joint Surg Am*. 1974;56(2):223–235.
8. Amis AA, Dawkins GP. Functional anatomy of the anterior cruciate ligament. Fibre bundle actions related to ligament replacements and injuries. *J Bone Joint Surg Br*. 1991;73(2):260–267.
9. Kopf S, Pombo MW, Szczodry M, et al. Size variability of the human anterior cruciate ligament insertion sites. *Am J Sports Med*. 2011;39(1):108–113.
10. Iriuchishima T, Yorifuji H, Aizawa S, et al. Evaluation of ACL midsubstance cross-sectional area for reconstructed autograft selection. *Knee Surg Sports Traumatol Arthrosc*. 2014;22(1):207–213.
11. Woo SL, Gomez MA, Seguchi Y, et al. Measurement of mechanical properties of ligament substance from a bone-ligament-bone preparation. *J Orthop Res*. 1983;1(1):22–29.
12. Woo SL-Y, Hollis JM, Adams DJ, et al. Tensile properties of the human femur-anterior cruciate ligament-tibia complex. *Am J Sports Med*. 1991;19(3):217–225.
13. Wilson TW, Zafuta MP, Zobitz M. A biomechanical analysis of matched bone-patellar tendon-bone and double-looped semitendinosus and gracilis tendon grafts. *Am J Sports Med*. 1999;27(2):202–207.
14. Shani RH, Umpierez E, Nasert M, et al. Biomechanical comparison of quadriceps and patellar tendon grafts in anterior cruciate ligament reconstruction. *Arthrosc J Arthrosc Relat Surg*. 2016;32(1):71–75.
15. Takai S, Woo SL-Y, Livesay GA, et al. Determination of the in situ loads on the human anterior cruciate ligament. *J Orthop Res*. 1993;11(5):686–695.
16. Sakane M, Fox RJ, Woo SL, et al. In situ forces in the anterior cruciate ligament and its bundles in response to anterior tibial loads. *J Orthop Res*. 1997;15(2):285–293.
17. Kittl C, El-Daou H, Athwal KK, et al. The role of the anterolateral structures and the ACL in controlling laxity of the intact and ACL-deficient knee. *Am J Sports Med*. 2016;44(2):345–354.
18. Zantop T, Herbort M, Raschke MJ, et al. The role of the anteromedial and posterolateral bundles of the anterior cruciate ligament in anterior tibial translation and internal rotation. *Am J Sports Med*. 2007;35(2):223–227.
19. Herbst E, Albers M, Burnham JM, et al. The anterolateral complex of the knee. *Orthop J Sport Med*. 2017;5(10): 232596711773080.
20. Zens M, Feucht MJ, Ruhhammer J, et al. Mechanical tensile properties of the anterolateral ligament. *J Exp Orthop*. 2015;2(1):7.
21. Smeets K, Slane J, Scheys L, et al. Mechanical analysis of extra-articular knee ligaments. Part One: native knee ligaments. *Knee*. 2017;24(5):949–956.
22. Rahnemai-Azar AA, Miller RM, Guenther D, et al. Structural properties of the anterolateral capsule and iliotibial band of the knee. *Am J Sports Med*. 2016;44(4):892–897.
23. Guenther D, Sexton SL, Bell KM, et al. Non-uniform strain distribution in anterolateral capsule of knee: implications for surgical repair. *Orthop Res*. 2019;37(5):1025–1032.
24. Guenther D, Rahnemai-Azar AA, Bell KM, et al. The anterolateral capsule of the knee behaves like a sheet of fibrous tissue. *Am J Sports Med*. 2017;45(4):849–855.
25. Boden BP, Dean GS, Feagin JA, Garrett WE. Mechanisms of anterior cruciate ligament injury. *Orthopedics*. 2000;23(6):573–578.
26. Zhang Y. Clinical examination of anterior cruciate ligament rupture: a systematic review and meta-analysis. *ACTA Orthop TraumatolTurc*. 2016;50(1):22–31.
27. Galway HR, MacIntosh DL. The lateral pivot shift: a symptom and sign of anterior cruciate ligament insufficiency. *Clin Orthop Relat Res*. 1980;(147):45–50.
28. Musahl V, Burnham J, Lian J, et al. High-grade rotatory knee laxity may be predictable in ACL injuries. *Knee Surg Sports Traumatol Arthrosc*. 2018;26(12):3762–3769.

29. Musahl V, Griffith C, Irrgang JJ, et al. Validation of quantitative measures of rotatory knee laxity. *Am J Sports Med.* 2016;44(9):2393–2398.

30. Benjammse A, Gokeler A, van der Schans CP. Clinical diagnosis of an anterior cruciate ligament rupture: a meta-analysis. *J Orthop Sport Phys Ther.* 2006;36(5):267–288.

31. Borchers JR, Kaeding CC, Pedroza AD, et al. Intra-articular findings in primary and revision anterior cruciate ligament reconstruction surgery. *Am J Sports Med.* 2011;39(9):1889–1893.

32. Carey JL, Shea KG. AAOS clinical practice guideline: management of anterior cruciate ligament injuries: evidence-based guideline. *J Am Acad Orthop Surg.* 2015;23(5):e6–8.

33. Noyes FR, Mooar PA, Matthews DS, Butler DL. The symptomatic anterior cruciate-deficient knee. Part I. *J Bone Jt Surg.* 1983;65(2):154–162.

34. Daniel DM, Stone M, Lou, et al. Fate of the ACL-injured patient. *Am J Sports Med.* 1994;22(5):632–644.

35. Tsoukas D, Fotopoulos V, Basdekis G, Makridis KG. No difference in osteoarthritis after surgical and non-surgical treatment of ACL-injured knees after 10 years. *Knee Surg Sport Traumatol Arthrosc.* 2016;24(9):2953–2959.

36. Wittenberg RH, Oxfort HU, Plafki C. A comparison of conservative and delayed surgical treatment of anterior cruciate ligament ruptures. A matched pair analysis. *Int Orthop.* 1998;22(3):145–148.

37. Fink C, Hoser C, Hackl W, et al. Long-term outcome of operative or nonoperative treatment of anterior cruciate ligament rupture: is sports activity a determining variable? *Int J Sports Med.* 2001;22(4):304–309.

38. Roessler KK, Andersen TE, Lohmander S, Roos EM. Motives for sports participation as predictions of self-reported outcomes after anterior cruciate ligament injury of the knee. *Scand J Med Sci Sports.* 2015;25(3):435–440.

39. Grindem H, Eitzen I, Engebretsen L, et al. Nonsurgical or surgical treatment of ACL injuries. *J Bone Jt Surg.* 2014;96(15):1233–1241.

40. Fithian DC, Paxton EW, Stone M, et al. Prospective trial of a treatment algorithm for the management of the anterior cruciate ligament-injured knee. *Am J Sports Med.* 2005;33(3):335–346.

41. Dunn WR, Lyman S, Lincoln AE, et al. The effect of anterior cruciate ligament reconstruction on the risk of knee reinjury. *Am J Sports Med.* 2004;32(8):1906–1914.

42. Mihelic R, Jurdana H, Jotanovic Z, et al. Long-term results of anterior cruciate ligament reconstruction: a comparison with nonoperative treatment with a follow-up of 17-20 years. *Int Orthop.* 2011;35(7):1093–1097.

43. Øiestad BE, Engebretsen L, Storheim K, Risberg MA. Knee osteoarthritis after anterior cruciate ligament injury: a systematic review. *Am J Sports Med.* 2009;37(7):1434–1443.

44. Lie MM, Risberg MA, Storheim K, et al. What's the rate of knee osteoarthritis 10 years after anterior cruciate ligament injury? An updated systematic review. *Br J Sports Med.* 2009;53:1162–1167.

45. Chalmers PN, Mall NA, Moric M, et al. Does ACL reconstruction alter natural history? *J Bone Jt Surg.* 2014;96(4):292–300.

46. Petrigliano FA, Musahl V, Suero EM, et al. Effect of meniscal loss on knee stability after single-bundle anterior cruciate ligament reconstruction. *Knee Surg Sports Traumatol Arthrosc.* 2011;19(suppl 1):S86–93.

47. Musahl V, Citak M, O'Loughlin PF, et al. The effect of medial versus lateral meniscectomy on the stability of the anterior cruciate ligament-deficient knee. *Am J Sports Med.* 2010;38(8):1591–1597.

48. Buss DD, Min R, Skyhar M, et al. Nonoperative treatment of acute anterior cruciate ligament injuries in a selected group of patients. *Am J Sports Med.* 1995;23(2):160–165.

49. Eitzen I, Moksnes H, Snyder-Mackler L, Risberg MA. A progressive 5-week exercise therapy program leads to significant improvement in knee function early after anterior cruciate ligament injury. *J Orthop Sports Phys Ther.* 2010;40(11):705–721.

50. Ciccotti MG, Lombardo SJ, Nonweiler B, Pink M. Non-operative treatment of ruptures of the anterior cruciate ligament in middle-aged patients. Results after long-term follow-up. *J Bone Jt Surg.* 1994;76(9):1315–1321.

51. Irrgang JJ. Modern trends in anterior cruciate ligament rehabilitation: nonoperative and postoperative management. *Clin Sports Med.* 1993;12(4):797–813.

52. Fridén T, Zätterström R, Lindstrand A, Moritz U. Anterior-cruciate-insufficient knees treated with physiotherapy. A three-year follow-up study of patients with late diagnosis. *Clin Orthop Relat Res.* 1991;263:190–199.

53. Fitzgerald GK, Axe MJ, Snyder-Mackler L. Proposed practice guidelines for nonoperative anterior cruciate ligament rehabilitation of physically active individuals. *J Orthop Sports Phys Ther.* 2000;30(4):194–203.

54. Risberg MA, Moksnes H, Storevold A, et al. Rehabilitation after anterior cruciate ligament injury influences joint loading during walking but not hopping. *Br J Sports Med.* 2009;43(6):423–428.

55. Chmielewski TL, Hurd WJ, Rudolph KS, et al. Perturbation training improves knee kinematics and reduces muscle co-contraction after complete unilateral anterior cruciate ligament rupture. *Phys Ther.* 2005;85(8):740–749, discussion 750–754.

56. Hartigan E, Axe MJ, Snyder-Mackler L. Perturbation training prior to ACL reconstruction improves gait asymmetries in non-copers. *J Orthop Res.* 2009;27(6):724–729.

57. Fitzgerald GK, Axe MJ, Snyder-Mackler L. The efficacy of perturbation training in nonoperative anterior cruciate ligament rehabilitation programs for physical active individuals. *Phys Ther.* 2000;80(2):128–140.

58. Kocher MS, Sterett WI, Briggs KK, et al. Effect of functional bracing on subsequent knee injury in ACL-deficient professional skiers. *J Knee Surg.* 2003;16(2):87–92.

59. Swirtun LR, Jansson A, Renström P. The effects of a functional knee brace during early treatment of patients with a nonoperated acute anterior cruciate ligament tear: a prospective randomized study. *Clin J Sport Med.* 2005;15(5):299–304.

60. van Eck CF, Lesniak BP, Schreiber VM, Fu FH. Anatomic single- and double-bundle anterior cruciate ligament reconstruction flowchart. *Arthrosc J Arthrosc Relat Surg.* 2010;26(2):258–268.

61. Morgan J, Dahm D, Levy B, et al. Femoral tunnel malposition in ACL revision reconstruction. *J Knee Surg.* 2012;25(05):361–368.

62. Chen JL, Allen CR, Stephens TE, et al. Differences in mechanisms of failure, intraoperative findings, and surgical characteristics between single- and multiple-revision ACL reconstructions: a MARS cohort study. *Am J Sports Med.* 2013;41(7):1571–1578.

63. Iriuchishima T, Tajima G, Ingham SJM, et al. PCL to graft impingement pressure after anatomical or non-anatomical single-bundle ACL reconstruction. *Knee Surg Sport Traumatol Arthrosc.* 2012;20(5):964–969.

64. Mariscalco MW, Flanigan DC, Mitchell J, et al. The influence of hamstring autograft size on patient-reported outcomes and risk of revision after anterior cruciate ligament reconstruction: a Multi-center Orthopaedic Outcomes Network (MOON) cohort study. *Arthroscopy.* 2013;29(12):1948–1953.

65. Magnussen RA, Lawrence JTR, West RL, et al. Graft size and patient age are predictors of early revision after anterior cruciate ligament reconstruction with hamstring autograft. *Arthroscopy.* 2012;28(4):526–531.

66. Rahnemai-Azar AA, Sabzevari S, Irarrázaval S, et al. Restoring nature through individualized anatomic anterior cruciate ligament reconstruction surgery. *Arch Bone Jt Surg.* 2016;4(4):289–290.

67. Offerhaus C, Albers M, Nagai K, et al. Individualized anterior cruciate ligament graft matching: in vivo comparison of cross-sectional areas of hamstring, patellar, and quadriceps tendon grafts and ACL insertion area. *Am J Sports Med.* 2018;46(11):2646–2652.

68. Kopf S, Pombo MW, Shen W, et al. The ability of 3 different approaches to restore the anatomic anteromedial bundle femoral insertion site during anatomic anterior cruciate ligament reconstruction. *Arthroscopy.* 2011;27(2):200–206.

69. Araujo P, van Eck CF, Torabi M, Fu FH. How to optimize the use of MRI in anatomic ACL reconstruction. *Knee Surg Sport Traumatol Arthrosc.* 2013;21(7):1495–1501.

70. Takenaga T, Yoshida M, Albers M, et al. Preoperative sonographic measurement can accurately predict quadrupled hamstring tendon graft diameter for ACL reconstruction. *Knee Surg Sport Traumatol Arthrosc.* 2019;27(3):797–804.

71. Fujimaki Y, Thorhauer E, Sasaki Y, et al. Quantitative in situ analysis of the anterior cruciate ligament: length, midsubstance cross-sectional area, and insertion site areas. *Am J Sports Med.*

2016;44(1):118–125.

72. Kaeding CC, Aros B, Pedroza A, et al. Allograft versus autograft anterior cruciate ligament reconstruction: predictors of failure from a MOON prospective longitudinal cohort. *Sport Heal A Multidiscip Appr.* 2011;3(1):73–81.

73. Sheean AJ, Musahl V. Editorial commentary: does "no difference" really mean "no difference"? Not all anterior cruciate ligament transtibial drilling techniques are created equal. *Arthrosc J Arthrosc Relat Surg.* 2018;34(10):2871–2873.

74. Kopf S, Forsythe B, Wong AK, et al. Transtibial ACL reconstruction technique fails to position drill tunnels anatomically in vivo 3D CT study. *Knee Surg Sport Traumatol Arthrosc.* 2012;20(11):2200–2207.

75. Araujo PH, Asai S, Pinto M, et al. ACL graft position affects in situ graft force following ACL reconstruction. *J Bone Joint Surg Am.* 2015;97(21):1767–1773.

76. Ferretti M, Doca D, Ingham SM, et al. Bony and soft tissue landmarks of the ACL tibial insertion site: an anatomical study. *Knee Surg Sport Traumatol Arthrosc.* 2012;20(1):62–68.

77. Hussein M, van Eck CF, Cretnik A, et al. Individualized anterior cruciate ligament surgery. *Am J Sports Med.* 2012;40(8):1781–1788.

78. Colvin A, Sharma C, Parides M, Glashow J. What is the best femoral fixation of hamstring autografts in anterior cruciate ligament reconstruction? A meta-analysis. *Clin Orthop Relat Res.* 2011;469(4):1075–1081.

79. Tibor L, Chan PH, Funahashi TT, et al. Surgical technique trends in primary ACL reconstruction from 2007 to 2014. *J Bone Jt Surg.* 2016;98(13):1079–1089.

80. Jisa KA, Williams BT, Jaglowski JR, et al. Lack of consensus regarding pretensioning and preconditioning protocols for soft tissue graft reconstruction of the anterior cruciate ligament. *Knee Surg Sports Traumatol Arthrosc.* 2016;24(9):2884–2891.

81. Austin JC, Phornphutkul C, Wojtys EM. Loss of knee extension after anterior cruciate ligament reconstruction: effects of knee position and graft tensioning. *J Bone Jt Surg.* 2007;89(7):1565.

82. Sonnery-Cottet B, Saithna A, Cavalier M, et al. Anterolateral ligament reconstruction is associated with significantly reduced ACL graft rupture rates at a minimum follow-up of 2 years: a prospective comparative study of 502 patients from the SANTI Study Group. *Am J Sports Med.* 2017;45(7):1547–1557.

83. Gabler CM, Jacobs CA, Howard JS, et al. Comparison of graft failure rate between autografts placed via an anatomic anterior cruciate ligament reconstruction technique. *Am J Sports Med.* 2016;44(4):1069–1079.

84. Rahr-Wagner L, Thillemann TM, Pedersen AB, Lind M. Comparison of hamstring tendon and patellar tendon grafts in anterior cruciate ligament reconstruction in a nationwide population-based cohort study. *Am J Sports Med.* 2014;42(2):278–284.

85. Lai CCH, Ardern CL, Feller JA, Webster KE. Eighty-three per cent of elite athletes return to preinjury sport after anterior cruciate ligament reconstruction: a systematic review with meta-analysis of return to sport rates, graft rupture rates and performance outcomes. *Br J Sports Med.* 2018;52(2):128–138.

86. Ardern CL, Webster KE, Taylor NF, Feller JA. Return to the preinjury level of competitive sport after anterior cruciate ligament reconstruction surgery. *Am J Sports Med.* 2011;39(3):538–543.

87. Webster KE, Feller JA, Kimp AJ, Whitehead TS. Low rates of return to preinjury sport after bilateral anterior cruciate ligament reconstruction. *Am J Sports Med.* 2019;47(2):334–338.

88. Ajuied A, Wong F, Smith C, et al. Anterior cruciate ligament injury and radiologic progression of knee osteoarthritis. *Am J Sports Med.* 2014;42(9):2242–2252.

89. van Eck CF, Schkrohowsky JG, Working ZM, et al. Prospective analysis of failure rate and predictors of failure after anatomic anterior cruciate ligament reconstruction with allograft. *Am J Sports Med.* 2012;40(4):800–807.

90. Kaeding CC, Pedroza AD, Reinke EK, et al. Change in anterior cruciate ligament graft choice and outcomes over time. *Arthrosc J Arthrosc Relat Surg.* 2017;33(11):2007–2014.

91. Kaeding CC, Pedroza AD, Reinke EK, et al. Risk factors and predictors of subsequent ACL injury in either knee after ACL reconstruction. *Am J Sports Med.* 2015;43(7):1583–1590.

92. Maletis GB, Inacio MCS, Funahashi TT. Risk factors associated with revision and contralateral anterior cruciate ligament reconstructions in the Kaiser Permanente ACLR Registry. *Am J Sports Med.* 2015;43(3):641–647.

93. Desai N, Björnsson H, Samuelsson K, et al. Outcomes after ACL reconstruction with focus on older patients: results from The Swedish National Anterior Cruciate Ligament Register. *Knee Surg Sport Traumatol Arthrosc.* 2014;22(2):379–386.

94. Wang S, Zhang C, Cai Y, Lin X. Autograft or allograft? Irradiated or not? A contrast between autograft and allograft in anterior cruciate ligament reconstruction: a meta-analysis. *Arthrosc J Arthrosc Relat Surg.* 2018;34(12):3258–3265.

95. Masuda H, Taketomi S, Inui H, et al. Bone-to-bone integrations were complete within 5 months after anatomical rectangular tunnel anterior cruciate ligament reconstruction using a bone–patellar tendon–bone graft. *Knee Surg Sport Traumatol Arthrosc.* 2018;26(12):3660–3666.

96. Bhullar R, Habib A, Zhang K, et al. Tunnel osteolysis post-ACL reconstruction: a systematic review examining select diagnostic modalities, treatment options and rehabilitation protocols. *Knee Surg Sports Traumatol Arthrosc.* 2019;27(2):524–533.

97. Chee MYK, Chen Y, Pearce CJ, et al. Outcome of patellar tendon versus 4-strand hamstring tendon autografts for anterior cruciate ligament reconstruction: a systematic review and meta-analysis of prospective randomized trials. *Arthrosc J Arthrosc Relat Surg.* 2017;33(2):450–463.

98. Sajovic M, Stropnik D, Skaza K. Long-term comparison of semitendinosus and gracilis tendon versus patellar tendon autografts for anterior cruciate ligament reconstruction: a 17-year follow-up of a randomized controlled trial. *Am J Sports Med.* 2018;46(8):1800–1808.

99. Poehling-Monaghan KL, Salem H, Ross KE, et al. Long-term outcomes in anterior cruciate ligament reconstruction: a systematic review of patellar tendon versus hamstring autografts. *Orthop J Sport Med.* 2017;5(6):232596711770973.

100. Belk JW, Kraeutler MJ, Houck DA, McCarty EC. Knee osteoarthritis after single-bundle versus double-bundle anterior cruciate ligament reconstruction: a systematic review of randomized controlled trials. *Arthrosc J Arthrosc Relat Surg.* 2019;35(3):996–1003.

101. Samuelsen BT, Webster KE, Johnson NR, et al. Hamstring autograft versus patellar tendon autograft for ACL reconstruction: is there a difference in graft failure rate? A meta-analysis of 47,613 patients. *Clin Orthop Relat Res.* 2017;475(10):2459–2468.

102. Sheean AJ, Musahl V, Slone HS, et al. Quadriceps tendon autograft for arthroscopic knee ligament reconstruction: use it now, use it often. *Br J Sports Med.* 2018;52(11):698–701.

103. Mouarbes D, Menetrey J, Marot V, et al. Anterior cruciate ligament reconstruction: a systematic review and meta-analysis of outcomes for quadriceps tendon autograft versus bone-patellar tendon-bone and hamstring-tendon autografts. *Am J Sports Med.* 2019;363546518825340.

104. Hurley ET, Calvo-Gurry M, Withers D, et al. Quadriceps tendon autograft in anterior cruciate ligament reconstruction: a systematic review. *Arthroscopy.* 2018;34(5):1690–1698.

105. Hunnicutt JL, Gregory CM, McLeod MM, et al. Quadriceps recovery after anterior cruciate ligament reconstruction with quadriceps tendon versus patellar tendon autografts. *Orthop J Sport Med.* 2019;7(4):232596711983978.

106. Kanakamedala AC, Burnham JM, Pfeiffer TR, et al. Lateral femoral notch depth is not associated with increased rotatory instability in ACL-injured knees: a quantitative pivot shift analysis. *Knee Surg Sport Traumatol Arthrosc.* 2018;26(5):1399–1405.

107. Kopf S, Forsythe B, Wong AK, et al. Nonanatomic tunnel position in traditional transtibial single-bundle anterior cruciate ligament reconstruction evaluated by three-dimensional computed tomography. *J Bone Joint Surg Am.* 2010;92(6):1427–1431.

108. Abebe ES, Utturkar GM, Taylor DC, et al. The effects of femoral graft placement on in vivo knee kinematics after anterior cruciate ligament reconstruction. *J Biomech.* 2011;44(5):924–929.

109. DeFrate LE. Effects of ACL graft placement on in vivo knee function and cartilage thickness distributions. *J Orthop Res.*

2017;35(6):1160–1170.

110. Okafor EC, Utturkar GM, Widmyer MR, et al. The effects of femoral graft placement on cartilage thickness after anterior cruciate ligament reconstruction. *J Biomech.* 2014;47(1):96–101.

111. Chen H, Tie K, Qi Y, et al. Anteromedial versus transtibial technique in single-bundle autologous hamstring ACL reconstruction: a meta-analysis of prospective randomized controlled trials. *J Orthop Surg Res.* 2017;12(1):167.

112. Chen Y, Chua KHZ, Singh A, et al. Outcome of single-bundle hamstring anterior cruciate ligament reconstruction using the anteromedial versus the transtibial technique: a systematic review and meta-analysis. *Arthrosc J Arthrosc Relat Surg.* 2015;31(9):1784–1794.

113. Rahr-Wagner L, Thillemann TM, Pedersen AB, Lind MC. Increased risk of revision after anteromedial compared with transtibial drilling of the femoral tunnel during primary anterior cruciate ligament reconstruction: results from the Danish Knee Ligament Reconstruction Register. *Arthrosc J Arthrosc Relat Surg.* 2013;29(1):98–105.

114. Duffee A, Magnussen RA, Pedroza AD, et al. Transtibial ACL femoral tunnel preparation increases odds of repeat ipsilateral knee surgery. *J Bone Jt Surg.* 2013;95(22):2035–2042.

115. Eysturoy NH, Nielsen TG, Lind MC. Anteromedial portal drilling yielded better survivorship of anterior cruciate ligament reconstructions when comparing recent versus early surgeries with this technique. *Arthroscopy.* 2019;35(1):182–189.

116. van Eck CF, Schreiber VM, Mejia HA, et al. "Anatomic" anterior cruciate ligament reconstruction: a systematic review of surgical techniques and reporting of surgical data. *Arthrosc J Arthrosc Relat Surg.* 2010;26(9):S2–S12.

117. van Eck CF, Gravare-Silbernagel K, Samuelsson K, et al. Evidence to support the interpretation and use of the Anatomic Anterior Cruciate Ligament Reconstruction Checklist. *J Bone Joint Surg Am.* 2013;95(20):e153. https://doi.org/10.2106/JBJS.L.01437.

118. Desai N, Alentorn-Geli E, van Eck CF, et al. A systematic review of single- versus double-bundle ACL reconstruction using the anatomic anterior cruciate ligament reconstruction scoring checklist. *Knee Surg Sport Traumatol Arthrosc.* 2016;24(3):862–872.

119. Desai N, Andernord D, Sundemo D, et al. Revision surgery in anterior cruciate ligament reconstruction: a cohort study of 17,682 patients from the Swedish National Knee Ligament Register. *Knee Surg Sport Traumatol Arthrosc.* 2017;25(5):1542–1554.

120. Svantesson E, Sundemo D, Hamrin Senorski E, et al. Double-bundle anterior cruciate ligament reconstruction is superior to single-bundle reconstruction in terms of revision frequency: a study of 22,460 patients from the Swedish National Knee Ligament Register. *Knee Surg Sport Traumatol Arthrosc.* 2017;25(12):3884–3891.

121. Yagi M, Wong EK, Kanamori A, et al. Biomechanical analysis of an anatomic anterior cruciate ligament reconstruction. *Am J Sports Med.* 2002;30(5):660–666.

122. Fu FH, van Eck CF, Tashman S, et al. Anatomic anterior cruciate ligament reconstruction: a changing paradigm. *Knee Surg Sport Traumatol Arthrosc.* 2015;23(3):640–648.

123. Zhang Y, Xu C, Dong S, et al. Systemic review of anatomic single- versus double-bundle anterior cruciate ligament reconstruction: does femoral tunnel drilling technique matter? *Arthrosc J Arthrosc Relat Surg.* 2016;32(9):1887–1904.

124. Kondo E, Merican AM, Yasuda K, Amis AA. Biomechanical comparison of anatomic double-bundle, anatomic single-bundle, and nonanatomic single-bundle anterior cruciate ligament reconstructions. *Am J Sports Med.* 2011;39(2):279–288.

125. Lord BR, El-Daou H, Sabnis BM, et al. Biomechanical comparison of graft structures in anterior cruciate ligament reconstruction. *Knee Surg Sport Traumatol Arthrosc.* 2017;25(2):559–568.

126. Chen H, Chen B, Tie K, et al. Single-bundle versus double-bundle autologous anterior cruciate ligament reconstruction: a meta-analysis of randomized controlled trials at 5-year minimum follow-up. *J Orthop Surg Res.* 2018;13(1):50.

127. Joreitz R, Lynch A, Rabuck S, et al. Patient-specific and surgery-specific factors that affect return to sport after ACL reconstruction. *Int J Sports Phys Ther.* 2016;11(2):264–278.

128. Wright RW, Haas AK, Anderson J, et al. Anterior cruciate ligament reconstruction rehabilitation. *Sport Heal A Multidiscip App.* 2015;7(3):239–243.

129. Kruse LM, Gray B, Wright RW. Rehabilitation after anterior cruciate ligament reconstruction. *J Bone Jt Surg.* 2012;94(19):1737–1748.

130. Davies GJ, McCarty E, Provencher M, Manske RC. ACL return to sport guidelines and criteria. *Curr Rev Musculoskelet Med.* 2017;10(3):307–314.

131. Welling W, Benjaminse A, Seil R, et al. Low rates of patients meeting return to sport criteria 9 months after anterior cruciate ligament reconstruction: a prospective longitudinal study. *Knee Surg Sport Traumatol Arthrosc.* 2018;26(12):3636–3644.

132. Cristiani R, Mikkelsen C, Forssblad M, et al. Only one patient out of five achieves symmetrical knee function 6 months after primary anterior cruciate ligament reconstruction. *Knee Surg Sports Traumatol Arthrosc.* 2019.

133. Curran MT, Lepley LK, Palmieri-Smith RM. Continued improvements in quadriceps strength and biomechanical symmetry of the knee after postoperative anterior cruciate ligament reconstruction rehabilitation: is it time to reconsider the 6-month return-to-activity criteria? *J Athl Train.* 2018;53(6):535–544.

134. Edwards PK, Ebert JR, Joss B, et al. Patient characteristics and predictors of return to sport at 12 months after anterior cruciate ligament reconstruction: the importance of patient age and postoperative rehabilitation. *Orthop J Sport Med.* 2018;6(9):232596711879757.

135. Webster KE, Hewett TE. What is the evidence for and validity of return-to-sport testing after anterior cruciate ligament reconstruction surgery? A systematic review and meta-analysis. *Sports Med.* 2019;49(6):917–929.

136. King E, Richter C, Franklyn-Miller A, et al. Back to normal symmetry? Biomechanical variables remain more asymmetrical than normal during jump and change-of-direction testing 9 months after anterior cruciate ligament reconstruction. *Am J Sports Med.* 2019;47(5):1175–1185.

137. Paterno MV, Huang B, Thomas S, et al. Clinical factors that predict a second ACL injury after ACL reconstruction and return to sport: preliminary development of a clinical decision algorithm. *Orthop J Sport Med.* 2017;5(12):232596711774527.

138. McPherson AL, Feller JA, Hewett TE, Webster KE. Psychological readiness to return to sport is associated with second anterior cruciate ligament injuries. *Am J Sports Med.* 2019;47(4):857–862.

139. Lowe WR, Warth RJ, Davis EP, Bailey L. Functional bracing after anterior cruciate ligament reconstruction. *J Am Acad Orthop Surg.* 2017;25(3):239–249.

140. MARS Group. Rehabilitation predictors of clinical outcome following revision ACL reconstruction in the MARS cohort. *J Bone Jt Surg.* 2019;101(9):779–786.

141. Musahl V, Karlsson J. Anterior cruciate ligament tear. *N Engl J Med.* 2019;380(24):2341–2348.

142. Webster KE, Hewett TE. Meta-analysis of meta-analyses of anterior cruciate ligament injury reduction training programs. *J Orthop Res.* 2018;36(10):2696–2708.

143. Park SY, Oh H, Park SW, et al. Clinical outcomes of remnant-preserving augmentation versus double-bundle reconstruction in the anterior cruciate ligament reconstruction. *Arthroscopy.* 2012;28(12):1833–1841.

144. Naraoka T, Kimura Y, Tsuda E, et al. Is remnant preservation truly beneficial to anterior cruciate ligament reconstruction healing? Clinical and magnetic resonance imaging evaluations of remnant-preserved reconstruction. *Am J Sports Med.* 2017;45(5):1049–1058.

145. Wang H-D, Wang F-S, Gao S-J, Zhang Y-Z. Remnant preservation technique versus standard technique for anterior cruciate ligament reconstruction: a meta-analysis of randomized controlled trials. *J Orthop Surg Res.* 2018;13(1):231.

146. Gagliardi AG, Carry PM, Parikh HB, et al. ACL repair with suture ligament augmentation is associated with a high failure rate among adolescent patients. *Am J Sports Med.* 2019;363546518825255.

147. Hoogeslag RAG, Brouwer RW, Boer BC, et al. Acute anterior cruciate ligament rupture: repair or reconstruction? Two-year results of a randomized controlled clinical trial. *Am J Sports Med.* 2019;47(3):567–577.

148. Murray MM, Kalish LA, Fleming BC, et al. Bridge-enhanced anterior cruciate ligament repair: two-year results of a first-in-human

study. *Orthop J Sport Med.* 2019;7(3):2325967118824356.

149. Feagin JA, Curl WW. Isolated tears of the anterior cruciate ligament: 5-year follow-up study. *Am J Sports Med.* 1976;4(3):95–100.

150. Mahapatra P, Horriat S, Anand BS. Anterior cruciate ligament repair – past, present and future. *J Exp Orthop.* 2018;5(1):20.

151. van Eck CF, Limpisvasti O, ElAttrache NS. Is there a role for internal bracing and repair of the anterior cruciate ligament? A systematic literature review. *Am J Sports Med.* 2018;46(9):2291–2298.

152. Praz C, Kandhari VK, Saithna A, Sonnery-Cottet B. ACL rupture in the immediate build-up to the Olympic Games: return to elite alpine ski competition 5 months after injury and ACL repair. *BMJ Case Rep.* 2019;12(3):e227735.

153. Murray MM, Kiapour AM, Kalish LA, et al. Predictors of healing ligament size and magnetic resonance signal intensity at 6 months after bridge-enhanced anterior cruciate ligament repair. *Am J Sports Med.* 2019:363546519836087.

第 7 章

后交叉韧带

JORGE CHAHLA, BRADY T. WILLIAMS, MICHAEL B. ELLMAN, ROBERT F. LAPRADE

引言

后交叉韧带(PCL)是膝关节中最大、最强的韧带,具有独特的先天愈合能力[1-6]。因此,与前交叉韧带(ACL)等其他韧带不同,PCL损伤较少需要手术治疗。然而,当怀疑PCL撕裂时,必须采取严谨的临床方法,不仅要诊断这些损伤,而且要准确区分哪些需要保守治疗、哪些需要手术治疗。首先询问病史并进行体格检查,然后通过特殊的成像技术(包括应力放射成像和MRI)辅助诊断[7-11]。一旦确诊,PCL撕裂应分为可接受非手术治疗和需要重建手术两类。有证据表明,Ⅰ级和Ⅱ级损伤可通过动态PCL支具保护治疗获得良好的疗效,而急性Ⅲ级PCL损伤和联合韧带损伤则需通过双束PCL重建(DB-PCLR)来恢复膝关节固有的生物力学表现[12-17]。本章将详细介绍PCL相关的外科解剖学;PCL及前外侧束、后内侧束的生物力学特性;PCL损伤诊断方法,包括体格检查和影像学检查;手术治疗和非手术治疗的适应证;PCL损伤后临床结果的最新文献。

人口特征

PCL损伤可单独发生,也可在膝关节多韧带和半月板损伤的情况下发生。孤立性损伤通常是由膝关节屈曲时胫骨被迫后移造成的,如在经典的仪表板损伤模式中或膝关节被迫过度伸展时[6,18-20]。流行病学数据显示,每年孤立性损伤的发生率约为2/10万,在一般人群中,男性损伤人数多于女性[5]。在所有膝关节韧带损伤中,PCL损伤相对少见。丹麦膝关节韧带重建注册中心公布的数据显示,2005—2015年,在23 253例膝关节韧带重建中,仅581例注册为PCL重建[21]。需要指出的是,这并不包括非手术治疗的PCL损伤。尽管如此,孤立性PCL损伤的相对罕见性使得PCL损伤的自然史和流行病学难以研究[19]。此外,孤立性损伤实际上仅占PCL损伤的小部分,而膝关节多韧带损伤中PCL损伤接近60%或更高[21-22]。损伤机制通常包括导致膝关节多韧带损伤和并发半月板损伤的旋转或内翻/外翻应力[6,18-20]。

无论是在单纯的PCL损伤还是膝关节多向不稳定中,PCL缺失都会导致膝关节运动学改变和接触压力增加,尤其是膝关节内侧间室和髌股关节[23-25]。长期来看,单纯的PCL撕裂患者发生症状性关节炎的风险比(HR=6.2)显著增加,因此随后需要进行全膝关节置换的风险也显著增加(HR=3.2)[5]。其他学者也证实了这一点,他们在关节镜下对慢性PCL缺乏的膝关节(诊断病史≥5年)进行评估,证实了股骨内侧髁和髌骨退行性软骨病变的发生率为77.8%和46%[26]。PCL功能不全也会增加膝关节后外侧结构损伤的风险[27]。由于这些长期后果,必须及时、准确诊断和充分治疗这些损伤。

解剖学

PCL起源于股骨内侧髁的外侧壁,沿着髁间窝内侧顶点和内侧壁向后外侧走行至其位于胫骨内侧和外侧平台后部的附着区。PCL的外科相关解剖基本集中于对两束结构的讨论,以及对股骨和胫骨附着区的定性和定量描述。PCL 的两束是前外侧束(ALB)和后内侧束(PMB),因其附着点位置不同而命名。由于这些附着点的特征,这两束既有不同的功能,又有共性的功能,这些附着点与可识别的骨性标志和邻近附着点的关系已被详细描述。

关于 PCL 的股骨起点,已经确定了几个骨性标志来描述其足印区的位置,包括滑车点、内侧弓点、内侧髁间嵴和后点(图 7.1 和图 7.2)[28,29]。在重建过程中,这些标记被图形化和详细描述,以便于 PCL 足迹的准确定位和可重复识别。滑车顶点是指滑车软骨远侧的交点。内侧弓关节软骨沿着内侧髁的外侧壁和髁间顶切迹的内侧向髁间切迹的内侧移动,内侧弓点表示从切迹顶部到内侧髁外侧壁的过渡。内侧弓关节软骨继续沿着切迹的远端向下,然后沿着内侧髁外侧向后,接下来遇到的点即是后点,它被恰当地定义为关节软骨边缘的最后点。

利用这些标志可以对 ALB 和 PMB 的股骨附着区进行定量定位。ALB 股骨附着区中心距滑车点 7.4mm,距内侧弓点 11.0mm,距股骨关节软骨远端边缘 7.9mm。PMB 中心距 ALB 中心 12.1mm,边界为内侧髁间嵴,而内侧髁间嵴呈前后方向、经过后点(图 7.3)。

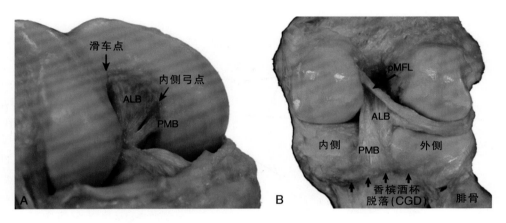

图 7.1　(A)右膝关节屈曲 90°前外侧观视图,显示后交叉韧带(PCL)的前外侧束(ALB)和后内侧束(PMB)与滑车点和内侧弓点。(B)右膝伸直位后侧观视图,显示 ALB 和 PMB 在其胫骨附着区的关系。后半月板股骨韧带(pMFL,即 Wrisberg 韧带)也在 PCL 的后方走行。(From Chahla J, von Bormann R, Engebretsen L, LaPrade R. Anatomic posterior cruciate ligament reconstruction: state of the art. J ISAKOS. 2016;1:292−302.)

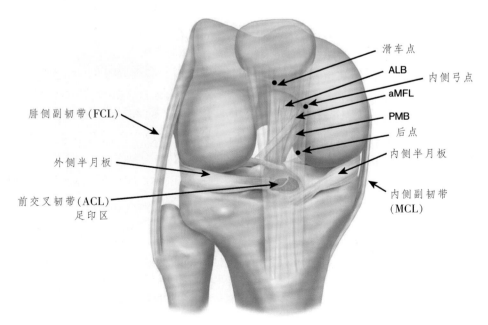

图 7.2　右膝关节后交叉韧带(PCL)屈曲 90°时的前外侧束(ALB)和后内侧束(PMB)示意图。确定的标志包括滑车点、内侧弓点和后点。ALB,前外侧束;aMFL,前半月板股韧带;PMB,后内侧束。

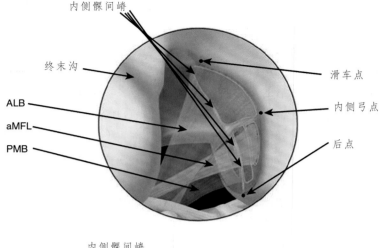

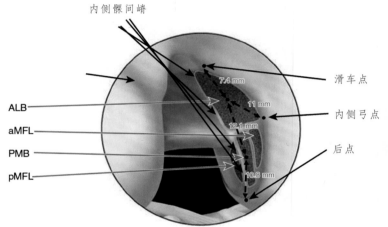

图 7.3 右膝关节后交叉韧带(PCL)前外侧束(ALB)和后内侧束(PMB)股骨附着区的关节镜示意图。图示 PCL 两束的股骨附着区与标记点和板股韧带之间的关系,以及标记点到足迹中心的距离。ALB,前外侧束;aMFL,前半月板股骨韧带;PMB,后内侧束;pMFL,后半月板股骨韧带。

位于 PCL 窝内的胫骨附着点同样使用可识别的骨性和软组织标志来定义[17,29]。在 PCL 窝内,ALB 中心可用内侧半月板后角闪亮的白色纤维标记,两者距离 6.1mm(图 7.4)[29]。PMB 的纤维可以分为厚和薄两部分,由于前者更具有止点附着的牢固性和生物力学的重要特征,因此被认为是 PMB 的解剖中心。PMB厚部中心距 ALB 中心 8.9mm,距内侧半月板后角闪亮的白色纤维 11.1mm,距关节外侧缘 12.6mm,距内侧沟 3.1mm。这些足迹位置被用于 PCL 解剖重建的隧道定位。

生物力学

PCL 的生物力学特性和两束的各自作用已经进行了详细描述。PCL 是胫骨后移的主要约束结构。现已证实 PCL 在膝关节内外旋及负重下扭转、胫骨后向平移时提供了显著的约束力和稳定性[30-32]。而且,更重要的特征是 ALB 和 PMB 的协同作用。Kennedy 等[32]报道,在膝关节屈曲 90°时,切断 ALB 后胫骨后移增

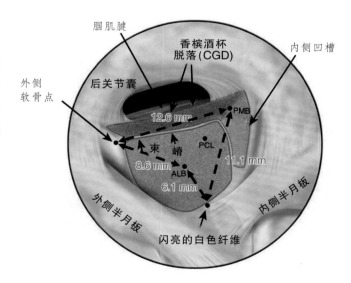

图 7.4 右膝关节后交叉韧带(PCL)的胫骨前外侧束(ALB)和后内侧束(PMB)的关节镜下示意图。图片显示了两束附着点与可识别标记和半月板的关系,以及各标记点到 ALB、PMB 附着中心的距离。

加 2.6mm,切断 PMB 后胫骨后移增加 0.9mm,两束均切断后胫骨后移增加 11.7mm,这就解释了两束协同作用这一特征。PCL 两束在整个膝关节运动范围内具有不同的功能,其中 ALB 是膝关节屈曲 90°时胫骨后移的主要约束结构[30,33-36],而 PMB 是膝关节伸直位时胫骨后移的主要约束结构,其可在更大的屈曲角度下抵抗内旋[32,37-39]。

这些相同的生物力学原理和测试研究已用于 PCL 单束和双束重建,这两种技术都试图重新建立 ALB 和 PMB 的协同作用。ALB 大约是 PMB 大小的 2 倍,刚度的 2 倍,强度的 3 倍,并且能够在 PMB 切除后维持接近正常的膝关节运动学。因此,优先重建 ALB 一直是 PCL 单束重建关注的焦点[35,40,41]。然而,明确两束的协同作用关系后,多项生物力学研究表明,DB-PCLR 能更好地恢复移植物的强度和膝关节的运动学,包括对胫骨后移和内旋的约束[39,42]。

诊断

和其他骨科损伤疾病一样,PCL 损伤的诊断一般从基本的病史和体格检查开始,接着是更为复杂的影像学检查。根据病史,包括损伤机制的细节(如仪表板损伤或摔倒时膝关节屈曲着地或膝关节被迫过度伸展),可高度怀疑 PCL 损伤[6,18-20]。对于疑似 PCL 损伤,通常在膝关节屈曲 90°时进行后抽屉试验(图 7.5)[43]。文献报道,其敏感性和特异性分别高达 90% 和 99%,但后抽屉试验的敏感性实际上可能为 20%~100%[44]。

通过后抽屉试验可将 PCL 损伤分为 4 级。①0 级:向后平移 0~2mm。②Ⅰ级:3~5mm。③Ⅱ级:6~10mm。④Ⅲ级:≥10mm[45,46]。

后抽试验可以联合其他体格检查操作,如使用重力和患者自身肌肉组织来评估 PCL 的完整性。这些测试分别是后凹征和股四头肌收缩试验。胫骨后凹征是指患者取仰卧位,髋关节屈曲 45°,膝关节屈曲 90°。从侧面观察,PCL 重度部分撕裂至完全撕裂将使胫骨向后"下垂"形成凹陷(图 7.6)[43]。这种视觉评估的敏感性为 46%~100%[44]。股四头肌收缩试验可在同一位置进行,但患侧肢体的足部应由检查者牢牢固定在检查床上,然后要求患者尝试伸直膝关节,可以观察到原来向后下垂的胫骨向前移位。股四头肌收缩试验显示胫骨前移 >2mm 的敏感性和特异性分别为 53%~98% 和 96%~100%[44]。除了评估胫骨后半脱位及其矫正的试验外,胫骨内旋试验在辅助诊断方面也有重要作用。胫骨内旋试验时,患者取仰卧位,在膝关节不同的屈曲角度(60°~120°)下对足部施加内旋扭矩,据报道该试验对 PCL Ⅲ级撕裂的敏感性为 95.5%(图 7.7)[47]。

影像学

体格检查后,可通过影像学检查来辅助诊断 PCL 撕裂。首先是应力位 X 线检查,即在施加胫骨后负荷时进行摄片。获得正常膝关节和受伤膝关节的应力位片,以确定胫骨后移时侧对侧差异(SSD)。未受伤人群 SSD 的正常范围为 0~4mm,5~12mm 通常被归为单

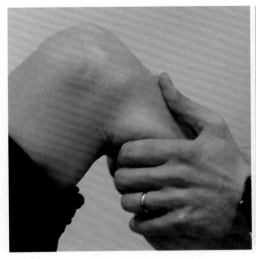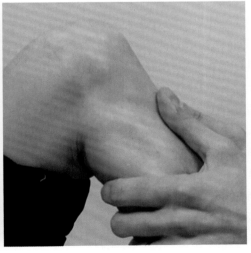

图 7.5 后抽屉试验时右膝关节屈曲 90°。检查者首先将膝关节置于复位位置(左侧),然后进行后抽屉试验(右侧)并评估胫骨向后移位程度。

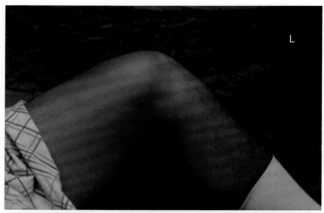

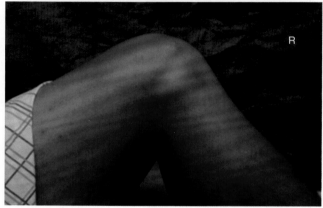

图 7.6　胫骨后凹征。侧对侧比较显示未受伤的左(L)膝和受伤的右 (R) 膝在胫骨后移位方面存在显著差异。[From LaPrade CM, Civitarese DM, Rasmussen MT , LaPrade RF. Emerging updates on the posterior cruciate ligament: a review of the current literature. Am J Sports Med. 2015;43(12):3077-3092.]

纯的 PCL 撕裂,超过 12mm 则被视为 PCL 撕裂合并后外侧或后内侧结构损伤[6,9,31,38,48]。

　　为了评估 SSD,文献中描述了各种施加胫骨后负荷的方法。然而,最常见的方法为 KT-1000、Telos 和重力(跪式)应力位 X 线检查。研究发现后两者具有最高的敏感性[11]。Telos 是在胫骨结节上施加 150N/m 的后向作用力, 而跪式 X 线检查则是利用患者自身的体重对胫骨结节施加后向负荷[11]。虽然这两种方法都有效,但考虑到成本和易操作性,跪式应力位 X 线检查通常是首选(图 7.8 和图 7.9)。

　　MRI 可用于评估 PCL 损伤,且对急性损伤具有较高的敏感性(96%~100%)[49-52]。但对因愈合而形成的慢性损伤敏感性较低,甚至低至 62.5%[6,49]。其他定量影像学方法(包括通过 MRI 测量胫骨后内侧移位)也可用于评估慢性损伤状态下 PCL 潜在的完整性和功能情况[7]。

治疗

　　与 ACL 撕裂不同,PCL 撕裂具有天然的愈合能力,这使得区分需要手术和非手术治疗的撕裂非常重要。一般认为, 单纯的部分 PCL 撕裂可以非手术治疗。但 I 级和 II 级撕裂必须采取预防措施以确保 PCL 不会在残余松弛下愈合。因为随着时间的推移,后方不稳定会引起膝关节运动学改变和关节负荷异常(包括内侧间隙和髌股关节接触压力增加), 从而显著增加关节炎和随后行全膝关节置换术的风险[5]。膝关节动态支撑保护可以阻止胫骨过度后移,这是防止残余膝关节后方松弛和松弛进一步加重的最简便的方法。膝关节动态支撑保护可以从诊断时就开始进行, 而无须选择特定的时间[14,16,53]。除 II 级损伤外,手术治疗可有效恢复膝关节的稳定性、改善患者功能和预后。一旦决定手术治疗,有几种手术技术方案可供选择。

外科重建技术

　　PCL 的外科重建一般可分为单束重建和双束重建。单束重建主要包括经胫骨解剖重建和胫骨 Inlay 技术[39,54-57]。经胫骨单束解剖重建技术优先重建较大的 ALB , 通过在 ALB 的股骨和胫骨止点足迹上定位重建隧道[29,39,55,58]。胫骨 Inlay 技术主要是移植物胫骨端固定方法上的不同。在经胫骨重建方法中,移植物从股骨隧道后外侧延伸至胫骨隧道的开口,并向前内侧牵拉,然后固定在胫骨隧道中。移植物进入胫骨隧道的这一过程形成了一个被称为"杀手转角"的转弯。生物力学研究发现,这一锐角会增加移植物的机械磨损,从而导致重建失败[41,54,59]。胫骨 Inlay 技术通过在 PCL 胫骨止点处创建一个槽而不是一个隧道来避免上述问题,通常使用空心螺钉和垫圈在该止点处进行骨块固定[54]。Inlay 技术既往采用的手术入路是在半腱肌和腓肠肌内侧之间做膝关节后内侧切口,目前在全关节镜入路下进行操作[60,61]。在移植物选择方面,不同的技术在移植物来源 (自体移植物与同种异体移植物)和类型选择方面有所不同。单束经胫骨重建常用的自体移植物包括腘绳肌、骨-髌腱-骨(BTB)和股四头肌肌腱,而最常用的同种异体移植物是跟腱[62]。由于需要骨块, 胫骨 Inlay 技术使用的移植物仅限于

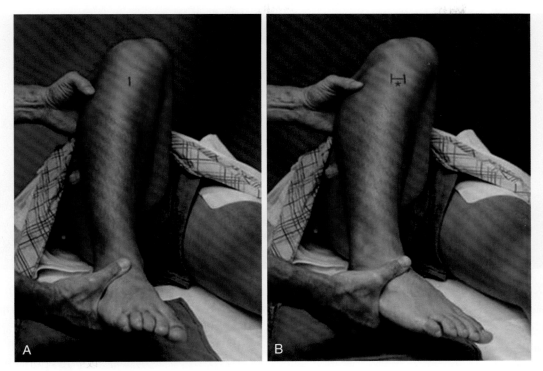

图 7.7　患者位置和仰卧内旋试验。在膝关节一系列屈曲角度(60°、75°、90°、105°和120°)下施加内旋扭矩。通过胫骨结节从中立位点(A)到最大位移点(B)的距离(*)来评估内旋的大小,并与未受伤的对侧肢体进行比较。[From Moulton SG, Cram TR, James EW, et al. The supine internal rotation test: a pilot study evaluating tibial internal rotation in grade III posterior cruciate ligament tears. Orthop J Sports Med. 2015;3(2):2325967115572135.]

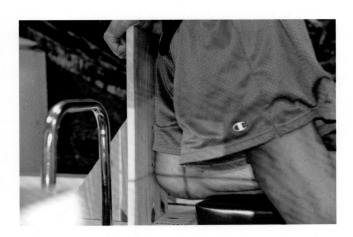

图 7.8　后交叉韧带膝关节应力位 X 线片。使用定制的固定装置将胫骨结节与衬垫边缘对齐,允许患者的体重使股骨相对于胫骨向前移动。对受伤和未受伤的膝关节进行应力位 X 线摄片,以计算侧对侧差异。[From LaPrade RF, Cinque ME, Dornan GJ, et al. Double-bundle posterior cruciate ligament reconstruction in 100 patients at a mean 3 years' follow-up: outcomes were comparable to anterior cruciate ligament reconstructions. Am J Sports Med. 2018;46(8):1809–1818.]

BTB、股四头肌和同种异体跟腱移植物[57,59,63,64]。

基于生物力学和临床结果研究,双束重建越来越受到重视。研究表明,DB-PCLR 对于重建 PCL 的固有解剖结构和功能是必不可少的[12,39]。在双束解剖重建中,使用两个股骨隧道重建 ALB 和 PMB。ALB 股骨隧道直径为 11mm,远端边缘邻接关节软骨边缘,足迹中心由前面描述的各个标记点识别(如内弓点、后弓点、滑车点)。由于 PCL 大部分的股骨附着区在切口的顶部和壁上,第二个直径为 7mm 的骨隧道用于在 ALB 骨隧道后面重建 PMB,然后在隧道之间留下 2mm 的骨桥(图 7.10)[65]。在胫骨端,ALB 的止点解剖中心优先通过单个直径为 12mm 的隧道重建,该隧道沿着区分 ALB 和 PMB 附着区的束嵴位于 PCL 窝中心。胫骨隧道前后两侧分别有内侧半月板后角闪亮的白色纤维和被称为"香槟酒杯脱落"的结构(图 7.11)。由于关节镜下难以直接观察到胫骨隧道入口,通常在放置导针后通过透视检查来验证胫骨隧道的位置(图 7.12)[68]。与单束技术类似,胫骨 Inlay 技术也可用于双束重建,其中胫骨端止点处创建一个骨槽。

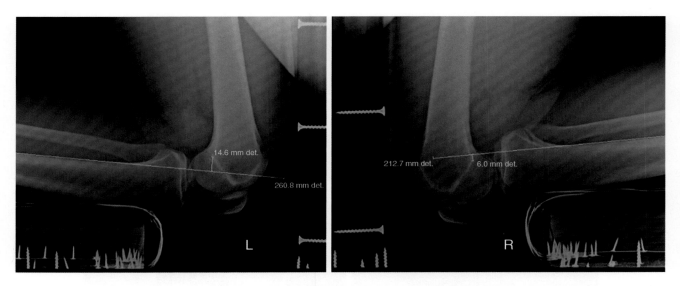

图 7.9　膝关节应力位 X 线片显示侧对侧差异（SSD）。沿着胫骨后皮质确定一条线，从穿过股骨髁的关节线 15cm 处开始。测量这条线与 Blumensaat 线最后点的垂直距离并与未受伤侧进行比较，从而得出 SSD。X 线片显示 PCL 损伤时 SSD 达 20.6mm。[From LaPrade CM, Civitarese DM, Rasmussen MT , LaPrade RF . Emerging updates on the posterior cruciate ligament: a review of the current literature. Am J Sports Med. 2015;43（12）:3077–3092.]

根据每束的生物力学特征进行移植物的置入和固定[64,67,68]。首选的移植物包括用于 ALB 重建的带骨块跟腱和用于 PMB 重建的胫前肌腱。股骨端固定包括用于骨块固定的金属螺钉和用于软组织移植物固定的生物可吸收界面螺钉。移植物应依次被拉紧并单独固定。首先在膝关节屈曲 90° 并施加前抽屉拉力下将 ALB 固定，然后在膝关节完全伸展下进行 PMB 固定（图 7.13）[65,67,68]。在胫骨端，两种移植物均用空心松质螺钉和钉状垫圈固定。其他的移植物，包括 BTB 和自体半腱肌肌腱，也可用于经胫骨 PCL 重建技术。但研究发现，使用上述移植物的临床结果较差[13]。在双束胫骨 Inlay 重建中，自体股四头肌移植、BTB 同种异体移植物和跟腱移植物能被劈开形成双束[64,69,71]。

与其他韧带同时重建时，PCL 重建变得更加复杂。一些研究报道表明，60% 以上的 PCL 损伤发生在膝关节多韧带损伤的情况下[21,22]。进行多韧带重建时，必须注意骨隧道放置的位置，以免隧道会聚。三维模拟研究表明，最有可能出现胫骨隧道会聚风险的是 PCL 和后外侧角（PLC）损伤（66.7%）、PCL 和内侧副韧带（MCL）损伤（19%）。然而，后斜韧带（POL）隧道和 MCL 胫骨隧道的轨迹改变可以避免最常见的会聚区域出现[72]。建议对股骨侧相同的韧带隧道（POL 和 MCL）进行调整，以避免隧道会聚、皮质变薄和椭圆形隧道[73,74]。在手术即将结束时，还存在其他潜在的陷阱，特别是移植物紧张和固定的顺序。生物力学研究表明，在 ACL、PCL 和 PLC 复合损伤的情况下，应首先固定 PCL，以便恢复固有的胫股方向[75]。

胫骨后倾角在 PCL 损伤中的意义

胫骨后倾角减小是 PCL 重建中的另一个复杂因素。研究表明，在诊断初始和制订 PCL 重建手术计划时，均应考虑胫骨后倾角减小的问题。现已证明胫骨后倾角减小是 PCL 损伤的独立危险因素[76]。重建后的 PCL 移植物也存在类似的问题。胫骨后倾角减小增加了移植物的受力，导致移植物再撕裂和翻修的风险增加[77]。因此，一些学者提出 PCL 重建是否应延迟并分两个阶段进行，首先进行截骨增加胫骨后倾角，以降低随后移植失败的风险。

术后处理

术后患者开始 6 周的非负重训练，并联合使用动态 PCL 支撑。在此期间，治疗重点是活动范围、股四头肌强化，然后缓慢进行负重。应特别注意避免移植物愈合过程中不必要的后向负荷[15,16,78]。例如，避免仰卧位膝关节屈曲，这个动作将使膝关节处于允许胫骨在重力作用下向后下垂的状态。因此，在术后最初的关键时期，膝关节屈曲通常应限于俯卧位。术后大约 6

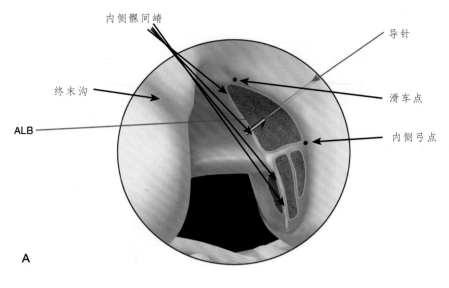

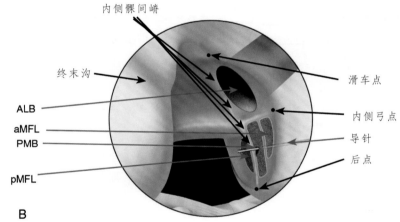

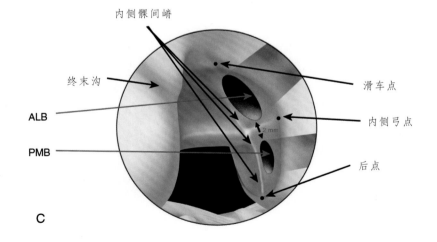

图 7.10　关节镜下识别和钻取两条股骨隧道。(A)前外侧(ALB)足迹是根据其与滑车点、内弓点和关节软骨的关系来确定的。(B)将一条直径 11mm 的隧道扩至 25mm 深。接下来确定后内侧束(PMB)的位置。(C)将一条 7mm 的隧道扩至 25mm 深,以重建 PMB,在相邻的 ALB 隧道之间留下一个 2mm 的骨桥。aMFL,前半月板股骨韧带;pMFL,后半月板股骨韧带。

个月时,可通过体格检查和重复应力位摄片来评估身体康复和移植物愈合的情况。文献报道表明,如果患者的 SSD 可以接受,通常可以停止动态 PCL 支撑,然后在术后 9 个月开始活动,并在术后 1 年恢复完全活动[15,78]。

临床结果

　　PCL 损伤后的临床结果最好根据保守治疗和手术治疗两个方案分开讨论,然后再根据单束与双束重

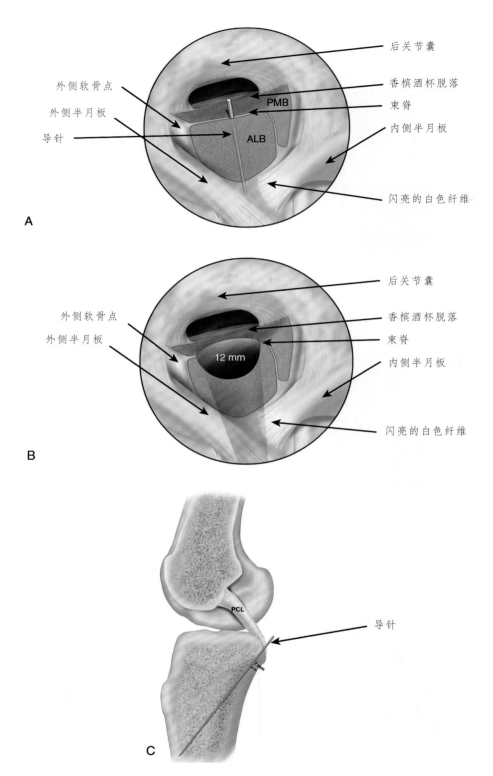

图 7.11　后交叉韧带（PCL）双束重建胫骨隧道示意图。(A)置入导针。关节镜下将针从束脊的中心、闪亮的白色纤维(SWF)的后部和外侧软骨点内侧推出。(B)在关节镜直视下，使用 12mm 扩孔器越过导针。(C)引导钉和胫骨隧道开口的起点位于胫骨前内侧，距关节线远端约 6cm 处，在胫骨 PCL 足迹的中心沿束脊做一个出口。CGD，香槟杯脱落；LM，外侧半月板；MM，内侧半月板。

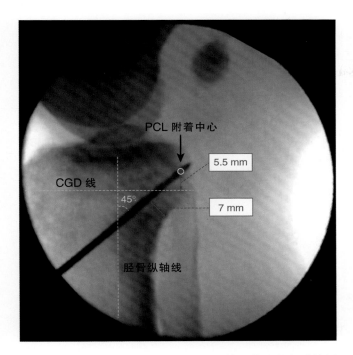

图 7.12　胫骨侧位片显示了 Johannsen 等所描述的与香槟酒杯脱落(CGD)相关的后交叉韧带(PCL)足迹中心附着区域。在侧位图上,导针应穿过胫骨后皮质前方 7mm 处;在正位图上,导针应穿过胫骨外侧隆起的内侧 7mm 处(未拍照)。本图像是一张术中调整和显示术中透视情况的图像,显示了经胫骨隧道扩孔前导针的放置。[From LaPrade CM, Civitarese DM, Rasmussen MT, LaPrade RF. Emerging updates on the posterior cruciate ligament: a review of the current literature. Am J Sports Med. 2015; 43(12):3077-3092.]

建及经胫骨与胫骨 Inlay 重建进一步描述。

由于单纯的 PCL 撕裂固有的愈合能力,其已被证明具有非手术治疗的指征,建议 I 级和 II 级单纯的 PCL 损伤采用非手术方法[79]。总的来说,非手术治疗具有良好的长期患者主观报告结果,但其前提是认真选择合适的患者和适当的支具保护以确保低级别 PCL 损伤不会以松弛的方式愈合。一些研究报道了保守治疗后的短期和长期结果[14,80,83]。Jacobi 等[14]报道了根据患者使用功能性支具随访 2 年的数据得出的结论:在愈合过程中,支具有助于减少韧带松弛愈合。使用 Rolimeter 测量,损伤时平均胫骨后移为 7.1mm(范围:5~10mm)。随访 12 个月和 24 个月时,后移分别为 2.3mm 和 3.2mm,胫骨后移程度明显改善。从功能结果来看,Agolley 等[80]证明在 4 周内得到支具保护的 II级、III 级单纯 PCL 损伤,2 年时可具有良好的功能结果,91.3%的患者可在伤后 5 年重新参加相同或更高

水平的运动,82.6%的患者可在伤后 5 年继续参加竞技水平的运动。在中期和长期随访中,Patel 等[82]和 Shelbourne 等[83]分别平均随访 6.9 年和 14.3 年,均取得良好的患者主观报告结果。然而,需要注意,在这两项研究中,对膝关节后方稳定性的客观测量是有限的。Patel 等[82] 仅报道了 KT-1000 的平均 SSD 值(5.6mm±1.4mm,范围 3~9mm),而未报道术前基线值。Shelbourne 等[83]同样在末次随访时仅报道了 KT-1000 的 SSD 值,I 级、1.5 级和 II 级松弛度的平均值分别为 3.1mm±1.2mm、4.4mm±0.9mm 和 7.2mm±2.3mm。由于没有初始的基线值或术前和术后的应力 X 线片,很难确定非手术治疗在改善胫骨后方稳定性方面的疗效。此外,这两组患者都有骨关节炎(OA)的表现,Shelbourne 等[83]报道 11%的患者影像学表现为中度至重度骨关节炎。

经胫骨和胫骨 Inlay 技术 PCL 单束重建后的疗效在文献中已被广泛报道。在一篇系统综述中,Kim 等[62]总结了 10 项研究的结果,包括 218 例接受了经胫骨 PCL 单束重建患者的最终随访情况。基于现有数据的总结,系统综述得出:膝关节后方松弛关节镜下经胫骨的 PCL 单束重建(SB-PCLR)平均降低了一个等级;而且,SB-PCLR 并不能持久地恢复膝关节的正常稳定性或防止随后的骨关节炎改变。总的来说,研究中大约 75%的患者有正常或接近正常的客观结果[62]。采用胫骨 Inlay 技术进行单束重建的结果也有类似的报道,包括后方松弛度主观测量和客观评估的改善[25,63,64,84,85]。据报道,经胫骨与胫骨 Inlay 重建后平均 SSD 分别为 2.0~5.9mm 和 3.0~4.7mm[25,62-64,84,85]。长期随访发现,骨关节炎的影像学表现具有统计学差异。Song 等[25]报道了慢性 PCL 损伤重建后平均随访 12.3 年的结果,其中经胫骨重建和 Inlay 重建术后的骨关节炎(包括关节间隙狭窄)发生率(16.7%和 10.0%)具有统计学差异。

目前已有大量有关单束和双束 PCL 重建治疗结果的对比研究,包括高质量的系统综述和荟萃分析。Chahla 等[12]总结了 11 项比较研究,包括 441 例至少随访 2 年的患者。在比较手术重建方法时,DB-PCLR 被证明在术后应力位影像学的客观标准等多个方面优于 SB-PCLR。进行粗略比较时,未发现 Lysholm 评分或 Tegner 评分有显著的差异。然而,随机对照试验表明,DB-PCLR 后的 IKDC 评分优于 SB-PCLR[12]。虽

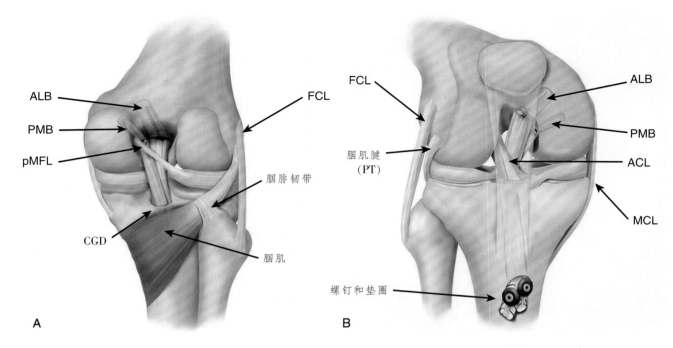

图 7.13 后交叉韧带双束解剖(aDB)重建。(A)后视图显示前外侧束(ALB)和后内侧束(PMB)移植物进入胫骨重建隧道时的关系,以及隧道与周围标志的关系。(B)前视图同样显示移植物进入股骨重建隧道时的关系和方向。ACL,前交叉韧带;FCL,腓侧副韧带;MCL,内侧副韧带;PFL,腘腓韧带;pMFL,后半月板股骨韧带(Wrisberg 韧带)。

然比较单束和双束 Inlay 重建结果的研究较少且证据等级较低,但一些研究显示两者在客观指标(如胫骨后移)上存在显著差异[64,85]。

对单纯和多韧带联合 PCL 损伤的双束重建结果也有报道。LaPrade 等[15]对 100 例接受 DB-PCLR 治疗的患者随访 3 年,其中 69 例为多韧带损伤重建,31 例为单纯的 PCL 损伤重建。3 年间,患者报告结果如 Tegner 中位数(2~5)、Lysholm 评分(48~86)、WOMAC 评分(35.5~55)和 SF-12 PCS 评分(34~54.8)均明显改善,客观指标平均 SSD 值由术前的 11.0mm±3.5mm 提高至术后的 1.6mm±2.0mm。两组间比较,单纯的 PCL 损伤组与多韧带损伤组无显著差异。此外,与单纯接受 ACL 重建(ACLR)的患者相比,单纯接受 DB-PCLR 的患者有类似的主观评价和功能结果[15]。

总结

准确诊断、手术干预和术后康复是 PCL 损伤后获得最佳疗效所必需的,因此首先应对 PCL 解剖学和生物力学知识有基本的了解。而这些知识被分开、包含在 ALB 和 PMB 相关知识中,并已应用于临床诊断,包括体格检查、应力位 X 线和 MRI 检查。定量解剖学和生物力学有助于 DB-PCLR 的进一步发展,DB-PCLR 已被证明比以往的 SB-PCLR 具有更好的临床结果。尽管临床效果有所改善,但仍需要关注其他方面的问题, 如胫骨后倾角、PCL 损伤和再撕裂的发生率。随着治疗方法的不断更新,治疗的严谨性和循证医学必须继续向前发展。

(蔡伟创 译)

参考文献

1. de Carvalho RT, Ramos LA, Novaretti JV, et al. Relationship between the middle genicular artery and the posterior structures of the knee: a cadaveric study. *Orthop J Sports Med*. 2016;4(12): 2325967116673579.
2. Logterman SL, Wydra FB, Frank RM. Posterior cruciate ligament: anatomy and biomechanics. *Curr Rev Musculoskelet Med*. 2018;11(3):510–514.
3. Pache S, Aman ZS, Kennedy M, et al. Posterior cruciate ligament: current concepts review. *Arch Bone Jt Surg*. 2018;6(1):8–18.
4. Prentice HA, Lind M, Mouton C, et al. Patient demographic and surgical characteristics in anterior cruciate ligament reconstruction: a description of registries from six countries. *Br J Sports Med*. 2018;52(11):716–722.
5. Sanders TL, Pareek A, Barrett IJ, et al. Incidence and long-term follow-up of isolated posterior cruciate ligament tears. *Knee Surg Sports Traumatol Arthrosc*. 2017;25(10):3017–3023.
6. Schulz MS, Russe K, Weiler A, et al. Epidemiology of posterior cruciate ligament injuries. *Arch Orthop Trauma Surg*. 2003;123(4):186–191.

7. DePhillipo NN, Cinque ME, Godin JA, et al. Posterior tibial translation measurements on magnetic resonance imaging improve diagnostic sensitivity for chronic posterior cruciate ligament injuries and graft tears. *Am J Sports Med.* 2018;46(2):341–347.

8. Hewett TE, Noyes FR, Lee MD. Diagnosis of complete and partial posterior cruciate ligament ruptures. stress radiography compared with KT-1000 arthrometer and posterior drawer testing. *Am J Sports Med.* 1997;25(5):648–655.

9. Jackman T, LaPrade RF, Pontinen T, Lender PA. Intraobserver and interobserver reliability of the kneeling technique of stress radiography for the evaluation of posterior knee laxity. *Am J Sports Med.* 2008;36(8):1571–1576.

10. James EW, Williams BT, LaPrade RF. Stress radiography for the diagnosis of knee ligament injuries: a systematic review. *Clin Orthop Relat Res.* 2014;472(9):2644–2657.

11. Jung TM, Reinhardt C, Scheffler SU, Weiler A. Stress radiography to measure posterior cruciate ligament insufficiency: a comparison of five different techniques. *Knee Surg Sports Traumatol Arthrosc.* 2006;14(11):1116–1121.

12. Chahla J, Moatshe G, Cinque ME, et al. Single-bundle and double-bundle posterior cruciate ligament reconstructions: a systematic review and meta-analysis of 441 patients at a minimum 2 years' follow-up. *Arthroscopy.* 2017;33(11):2066–2080.

13. Garofalo R, Jolles BM, Moretti B, Siegrist O. Double-bundle transtibial posterior cruciate ligament reconstruction with a tendon-patellar bone-semitendinosus tendon autograft: clinical results with a minimum of 2 years' follow-up. *Arthroscopy.* 2006;22(12):1331–1338. e1.

14. Jacobi M, Reischl N, Wahl P, et al. Acute isolated injury of the posterior cruciate ligament treated by a dynamic anterior drawer brace: a preliminary report. *J Bone Joint Surg Br.* 2010;92(10):1381–1384.

15. LaPrade RF, Cinque ME, Dornan GJ, et al. Double-bundle posterior cruciate ligament reconstruction in 100 patients at a mean 3 years' follow-up: outcomes were comparable to anterior cruciate ligament reconstructions. *Am J Sports Med.* 2018;46(8):1809–1818.

16. LaPrade RF, Smith SD, Wilson KJ, Wijdicks CA. Quantification of functional brace forces for posterior cruciate ligament injuries on the knee joint: an in vivo investigation. *Knee Surg Sports Traumatol Arthrosc.* 2015;23(10):3070–3076.

17. Spiridonov SI, Slinkard NJ, LaPrade RF. Isolated and combined grade-III posterior cruciate ligament tears treated with double-bundle reconstruction with use of endoscopically placed femoral tunnels and grafts: operative technique and clinical outcomes. *J Bone Joint Surg Am.* 2011;93(19):1773–1780.

18. Fanelli GC. Posterior cruciate ligament injuries in trauma patients. *Arthroscopy.* 1993;9(3):291–294.

19. Fanelli GC, Edson CJ. Posterior cruciate ligament injuries in trauma patients: part II. *Arthroscopy.* 1995;11(5):526–529.

20. Owesen C, Sandven-Thrane S, Lind M, et al. Epidemiology of surgically treated posterior cruciate ligament injuries in Scandinavia. *Knee Surg Sports Traumatol Arthrosc.* 2017;25(8):2384–2391.

21. Lind M, Nielsen TG, Behrndtz K. Both isolated and multiligament posterior cruciate ligament reconstruction results in improved subjective outcome: results from the Danish Knee Ligament Reconstruction Registry. *Knee Surg Sports Traumatol Arthrosc.* 2018;26(4):1190–1196.

22. Torg JS, Barton TM, Pavlov H, Stine R. Natural history of the posterior cruciate ligament-deficient knee. *Clin Orthop Relat Res.* 1989;(246):208–216.

23. Gill TJ, DeFrate LE, Wang C, et al. The effect of posterior cruciate ligament reconstruction on patellofemoral contact pressures in the knee joint under simulated muscle loads. *Am J Sports Med.* 2004;32(1):109–115.

24. Jackson WF, van der Tempel WM, Salmon LJ, et al. Endoscopically-assisted single-bundle posterior cruciate ligament reconstruction: results at minimum ten-year follow-up. *J Bone Joint Surg Br.* 2008;90(10):1328–1333.

25. Song EK, Park HW, Ahn YS, Seon JK. Transtibial versus tibial inlay techniques for posterior cruciate ligament reconstruction: long-term follow-up study. *Am J Sports Med.* 2014;42(12):2964–2971.

26. Strobel MJ, Weiler A, Schulz MS, et al. Arthroscopic evaluation of articular cartilage lesions in posterior-cruciate-ligament-deficient knees. *Arthroscopy.* 2003;19(3):262–268.

27. Kozanek M, Fu EC, Van de Velde SK, et al. Posterolateral structures of the knee in posterior cruciate ligament deficiency. *Am J Sports Med.* 2009;37(3):534–541.

28. Chahla J, von Bormann R, Engebretsen L, LaPrade RF. Anatomic posterior cruciate ligament reconstruction: state of the art. *J ISAKOS.* 2016;1:292–302.

29. Anderson CJ, Ziegler CG, Wijdicks CA, et al. Arthroscopically pertinent anatomy of the anterolateral and posteromedial bundles of the posterior cruciate ligament. *J Bone Joint Surg Am.* 2012;94(21):1936–1945.

30. Gollehon DL, Torzilli PA, Warren RF. The role of the posterolateral and cruciate ligaments in the stability of the human knee. A biomechanical study. *J Bone Joint Surg Am.* 1987;69(2):233–242.

31. Grood ES, Stowers SF, Noyes FR. Limits of movement in the human knee. Effect of sectioning the posterior cruciate ligament and posterolateral structures. *J Bone Joint Surg Am.* 1988;70(1):88–97.

32. Kennedy NI, Wijdicks CA, Goldsmith MT, et al. Kinematic analysis of the posterior cruciate ligament, part 1: the individual and collective function of the anterolateral and posteromedial bundles. *Am J Sports Med.* 2013;41(12):2828–2838.

33. Butler DL, Noyes FR, Grood ES. Ligamentous restraints to anterior-posterior drawer in the human knee. A biomechanical study. *J Bone Joint Surg Am.* 1980;62(2):259–270.

34. Covey DC, Sapega AA, Riffenburgh RH. The effects of sequential sectioning of defined posterior cruciate ligament fiber regions on translational knee motion. *Am J Sports Med.* 2008;36(3):480–486.

35. Markolf KL, Slauterbeck JR, Armstrong KL, et al. A biomechanical study of replacement of the posterior cruciate ligament with a graft. Part II: forces in the graft compared with forces in the intact ligament. *J Bone Joint Surg Am.* 1997;79(3):381–386.

36. Matava MJ, Ellis E, Gruber B. Surgical treatment of posterior cruciate ligament tears: an evolving technique. *J Am Acad Orthop Surg.* 2009;17(7):435–446.

37. Markolf KL, Feeley BT, Tejwani SG, et al. Changes in knee laxity and ligament force after sectioning the posteromedial bundle of the posterior cruciate ligament. *Arthroscopy.* 2006;22(10):1100–1106.

38. Sekiya JK, Whiddon DR, Zehms CT, Miller MD. A clinically relevant assessment of posterior cruciate ligament and posterolateral corner injuries. Evaluation of isolated and combined deficiency. *J Bone Joint Surg Am.* 2008;90(8):1621–1627.

39. Wijdicks CA, Kennedy NI, Goldsmith MT, et al. Kinematic analysis of the posterior cruciate ligament, part 2: a comparison of anatomic single- versus double-bundle reconstruction. *Am J Sports Med.* 2013;41(12):2839–2848.

40. Harner CD, Xerogeanes JW, Livesay GA, et al. The human posterior cruciate ligament complex: an interdisciplinary study. Ligament morphology and biomechanical evaluation. *Am J Sports Med.* 1995;23(6):736–745.

41. Markolf KL, Zemanovic JR, McAllister DR. Cyclic loading of posterior cruciate ligament replacements fixed with tibial tunnel and tibial inlay methods. *J Bone Joint Surg Am.* 2002;84-A(4):518–524.

42. Harner CD, Janaushek MA, Kanamori A, et al. Biomechanical analysis of a double-bundle posterior cruciate ligament reconstruction. *Am J Sports Med.* 2000;28(2):144–151.

43. LaPrade CM, Civitarese DM, Rasmussen MT, LaPrade RF. Emerging updates on the posterior cruciate ligament: a review of the current literature. *Am J Sports Med.* 2015;43(12):3077–3092.

44. Kopkow C, Freiberg A, Kirschner S, et al. Physical examination tests for the diagnosis of posterior cruciate ligament rupture: a systematic review. *J Orthop Sports Phys Ther.* 2013;43(11):804–813.

45. Hefti F, Müller W, Jakob RP, Stäubli HU. Evaluation of knee ligament injuries with the IKDC form. *Knee Surg Sports Traumatol Arthrosc.* 1993;1(3–4):226–234.

46. Kowalczuk M, Leblanc MC, Rothrauff BB, et al. Posterior tibial translation resulting from the posterior drawer manoeuver in cadaveric knee specimens: a systematic review. *Knee Surg Sports Traumatol Arthrosc.* 2015;23(10):2974–2982.

47. Moulton SG, Cram TR, James EW, et al. The supine internal rotation test: a pilot study evaluating tibial internal rotation in grade III posterior cruciate ligament tears. *Orthop J Sports Med.* 2015;3(2):2325967115572135.

48. Garavaglia G, Lubbeke A, Dubois-Ferrière V, et al. Accuracy of stress radiography techniques in grading isolated and combined posterior knee injuries: a cadaveric study. *Am J Sports Med.*

2007;35(12):2051–2056.

49. Fischer SP, Fox JM, Del Pizzo W, et al. Accuracy of diagnoses from magnetic resonance imaging of the knee. A multi-center analysis of one thousand and fourteen patients. *J Bone Joint Surg Am.* 1991;73(1):2–10.

50. Gross ML, Grover JS, Bassett LW, et al. Magnetic resonance imaging of the posterior cruciate ligament. Clinical use to improve diagnostic accuracy. *Am J Sports Med.* 1992;20(6):732–737.

51. Grover JS, Bassett LW, Gross ML, et al. Posterior cruciate ligament: MR imaging. *Radiology.* 1990;174(2):527–530.

52. Rodriguez W, Vinson EN, Helms CA, Toth AP. MRI appearance of posterior cruciate ligament tears. *AJR Am J Roentgenol.* 2008;191(4):1031.

53. Jung YB, Tae SK, Lee YS, et al. Active non-operative treatment of acute isolated posterior cruciate ligament injury with cylinder cast immobilization. *Knee Surg Sports Traumatol Arthrosc.* 2008;16(8):729–733.

54. Berg EE. Posterior cruciate ligament tibial inlay reconstruction. *Arthroscopy.* 1995;11(1):69–76.

55. Hermans S, Corten K, Bellemans J. Long-term results of isolated anterolateral bundle reconstructions of the posterior cruciate ligament: a 6- to 12-year follow-up study. *Am J Sports Med.* 2009;37(8):1499–1507.

56. MacGillivray JD, Stein BE, Park M, et al. Comparison of tibial inlay versus transtibial techniques for isolated posterior cruciate ligament reconstruction: minimum 2-year follow-up. *Arthroscopy.* 2006;22(3):320–328.

57. Panchal HB, Sekiya JK. Open tibial inlay versus arthroscopic transtibial posterior cruciate ligament reconstructions. *Arthroscopy.* 2011;27(9):1289–1295.

58. Markolf KL, Feeley BT, Jackson SR, McAllister DR. Where should the femoral tunnel of a posterior cruciate ligament reconstruction be placed to best restore anteroposterior laxity and ligament forces? *Am J Sports Med.* 2006;34(4):604–611.

59. Bergfeld JA, McAllister DR, Parker RD, biomechanical comparison of posterior cruciate ligament. A biomechanical comparison of posterior cruciate ligament reconstruction techniques. *Am J Sports Med.* 2001;29(2):129–136.

60. Kim SJ, Choi CH, Kim HS. Arthroscopic posterior cruciate ligament tibial inlay reconstruction. *Arthroscopy.* 2004;20(suppl 2):149–154.

61. Mariani PP, Margheritini F. Full arthroscopic inlay reconstruction of posterior cruciate ligament. *Knee Surg Sports Traumatol Arthrosc.* 2006;14(11):1038–1044.

62. Kim YM, Lee CA, Matava MJ. Clinical results of arthroscopic single-bundle transtibial posterior cruciate ligament reconstruction: a systematic review. *Am J Sports Med.* 2011;39(2):425–434.

63. Cooper DE, Stewart D. Posterior cruciate ligament reconstruction using single-bundle patella tendon graft with tibial inlay fixation: 2- to 10-year follow-up. *Am J Sports Med.* 2004;32(2):346–360.

64. Kim SJ, Kim TE, Jo SB, Kung YP. Comparison of the clinical results of three posterior cruciate ligament reconstruction techniques. *J Bone Joint Surg Am.* 2009;91(11):2543–2549.

65. Chahla J, Nitri M, Civitarese D, et al. Anatomic double-bundle posterior cruciate ligament reconstruction. *Arthrosc Tech.* 2016;5(1):e149–156.

66. Johannsen AM, Anderson CJ, Wijdicks CA, et al. Radiographic landmarks for tunnel positioning in PCL reconstructions. *Am J Sports Med.* 2013;41(1):35–42.

67. Kennedy NI, LaPrade RF, Goldsmith MT, et al. Posterior cruciate ligament graft fixation angles, part 1: biomechanical evaluation for anatomic single-bundle reconstruction. *Am J Sports Med.* 2014;42(10):2338–2345.

68. Kennedy NI, LaPrade RF, Goldsmith MT, et al. Posterior cruciate ligament graft fixation angles, part 2: biomechanical evaluation for anatomic double-bundle reconstruction. *Am J Sports Med.* 2014;42(10):2346–2355.

69. Campbell RB, Jordan SS, Sekiya JK. Arthroscopic tibial inlay for posterior cruciate ligament reconstruction. *Arthroscopy.* 2007;23(12):1356.e1–4.

70. Chuang TY, Ho WP, Chen CH, et al. Double-bundle posterior cruciate ligament reconstruction using inlay technique with quadriceps tendon-bone autograft. *Arthroscopy.* 2004;20(4):e23–28.

71. Noyes FR, Medvecky MJ, Bhargava M. Arthroscopically assisted quadriceps double-bundle tibial inlay posterior cruciate ligament reconstruction: an analysis of techniques and a safe operative approach to the popliteal fossa. *Arthroscopy.* 2003;19(8):894–905.

72. Moatshe G, Slette EL, Engebretsen L, LaPrade RF. Intertunnel relationships in the tibia during reconstruction of multiple knee ligaments: how to avoid tunnel convergence. *Am J Sports Med.* 2016;44(11):2864–2869.

73. Moatshe G, Brady AW, Slette EL, et al. Multiple ligament reconstruction femoral tunnels: intertunnel relationships and guidelines to avoid convergence. *Am J Sports Med.* 2017;45(3):563–569.

74. Shuler MS, Jasper LE, Rauh PB, et al. Tunnel convergence in combined anterior cruciate ligament and posterolateral corner reconstruction. *Arthroscopy.* 2006;22(2):193–198.

75. Moatshe G, Chahla J, Brady AW, et al. The influence of graft tensioning sequence on tibiofemoral orientation during bicruciate and posterolateral corner knee ligament reconstruction: a biomechanical study. *Am J Sports Med.* 2018;46(8):1863–1869.

76. Bernhardson AS, DePhillipo NN, Daney BT, et al. Posterior tibial slope and risk of posterior cruciate ligament injury. *Am J Sports Med.* 2019;47(2):312–317.

77. Bernhardson AS, Aman ZS, DePhillipo NN, et al. Tibial slope and its effect on graft force in posterior cruciate ligament reconstructions. *Am J Sports Med.* 2019;47(5):1168–1174.

78. Pierce CM, O'Brien L, Griffin LW, Laprade RF. Posterior cruciate ligament tears: functional and postoperative rehabilitation. *Knee Surg Sports Traumatol Arthrosc.* 2013;21(5):1071–1084.

79. Bedi A, Musahl V, Cowan JB. Management of posterior cruciate ligament injuries: an evidence-based review. *J Am Acad Orthop Surg.* 2016;24(5):277–289.

80. Agolley D, Gabr A, Benjamin-Laing H, Haddad FS. Successful return to sports in athletes following non-operative management of acute isolated posterior cruciate ligament injuries: medium-term follow-up. *Bone Joint Lett J.* 2017;99-B(6):774–778.

81. Ahn JH, Lee SH, Choi SH, et al. Evaluation of clinical and magnetic resonance imaging results after treatment with casting and bracing for the acutely injured posterior cruciate ligament. *Arthroscopy.* 2011;27(12):1679–1687.

82. Patel DV, Allen AA, Warren RF, et al. The nonoperative treatment of acute, isolated (partial or complete) posterior cruciate ligament-deficient knees: an intermediate-term follow-up study. *HSS J.* 2007;3(2):137–146.

83. Shelbourne KD, Clark M, Gray T. Minimum 10-year follow-up of patients after an acute, isolated posterior cruciate ligament injury treated nonoperatively. *Am J Sports Med.* 2013;41(7):1526–1533.

84. Seon JK, Song EK. Reconstruction of isolated posterior cruciate ligament injuries: a clinical comparison of the transtibial and tibial inlay techniques. *Arthroscopy.* 2006;22(1):27–32.

85. Shon OJ, Lee DC, Park CH, et al. A comparison of arthroscopically assisted single and double bundle tibial inlay reconstruction for isolated posterior cruciate ligament injury. *Clin Orthop Surg.* 2010;2(2):76–84.

第 8 章

内侧副韧带浅层及后内侧角的修复与重建

MARTIN LIND

引言

本章介绍了膝关节内侧不稳定的相关临床知识，以及内侧副韧带（MCL）和后内侧角损伤的手术治疗指征。既往急性 MCL 损伤的治疗主要集中在早期控制运动的非手术治疗上，文献报道患者的预后相对较好[1-3]。然而，更严重的急性和有症状的慢性膝关节内侧损伤可能需要手术治疗。损伤累及膝关节所有内侧和后内侧结构、MCL 浅层（sMCL）、MCL 深层（dMCL）、后斜韧带（POL）和后关节囊，其特征为 3 级损伤，以及有更大的可能进展为慢性膝关节内侧不稳定和膝关节旋转不稳定，因此需要手术治疗[4,5]。本章介绍了膝关节内侧松弛的解剖学和生物力学基础，以及相关的临床评估。治疗策略主要基于临床和影像学发现。最后，本章还描述了 MCL 解剖重建的关键技术及临床结果。

解剖

膝关节内侧稳定的主要结构为 sMCL、POL 和 dMCL[6]（图 8.1）。sMCL 也被称为胫侧副韧带，它是膝关节内侧最大的结构。该结构有一个股骨附着点和两个胫骨附着点。股骨附着点呈椭圆形，位于内上髁的后方。在远端，sMCL 有两个胫骨附着点。胫骨近端附着点是一种软组织附着点，附着在半膜肌肌腱前肢末端上，位于胫骨关节线远端 10~12mm 处。胫骨远端附着点是一个宽且直接附着到骨上的附着点，在胫骨关节线远端平均 60mm 处，位于胫骨后内侧嵴的正前方。POL 是半膜肌远侧的纤维延伸，与后内侧关节囊融合、增强而成（图 8.1）。

POL 由浅束、中央束及关节囊束组成，从半膜肌肌腱延伸到 sMCL 的正后方。浅束由 sMCL 后缘薄的筋膜组成。中央束被认为是 POL 的主要组成部分，起源于半膜肌腱，其加强了直接附着于后关节囊和后半月板的 dMCL，并在近端与关节囊一起继续延伸至股骨内上髁后方的 POL 股骨附着处。关节囊束从半膜肌腱的远端发出，附着于关节囊的板股部分，其近端连接着腓肠肌内侧头和大收肌肌腱[6]。dMCL 由增厚的内侧关节囊组成，位于 sMCL 的深面，可分为板股韧带和板胫韧带两部分。板股韧带附着点在 sMCL 股骨附着点深面、远端 12mm 处[6]。

膝关节内侧结构的生物力学特性

膝关节的主要外翻稳定结构是 sMCL，它几乎是等长结构，强度为 550N[7]。POL 在膝关节伸直时紧张，在膝关节屈曲时变得松弛，这有助于维持膝关节外旋稳定性。POL 撕裂可导致膝关节前内侧不稳定，在外旋负荷下，胫骨平台向前内侧半脱位[8]。

MCL 和 POL 联合解剖重建的外翻和旋转稳定性生物力学特性已在尸体标本中进行了研究[9]。解剖重建技术包括使用腘绳肌移植物对 sMCL 和 POL 进行双股重建，并在其股骨和胫骨解剖止点处使用界面螺钉进行固定。也有使用锚钉将 sMCL 移植物固定于其

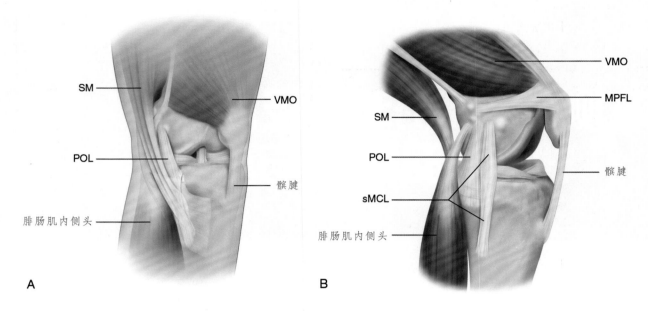

图 8.1　膝关节内侧主要结构示意图(右膝)。(A)鹅足肌腱内侧的解剖。(B)去除鹅足腱和 VMO 后的结构。AMT。大收肌肌腱；MGT,腓肠肌内侧头；MPFL,髌股内侧支持带；POL,后斜韧带；SM,半膜肌；sMCL,内侧副韧带浅层；VMO,股内斜肌。[Illustrated with permission from Fig. 8.3 in JBJS(Am)(2007);89-A,9:2000-2010.]

胫骨止点的近端。这项研究发现,切开膝关节内侧结构后,外翻和外旋角度均显著增加。而解剖重建膝关节内侧结构后,可恢复其原来的稳定性。该研究得出结论:sMCL 和 POL 损伤行解剖重建可以恢复膝关节伤前的内侧稳定性,同时避免重建的韧带移植物张力过大。Petersen 等[10]的一项研究评估了 POL 在缺失 PCL 的膝关节中的重要性。在他们的研究中,切断 sMCL 和 dMCL 并没有增加膝关节后方不稳定,而切断 POL 则导致后方不稳定性显著增加[10]。

诊断

损伤分级

《美国医学协会运动损伤标准命名法》将膝关节 MCL 损伤分为 I~Ⅲ 级,这是最广泛使用的膝关节内侧损伤分级标准(表 8.1)[4]。①Ⅰ 级撕裂:表现为沿着韧带的局部压痛,膝关节无外翻松弛。②Ⅱ 级撕裂:压痛点增宽,关节间隙增大,但有终点。这与 sMCL 的完

表 8.1　膝关节前内侧不稳定的临床评价

	单纯性 sMCL 损伤	sMCL 合并后内侧损伤
屈曲 0°位手动外翻测试	没有间隙	间隙增大
屈曲 20°~30°位手动外翻测试	增大的间隙但有终点	增大的间隙没有终点
前抽屉试验	阴性	阳性
拨号试验	阴性	阳性
屈曲 0°应力位 X 线片	>1.7mm	>6.5mm
屈曲 20°~30°应力位 X 线片	>3.2mm	>9.8mm

该表列出了单纯的 sMCL 损伤及 sMCL 和后内侧复合损伤的手工检查和应力位 X 线检查的临床结果。应力位 X 线检查时施加的负荷可参照 LaPrade 等[15]的生物力学研究。

全撕裂和后斜韧带不完全撕裂一致。③Ⅲ级撕裂：膝关节有明显的外翻松弛，对外翻应力没有抵抗力。Ⅲ级损伤表示膝关节内侧所有结构被完全破坏，包括 sMCL、dMCL 和 POL。单纯的膝关节内侧损伤也可根据膝关节屈曲 30°时施加外翻应力观察到的松弛程度进行分级：1+、2+和 3+。据报道，与未受伤的对侧相比，分别对应 3~5mm、6~10mm 和>10mm 的主观内侧关节间隙松弛[11]。

外翻不稳的临床评估

sMCL 的检查应在膝关节屈曲 0°和 20°~30°时通过外翻应力试验进行。在美国医学会标准运动损伤术语中，Ⅰ~Ⅲ级是 MCL 损伤临床评估的主要分类系统[4]。①Ⅰ级损伤：没有外翻间隙，但沿 MCL 纤维有压痛。②Ⅱ级损伤：内侧关节间隙明显增加，但终点明确，包括沿 MCL 的压痛和潜在的膝关节内侧肿胀。③Ⅲ级损伤：内侧松弛明显，外翻应力没有任何终点，通常沿内侧韧带结构有严重的肿胀和压痛。根据膝关节屈曲 30°施加外翻应力时观察到的松弛程度，单纯的膝关节内侧损伤可分为 1+、2+和 3+。据报道，与未受伤的对侧相比，1+、2+和 3+分别对应 3~5mm、6~10mm 和>10mm 的主观内侧关节间隙松弛[11]。

膝关节屈曲 0°时外翻松弛，提示伴有交叉韧带损伤[12]或者包括 POL 在内的后内侧结构的损伤和松弛。

前内侧不稳定和后内侧损伤的评估

前内侧不稳定的特点是 sMCL、POL 和后内侧关节囊联合撕裂。前内侧抽屉试验和拨号试验可以评估这种合并损伤（表 8.1）。

前内侧抽屉试验是将膝关节屈曲至约 90°，同时将足向外旋转 10°~15°，并向膝关节施加前内侧旋转扭力。胫骨平台前内侧半脱位呈阳性，提示 POL 和后内侧关节囊损伤或严重的远端 sMCL 撕裂。此外，内侧结构完全损伤将导致膝关节屈曲 30°和 90°时外旋增加，从而导致拨号试验阳性[13]。然而，在进行拨号试验时，触诊胫骨平台相对于股骨髁的位置相当重要。如果胫骨平台向前内侧移动，则提示前内侧不稳定，而后外侧半脱位则提示后外侧不稳定[14]。

膝关节内侧损伤的影像学评估

应力位 X 线片

外翻应力 X 线片可用于膝关节内侧不稳定的定量分级，以及确定导致内侧间隙增大的损伤结构。一项研究报道，与正常的膝关节相比，当存在单纯的 sMCL 完全损伤时，临床医生施加负荷，膝关节屈曲 0°和 20°时膝关节内侧间隙分别增加 1.7mm 和 3.2mm。包括 sMCL、dMCL 和 POL 断裂在内的膝关节内侧完全损伤将导致膝关节屈曲 0°和 20°时间隙分别增加 6.5mm 和 9.8mm[15]。这些应力位放射学数据表明，应力位 X 线片显示膝关节内侧松弛程度超过 3mm 是 MCL 重建的适应证（图 8.2）。

MRI

MRI 可用于确定撕裂的位置和损伤的严重程度。与其他韧带损伤的分类方式相同，MCL 损伤也可分为 3 级。①1 级（轻微扭伤）：韧带内侧（浅层）可见高信号，看起来正常，提示部分韧带纤维水肿。②2 级（严重扭伤或部分撕裂）：韧带内侧可见高信号，伴有高信号或韧带部分断裂（图 8.3A）。③3 级：韧带完全断裂（图 8.3B）。MCL 损伤通常位于 MCL 纤维的近端，靠近股骨止点处。

超声

超声检查可以作为筛查 MCL 撕裂患者的初始影像检查方法，其敏感性高，并且可用于没有其他成像方法的情况下。此外，超声检查还可以作为一种动态检查方法对慢性 MCL 病变进行应力检查。

治疗方法

了解急性膝关节内侧损伤患者的损伤机制、客观临床评估、应力位 X 线片和 MRI 检查，不仅有助于制订最佳的治疗策略，而且有助于对 MCL 复合损伤进行分类（表 8.1），以便对 MCL 复合损伤进行正确分类和评估生物力学危害的程度（治疗方法见表 8.2）。对于慢性损伤，也可以采用相同的治疗原则。

首先，急性单纯性 sMCL 损伤可采用非手术治疗。对于急性 3 级 MCL 损伤合并其他韧带损伤，应考

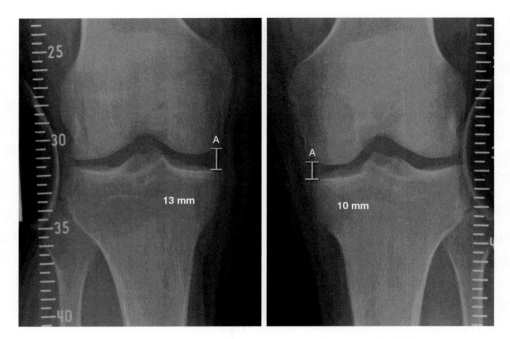

图 8.2　右膝内侧副韧带(MCL)损伤的应力位 X 线片。受伤侧内侧关节开口为 13mm,而非受伤侧为 10mm。3mm 左右的差异提示 sMCL 完全损伤。

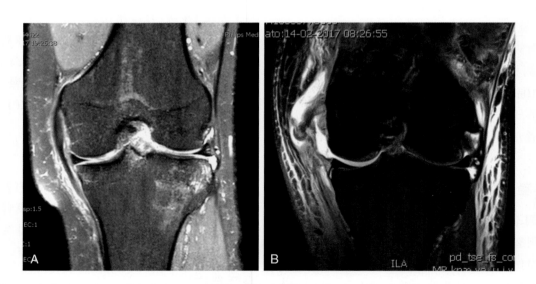

图 8.3　急性 MCL 损伤的 MRI。(A)Ⅱ级病变,sMCL 纤维近端完全损伤。注意:由于外翻使外侧胫股关节挤压损伤,胫骨外侧髁近端出现特征性骨水肿。(B)Ⅲ级病变,sMCL 和 dMCL 近端板股纤维完全断裂。POL 损伤只能在膝关节更后方的图像中才能看到。MCL,内侧副韧带;POL,后斜韧带。

虑早期手术治疗。伴有骨受累和 MCL 组织关节内侧撞击的急性撕脱损伤,需要急性手术复位和修复或重建。此外,MCL 远端撕脱损伤属于特殊情况,需要急性手术治疗,因为如果不进行手术,残余膝关节外翻松弛的风险很高。

保守治疗

保守治疗策略包括一段时间的活动调整,以及使用铰链式支具保护膝关节避免外翻应力。无外翻松弛的 1 级损伤可通过调整活动方式来保守治疗。对于具有明显外翻松弛的 2 级和 3 级 MCL 浅层撕裂，标准治疗方法是采用铰链式膝关节支具固定 5~6 周，期间膝关节 ROM 无限制[1-3]。根据疼痛程度，可尽早开始保护下的蹬自行车和力量训练。通常第 1 天就可以开始蹬自行车。

MCL 损伤外科治疗的适应证

内侧修复指征

以下 3 种情况需要通过修复技术进行急性外科干预（表 8.2）。

1.远端 MCL 软组织撕脱伤，即所谓的 Stener 型膝关节损伤，此型 sMCL 的胫骨远端纤维与附着点分离，并覆盖在鹅足肌腱附着点上。这类损伤愈合能力差，常导致慢性膝关节内侧不稳定（图 8.4A）。

2.撕脱骨折且骨折片较大。

3.内侧胫股关节处有撞击组织（图 8.4B）。这种情况较罕见，可见于膝关节脱位后，MCL 组织和内侧关节囊组织形成脱套，在关节内侧受到撞击，导致膝关节脱位无法复位。因为组织回缩，临床上可在膝关节内侧皮肤上观察到一个酒窝凹陷。

内侧重建指征

如果Ⅲ级损伤非手术治疗失败，支具治疗后的膝关节内侧关节间隙将持续过大或外翻松弛，则需要进行内侧重建。如果外翻不稳但无 POL 损伤迹象（旋转不稳或完全伸直时外翻不稳），可以进行单独的 sMCL 重建[4-5]。

在多韧带损伤（包括Ⅲ级 MCL 损伤）中，内侧损伤的支具治疗失败率高于单纯的Ⅲ级 MCL 损伤。因此，在多韧带损伤病例中，可以尝试采用急性手术方式重建所有受损的结构（交叉韧带和侧副韧带）。某些情况下，可以进行阶梯性治疗，初始支具治疗 2 个月，进行活动范围（ROM）无限制的屈伸和肌肉训练，随后重建对支具治疗无反应的损伤韧带，充分恢复膝关节的稳定性。在膝关节脱位中，关节囊损伤总是很严重，因此需要进行内侧完全解剖重建，包括 sMCL 和 POL 结构的重建。在膝关节脱位合并内侧组织撞击的罕见病例中，需要进行急性关节内切开复位，以避免组织坏死。内侧修复可以同时进行，以促进 MCL 愈合，但通常需要延迟重建膝关节脱位中所有受累的韧带[16]。

手术技术

MCL 修复技术

许多手术技术已被报道用于 sMCL 和 POL 的急性直接修复，如一期修复加上增强术、sMCL 胫骨止点推移术、鹅足腱移位术和 sMCL 推移术加鹅足腱移位术[5]。阐释急性修复治疗适应证的文献非常有限；然而，在Ⅲ级 MCL 损伤合并双交叉韧带损伤的情况下，可以考虑对所有临床功能不全的结构进行更积极的修

表 8.2 MCL 损伤的治疗方法

损伤类型	非手术治疗	手术治疗
MCL 1 级损伤	RICE	否
MCL 2 级损伤	铰链式膝关节支具保护 6 周，膝关节 ROM 无限制	否
MCL 3 级损伤	铰链式膝关节支具保护 6 周，膝关节 ROM 无限制	支具治疗后持续外翻不稳则行 MCL 重建；如果合并外翻和后内侧不稳定，则采用完全解剖重建
MCL 3 级损伤伴远端撕脱伤		急性远端 MCL 止点修复术
合并关节内侧组织撞击的 MCL 3 级损伤		急性撞击组织复位和 MCL 止点修复，以后可能需要行重建手术
MCL 3 级损伤+ACL 损伤	早期铰链式膝关节具保护 6 周，膝关节 ROM 无限制	如果存在持续的内侧不稳定，则进行 ACL 和 MCL 重建；如果合并外翻和后内侧不稳，则采用完全解剖重建
合并膝关节脱位的 MCL 3 级损伤		早期或延迟完全解剖内侧重建和交叉韧带重建

RICE，休息、冰敷、加压、抬高；ROM，活动范围。

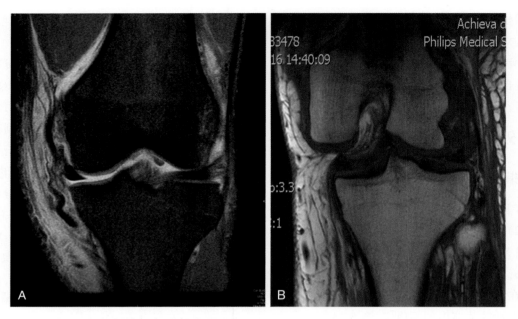

图 8.4　急性 MCL 损伤的 MRI。(A) III 级损伤,即所谓的 Stener 损伤,所有 MCL 胫骨远端纤维撕脱,导致纤维位于鹅足外侧。注意 MCL 远端纤维的典型波浪状折叠。(B)膝关节内侧严重的软组织撞击。这导致了膝关节脱位无法复位。

复或重建[17]。另一种需要考虑修复的急性情况是,sMCL 从胫骨止点处撕裂并移位到鹅足腱外侧。在这些情况下,韧带无法重新附着在胫骨上,导致愈合不良,慢性不稳定的风险增加。

对于 MCL 远端撕脱损伤,手术方法如下:首先通过打开鹅足腱滑囊显露 MCL 胫骨止点的远端,以获取标准的腘绳肌移植物。此时可识别出撕裂的 MCL。用 2~3 个缝合锚钉将 MCL 纤维固定,并重建于解剖止点上[3]。

此外,dMCL 半月板附着处的胫骨侧损伤和后关节囊损伤可以沿胫骨边缘置入缝合锚钉并穿过 dMCL 进行修复[18]。

MCL 解剖重建技术

sMCL 和 POL 的膝关节内侧韧带重建技术仅在少数研究中有过描述。本章将介绍主要的外科技术,以及支持这些技术的临床数据,这些技术均使用自体腘绳肌肌腱移植。然而,使用同种异体或自体移植物单纯重建 sMCL 的其他 MCL 重建技术也有报道[19,20]。

LaPrade–Engeletsen MCL 重建技术

LaPrade–Engeletsen MCL 解剖重建技术包括使用两个单独的移植物和 4 个骨隧道来重建 sMCL 和 POL(图 8.5)[21]。该手术入路可通过一个大的内侧切口

或 3 个较小的内侧切口进入韧带的解剖附着点。切开缝匠肌筋膜,显露股薄肌和半腱肌肌腱。然后使用腘绳肌剥离器取下半腱肌,并将其分成两部分:一部分长 16cm,用于随后的 sMCL 重建;另一部分长 12cm,用于 POL 重建。每一部分的肌腱两端均使用 2 号不可吸收缝线进行管型化,以适应 7mm 的骨隧道。此外,也可以使用同种异体肌腱。

注意 sMCL 的胫骨远端附着点,应距关节线约 6cm。通过这个切口仔细解剖隐神经的缝匠肌支。为了保护隐神经的缝匠肌支(通常位于缝匠肌腹部和肌腱的后部),切开缝匠肌肌腱前的筋膜,并将缝匠肌肌腱向远端牵拉。此时,POL 中央束的附着部位位于胫骨后内侧,靠近半膜肌肌腱的直束。在分离出 sMCL 和 POL 的附着点后,注意力转向钻取重建骨隧道。钻取两个隧道后,在 sCML 和 POL 的股骨附着点处放置 7mm 的套筒。然后,使用带孔眼的金属针将移植物尾端缝线带入,引导先前管状化的 16cm 和 12cm 的半腱肌肌腱段穿进骨隧道,嵌入骨隧道 25mm,并用 7mm 空心生物可吸收螺钉固定。

接下来,以类似方式对 sMCL 和 POL 远端解剖附着点的胫骨隧道进行扩孔。首先对位于关节线远侧 6cm 处的 sMCL 远端解剖附着点的中心进行扩孔。然后在 POL 中央束的胫骨附着点中心钻取一个骨隧道,该隧道中心正好位于 Gerdy 结节的远端、内侧。放

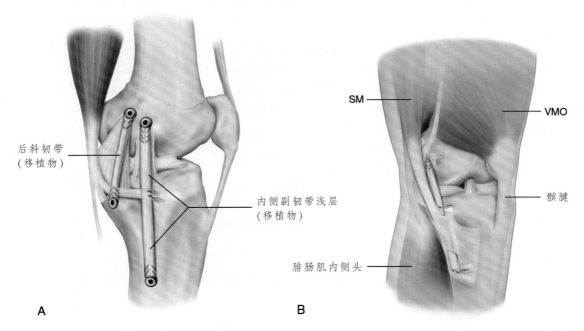

图 8.5 (A)用游离移植物重建内侧副韧带浅层(sMCL)和后斜韧带(POL)的 Lagrade MCL 解剖重建。(B)使用半腱肌肌腱进行单纯的 sMCL 重建,保留胫骨附着点,使用锚钉将肌腱固定在胫骨远端和近端止点上,并使用螺钉将肌腱固定在股骨止点上。SM,半膜肌;VMO,股内斜肌。(Reprinted with permission of SAGE Publications, Inc, from Coobs BR, Wijdicks CA, Armitage BM, Spiridonov SI, Westerhaus BD, Johansen S, Engebretsen L, LaPrade RF. An in vitro analysis of an anatomic medial knee reconstruction. Am J Sports Med. 2010;38:339–347.)

置 7mm×30mm 的套筒。将 sMCL 移植物从筋膜下穿过,进入 sMCL 远端隧道,深达 25mm。膝关节屈曲 30°、旋转中立位并施加内翻力,以减少膝关节内侧室的间隙。然后将 sMCL 重建的移植物拉紧,并在隧道远端开口处用 7mm 的生物可吸收螺钉固定。被动完全 ROM 活动膝关节,以验证 sMCL 移植物的定位正确。sMCL 的胫骨近端附着点主要是软组织,位于关节线的远端,通过使用缝合锚钉将 sMCL 移植物缝合到半膜肌的前束来重建。最后,POL 移植物进入胫骨隧道,在膝关节伸直位下拉紧移植物,并用一个 7mm 的生物可吸收螺钉固定。

丹麦 MCL 重建技术

丹麦 MCL 解剖重建技术包括使用半腱肌肌腱重建 sMCL 和 POL,保留半腱肌的胫骨止点,将半腱肌肌腱另一端放置在一个股骨隧道和一个胫骨隧道中(图 8.6)[22]。该手术入路可通过一个大的内侧切口或 3 个较小的内侧切口进入韧带的解剖附着点。半腱肌肌腱在鹅足腱处获取,鹅足腱处的止点保持完整。为了使半腱肌在解剖方向上与 MCL 一致,在原来 MCL 远

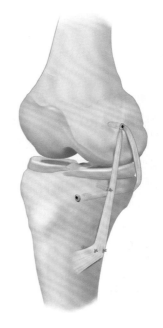

图 8.6 用自体半腱肌移植物的丹麦解剖重建内侧副韧带(MCL)。胫骨止点保持完整,肌腱在解剖上通过两个缝合锚钉(xx)重新定向至 MCL 胫骨止点上方。将肌腱环固定于 MCL 股骨止点处的钻孔隧道,以重建内侧副韧带浅层(sMCL)。再将移植物后段带进在半膜肌胫骨止点处上方进行钻孔的骨隧道,以重建后斜韧带。最后用缝合锚(x)建立 sMCL 胫骨近端止点。

端纤维的前部和后部、关节线下方 6cm 处放置两个缝合锚钉。半腱肌移植物被缝合到 MCL 的远端，因此移植物可以沿 MCL 纤维在解剖方向上向近端延伸。通过纵向切口显露股骨内上髁。MCL 股骨止点位于内上髁的后方和近端。在 MCL 股骨止点的近端中心钻出一骨隧道。根据测量的双束移植物总的直径，对 (7~8)mm×30mm 的隧道进行扩孔。然后将半腱肌肌腱拉至位于股骨内上髁后部和近端的 K 形钢丝上进行等距测试，并折叠形成肌腱环。用 2 号 FiberWire 棒球缝线将该肌腱环缝合后嵌入股骨隧道 25mm 深处，半腱肌肌腱通过筋膜下进入股骨隧道。缝合环通过穿通技术进入隧道，并用 (7~8)mm×25mm 界面螺钉固定以重建 sMCL。固定时，膝关节屈曲 10°、旋转中立位及轻微内翻下收紧移植物，肌腱的非固定游离端用于 POL 重建。在胫骨内侧平台的后角，即半膜肌肌腱胫骨止点的近端钻取一个胫骨隧道。隧道直径为半腱肌移植物的大小，通常为 6mm。移植物的游离端从股骨髁穿过筋膜至 POL 胫骨隧道。移植物在膝关节屈曲 0° 时收紧，并用直径与孔道相同的界面螺钉固定以重建后内侧角。重建物在膝关节内侧呈倒 V 形（见图 8.3）。

康复训练

ROM 因肿胀和疼痛而减少，而恢复 ROM 是受伤关节康复的主要目标之一。鼓励早期关节活动，术中测试 ROM 可以更好地了解术后关节活动的程度。早期关节活动训练可减少 ROM 丢失，并使康复的强化阶段提前进行，最终患者更快地恢复日常活动。研究已表明，软组织损伤需要运动康复，以便胶原蛋白在愈合过程中排列正确。胶原蛋白是一种在结缔组织修复过程中形成的纤维组织，在损伤部位产生，并以随机无组织模式黏附在残余软组织上。关节的运动是重新排列胶原蛋白、增加修复韧带的强度和功能所必需的。如果关节被固定，胶原蛋白将保持无组织状态，最终韧带的抗拉强度降低，膝关节的结构完整性被削弱。

MCL 重建术后康复

对于单纯的 MCL 重建手术患者，应使用铰链式膝关节支具固定 6 周，以保护重建的韧带免受过度外翻负荷的影响。术后前 2 周，可允许部分负重和膝关节 0°~90° 的运动。术后 3~6 周，站立和行走时允许膝

关节自由 ROM 活动和负重。6 周后，无须支具保护即可自由活动。3 个月后，允许进行部分体育活动。6 个月后，可进行接触性体育活动。对于 MCL 重建联合 ACL 重建，可采用类似的康复方案，但恢复接触性运动应延迟至术后 12 个月。对于 MCL 重建联合 PCL 重建，康复方案应更为严格。使用 PCL 动态铰链支具，0°~90° 运动，6 周内不负重，然后再进行 6 周的自由 ROM 活动和完全负重。术后恢复接触性运动延迟至 12 个月。

预后

MCL 修复术后的临床效果

关于单纯的 MCL 手术术后临床效果的文献报道有限，没有关于单纯修复术后临床疗效的 I 级证据文献。2015 年的一项系统综述描述了进行不同 MCL 修复手术的系列病例的术后结果[23]。该研究发现，修复手术的临床效果是可以接受的，75% 的患者外翻稳定性良好，90% 的患者主观效果良好。然而，这些结果与单纯的 MCL 损伤的非手术治疗效果相当。

对于 ACL 和 MCL 复合损伤的患者，有 I 级证据的文献报道了 MCL 修复与 ACL 重建相结合的效果。在一项随机研究中，ACL 和 MCL 复合损伤的患者被随机分到 ACL 重建联合 MCL 修复组和单纯 ACL 重建组，未发现 MCL 修复组比未修复组能改善 MCL 的稳定性和临床疗效[24]。

Stannard 等[25]对膝关节脱位多韧带损伤的 MCL 修复结果进行了研究。该研究比较了膝关节后内侧角损伤的膝关节脱位患者手术修复与重建的结果。25 例修复患者中有 5 例失败（20%），而 48 例重建后内侧角的患者中有 2 例失败（4%），这表明在膝关节脱位损伤中，MCL 修复比重建效果差。

MCL 解剖重建后的临床结果

在 28 例患者（19 例男性，9 例女性）的系列病例中研究了 LaPrade-Engebretsen 重建技术。患者平均年龄为 32.4 岁（范围：16~56 岁）。急性损伤 8 例，慢性损伤 20 例。所有患者均表现出主客观外翻不稳定，日常生活活动和体育活动受限。最少随访 6 个月（平均 1.5 年；范围：0.5~3 年）。研究发现，IKDC 主观评分结果由术前的 43.5 分（范围：14~66 分）提高到术后末次随访时的 76.2 分（范围：54~88 分）。与对侧正常膝关节相比，术前外翻应力位片显示膝关节内侧间隙平均

增大 6.2mm，而术后应力位片显示内侧间隙平均增大 1.3mm[21]。

　　在 61 例接受 MCL 重建治疗的 3 级或 4 级内侧不稳定患者中研究了丹麦重建技术的临床疗效。13 例患者进行单纯 MCL 重建，34 例联合 ACL 重建，14 例为多韧带重建。所有患者均采用自体半腱肌移植物重建 MCL 和 POL。50 例患者术后随访 24 个月以上，并由独立观察者采用客观 IKDC 测量和主观膝关节骨关节炎结果评分（KOOS）进行评估。随访时，98% 的患者客观 IKDC 中的内侧稳定性正常或接近正常（A 级或 B 级）。总体客观 IKDC 评分由术前 5% 的患者达到 A 级或 B 级提高到术后 74% 的患者达到 A 级或 B 级。约 91% 的患者对术后结果感到满意或非常满意，88% 的患者愿意再次接受手术。KOOS 评分有所提高，尤其是运动和生活质量子量表提高了约 10 分。因此，对于慢性外翻不稳定的患者，采用侧副韧带和 POL 重建技术进行 MCL 重建可获得良好的临床效果[22]。

未来方向

　　由于已建立的内侧重建技术是解剖学重建，并且在客观外翻稳定性和患者报告结果方面都验证了其具有良好的临床效果，因此手术技术改进的潜力可能有限。目前正在研究的一个方向是通过使用同种异体组织而不是自体移植肌腱进行 MCL 解剖重建，有可能消除供体部位的发病率。Ⅰ级临床研究证实，同种异体移植物可获得类似的内侧稳定性结果，但消除了自体移植物供区发病率，这是选用同种异体移植物的一种好处。另一个潜在的新理念是使用合成韧带重建 MCL。由于新的合成韧带具有微创重建技术的可能性，可能会使患者获益。然而，基于既往关节内应用合成韧带的灾难性后果，在确定其用于关节外 MCL 重建的安全性和有效性之前，需要进行高质量的临床评估。

（蔡伟创　译）

参考文献

1. Ellsasser JC, Reynolds FC, Omohundro JR. The non-operative treatment of collateral ligament injuries of the knee in professional football players. An analysis of seventy-four injuries treated non-operatively and twenty-four injuries treated surgically. *J Bone Joint Surg Am.* 1974;56(6):1185–1190.

2. Indelicato PA, Hermansdorfer J, Huegel M. Nonoperative management of complete tears of the medial collateral ligament of the knee in intercollegiate football players. *Clin Orthop Relat Res.* 1990;256:174–177.

3. Marchant MH Jr, Tibor LM, Sekiya JK, et al. Management of medial-sided knee injuries, part 1: medial collateral ligament. *Am J Sports Med.* 2011;39(5):1102–1113.

4. Wijdicks CA, Griffith CJ, Johansen S, et al. Injuries to the medial collateral ligament and associated medial structures of the knee. *J Bone Joint Surg Am.* 2010;92(5):1266–1280.

5. Tibor LM, Marchant MH Jr, Taylor DC, et al. Management of medial-sided knee injuries, part 2: posteromedial corner. *Am J Sports Med.* 2011;39(6):1332–1340.

6. LaPrade RF, Engebretsen AH, Ly TV, et al. The anatomy of the medial part of the knee. *J Bone Joint Surg Am.* 2007;l89(9):2000–2010.

7. Robinson JR, Bull AM, Amis AA. Structural properties of the medial collateral ligament complex of the human knee. *J Biomech.* 2005;38(5):1067–1074.

8. Robinson JR, Bull AM, et al. The role of the medial collateral ligament and posteromedial capsule in controlling knee laxity. *Am J Sports Med.* 2006;34(11):1815–1823.

9. Griffith CJ, LaPrade RF, Johansen S, et al. Medial knee injury: part 1, static function of the individual components of the main medial knee structures. *Am J Sports Med.* 2009;37(9):1762–1770.

10. Petersen W, Loerch S, Schanz S, et al. The role of the posterior oblique ligament in controlling posterior tibial translation in the posterior cruciate ligament-deficient knee. *Am J Sports Med.* 2008;36(3):495–501.

11. Hughston JC. Acute knee injuries in athletes. *Clin Orthop.* 1962;23:114–133.

12. Torg JS, Conrad W, Kalen V. Clinical diagnosis of anterior cruciate ligament instability in the athlete. *Am J Sports Med.* 1976;4(2):84–93.

13. Slocum DB, Larson RL. Rotatory instability of the knee: its pathogenesis and a clinical test to demonstrate its presence. 1968. *Clin Orthop Relat Res.* 2007;454:5–13. discussion 13-14.

14. Lubowitz JH, Bernardini BJ, Reid JB 3rd. Current concepts review: comprehensive physical examination for instability of the knee. *Am J Sports Med.* 2008;36(3):577–594.

15. LaPrade RF, Bernhardson AS, Griffith CJ, et al. Correlation of valgus stress radiographs with medial knee ligament injuries: an in vitro biomechanical study. *Am J Sports Med.* 2010;38(2):330–338.

16. Levy BA, Fanelli GC, Whelan DB, et al. Controversies in the treatment of knee dislocations and multiligament reconstruction. *J Am Acad Orthop Surg.* 2009;17(4):197–206.

17. Engebretsen L, Risberg MA, Robertson B, et al. Outcome after knee dislocations: a 2-9 years follow-up of 85 consecutive patients. *Knee Surg Sports Traumatol Arthrosc.* 2009;17(9):1013–1026.

18. Jacobson KE, Chi FS. Evaluation and treatment of medial collateral ligament and medial-sided injuries of the knee. *Sports Med Arthrosc.* 2006;14(2):58–66.

19. Borden PS, Kantaras AT, Caborn DN. Medial collateral ligament reconstruction with allograft using a double-bundle technique. *Arthroscopy.* 2002;18(4):E19.

20. Marx RG, Hetsroni I. Surgical technique: medial collateral ligament reconstruction using Achilles allograft for combined knee ligament injury. *Clin Orthop Relat Res.* 2012;470(3):798–805.

21. LaPrade RF, Wijdicks CA. Surgical technique: development of an anatomic medial knee reconstruction. *Clin Orthop Relat Res.* 2012;470(3):806–814.

22. Lind M, Jakobsen BW, Lund B, et al. Anatomical reconstruction of the medial collateral ligament and posteromedial corner of the knee in patients with chronic medial collateral ligament instability. *Am J Sports Med.* 2009;37(6):1116–1122.

23. DeLong JM, Waterman BR. Surgical repair of medial collateral ligament and posteromedial corner injuries of the knee: a systematic review. *Arthroscopy.* 2015;31(11):2249–2255. e2245.

24. Halinen J, Lindahl J, Hirvensalo E, Santavirta S. Operative and nonoperative treatments of medial collateral ligament rupture with early anterior cruciate ligament reconstruction: a prospective randomized study. *Am J Sports Med.* 2006;34(7):1134–1140.

25. Stannard JP, Black BS, Azbell C, Volgas DA. Posteromedial corner injury in knee dislocations. *J Knee Surg.* 2012;25(5):429–434.

第 9 章

膝关节后外侧角

ROBERT S. DEAN, JORGE CHAHLA, ROBERT F. LAPRADE

解剖与功能

膝关节的外侧面由 28 个独特的结构组成，在内翻和旋转运动期间充当膝关节的静态和动态稳定器。要正确理解这些结构的解剖和功能，首先必须了解局部骨骼解剖。股骨外侧髁和胫骨外侧平台的相对骨性表面以凸对凸的方式进行关节连接，从而形成膝关节固有的不稳定区域（图 9.1）[1,2]。动物模型研究表明，鉴于骨骼解剖形态，该区域的损伤往往愈合不良，导致膝关节容易发生内侧间室骨关节炎、外侧关节间隙增大和内侧半月板损伤[3-5]。

后外侧角（PLC）有 3 种主要的静态稳定结构：腓骨（外侧）副韧带（FCL）、腘肌腱（PLT）和腘腓韧带（PFL）。这些结构提供了对抗膝内翻力和胫骨围绕股骨做后外侧旋转的主要阻力。

FCL

FCL 是膝内翻的主要稳定器，在膝关节早期屈曲水平下，对防止早期外旋具有重要作用。股骨附着点位于外上髁近端（1.4mm）和后部（3.1mm）一个小的骨质凹陷处。当膝关节屈曲 70°时，该附着点位于 PLT 附着点的近端和后部约 18.5mm 处；这种关系在解剖重建技术中很重要。通过髂胫束（ITB）做纵向切口，可确定近端附着点。FCL 远端穿过股二头肌滑囊到达远端主要附着点，该附着点位于腓骨头的骨凹陷处，即腓骨头前缘后方 8.2mm、腓骨茎突尖端远端 28.4mm。远端附着点的另一部分与腓骨长肌筋膜融合。FCL 的平均长度为 69.6mm（图 9.2）[5]。

PLT

PLT 的股骨附着点构成了 PLC 最前面的股骨附着点；如前所述，PLT 附着点位于 FCL 股骨附着点 18.5mm 处（图 9.2 至图 9.4）。腘肌起源于股骨外侧，斜向后和远端走行，止于胫骨后侧的广泛附着区域。股骨附着点位于股骨外侧髁关节软骨边缘的后方和腘肌沟的前 1/5 处。当它在 FCL 深面、位于腘窝外侧 1/3 处和关节内时，变为腱性组织。当肌腱通过腘肌腱裂孔时，它通过 3 个腘肌半月板纤维束固定在外侧半月板上，这 3 个腘肌半月板纤维束为：前内、后上和后

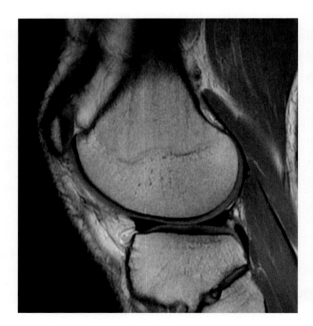

图 9.1 MRI 显示了膝关节外侧胫骨和股骨之间的凸对凸关系，从而形成一个固有的不稳定区域。

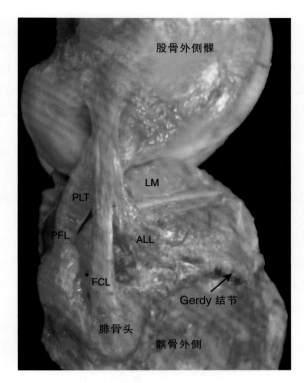

图 9.2　切除股二头肌长头后的后外侧角（PLC）侧位解剖图。ALL，前外侧韧带；FCL，腓骨副韧带；LM，外侧半月板；PFL，髌股韧带；PLT，腘肌腱。

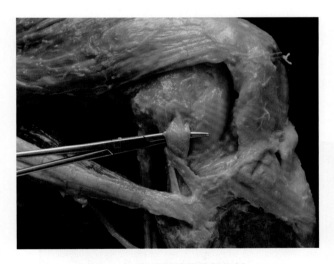

图 9.3　PLT 的膝关节外侧解剖。

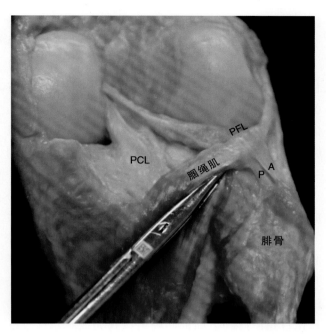

图 9.4　左侧膝关节的后视解剖。A，PFL 前支；P，PFL 后支；PCL，后交叉韧带；PFL，腘窝韧带。

PFL

PFL（以前被称为弓状韧带）有明显的前后分支，其功能主要是将腘肌的肌腱固定到腓骨头（图 9.2 和图 9.4）。前束的远外侧附着点位于腓骨茎突内侧的前下方。后束附着在腓骨茎突远端的顶点和后内侧，后束附着点的宽度（5.8mm）大于前束附着点的宽度（2.8mm）。此外，PFL 和 PLT 在其交界处形成 83°角，这种空间关系在解剖重建过程中非常重要[5]。

其他次级结构

其他次级结构包括前外侧韧带（ALL）、中 1/3 外侧关节囊韧带、冠状韧带、腓肠肌外侧头、豆腓韧带、股二头肌长头和 ITB。这些结构有助于膝关节的静态和动态稳定性。

ALL 是位于外侧关节囊内的增厚韧带，当膝关节屈曲 30°时，其在胫骨内旋过程中受到张力。股骨附着点位于 FCL 附着点的后部（2.8mm）和近端（2.7mm）；胫骨附着点大约位于 Gerdy 结节中心和腓骨头前缘之间的中点[7]。研究表明，Segond 骨折通常发生在 ALL 的胫骨附着点处[8]。

中 1/3 外侧关节囊韧带是外侧关节囊的增厚部分，附着在股骨外上髁附近。其与外侧半月板有包膜附着，并附着在外侧关节软骨远端的胫骨上，即 Gerdy

下束。这些束构成腘肌腱裂孔的边界。腘肌半月板纤维束在负重时半月板的前向运动中起着重要作用[6]。PLT 的平均总长度为 54.5mm[5]。

当膝关节从完全伸直位到屈曲大约 112°时，PLT 位于股骨外侧髁上腘肌沟的近端。当屈曲超过 112°时，PLT 与腘肌沟接合。在腓骨头后内侧的内侧，PLT 在其肌腱连接处与腘肌肌腹相连[5]。

结节后缘和胭肌腱裂孔前缘之间。实际上,中 1/3 外侧关节囊韧带相当于膝关节内侧的内侧副韧带深层[9]。

外侧半月板的冠状韧带是后外侧关节囊的半月板胫骨部分,韧带将外侧半月板连接到关节软骨远端的胫骨平台外侧边缘[9,10]。该韧带从后交叉韧带(PCL)的胫骨附着点开始横向延伸至外侧半月板,形成胭肌腱裂孔的内侧边界[1,11]。在关节镜下用探针抬高外侧半月板可以清楚地显示半月板胫骨关节囊附着区。

腓肠肌外侧头起源于股骨髁上突或附近的腓肠肌肌腹远外侧部分。股骨附着点位于 FCL 附着点后方平均 13.8mm 处,距离 PLT 附着点平均 28.4mm。在腓肠豆水平处,它附着在腓肠豆近端外侧关节囊的半月板股骨部分。腓肠肌外侧头和肌腱是单纯 FCL 或 PLC 完全重建的潜在标志点,因为腓肠肌外侧头(后)和比目鱼肌(前)之间的间隔可以在完成腓总神经松解术后通过钝性分离扩大[1,5]。

豆腓韧带是股二头肌短头关节囊束的远端增厚。值得注意的是,在少数病例中,腓肠豆是一种籽骨,但更常见的是软骨类似物,位于近侧腓肠肌外侧头肌腱内。豆腓韧带起源于腓肠豆近端,从腓肠豆垂直延伸至腓骨茎突的正外侧(图 9.5)。在没有腓肠豆的情况下,韧带不太突出,常起源于股骨髁后外侧,止于腓骨茎突外侧[5,9,12,13]。

股二头肌的长头起源于骨盆的坐骨结节,并通过大腿的后侧和外侧向远端延伸,直至通过直束和前束连接到腓骨的后侧和外侧。直束在腓骨头外侧面与腓骨茎突连接。前束附着于腓骨头上 FCL 腓骨附着点的外侧。在两束的附着点之间是股二头肌滑囊(FCL-股二头肌滑囊),通过该滑囊可评估 FCL 远端足迹。此外,反折束、外侧腱膜束和前腱膜束这 3 个筋膜束的连接有助于其远端的附着[1,14]。

股二头肌的短头起源于股骨远端的粗隆内侧,并向远端和侧面延伸。在整个走行中,它有多个附着点,包括连接到股二头肌长头的前内侧、关节囊的后外侧、ITB 的关节囊-骨层、外侧腱膜束及股二头肌长头的直束和前束[9]。直束的附着点位于腓骨茎突和 FCL 远端附着点之间的腓骨头,是最突出的附着点。需要注意的是,股二头肌短头的前束位于 Gerdy 结节后方 1mm 处[1,5]。

ITB 是膝关节外侧最浅的一层,它起源于髂嵴的前外侧外缘,并向远端延伸至 Gerdy 结节处胫骨的前外侧。此外,ITB 通过髌骨外侧支持带向远端附着,髌骨外侧支持带是 ITB 向前延伸至髌骨和关节囊-骨层深面。ITB 由 4 层结构组成,其中 3 层由浅层结构(髌骨外侧支持带、深部纤维、关节囊-骨层)组成,并覆盖在股外侧肌的较后部。需要注意,关节囊-骨层在膝关节前外侧形成一个前外侧吊索,从而导致前交叉韧带(ACL)撕裂时轴移试验阳性,既往关节外重建 ACL 就是重建这一部分。在开放 PLC 手术中,ITB 必须纵向切断,以正确评估 FCL 和 PLT 止点情况[5]。

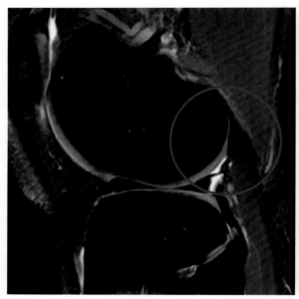
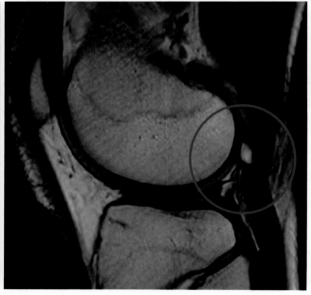

图 9.5　MRI 显示腓肠豆的位置。

近端胫腓关节韧带由前后韧带组成,连接腓骨头内侧近端和胫骨近端外侧,并为膝关节提供稳定性。胫腓前韧带附着于 Gerdy 结节后外侧 15.6mm 处和腓骨茎突前内侧 17.3mm 处。胫腓后韧带附着于胫骨平台外侧关节软骨内侧 15.7mm 处和腓骨茎突内侧 14.2mm 处[15,16]。

其他重要结构

腓总神经支配下肢,由 L4–S2 脊神经根发出。腓总神经从大腿后部的坐骨神经分叉处开始,沿着股二头肌和腓骨颈走行,直至分成腓浅神经和腓深神经。感觉支包括两个关节支、一个关节返神经和一个腓肠外侧皮神经。腓总神经及其分支支配的运动功能包括足外翻、足跖屈、足趾伸展和其他固有的足部运动。腓浅神经支配小腿外侧间室的肌肉:腓骨长肌和腓骨短肌。腓深神经支配前间室的肌肉:胫骨前肌、踇长伸肌和趾长伸肌。13%~16.7%的 PLC 损伤可出现腓神经损伤,神经损伤最有可能继发于最初的伴过度伸展或内翻应力的牵引损伤,也可能由于血肿形成和随后的神经压迫而出现损伤(图 9.6)[17–19]。

膝下外侧动脉起源于腘动脉,并沿外侧关节囊向关节外走行。在膝关节外侧,膝下外侧动脉向前转弯,并走行于豆腓韧带前面和 PFL 后面,位于 ALL 内或与 ALL 相邻。在 PLC 手术中,必须识别该动脉,因为它可以在解剖过程中帮助我们识别其他重要结构,特别是豆腓韧带和 PFL,并且该动脉出血可导致血肿形成和暂时性腓神经损伤[10,20,21]。

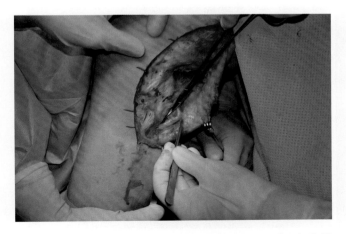

图 9.6　左膝关节解剖识别腓总神经,对于术中识别和保护腓总神经很重要。

生物力学

后外侧结构在限制内翻中的作用

正如在膝关节生物力学研究中所证明的,在膝关节整个屈曲过程中,FCL 是对抗内翻运动的主要约束结构。因此,切断 FCL 时,内翻显著增加[22–28]。值得注意的是,当 FCL 完好无损时,单纯 PLC 的其他结构损伤不会引起膝内翻的显著变化[23,24]。Gollehon 等[25]和 Grood 等[23]通过研究证明,在 FCL 缺失的膝关节中,PLT 和外侧关节囊结构作为次级内翻稳定器起重要作用。切断 FCL、PLT 和外侧关节囊结构,内翻开口明显大于单纯 FCL 缺失的膝关节[23,25]。

此外,两条交叉韧带均具有次级内翻稳定功能。研究表明,在 PLC 缺失的膝关节中,与单纯的 PLC 撕裂相比,切断 PCL 或 ACL 将导致内翻程度显著增加。

PLC 在限制前移中的作用

在健康的膝关节中,PLC 在一级预防胫骨前移方面的作用有限,但在 ACL 缺失的膝关节中,PLC 结构的功能多样性变得明显[29]。在 ACL 缺失的膝关节中,内侧半月板和 PLC 起到辅助稳定器的作用,PLC 的主要作用是在屈曲早期防止胫骨前移[30–33]。Kanamori 等[30]报道,在 ACL 缺失的膝关节中,作用于 PLC 结构上的应力在膝关节完全伸直时增加 123%,在屈曲 15°时增加 413%。Noyes 等[34]的研究发现,这些生物力学表现在临床上得到了支持。他们发现,ACL 缺失和内翻力线不良导致徒手检查时 PLC 结构松弛度增加。这一结论具有重要的临床意义,因为在 Lachman 试验中出现严重胫骨前移(3+或 4+)的患者,除了伴有 PLC 损伤外,还应怀疑 ACL 撕裂。

PLC 在限制后移中的作用

PLC 在膝关节各个角度下均有限制胫骨后移的作用,尽管作用有限,但在膝关节接近完全伸直时限制后移的作用最明显[23,25,30,33]。在切断 PCL 的研究中可以观察到其作为次级胫骨后移稳定器的显著作用;在 PCL 缺失的膝关节中,单纯切断 PLT 和切断 PLT 及 PLC 均可导致胫骨后移程度显著增加[23–25]。因此,后抽屉试验 3+及以上或者双侧 PCL 应力位 X 线片对比患侧胫骨后移>12mm 时,应怀疑并发 PLC 损伤。

PLC 在限制内旋中的作用

多项研究表明，单独切断 FCL 和切断 FCL 及 PLC 其他结构均会导致膝关节内旋显著增加[23,24,35-37]。文献报道，在 ACL 缺失的膝关节中，切断 PLC 会导致胫骨内旋显著增加，当膝关节接近完全伸直时最明显。

PLC 在限制外旋中的作用

众所周知，PLC 在防止膝关节外旋方面起着不可或缺的作用。膝关节屈曲 30° 时，外旋角度最大，平均外旋 13°~17°[23-25]。随着膝关节屈曲角度的增加，PLC 的作用更加突出。单独切断 PLC 后，膝关节屈曲 90° 时，胫骨外旋增加 5°~7°[23-25]。这一发现为拨号试验提供了生物力学依据，因此具有重要的临床意义。拨号试验是一种常用的诊断 PLC 损伤的临床检查方法。此外，在单纯 PLC 损伤的拨号试验中，膝关节屈曲 90° 时胫骨相对于股骨外旋的角度应比膝关节屈曲 30° 时减小（图 9.7）。然而，在 PLC 和交叉韧带联合损伤中，膝关节屈曲 30° 和 90° 时拨号试验均显示胫骨外旋显著增加。

膝关节 PLC 结构的生物力学失效

有关文献已经描述了 PLC 的 3 个主要静态稳定结构的单独生物力学失效特征。有两项研究测定了 FCL（295N 和 309N）、PFL（298N 和 180N）和 PLT（700N）的平均极限抗拉强度[38,39]。此外，还测试了这些结构的综合抗拉强度（FCL：750N；PFL：425N）[40]。通过这种分析，外科医生能够更好地选择用于重建的移植物类型；可选择的移植物类型包括半腱肌肌腱（最大失效载荷为 1216N）、中央股四头肌肌腱（最大失效载荷为 1075N）和同种异体跟腱移植物（最大失效载荷为 3055N）[38,41]。

PLC 结构缺陷对交叉韧带移植物的影响

一些研究表明，在缺失 PLC 的膝关节中，两个交叉韧带上的应力显著增加，这为膝关节 ACL 重建的研究提供了有价值的参考。在膝关节屈曲 0° 和 30° 时内翻负荷，以及膝关节屈曲 0° 和 30° 时内翻负荷加上内旋扭力作用下，切断 FCL 后 ACL 移植物的受力显著增加。在切断 PFL 和 PLT 的整个过程中，ACL 移植物的受力持续增加。1 例患者的膝关节受到 6% 的内收力矩，PLC 的 3 个静态稳定结构均存在缺失，LaPrade 等 [42] 计算出其重建的 ACL 移植物上存在 444N 的应力。将该值与文献公认的髌腱移植物重建后的极限失效载荷（416N）进行比较，可以发现 PLC 缺失的膝关节承受正常内收力矩时 ACL 产生的应力超过了重建移植物的最大失效载荷[43]。这一结论强烈表明，在 ACL 和 PLC 联合损伤的情况下，ACL 手术时必须同时处理 PLC。

在随后的研究中，研究者切断 PLC 的静态稳定结构以评估 PCL 重建移植物上张力的变化情况。在内翻力矩和后负荷应力与外旋力矩耦合作用时，移植物所受应力增加最大。当膝关节屈曲 30°、60° 和 90° 下负重时，会对移植物产生较大的应力。与 ACL 和 PLC 损伤相关的研究结论一样，在 PCL 和 PLC 复合损伤的情况下，PLC 必须与 PCL 同时处理，以免新构

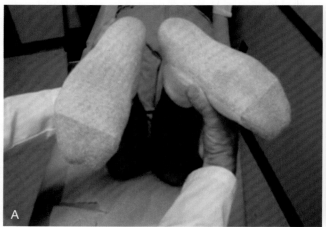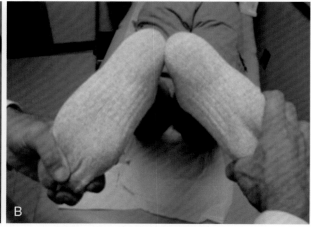

图 9.7　膝关节处于 30° 时的拨号试验。（A）患者左侧胫骨旋转呈中立位，右侧胫骨外旋增加。（B）侧对侧比较差异超过 1°，对拨号测试阳性具有显著意义，提示后外侧角损伤。

建的脆弱的移植物受到过大的应力[44]。

损伤机制

PLC 可能的损伤机制包括膝关节过伸时对胫骨的前内侧施加后外侧力(最常见)、膝关节部分屈曲和膝关节脱位时胫骨极度外旋。这些损伤最常见于运动创伤、机动车事故或跌倒[45]。根据文献报道,大多数 PLC 损伤合并有其他韧带损伤,单纯的 PLC 损伤占 13%~25.7%。最常见的合并损伤是 PCL 撕裂,其次是 ACL 撕裂[9,46,47]。与 PLC 撕裂相关的其他损伤包括腓骨头骨折、股二头肌肌腱撕脱伤、外侧关节囊和 ITB 撕脱伤及腓总神经损伤,尤其是在膝关节脱位的情况下更容易出现这些合并损伤。

对 134 例急性 PLC 损伤患者的系统回顾发现,70.9% 的患者伴有 ACL 和 PCL 损伤,14.2% 的患者伴有 ACL 损伤,6.7% 的患者伴有 PCL 损伤,8.2% 的患者为单纯的 PLC 损伤[48]。另一项对慢性 PLC 损伤相关伴随损伤进行的系统回顾发现,5.7% 的患者合并有 ACL 和 PCL 损伤,59.6% 的患者合并有 PCL 损伤,23.6% 的患者合并有 ACL 损伤,11.7% 的患者为单纯的 PLC 损伤[49]。

损伤情况

急性 PLC 损伤患者最常见的症状是膝关节后外侧疼痛、伸直时感觉到膝关节侧方不稳定、后外侧旋转不稳定、在不平的地面上行走时困难、膝关节瘀斑和肿胀及足下垂。慢性损伤表现为膝关节侧对侧活动时患侧不稳定、无意中过伸或内翻步态、难以保持完全伸展、恢复运动的能力受限[20]。文献表明,16.7% 的单纯的 PLC 损伤患者腓神经受累,13%~16% 的 PLC-交叉韧带联合损伤患者腓神经受累[18,50,51]。膝关节局部肿胀和疼痛会影响临床诊断的准确性。此外,这些损伤最初的临床表现通常被忽视或误诊,最常见的是误诊为外侧半月板撕裂或 PCL 损伤[52]。

体格检查

怀疑 PLC 损伤时,应做全面的体格检查,包括 Lachman 试验、轴移试验、30° 和 90° 拨号试验、膝关节屈曲 90° 和外旋 30° 时的后外侧抽屉试验、与对侧膝

关节相比足跟高度距离增加、膝关节屈曲 0° 和 30° 进行内翻应力检查。体格检查怀疑有膝关节多韧带损伤时,还必须进行外旋反屈试验[通过足跟高度差(cm)测量]和反向轴移试验[17,51,53]。

内翻应力试验最好在膝关节屈曲 20°~30° 时进行,并作为后外侧不稳定的主要诊断性检查。当股骨远端稳定时,检查者应将手指放在外侧关节线上。然后,检查者握住患者的足部和踝关节,将内翻应力施加到膝关节上,用手指评估关节间隙的大小。与检查膝关节内侧一样,进行该试验时不要抓住胫骨远端,而应通过足部和踝关节施加应力,以便确定旋转不稳定增加的程度和外侧间隙的真实大小,这一点尤为重要。膝关节屈曲 0° 时内翻应力试验阳性,通常提示严重的 PLC 损伤,最常见的损伤结构是 FCL、中 1/3 外侧关节囊韧带的半月板胫骨部分、PLT 及 ITB 的浅层。此外,内翻应力试验阳性还可能提示同时存在交叉韧带损伤,因为 PCL 和 ACL 是对抗该位置的内翻应力的主要结构[14]。

通过抬起仰卧位患者的踇趾并观察膝关节的相对反屈程度来进行外旋反屈试验。如果膝关节相对过伸,应与对侧正常膝关节进行比较,并用测角仪或足跟高度差进行测量评估。除了在 PLC 损伤的情况下增加膝关节反屈外,研究显示这一试验还可以发现膝关节外旋和内翻程度增加[54-58]。文献表明,反屈增加 2.5cm 提示 PLC 或 FCL 与 ACL 合并损伤[20]。

进行反向轴移试验时,膝关节屈曲 80°~90° 并施加外翻和外旋作用力。如果出现胫骨向后外侧半脱位,则检查结果为阳性。然后伸直膝关节,如果胫骨出现后外侧半脱位,ITB 则在由膝关节屈肌转为伸肌的过程中缩短,并且股骨上的胫骨部分可能发生明显的缩短。值得注意的是,35% 的正常生理性膝关节松弛反向轴移试验阳性,此时比较双侧膝关节临床检查结果尤其重要,同时也能突出膝关节整体损伤情况下的体格检查结果[59]。

站立位恐惧试验是诊断 PLC 损伤的一种不常见的临床检查方法。患者站立时,重心放在受伤的腿上,膝关节轻微屈曲,同时医生对股骨髁的前外侧部分施加一个向内的压力。试验阳性是指患者有一种躲避(giving-way)的感觉[45,60]。

提高 PLC 损伤临床效果的关键是早期诊断。在初次就诊时正确识别这些损伤将显著改善手术疗效。

影像学表现

急性 PLC 损伤在标准的前后位和髌股关节日出位 X 线片上难以识别。因此,获得双侧膝关节内翻应力位 X 线片是准确诊断的关键。必须对这些图像进行对比,以确定膝关节外侧间隙双侧差异的程度。文献表明,内翻应力位 X 线片是评估 PLC 损伤及其严重程度的可靠且可重复的方法[61]。

内翻应力位 X 线片应在膝关节屈曲 20°下进行。通过测量股骨外侧髁最远端的软骨下骨表面与相应的胫骨外侧平台之间的最短距离来确定膝关节外侧间室间隙(图 9.8)。LaPrade 等[61]报道,单纯的 FCL 完全撕裂患者双侧膝关节外侧间隙差别为 2.7~4.0mm,>4mm 为 3 级 PLC 损伤。值得注意的是,2016 年的一项生物力学研究表明,单纯的 FCL 撕裂患者内翻应力位 X 线片显示双侧膝关节对间隙增加 1.99mm,而ACL 缺失的膝关节外侧间隙增加 2.71mm[62]。

术前应获得疑似慢性 PLC 损伤的双下肢站立位全长 X 线片,以评估是否存在下肢力线不良,并在随后的手术过程中通过截骨术加以矫正。

Chahla 等[63]牵头的专家共识研究得出结论:在评估疑似 PLC 损伤时,应进行 MRI 检查。为了提高诊断的准确性,应在沿 PLT 倾斜方向的斜冠状面上进行 2mm 厚度的成像,并且 MRI 应至少为 1.5T[43]。文献表明,MRI 识别 ITB、股二头肌肌腱、FCL 和 PLT 损伤的

敏感性和特异性均为 90%。在 PLC 结构中,只有 PFL 损伤在 MRI 上的诊断准确性较差, 其敏感性为 68.8%, 特异性为 66.7%(图 9.9 和图 9.10)[47,64,65]。在 MRI 诊断为 ACL 损伤的患者中,19.7%的患者伴有 PLC 损伤[66]。

如前所述,PLC 损伤常被误诊或漏诊。因此,Geeslin 等[67]在 2010 年就骨挫伤含义得出的研究结论是有重要意义的。他们发现,骨挫伤通常发生在患有急性单纯性或合并 PLC 损伤的患者中。在 ACL 和

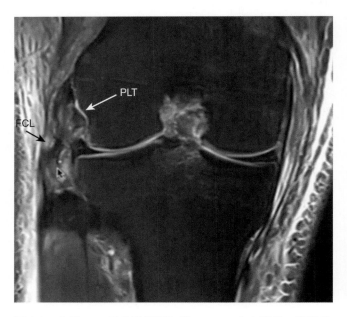

图 9.9　右膝 MRI 显示腓侧副韧带 (FCL) 完全撕裂。胭肌腱 (PLT)股骨附着部位的信号强度增加,提示 PLT 也有损伤。

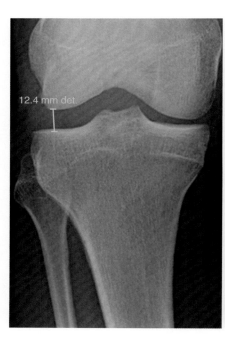
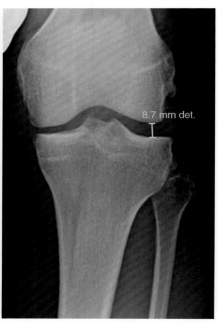

图 9.8　内翻应力位 X 线片显示双侧膝关节外侧间室间隙的差异。左图为患侧膝关节,右图为健侧膝关节,双侧差异为 3.7mm。

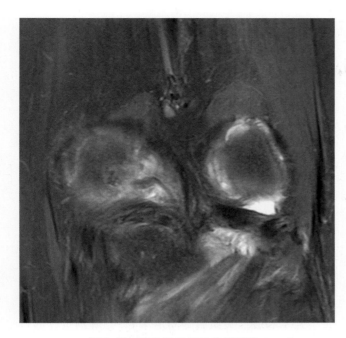

图 9.10　MRI 显示 PLT 全层撕裂。

PLC 合并损伤的患者中，50% 的患者有股骨髁前内侧骨挫伤，39.5% 的患者有胫骨平台后外侧骨挫伤，28.9% 的患者有 MRI 确定的胫骨平台后内侧骨挫伤。因此，在 ACL 撕裂的情况下，当 MRI 发现股骨髁前内侧骨挫伤时，应高度怀疑合并有 PLC 损伤（图 9.11）[67]。除了在影像学检查中发现的骨挫伤外，其他发现如腓骨茎突骨折或胫骨平台内侧骨折及缺少关节积液，也

可能提示 PLC 损伤[68,69]。

如果标准影像学检查和体格检查结果是模棱两可的，可以考虑诊断性关节镜手术评估 PLC 损伤。关节镜探查可提供有关 PLC 的关节内信息和准确的解剖结构。在关节镜下，当膝关节受内翻应力时外侧关节间隙开口超过 1cm，可观察到外侧间室穿透征。进一步的关节镜检查可显示胫骨内旋时腘肌腱裂孔扩大、腘肌半月板纤维束撕裂和活动时腘肌半月板纤维束异常运动[70]。一项前瞻性关节镜研究报道，所有 3 级 PLC 损伤的膝关节（100%）在关节镜检查中均发现关节外侧间室穿透征[71]。

分级

膝关节后外侧角损伤最常用 Hughston 量表或 Fanelli 分类系统进行分类（表 9.1）。Hughston 量表是一个主观的分类量表，它考虑了体格检查时内翻应力下与对侧肢体相比的开口程度；该系统的主观性被认为高估了真实的外侧间隙增大值。Fanelli 分类系统按后外侧旋转不稳定程度分类[52,72]。

非手术（保守）治疗

在 1 级和 2 级 PLC 损伤的 8 年随访中，非手术治疗显示了良好的结果，影像学变化最小，症状最少[73,74]。这种治疗策略本质上是术后康复计划的一种

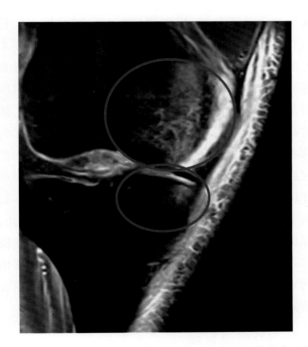

图 9.11　右膝 MRI 显示后外侧角损伤后的特征性骨挫伤（胫骨前内侧和股骨外侧髁挫伤）。

表 9.1　Fanelli 分类系统和 Hughston 量表

分类	评分表	发现结果
Fanelli 分类	A 型：胫骨外旋增加 10°	PFL，PT
	B 型：胫骨外旋增加 10°；轻微内翻松弛（内翻应力试验 5~10mm）	PFL，PT，FCL
	C 型：胫骨外旋增加 10°；严重内翻移位（内翻应力试验 >10mm）	PFL，PT，FCL，关节囊性撕脱伤，交叉韧带损伤
Hughston 量表	1 级：0°~5°mm 或 0°~5°	韧带轻微撕裂，无异常运动
	2 级：6~10mm；6°~10°	局部撕裂伴轻/中度异常运动
	3 级：>10mm 或 >10°	完全撕裂，有明显的异常运动

加速形式[45]。

保守治疗包括膝关节完全伸直固定 3~4 周,禁止膝关节活动。患者在此期间不负重,只允许在固定支具中进行单独的股四头肌练习和直腿抬高。在固定阶段结束时,允许患者在正常膝关节活动范围(ROM)内活动,并可以开始负重。然后允许他们在可耐受的情况下增加负重,当他们不跛行行走时,可以不再使用拐杖。允许患者进行股四头肌闭链训练,但不允许在伤后的前 6~10 周进行腘绳肌主动训练。

Kannus[73]在对 2 级和 3 级 PLC 损伤的研究中得出结论:保守治疗的 2 级损伤患者耐受性良好,并且在整个研究期间,患者的损伤程度保持稳定。这项研究表明,局部肌肉功能能够抵偿患者 2 级韧带损伤引起的膝关节静态不稳定性[73]。此外,Krukhaug 等[74]进行的一项研究表明,采用石膏固定和早期活动的保守治疗对"较小"PLC 损伤患者有积极的疗效。

Dhillon 等[75]在 ACL 重建中采用保守方式治疗 PLC 损伤,该研究将胫骨外旋比屈曲 30° 的正常膝关节增加 10° 或以上的 PLC 损伤患者与胫骨外旋增加 10° 或以上且内翻开口为 5~10mm、但膝关节屈曲 30° 时终点稳固的患者进行比较。他们发现,内翻开口增加的患者(IKDC 评分:75 分)比无内翻开口增加的患者(IKDC 评分:87.8 分)功能表现更差。这表明 PLC 损伤的保守治疗会导致更糟糕的临床结果[76]。

总的来说,3 级 PLC 损伤在保守治疗时不能获得良好的效果。Kannus[73]的研究表明,这些患者除了膝关节前、前外侧和后外侧不稳定外,还出现明显的体力活动减少和外侧不稳定。对于没有交叉韧带损伤迹象的急性 3 级外侧韧带损伤患者,在 8 年的随访中,创伤性骨关节炎的发生率较高(50%),并且患者出现股四头肌、腘绳肌力量减少和关节骨赘形成(Lysholm 评分:65 分,HSS 评分:28 分)[73]。

手术治疗的选择

手术治疗通常适用于所有 3 级 PLC 损伤。理想情况下,无论采取何种手术技术或分期手术,手术均应在受伤后 3 周内进行[77]。早期手术治疗的原因有两方面:首先,PLC 损伤未处理,会使 ACL 和 PCL 处于更高的张力下;其次,早期重建/修复可以在大多数手术过程中正确识别原有解剖标志。

修复与重建

修复或重建的选择受几个因素的影响。这些因素包括与损伤相关的手术时机、组织质量、撕裂程度、累及的韧带及外科医生的熟练度。通常,除非存在真正的骨撕脱伤,否则主要静态稳定结构不应选择修复手术,因为文献表明修复后的失效率是重建后失效率的 3 倍[78,89]。二级稳定结构可在一级结构重建后进行修复。

根据重建的特定韧带和重建隧道的位置,重建技术可以是解剖学的,也可以是非解剖学的。非解剖重建的目的是通过对未损伤的局部结构施加张力来矫正后外侧不稳定。文献报道,PLC 非解剖重建技术主要包括:弓状复合体或骨块推进术、关节囊外 ITB 吊带增强术和股二头肌肌腱固定术等[70]。解剖重建的目的是恢复局部结构,以便再现膝关节固有的解剖结构和生物力学。在本章中,重建技术将分为 3 类:基于腓骨的 PLC 非解剖重建、基于胫骨的双侧 PLC 非解剖重建以再现 PLC 主要结构及 PLC 解剖重建(基于胫骨的双侧 PLC 解剖重建可再现 PLC 主要结构)。

基于腓骨的非解剖重建

Clancy 手术包括股骨远端外侧的股二头肌肌腱固定术,试图模拟 FCL 的功能。这项技术包括在股骨外上髁前方放置一个螺钉和垫圈,并在螺钉上方重新布置股二头肌肌腱,以创建一个"等长"结构来代替 FCL 并重建内翻稳定性[79]。Larson 技术从 Clancy 手术发展而来,通过将股骨隧道置于"等长"非解剖位置来继续进行 PLC 重建。该技术通过使用垂直的移植肌腱从腓骨头前部到股骨外侧髁来实现 FCL 重建,接着再从腓骨头后部到股骨外上髁放置一个斜行的移植肌腱[80]。Fanelli 建议对这种单股骨隧道非解剖重建技术做进一步改进,他在 FCL 和 PLT 之间的中点使用垫圈锁,并将移植物以 8 字形穿过[81]。Arciero 提出了该技术的另一种变体,即在股骨部位钻两个孔,以重建 PLT 和 FCL 的止点。值得注意的是,Fanelli 技术和 Arciero 技术仍然只使用一个带两个分支的移植物来重建 PLC 的 3 个主要结构,并且无法再现固有的膝关节解剖结构[82]。

非解剖双隧道重建

Stannard 等[11]描述了一种非解剖学的双隧道重建

技术。切开膝关节外侧后,从前到后钻取胫骨隧道,并从胫骨上的 PLT 肌腱连接处穿出。然后从腓骨头前外侧到后内侧钻孔形成第二条隧道,并从腓骨茎突出穿出。螺钉和垫圈组成的第 3 个固定点位于股骨外侧髁上,正好位于 FCL 和 PLT 止点在股骨髁上理论"等距"点的前方。隧道准备好后,将移植物由前向后穿过胫骨隧道,并用界面螺钉固定。移植物的游离端通过腘肌沟,环形绕过股骨螺钉,然后由后向前穿过腓骨隧道,从腓骨头前部穿出,再回到螺钉和垫圈处。虽然这项技术成功地重建了膝关节外侧的 3 个主要结构,但重建是非解剖学的,因为隧道和固定位置不在原有解剖止点上[11]。

解剖重建

LaPrade 等[83]在 2004 年的一篇文献中首次使用了关于膝关节 PLC 的"解剖重建"这一术语。该文献描述了一种技术,旨在再现 PLC 复合体的 3 种主要结构,即 FCL、PFL 和 PLT。解剖重建之所以受到青睐,不仅因为其改善了临床结果,同时也改善了膝关节的外旋、后移和内翻[84]。由于技术改进的核心是恢复原有解剖结构,McCarthy 等[85]详细介绍了该手术目前的演变情况。采用曲棍球棒切口,从股骨干和股骨外侧髁延伸至 Gerdy 结节和腓骨头之间的区域。然后进行 ITB 浅层和股二头肌筋膜层的解剖。接下来进行腓神经松解术。该神经通常位于股二头肌长头的后面。识别并保护了该神经后,在股二头肌滑囊上创建一个小的水平切口,暴露 FCL 和远端纤维及附着点(图 9.12)。接下来,在比目鱼肌和腓肠肌外侧头之间进行钝性分离,以便识别腘肌肌腱移行处和腓骨头上的腘腓韧带止点。导针穿过腓骨头外侧的 FCL 止点到达腓骨后内侧的 PFL 附着点。然后放置一个牵开器,并使用一个 7mm 的钻头进行扩孔。

接下来对 Gerdy 结节远端的平坦区域进行解剖,以确定胫骨重建隧道的入路;在腓骨隧道内放置一个钝性闭孔器,引导胫骨隧道钻孔。胫骨隧道应位于腓骨隧道出口点内侧 1cm、近侧 1cm 处。在这两个位置,应使用瞄准装置置入定位导针。确保导针定位正确后,放置一个牵开器,使用 9mm 扩孔钻在导针引导下于前后方向创建骨隧道。接下来,在股骨外上髁前方进行 ITB 纵向切开,以显露 FCL 和 PLT 的止点。

一旦识别出这些结构后,钻入导针并在前内侧方向上穿过股骨,小心避开髁间切迹(图 9.13)。下一步

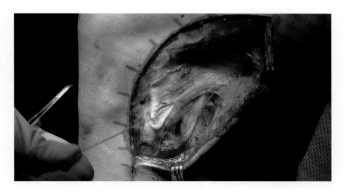

图 9.12　术中图像显示腓骨副韧带和标记针穿过残余物的位置。

是识别 PLT 止点。解剖学研究表明,腓骨副韧带和 PLT 股骨止点间的距离为 18.5mm(图 9.14)。钻入第二个导针,并确认各自的距离。两个股骨重建隧道均使用 9mm 钻头扩孔,深度为 25mm。

一旦隧道扩孔,所有同时发生的韧带、半月板和软骨病变都应得到处理。为了缩短手术时间,移植物应该在手术台后面准备。作者更倾向于使用劈开的带跟骨骨块的同种异体跟腱移植物。制备两个 9mm×25mm 的骨栓,移植物的远端多重锁边缝合编织形成管状,以便于移植物在隧道中通过和被牵引。用 7mm×20mm 钛质界面螺钉将移植物固定在股骨隧道内。然后,将 PLT 移植物通过腘肌腱裂孔,FCL 移植物从远端通过腘肌移植物上方和 ITB 浅层下方。环形缝合线用于引导移植物沿后内侧方向穿过腓骨头,并从膝关节后部的骨质中穿出。FCL 重建移植物在膝关节屈曲 20°位以最佳张力拉紧,同时在胫骨处于旋转中

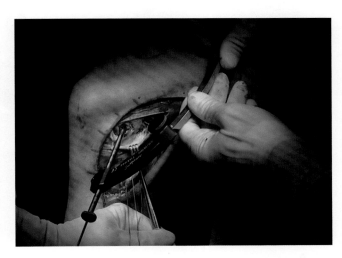

图 9.13　术中图片显示解剖重建过程中的股骨隧道钻孔导向器。

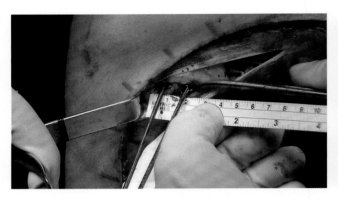

图 9.14 术中图片显示腓骨副韧带股骨止点与 PLT 股骨止点之间的距离为 18.5mm。

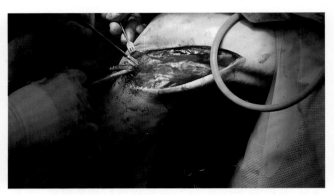

图 9.15 两个移植物胫骨固定的术中图片。

立位下施加外翻复位应力(图 9.15)。用 7mm×23mm 的可吸收螺钉将移植物固定在腓骨头隧道内,移植物的两个游离端从后向前交替前进以通过胫骨隧道,拉紧移植物,消除任何残余松弛。最后,在膝关节屈曲 60°、胫骨旋转中立位下,用 9mm×23mm 可吸收螺钉固定移植物[29,86]。这项技术已在生物力学研究和临床上得到验证(图 9.16)[83,86,87]。

结果

目前大多数文献都倾向于采用重建而不是一期 PLC 修复。因此,原始临床结果数据对于重建技术来说更加可靠。

后外侧角修复术

总的来说,不建议对 PLC 主要静态稳定结构进行一期修复。1984 年,Baker 等[57]首次报道了 PLC 修复的结果。他们研究了 11 例膝关节 PCL 和弓状韧带联合撕裂的患者,10 例(91%)患者获得良好的主观评分,8 例(73%)患者获得良好的客观评分,7 例(64%)患者能够恢复体育和娱乐活动,所有患者均能重返受伤前的职业。Ross 等[88]报道了 9 例接受 ACL 重建联合 PLC 修复患者的结果。这项研究报道,根据IKDC 评分,33%的患者恢复正常,66%的患者接近正常,

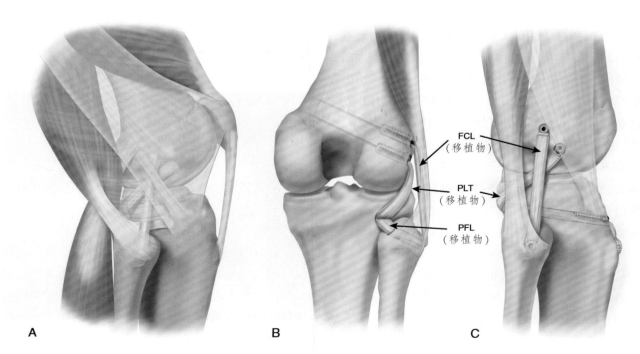

图 9.16 (A)膝关节后外侧角(PLC)解剖示意图。(B)PLC 解剖重建的后视图。(C)PLC 解剖重建的侧面视图。

77%的患者能够恢复伤前的活动水平。Stannard 等[89]进行了一项前瞻性研究，比较了 PLC 修复和重建的疗效。研究显示，35 例修复中有 13 例（37%）失败，需要进行二次重建；7 例单纯 PLC 修复中有 2 例（28.6%）失败。进一步分析显示，13 例 PLC 修复失败的患者中，11 例（84.6%）是因为肌腱或韧带本身的一些因素而不是缝合锚钉处失效导致的[89]。此外，Shelbourne 等[90]报道了在多韧带撕裂的情况下修复膝关节外侧结构的结果。术后 4.6 年，17 例膝关节损伤患者中有 10 例 IKDC 评分正常，7 例接近正常，16 例患者膝关节伸直正常（与对侧肢体 2°以内的差别）和屈曲正常（与对侧肢体 5°以内的差别）。该研究显示，术后 5.6 年，平均 IKDC 主观评分为（91.3±9.6）分，改良 Noyes 评分为（93.0±8.0）分，活动评分为（8.0±1.5）分[90]。Levy 等[78]在一项前瞻性研究中比较了 FCL/PCL 联合损伤的情况下 PLC 急性修复和急性重建的结果。他们发现，手术修复组的失败率为 40%。最后，McCarthy 等[77]和 Westermann 等[91]均试图比较 PLC 修复和重建的结果。研究发现这两种方法有类似的结果，McCarthy 报道修复组的 IKDC 评分平均为 71 分，Lysholm 量表评分平均为 83 分[77,91]。

后外侧角重建

尽管文献中描述了几种不同的重建技术，但最新的研究结果显示 3 级 PLC 撕裂更倾向于选择重建而非修复手术。Kim 等[92]报道了 46 例系列病例的结果，该系列病例采用改良的股二头肌肌腱固定术来稳定 PLC。研究报道，单纯的后外侧旋转不稳定患者术后 Lysholm 量表评分平均为 93.6 分，HSS 评分为 91.1 分；对于同时伴有后外侧旋转不稳定和 PCL 损伤的患者，术后 Lysholm 量表评分平均为 90.4 分，HSS 评分为 87.9 分[92]。

在两种初次非解剖重建技术（单股骨隧道和双股骨隧道）的生物力学研究中，文献倾向于使用双股骨隧道重建技术，因为它比单股骨隧道技术更加接近解剖学重建[93,94]。Feeley 等[93]比较了 4 种不同的非解剖重建技术，使用计算机辅助导航测试膝关节旋转稳定性和平移稳定性。研究发现，尽管这 4 种技术都提高了膝关节的稳定性，但双股骨隧道、腓骨斜位技术是最能恢复到正常膝关节稳定性程度的重建技术。另一项研究也得出了类似的结论，他们使用尸体模型进行研究，双股隧道重建的稳定性和抗后移能力优于单隧

道技术[94]。

早期的生物力学数据从力学和解剖学角度验证了解剖重建技术的有效性[9,83,95,96]。在类似的比较研究设计中，Stannard 等[89]报道了 22 例重建中有 2 例（9.1%）重建失败，6 例单纯的 PLC 重建中无一例失败。Levy 等[78]报道 18 例重建中仅 1 例失败（5.6%）。McCarthy 等[77]报道患者术后 IKDC 平均评分为 68 分，Lysholm 量表平均评分为 83 分。Bonanzinga 等[97]的一项系统综述研究报道，根据 IKDC 客观结果评分量表的评分，67 例 ACL 和 PLC 联合重建的患者中有 59 例（88%）获得了良好到极好的结果，与对侧肢体相比，72 例患者中有 64 例（88.9%）膝关节松弛程度正常或更好[97]。Camarda 等[98]对 10 例系列病例患者进行了研究，Lysholm 量表平均评分为 94 分，IKDC 主观平均评分为 88.5 分，其中 8 例被认为膝关节功能极好，2 例被认为良好。

一项评估急性 PLC 损伤治疗方案的系统综述研究显示，45 例患者中有 17 例（38%）手术失败与分期重建有关。然而，一期手术的失败率（9%）明显偏低[48]。另一项系统综述对慢性 PLC 损伤的治疗方案进行了评估，纳入的 456 个膝关节采用了各种不同的重建技术，但慢性 PLC 损伤重建的成功率约为 90%[49]。

重建与修复的比较

大多数比较急性或者慢性 PLC 损伤修复和重建效果的文献均表明，重建术后的效果更好。具体而言，对于多韧带损伤和单纯的 PLC 损伤，Stannard 等[89]和 Levy 等[78]的前瞻性研究显示修复和重建的失败率分别为 37%和 9%、40%和 6%，证明 PLC 重建技术失败率较低。值得注意的是，在 Stannard 等的研究中，13 例修复失败的患者中有 12 例成功进行了二次重建手术，另 1 例患者选择不进行任何翻修手术。此外，尽管 McCarthy 等[77]发现重建和修复的 IKDC 评分和 Lysholm 量表评分在统计学上无差异，但这些作者表示，鉴于文献中报道的修复失败率高，应强烈推荐急性期重建手术。

修复仅适用于：①撕脱损伤，尤其是腓骨头（即 LCL、PFL 和股二头肌肌腱）或 PLT 上的结构撕脱出来，而这些结构需要重新连接到骨上。②损伤累及关节囊和外侧半月板关节囊韧带，而这些韧带需要被固定并缝合到下面的骨质上。③当患者无法进行更进一步的手术治疗时[46,99]。

如前所述，对慢性 PLC 损伤的系统综述研究表明，分期手术与较高的失败率（38%对 9%）相关。因此，对于大多数 PLC 损伤，标准的治疗方案为一期手术重建所有需要手术的损伤结构。一期手术治疗失败率较低的原因是多方面的：①所有撕裂的结构都可以在一次手术中解决，从而降低了由于与未经处理或未被识别的损伤结构共存而导致重建结构强度减弱的风险。②一期手术允许患者早期康复，并有可能更快地恢复活动[49]。

膝内翻、下肢力线不良的情况下，文献支持对慢性 ACL/PLC 损伤进行分期手术重建[100]。膝内翻会导致 PLC 张力增加，合并慢性 PLC 损伤时如果处理不当，会导致移植重建手术失败。在治疗这种病理状态时，第一阶段应该是胫骨近端截骨术（PTO）。在 38% 的病例中，单纯截骨术可以解决 PLC 松弛问题，并且对于低速膝关节损伤和单纯的慢性 PLC 损伤的病例尤其有效[101]。当 PTO 不能充分解决松弛问题时，应在初次手术术后至少 6 个月进行 PLC/ACL 联合重建；而在需要进行二期手术的 12 例患者中，10 例有膝关节手术史[100,102]。值得注意的是，相较于仅行 PTO 而症状改善的患者，需要进行二期手术的患者改良 Cincinnati 评分最终较差。

相反，在一项包含 5 例膝关节的系列病例研究中，采用一期、联合 PTO 和 PLC 重建治疗膝内翻患者的慢性 PLC 损伤，取得了积极的效果。该研究报道了平均 IKDC 评分 [（67.8±9.2）分]、Lysholm 量表评分 [（83.0±9.3）分] 及 KOOS 评分[（79.2±5.9）分]，并证明在（2.6±0.9）个月内截骨面固定良好、无松动[103]。

康复

PLC 手术的传统康复方案建议患者使用膝关节固定支具，并在最初 6 周内保持非负重状态。LaPrade 等[104]报道，单纯的 FCL 重建或 FCL 与 ACL 联合重建后早期部分负重方案与非负重方案的术后临床效果相当，之后早期非负重的理念受到了质疑[104]。

术后应立即开始正规的康复锻炼，重点是恢复胫股关节和髌股关节活动度、恢复股四头肌功能、对水肿和疼痛进行处理[105]。在前 2 周，被动 ROM 应限制在 0°~90°，然后在可耐受情况下逐渐恢复到完全 ROM。6 周后，患者可以脱离拐杖，开始动感单车运动。一旦患者恢复到完全负重，则应开始闭链力量训练。首先重点是发展肌肉耐力，然后再进行肌肉力量和强度训练。大多数 PLC 手术的术后康复方案应严格避免在前 4~6 周内主动收缩腘绳肌，以防止对修复结构或移植物产生过度应力。相反，早期的膝关节屈曲练习要么被动地进行，以消除重力；要么在仰卧位进行，并为胫骨提供支撑固定[106]。一旦肌肉恢复了适当的肌力和强度，就可以开始跑步、竞速和从事敏捷性工作，而这一显著的疗效通常发生在术后 6 个月左右。最后，当膝关节恢复正常的肌力、稳定性和活动度时，患者可以恢复运动或娱乐活动，通常在术后 6~9 个月，这取决于并发的韧带或神经损伤[85]。

总结

因为对 PCL 局部解剖、临床检查、影像学诊断及外科治疗方法的认识相对缺乏，它曾被认为是膝关节的"暗区"。据报道，PLC 损伤占所有膝关节韧带损伤的 16%，通常与交叉韧带损伤有关，仅 28%的 PLC 损伤是单独发生的。有关该损伤的文献报道提高了我们对 PLC 的认识，展示了经生物力学验证的外科解剖重建技术，这些技术取得了非常成功的临床疗效，并得到康复治疗的支持。总的来说，超过 90%的患者重建术后的效果令人满意。

（蔡伟创　译）

参考文献

1. James EW, LaPrade CM, LaPrade RF. Anatomy and biomechanics of the lateral side of the knee and surgical implications. *Sports Med Arthrosc Rev.* 2015;23(1):2–9.
2. LaPrade RF, Wentorf FA, Olson EJ, et al. An in vivo injury model of posterolateral knee instability. *Am J Sports Med.* 2006;34:1313–1321.
3. Griffith CJ, Wijdicks CA, Goerke U, et al. Outcomes of untreated posterolateral knee injuries: an in vivo canine model. *Knee Surg Sports Traumatol Arthrosc.* 2011;19:1192–1197.
4. LaPrade RF, Wentorf FA, Crum JA. Assessment of healing of grade III posterolateral corner injuries: an in vivo model. *J Orthop Res.* 2004;22:970–975.
5. LaPrade RF, Ly TV, Wentorf FA, Engebretsen L. The posterolateral attachments of the knee a qualitative and quantitative morphologic analysis of the fibular collateral ligament, popliteus tendon, popliteofibular ligament, and lateral gastrocnemius tendon. *Am J Sports Med.* 2003;31(6):854–860.
6. Simonian PT, Sussmann PS, van Trommel M, et al. Popliteo-meniscal fasciculi and lateral meniscal stability. *Am J Sports Med.* 1997;25:849–853.
7. Kennedy MI, Claes S, Fuso FAF, et al. The anterolateral ligament: an anatomic, radiographic, and biomechanical analysis. *Am J Sports Med.* 2015;43(7):1606–1615.
8. Segond P. Recherches cliniques et expérimentales sur les épanche-

ments sanguins du genou par entorse. *Progres Med.* 1879;7:297–299, 319–321, 340–341.

9. Terry GC, LaPrade RF. The posterolateral aspect of the knee: anatomy and surgical approach. *Am J Sports Med.* 1996;24:732–739.

10. Moorman CT III, LaPrade RF. Anatomy and biomechanics of the posterolateral corner of the knee. *J Knee Surg.* 2005;18:137–145.

11. Stannard JP, Brown SL, Robinson JT, et al. Reconstruction of the posterolateral corner of the knee. *Arthroscopy.* 2005;21(9):1051–1059.

12. Kawashima T, Takeishi H, Yoshitomi S, et al. Anatomical study of the fabella, fabellar complex and its clinical implications. *Surg Radiol Anat.* 2007;29(8):611–616.

13. Bolog N, Hodler J. MR imaging of the posterolateral corner of the knee. *Skeletal Radiol.* 2007;36(8):715–728.

14. LaPrade RF, Wentorf F. Diagnosis and treatment of posterolateral knee injuries. *Clin Orthop Relat Res.* 2002;(402):110–121.

15. Horst PK, LaPrade RF. Anatomic reconstruction of chronic symptomatic anterolateral proximal tibiofibular joint instability. *Knee Surg Sports Traumatol Arthrosc.* 2010;18(11):1452–1455.

16. See A, Bear RR, Owens BD. Anatomic mapping for surgical reconstruction of the proximal tibiofibular ligaments. *Orthopedics.* 2013;36:e58–e63.

17. LaPrade RF, Terry GC. Injuries to the posterolateral aspect of the knee association of anatomic injury patterns with clinical instability. *Am J Sports Med.* 1997;25(4):433–438.

18. Delee JC, Riley MB, Rockwood CA. Acute posterolateral rotatory instability of the knee. *Am J Sports Med.* 1983;11(4):199–207.

19. Girolami M, Galletti S, Montanari G, et al. Common peroneal nerve palsy due to hematoma at the fibular neck. *J Knee Surg.* 2013;26(S 01):S132–S135.

20. LaPrade RF, Ly TV, Griffith C. The external rotation recurvatum test revisited: reevaluation of the sagittal plane tibiofemoral relationship. *Am J Sports Med.* 2008;36(4):709–712.

21. LaPrade RF, Gilbert TJ, Bollom TS, et al. The magnetic resonance imaging appearance of individual structures of the posterolateral knee. A prospective study of normal knees and knees with surgically verified grade III injuries. *Am J Sports Med.* 2000;28:191–199.

22. Grood ES, Noyes FR, Butler DL, Suntay WJ. Ligamentous and capsular restraints preventing straight medial and lateral laxity in intact human cadaver knees. *J Bone Joint Surg Am.* 1981;63:1257–1269.

23. Grood ES, Stowers SF, Noyes FR. Limits of movement in the human knee. Effect of sectioning the posterior cruciate ligament and posterolateral structures. *J Bone Joint Surg Am.* 1988;70:88–97.

24. Nielsen S, Rasmussen O, Ovesen J, Andersen K. Rotatory instability of cadaver knees after transection of collateral ligaments and capsule. *Arch Orthop Trauma Surg.* 1984;103:165–169.

25. Gollehon DL, Torzilli PA, Warren RF. The role of the posterolateral and cruciate ligaments in the stability of the human knee. A biomechanical study. *J Bone Joint Surg Am.* 1987;69:233–242.

26. Markolf KL, Mensch JS, Amstutz HC. Stiffness and laxity of the knee — the contributions of the supporting structures. A quantitative in vitro study. *J Bone Joint Surg Am.* 1976;58:583–594.

27. Moatshe G, Dean CS, Chahla J, et al. Anatomic fibular collateral ligament reconstruction. *Arthrosc Tech.* 2016;5(2):e309–e314.

28. Coobs BR, LaPrade RF, Griffith CJ, Nelson BJ. Biomechanical analysis of an isolated fibular (lateral) collateral ligament reconstruction using an autogenous semitendinosus graft. *Am J Sports Med.* 2007;35(9):1521–1527.

29. Crespo B, James EW, Metsavaht L, LaPrade RF. Injuries to posterolateral corner of the knee: a comprehensive review from anatomy to surgical treatment. *Rev Bras Ortoped.* 2015;50:363–370.

30. Kanamori A, Sakane M, Zeminski J, et al. In-situ force in the medial and lateral structures of intact and ACL-deficient knees. *J Orthop Sci.* 2000;5(6):567–571.

31. Nielsen S, Helmig P. Posterior instability of the knee joint. An experimental study. *Arch Orthop Trauma Surg.* 1986;105:121–125.

32. Veltri DM, Deng XH, Torzilli PA, et al. The role of the popliteofibular ligament in stability of the human knee. A biomechanical study. *Am J Sports Med.* 1996;24:19–27. 1996.

33. Veltri DM, Deng XH, Torzilli PA, et al. The role of the cruciate and posterolateral ligaments in stability of the knee. A biomechanical study. *Am J Sports Med.* 1995;23:436–443.

34. Noyes FR, Barber-Westin SD, Hewett TE. High tibial osteotomy and ligament reconstruction for varus angulated anterior cruciate ligament-deficient knees. *Am J Sports Med.* 2000;28(3):282–296.

35. Noyes FR, Stowers SF, Grood ES, et al. Posterior subluxations of the medial and lateral tibiofemoral compartments. An in vitro ligament sectioning study in cadaveric knees. *Am J Sports Med.* 1993;21:407–414.

36. LaPrade RF, Wozniczka JK, Stellmaker MP, Wijdicks CA. Analysis of the static function of the popliteus tendon and evaluation of an anatomic reconstruction: the "fifth ligament" of the knee. *Am J Sports Med.* 2010;38(3):543–549.

37. Parsons EM, Gee AO, Spiekerman C, Cavanagh PR. The biomechanical function of the anterolateral ligament of the knee. *Am J Sports Med.* 2015;43(8):NP22.

38. LaPrade RF, Bollom TS, Wentorf FA, et al. Mechanical properties of the posterolateral structures of the knee. *Am J Sports Med.* 2005;33:1386–1391.

39. Sugita T, Amis AA. Anatomic and biomechanical study of the lateral collateral and popliteofibular ligaments. *Am J Sports Med.* 2001;29:466–472.

40. Maynard MJ, Deng X, Wickiewicz TL, Warren RF. The popliteofibular ligament. Rediscovery of a key element in posterolateral stability. *Am J Sports Med.* 1996;24:311–316.

41. Harris NL, Smith DA, Lamoreaux L, Purnell M. Central quadriceps tendon for anterior cruciate ligament reconstruction. Part I: morphometric and biomechanical evaluation. *Am J Sports Med.* 1997;25:23–28.

42. LaPrade RF, Resig S, Wentorf F, Lewis JL. The effects of grade III posterolateral knee complex injuries on anterior cruciate ligament graft force. A biomechanical analysis. *Am J Sports Med.* 1999;27(4):469–475.

43. Rowden NJ, Sher D, Rogers GJ, Schindhelm K. Anterior cruciate ligament graft fixation. Initial comparison of patellar tendon and semitendinosus autografts in young fresh cadavers. *Am J Sports Med.* 1997;25:472–478.

44. LaPrade RF, Muench C, Wentorf F, Lewis JL. The effect of injury to the posterolateral structures of the knee on force in a posterior cruciate ligament graft: a biomechanical study. *Am J Sports Med.* 2002;30:233–238.

45. Lunden JB, Bzdusek PJ, Monson JK, et al. Current concepts in the recognition and treatment of posterolateral corner injuries of the knee. *J Orthop Sports Phys Ther.* 2010;40(8):502–516.

46. Geeslin AG, LaPrade RF. Outcomes of treatment of acute grade-III isolated and combined posterolateral knee injuries. *J Bone Joint Surg Am.* 2011;93(18):1672–1683.

47. LaPrade RF, Wentorf FA, Fritts H, et al. A prospective magnetic resonance imaging study of the incidence of posterolateral and multiple ligament injuries in acute knee injuries presenting with a hemarthrosis. *Arthroscopy.* 2007;23(12):1341–1347.

48. Geeslin AG, Moulton SG, LaPrade RF. A systematic review of the outcomes of posterolateral corner knee injuries, part 1: surgical treatment of acute injuries. *Am J Sports Med.* 2016;44(5):1336–1342.

49. Moulton SG, Geeslin AG, LaPrade RF. A systematic review of the outcomes of posterolateral corner knee injuries, part 2: surgical treatment of chronic injuries. *Am J Sports Med.* 2016;44(6):1616–1623.

50. Krukhaug Y, Mølster A, Rodt A, Strand T. Lateral ligament injuries of the knee. *Knee Surg Sport Traumatol Arthrosc.* 1998;6(1):21–25.

51. Hughston JL, Norwood LA. The posterolateral drawer test and external rotation recurvatum test for posterolateral rotatory instability of the knee. *Clin Orthop.* 1980;147:82–87.

52. Hughston JC, Andrews JR, Cross MJ, et al. Classification of knee ligament instabilities. Part II. The lateral compartment. *J Bone Joint Surg Am.* 1976;58:173–179.

53. Qureshi MZ, Gorczyca JT, Doyle AJ, Gestring ML. Posterior sternoclavicular joint dislocation: a rare manifestation of seatbelt injury. *Surgery.* 2016;162(4):958–960.

54. Larson RL. Physical examination in the diagnosis of rotatory instability. *Clin Orthop Rel Res.* 1983;172:38–44.

55. Hughston JC, Norwood LA. The posterolateral drawer test and external rotation recurvatum test for posterolateral rotatory instability of the knee. *Clin Orthop Rel Res.* 1980;147:82–87.

56. DeLee JC, Riley MB, Rockwood CA JR. Acute posterolateral rotatory instability of the knee. *Am J Sports Med*. 1983;11:199–206.

57. Baker CL Jr, Norwood LA, Hughston JC. Acute combined posterior cruciate and posterolateral instability of the knee. *Am J Sports Med*. 1984;12:204–208.

58. Andrews JR, Axe MJ. The classification of knee ligament instability. *Orthop Clin North Am*. 1985;16:69–82.

59. Cooper DE. Tests for posterolateral instability of the knee in normal subjects. Results of examination under anesthesia. *J Bone Joint Surg*. 1991;73(1):30–36.

60. Covey DC. Injuries of the posterolateral corner of the knee. *J Bone Joint Surg Am*. 2001;83-A:106–118.

61. LaPrade RF, Heikes C, Bakker AJ, Jakobsen RB. The reproducibility and repeatability of varus stress radiographs in the assessment of isolated fibular collateral ligament and grade-III posterolateral knee injuries. An in vitro biomechanical study. *J Bone Joint Surg Am*. 2008;90(10):2069–2076.

62. McDonald LS, Waltz RA, Carney JR, et al. Validation of varus stress radiographs for anterior cruciate ligament and posterolateral corner knee injuries: a biomechanical study. *The Knee*. 2016;23(6):1064–1068.

63. Chahla J, Murray IR, Robinson J, et al. Posterolateral corner of the knee: an expert consensus statement on diagnosis, classification, treatment, and rehabilitation. *Knee Surg Sport Traumatol Arthrosc*. 2018:1–10.

64. LaPrade RF, Bollom TS, Wentorf FA, et al. Mechanical properties of the posterolateral structures of the knee. *Am J Sports Med*. 2005;33(9):1386–1391.

65. LaPrade RF, Gilbert TJ, Bollom TS, et al. The magnetic resonance imaging appearance of individual structures of the posterolateral knee. *Am J Sports Med*. 2000;28(2):191–199.

66. Temponi EF, de Carvalho Júnior LH, Saithna A, et al. Incidence and MRI characterization of the spectrum of posterolateral corner injuries occurring in association with ACL rupture. *Skeletal Radiology*. 2017;46(8):1063–1070.

67. Geeslin AG, LaPrade RF. Location of bone bruises and other osseous injuries associated with acute grade III isolated and combined posterolateral knee injuries. *Am J Sports Med*. 2010;38(12):2502–2508.

68. Bennett DL, George MJ, El-Khory GY, et al. Anterior rim tibial plateau fractures and posterolateral corner injury. *Emerg Radiol*. 10(2):76–183.

69. Ross G, Chapman AW, Newberg AR, Scheller AD. MRI for the evaluation of acute posterolateral complex injuries of the knee. *Am J Sports Med*. 1997;25(4):444–448.

70. Shon OJ, Park JW, Kim BJ. Current concepts of posterolateral corner injuries of the knee. *Knee Surg Relat Res*. 2017;29(4):256–268.

71. LaPrade RF. Arthroscopic evaluation of the lateral compartment of knees with grade 3 posterolateral knee complex injuries. *Am J Sports Med*. 1997;25(5):596–602.

72. Stannard JP, Brown SL, Robinson JT, et al. Reconstruction of the posterolateral corner of the knee. *Arthroscopy*. 2005;21(9):1051–1059.

73. Kannus P. Nonoperative treatment of grade II and III sprains of the lateral ligament compartment of the knee. *Am J Sports Med*. 1989;17(1):83–88.

74. Krukhaug Y, Mølster A, Rodt A, Strand T. Lateral ligament injuries of the knee. *Knee Surg Sports Traumatol Arthrosc*. 1998;6(1):21–25.

75. Dhillon M, Akkina N, Prabhakar S, Bali K. Evaluation of outcomes in conservatively managed concomitant Type A and B posterolateral corner injuries in ACL deficient patients undergoing ACL reconstruction. *Knee*. 2012;19(6):769–772.

76. Fanelli G, Fanelli D, Edson C, Fanelli M. Combined anterior cruciate ligament and posterolateral reconstruction of the knee using allograft tissue in chronic knee injuries. *J Knee Surg*. 2014;27(05):353–358.

77. McCarthy M, Ridley TJ, Bollier M, et al. Posterolateral knee reconstruction versus repair. *Iowa Orthop J*. 2015;35:20–25.

78. Levy BA, Dajani KA, Morgan JA, et al. Repair versus reconstruction of the fibular collateral ligament and posterolateral corner in the multiligament-injured knee. *Am J Sports Med*. 2010;38(4):804–809.

79. Clancy W, Chapman M. Repair and reconstruction of the posterior cruciate ligament. *Oper Orthop*. 1988;3:1651–1665.

80. Larson R. Isometry of the lateral collateral and popliteofibular ligaments and techniques for reconstruction using a free semitendinosus tendon graft. *Oper Tech Sports Med*. 2001;9(2):84–90.

81. Fanelli G, Stannard JP, Stuart MJ, et al. Management of complex knee ligament injuries. *J Bone Joint Surg Am*. 2010;60(12):2234–2246.

82. Arciero RR. Anatomic posterolateral corner knee reconstruction. *Arthroscopy*. 2005;21(9):1147.

82. LaPrade RF, Johansen S, Wentorf FA, et al. An analysis of an anatomical posterolateral knee reconstruction: an in vitro biomechanical study and development of a surgical technique. *Am J Sports Med*. 2004;32(6):1405–1414.

84. Miyatake S, Kondo E, Tsai TY. Biomechanical comparisons between 4-strand and modified Larson 2-strand procedures for reconstruction of the posterolateral corner of the knee. *Am J Sports Med*. 2011;39:1462–1469.

85. McCarthy M, Camarda L, Wijdicks CA, et al. Anatomic posterolateral knee reconstructions require a popliteofibular ligament reconstruction through a tibial tunnel. *Am J Sports Med*. 2010;38(8):1674–1681.

86. Chahla J, Moatshe G, Dean CS, LaPrade RF. Posterolateral corner of the knee: current concepts. *The Archives of Bone and Joint Surgery*. 2016;4(2):97–103.

87. LaPrade RF, Johansen S, Agel J, et al. Outcomes of an anatomic posterolateral knee reconstruction. *J Bone Joint Surg Am*. 2010;92:16–22.

88. Ross G, DeConciliis GP, Choi K, Scheller AD. Evaluation and treatment of acute posterolateral corner/anterior cruciate ligament injuries of the knee. *J Bone Joint Surg Am*. 2004;86(suppl 2):2–7.

89. Stannard JP, Brown SL, Farris RC, et al. The posterolateral corner of the knee: repair versus reconstruction. *Am J Sports Med*. 2005;33(6):881–888.

90. Shelbourne KD, Haro MS, Gray T. Knee dislocation with lateral side injury: results of an en masse surgical repair technique of the lateral side. *Am J Sports Med*. 2007;35(7):1105–1116.

91. Westermann RW, Spindler KP, Huston LJ, Wolf BR. posterolateral corner repair versus reconstruction: 6-year outcomes from a prospective multicenter cohort. *Orthopaedic Journal of Sports Medicine*. 2017;5(7 Suppl 6). 2325967117S0026.

92. Kim SJ, Shin SJ, Jeong JH. Posterolateral rotatory instability treated by a modified biceps rerouting technique: technical considerations and results in cases with and without posteri or cruciate ligament insufficiency. *Arthroscopy*. 2003;19. 4939.

93. Feeley BT, Muller MS, Sherman S, et al. Comparison of posterolateral corner reconstructions using computer-assisted navigation. *Arthroscopy*. 2010;26:1088–1095.

94. Ho EP, Lam MH, Chung MM, et al. Comparison of 2 surgical techniques for reconstructing posterolateral corner of the knee: a cadaveric study evaluated by navigation system. *Arthroscopy*. 2011;27:89–96.

95. LaPrade RF, Ly TV, Wentorf FA, Engebretsen L. The posterolateral attachments of the knee: a qualitative and quantitative morphologic analysis of the fibular collateral ligament, popliteus tendon, popliteofibular ligament, and lateral gastrocnemius tendon. *Am J Sports Med*. 2003;31:854–860.

96. Stäubli HU, Birrer S. The popliteus tendon and its fascicles at the popliteus hiatus: gross anatomy and functional arthroscopic evaluation with and without anterior cruciate ligament deficiency. *Arthroscopy*. 1990;6:209–220.

97. Bonanzinga T, Zaffagnini S, Grassi A, et al. Management of combined anterior cruciate ligament-posterolateral corner tears: a systematic review. *Am J Sports Med*. 2014;42(6):1496–1503.

98. Camarda L, Condello V, Madonna V, et al. Results of isolated posterolateral corner reconstruction. *J Orthop Traumatol*. 2010;11(2):73–79.

99. Stannard JP, Stannard JT, Cook JJ. Repair or reconstruction in Acute Posterolateral instability of the knee: decision making and surgical technique introduction. *J Knee Surg*. 2015;28(6):450–454.

100. Arthur A, LaPrade RF, Agel J. Proximal tibial opening wedge osteotomy as the initial treatment for chronic posterolateral corner deficiency in the varus knee: a prospective clinical study. *Am J Sports Med*. 2007;35(11):1844–1850.

101. LaPrade RF, Spiridonov SI, Coobs BR, et al. Fibular collateral ligament anatomical reconstructions. *Am J Sports Med.* 2010;38(10):2005–2011.

102. Kennedy NI, LaPrade CM, LaPrade RF. Surgical management and treatment of the anterior cruciate ligament/posterolateral corner injured knee. *Clinics in Sports Medicine.* 2017;36(1):105–117.

103. Helito CP, Sobrado MF, Giglio PN, et al. Clinical outcomes of posterolateral complex reconstruction performed with a single femoral tunnel. *J Knee Surg.* 2019. https://doi.org/10.1055/s-0039-1693003. [Epub ahead of print].

104. LaPrade RF, DePhillipo NN, Cram TR, et al. Partial controlled early postoperative weightbearing versus nonweightbearing after reconstruction of the fibular (lateral) collateral ligament: a randomized controlled trial and equivalence analysis. *Am J Sports Med.* 2018;46(10):2355–2365.

105. Mook WR, Miller MD, Diduch DR, et al. Multiple-ligament knee injuries: a systematic review of the timing of operative intervention and postoperative rehabilitation. *J Bone Joint Surg Am.* 2009;91(12):2946–2957.

106. Lynch AD, Chmielewski T, Bailey L, et al. Current concepts and controversies in rehabilitation after surgery for multiple ligament knee injury. *Curr Rev Musculoskelet Med.* 2017;10(3):328–345.

第 10 章

前外侧韧带和前外侧角

FLORENT FRANCK, CHARLES PIOGER, JEAN ROMAIN DELALOYE, ADNAN SAITHNA, THAIS DUTRA VIEIRA, BERTRAND SONNERY-COTTET

引言

2013 年,Claes 等[1]"重新发现"前外侧韧带(ALL)后,关于该结构是否存在的问题仍有相当大的争议[2]。几位学者报道,他们在部分尸体解剖标本中无法识别甚至根本无法确定其是否存在[3-5]。这种疑惑一方面是因为股骨外上髁周围解剖结构复杂,另一方面是因为不同文献对该处的解剖结构使用不一致的命名,以及解剖时不正确的入路方式导致无法找到 ALL。然而,随后的大量解剖学和生物力学研究使科学界得以绕过这种早期的困惑[6-8]。目前,鉴于关键的解剖学参数和国际共识,人们普遍把 ALL 当成胫骨前移和内旋的稳定结构,认为其在膝关节接近伸直位时发挥着重要作用[9]。此外,多项临床研究均表明,与单纯的前交叉韧带(ACL)重建相比,ACL 联合 ALL 重建在移植物断裂率、膝关节松弛度、保护修复后的半月板和包括重返运动在内的术后膝关节功能恢复方面具有显著优势[10-16]。本章将介绍 ALL 相关的解剖学、生物力学、外科技术和相应的临床结果。

解剖学

与 ALL 相关的许多争议都是因为早期对其解剖学缺乏认识造成的,而对解剖学缺乏认识也导致相应的生物力学研究问题[17]。"前外侧复合体"因其定义的不一致性和泛指性,也造成了对 ALL 解剖学认识的混乱。中 1/3 关节囊韧带、股骨胫骨前外侧韧带、髂胫束(ITB)关节囊骨层、ALL、外侧短韧带、外侧关节囊

韧带和胫束韧带,这些术语曾被用来描述同一结构。然而,这些名称最初的解剖学描述并不完全一致,关于作者是否真的在描述同一结构仍然存在争议。2017 年,国际 ALC 共识小组把前外侧复合体的结构定义为包括髂胫束浅层和髂髌束、ITB 深层(Kaplan 纤维、逆行延伸至股骨髁附着点的关节囊骨层)和 ALL[9]。然而,一项解剖学研究和对 ALC 命名法的分析建议放弃使用"关节囊层"这一术语[18]。作者强调,以前的解剖研究大多数使用膝关节前方入路,但如果使用膝关节后方入路,将会出现一个完全不同的视角,可以更精确地识别相关解剖结构。通过使用这两种入路,作者能够清楚地识别膝关节前外侧相关解剖结构,但无法识别与"关节囊骨层"原始描述相匹配的结构[19]。与 Claes 研究的结论一样,他们认为 ITB 深层与 ALL 之间并无联系。作者建议放弃使用"关节囊骨层"这一术语不仅是因为无法确定与描述匹配的结构,还因为"ALL"和"远端 ITB 股骨髁附着点"这两个术语已经阐明了这些结构在解剖学上的分离和相互区别(图10.1)。

ALL 解剖困惑的另一个主要原因是,一些学者根本找不到任何类似 ALL 的结构,甚至认为它可能是虚构的[2]。Helito 等[20]在一项系统综述中证明,未能识别 ALL 与使用防腐的尸体标本显著相关。据报道,当纳入研究的学者使用的是新鲜标本时,他们通常会报道全部或至少大部分标本能识别出相关解剖结构,但如果使用了防腐的标本,则通常无法识别 ALL。尽管早期存在对 ALL 解剖的困惑,但现在有大量的解剖学和影像学研究清晰地阐明其解剖学,并达成广泛的

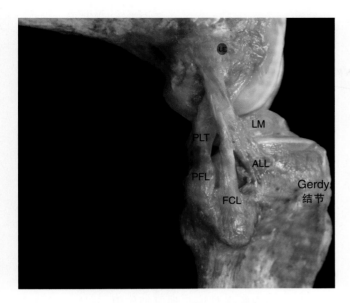

图 10.1 前外侧韧带(ALL)解剖。

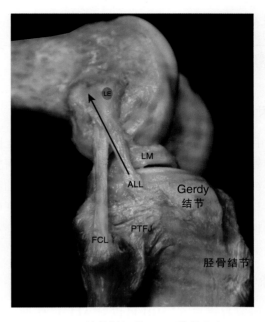

图 10.2 前外侧韧带(ALL)股骨止点。

共识:ALL 是一种关节囊韧带,在膝关节外侧面 See-bacher Ⅲ层内[9,21-23]。

防腐尸体标本的使用导致 ALL 的识别困难,这也解释了为什么关于股骨起点的精确位置一直存在争议。2013 年,Claes 等[1]在防腐的尸体标本中发现,ALL 的股骨止点位于外侧副韧带(LCL)的前方。尽管后来的一些学者也认同这一发现,但大多数人认为 ALL 的股骨止点位于股骨外上髁近端和后部 (图 10.2)[9,24]。Helito 等 [20] 在一项系统综述中证明,自 2012 年以来,报道 ALL 股骨止点位于外上髁近端、后部的文献越来越多;但 2017 年,英文报道的解剖学研究没有提出其他位置,因此目前国际上公认这是正确的 ALL 股骨止点。Ariel de Lima 等[25]总结了文献中描述 ALL 的一些关键参数:

- 长度通常为 33~42mm(范围:30~59mm)。
- 宽度为 4~7mm。
- 厚度为 1~2mm。
- 前后走行(与半月板相连)位于 Gerdy 结节和腓骨头之间。
- 关节线以下 4~7mm。
- 平均失效载荷约为 180N。
- 平均刚度为 31N/mm。

组织学

已有学者报道 ALL 是由致密的胶原纤维束组成[1,20,26]。相反,相邻的关节囊组织学结构较为松散。Smeets 等[27]报道,ALL 的结构特征与另一种关节囊韧带类似,即盂肱下韧带(IGHL)。他们还证明,ALL 关节囊的机械性能(弹性模量、极限应力、极限破坏应变和应变能密度)与相邻关节囊显著不同,但与盂肱下韧带一致, 这也就从组织学和力学角度证实了 ALL 具有真正韧带的特性。

生物力学

ALL 股骨止点的位置为股骨外上髁近端、后部,这导致其结构出现不对称性[28]。当膝关节屈曲 90°时,ALL 松弛,允许胫骨生理性内旋[28]。然而,当膝关节接近伸直位时,ALL 紧张并抵抗胫骨内旋。切断 ALL 和 ITB 的研究表明,这两种结构都是轴移试验的重要次级约束组织,它们与 ACL 一起协作,以提供膝关节稳定性[8,29]。Monaco 等[30]进一步证实了 ALL 在限制轴移方面的重要作用, 单纯切断 ACL 通常并不会导致明显的轴向移位。但是,如果前外侧结构也被切断,则会发生明显的轴向移位。前外侧结构在膝关节稳定性中具有重要作用, 因此,ACL 重建前应强调通过修复前外侧损伤来消除轴向移位[31]。此外,Inderhaug 等[29]证实,在离体实验过程中使 ACL 和 ALL 联合损伤后,单纯的 ACL 重建无法恢复膝关节内旋和前后位移的正常运动学模式。但是,如果加上 ALL 重建,则可以恢复膝关节正常运动学。

诊断

临床诊断

目前尚没有一种体格检查能够可靠地确定膝关节前外侧结构的损伤。然而,如前所述,实验室研究发现单纯切断 ACL 后膝关节不能产生高级别的轴移试验。与这一结论相一致,多位学者的临床研究证明重度轴移试验阳性与患侧膝关节 ALL 损伤之间存在显著的关联。

影像学诊断

研究报道,1.5T MRI 可以对 ALL 损伤做出非常准确的诊断。与急性 ACL 损伤的膝关节前外侧结构术中探查结果相比,1.5T MRI 可显示高度的一致性[32]。多位学者报道,MRI 检测到 ALL 损伤的概率为 80%~90%。此外,3D MRI 具有更好的空间分辨率,也可用于评估 ALL (图 10.3)[21]。采用这种方法检测到急性 ACL 损伤的概率为 80%~90%,而慢性 ACL 损伤的概率接近 60%,这也表明一些损伤可能会自行愈合[21]。简单的 X 线片也可以检测到 Segond 骨折 (胫骨 ALL 止点撕脱骨折;图 10.4),因此也可能有助于识别 ALL 损伤[33]。

治疗方案

图 10.5 展现了专家组对 ALL 损伤治疗方案和方案选择标准的共识,用于确定在 ACL 重建时是否考虑 ALL 重建[24]。自 2017 年发布该治疗方案以来,与单纯 ACL 重建的患者相比,ACL 和 ALL 联合重建时进行内侧半月板修复的患者再次半月板切除率显著降低[34,35]。这是由于联合手术后膝关节运动学改善,从而对修复后的内侧半月板起到保护作用。这也形成临床上一个新的现象。

重建技术

ALL 重建通常使用 ACL 和 ALL 移植物组合及单个股骨隧道,也可以使用独立于 ACL 重建的单独移植物和隧道(图 10.6)。这项手术技术之前已经进行了

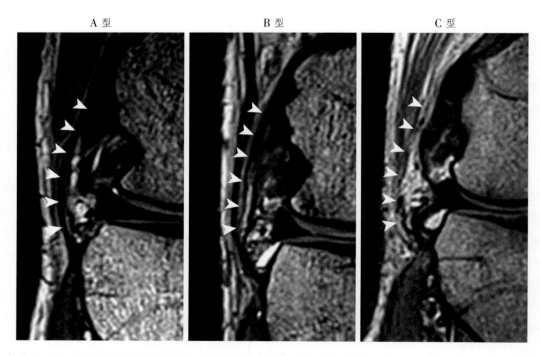

A 型   B 型   C 型

图 10.3 冠状位片显示 ACL 损伤的膝关节伴有的前外侧韧带(ALL,箭头所示)损伤的分型。A 型:正常 ALL,显示为连续、边界清晰的低信号带;B 型:异常,ALL 显示扭曲、变薄或 iso 信号变化;C 型:异常,ALL 不连续。[Reprinted with permission from Arthroscopy: The Journal of Arthroscopic and Related Surgery, Inc. Muramatsu K, Saithna A, Watanabe H, et al. Three-dimensional magnetic resonance imaging of the anterolateral ligament of the knee: an evaluation of intact and anterior cruciate ligament-defcient knees from the scientifc anterior cruciate ligament network international (SANTI) study group. Arthroscopy. 2018;34(7):2207‐2217.]

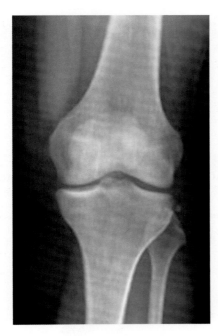

图 10.4 Segond 骨折的左膝前后位 X 线片。[Sonnery-Cottet, B., Daggett, M., Fayard, J. et al. Anterolateral Ligament Expert Group consensus paper on the management of internal rotation and instability of the anterior cruciate ligament-defcient knee. J Orthop Traumatol 18, 91-106 (2017). https://doi.org/10.1007/s10195-017-0449-8]

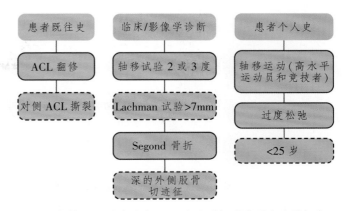

ACL+微创 ALL 重建适应证：一个主要标准或两个次要标准

主要标准　　　次要标准

图 10.5 治疗方案。[Reprinted with permission from Journal of Orthopaedics and Traumatology, Inc. Sonnery-Cottet B, Daggett M, Fayard J-M, et al. Anterolateral Ligament Expert Group consensus paper on the management of internal rotation and instability of the anterior cruciate ligamentdefcient knee. J Orthop Traumatol. 2017;18（2):91-106. https://doi.org/10.1007/s10195-017-0449-8]

详细报道，现简要总结如下[35-37]。

股骨隧道定位

触诊并确认股骨外上髁。在外上髁近端做一个 15mm 的切口，将 ITB 分开，然后在外上髁近端 8mm 和后侧 4mm 处置入 2.4mm 的钻孔导针。

胫骨隧道定位

在 Gerdy 结节稍后、腓骨头稍前的关节线下方约 10mm 处做两个小切口，间隔约 2cm。然后将一根 2.4mm 的金属导针以切线方式穿过每个切口至胫骨内（图 10.7）。

等距试验

为了确保 ALL 移植物在屈曲时松弛和在伸直时紧张，手术时需要进行"参差"评估。将一根缝线从股骨钻孔导针处向下绕过胫骨的每根金属导针，然后再回到股骨导针处，并进行膝关节全方位运动。当膝关节屈曲时，缝线应松弛，伸直时应变得紧张。如果缝线在膝关节屈曲时紧张，则股骨窝位置过于靠近远端和

前方，应进行相应调整。

胫骨和股骨隧道准备

使用 4.5mm 空心钻头做深度为 20mm 的隧道。在胫骨上，两个隧道在骨皮质下呈直角连接。然后将缝合针尾端反向通过隧道，拉出一端缝线形成一个环，以便于移植物通过（图 10.8）。

在股骨上，对隧道口进行打磨和清理，以便于移植物通过。股薄肌移植物通过一个锚钉固定在股骨隧道内。

移植物通过和固定

使用关节镜抓取器将连着股薄肌移植物的缝线送入髂胫束深面的胫骨后方骨隧道口。随后利用之前缝合线环将缝线及连着的移植物引导穿过胫骨骨隧道，并从胫骨前方骨隧道口穿出。最后将关节镜抓取器放到髂胫束深面，再次将股薄肌移植物从股骨切口向近端取出（图 10.8 和图 10.9）。

移植物的紧张过程需要在膝关节完全伸直下进行，这样可以确保足部处于旋转中立位。

在膝关节完全伸直位和旋转中立位下，使用从股骨隧道锚钉处引出的缝线在近端绕着 ALL 移植物打

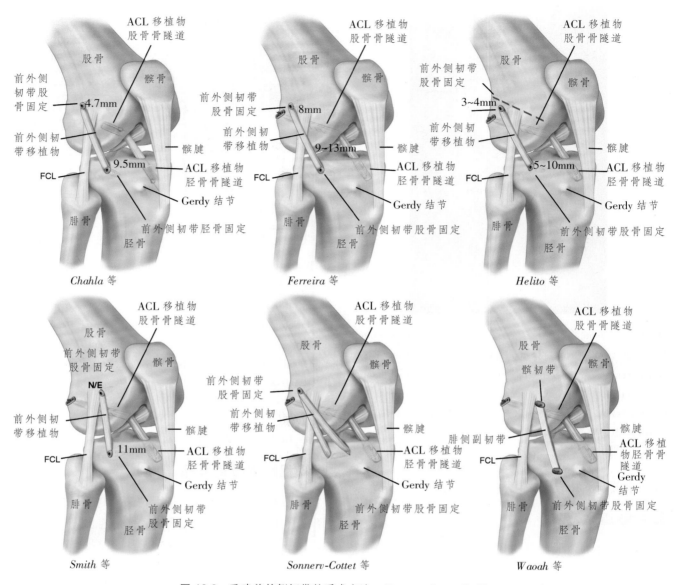

图 10.6 重建前外侧韧带的手术方法。(Courtesy Jorge Chahla.)

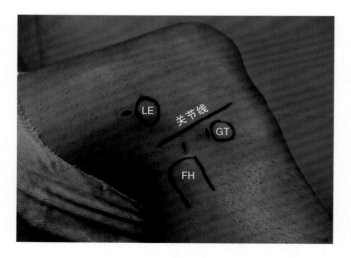

图 10.7 右膝侧位图：3 个小切口(蓝色卵圆形)相对于 3 个骨标志物定位，用于前外侧韧带重建。一个位于股骨侧，外上髁(LE)略近侧、后方。另外两个胫骨小切口在 Gerdy 结节(GT)和腓骨头(FH)之间的关节线下方 10mm 处。[Reprinted with permission from Arthroscopy: The Journal of Arthroscopic and Related Surgery, Inc. Sonnery-Cottet B, Daggett M, Helito CP, Fayard J-M, Thaunat M. Combined anterior cruciate ligament and anterolateral ligament reconstruction. Arthrosc Tech. 2016;5 (6):e1253–e1259. https://doi.org/10.1016/j.eats.2016.08.003]

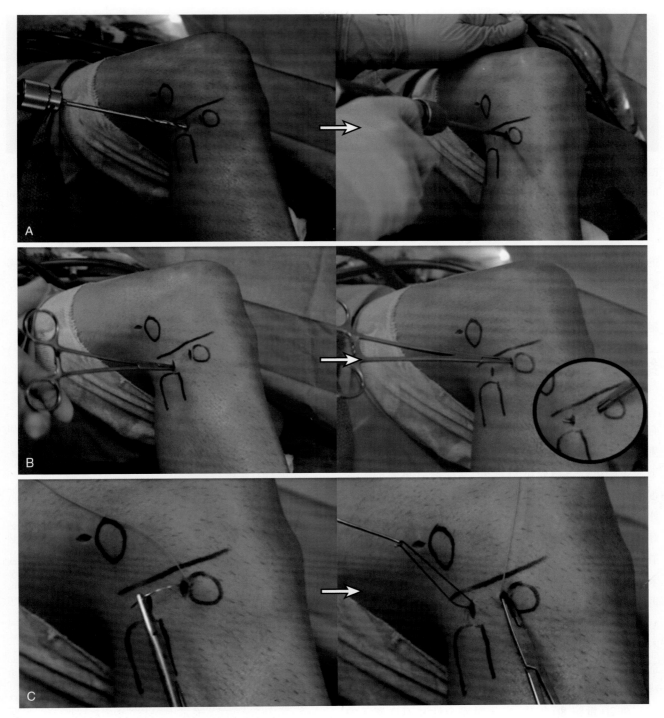

图 10.8　(A) 如右膝 (侧视图) 所示, 使用 4.5mm 钻头通过胫骨小切口创建两个会聚的骨隧道。(B) 这两个隧道呈直角相接。(C) 然后将 2 号缝合线针尾反向穿过, 形成一个环, 用于下一步引导前外侧韧带移植物通道。[Reprinted with permission from Arthroscopy: The Journal of Arthroscopic and Related Surgery, Inc. Sonnery-Cottet B, Daggett M, Helito CP, Fayard J-M, Thaunat M. Combined anterior cruciate ligament and anterolateral ligament reconstruction. Arthrosc Tech. 2016;5 (6):e1253–e1259. https://doi. org/ 10.1016/j.eats.2016.08.003]

结。切断多余的缝线和移植物, 膝关节在整个活动范围内被动活动。注射局部麻醉剂, 逐层关闭伤口。

术后处理

单纯 ACL 重建 (ACLR) 和联合 ACL 及 ALL 重建

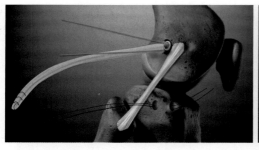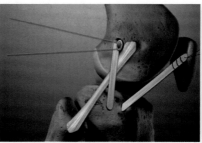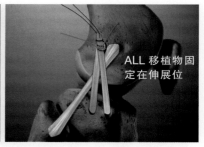

ALL 移植物固
定在伸展位

图 10.9　右膝 ALL 移植物的通过。[Reprinted with permission from Arthroscopy: The Journal of Arthroscopic and Related Surgery, Inc. Sonnery–Cottet B, Daggett M, Helito CP, Fayard J–M, Thaunat M. Combined anterior cruciate ligament and anterolateral ligament reconstruction. Arthrosc Tech. 2016;5(6):e1253–e1259. https://doi.org/10.1016/j. eats.2016.08.003.]

的术后康复方案相同,包括完全负重、术后无支具保护下活动和渐进式的活动范围练习。4 个月时开始允许逐步恢复非轴移运动,第 6 个月开始允许轴移非接触运动,第 8~9 个月开始允许接触运动。

结果

　　多位学者的研究显示,ACL 和 ALL 联合重建具有显著的临床优势[10–13,16,38]。对于参与旋转运动的年轻患者来说,联合重建比单纯 ACL 重建的移植物失败率显著降低(2.5~3 倍)[13]。此外,接受联合重建的患者很少有残余的轴向移位,并且在 IKDC、Lysholm 量表评分及 KT–1000 测试结果均得到改善,临床效果也更好[10]。接受 ACL 重建的膝关节过度松弛的患者也被报道特别受益于 ACL 和 ALL 联合重建,这与较低的残余轴向移位率、更好的 KT–1000 结果和较低的韧带再断裂率有关[39]。在 ACL 翻修的情况下,与单纯的 ACL 翻修重建相比,同时进行 ALL 重建在减少旋转不稳定性方面更有效[14,16],并且重返运动率更令人满意[16]。此外,如前所述,已证明 ALL 和 ACL 联合重建对内侧半月板修复具有保护作用[12,34]。

　　在 20 世纪 80 年代,出于对安全性和不良预后的担忧,人们放弃了关节外手术。而与单纯 ACL 重建相比,术后随访时间一样,ACL 联合 ALL 重建手术的特殊并发症发生率非常低(0.5%),再次手术率为 13.1%[15]。

总结

　　多项研究表明,与单纯的 ACL 重建相比,ACL 和 ALL 联合重建具有显著的临床优势。科学的前交叉韧带国际网络(SANTI)随机对照试验正在进行,该试验比较了 ACL 和 ALL 联合重建与采用骨–髌腱–骨移植的 ACL 重建。预计这项试验将证实之前比较研究的结果,并有助于更准确地确定联合手术的适应证。

（蔡伟创　译）

参考文献

1. Claes S, Vereecke E, Maes M, et al. Anatomy of the anterolateral ligament of the knee. *J Anat.* 2013;223(4):321–328.
2. Musahl V, Rahnemai-Azar AA, van Eck CF, et al. Anterolateral ligament of the knee, fact or fiction? *Knee Surg Sports Traumatol Arthrosc.* 2016;24(1):2–3.
3. Williams A. Editorial commentary: The anterolateral ligament: the emperor's new clothes? *Arthroscopy.* 2018;34(4):1015–1021.
4. Sheean AJ, Shin J, Patel NK, et al. The anterolateral ligament is not the whole story: reconsidering the form and function of the anterolateral knee and its contribution to rotatory knee instability. *Tech Orthop.* 2018;33(4):219–224.
5. Herbst E, Albers M, Burnham JM, et al. The anterolateral complex of the knee. *Orthop J Sports Med.* 2017;5(10): 2325967117730805.
6. Kennedy MI, Claes S, Fuso FAF, et al. The anterolateral ligament: an anatomic, radiographic, and biomechanical analysis. *Am J Sports Med.* 2015;43(7):1606–1615.
7. Chahla J, Geeslin AG, Cinque ME, LaPrade RF. Biomechanical proof for the existence of the anterolateral ligament. *Clin Sports Med.* 2018;37(1):33–40.
8. Sonnery-Cottet B, Lutz C, Daggett M, et al. The involvement of the anterolateral ligament in rotational control of the knee. *Am J Sports Med.* 2016;44(5):1209–1214.
9. Getgood A, Brown C, Lording T, et al. The anterolateral complex of the knee: results from the International ALC Consensus Group Meeting. *Knee Surg Sports Traumatol Arthrosc.* 2019;27(1):166–176.
10. Helito CP, Camargo DB, Sobrado MF, et al. Combined reconstruction of the anterolateral ligament in chronic ACL injuries leads to better clinical outcomes than isolated ACL reconstruction. *Knee Surg Sports Traumatol Arthrosc.* 2018;26(12):3652–3659.
11. Rosenstiel N, Praz C, Ouanezar H, et al. Combined anterior cruciate and anterolateral ligament reconstruction in the professional athlete: clinical outcomes from the Scientific Anterior Cruciate Ligament Network International Study Group in a series of 70 patients with a minimum follow-up of 2 years. *Arthroscopy.* 2019;35(3):885–892.
12. Sonnery-Cottet B, Saithna A, Blakeney WG, et al. Anterolateral ligament reconstruction protects the repaired medial meniscus: a comparative study of 383 anterior cruciate ligament reconstructions from the SANTI Study Group with a minimum follow-up of 2 years. *Am J Sports Med.* 2018;46(8):1819–1826.
13. Sonnery-Cottet B, Saithna A, Cavalier M, et al. Anterolateral liga-

ment reconstruction is associated with significantly reduced ACL graft rupture rates at a minimum follow-up of 2 years: a prospective comparative study of 502 patients from the SANTI Study Group. *Am J Sports Med*. 2017;45(7):1547–1557.

14. Ueki H, Katagiri H, Otabe K, et al. Contribution of additional anterolateral structure augmentation to controlling pivot shift in anterior cruciate ligament reconstruction. *Am J Sports Med*. 2019:363546519854101.

15. Thaunat M, Clowez G, Saithna A, et al. Reoperation rates after combined anterior cruciate ligament and anterolateral ligament reconstruction: a series of 548 patients from the SANTI Study Group with a minimum follow-up of 2 years. *Am J Sports Med*. 2017;45(11):2569–2577.

16. Lee DW, Kim JG, Cho SI, Kim DH. Clinical outcomes of isolated revision anterior cruciate ligament reconstruction or in combination with anatomic anterolateral ligament reconstruction. *Am J Sports Med*. 2019;47(2):324–333.

17. Spencer L, Burkhart TA, Tran MN, et al. Biomechanical analysis of simulated clinical testing and reconstruction of the anterolateral ligament of the knee. *Am J Sports Med*. 2015;43(9):2189–2197.

18. Landreau P, Catteeuw A, Hamie F, et al. Anatomic study and reanalysis of the nomenclature of the anterolateral complex of the knee focusing on the distal iliotibial band: identification and description of the condylar strap. *Orthop J Sports Med*. 2019;7(1):2325967118818064.

19. Daggett M, Busch K, Sonnery-Cottet B. Surgical dissection of the anterolateral ligament. *Arthrosc Tech*. 2016;5(1):e185–e188.

20. Helito CP, Helito PVP. An overview of anatomy and imaging of the anterolateral structures of the knee. *Tech Orthop*. 2018;33(4):206–212.

21. Muramatsu K, Saithna A, Watanabe H, et al. Three-dimensional magnetic resonance imaging of the anterolateral ligament of the knee: an evaluation of intact and anterior cruciate ligament-deficient knees from the Scientific Anterior Cruciate Ligament Network International (SANTI) Study Group. *Arthroscopy*. 2018;34(7):2207–2217.

22. Cavaignac E, Wytrykowski K, Reina N, et al. Ultrasonographic identification of the anterolateral ligament of the knee. *Arthroscopy*. 2016;32(1):120–126.

23. Ferretti A, Monaco E, Fabbri M, et al. Prevalence and classification of injuries of anterolateral complex in acute anterior cruciate ligament tears. *Arthroscopy*. 2017;33(1):147–154.

24. Sonnery-Cottet B, Daggett M, Fayard J-M, et al. Anterolateral Ligament Expert Group consensus paper on the management of internal rotation and instability of the anterior cruciate ligament–deficient knee. *J Orthop Traumatol*. 2017;18(2):91–106.

25. Ariel de Lima D, Helito CP, Lacerda de Lima L, et al. Anatomy of the anterolateral ligament of the knee: a systematic review. *Arthroscopy*. 2019;35(2):670–681.

26. Daggett M, Stephenson C, Dobson J, et al. Anatomic and histological study of the anterolateral aspect of the knee: a SANTI Group investigation. *Orthop J Sports Med*. 2018;6(10):2325967118799970.

27. Smeets K, Slane J, Scheys L, et al. The anterolateral ligament has similar biomechanical and histologic properties to the inferior glenohumeral ligament. *Arthroscopy*. 2017;33(5):1028–1035.e1.

28. Imbert P, Lutz C, Daggett M, et al. Isometric characteristics of the anterolateral ligament of the knee: a cadaveric navigation study. *Arthroscopy*. 2016;32(10):2017–2024.

29. Inderhaug E, Stephen JM, Williams A, Amis AA. Biomechanical comparison of anterolateral procedures combined with anterior cruciate ligament reconstruction. *Am J Sports Med*. 2017;45(2):347–354.

30. Monaco E, Ferretti A, Labianca L, et al. Navigated knee kinematics after cutting of the ACL and its secondary restraint. *Knee Surg Sports Traumatol Arthrosc*. 2012;20(5):870–877.

31. Monaco E, Sonnery-Cottet B, Daggett M, et al. Elimination of the pivot-shift sign after repair of an occult anterolateral ligament injury in an ACL-deficient knee. *Orthop J Sports Med*. 2017;5(9):2325967117728877.

32. Helito CP, Helito PVP, Costa HP, et al. Assessment of the anterolateral ligament of the knee by magnetic resonance imaging in acute injuries of the anterior cruciate ligament. *Arthroscopy*. 2017;33(1):140–146.

33. Claes S, Luyckx T, Vereecke E, Bellemans J. The Segond fracture: a bony injury of the anterolateral ligament of the knee. *Arthroscopy*. 2014;30(11):1475–1482.

34. Sonnery-Cottet B, Praz C, Rosenstiel N, et al. Epidemiological evaluation of meniscal ramp lesions in 3214 anterior cruciate ligament-injured knees from the SANTI Study Group database: a risk factor analysis and study of secondary meniscectomy rates following 769 ramp repairs. *Am J Sports Med*. 2018;46(13):3189–3197.

35. Sonnery-Cottet B, Vieira TD, Ouanezar H. Anterolateral ligament of the knee: diagnosis, indications, technique, outcomes. *Arthroscopy*. 2019;35(2):302–303.

36. Saithna A, Thaunat M, Delaloye JR, et al. Combined ACL and anterolateral ligament reconstruction. *JBJS Essent Surg Tech*. 2018;8(1):e2.

37. Sonnery-Cottet B, Daggett M, Helito CP, et al. Combined anterior cruciate ligament and anterolateral ligament reconstruction. *Arthrosc Tech*. 2016;5(6):e1253–e1259.

38. Helito CP. Editorial commentary: extension of knowledge—and the knee! New biomechanical study suggests the clinical practice of anterolateral ligament fixation near extension. *Arthroscopy*. 2019;35:2160–2163.

39. Helito CP, Sobrado MF, Bonadio MB, et al. Combined reconstruction of the anterolateral ligament in patients with ACL injury and ligamentous hyperlaxity leads to better clinical stability and a lower failure rate than isolated ACL reconstruction. *Arthroscopy*. 2019;35:2648–2654.

第 11 章

膝关节多韧带损伤

GILBERT MOATSHE, ALAN GETGOOD, LARS ENGEBRETSEN

引言

膝关节多韧带损伤(MLKI)是一种极具挑战性的临床疾病,由于其累及的韧带数量较多,因此相关的损伤、诊断、最佳治疗方法和康复方案较为复杂。MLKI 不像之前报道的那么罕见[1],因此,对于此类疾病必须保持高度警惕并进行全面、系统的评估,以避免漏诊或延误诊断。此外,一些损伤可能会被误诊。据报道,约 50% 的膝关节脱位在出现脱位前,相关韧带的损伤并未被及时发现[2]。既往研究报道的 MLKI 一般与膝关节脱位有关(图 11.1 和图 11.2)。然而,随着对这些损伤的进一步了解和新的诊断工具的出现,人们发现并非所有的 MLKI 都是由膝关节脱位引起的。真正的膝关节脱位较为罕见,并且与神经血管损伤的高风险并发症相关[2,3],而这又使损伤进一步复杂化并严重影响预后[4,5]。诊断和治疗所有受损的结构非常重要,如未能及时处理所有受损的结构将会影响膝关节功能,从而导致韧带重建失败和预后不良。

流行病学和损伤机制

以往的研究显示,膝关节脱位引起的 MLKI 约占所有骨科损伤的 0.02%~0.2%[6-8]。在一项基于登记系统数据的研究中,Arom 等[1]估计,MLKI 的发病率可能每年达 0.072/100。

既往膝关节脱位与高能量创伤有关,如机动车事故、高处坠落和农业或工业伤害[9-13]。在 19 世纪和 20 世纪初,文献中报道的损伤机制通常包括一些戏剧性的场景,例如,一辆车和一匹马倒在驾车人身上,一名骑马的人从马背上摔下、而他的腿被夹在栏杆和马之间,而一些不那么戏剧性的损伤机制(如摔倒)则不太常见。随着机动车辆、工业化和体育运动的出现,损伤机制也发生了变化。

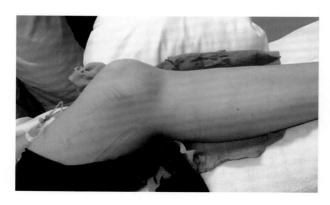

图 11.1 左膝后脱位。建议成像前立即复位和固定脱位的膝关节。(Picture from Dr Stephan Thomassen, Oslo University Hospital, Norway.)

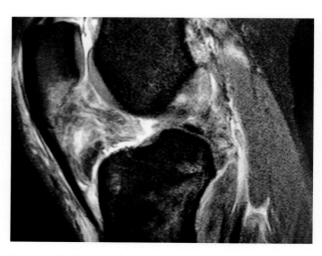

图 11.2 膝关节矢状位 T2 加权 MRI 显示 ACL 和 PCL 撕裂。

一些研究显示,44%~47%的 MLKI 是由运动损伤引起的[14,15]。随着越来越多的人参与运动,大多数损伤为明显的低能量损伤,但也存在复杂膝关节损伤的可能性,如果不能正确诊断和治疗,这些损伤可能会产生严重的后果。此外,随着全球肥胖人数的日益增多,了解肥胖患者的超低速膝关节脱位和 MLKI 非常重要[16-18]。超低速 MLKI 的病态肥胖患者发生神经血管损伤和术后并发症的风险增加[16]。根据医疗水平(创伤中心与择期手术中心)、地区状况(城市、人口、国家)及该地区常见的活动方式,损伤机制会有所不同。

膝关节内侧是最常见的损伤侧,高达 78%的高级别(Ⅲ级)MCL 损伤伴有其他相关结构损伤,尤其是交叉韧带和半月板损伤[19,20]。Geeslin 等[21]报道,仅 28%的膝关节后外侧角(PLC)损伤是孤立性损伤,这说明大多数 PLC 损伤联合其他韧带损伤或 MLKI。Moatshe 等[15]报道,膝关节脱位(KD)的内侧结构和外侧结构损伤分别占 52%和 28%,而 Becker 等[22]报道外侧结构损伤[膝关节Ⅲ级外侧脱位(KDⅢ-L)]的发生率较高,占一级创伤中心膝关节脱位的 43%。

MLKI 常伴有半月板和软骨损伤。Moatshe 等[15]报道,半月板损伤合并 MLKI 的发生率为 37.3%,而伴随软骨损伤的发生率为 28.3%。Krych 等[23]回顾了 122 例膝关节损伤患者,76%的病例存在半月板或软骨损伤。Richter 等[24]发现,仅 15%的 MLKI 病例出现半月板损伤。LaPrade 等[25]对 194 例运动相关的 MLKI 进行了研究,30%的患者有软骨损伤,55%的患者有半月板损伤。虽然人们越来越关注半月板根部损伤,但仍然缺乏 MLKI 中半月板根部损伤的相关数据。

神经血管损伤

据报道,膝关节脱位患者腘动脉损伤的发生率为 7%~48%[9,12,26-31],同时伴有骨折时腘动脉损伤的发生率高达 64%[32]。Medina 等[3]报道,持续膝关节脱位患者神经和血管损伤的发生率分别为 25%和 18%。Becker 等[22]报道,在 106 例患者中,神经和血管损伤的发生率分别为 25%和 21%。Moatshe 等[15]对 303 例膝关节脱位患者进行了评估,发现 5%的病例发生了血管损伤,而腓总神经损伤的发生率为 19%。有趣的是,Moatshe 等[15]还发现,PLC 损伤的患者发生腓神经损伤的概率比无 PLC 损伤的患者高 42 倍,发生腘动脉损伤的概率比无 PLC 损伤的患者高 9.2 倍。此外,腓神经损伤的患者并发血管损伤的概率比无 PLC 损伤的患者高 20

倍。这些研究均强调了评估 MLKI 患者时同时检查神经血管受累情况的重要性,外科医生应该果断地对伴有腓神经损伤的患者进行额外的血管造影成像。一级创伤中心的大多数膝关节脱位患者都是高能量创伤,与治疗低能量损伤的诊所相比,通常报道伴随血管损伤的情况更高。血管损伤的风险与导致损伤的能量大小、伴发骨折和脱位类型有关。为了降低因肢体缺血而导致截肢的风险,及时诊断血管损伤至关重要。

分类

目前广泛使用的分类系统是由 Schenck 于 1994[33]年描述的,后经 Wascher 改良。该分类系统基于韧带损伤的解剖模式,并包含了相关伴随损伤(如神经血管损伤和骨折)(表 11.1)。

诊断

病史

为了解损伤机制和相关能量,必须获取患者完整的病史,以便阐明其损伤机制。高能量损伤通常伴有其他器官损伤,如骨折及头部、胸部和腹部损伤[9]。所有具有高能量损伤机制的患者都应评估潜在的膝关节损伤,MLKI 患者还应评估伴随损伤,包括骨折和神经血管损伤。低能量损伤通常仅限于膝关节的损伤。

体格检查

体格检查应全面、系统,以免漏诊损伤。如有可能,应着重检查肿胀、力线、被动和主动活动范围,以及膝关节稳定性。然而,这些检查可能受到急性期疼痛的限制。所有疑似 MLKI 的患者都应进行神经血管评估,因为遗漏血管损伤可能会造成灾难性后果。

表 11.1 Schenck 膝关节脱位分类

KD Ⅰ	单束+副韧带损伤
KD Ⅱ	ACL、PCL 损伤,副韧带完好
KD Ⅲ-M	ACL、PCL、MCL 损伤
KD Ⅲ-L	ACL、PCL、LCL 损伤
KD Ⅳ V	ACL、PCL、MCL、LCL 损伤
KD V	脱位+骨折

ACL,前交叉韧带;LCL,外侧副韧带;MCL,内侧副韧带;PCL,后交叉韧带。

血管评估除了评估皮肤颜色和毛细血管充盈的潜在差异外,还应包括触诊双侧胫后动脉和足背动脉搏动。脉搏的存在并不能排除血管损伤,因此检查脉搏的对称性非常重要。建议进行多次评估,因为首次检查时血管变化可能不会立即显现。Stannard 等[27]发现,126 例膝关节脱位患者的多次检查结果与动脉造影需求之间具有较强的相关性,因此他们得出结论:评估膝关节脱位患者时,多次重复检查是一种安全、谨慎的方法。此外,Stannard 等[27]报道,临床检查的阳性预测值(PPV)为 90%,阴性预测值(NPV)为 100%,敏感性为 100%,特异性为 99%[27],这与 Hollis 等[26]报道的体格检查的敏感性和特异性(均为 100%)相当。

踝肱指数(ABI)是一个重要的辅助指标,尤其是在体格检查不明确或伴有神经损伤时。ABI<0.9 需要行血管造影[29,34]。据报道,膝关节脱位后外侧角损伤和腓神经损伤与血管损伤的高风险性相关,应密切评估此类损伤的患者。Wascher 等[2]报道,双交叉韧带损伤患者的神经血管损伤风险与膝关节脱位患者相当。如果无法进行一系列检查,或者测量 ABI 受到限制(如同侧肢体骨折或低血容量性休克),建议进行 CT 血管造影。

影像学

影像学诊断在 MLKI 的评估中起着至关重要的作用,因为仅通过体格检查诊断膝关节韧带损伤往往并不可靠。常规 X 线片是第一种影像学检查方法,而MRI 的出现则提高了诊断膝关节软组织损伤的准确性。MRI 可以更准确地诊断韧带损伤、半月板撕裂,包括半月板根部撕裂、软骨病变。因此,MRI 通常用于

MLKI 的诊断(图 11.3)。应力 X 线片在韧带损伤的诊断和分类中起着重要作用,尤其是 PCL、后内侧角(PMC)和 PLC 损伤[35-37]。由于疼痛和患者监护,在急性期获得应力 X 线片可能很困难[35,37,38];因此,麻醉下使用微型 C 形臂机进行检查可能会有所帮助。

使用后负荷应力 X 线片评估膝关节后方稳定性(图 11.4)。PCL 具有内在的愈合能力,并可能在伤后恢复其纤维的连续性[39,40]。然而,如果不进行治疗,PCL 可能会在拉长的位置愈合[41,42],导致胫骨持续向

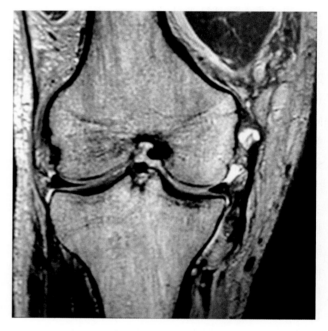

图 11.3　右膝 T1 冠状位片显示内侧副韧带损伤。内侧损伤可累及内侧囊和后斜韧带,导致膝关节伸展时更加不稳定。保守治疗排除骨折的可能对广泛的内侧副韧带损伤无效,需要与其他韧带损伤同时治疗。

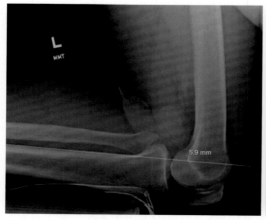 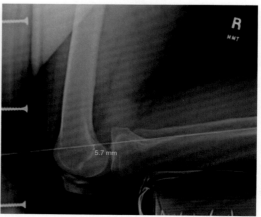

图 11.4　用于评估 PCL 功能的后负荷应力 X 线片。在这种情况下,两侧差异为 11.6mm,提示 PCL 完全撕裂。

后半脱位和膝关节负重期间的不稳定。在慢性 PCL 撕裂和 PCL 重建移植物撕裂的情况下，MRI 可以显示 PCL 纤维的连续性。然而，这种组织的功能通常很难评估。据报道，后负荷应力 X 线片为评估 PCL 的结构完整性提供了更客观的方法[35,43-45]。而且，X 线片在 PCL 撕裂的诊断中具有良好的观察者间和观察者内的可靠性[35,46]。在 PCL 部分撕裂的患者及因疼痛而无法在膝关节上放置足够重量的患者中，通常会发现后移侧对侧的差异为 0~7mm；8~11mm 的侧对侧差异与单纯的 PCL 完全撕裂有关；伴有额外的韧带损伤（通常是 PLC 或 PMC）的 PCL 完全撕裂患者或者矢状面胫骨后倾角减小的患者两侧差异通常≥12mm。

为了评估内侧结构的完整性，应在膝关节屈曲 20°~30°下进行双侧外翻应力 X 线检查。通过测量股骨内侧髁最远端的软骨下骨表面与相应胫骨平台之间的最短距离来评估内侧间隙。总的来说，两侧间隙差为 3.2mm 提示内侧副韧带浅层完全撕裂，差异为 9.8mm 提示所有膝关节内侧结构损伤[38]。

为了评估 PLC 结构的完整性，在膝关节屈曲 20°~30°下进行双侧内翻应力 X 线检查。通过测量股骨外侧髁最远端的软骨下骨表面与相应胫骨平台之间的最短距离来评估外侧间隙。内翻应力 X 线片中的两侧间隙差为 2.7~4.0mm 提示腓骨副韧带（FCL）完全撕裂，而两侧间隙差>4mm 提示 PLC 完全损伤[47]（图 11.5）。

治疗

MLKI 的治疗经过了多年的发展。在 19 世纪，膝关节脱位普遍采用闭合复位，而无法复位和伴有血管损伤的患者则采用截肢手术。在 19 世纪末，手术复位无法闭合复位的膝关节脱位被认为是一种可能挽救患肢的选择。虽然存在关节僵硬的风险，但复位后进行固定可以改善膝关节功能。在引进无菌手术技术后，对脱位的膝关节进行手术治疗并修复韧带取代了原有的膝关节固定治疗。

随着对膝关节解剖和生物力学的进一步了解，以及诊断和外科治疗技术的进步，这些损伤的治疗方法也在不断更新。然而，关于 MLKI 的治疗仍然存在争议，这些有争议的领域包括修复与重建、增强修复与内支撑重建、单期与分期重建、解剖重建与非解剖重建、积极康复与保守治疗，以及标准化的患者疗效评估。此外，在外科手术方面也存在一些挑战，例如，股骨远端和胫骨近端有限骨量中隧道会聚的风险，以及韧带移植物紧张顺序对胫股关节和整个膝关节运动学的影响。这些因素都会影响 MLKI 手术治疗的效果和膝关节的功能。

手术治疗

一些研究表明，与非手术治疗相比，MLKI 手术治

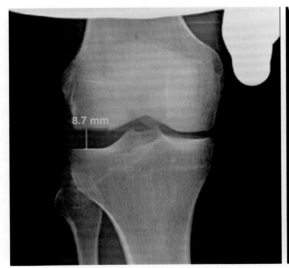
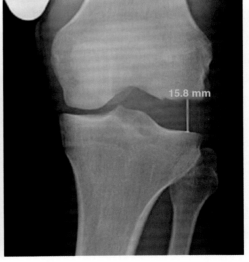

图 11.5　术前评估后外侧角完整性的内翻应力 X 线片。左右侧的差异为 7.1mm，对应后外侧角完全损伤。

疗的效果更好[24,48,49]。因此，手术治疗被视为 MLKI 的标准治疗方法。非手术治疗仅用于合并其他危及生命的损伤，或者有手术禁忌证的患者。

韧带修复

1895 年，Mayo Robson 是第一位同时进行 ACL 和 PCL 修复的外科医生，他将这项技术用于治疗一名伤后 9 个月接受手术的 41 岁矿工[50]。1934 年，Stellhorn 报道[51]，膝关节韧带损伤修复在 20 世纪上半叶开始进行。1955 年，O'Donoghue[52]报道 80 例膝关节韧带损伤手术修复后疗效良好，并且 2 周内早期修复效果更佳。在 O'Donoghue 的报道发表后，从 20 世纪 60 年代到 80 年代，相继发表了更多关于膝关节韧带修复的研究，均报道其疗效优于非手术治疗[10-12,53,54]。

Mariani 等[55]评估了一组 MLKI 患者的预后，52 例患者接受了韧带修复，28 例患者接受了重建。修复交叉韧带的患者屈曲缺陷率和后方不稳定率（后部凹陷征 100% 复发）较高，但恢复到伤前活动水平的比率较低。其他报道表明，与韧带重建相比，PLC 损伤的修复具有更高的失败率和再手术率[56,57]。Stannard 等[56]对 57 例膝关节损伤进行了前瞻性研究，在至少 24 个月的随访中，修复组和重建组的失败率分别为 37% 和 9%。Levy 等[57]报道，修复组的失败率（40%）明显高于 FCL/PLC 重建组（6%）。然而，修复组和重建组的 IKDC 主观评分和 Lysholm 评分没有显著差异。King 等[58]在一项回顾性研究中比较了膝关节内侧和外侧脱位患者手术治疗后的临床和功能表现，该研究包括 56 例患者[24 例为 KDⅢ-M 损伤（43%），32 例为 KDⅢ-L 损伤（57%）]，平均随访 6.5 年。接受内侧修复的患者 Lysholm 和 IKDC 评分均较差[58]。由于韧带修复具有较高的失败率和再手术率，因此一些学者主张对 MLKI 患者所有撕裂的膝关节韧带进行重建。对于可以用钢丝或缝合锚钉固定的骨撕脱伤，通常进行保留侧副韧带的修复手术[59]。

有报道称开放性手术修复后韧带功能恢复良好[60]。此外，内支架技术的出现促使韧带修复的再次兴起[61]。然而，目前仍缺少有关内支架韧带修复术后的长期疗效及并发症的相关数据和文献报道。

韧带重建

早期膝关节韧带重建的报道是在关于开放性手术技术中提到的。在 1914 年发表的一项简短报道中，Hesse 介绍了膝关节韧带重建技术，作者使用游离阔筋膜移植物通过隧道来重建 ACL 和 PCL[62]。随后，Ernest William Hey Groves（那个时代著名的整形外科医生之一）描述了一种使用髂胫束重建 ACL 和使用半腱肌肌腱重建 PCL 的技术[63]。尽管有这些早期文献报道，但交叉韧带重建技术直到 20 世纪后半叶才开始流行。20 世纪 80 年代末到 90 年代，越来越多的学者采用重建手术治疗韧带撕裂，并将其作为首选方法。

用于单纯 ACL 和 PCL 重建的关节镜技术，也可用于 MLKI 的治疗，并已成为大多数地区的标准手术方式[14,21,25,64-68]。Fanelli 等[69]发现，关节镜辅助 PCL 和 ACL 重建及开放性 PLC 重建后，患者报告结果均有所改善。几项研究报道了 MLKI 韧带重建后的疗效有所改善[14,67,70]。值得注意的是，尽管报道患者主观预后有所改善，但在 20 世纪 90 年代大多数技术是非解剖重建。目前可采用多种技术重建 PLC，如股二头肌肌腱固定术、股二头肌肌腱分离术，以及用于游离半腱肌移植物或同种异体组织的非解剖重建技术。

大多数手术技术可选择的自体移植物包括骨-髌腱-骨（BTB）、腘绳肌（半腱肌和股薄肌）和股四头肌（有或没有骨块）肌腱。使用同种异体移植物重建膝关节韧带的技术也有报道。同种异体移植物的使用提供了更多的移植物选择，尤其是当 4 条韧带中的 3 条撕裂和翻修时。然而，同种异体移植物价格昂贵，而且并非所有医院都能轻易获得。在无法获得同种异体移植物的情况下，从对侧获取同种自体移植物是可行的选择。然而，供区发病率令人担忧。

解剖重建

自 20 世纪 10 年代以来，人们越来越关注所有膝关节韧带撕裂的解剖重建。膝关节韧带的解剖学和生物力学研究[71-76]有助于更好地理解膝关节韧带的外科相关解剖学，以及发展经生物力学验证的解剖重建技术[72,75,77-83]。使用经生物力学验证的技术对损伤结构进行解剖重建，可使膝关节运动学恢复至接近正常，并改善患者预后[21,77,84]。因此，在多韧带损伤的情况下，建议重建所有撕裂的韧带。

手术时机

MLKI 的手术时机是一个有争议的话题，对于急性和慢性的分界点仍然没有达成共识。一些学者将 3 周作为在瘢痕组织形成之前更好地识别和治疗韧带的关键时间点,因为瘢痕组织形成使得解剖和识别韧带变得困难,而且组织坏死将影响术后疗效[14,55,69,85]。然而,一些作者将 6 周作为时间点来划分急性和慢性损伤[21]。

有研究报道,与慢性损伤患者相比,急性损伤患者的治疗效果更好[60,67]。尽管一些外科医生担心急性损伤治疗后关节僵硬的风险增加[86],但 Levy 等[67]对包括 5 项研究在内的文献进行系统回顾后发现,急性和慢性损伤患者术后活动范围没有差异。一些学者报道,与急性一期手术相比,分期手术术后的主观疗效更好[87,88]。但是,分期重建可能会改变关节运动学,增加移植失败的风险[89-91]。

临床研究表明,ACL 缺失引起的慢性膝关节不稳定是继发于膝关节负荷和生物力学改变的半月板撕裂和软骨退行性变的风险因素[92],MLKI 引起的慢性不稳定也可能如此。此外,慢性不稳定会给膝关节完整的结构带来更大的负荷,并可能导致慢性期手术后膝关节出现松弛和不良后果。

此外,分期重建可能会延迟康复,因此一些学者主张一期手术同时重建 ACL 和 PCL。LaPrade 等[89,90]在生物力学研究中证明,在缺乏 PLC 的膝关节中,膝关节负重时,ACL 和 PCL 上的移植物应力显著增加。因此,如果 PLC 未重建或重建失败,交叉韧带移植物上的移植物应力增大可能最终导致移植物失败。此外,功能不全的 PLC 已被证明会导致膝关节内侧间室受力显著增加,从而导致内侧关节负荷过大和早期骨关节炎[93,94]。早期手术应与早期功能康复相结合,以尽量减少关节僵硬的风险。LaPrade 等[95]报道了 194 例运动相关损伤的 MLKI,手术治疗后关节僵硬率约为 9%。

在高能量损伤中,膝关节手术可能会因为关节周围软组织损伤及其他重要器官损伤而延迟。此外,反对一期手术的原因是治疗多发伤合并多韧带损伤患者的其他伴随损伤会延迟关节手术时间,而这些患者的关节僵硬可能比关节复发性不稳定更容易治疗。因此,MLKI 的治疗方案应与患者的适应证、患者条件和医院设备相适应[96]。然而,只要有机会,一期手术应该是优先选择。

术中挑战

骨隧道会聚

在 MLKI 重建手术中,通常会为重建移植物而创

建多个骨隧道和窝槽,由于股骨远端和胫骨近端的骨量有限,骨隧道冲突的可能性明显增加。骨隧道长度和直径及重建韧带的数量与骨隧道会聚的风险相关。然而,窝槽的长度和直径不应妥协,因为这会增加移植物失败的风险。重建移植物和固定装置可能因骨隧道会聚而受损,这也增加了重建移植物失败的风险,因为移植物之间没有足够的骨量用于固定和移植物融合。在扩孔之前,钻取所有有会聚风险的导针,以便提前调整导针位置,避免骨道会聚。在为交叉韧带股骨隧道钻孔后,可使用关节镜观察侧副韧带导针,并确保它们远离交叉韧带孔道。术中使用荧光透视可能会有所帮助。

Moatshe 等[97]报道,当胫骨后斜韧带(POL)隧道瞄准 Gerdy 结节时,POL 隧道和 PCL 隧道会聚的风险为 67%。他们建议将 POL 隧道对准 Gerdy 结节内侧 15mm 处,以降低与 PCL 会聚的风险,并将内侧副韧带浅层(sMCL)隧道向胫骨远端倾斜 30°,以避免与 PCL 隧道会聚。

在股骨外侧,Moatshe 等[98]报道,如果 FCL 在轴位和冠状位上以 0° 钻孔,ACL 和 FCL 隧道会聚的风险增加。轴位成 35~40° 角和冠状位成 0° 角(与前方呈 35~40°)是安全的,可以避免隧道会聚(图 11.6)。Carmada 等[99]报道,ACL 和 FCL 之间隧道会聚的风险较高(69%~75%,取决于隧道长度),因此建议将 FCL 隧道放置在冠状位 0°、轴位 20~40°。在股骨内侧,将 sMCL 隧道在轴位和冠状位上均呈 40°(向前和向近端呈 40°),而 POL 隧道在轴位和冠状位上呈 20°(向前和向近端呈 20°),可以安全地避免与双束 PCL 隧道会聚(图 11.7)[98]。Gelber 等[100]报道,隧道放置在轴位和冠状位 30° 可降低与 PCL 隧道会聚的风险,但

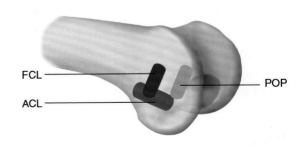

图 11.6 ACL 和 PLC 重建时股骨外侧髁上的重建隧道。FCL(紫色)和腘肌(青绿色)瞄准前方 35~40°,可最大限度地减少隧道与 ACL(红色)隧道会聚的风险。ACL,前交叉韧带;FCL,腓侧副韧带;PLC,后外侧角;POP,腘肌腱隧道。

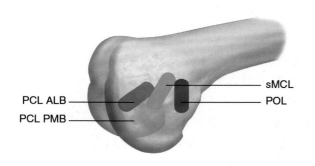

图 11.7 股骨内侧髁中的隧道。进行双束后交叉韧带（PCL）重建、浅表内侧副韧带（sMCL）解剖重建和后斜韧带（POL）重建时，隧道会聚的风险较高。将 sMCL 隧道向前 40°和 20°~ 40°瞄准，将 POL 隧道向前和近侧 20°瞄准，可最大限度地减少隧道与 PCL 隧道会聚的风险。ALB，前外侧束；PMB，后内侧束。

PCL 隧道的直径小于 Moatshe 等使用的隧道直径。

韧带张力

膝关节多韧带损伤的移植物紧张顺序是一个有争议的话题。一些学者主张从 PCL 开始，恢复旋转中心和胫骨台阶征（step-off），接着紧张 ACL，以确保膝关节可以完全伸直，然后是 PLC 和 PMC。但其他一些学者主张首先在伸直位固定 ACL，因为骨骼形态会使膝关节位置下降。在一项生物力学研究中，Moatshe 等[101]报道，首先紧张和固定 ACL 会使胫骨向后移位，导致胫骨后半脱位。作者建议先紧张并固定 PCL，然后依次为 ACL、PLC[101]。

笔者首选的紧张顺序是将 PCL 的前外侧束在膝关节屈曲 90°位固定，以恢复正常的胫骨台阶征，接着在伸直位将 PCL 的后内侧束固定，然后在膝关节屈曲 20°~30°和轻微的外翻应力位下固定 FCL，接下来在膝关节屈曲 60°和旋转中立位固定其余的 PLC 结构，ACL 在接近完全伸直位下固定，最后固定 PMC。

结果

MLKI 的非手术治疗效果不佳。因此，下面主要讨论手术治疗的效果。在多韧带损伤手术治疗后的中短期随访中，文献报道其治疗效果良好[14,25,65,77,102,103]。

已有众多研究报道了 MLKI 手术治疗后功能恢复良好[21,60,65,77,104,105]。Engebretsen 等[14]对 85 例膝关节脱位患者进行了 2~9 年的随访，患者报告结果有所改善，Lysholm 评分平均为 83 分，Tegner 活动评分平均

为 5 分，IKDC 2000 主观评分平均为 64 分。Moatshe 等 [106] 对 65 例 MLKI 患者进行了至少 10 年的随访，Lysholm 评分平均为 84 分，Tegner 评分为 4 分，主观 IKDC 评分为 73 分。LaPrade 等[25]评估了 194 例运动相关 MLKI 患者的术后结果，与术前相比，术后 WOMAC、Lysholm 和 Tegner 评分及应力 X 线片的结果均有所改善。据报道，高能量创伤[14]、内侧损伤修复[58]、年龄超过 30 岁[103,106]、并发软骨损伤[107]、内侧和外侧半月板合并撕裂[107]等因素与不良预后相关。

文献表明，在一般人群中，MLKI 手术治疗优于非手术治疗，手术治疗的患者更有可能重返工作和运动[24,48,108]。Richter 等[24]对 89 例接受治疗的创伤性膝关节脱位患者进行了队列研究，术后平均随访 8.2 年，运动损伤且年龄≤40 岁的患者 Lysholm 和 Tegner 评分较高，尽管作者没有按运动水平进行分层。

Bakshi 等[109]研究了美国职业足球运动员在 MLKI 后重返赛场的情况，这些运动员的运动要求与篮球运动员类似。他们发现，56%的运动员恢复比赛的平均时间为（388±198）天，ACL 或 MCL 损伤的运动员比 ACL 和 PCL/LCL 复合损伤运动员及症状明显的膝关节脱位运动员恢复得更快[109]。Hirschmann 等[110]报道，在受伤后 40 天内完成一期重建具有更好的效果。虽然 24 例运动员中有 19 例术后恢复了运动能力，但只有 8 例达到了伤前的运动水平[110]。同样，在活动需求较高的军人群体中，54%的患者能够在膝关节重建术后重返部队[111]。

尽管功能评分良好，但几项研究报道显示，放射性骨关节炎的发病率相对较高（23%~87%）[14,60,105,106]。Moatshe 等[106]报道对 65 例 ACL 和 PCL 多韧带损伤患者进行了至少 10 年的长期随访，42%的患者伤侧膝关节有放射性骨关节炎表现，而仅 6%的患者健侧膝关节出现放射性骨关节炎表现[106]。

总结

MLKI 是一种复杂的疾病，诊断时需要高度警惕。一些同时发生的韧带和半月板损伤最初可能会被忽略，因此需要详细询问病史并进行临床检查，并辅以 MRI 和应力 X 线检查。未能治疗所有受损结构可能会导致膝关节运动学改变，从而造成较差的结果并增加移植物失效的风险。建议在急性期治疗所有受伤的结构，以促进早期康复和更好地恢复膝关节功能。手

术治疗后,患者可以获得良好的功能结果,但通常会出现创伤后骨关节炎。术后应进行早期功能康复,以最大限度地降低关节纤维化的风险。未来的研究应评估半月板根部撕裂的患病率及其对整个治疗结果的影响,并研究膝关节多韧带损伤重建时避免胫骨隧道会聚的技术。

(蔡伟创 译)

参考文献

1. Arom GA, Yeranosian MG, Petrigliano FA, et al. The changing demographics of knee dislocation: a retrospective database review. *Clin Orthop Relat Res*. 2014;472:2609–2614.

2. Wascher DC, Dvirnak PC, DeCoster TA. Knee dislocation: initial assessment and implications for treatment. *J Orthop Trauma*. 1997;11:525–529.

3. Medina O, Arom GA, Yeranosian MG, et al. Vascular and nerve injury after knee dislocation: a systematic review. *Clin Orthop Relat Res*. 2014;472:2621–2629.

4. Sanders TL, Johnson NR, Levy NM, et al. Effect of vascular injury on functional outcome in knees with multi-ligament injury: a matched-cohort analysis. *J Bone Joint Surg Am*. 2017;99:1565–1571.

5. Woodmass JM, Johnson NR, Mohan R, et al. Poly-traumatic multi-ligament knee injuries: is the knee the limiting factor? *Knee Surg Sports Traumatol Arthrosc*. 2018;26:2865–2871.

6. Good L, Johnson RJ. The dislocated knee. *J Am Acad Orthop Surg*. 1995;3:284–292.

7. Robertson A, Nutton RW, Keating JF. Dislocation of the knee. *J Bone Joint Surg Br*. 2006;88:706–711.

8. Rihn JA, Groff YJ, Harner CD, Cha PS. The acutely dislocated knee: evaluation and management. *J Am Acad Orthop Surg*. 2004;12:334–346.

9. Wascher DC. High-velocity knee dislocation with vascular injury. Treatment principles. *Clin Sports Med*. 2000;19:457–477.

10. Kennedy JC. Complete dislocation of the knee joint. *J Bone Joint Surg Am*. 1963;45:889–904.

11. Shields L, Mital M, Cave EF. Complete dislocation of the knee: experience at the Massachusetts General Hospital. *J Trauma*. 1969;9:192–215.

12. Meyers MH, Moore TM, Harvey JP Jr. Traumatic dislocation of the knee joint. *J Bone Joint Surg Am*. 1975;57:430–433.

13. Almekinders LC, Logan TC. Results following treatment of traumatic dislocations of the knee joint. *Clin Orthop Relat Res*. 1992;284:203–207.

14. Engebretsen L, Risberg MA, Robertson B, et al. Outcome after knee dislocations: a 2-9 years follow-up of 85 consecutive patients. *Knee Surg Sports Traumatol Arthrosc*. 2009;17:1013–1026.

15. Moatshe G, Dornan GJ, Loken S, et al. Demographics and injuries associated with knee dislocation: a prospective review of 303 patients. *Orthop J Sports Med*. 2017;5:2325967117706521.

16. Werner BC, Gwathmey FW Jr, Higgins ST, et al. Ultra-low velocity knee dislocations: patient characteristics, complications, and outcomes. *Am J Sports Med*. 2014;42:358–363.

17. Carr JB, Werner BC, Miller MD, Gwathmey FW. Knee dislocation in the morbidly obese patient. *J Knee Surg*. 2016;29:278–286.

18. Azar FM, Brandt JC, Miller RH 3rd, Phillips BB. Ultra-low-velocity knee dislocations. *Am J Sports Med*. 2011;39:2170–2174.

19. Fanelli GC, Harris JD. Surgical treatment of acute medial collateral ligament and posteromedial corner injuries of the knee. *Sports Med Arthrosc Rev*. 2006;14:78–83.

20. Halinen J, Lindahl J, Hirvensalo E, Santavirta S. Operative and nonoperative treatments of medial collateral ligament rupture with early anterior cruciate ligament reconstruction: a prospective randomized study. *Am J Sports Med*. 2006;34:1134–1140.

21. Geeslin AG, LaPrade RF. Outcomes of treatment of acute grade-III isolated and combined posterolateral knee injuries: a prospective case series and surgical technique. *J Bone Joint Surg Am*. 2011;93:1672–1683.

22. Becker EH, Watson JD, Dreese JC. Investigation of multiligamentous knee injury patterns with associated injuries presenting at a level I trauma center. *J Orthop Trauma*. 2013;27:226–231.

23. Krych AJ, Sousa PL, King AH, et al. Meniscal tears and articular cartilage damage in the dislocated knee. *Knee Surg Sports Traumatol Arthrosc*. 2015;23:3019–3025.

24. Richter M, Bosch U, Wippermann B, et al. Comparison of surgical repair or reconstruction of the cruciate ligaments versus nonsurgical treatment in patients with traumatic knee dislocations. *Am J Sports Med*. 2002;30:718–727.

25. LaPrade RF, Chahla J, DePhillipo NN, et al. Single-stage multiple-ligament knee reconstructions for sports-related injuries: outcomes in 194 patients. *Am J Sports Med*. 2019;47(11):2563–2571.

26. Hollis JD, Daley BJ. 10-year review of knee dislocations: is arteriography always necessary? *J Trauma*. 2005;59:672–675, discussion 675-676.

27. Stannard JP, Sheils TM, Lopez-Ben RR, et al. Vascular injuries in knee dislocations: the role of physical examination in determining the need for arteriography. *J Bone Joint Surg Am*. 2004;86-a:910–915.

28. Klineberg EO, Crites BM, Flinn WR, et al. The role of arteriography in assessing popliteal artery injury in knee dislocations. *J Trauma*. 2004;56:786–790.

29. Mills WJ, Barei DP, McNair P. The value of the ankle-brachial index for diagnosing arterial injury after knee dislocation: a prospective study. *J Trauma*. 2004;56:1261–1265.

30. McDonough EB Jr, Wojtys EM. Multiligamentous injuries of the knee and associated vascular injuries. *Am J Sports Med*. 2009;37:156–159.

31. Green NE, Allen BL. Vascular injuries associated with dislocation of the knee. *J Bone Joint Surg Am*. 1977;59:236–239.

32. Hoover NW. Injuries of the popliteal artery associated with fractures and dislocations. *Surg Clin North Am*. 1961;41:1099–1112.

33. Schenck RC Jr. The dislocated knee. *Instr Course Lect*. 1994;43:127–136.

34. Levy BA, Fanelli GC, Whelan DB, et al. Controversies in the treatment of knee dislocations and multiligament reconstruction. *J Am Acad Orthop Surg*. 2009;17:197–206.

35. Jackman T, LaPrade RF, Pontinen T, Lender PA. Intraobserver and interobserver reliability of the kneeling technique of stress radiography for the evaluation of posterior knee laxity. *Am J Sports Med*. 2008;36:1571–1576.

36. Tsai AG, Wijdicks CA, Walsh MP, Laprade RF. Comparative kinematic evaluation of all-inside single-bundle and double-bundle anterior cruciate ligament reconstruction: a biomechanical study. *Am J Sports Med*. 2010;38:263–272.

37. James EW, Williams BT, LaPrade RF. Stress radiography for the diagnosis of knee ligament injuries: a systematic review. *Clin Orthop Relat Res*. 2014;472:2644–2657.

38. Laprade RF, Bernhardson AS, Griffith CJ, et al. Correlation of valgus stress radiographs with medial knee ligament injuries: an in vitro biomechanical study. *Am J Sports Med*. 2010;38:330–338.

39. Shelbourne KD, Davis TJ, Patel DV. The natural history of acute, isolated, nonoperatively treated posterior cruciate ligament injuries. A prospective study. *Am J Sports Med*. 1999;27:276–283.

40. Jacobi M, Reischl N, Wahl P, et al. Acute isolated injury of the posterior cruciate ligament treated by a dynamic anterior drawer brace: a preliminary report. *J Bone Joint Surg Br*. 2010;92:1381–1384.

41. Strobel MJ, Weiler A, Schulz MS, et al. Fixed posterior subluxation in posterior cruciate ligament-deficient knees: diagnosis and treatment of a new clinical sign. *Am J Sports Med*. 2002;30:32–38.

42. Shelbourne KD, Jennings RW, Vahey TN. Magnetic resonance imaging of posterior cruciate ligament injuries: assessment of healing. *Am J Knee Surg*. 1999;12:209–213.

43. Schulz MS, Russe K, Lampakis G, Strobel MJ. Reliability of stress radiography for evaluation of posterior knee laxity. *Am J Sports Med*. 2005;33:502–506.

44. Jung TM, Reinhardt C, Scheffler SU, Weiler A. Stress radiography to measure posterior cruciate ligament insufficiency: a comparison of five different techniques. *Knee Surg Sports Traumatol Arthrosc*.

2006;14:1116–1121.

45. Mariani PP, Margheritini F, Christel P, Bellelli A. Evaluation of posterior cruciate ligament healing: a study using magnetic resonance imaging and stress radiography. *Arthroscopy.* 2005;21:1354–1361.

46. Spiridonov SI, Slinkard NJ, LaPrade RF. Isolated and combined grade-III posterior cruciate ligament tears treated with double-bundle reconstruction with use of endoscopically placed femoral tunnels and grafts: operative technique and clinical outcomes. *J Bone Joint Surg Am.* 2011;93:1773–1780.

47. LaPrade RF, Heikes C, Bakker AJ, Jakobsen RB. The reproducibility and repeatability of varus stress radiographs in the assessment of isolated fibular collateral ligament and grade-III posterolateral knee injuries. An in vitro biomechanical study. *J Bone Joint Surg Am.* 2008;90:2069–2076.

48. Dedmond BT, Almekinders LC. Operative versus nonoperative treatment of knee dislocations: a meta-analysis. *Am J Knee Surg.* 2001;14:33–38.

49. Peskun CJ, Whelan DB. Outcomes of operative and nonoperative treatment of multiligament knee injuries: an evidence-based review. *Sports Med Arthrosc.* 2011;19:167–173.

50. Robson AW. VI. Ruptured crucial ligaments and their repair by operation. *Ann Surg.* 1903;37:716–718.

51. Stellhorn CE. Complete dislocation of the knee joint. *Am J Surg.* 1934;26(2):332–335.

52. O'Donoghue DH. An analysis of end results of surgical treatment of major injuries to the ligaments of the knee. *J Bone Joint Surg Am.* 1955;37-a:1–13. passim.

53. Meyers MH, Harvey JP Jr. Traumatic dislocation of the knee joint. a study of eighteen cases. *J Bone Joint Surg Am.* 1971;53:16–29.

54. Sisto DJ, Warren RF. Complete knee dislocation. A follow-up study of operative treatment. *Clin Orthop Relat Res.* 1985:94–101.

55. Mariani PP, Santoriello P, Iannone S, et al. Comparison of surgical treatments for knee dislocation. *Am J Knee Surg.* 1999;12:214–221.

56. Stannard JP, Brown SL, Farris RC, et al. The posterolateral corner of the knee: repair versus reconstruction. *Am J Sports Med.* 2005;33:881–888.

57. Levy BA, Dajani KA, Morgan JA, et al. Repair versus reconstruction of the fibular collateral ligament and posterolateral corner in the multiligament-injured knee. *Am J Sports Med.* 2010;38:804–809.

58. King AH, Krych AJ, Prince MR, et al. Surgical outcomes of medial versus lateral multiligament-injured, dislocated knees. *Arthroscopy.* 2016;32:1814–1819.

59. Geeslin AG, Moulton SG, LaPrade RF. A systematic review of the outcomes of posterolateral corner knee injuries, part 1: surgical treatment of acute injuries. *Am J Sports Med.* 2015;44:1336–1342.

60. Hirschmann MT, Zimmermann N, Rychen T, et al. Clinical and radiological outcomes after management of traumatic knee dislocation by open single stage complete reconstruction/repair. *BMC Musculoskelet Disord.* 2010;11:102.

61. Dabis J, Wilson A. Repair and augmentation with internal brace in the multiligament injured knee. *Clin Sports Med.* 2019;38:275–283.

62. Hesse E. Über den Ersatz der Kreuzbänder des Kniegelenkes durch freie Fascientransplantation. *Verh Drsch Ges Chir.* 1914;43:188–189.

63. Hey Groves E. Operation for repair of the crucial ligaments. *Lancet.* 1917;190:674–675.

64. LaPrade RF, Cinque ME, Dornan GJ, et al. Double-bundle posterior cruciate ligament reconstruction in 100 patients at a mean 3 years' follow-up: outcomes were comparable to anterior cruciate ligament reconstructions. *Am J Sports Med.* 2018;46:1809–1818.

65. Fanelli GC, Edson CJ. Arthroscopically assisted combined anterior and posterior cruciate ligament reconstruction in the multiple ligament injured knee: 2- to 10-year follow-up. *Arthroscopy.* 2002;18:703–714.

66. Fanelli GC, Stannard JP, Stuart MJ, et al. Management of complex knee ligament injuries. *Instr Course Lect.* 2011;60:523–535.

67. Levy BA, Dajani KA, Whelan DB, et al. Decision making in the multiligament-injured knee: an evidence-based systematic review. *Arthroscopy.* 2009;25:430–438.

68. Moatshe G, Chahla J, LaPrade RF, Engebretsen L. Diagnosis and treatment of multiligament knee injury: state of the art. *J ISAKOS.* 2017;2:152–161.

69. Fanelli GC, Giannotti BF, Edson CJ. Arthroscopically assisted combined posterior cruciate ligament/posterior lateral complex reconstruction. *Arthroscopy.* 1996;12:521–530.

70. Fanelli GC, Edson CJ. Surgical treatment of combined PCL-ACL medial and lateral side injuries (global laxity): surgical technique and 2- to 18-year results. *J Knee Surg.* 2012;25:307–316.

71. Coobs BR, LaPrade RF, Griffith CJ, Nelson BJ. Biomechanical analysis of an isolated fibular (lateral) collateral ligament reconstruction using an autogenous semitendinosus graft. *Am J Sports Med.* 2007;35:1521–1527.

72. Griffith CJ, LaPrade RF, Johansen S, et al. Medial knee injury: part 1, static function of the individual components of the main medial knee structures. *Am J Sports Med.* 2009;37:1762–1770.

73. Johannsen AM, Anderson CJ, Wijdicks CA, et al. Radiographic landmarks for tunnel positioning in posterior cruciate ligament reconstructions. *Am J Sports Med.* 2013;41:35–42.

74. Kennedy NI, LaPrade RF, Goldsmith MT, et al. Posterior cruciate ligament graft fixation angles, part 2: biomechanical evaluation for anatomic double-bundle reconstruction. *Am J Sports Med.* 2014;42:2346–2355.

75. LaPrade RF, Engebretsen AH, Ly TV, et al. The anatomy of the medial part of the knee. *J Bone Joint Surg Am.* 2007;89:2000–2010.

76. Coobs BR, Wijdicks CA, Armitage BM, et al. An in vitro analysis of an anatomical medial knee reconstruction. *Am J Sports Med.* 2010;38:339–347.

77. Spiridonov SI, Slinkard NJ, LaPrade RF. Isolated and combined grade-III posterior cruciate ligament tears treated with double-bundle reconstruction with use of endoscopically placed femoral tunnels and grafts: operative technique and clinical outcomes. *J Bone Joint Surg Am.* 2011;93:1773–1780.

78. Chahla J, Nitri M, Civitarese D, et al. Anatomic double-bundle posterior cruciate ligament reconstruction. *Arthrosc Tech.* 2016;5:e149–156.

79. LaPrade RF, Hamilton CD, Engebretsen L. Treatment or acute and chronic combined anterior cruciate ligament and posterolateral knee ligament injuries. *Sports Med Arthrosc Rev.* 1997;5:91–99.

80. LaPrade RF, Spiridonov SI, Coobs BR, et al. Fibular collateral ligament anatomical reconstructions: a prospective outcomes study. *Am J Sports Med.* 2010;38:2005–2011.

81. Laprade RF, Wijdicks CA. Surgical technique: development of an anatomic medial knee reconstruction. *Clin Orthop Relat Res.* 2012;470:806–814.

82. Steiner M. Anatomic single-bundle ACL reconstruction. *Sports Med Arthrosc.* 2009;17:247–251.

83. LaPrade MD, Kennedy MI, Wijdicks CA, LaPrade RF. Anatomy and biomechanics of the medial side of the knee and their surgical implications. *Sports Med Arthrosc.* 2015;23:63–70.

84. Laprade RF, Griffith CJ, Coobs BR, et al. Improving outcomes for posterolateral knee injuries. *J Orthop Res.* 2014;32:485–491.

85. Harner CD, Waltrip RL, Bennett CH, et al. Surgical management of knee dislocations. *J Bone Joint Surg Am.* 2004;86a:262–273.

86. Shelbourne KD, Klootwyk TE. Low-velocity knee dislocation with sports injuries. Treatment principles. *Clin Sports Med.* 2000;19:443–456.

87. Jiang W, Yao J, He Y, et al. The timing of surgical treatment of knee dislocations: a systematic review. *Knee Surg Sports Traumatol Arthrosc.* 2015;23:3108–3113.

88. Mook WR, Miller MD, Diduch DR, et al. Multiple-ligament knee injuries: a systematic review of the timing of operative intervention and postoperative rehabilitation. *J Bone Joint Surg Am.* 2009;91:2946–2957.

89. LaPrade RF, Muench C, Wentorf F, Lewis JL. The effect of injury to the posterolateral structures of the knee on force in a posterior cruciate ligament graft: a biomechanical study. *Am J Sports Med.* 2002;30:233–238.

90. LaPrade RF, Resig S, Wentorf F, Lewis JL. The effects of grade III posterolateral knee complex injuries on anterior cruciate ligament graft force. A biomechanical analysis. *Am J Sports Med.* 1999;27:469–475.

91. Wentorf FA, LaPrade RF, Lewis JL, Resig S. The influence of the integrity of posterolateral structures on tibiofemoral orientation when an anterior cruciate ligament graft is tensioned. *Am J Sports Med.* 2002;30:796–799.

92. Andriacchi TP, Mundermann A, Smith RL, et al. A framework for the in vivo pathomechanics of osteoarthritis at the knee. *Ann*

Biomed Eng. 2004;32:447–457.

93. LaPrade RF, Terry GC. Injuries to the posterolateral aspect of the knee. Association of anatomic injury patterns with clinical instability. *Am J Sports Med.* 1997;25:433–438.

94. Griffith CJ, Wijdicks CA, Goerke U, et al. Outcomes of untreated posterolateral knee injuries: an in vivo canine model. *Knee Surg Sports Traumatol Arthrosc.* 2011;19:1192–1197.

95. LaPrade RF, Chahla J, DePhillipo NN, et al. Single-stage multiple-ligament knee reconstructions for sports-related injuries: outcomes in 194 patients. *Am J Sports Med.* 2019;47:2563–2571.

96. Darabos N, Gusic N, Vlahovic T, et al. Staged management of knee dislocation in polytrauma injured patients. *Injury.* 2013;44(suppl 3):S40–45.

97. Moatshe G, Slette EL, Engebretsen L, LaPrade RF. Intertunnel relationships in the tibia during reconstruction of multiple knee ligaments: how to avoid tunnel convergence. *Am J Sports Med.* 2016;44(11):2864–2869.

98. Moatshe G, Brady AW, Slette EL, et al. Multiple ligament reconstruction femoral tunnels: intertunnel relationships and guidelines to avoid convergence. *Am J Sports Med.* 2017;45:563–569.

99. Camarda L, D'Arienzo M, Patera GP, et al. Avoiding tunnel collisions between fibular collateral ligament and ACL posterolateral bundle reconstruction. *Knee Surg Sports Traumatol Arthrosc.* 2011;19(4):598–603.

100. Gelber PE, Masferrer-Pino A, Erquicia JI, et al. Femoral tunnel drilling angles for posteromedial corner reconstructions of the knee. *Arthroscopy.* 2015;31:1764–1771.

101. Moatshe G, Chahla J, Brady AW, et al. The influence of graft tensioning sequence on tibiofemoral orientation during bicruciate and posterolateral corner knee ligament reconstruction: a biomechanical study. *Am J Sports Med.* 2018;46:1863–1869.

102. King AH, Krych AJ, Prince MR, et al. Surgical outcomes of medial versus lateral multiligament-injured, dislocated knees. *Arthroscopy.*

2016;32:1814–1819.

103. Levy NM, Krych AJ, Hevesi M, et al. Does age predict outcome after multiligament knee reconstruction for the dislocated knee? 2- to 22-year follow-up. *Knee Surg Sports Traumatol Arthrosc.* 2015;23:3003–3007.

104. Fanelli GC, Edson CJ. Surgical treatment of combined PCL-ACL medial and lateral side injuries (global laxity): surgical technique and 2- to 18-year results. *J Knee Surg.* 2012;25:307–316.

105. Fanelli GC, Sousa PL, Edson CJ. Long-term follow-up of surgically treated knee dislocations: stability restored, but arthritis is common. *Clin Orthop Relat Res.* 2014;472:2712–2717.

106. Moatshe G, Dornan GJ, Ludvigsen T, et al. High prevalence of knee osteoarthritis at a minimum 10-year follow-up after knee dislocation surgery. *Knee Surg Sports Traumatol Arthrosc.* 2017;25:3914–3922.

107. King AH, Krych AJ, Prince MR, Sousa PL, et al. Are meniscal tears and articular cartilage injury predictive of inferior patient outcome after surgical reconstruction for the dislocated knee? *Knee Surg Sports Traumatol Arthrosc.* 2015;23:3008–3011.

108. Wong CH, Tan JL, Chang HC, Khin LW, Low CO. Knee dislocations-a retrospective study comparing operative versus closed immobilization treatment outcomes. *Knee Surg Sports Traumatol Arthrosc.* 2004;12:540–544.

109. Bakshi NK, Khan M, Lee S, et al. Return to play after multi-ligament knee injuries in national football league athletes. *Sports Health.* 2018;10:495–499.

110. Hirschmann MT, Iranpour F, Muller W, Friederich NF. Surgical treatment of complex bicruciate knee ligament injuries in elite athletes: what long-term outcome can we expect? *Am J Sports Med.* 2010;38:1103–1109.

111. Ross AE, Taylor KF, Kirk KL, Murphy KP. Functional outcome of multiligamentous knee injuries treated arthroscopically in active duty soldiers. *Mil Med.* 2009;174:1113–1117.

第 12 章

关节镜下交叉韧带一期修复术

HARMEN D. VERMEIJDEN, JELLE P. VAN DER LIST, GREGORY S. DIFELICE

引言

前交叉韧带（ACL）撕裂是膝关节最常见的损伤之一，在美国，每年约有 20 万 ACL 撕裂的病例[1]。相反，仅 3% 为单纯的后交叉韧带（PCL）损伤，因为 PCL 撕裂多见于膝关节多韧带损伤（MLIK）的患者[2-4]。对于更年轻、活跃的患者来说，ACL 和 PCL 撕裂的标准外科治疗是使用自体或同种异体移植物重建韧带，这已被证明能有效地恢复患侧膝关节的稳定性[5,6]。然而，对于年龄较大、活动较少的患者，可以进行重建手术或保守治疗。尽管在 MLIK 中重建膝关节韧带后可获得良好的功能结果，但这种治疗伴随着一些潜在的并发症，而这些并发症主要与手术的失败率、术后关节僵硬、术中使用多个移植物，以及出现隧道会聚有关[7,8]。

因为韧带修复具有一些潜在的好处，近年来关节镜下 ACL 和 PCL 修复再次引起了人们的兴趣[9]。关节镜下一期修复比重建具有更小的手术创伤性，与重建手术相比，它避免了潜在的供区并发症且翻修手术相对更简单（如果需要的话）[10-15]。此外，该技术保留了原有韧带，故而保留了本体感觉。一些早期（实验）证据表明，一期修复最终可能会降低骨关节炎的发病率[16,17]。由于 ACL 损伤的发病率较高，近 10 年来，ACL 修复一直是初次膝关节韧带修复研究的重点。有几项研究显示，与 ACL 重建相比，一期 ACL 修复在术后失败率、关节活动范围（ROM）、感染和并发症方面的中短期随访中取得了良好的结果[18-21]。

在本章中，我们将讨论韧带修复的适应证、患者的选择、治疗方法、外科技术、康复治疗、现代关节镜下韧带修复的效果，以及初次交叉韧带修复的未来方向。

韧带损伤初次修复的历史

1897 年，Mayo Robson 对韧带近端撕脱的 ACL 和 PCL 撕裂进行了第一次开放性一期修复[22]。在随后的几十年中，急性一期修复得到进一步发展，并最终成为主要的外科治疗手段，各种研究均显示其具有良好的短期疗效[23,24]。然而，1976 年，Feagin 和 Curl[25]在一项对军校学员行开放性一期修复手术的中期随访研究中发现，患者的短期疗效明显不佳，其他研究结果同样证实了该结论[26,27]。同时，几项随机和前瞻性研究显示，ACL 重建后效果更好。这些研究最终促使人们放弃了一期开放性修复韧带的做法，并逐渐转向韧带重建手术[28,29]。

1991 年，Sherman 等[30]进行了亚组分析研究，试图找到修复手术患者预后不佳的一些原因。他们指出，对于组织质量良好的近端撕裂患者，一期修复后的效果可能比韧带中段撕裂患者更好。尽管他们的研究显示，在选定的近端撕裂和组织质量良好的患者中，疗效令人鼓舞，但韧带修复总体的手术效果并不理想。因此，尽管保留原有韧带具有潜在优势，但是鉴于 ACL 开放性一期修复手术疗效的不可预测性，韧带重建手术已经成为新的外科治疗标准。

2015 年,Taylor 等[31]进行了系统回顾研究,以确定在 ACL 撕裂的外科治疗中,韧带一期修复手术是否仍占有一席之地。在回顾文献时,作者得出结论:接受修复治疗的部分患者膝关节获得了长期稳定性。仔细观察这些结果可以发现,组织质量良好的近端撕裂患者存在更一致的结果。因此,他们得出结论:这些近端撕裂的韧带可能适合行一期修复手术。

现代修复手术的基本原理

随着现代外科技术的发展,人们对损伤韧带行一期修复再次产生了兴趣。首先,与既往韧带撕裂的所有类型均行开放性修复相比,现代关节镜下 ACL 一期修复只在具有适应证的患者中进行[32]。这一点很重要,因为有几项研究报道显示,最有可能成功修复的是撕脱性韧带撕裂[30,33]。这些特定类型的撕裂具有更好的愈合能力[34]。另一方面,韧带中段撕裂的愈合能力有限,这可能是纤维蛋白凝块被关节滑液冲走所致[35]。

其次,过去韧带修复手术采用关节切开术和术后固定制动,而现在则采用微创关节镜方法进行,并且术后立即活动[9]。通过关节切开术进行开放性一期修复的手术创伤更具损伤性,尤其是术后 4~6 周内使用直腿石膏固定,这无疑是导致大多数研究出现不一致和令人失望的术后疗效的主要原因。因此,采用关节镜下修复的现代手术方法有望获得更好的术后疗效,并降低术后关节僵硬的发生率。

第三,额外缝线增强技术的发展被寄予厚望,因为修复韧带的缝线已被证明可在愈合阶段保护修复中的韧带[11]。在绵羊中进行的一项实验研究发现,与不使用增强缝线的修复相比,使用增强缝线的修复术后韧带具有更好的前后稳定性、拉伸强度和刚度[36]。此外,Vavken 等[37]指出,如果在修复中增加额外的缝线,韧带的强度会增加了 20%。

最后,目前的术后管理侧重于早期活动,这与更好的疗效和更短的康复时间相关[38]。如前所述,从既往大多数的研究中可以看出,通常的术后处理方法是关节制动和长腿石膏固定 4~6 周。这已被证明会导致不良的后果,因为长时间固定会降低关节 ROM,并增加术后疼痛和关节僵硬[39,40]。

考虑到这些因素,关节镜下一期修复术比传统的开放式性修复术效果更好。而且,与 ACL 重建相比,这种技术具有潜在的优势(表 12.1)。

表 12.1　关节镜下交叉韧带一期修复的优缺点

优点	缺点
微创手术技术	年轻患者的失败率可能更高
不需要钻骨隧道	手术应在急性阶段进行
不需要移植物的获取	没有尝试保守治疗
保存原有韧带	术后僵硬风险增加
保留本体感觉	并不是所有的交叉韧带损伤都能进行修复手术
恢复早期活动范围	
可能缩短康复时间	
翻修手术类似于一期重建手术	
相较于重建较为简单	
实验研究表明骨关节炎的发病率较低	

适应证和患者选择

从既往的研究结果来看,患者选择对于 ACL 修复的短期和长期随访结果至关重要。以下将讨论患者选择、术前影像学、修复的适应证和最佳的手术时机。

患者选择

一期修复的患者选择主要基于韧带撕裂的类型和组织质量。关于撕裂的位置,重要的是远端残余组织的长度足以达到其解剖止点。组织质量必须满足具有足够的韧带实质以便于缝合及对抗牵拉残端至解剖止点的应力。为了了解不同的撕裂类型,Van der List 等[41]基于撕裂位置提出了一个分类系统,即远端残余组织长度除以韧带总长度,并显示为残端占韧带总长度的百分比。该分类系统包括近端撕脱伤(Ⅰ型)、近端撕裂伤(Ⅱ型)、中段撕裂伤(Ⅲ型)、远端撕脱伤(Ⅳ型)和远端撕裂伤(Ⅴ型)(图 12.1)。尽管观察者间和观察者内的可靠性是在针对 ACL 撕裂的研究中确定的,但该分类系统可用于前后交叉韧带损伤的分型(表 12.2)。如上所述,当存在撕脱撕裂时,患者被视为有进行一期修复的适应证。但应注意,远端软组织 ACL 撕脱撕裂是一种罕见的情况[42]。

术前影像学

MRI 已成为诊断 ACL 撕裂的金标准,其敏感性和特异性分别为 100% 和 97%~100%[43]。MRI 不仅可

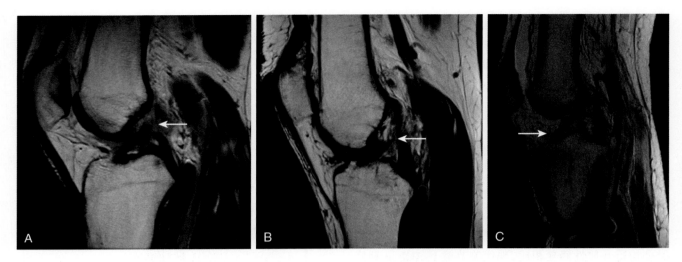

图 12.1　ACL 3 种不同撕裂类型的矢状位 MRI(箭头所示)。(A)ACL 近端撕裂(Ⅰ型)。(B)ACL 中段撕裂(Ⅲ型)。(C)ACL 远端撕裂(Ⅴ型)。

表 12.2　交叉韧带撕裂类型

撕裂部位 *	分类	撕裂类型
>90%	近端撕脱	Ⅰ
75%~90%	近端	Ⅱ
25%~75%	中段	Ⅲ
10%~25%	远端	Ⅳ
<10%	远端撕脱(骨折)	Ⅴ

* 撕裂位置定义为韧带撕裂的位置, 通过远端残端除以总 (远端+近端)残端长度来计算。它表示为用于修复的远端残端的相对长度(例如,50%的撕裂意味着韧带正好在中间撕裂,而 90%的撕裂意味着韧带在远端到近端距离的 90%位置撕裂,因此,撕裂在胫骨远端残余的 90%和股骨端残余的 10%之间)。

以显示韧带是否撕裂, 还可以区分不同的撕裂类型。在 2017 年的一项研究中,Van der List 等 [42] 评估了 350 个 MRI 中 ACL 撕裂类型的分布, 其中 16%的病例为Ⅰ型、23%为Ⅱ型、52%为Ⅲ型、1%为Ⅳ型、3%为Ⅴ型撕裂。总体而言,在儿童中也发现了类似的结果。然而, 对于 11~13 岁的青少年患者,32%的患者为Ⅰ型撕裂,16%为Ⅱ型撕裂,32%为Ⅲ型撕裂[44]。有趣的是,92%的儿童患者(11 岁以下)为Ⅴ型撕脱伤。虽然 MRI 可以可靠地确定撕裂位置和组织质量,但韧带一期修复的最终评估仍然是在术中进行的。

修复的适应证

对于 ACL 撕裂进行手术修复的可能性,上述 MRI 研究显示,高达 40%的撕裂可以被修复(如近端撕裂,即Ⅰ型和Ⅱ型撕裂)[42]。同一作者在另一项 MRI 研究中报道,根据撕裂位置和组织质量可以在术前评估初次 ACL 修复的适应证[32]。在他们的研究中,与重建患者相比, 修复手术更常见于Ⅰ型撕裂 (41%对 4%,P<0.001)且韧带组织质量良好(89%对 12%,P<0.001)的患者。此外,有学者指出,90%的Ⅰ型撕裂和 88%的组织质量良好的Ⅱ型撕裂最终能够采用修复手术。这些结论得到了 Sherman 等[45]研究的支持,他们在研究中也发现了类似的近端撕裂修复比率。在 2008—2018 年间接受手术治疗的 361 例患者中,44%的 ACL 撕裂采用了修复方式。但应该指出的是,这些手术是由一位在膝关节韧带保留手术上有丰富经验的外科医生完成的[42]。

关于 PCL 撕裂,Twaddle 等[46]确立了膝关节 MLIK 中所有主要韧带撕裂一期修复的适应证,并且指出 51%的 PCL 撕裂是可以被修复的。这些发现得到了 Goiney 等[43]研究的支持,他们的研究中有 27 例患者(54%) 最终接受了初次 PCL 修复术。基于这项 MRI 研究,他们认为,如果远端残留长度超过 41mm,患者更有可能接受韧带修复治疗。与文献报道类似,根据资深作者的经验, 伤后 6 周内进行手术,62%的 PCL 撕裂是可以被修复的。

尽管与年轻患者相比, 年龄超过 35 岁的患者更容易出现近端撕脱撕裂[47],但所有年龄和活动水平的患者都可以进行一期修复。年龄与一期修复之间可能存在关联,因为这尚未得到广泛的研究,所以我们只能推测大概原因。首先,损伤机制的不同可能可以解释为什么年轻患者和老年患者韧带修复能力存在显著差异[48]。此外,韧带近端的一些黏液样变性可能与老年患者年龄相关的血管减少有关[49],这种变性会削弱韧带强度,并可能导致出现相较于年轻患者更常见的韧带近端撕裂。

手术时机

在急性期(<4 周),手术通常是首选,因为早期阶段韧带的组织质量更好,残余韧带可能会在几周后收缩[50]。在 2019 年的一项病例对照研究中,对一组可能可以进行一期修复的患者(即近端撕裂的患者)和一组被认为无法修复的患者(即中段撕裂或韧带组织质量差)进行比较。作者发现,与伤后 4 周以上进行手术相比,如果在 ACL 撕裂后 4 周进行手术[优势比(OR)为 3.3,$P<0.001$],患者更有可能接受一期修复[47]。尽管有这些发现,但一期修复的可能性始终取决于组织的长度和质量。据文献报道,长达 11 年、已在 PCL 上瘢痕愈合的 ACL 近端慢性撕裂也可以成功将 ACL 复位到其股骨止点上[51]。

治疗过程

正如之前在"现代修复手术的基本原理"中所描述的,韧带撕脱撕裂一期修复后可以获得更好的疗效[45]。因此,在作者的诊所中,所有交叉韧带损伤的患者都采用相同的治疗方案。所有患者术前均被告知:只有在良好的组织质量和术中最终评估残端存在足够的长度时,才会进行 ACL 或 PCL 一期修复。如果因位置(即韧带中段撕裂)或组织质量(即纤维回缩、再吸收或明显磨损)而导致撕裂无法修复,则将根据患者特定情况和偏好使用自体或同种异体组织进行标准的韧带重建。在可行的情况下,采用个性化的方法治疗患者,以保留原有韧带组织及其本体感觉功能。

手术技术

首先,我们将介绍交叉韧带修复的一般准备工作,并讨论作者对近端 ACL 和 PCL 撕裂首选的手术技术,虽然该技术之前已被广泛描述[16,52]。此外,还将简要介绍其他用于完全撕裂的交叉韧带保留技术。最后讨论 ACL 和 PCL 远端撕裂的手术方法。

一般术前准备

将患者置于仰卧位,按照膝关节镜检查时的正常无菌方式进行准备和铺单。使用标准的膝关节镜配套设备,但也需要一些用于肩部手术的设备和植入物。创建前外侧和前内侧入口,并常规检查膝关节。然后清除韧带黏液和脂肪垫,以便于检查膝关节并进行修复手术。观察韧带残端,并使用关节镜刨刀对瘢痕组织进行清创(图 12.2)。随后,对残端进行操作,尝试将其重新拉回至股骨止点处,然后进行评估以确定韧带的撕裂类型和质量。当韧带被认为可以进行修复手术(即有足够的组织长度和组织质量来满足韧带缝合和拉伸到解剖止点)时,则进行韧带修复手术。

ACL 近端撕裂的手术技术

在韧带缝合开始之前,首先确定前内侧束(AM)和后外侧束 (PL)。将软套管 (Passport Cannula, Arthrex, Naples, FL, USA)放入内侧入口,以便于缝线通过。如有可能,从 AM 束开始,对该束进行单独缝合。通常利用修复肩袖的大号自回收式缝合通道 (Scorpion Suture Passer, Arthrex) 和 2 号 FiberWire (Arthrex)进行交替锁扣的 Bunnell 缝合,尽可能从远端开始,并向撕脱端缝合(图 12.3)。而用于盂唇或半

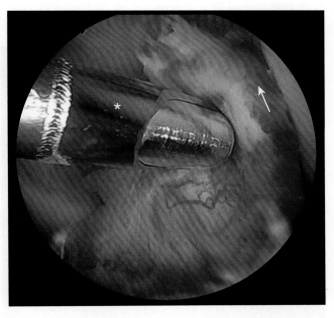

图 12.2　左膝组织质量良好的近端 I 型 ACL 撕裂 (箭头所示),刨刀(★)清除瘢痕组织。

月板修复的缝合通道通常太小，无法完成此任务。再者，一些外科医生可能会使用其他类型的缝合通道来完成这项任务。一般来说，缝线 3~5 次穿过 AM 残端是可能的。如果在缝合过程中发现有明显的阻力，则应重新引导缝线通过通道，这点非常重要，因为之前通过的缝线可能被缝针穿透。再做一个辅助的下内侧切口，以便于放置锚钉，并收起缝线。用 2 号 TigerWire（Arthrex）以同样的方式缝合 PL 束，并通过辅助切口收回缝线。

　　膝关节屈曲 115°，在 PL 束的股骨止点处钻取一个 4.5mm×20mm 的骨道（取决于骨质量）（图 12.4A）。膝关节屈曲 115° 是为了避免穿透股骨后皮质，因为在较小的膝关节屈曲角度下钻孔可能会发生这种情况。然后通过辅助切口取出 2 号 TigerWire。缝线穿过 4.75mm 生物复合材料 SwiveLock 缝合锚钉（Arthrex）的孔眼，并在拉紧缝线的同时（膝关节屈曲 115°）拧入股骨止点的骨道中（图 12.4B）。膝关节屈曲 90°，使用 4.75mm 生物复合材料 SwiveLock 对 AM 束重复上述操作。将韧带拉回股骨止点并用锚钉固定后卸下芯线。使用 Open-Ended Suture Cutter（Arthrex）切断芯线。或者在拉紧 AM 束之前，可以使用 Scorpion 从外侧向内侧将 PL 锚钉的芯线穿过 ACL，并从 AM 切口取出。AM 束紧张后，使用推结器和交替打结将缝线系紧。这个过程提供了一个额外的压缩矢量，以保持组织与解剖止点的最佳接触。近端 ACL 修复的手术

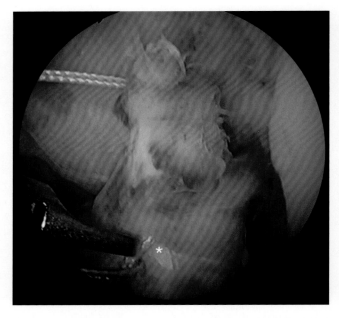

图 12.3　左膝 ACL 残端以 Bunnell 缝合法（★）从尽可能远的地方开始向韧带撕裂端缝合。

技术如图 12.5 所示。

额外缝线增强技术

　　外科医生可自行决定是否进行额外缝线增强技术，包括 InternalBrace（Arthrex）技术（图 12.6）。作者选择对组织质量中等或再断裂风险高的患者（如年轻患者、膝关节外翻畸形患者、全身性关节过度松弛患者或高水平运动患者）在修复的韧带上添加 Internal-

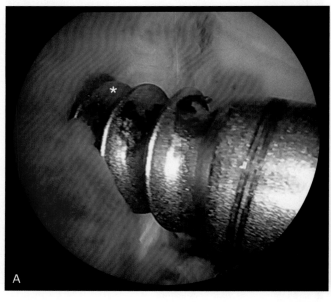

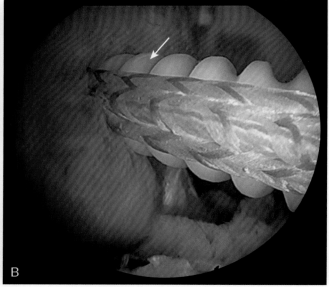

图 12.4　(A)在前内侧束(*)的止点处创建第一个缝合锚的骨道。(B)将预加载 FiberTape 的缝合锚钉置入右膝前内侧束(箭头所示)的解剖止点中。

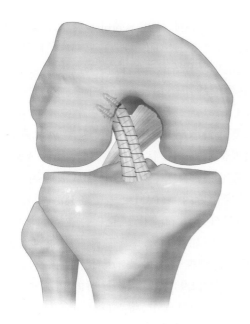
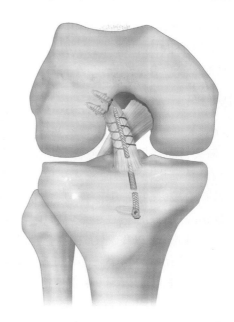

图 12.5　初次 ACL 缝合锚钉技术修复右膝近端 ACL 撕裂。

图 12.6　右膝近端撕裂的初次 ACL 修复,并进行额外缝线增强。

Brace[53]。在此过程中,AM 束缝合锚钉的孔眼预加载 FiberTape(Arthrex)(见图 12.4B),并沿着修复韧带的前 1/3 穿过胫骨隧道,该隧道使用 ACL 钻孔导针引导下钻孔(图 12.7)。然后在皮质上对 AM 束进行缝线增强技术,在膝关节完全伸直下使用另一个无结缝合锚钉将增强缝线固定。膝关节进行稳定性测试后,修复完成。

其他 ACL 修复技术

文献中也描述了其他 ACL 修复技术。Hoffman 等[54]描述了一种类似于作者选择的技术,尽管残端仅使用一个缝合锚钉重新连接到股骨止点处,而 Achtnich 等[18]则使用一个带锚钉的锁针将残端连接到股骨止点处。Heusdens 等[20]使用环状缝线进行初次韧带修复,该缝

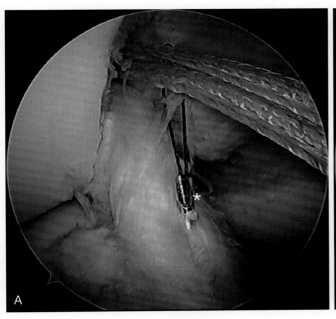
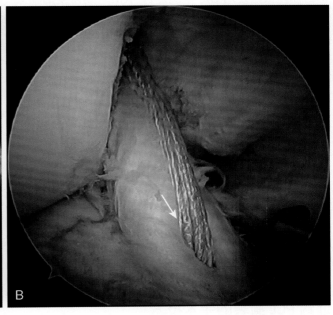

图 12.7　(A)通过胫骨钻孔的隧道,使用缝线套索(★)取回韧带内增强的缝线。(B)内部增强的缝线被引导进入右膝胫骨钻孔的隧道(箭头所示)。

线穿过股骨隧道并用一个韧带纽扣固定。Caborn 等[55] 使用胶原涂层的内支架增强，并用富血小板血浆 (PRP)来改善韧带愈合。

ACL 中段撕裂

现代关节镜下 ACL 修复术被选择性地用于治疗近端 ACL 撕裂，以促进韧带的愈合。如前所述，考虑到膝关节内液体环境，血液凝块无法保持在原位，以及韧带血液供应较差，韧带中段撕裂愈合的可能性要低得多。Murray[56]尝试通过在手术时将胶原支架的生物辅助物放在残端上，以提高 ACL 的愈合潜力、保护修复后的韧带，从而解决这个棘手的问题。这种桥接-强化 ACL 修复(BEAR)技术已在实验和组织学中进行了广泛研究，并取得了良好的结果[35,57]，在 2019 年发表的关于 10 例患者 2 年疗效的报道中未出现任何失败病例[58]。应该强调，他们的研究只限于韧带中段撕裂的病例，因此尽管这些研究值得关注，但这项技术不在本章讨论的范围之内。

韧带内动态稳定 ACL 修复术

韧带内动态稳定(DIS)越来越多地被推荐用于韧带内编织的 ACL 增强缝合修复技术[59-61]。手术过程中，可在胫骨侧安装一个额外的弹簧中心套筒，并在股骨侧用皮质扣固定。这项技术的基本原理是:在整个 ROM 中，DIS 可以适应 ACL 长度的变化，从而提供膝关节的持续稳定性。虽然使用 DIS 系统进行 ACL 一期修复的临床结果可以接受，但再手术率明显高于 ACL 重建[21]。

ACL 远端撕裂的手术技术

对于 ACL 远端撕裂的一期修复，首先使用 Scorpion 穿线器以 Bunnell 锁边缝合法将 2 号 FiberWire 穿过残端缝合 AM 束。然后对 PL 束重复相同的操作。使用中心位于前内侧的 ACL 引导器，从胫骨皮质的 AM 侧钻取两个独立的平行隧道，一个进入 AM 束止点，一个进入 PL 束止点。在使用微型缝合套索 (Arthrex)分别取出两条缝线后，韧带残端被拉紧回到胫骨止点。建议在拉紧缝线的同时完全伸直膝关节，以恢复正常解剖结构。最后，将缝线系在胫骨 AM 侧的韧带纽扣上。

近端 PCL 撕裂的手术技术

韧带残端的一般准备和缝合与关节镜下 ACL 一

期修复的方法相同，使用 Scorpion 穿线器对 PCL 的每束进行锁边缝合。然而，韧带与股骨侧的固定可以使用之前描述的无结缝合锚钉技术或者使用经骨隧道进行，其中缝线用纽扣系在骨桥上。

PCL 修复的缝合锚钉技术(图 12.8)与用于 ACL 一期修复的技术略有不同。修复近端 PCL 撕裂时，膝关节前外侧切口用于钻孔和锚钉放置，而 AM 切口用于置入关节镜。此外，韧带的缝合从前外侧(AL)束开始，然后缝合后内侧(PM)束。先是 PM 束，然后是 AL 束，将韧带残端重新连接到股骨侧止点，两个束止点固定时膝关节屈曲 90°，并在胫骨上施加前抽屉应力。这与 ACL 近端撕裂手术技术中描述的缝合锚钉技术非常类似(图 12.9)[62]，即对修复后的 PCL 进行额外缝线增强。在这一过程中，将 FiberTape 预加载到 AL 束的锚钉上。关节镜从 PM 切口进入关节腔，使用 PCL 胫骨引导器引导空心钻向上钻孔，直达 PCL 的胫骨止点。使用镍钛金属丝通过钻孔套管沿着 PCL 向下取回 FiberTape，并穿过胫骨。膝关节屈曲 90°下，在施加前抽屉应力的同时，使用 SwiveLock 将 FiberTape 固定在胫骨上。

采用经骨隧道技术(图 12.10)，在韧带股骨止点的部位通过股骨内侧髁对韧带的两束进行单独钻孔。将 PCL 股骨导向器从一个便于达到股骨的内侧小切口置入，并瞄准中心位于 AL 束止点上，使用一个空

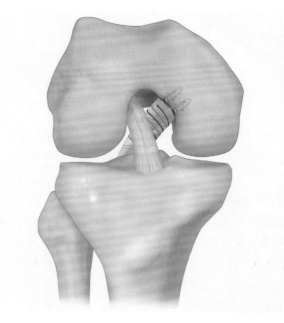

图 12.8　采用缝合锚钉技术对右膝 PCL 近端撕裂进行一期修复。

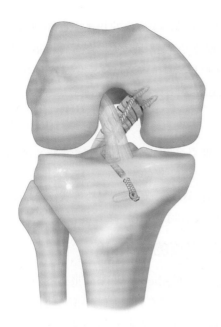

图 12.9 右膝 PCL 近端撕裂的一期修复,附加缝线增强技术。

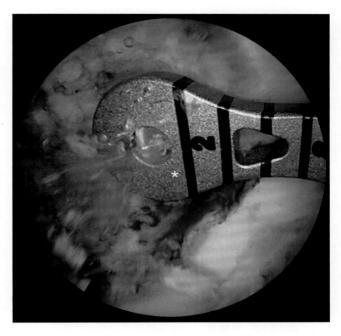

图 12.11 PCL 股骨导向器(★)用于经骨隧道技术固定时钻取股骨隧道,其瞄准中心位于右膝 PCL 的前外侧束止点上。

紧张贴紧 AL 束骨隧道孔,然后如前所述向下穿过胫骨。同样,如前所述,缝线增强物被拉紧并固定在胫骨上。

PCL 的其他修复技术

回顾文献,也介绍了初次 PCL 修复的其他技术。Ross 等[63]报道了一种与经骨隧道手术类似的技术,尽管使用了 3 条缝线,并通过一个股骨隧道取出。Giordano 等[64]将至少 4 条缝线穿过韧带残端,并钻多个股骨隧道,以实现更大的止点附着面积。Rosso 等[65]描述了他们在 PCL 两个束上使用锁边缝合的技术。

远端 PCL 撕裂的手术技术

对于远端 PCL 撕裂的一期修复 (图 12.12),PM 和 PL 切口是按标准入路切开的,以增加关节镜从 PL 切口置入后可视范围内韧带的视野。首先,用 Scorpion 穿线器将缝合带的锁定缝线穿过韧带残端来缝合 AL 束。使用第二套缝合带对 PM 束重复相同的操作。随后,从胫骨 AM 侧钻取两个隧道,进入韧带远端的解剖止点。在用镍钛合金穿线器取出两条缝线后,两束在解剖止点的位置上被重新固定。在拉紧缝线以恢复正常解剖结构时,对胫骨施加前抽屉应力并使膝关节保持屈曲 90°非常重要。最后,采用与修复 ACL 远端撕裂相同的方式将缝线系在韧带纽扣上。

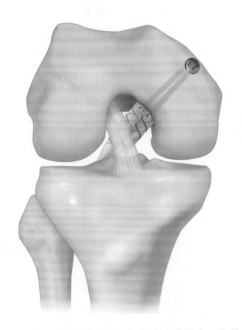

图 12.10 右膝 PCL 近端撕裂经骨隧道技术一期修复。

心钻(RetroDrill;Arthrex)从股骨内侧钻孔直达 AL 止点(图 12.11)。然后,使用镍钛金属丝通过股骨钻孔套管将 AL 束缝线收回。PM 束缝线以相同的方式穿过 PM 止点骨隧道。将缝线拉回到股骨壁并系在韧带纽扣(RetroButton;Arthrex)上后,完成修复。拉紧缝线时,施加前抽屉应力(膝关节屈曲 90°)以恢复胫骨解剖位置并防止后移。此外,还可以使用额外缝线增强术。FiberTape 穿过一个 FightRope 纽扣(Arthrex),并

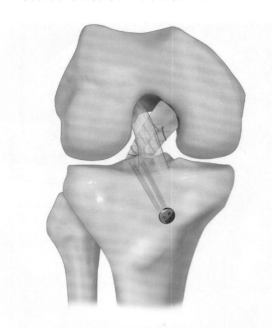

图 12.12　右膝 PCL 远端撕裂经骨技术一期修复。

康复

单纯 ACL 和 PCL 修复后的术后康复过程类似。考虑到大多数 PCL 损伤发生在 MLIK 中,因此康复进程取决于这些患者的损伤机制。两种韧带的最初康复目标都集中于早期活动和控制肢体水肿。所有患者术后第 1 个月均佩戴铰链式支具,以最大限度地减小步行时修复后韧带的张力,并防止股四头肌抑制导致膝关节屈曲,尽管修复手术后股四头肌抑制现象比重建术后更罕见。

康复从术后第 1 天开始,以可控的方式进行。允许患者采用 ACL 重建类似的方式进行康复锻炼,除非进行了半月板修复,否则可允许部分负重,使用伸直锁定的支具承受其所能承受的重量。术后 1 天,患者开始被动和主动 ROM 训练。术后 1 周,患者将前往诊所就诊,如果出现大量膝关节积液,可对膝关节进行穿刺引流,以便继续进行 ROM 训练并防止股四头肌萎缩。当股四头肌力量充分恢复并得到控制时,解除支具,患者可以用解锁的支具负重(平均 35 天)。

物理疗法和腘绳肌闭链锻炼的推进方式与标准的膝关节韧带康复方案相同,通常为术后 4~6 周。一般来说,一期修复交叉韧带后,关节 ROM 和肌肉力量迅速恢复。根据我们的经验,与重建手术相比,对患者来说康复更容易[66]。恢复运动应基于肌肉力量(与对侧腿相当)、ROM 和患者的信心,通常允许在术后 6~9 个月内根据患者情况进行。然而,与重建相比,恢复无痛步行和日常生活活动的速度要快得多。

结果

本节重点介绍现代关节镜韧带修复的结果。首先讨论 ACL 一期修复的结果(框 12.1)。接下来讨论 18 岁以下患者 ACL 修复的结果。然后简要描述 DIS 增强的结果,最后讨论 PCL 修复的结果。

近端 ACL 修复的结果

2015 年,DiFelice 等[67]首次报道了关节镜下 ACL 一期修复的结果。在前 11 例接受一期修复的韧带近端撕裂的患者中,少数患者取得了良好的结果。在他们的研究中,10 例患者(91%)在至少 2 年的随访中报道了良好的临床疗效。8 例患者符合使用 KT-1000 进行测量的条件,7 例患者的侧对侧差异<3mm。1 例患者(9%)修复后失败,侧对侧差异>3mm。此外,所有 10 例患者均恢复了完全的 ROM。3 年后,作者报道了同一组患者的中期结果, 在失败率和患者报告结果(PROM)方面均未显示疗效变差[68]。

我们的研究小组公布了 56 例接受一期修复治疗的患者随访 2 年的结果,研究还评估了缝线增强术的作用[11]。6 例患者(10.7%)修复失败;其中 4 例进行了简单修复,2 例进行了缝线增强修复。此外,4 例患者接受了再次手术(7.1%)。在比较关节镜下 ACL 一期修复加和不加缝线增强术时,额外缝线增强术的患者没有发现明显的临床获益。作者指出,尽管他们的研究结论可信强度仍然不足,还需更多的患者纳入研究才能更好地评估额外缝线增强术的作用,但缝线增强术对患者来说是安全的,且没有特殊的并发症。

其他学者也报道了 ACL 一期修复的类似结果。Achtnich 等[18]指出,20 例近端撕裂的患者修复失败率为 15%, 与 20 例接受 ACL 重建治疗的患者相比,功能结果类似。平均随访 28 个月,IKDC 评分无显著差异。有趣的是,在 86% 的修复患者的随访中,MRI 显示有均匀的信号,表明 ACL 已经愈合。

Bucci 等[69]报道了 12 例 ACL 近端撕裂患者平均随访 20 个月的结果,韧带使用 1~2 个可吸收锚钉进行修复。在他们的研究中,修复的韧带均未失败,所有病例的 Lachman 试验和轴移试验均为阴性。KT-1000

ACL 一期修复

1897	Mayo Robson[22]首次对 ACL 近端撕脱和 PCL 撕裂进行了切开一期修复
1972	Feagin 等[85]报道了切开一期修复在 2 年的随访中疗效良好
1976	Feagin 和 Curl[25]注意到同一组患者中期随访效果不佳
1991	Sherman 等[30]对韧带修复患者进行亚组分析,发现韧带近端撕裂的患者术后效果更好
2015	DiFelice 等[67]首次报道了 11 例患者采用关节镜一期修复的研究
2016	Achtnich 等[18]报道了 40 例韧带修复和韧带重建患者的对比研究结果。
2017	Van der List 和 DiFelice[41]介绍了一种基于韧带撕裂位置和韧带组织质量的治疗策略
2017	Hoffmann 等[54]报道 13 例患者中期随访结果良好
2017	Van der List 等[42]评估了 ACL 撕裂类型的分布,并注意到 350 例患者中 39% 为近端撕裂
2018	Hennings 等[70]首次证实了韧带修复在运动员患者中也可以取得成功
2019	Jonkergouw 等[11]报道接受一期修复的系列患者,前 56 例患者失败率为 10.7%
2019	Gagliardi 等[75]报道 22 例青少年患者韧带修复后结果令人失望
2019	Van der List 等[47]制订了韧带修复的适应证,并指出老年、BMI 较低和损伤后 4 周以内手术与韧带修复可能性增加相关。此外,43.8% 的韧带撕裂被认为是可以修复的

PCL 一期修复

2002	Wheatley 等[80]首次描述关节镜下 PCL 一期修复的结果,并指出其效果良好。
2003	Twaddle 等[46]指出 51% 的 PCL 撕裂符合修复条件。
2016	Goiney 等[43]发现,韧带远端残端>41mm 与 PCL 修复的可能性增加相关。最终,54% 的病例接受了 PCL 修复。

BMI,体重指数。

测量结果显示,所有纳入的患者平移均<3mm。此外,11 例患者(92%)的膝关节正常或接近正常(A 级或 B 级)。

Hoffman 等[54]回顾分析了 13 例 ACL 近端撕裂患者使用单推锁扣锚钉一期修复的结果。平均随访 79 个月,12 例符合随访条件的患者失败率为 25%。

Lysholm 评分平均为 85.3 分,主观 IKDC 评分平均为 87.3 分,改良 Cincinnati 评分平均为 83.8 分。Rolimeter 测量结果显示,膝关节两侧差异平均为 2mm。

Hennings 等[70]在一项前瞻性临床研究中对 13 例近端撕裂的运动员进行了为期 1 年的随访,韧带使用 2 个可吸收缝合锚钉进行修复,随访取得了令人满意的结果[70]。他们报道,术后无一例失效,几乎所有患者都恢复到伤前的运动水平。KT-1000 测量显示,双侧膝关节平均前移差别为 0.85mm。所有患者均接受了后续 MRI 检查,结果显示所有病例的韧带与瘢痕愈合组织均处于适当位置。

这些结果得到了 Caborn 等[55]研究的支持。他们报道了一项前瞻性队列研究结果,该队列研究由 24 例运动活跃的 ACL 近端撕裂患者组成,韧带使用胶原涂层内支架和 PRP 进行修复,平均随访 3 年。这项研究显示失败率为 12.5%,88% 的病例恢复到伤前的运动水平。轴移试验结果为阴性,所有恢复运动的患者双侧膝关节前向松弛度均无差异。

2018 年,Mukhopadhyay 等[71]报道经骨修复技术治疗 13 例 ACL 近端撕裂患者,平均随访 31.3 个月,术后患者未出现膝关节不稳定,并且 Lysholm 评分平均为 95 分。与对侧膝关节相比,KT-1000 测量后未发现明显松弛。

2019 年,Heusdens 等[20]报道采用经骨修复技术治疗 42 例 ACL 近端撕裂患者,随访 2 年,仅 2 例患者(4.8%)再次受伤。在所有病例中,膝关节损伤和骨关节炎预后评分(KOOS)随着疼痛评分的降低而显著改善。然而,与伤前评分相比,术后 Marx 活动量表评分减少(12.3 分与 8.3 分)。

Praz 等[72]发表了一篇关于一名职业高山滑雪运动员的个案报道,患者在 2018 年奥运会前 5 个月发生 ACL 近端断裂。因为患者想要参加比赛,所以她接受了关节镜下 ACL 修复联合前外侧韧带重建。术后 3 个月,Lachman 试验阴性,MRI 显示 ACL 愈合。最终,患者在术后 20 周成功地参加了奥运会滑雪比赛。

儿童和青少年 ACL 修复的结果

2016 年,Smith 等[73]报道了 2 例(5 岁和 6 岁)近端撕裂患者和 1 例(7 岁)胫骨髁间嵴撕脱撕裂患者初次关节镜下 ACL 修复联合内支架治疗的结果。术后随访 2 年,患者未出现膝关节不稳定或肢体生长障碍。此外,3 例患者在二次关节镜下取出内支架时发现 ACL 似乎已愈合。

Bigoni 等[74]的研究支持这些结果。他们发现，平均年龄为 9.2 岁的 5 例患者在使用可吸收缝合锚钉对近端撕裂进行一期修复后，均取得了良好的疗效。4 例患者(80%)修复后的韧带使膝关节达到了临床稳定，第 5 例患者在最后 3.6 年的随访中 Lachman 试验结果为 1 级，Lysholm 评分平均为 93.6 分。所有病例的 IKDC 评分均正常或接近正常(A 级或 B 级)。

与这些结果相反，Gagliardi 等[75]指出，平均年龄为 13.9 岁的 22 例青少年患者的术后结果令人失望，他们采用经骨隧道和缝合韧带增强技术对近端撕裂进行了一期修复。平均随访时间为 2.7 年，累积失败率高达 48.8%。

DIS 修复的结果

有几项研究报道了初次 ACL 修复联合 DIS 术后的结果。Ateschrang 等[61]报道了 47 例近端撕裂患者随访 1 年的结果，失败率为 11%，17%的病例进行了二次手术。KT-1000 显示平均前移 2.1mm，Lysholm 和 IKDC 评分的中位数分别为 100 分和 95 分。

这些发现得到了 Haberli 等[76]研究的支持，他们报道 455 例 ACL 损伤患者接受 DIS 修复后，在平均 28 个月的随访中出现类似的结果。失败率为 9%，再手术率为 12%，27%的病例需要额外移除内固定物(ROH)。需要注意，研究包括所有类型的撕裂，而不仅仅是近端撕裂。

Krismer 等[77]报道了 264 例包含所有撕裂类型并接受 DIS 修复的患者的术后结果。至少随访 24 个月，失败率为 15%，35%的病例接受了 ROH 的后续干预。有趣的是，作者指出，韧带中段撕裂被认为是失败的负面预测因素。

2019 年，Hoogeslag 等[21]报道了对 49 例患者进行 2 年随机对照试验的结果，其中 23 例接受了 DIS 修复，26 例接受了韧带重建。在他们的研究中，患者功能恢复良好，2 例(8.7%)患者再撕裂；但 20.8%的患者因为关节纤维化和 ROH 需要进行额外的手术。此外，两组之间的 IKDC 主观评分没有统计学差异。

回顾文献中的其他研究，很多研究报道表明，DIS 增强术能有效恢复膝关节稳定性，且失败率可以接受[59,78,79]。但需要注意，这种治疗可能会因为使用了额外的胫骨弹簧装置而造成瘢痕组织、ROM 缺失和关节纤维化，从而增加了再手术的风险[60,77]。

PCL 近端修复的结果

单纯的 PCL 损伤较为罕见，因为大多数 PCL 损伤发生在 MLIK[2]。因此，大多数 PCL 一期修复的结果都是在异质性队列研究中报道的。2002 年，Wheatley 等[80]首次报道了关节镜下一期修复 MLIK 中股骨侧撕脱的 PCL 撕裂结果，平均随访 4 年，11 例(85%)符合随访条件的患者由于膝关节不稳定性降低，功能得到改善，所有患者都恢复了伤前相同或更高水平的竞技运动，并取得了优异的成绩。

1 年后，Ross 等[63]在一项异质性队列研究中回顾性分析了 5 例因 PCL 近端撕裂而接受一期修复的患者的结果。在他们的研究中，4 例患者(80%)韧带愈合为 1 级或以下，1 例患者修复失败。

DiFelice 等[81]回顾分析了 3 例伴有韧带损伤的近端 PCL 撕裂患者。至少随访 68 个月，所有患者的膝关节均达到临床稳定。Lysholm 评分平均为 92 分，改良 Cincinnati 评分平均为 94 分。随访至少 2 年，MRI 证实所有病例的韧带均已愈合。

Kim 等[82]也报道了类似的结果，他们描述了 6 例接受远端 PCL 撕脱撕裂修复手术的儿童或青少年患者的术后结果。平均随访 37.7 个月，无一例患者修复失败，5 例患者(83%)恢复了伤前的运动水平。他们发现，两侧膝关节胫骨后移的差异平均为 2.3mm。此外，2 例患者的 IKDC 评分正常(A 级)，2 例患者的 IKDC 评分接近正常 (B 级)，1 例患者的 IKDC 评分轻微异常(C 级)。

Giordano 等[64]的研究也支持了上述结果，他们报道 3 例接受 PCL 近端撕裂修复的患者术后结果。他们指出，所有患者的膝关节均达到临床稳定和完全的 ROM，并且平均随访 24 个月时均恢复到伤前的运动水平。2 例患者的 IKDC 评分正常(A 级)，第 3 例患者的 IKDC 评分接近正常(B 级)。

在 2019 年的一项研究中，Heusdens 等[83] 报道 2 例患者接受了 PCL 修复和额外缝线增强术治疗 2 年的结果。2 例患者均恢复了完全的 ROM，未报道有疼痛症状。IKDC 主观评分分别为 83 分和 100 分，Lysholm 评分分别为 99 分和 100 分。随访 MRI 显示 2 例患者 PCL 均愈合。

未来方向

虽然各种研究均证实韧带一期修复后短期随访效果良好，但未来的研究需要确定在更大的患者群体中一期修复的失败率、再手术率，以及主观和客观功能结果。这些研究必须表明，在中长期随访中，良好的短期疗效能是否可以维持。此外，澄清哪些患者和损伤特征具有一期修复的手术指征也很重要。伤后第 1 周内进行了 ACL 修复手术，因此除了一些早期的物理治疗外，没有正式尝试对患者进行保守治疗，以便在手术前尽可能多地恢复膝关节 ROM。因此，可以想象，少部分将接受一期 ACL 修复的患者，其韧带可能会随着时间的推移而愈合，因此无须手术治疗。未来的研究也需要在早期识别此类患者，以尽量减少进行不必要手术的患者数量。

在回顾文献时，至少有一项研究表明，与老年患者相比，儿童和青少年患者一期修复失败的风险增肌[75]。人们对前外侧韧带（ALL）及其在 ACL 重建中的作用也非常感兴趣。在一项大型前瞻性研究中，ALL 重建已被证明可以降低术后失败率[84]，而且这种 ALL 重建也可以被用于有较高再撕裂风险人群的一期修复手术中。显然，我们还需要进行更广泛的研究，以了解该韧带在旋转稳定性和手术失败风险方面的作用。虽然失败率至关重要，但我们认为，ACL 损伤患者治疗的选择和成功不应仅取决于这一单一结果指标。更重要的是，还应考虑发病率和手术恢复时间。

此外，我们还需要更高水平的证据以便进行前瞻性研究，以确定最合适的一期修复方案，并评估最佳手术方法。此外，应通过应力 X 线片对 PCL 修复结果进行客观验证。最后，需要进行随机对照试验，以比较韧带一期修复和重建手术（目前韧带损伤治疗的金标准）的疗效。

总结

关节镜下一期交叉韧带修复术再次引起人们的关注。到目前为止，与令人失望的既往临床结果相比，文献报道其修复后的临床效果较好，主要原因是适当的患者选择（即具有良好组织质量的撕脱撕裂，而不是所有类型的撕裂），以及术前影像、关节镜检查、术后早期康复和现代外科技术的进步。ACL 保留的理论优势包括保存原有组织、微创手术和康复进程可能更快。

虽然需要进一步的前瞻性研究和随机对照试验来比较一期修复和重建的疗效，并确定更大患者群体的中长期结果，但韧带修复的研究已经报道了良好的临床效果。在本章中，我们讨论了适应证和患者选择、治疗策略、手术技术、康复、一期修复的结果、病例示例，以及修复交叉韧带的未来方向。如果仔细选择患者并认真进行术前准备，现代关节镜下 ACL 一期修复似乎可以被认为是一种可靠的治疗选择。

（蔡伟创　译）

参考文献

1. Raines BT, Seth EN, Sherman L. Management of anterior cruciate ligament injury: what's in and what's out? *Indian J Orthop*. 2017;51(7):563–575.
2. LaPrade CM, Civitarese DM, Rasmussen MT, LaPrade RF. Emerging updates on the posterior cruciate ligament: a review of the current literature. *Am J Sport Med*. 2015;43(12):3077–3092.
3. Vaquero-Picado A, Rodríguez-Merchán EC. Isolated posterior cruciate ligament tears: an update of management. *EFORT Open Rev*. 2017;2(4):89–96.
4. Howells NR, Brunton LR, Robinson J, et al. Acute knee dislocation: an evidence based approach to the management of the multiligament injured knee. *Injury*. 2011;42(11):1198–1204.
5. Gillquist C, Andersson M, Odensten L, Good J. Surgical or nonsurgical treatment of acute rupture of the anterior cruciate ligament. A randomized study with long-term follow-up. *J Bone Jt Surgery*. 1989;71(7):965–974.
6. Satku K, Chew CN, Seow H. Posterior cruciate ligament injuries. *Acta Orthop*. 1984;55(1):26–29.
7. Poehling-Monaghan KL, Salem H, Ross KE, et al. Long-term outcomes in anterior cruciate ligament reconstruction: a systematic review of patellar tendon versus hamstring autografts. *Orthop J Sport Med*. 2017;5(6):1–9.
8. Paschos NK, Howell SM. Anterior cruciate ligament reconstruction: principles of treatment. *EFORT Open Rev*. 2016;1(11):398–408.
9. van der List JP, DiFelice GS. Primary repair of the anterior cruciate ligament: a paradigm shift. *Surgeon*. 2017;15(3):161–168.
10. van Eck CF, Limpisvasti O, ElAttrache NS. Is there a role for internal bracing and repair of the anterior cruciate ligament? A systematic literature review. *Am J Sport Med*. 2018;46(9):2291–2298.
11. Jonkergouw A, van der List JP, DiFelice GS. Arthroscopic primary repair of proximal anterior cruciate ligament tears: outcomes of the first 56 consecutive patients and the role of additional internal bracing. *Knee Surg Sport Traumatol Arthrosc*. 2019;27(1):21–28.
12. Aga C, Wilson K, Johansen S, et al. Tunnel widening in single- versus double-bundle anterior cruciate ligament reconstructed knees. *Knee Surg Sport Traumatol Arthrosc*. 2016;25(4):1316–1327.
13. Busam M, Provencher M, Bach JB. Complications of anterior cruciate ligament reconstruction with bone-patellar tendon-bone constructs: care and prevention. *Am J Sport Med*. 2008;36(2):379–394.
14. Griffith T, Allen B, Levy B, et al. Outcomes of repeat revision anterior cruciate ligament reconstruction. *Am J Sport Med*. 2013;41(6):1296–1301.
15. van der List JP, Vermeijden HD, O'Brien R, DiFelice GS. Anterior cruciate ligament reconstruction following failed primary repair: surgical technique and a report of three cases. *Minerva Ortop Traumatol*. 2019;70(2):70–77.
16. van der List JP, DiFelice GS. Preservation of the anterior cruciate ligament: surgical techniques. *Am J Orthop*. 2016;45(7):e406–

e414.

17. Murray MM Fleming BC. Use of a bioactive scaffold to stimulate anterior cruciate ligament healing also minimizes posttraumatic osteoarthritis after surgery. *Am J Sport Med*. 2013;41(8):1762–1770.

18. Achtnich A, Herbst E, Forkel P, et al. Acute proximal anterior cruciate ligament tears: outcomes after arthroscopic suture anchor repair versus anatomic single-bundle reconstruction. *Arthroscopy*. 2016;32(12):2562–2569.

19. van der List JP, DiFelice GS. Gap formation following primary repair of the anterior cruciate ligament: a biomechanical evaluation. *Knee*. 2017;24(2):243–249.

20. Heusdens CHW, Hopper GP, Dossche L, et al. Anterior cruciate ligament repair with Independent Suture Tape Reinforcement: a case series with 2-year follow-up. *Knee Surg Sport Traumatol Arthrosc*. 2019;27(1):60–67.

21. Hoogeslag RAG, Brouwer RW, Boer BC, et al. Acute anterior cruciate ligament rupture: repair or reconstruction? Two-year results of a randomized controlled clinical trial. *Am J Sport Med*. 2019;47(3):567–577.

22. Mayo Robson AW. VI. Ruptured crucial ligaments and their repair by operation. *Ann Surg*. 1903;37(5):716.

23. Marshall J, Warren RF, Wickiewicz TL. Primary surgical treatment of anterior cruciate ligament lesions. *Am J Sports Med*. 1982;10(2):103–107.

24. Weaver J, Derkash R, Freeman J, et al. Primary knee ligament repair—revisited. *Clin Orthop Relat Res*. 1985;199:185–191.

25. Feagin JA Jr, Curl W. Isolated tear of the anterior cruciate ligament: 5-year follow-up study. *Am J Sports Med*. 1976;4(3):95–100.

26. Straub T, Hunter RE. Acute anterior cruciate ligament repair. *Clin Orthop Relat Res*. 1988;227:238–250.

27. Kaplan N, Wickiewicz TL, Warren RF. Primary surgical treatment of anterior cruciate ligament ruptures. *Am J Sports Med*. 1990;18(4):354–358.

28. Engebretsen L, Benum P, Fasting O, et al. A prospective, randomized study of three surgical techniques for treatment of acute ruptures of the anterior cruciate ligament. *Am J Sports Med*. 1990;18(6):585–590.

29. Grøntvedt T, Engebretsen L, Benum P, et al. A prospective, randomized study of three operations for acute rupture of the anterior cruciate ligament. Five-year follow-up of one hundred and thirty-one patients. *J Bone Joint Surg Am*. 1996;78(2):159–168.

30. Sherman MF, Lieber L, Bonamo JR, et al. The long-term followup of primary anterior cruciate ligament repair: defining a rationale for augmentation. *Am J Sports Med*. 1991;19:243–255.

31. Taylor SA, Khair MM, Roberts TR, DiFelice GS. Primary repair of the anterior cruciate ligament: a systematic review. *Arthroscopy*. 2015;31(11):2233–2247.

32. van der List JP, DiFelice GS. Preoperative magnetic resonance imaging predicts eligibility for arthroscopic primary anterior cruciate ligament repair. *Knee Surg Sport Traumatol Arthrosc*. 2018;26(2):660–671.

33. Kühne JH, Refior HJ. Primary suture of the anterior cruciate ligament. A critical analysis. *Unfallchirurg*. 1993;96(9):451–456.

34. Nguyen DT, Ramwadhdoebe TH, van der Hart CP, et al. Intrinsic healing response of the human anterior cruciate ligament: an histological study of reattached ACL remnants. *J Orthop Res*. 2014;32(2):296–301.

35. Proffen BL, Sieker JT, Murray MM. Bio-enhanced repair of the anterior cruciate ligament. *Arthroscopy*. 2015;31(5):990–997.

36. Seitz H, Pichl W, Matzi V, Nau T. Biomechanical evaluation of augmented and nonaugmented primary repair of the anterior cruciate ligament: an in vivo animal study. *Int Orthop*. 2013;37(11):2305–2311.

37. Vavken P, Proffen B, Peterson C, et al. Effects of suture choice on biomechanics and physeal status after bioenhanced anterior cruciate ligament repair in skeletally immature patients: a large-animal study. *Arthroscopy*. 2013;29(1):122–132.

38. Noyes FR, Mangine RE, Barber S. Early knee motion after open and arthroscopic anterior cruciate ligament reconstruction. *Am J Sports Med*. 1987;15(2):149–160.

39. Enneking WF, Horowitz M. The intra-articular effects of immobilization on the human knee. *J Bone Joint Surg Am*. 1972;54(5):973–985.

40. Millett PJ, Wickiewicz TL, Warren RF. Motion loss after ligament injuries to the knee. *Am J Sports Med*. 2001;29(5):664–675.

41. van der List JP, DiFelice GS. Preservation of the anterior cruciate ligament: a treatment algorithm based on tear location and tissue quality. *Am J Orthop*. 2016;45(7):e393–e405.

42. van der List JP, Mintz DN, DiFelice GS. The location of anterior cruciate ligament tears: a prevalence study using magnetic resonance imaging. *Orthop J Sport Med*. 2017;5(6):2325967117709966.

43. Goiney CC, Porrino J, Twaddle B, et al. The value of accurate magnetic resonance characterization of posterior cruciate ligament tears in the setting of multiligament knee injury: imaging features predictive of early repair vs reconstruction. *Curr Probl Diagn Radiol*. 2016;45(1):10–16.

44. van der List JP, Mintz DN, DiFelice GS. The locations of anterior cruciate ligament tears in pediatric and adolescent patients: a magnetic resonance study. *J Pediatr Orthop*. 2017;5(6):2325967117709966.

45. Sherman MF, Lieber L, Bonamo JR, et al. The long-term followup of primary anterior cruciate ligament repair. *Am J Sports Med*. 1991;19(3):243–255.

46. Twaddle B, Bidwell T, Chapman J. Knee dislocations: where are the lesions? A prospective evaluation of surgical findings in 63 cases. *J Orthop Trauma*. 2003;17(3):198–202.

47. van der List JP, Jonkergouw A, van Noort A, et al. Indentifying candidates for arthroscopic primar repair of the anterior cruciate ligament: a case-control study. *Knee*. 2019;26(3):619–627.

48. Arom GA, Yeranosian MG, Petrigliano FA, et al. The changing demographics of knee dislocation: a retrospective database review. *Clin Orthop Relat Res*. 2014;472(9):2609–2614.

49. Petersen W, Hansen U. Blood and lymph supply of the anterior cruciate ligament: cadaver study by immunohistochemical and histochemical methods. *J Orthop Sci*. 1997;2(5):313–318.

50. Murray MM, Martin SD, Martin TL, Spector M. Histological changes in the human anterior cruciate ligament after rupture. *J Bone Jt Surg Am*. 2000;82(10):1387–1397.

51. van der List JP, DiFelice GS. Successful arthroscopic primary repair of a chronic anterior cruciate ligament tear 11 years following injury. *HSS J*. 2017;13(1):90–95.

52. van der List JP, DiFelice GS. Arthroscopic primary posterior cruciate ligament repair with suture augmentation. *Arthrosc Tech*. 2017;6(5):e1685–e1690.

53. van der List J, DiFelice G. Arthroscopic primary anterior cruciate ligament repair with suture augmentation. *Arthrosc Tech*. 2017;6(5):e1529–e1534.

54. Hoffmann C, Friederichs J, von Ruden C, et al. Primary single suture anchor re-fixation of anterior cruciate ligament proximal avulsion tears leads to good functional mid-term results: a preliminary study in 12 patients. *J Orthop Surg Res*. 2017;12(1):171.

55. Caborn DN, Nyland J, Wheeldon B, Kalloub A. ACL femoral avulsion reapproximation with internal bracing and PRP augmentation: excellent return to sports outcomes and low re-injury rates at 3 year follow-up. In: *Annual Meeting of the European Society of Sports Traumatology, Knee Surgery and Arthroscopy*; 2018. Glasgow.

56. Murray MM, Flutie BM, Kalish LA, et al. The bridge-enhanced anterior cruciate ligament repair (BEAR) procedure: an early feasibility cohort study. *Orthop J Sport Med*. 2016;4(11):2325967116672176.

57. Micheli LJ, Flutie B, Fleming BC, et al. Bridge-enhanced ACL repair: mid-term results of the first-in-human study. *Orthop J Sport Med*. 2017;5(7 suppl 6).

58. Murray MM, Kalish LA, Fleming BC, et al. Bridge-enhanced anterior cruciate ligament repair: two-year results of a first-in-human study. *Orthop J Sport Med*. 2019;7(3):232596711882435.

59. Meister M, Koch J, Amsler F, Arnold MP, Hirschmann MT. ACL suturing using dynamic intraligamentary stabilisation showing good clinical outcome but a high reoperation rate: a prospective independent study. *Knee Surg Sport Traumatol Arthrosc*. 2018;26(2):655–659.

60. Kohl S, Evangelopoulos DS, Schar MO, et al. Dynamic intraligamentary stabilisation: initial experience with treatment of acute ACL ruptures. *Bone Jt J*. 2016;98-b(6):793–798.

61. Ateschrang A, Ahmad SS, Stockle U, et al. Recovery of ACL function after dynamic intraligamentary stabilization is resultant to restoration of ACL integrity and scar tissue formation. *Knee Surg Sport Traumatol Arthrosc*. 2018;26(2):589–595.

62. van der List JP, DiFelice GS. Arthroscopic primary posterior cruciate ligament repair with suture augmentation. *Arthrosc Tech.* 2017;6(5):e1685–e1690.

63. Ross G, Driscoll J, McDevitt E, et al. Arthroscopic posterior cruciate ligament repair for acute femoral "peel off" tears. *Arthroscopy.* 2003;19(4):431–435.

64. Giordano BD, Dehaven KE, Maloney MD. Acute femoral "peel-off" tears of the posterior cruciate ligament: technique for arthroscopic anatomical repair. *Am J Orthop (Belle Mead NJ).* 2011;40(5):226–232.

65. Rosso F, Bisicchia S, Amendola A. Arthroscopic repair of "peel-off" lesion of the posterior cruciate ligament at the femoral condyle. *Arthrosc Tech.* 2014;3(1):e149–e154.

66. van der List JP, DiFelice GS. Range of motion and complications following primary repair versus reconstruction of the anterior cruciate ligament. *Knee.* 2017;24(4):798–807.

67. DiFelice GS, Villegas C, Taylor N. Anterior cruciate ligament preservation: early results of a novel arthroscopic technique for suture anchor primary anterior cruciate ligament repair. *Arthroscopy.* 2015;31(11):2162–2171.

68. van der List JP, DiFelice GS. Arthroscopic primary repair of proximal anterior cruciate ligament tears: No deterioration at mid-term follow-up. *Arthroscopy.* 2017;33(6):e7.

69. Bucci G, Begg M, Pillifant K, Singleton SB. Primary ACL repair vs reconstruction: investigating the current conventional wisdom. *Orthop J Sport Med.* 2018;6(6 suppl 3):2325967118S00049.

70. Hennings J. Primary anatomical repair of proximal ACL ruptures with suture anchors: 1 year follow-up. In: *Orthop J Sports Med.* 2018;6(4 Suppl 2):2325967118S00023.

71. Mukhopadhyay R, Shah N, Vakta R, Bhatt J. ACL femoral avulsion repair using suture pull-out technique: a case series of thirteen patients. *Chin J Traumatol.* 2018;21(6):352–355.

72. Praz C, Kandhari VK, Saithna A, Sonnery-Cottet B. ACL rupture in the immediate build-up to the Olympic Games: return to elite alpine ski competition 5 months after injury and ACL repair. *BMJ Case Rep.* 2019;12(3):e227735.

73. Smith JO, Yasen SK, Palmer HC, et al. Paediatric ACL repair reinforced with temporary internal bracing. *Knee Surg Sport Traumatol Arthrosc.* 2016;24(6):1845–1851.

74. Bigoni M, Gaddi D, Gorla M, et al. Arthroscopic anterior cruciate ligament repair for proximal anterior cruciate ligament tears in skeletally immature patients: surgical technique and preliminary results. *Knee.* 2017;24(1):40–48.

75. Gagliardi AG, Carry PM, Parikh HB, et al. ACL repair with suture ligament augmentation is associated with a high failure rate among adolescent patients. 47(3):560–566.

76. Häberli J, Jaberg L, Bieri K, et al. Reinterventions after dynamic intraligamentary stabilization in primary anterior cruciate ligament repair. *Knee.* 2018;25(2):271–278.

77. Krismer AM, Gousopoulos L, Kohl S, et al. Factors influencing the success of anterior cruciate ligament repair with dynamic intraligamentary stabilisation. *Knee Surg Sport Traumatol Arthrosc.* 2017;25(12):3923–3928.

78. Büchler L, Regli D, Evangelopoulos DS, et al. Functional recovery following primary ACL repair with dynamic intraligamentary stabilization. *Knee.* 2016;23(3):549–553.

79. Bieri KS, Scholz SM, Kohl S, et al. Dynamic intraligamentary stabilization versus conventional ACL reconstruction: a matched study on return to work. *Injury.* 2017;48(6):1243–1248.

80. Wheatley WB, Martinez AE, Sacks T, et al. Arthroscopic posterior cruciate ligament repair. *Arthroscopy.* 2002;18(7):695–702.

81. DiFelice GS, Lissy M, Haynes P. Surgical technique: when to arthroscopically repair the torn posterior cruciate ligament. *Clin Orthop Relat Res.* 2012;470(3):861–868.

82. Kim S, Jo S, Kim S, et al. Peel-off injury at the tibial attachment of the posterior cruciate ligament in children. *Am J Sports Med.* 2010;38(9):1900–1906.

83. Heusdens C, Tilborghs S, Dossche L, Van Dyck P. Primary posterior cruciate ligament repair with the novel suture tape augmentation technique. *Surg Technol Int.* 2019;1(34):469–475.

84. Sonnery-Cottet B, Saithna A, Cavalier M, et al. Anterolateral ligament reconstruction is associated with significantly reduced ACL graft rupture rates at a minimum follow-up of 2 years: a prospective comparative study of 502 patients from the SANTI Study Group. *Am J Sports Med.* 2017;45(7):1547–1557.

85. Feagin JA, Abbott H, Roukous J. The isolated tear of the ACL. *J Bone Jt Surg.* 1972;54A:1340.

第 **3** 部分　**半月板病变**

第 13 章

半月板病理学：半月板解剖

JORGE CHAHLA，ALEXANDER BELETSKY，ROBERT SMIGIELSKI，
CHARLES H. BROWN JR.

引言

据报道，在美国，半月板撕裂是接受膝关节镜检查的患者中最常见的诊断。半月板撕裂的发病率超过50/10万人[1-3]。半月板撕裂或半月板缺失的患者会逐渐进展为膝关节早期退行性变和骨关节炎，这表明半月板在膝关节中具有重要的软骨保护作用[2-5]。半月板通过增加股骨髁与胫骨平台的匹配度优化了膝关节的轴向负荷传递[6]。关节面匹配度的增加意味着股骨和胫骨之间关节接触面积的增加，进而减少关节软骨上的点负荷[6-14]。据报道，手术切除最少10%的半月板即会增加全层软骨损伤的风险，并导致临床主客观指标降低[15]。由于半月板组织比关节软骨更富弹性，并且可以吸收冲击所产生的应力，因此半月板在膝关节中起着重要的减震作用[6,13,14,16]。半月板也有助于稳定膝关节，内外侧半月板充当了膝关节前后平移和旋转运动的辅助稳定器[9,10,14,17-27]。因此，尽可能修复半月板撕裂具有重要意义。半月板损伤后早期可能出现关节痛、肿胀及交锁、打软腿等机械症状；随着时间的推移，可能会继发膝关节退行性变或骨关节炎等一系列疾病[4,6,9,10,13]。因此，保留半月板对维持膝关节长期健康至关重要[5,6,9,10,12,13,28-32]。

本章旨在帮助读者更好地了解半月板的解剖学，着重介绍半月板临床相关的周围软组织与骨附着点位置，以帮助外科医生在进行半月板手术时恢复正常的解剖结构。本章的主要内容包括半月板的大体解剖、半月板根部附着点、使半月板在胫骨髁上保持稳定的韧带，以及半月板的精细结构。最后，还将介绍半月板的血管解剖，因为目前半月板的修复方案很大程度上是基于撕裂部位与半月板血供的相对关系（即红-红区、红-白区和白-白区）。

大体解剖学

半月板是新月形的楔形纤维软骨，夹在膝关节的股骨与胫骨髁之间，在横截面上呈三角形。半月板的外缘凸起，附着于膝关节囊上，外缘到内缘逐渐由厚变薄。半月板的上表面呈凹陷状，与凸起的股骨髁形成一致的关节面；下表面则平坦，以适应相对平坦的胫骨平台（图 13.1）。据解剖学研究报道，内侧半月板覆盖了 51%~74% 的胫骨内侧平台，外侧半月板覆盖了 75%~93% 的胫骨外侧平台[32-34]（图 13.2）。3D MRI分析发现，外侧半月板覆盖了 59% 的胫骨外侧平台，内侧半月板覆盖了 50% 的胫骨内侧平台[36]。

内侧半月板

半月板共有 7 种形态[37-39]（图 13.3）。新月形（半月形）半月板前角和后角较细，体部较薄。镰刀形半月板前角和后角较细，体部较厚，前后角之间有很大间隙。C 形半月板的前后角与体部宽度近似。U 形半月板的前后角与体部宽度近似，两端呈圆形，前后角之间间隙较宽。V 形半月板顾名思义形似字母"V"。完全盘状半月板环状覆盖于胫骨平台，在中心处有一个缺口，

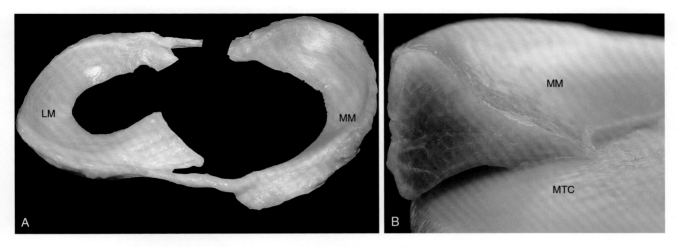

图 13.1 半月板大体解剖。(**A**)内侧半月板通常呈新月形,宽度从前向后逐渐增加。外侧半月板通常呈 C 形,宽度相对恒定。(**B**)内侧半月板的下表面相对平坦,与胫骨内侧髁吻合良好。而上表面呈凹陷状,与股骨内侧平台良好地吻合。厚厚的外周边缘、平坦的胫骨表面和凹陷的股骨表面导致半月板在横截面上呈三角形。LM,外侧半月板;MM,内侧半月板;MTC,胫骨内侧髁。[From Zdanowicz U,Smigielski R,Espejo-Reina A,Espejo-Baena A,et al. Anatomy and vascularization. Surgery of the Meniscus,ESSKA. Available at:http://dx.doi.org/10.1007/978-3-662-49188-1_2.(reverted image show on the iriginal).]

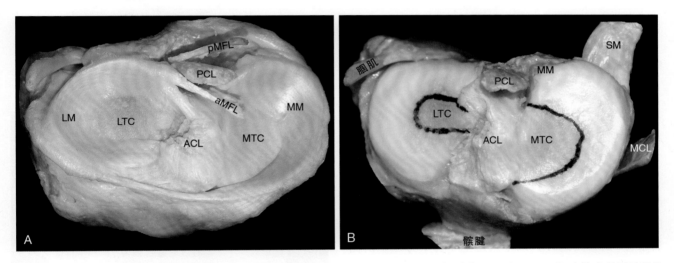

图 13.2 半月板接触区。(**A**)去除股骨髁后的右膝横断位片。内侧半月板和外侧半月板覆盖 MTC 和 LTC。(**B**)去除半月板的轴位片。蓝线标记 MM 和 LM 的内边距。与 MTC 的 MM 覆盖相比,LM 覆盖 LTC 的面积更大。aMFL,前半月板股骨韧带(Humphrey 韧带);LTC,胫骨外侧髁;MCL,内侧副韧带;pMFL,后半月板股骨韧带(Wrisberg 韧带);SM,半膜肌。

两角之间没有缝隙。不完全盘状半月板的中心区域则相对开阔(图 13.3)。

在新生儿标本中,镰刀形(两项研究分别占36.4%和46.2%)和 V 形(23.6%和22.7%)是内侧半月板最常见的形态[38,39]。在这两项研究中,内侧盘状半月板的发生率为0。新月形(54.6%)和 V 形(34.6%)是成人最常见的内侧半月板形态,未见内侧盘状半月板的相关报道[37]。内侧半月板的宽度由前角到后角逐渐增加。据报道,内侧半月板的宽度在前 1/3 处为7.6~9.0mm,在中 1/3 处为9.3~12.2mm,在后 1/3 处为12.6~17.37mm[35,39-41]。据报,内侧半月板道前 1/3 的厚度为5.4~6.4mm,中 1/3 为5.6~6.93mm,后 1/3 为5.18~6.72mm。Rashmi 等[40]报道,内侧半月板的前 1/3 和后 1/3 明显比外侧半月板的对应区域更厚。内侧半月板的前后根部为结实的韧带样结构,将前角与后角分别锚牢[17,42-45]。据报道,内侧半月板的前角和后角之间的距离为28.87mm[47]。半月板胫骨韧带(又称为冠状韧带)沿内侧半月板外缘的全长将其固定于胫骨平台。内侧半月板还与后斜韧

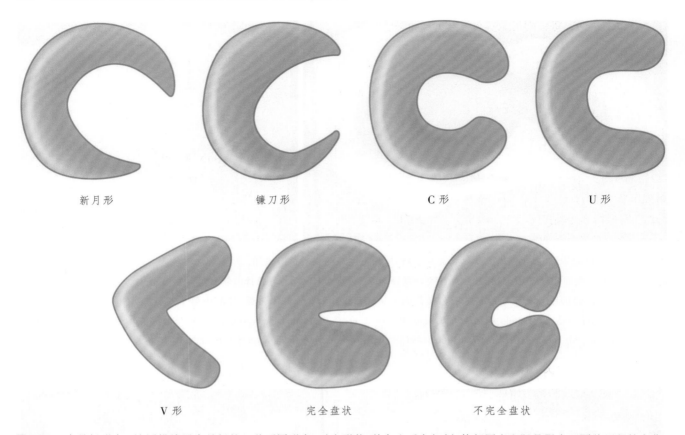

新月形 镰刀形 C 形 U 形

V 形 完全盘状 不完全盘状

图 13.3 半月板形态。该图描绘了半月板的 7 种不同形态，对应形状、前角和后角解剖、体部厚度和胫骨髁表面覆盖面积的变化。

带和膝关节后内侧关节囊紧密相连。本章还将单独介绍内侧半月板根部附着结构，以及将内侧半月板锚定于胫骨内侧髁的韧带。

Śmigielski 等[47-49]提出将内侧半月板分为 5 个解剖区：1 区为前根；2 区为前内侧区（又细分为 2a 区和2b 区）；3 区为内侧副韧带浅层区；4 区为后角；5 区为后根（图 13.4）。这种分区方式是基于每个分区中内侧半月板的不同解剖特征[47-50]。

1 区为内侧半月板前根附着点。在该区域内，内侧半月板直接附着在胫骨内侧髁上，其前根沿前髁间嵴插入胫骨前斜面[45,52]。Berlet 等[52]对 48 具膝关节标本行解剖学研究后描述了 4 种内侧半月板前根的附着类型：①Ⅰ型（占所有标本的 59%）位于胫骨平台的扁平髁间区（也称为髁间前区）。②Ⅱ型（占 24%）位于胫骨内侧平台至髁间隆起的斜坡上。③Ⅲ型（占 15%）位于胫骨平台前斜面。④Ⅳ型（占 3%）中半月板与胫骨内侧髁之间没有牢固的固定[52]。Rainio 等[53]指出，约1% 的病例内侧半月板前根附着点不典型，表现为附着点完全缺失或活动过大。LaPrade 等[45]研究发现，内侧半月板前根附着区面积为 110.4mm²。

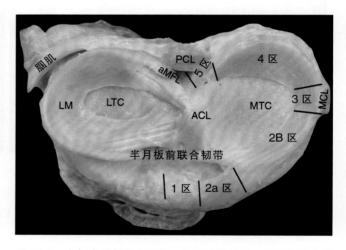

图 13.4 内侧半月板的解剖区。1 区对应前根。2 区为前内侧区。2 区进一步细分为 2a 区和 2b 区。半月板前联合韧带是 2a区和 2b 区之间的分界点。3 区为内侧副韧带浅层（sMCL）区域。4 区位于 sMCL 后缘和后根之间。5 区对应后根区域。PCL，后交叉韧带。

2 区始于前内侧半月板根部附着点的后缘，止于内侧副韧带浅层（sMCL）的前缘。膝横韧带将 2 区细分为 2a 区与 2b 区。2a 区起于内侧半月板前根的后

上[17,42-45](图 13.12)。半月板根部的结构与真正的韧带结构非常类似,为平行排列的 Ⅰ 型胶原纤维在半月板中走行,并插入胫骨平台[17,46,47]。半月板根部断裂可导致半月板突出并使其丧失将轴向应力转换为环向应力的能力[17,28,29,64,68-74]。文献报道了半月板根部附着物的临床重要性。Allaire 等[28]在一项生物力学研究中报道,切断内侧半月板后根会使其接触应力增加 25%。其他几项生物力学研究表明,内侧半月板后根完全撕裂在生物力学上等同于半月板全切除,会增加膝关节内侧间隙骨关节炎发生和进展的风险[29,71,75,76]。在 ACL 损伤的情况下,外侧半月板后根完全撕裂会进一步降低膝关节稳定性,并提高轴移试验等级[24-26,77,78]。

　　了解每一个半月板根部附着点的精确解剖位置和面积对于外科医生进行半月板根部修复和半月板移植至关重要。LaPrade 等[79]证实,与解剖性修复相比,将内侧半月板后根固定于解剖位置后内侧 5mm处的非解剖性修复显著增加了膝关节内侧间室的峰值接触压力。内侧半月板后根由后髁间窝的下坡插入胫骨,位于胫骨内侧髁间隆起顶点后方、胫骨后内侧平台关节软骨缘外侧,以及后交叉韧带(PCL)胫骨附着点的前内侧[44]。在内侧半月板根部后方有一片增强型纤维(又称为"闪亮的白色纤维"),从后方和远端延伸至致密的中央纤维[43,44,80](图 13.13)。闪亮的白色纤维约占整个后内侧根部附着面积的 40%。由于闪亮的白色纤维靠近 PCL 前外侧束,在 PCL 胫骨隧道钻孔

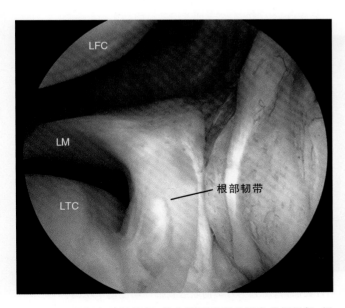

图 13.12　外侧半月板根部。关节镜下观察外侧半月板根部。根部韧带将半月板体部固定在胫骨髁上。

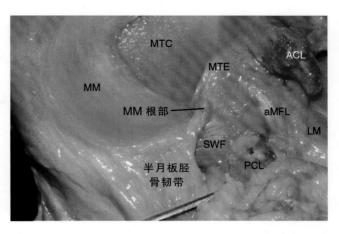

图 13.13　内侧半月板闪亮的白色纤维(SWF),位于 PCL 上缘近端。SWF 是后内侧根部的补充纤维,约占内侧半月板根部附着面积的 40%。MTE,胫骨内侧隆起。

时易受到损伤[80]。定位内侧半月板后根致密的附着纤维中心时,最一致的解剖学标志是胫骨内侧髁间隆起的顶端[44]。内侧半月板后根部致密纤维附着的中心在胫骨内侧髁间隆起后方 9.6mm、外侧 0.7mm[44]。在关节镜手术中,确定内侧半月板后根附着点的最佳方法是:先定位胫骨内侧髁间隆起的尖端,再向后移动约1cm,并略微向外移动。

　　外侧半月板后根部附着于胫骨外侧髁间隆起顶端与胫骨后外侧平台关节缘的内侧,与 ACL 后外侧缘毗邻[44]。ACL 重建术中,若胫骨侧骨道偏外、偏后,则有可能损伤到外侧半月板后根部附着点。外侧半月板后根部致密纤维附着的中心在胫骨外侧髁间隆起的顶端[44]。外侧半月板后根附着点的中心点位于胫骨外侧髁间隆起顶端后方 1.5mm、内侧 4.2mm[44](图13.14)。在关节镜手术中,外侧半月板后根附着点的中心位于胫骨外侧髁间隆起的顶端后方 2mm、内侧4mm。

　　创伤性内、外侧半月板前根附着点撕裂非常少见。然而,已有胫骨骨折髓内钉固定及 ACL 隧道钻孔导致内侧半月板前根附着点医源性损伤的报道[62]。充分了解内、外侧半月板前根部附着点对于避免医源性损伤和行同种异体半月板移植术十分重要。内侧半月板前根附着点位于胫骨内侧髁间隆起顶端的前方,胫骨前内侧平台的前外侧缘,以及 ACL 前缘的前内侧。在行开放手术时,内侧半月板前根附着点的中心位于胫骨结节上缘的近端和内侧[45]。在关节镜手术中,内侧半月板前根附着点中心在胫骨内侧髁间隆起的前

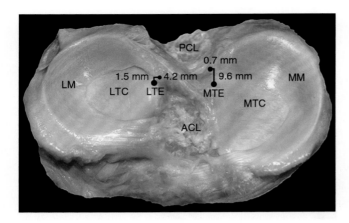

图 13.14 半月板后根附着点。MTE 和 LTE 是定位半月板后根部附着点最具可重复性的骨性标志。内侧半月板根部附着点的中心位于 MTE 顶端后约 1cm 处，略偏外侧。半月板外侧根的中心位于 LTE 顶端稍内侧约 4.2mm。LTE，胫骨外侧隆起。

方27.5mm 处[45]。

外侧半月板前根部附着点位于胫骨外侧髁间隆起顶端的前内侧，ACL 胫骨附着点的深部[45]。据报道，63% 的外侧半月板前根部附着与 ACL 胫骨附着重叠，而 41% 的 ACL 胫骨附着与外侧半月板前根部附着重叠[45]。外侧半月板前根部附着点与 ACL 关系密切，因此在钻取 ACL 胫骨隧道时易受到损伤[62]。为了尽可能降低 ACL 重建时外侧半月板前根部附着点损伤的风险，术中胫骨隧道钻孔应尽可能偏向解剖位置的内侧。

半月板前联合韧带

半月板前联合韧带，又称为膝横韧带或前横韧带，是连接内侧和外侧半月板前角的薄结构（图13.15）。半月板前联合韧带的确切功能目前尚不清楚，有人认为它在膝关节运动时起到了稳定半月板的作用[81,82]。生物力学研究表明，切断半月板前联合韧带带会产生与半月板突出类似的生物力学变化，即胫股接触压力增加和中心移位[82]。也有人认为，半月板前联合韧带在膝关节感觉运动功能中起着重要的神经学作用[82]。一项解剖学研究报道，94% 的标本中存在半月板前联合韧带[83]。在这项研究中，半月板前联合韧带的平均长度为 33mm，中点的平均宽度为 3.3mm。鉴于半月板前联合韧带的厚度只有约 3mm，在解剖研究中识别该韧带可能存在困难。使用 MRI 的放射学方法已用于评估半月板前联合韧带的长度和厚度[84]。Aydin 等[84]在一项 MRI 研究中发现，98 个膝关节标本中有 61 个（62%）检出了半月板前联合韧带，其平均长度为 29.8mm（范围：21~38mm），厚度通常 <3mm。

半月板前联合韧带有 3 种附着方式[83]。①A 型：占 46%，半月板前联合韧带附着于内侧半月板前角和外侧半月板前缘。② Ⅱ 型：占 26%，半月板前联合韧带附着于内侧半月板前缘和外侧半月板前方的关节囊。③ Ⅲ 型：占 12%，半月板前联合韧带只与内侧和外侧的前关节囊附着，与内、外侧半月板的前角没有直接连

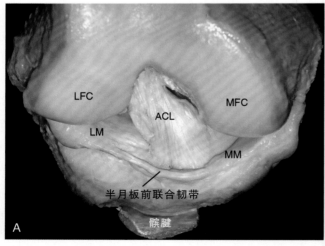

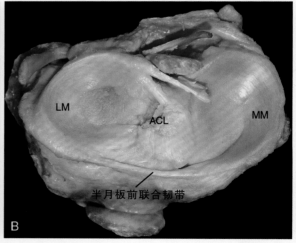

图 13.15 半月板前联合韧带。(A)半月板前联合韧带连接内外侧半月板前角。尽管半月板前联合韧带的功能尚不明确，但初步的生物力学研究表明，它在整个膝关节运动过程中起到稳定半月板平移的作用。(B)在解剖学上，半月板前联合韧带将内侧和外侧半月板的 2a 和 2b 区分开。

接。由于半月板前联合韧带结构较薄且与脂肪垫关系密切,在常规膝关节镜手术中极易受到损伤。

另有 3 条韧带连接内外侧半月板:内侧斜行板间韧带、外侧斜行板间韧带和后侧板间韧带[48,49]。内侧斜行板板韧带因位于前半月板的起始点而得名,存在于 1% 的膝关节中。内侧斜行板间韧带起于内侧半月板前根的中心部分,向后倾斜穿过外侧半月板后角的上部。外侧斜行板间韧带存在于 4% 的膝关节中,起于外侧半月板前根的前部,由交叉韧带间穿行后,止于外侧半月板后根的上部[85]。这两条韧带的临床意义在于它们在 MRI 上可能被误认为半月板桶柄状撕裂。

半月板胫骨韧带

半月板胫骨韧带连接半月板的外缘与胫骨髁边缘,将半月板锚定在胫骨髁上(图 13.16)。膝关节内侧半月板胫骨韧带更厚、更坚实,这也是内侧半月板比外侧半月板活动度低的原因之一。膝关节中 1/3 部分的内侧半月板胫骨韧带位于内侧副韧带浅层的深部,以及后斜韧带(POL)的后 1/3 处,此处有明显的增厚[40,55]。DePhillipo 等[40]报道,膝关节中 1/3 部分的内侧半月板胫骨韧带长 17.7mm,附着在胫骨内侧髁关

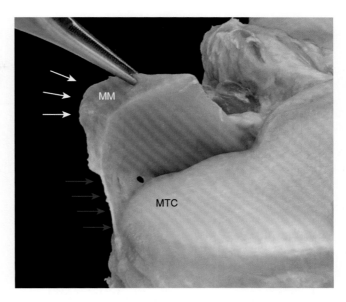

图 13.16 内侧半月板胫骨韧带。半月板胫骨韧带(红色箭头所示)在将内侧半月板的下缘固定于胫骨髁方面起到重要作用。白色箭头标记内侧半月板的周缘。该韧带复合体的断裂增加了半月板的平移,使膝关节受到内翻和外翻应力。

节软骨边缘下方 6.4mm 处。内侧半月板后角区域的半月板胫骨韧带长 14mm,附着在胫骨后内侧髁关节缘下方 5.9mm 处[40]。在后斜韧带区域,半月板胫骨韧

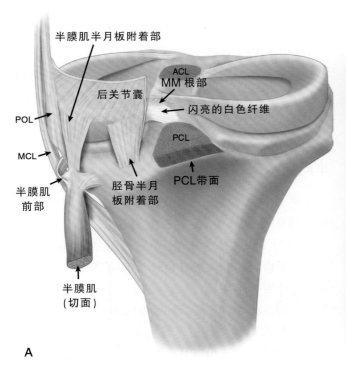

A

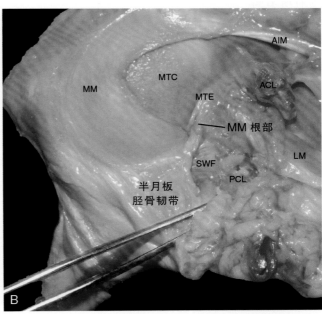

图 13.17 后内侧解剖。该图显示了内侧半月板后角和膝关节后内侧角的重要动态稳定结构。(A)内侧半月板胫骨韧带将内侧半月板的后角固定在胫骨内侧髁上。(B)内侧半月板胫骨韧带从内侧半月板周缘的 2b 区延伸至 5 区,内侧半月板由内侧半月板后根稳定。AIM,半月板前联合韧带。

带的长度为 9mm，附着在关节软骨边缘下方 6.7mm 处[40]（图 13.17）。内侧半月板胫骨韧带与后方关节囊合并，附着于内侧半月板后角。内侧半月板胫骨韧带完全断裂可导致内侧半月板向外侧移位，并分别导致内翻应力与外翻应力。内侧半月板胫骨韧带断裂还使胫骨内侧独立于内侧半月板旋转，导致膝关节外旋增加及膝关节前内侧旋转稳定性降低[54,86,87]（图 13.18）。

膝关节外侧的半月板胫骨韧带更薄弱、更富弹性，且不像内侧半月板有部分增厚的现象。此外，半月板胫骨韧带在腘肌腱裂孔部分缺失[57-59]。在膝关节后外侧，半月板胫骨韧带位于后上腘肌筋膜与外侧半月板后根附着点外缘之间的区域（4 区）（图 13.19），该区域内外侧半月板胫骨韧带长度为 12.8mm[57]。外侧半月板胫骨韧带在腘肌腱裂孔处的缺损及其更薄弱、更富弹性的特性使得外侧半月板有更大的活动度。

腘肌半月板纤维束

腘肌筋膜由半月板关节囊延伸，从腘肌腱穿出后附着于外侧半月板，分为前下束、后上束和后下束 3 束[7,57-59,88]（图 13.20）。腘肌筋膜前下束起自腘肌腱裂孔前方处外侧半月板的外侧，向后下方走行后，与腘肌腱筋膜、半月板胫骨韧带和腘肌腱交汇处的后方纤维交汇[88]。腘肌筋膜前下束构成了腘肌腱裂孔的底部[57-59,88]（图 13.21）。文献中报道的腘肌筋膜前下束厚度有所不同[88]。

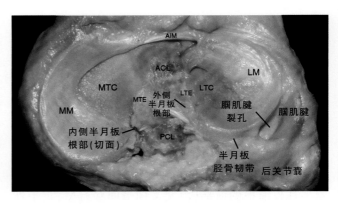

图 13.19 外侧半月板胫骨韧带，位于外侧半月板 4 区，将后角固定在胫骨外侧髁后方。

腘肌筋膜后上束起自外侧半月板的后上缘与腘肌腱的后内侧，在与腘肌腱交界处向后外侧走行，并与后方关节囊及腘肌腱交汇[7,57-59,88]。腘肌筋膜后上束构成了腘肌腱裂孔的顶部（图 13.22）。与前下束相比，后上束的厚度更厚且更均匀[88]。腘肌筋膜后下束存在一定的争议[88]，这些争议与矛盾的原因可能是大多数解剖学研究都集中在腘肌腱裂孔及其外侧结构，而忽略了更内侧的包膜样结构[88]。根据描述，后下束位于腘肌腱裂孔的内侧，起自外侧半月板的下缘，沿后方和远端走行后与腘筋膜融合[60,88]。在关节镜检查中，将镜头置于外侧沟时即可观察到腘肌筋膜前下束与后上束（图 13.23），后下束则无法观察到。腘肌筋膜是外侧半月板向内平移的主要限制因素[60]。腘肌筋膜损伤可导致半月板向内侧移位，引起膝关节疼痛和外侧间隙交锁[60,89]。ACL 损伤时常伴有腘肌筋膜损伤。Staubli 和 Birrer[58]研究发现，95%的急性 ACL 损伤患者和 85.7%的慢性 ACL 缺损患者常合并腘肌筋膜损伤。

半月板腓骨韧带

半月板腓骨韧带（MFL）是一条起自外侧半月板下缘的薄囊韧带，附着在腓骨头上，位于腘肌前方[49,50,63,90]（图 13.24）。解剖学研究表明，半月板腓骨韧带加强了薄弱的外侧半月板胫骨韧带[63]。尽管人们对其关注度并不高，但两项解剖学研究的结果表明所有样本均存在半月板腓骨韧带[90,63]。在诊断学中，最重要的是要意识到半月板腓骨韧带的存在，因为它在 MRI 上可能被误认为半月板撕裂。半月板腓骨韧带的平均厚度为 3.84mm，宽度为 8~13mm，长度为 13~22mm[63,90]。

半月板腓骨韧带的确切意义目前尚不十分清楚，

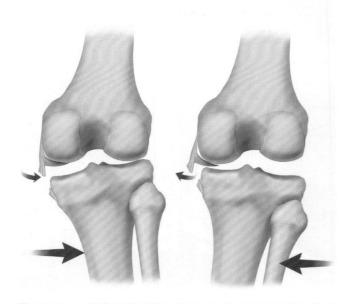

图 13.18 内侧半月板不稳定继发于内侧半月板胫骨韧带断裂。内侧半月板胫骨韧带断裂可导致内侧半月板外翻移位和内侧半月板内翻移位。

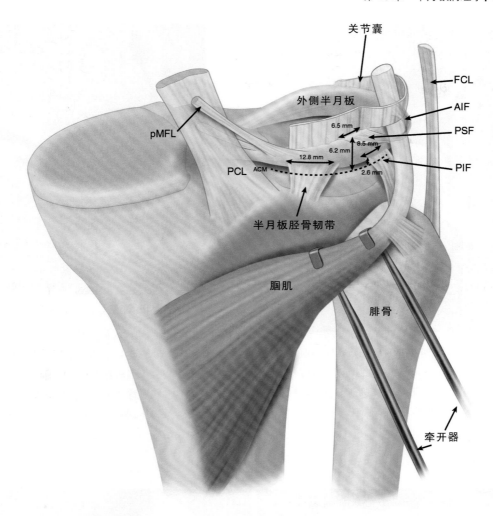

图 13.20　3 个腘肌筋膜束。腘肌筋膜后上、后下束位于腘肌腱裂孔后方,腘肌筋膜前下束位于腘肌腱裂孔前方。它们一起限制了外侧半月板的平移。关节镜检查时,将镜头穿过膝关节外侧沟即可观察到腘肌筋膜后上束比腘肌筋膜后下束厚。FCL,腓侧副韧带;PCL,后副韧带;PIF,腘肌筋膜后下束;pMFL,后半月板股骨韧带;PSF,腘肌筋膜后上束。

它可能在加强外侧半月板胫骨韧带及控制外侧半月板前后平移、外旋方面发挥作用。Bozkurt 等[90]推测,半月板腓骨韧带可能是导致踝关节背屈时外侧半月板外缘发生后移的原因[90]。踝关节背屈时腓骨外旋,导致半月板腓骨韧带外旋并向后拉动外侧半月板。半月板腓骨韧带可能还是膝关节内翻和外旋运动的次要限制因素。腓骨与踝、膝分别形成关节,因此,踝关节的运动可能会对膝关节附着在腓骨上的韧带产生影响,这也证实了腓骨在踝、膝关节中起重要作用。

半月板股骨韧带

半月板股骨韧带(板股韧带)共有两条:前半月板股骨韧带(aMFL),又称为 Humphrey 韧带;后半月板

股骨韧带(pMFL),又称为 Wrisberg 韧带[49,50,91-93]。板股韧带将外侧半月板的后角连接到股骨内侧髁的外侧。aMFL 走行于 PCL 前方,pMFL 走行于 PCL 后方(图 13.25)。93%的膝关节中存在至少一条板股韧带,但只有约 30%的膝关节中两条板股韧带同时存在[93]。Heller 和 Langman[94]发现,aMFL 的直径是 PCL 的 1/3,pMFL 的直径可达到 PCL 的一半。板股韧带有助于防止外侧半月板挤压,是限制胫骨后移的次要结构[92,93]。板股韧带的存在有助于解释当外侧半月板后根部撕裂时外侧半月板外突较轻的原因[93]。

微观结构

了解半月板的微观结构有助于解释其复杂的生

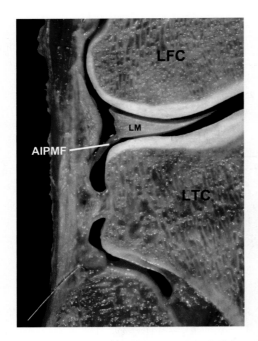

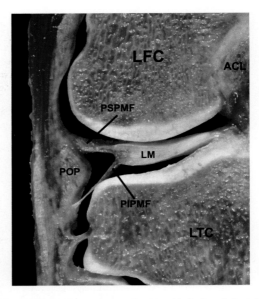

图 13.21　腘肌筋膜前下束。外侧半月板的冠状位切面显示腘肌筋膜前下束附着在外侧半月板下方。当其向下和向后走行时,腘肌筋膜前下束与腘肌筋膜融合。腘肌筋膜前下束构成腘肌筋裂孔的下缘或底缘。AIPMF,腘肌筋膜前下束。

图 13.22　腘肌筋膜后上、后下束。腘肌筋膜后上束起自外侧半月板上缘,在腘肌腱后方,向后外侧与后外侧腘肌囊和腘肌腱汇合。在膝关节镜检查中可见腘肌筋膜后上束厚于后下束。腘肌筋膜后上束构成了腘肌腱裂孔的上缘或顶部。腘肌筋膜后下束始于外侧半月板下缘,向后方和远端走行,与腘筋膜融合。Pop,腘肌腱;PSPMF,腘肌筋膜后上束;PIPMF,腘肌筋膜后下束。

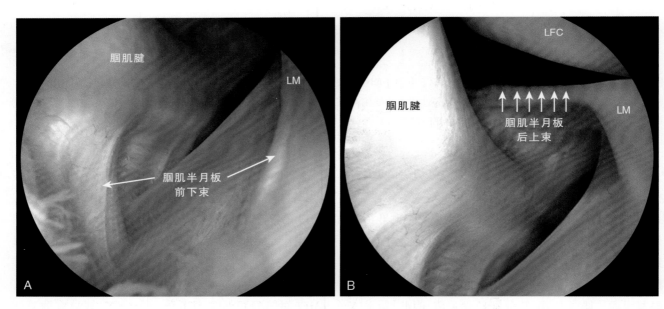

图 13.23　腘肌筋膜前、下、后上束镜下观。(A)关节镜下外侧沟处可见腘肌筋膜前下束从外侧半月板下表面延伸至腘肌腱下表面。(B)将关节镜向后下方推进,可观察到腘肌筋膜后上束。据报道,ACL 损伤常合并腘肌筋膜束损伤。

物力学特性和功能。半月板由多达 75% 的水、20%~25% 的Ⅰ型胶原,以及少数其他成分组成,包括蛋白多糖、基质糖蛋白及弹性蛋白[9,10,95-99]。半月板由 3 层

组成(图 13.26)。表层由随机排列的胶原纤维和蛋白多糖滑液层组成,并与膝关节的关节面直接接触形成低摩擦面[96,100,101]。中间层由径向排列的薄层纤维和内

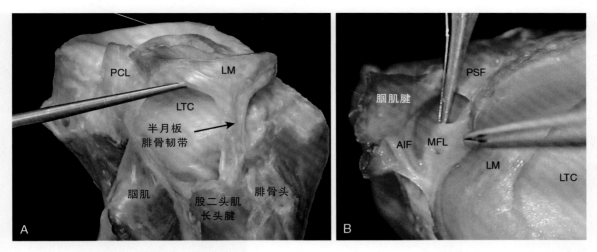

图 13.24　半月板腓骨韧带。(A)后外侧切面。半月板腓骨韧带起始于外侧半月板下缘,向后方与远端穿行至腓骨头。(B)胫骨外侧髁上切面。半月板腓骨韧带位于腘肌腱内侧,向后方和远端的腓骨方向走行。AIF,前下束;MFL,半月板腓骨韧带;PSF,腘肌筋膜后上束。

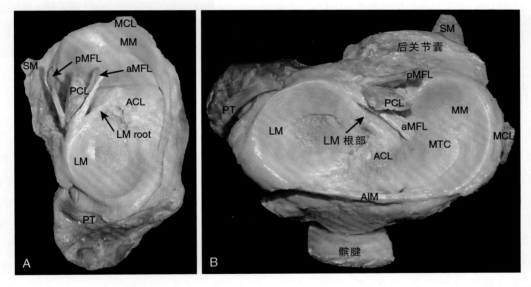

图 13.25　半月板股骨韧带。(A)膝关节内上切面;半月板股骨韧带。前半月板股骨韧带位于 ACL 前方。后半月板股骨韧带位于 PCL 后方。当外侧半月板根部撕裂时,半月板股骨韧带有助于限制外侧半月板向外挤压。(B)膝关节上切面。半月板股骨韧带附着在外侧半月板 5 区内。

部纤维层以不同角度相交构成,形成富有强度和刚性的胶原网络[100,101]。这种排列是由于中间层承受更多的均匀挤压应力和最少的径向应力[7,100]。内层则由粗大的环状胶原纤维组成,这些纤维大多位于半月板的内缘和外周。当膝关节承受轴向负荷时,这些环状纤维会受到拉伸或环状应力,从而将负荷从股骨转移到胫骨[7,14,16,99,102-104]。

半月板中的胶原亚型也因位置而有所不同。半月板周围的红-红区主要由 Ⅰ 型胶原组成;它通常作为纤维的支撑结构存在于骨骼、肌腱和韧带中[105,106]。与半月板周围的 1 区相比,半月板内缘的 3 区主要由 Ⅲ 型胶原纤维和纤维软骨细胞组成,更类似于各种关节表面(如股骨髁、肱骨头)上的透明软骨[106-108]。这些胶原纤维和细胞类型的变化有助于解释半月板对不同生物力学负荷和应力做出反应的独特能力[9,10,86,105]。

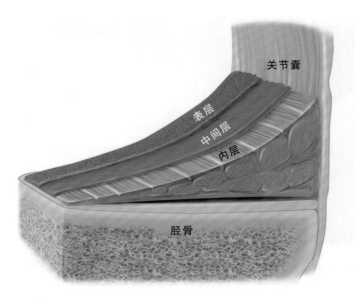

图 13.26　半月板微观结构。半月板由 3 层组成,每一层都有独特的微观结构。内层是最深的一层,由环状胶原纤维组成。中间层由径向纤维组成,浅层含有随机取向的胶原纤维,上面覆盖一层蛋白多糖以减少摩擦。

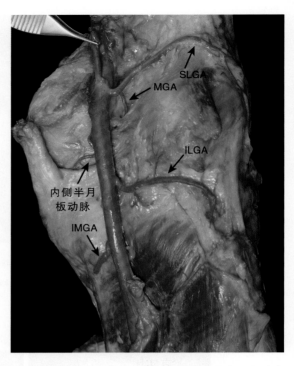

图 13.27　半月板血供:膝关节的上、中、下动脉形成一个动脉复合体,为膝关节供血。值得注意的是,膝中动脉穿过 ACL,供应 ACL 和 PCL。膝关节的内外侧都接受来自膝上动脉和膝下动脉分支的血液。ILGA,膝外下动脉;IMGA,膝内下动脉;MGA,膝中动脉;SLGA,膝外上动脉。

血管解剖学

自出生后第 1 年,半月板有直接的血液供应,整个半月板内随处可见血管[33,49,109]。在这一发育阶段,直接血供十分必要,由于半月板没有经历循环机械负荷这一增强扩散的过程,半月板的内部区域无法依赖滑液扩散获得营养[109]。在 18 个月时,半月板开始成为承重结构,由此产生的压力导致了半月板内部区域血管塌陷,成为无血管区域[109]。在成人,半月板周围的毛细血管丛支配半月板外缘的血供,并深入到宽度 10%~35% 处的区域[109,110]。无血管区域由滑液扩散供给营养。有人认为滑液中营养物质的扩散需要对膝关节施加循环机械负荷(如行走过程)[110]。

供应成人半月板外 1/3 的毛细血管网起源于周围的膝关节囊和滑膜组织,这些组织中的血管来源于腘动脉的膝内、中、外关节支[109,110]。膝中动脉在膝关节后内侧角穿过腘斜韧带,供应 ACL 和 PCL[109,110]。膝关节内侧接受膝上内侧动脉及膝下内侧动脉的血供,膝关节外侧接受膝上外侧动脉及膝下外侧动脉的血供[111](图 13.27)。

作用于半月板的压力,以及有限的毛细血管灌注形成了半月板内的 3 个血管区[7,9,10,12,13,30,32,105,109]。内侧半月板周缘 10%~30%、外侧半月板周缘 10%~25% 为红-

红区[110](图 13.28)。红-红区完全处于半月板的直接血供范围,发生在该区的撕裂两侧均有功能性血管供应,且具有最好的愈合潜力[10,12,13,30,32,68,105,109]。半月板内侧区域为白-白区,相对无血管供应,该区域内的半月板撕裂理论上愈合的可能性较小[7,9,10,12,13,29–31,105,111]。红-红区与白-白区之间为红-白区,是血液梯度供应的分水岭区域[9,10,12,13,30,40,32,105]。红-白区血液供应在外缘相对丰富,内侧则相对缺乏,该区域内的半月板撕裂有可能通过纤维血管瘢痕增生的过程愈合。由此可见,半月板的愈合能力与其血液供应密切相关。红-红区和红-白区的半月板撕裂常是发生于年轻人中的创伤性撕裂,白-白区撕裂则多为老年人退变性撕裂[30,105,110,112]。血供类型对于治疗方案也有重要影响,红-红区及红-白区撕裂的治疗原则通常为修补[30],但有研究证明对白-白区撕裂进行修补也能取得满意的临床效果,对这一原则提出了挑战[31,111,113]。

总结

对半月板解剖学研究的热情来源于半月板在维

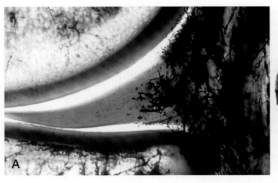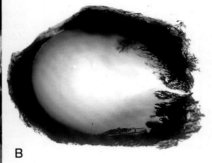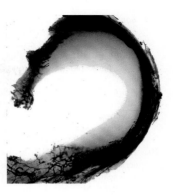

图 13.28　注射墨汁后的半月板微血管解剖。(**A**)内侧间室横断面。内侧半月板的外 30% 为灌注区。临床上此区域对应半月板的红-红区。(**B**)外侧半月板上面观,显示外侧 10%~25% 的血液灌注。注意腘肌腱裂孔处无血流灌注。(**C**)内侧半月板上面观。内侧半月板外 10%~30% 有血液灌注。

持膝关节健康与稳定中发挥的重要作用。本章介绍了半月板的大体解剖学,特别强调根部和其他为半月板提供稳定性的支持韧带、软组织结构。基于分区对内、外侧半月板进行了有实用价值的阐述。基于半月板不同位置的解剖特点,外科医生可以选择不同的修复方法。通过描述半月板的精细结构,外科医生可以更好地了解这一独特组织的复杂性。最后,简要介绍了临床相关的血管解剖学。希望这些内容可以帮助外科医生更好地进行半月板解剖修复和半月板移植。

(宋廷轩　译)

参考文献

1. Gowd AK, Lalehzarian SP, Liu JN, et al. Factors associated with clinically significant patient-reported outcomes after primary arthroscopic partial meniscectomy. *Arthroscopy.* 2019;35(5):1567–1575.e3.
2. Jain NB, Peterson E, Ayers GD, et al. US Geographical variation in rates of shoulder and knee arthroscopy and association with orthopedist density. *JAMA Netw Open.* 2019;2(12):e1917315.
3. Salata MJ, Gibbs AE, Sekiya JK. A systematic review of clinical outcomes in patients undergoing meniscectomy. *Am J Sports Med.* 2010;38(9):1907–1916.
4. Fairbank TJ. Knee joint changes after meniscectomy. *J Bone Joint Surg Br.* 1948;30B(4):664–670.
5. Krause WR, Pope MH, Johnson RJ, Wilder DG. Mechanical changes in the knee after meniscectomy. *J Bone Joint Surg Am.* 1976;58(5):599–604.
6. McDermott ID, Amis AA. The consequences of meniscectomy. J Bone Joint Surg Br. 2006;88(12):1549McDermott ID, Amis AA. The consequences of meniscectomy. *J Bone Joint Surg Br.* 2006;88(12):1549–1556.
7. Andrews S. *Meniscus Structure and Function.* University of Calgary; 2013.
8. Ayral X, Bonvarlet JP, Simonnet J, et al. Influence of medial meniscectomy on tibiofemoral joint space width. *Osteoarthritis Cartilage.* 2003;11(4):285–289.
9. Fox AJ, Bedi A, Rodeo SA. The basic science of human knee menisci: structure, composition, and function. *Sports Health.* 2012;4(4):340–351.
10. Fox AJ, Wanivenhaus F, Burge AJ, et al. The human meniscus: a review of anatomy, function, injury, and advances in treatment. *Clin Anat.* 2015;28(2):269–287.
11. Luczkiewicz P, Daszkiewicz K, Chroscielewski J, et al. The influence of articular cartilage thickness reduction on meniscus biomechanics. *PloS One.* 2016;11(12):e0167733.
12. Makris EA, Hadidi P, Athanasiou KA. The knee meniscus: structure-function, pathophysiology, current repair techniques, and prospects for regeneration. *Biomaterials.* 2011;32(30):7411–7431.
13. Messner K, Gao J. The menisci of the knee joint. Anatomical and functional characteristics, and a rationale for clinical treatment. *J Anat.* 1998;193(Pt 2):161–178.
14. Mow VC, Arnoczky SP, Jackson DW. *Knee Meniscus: Basic and Clinical Foundations.* New York: Raven Press; 1992.
15. Chahla J, Cinque ME, Godin JA, et al. Meniscectomy and resultant articular cartilage lesions of the knee among prospective National Football League players: an imaging and performance analysis. *Am J Sports Med.* 2018;46(1):200–207.
16. Fithian DC, Kelly MA, Mow VC. Material properties and structure-function relationships in the menisci. *Clin Orthop Relat Res.* 1990;(252):19–31.
17. Abraham AC, Donahue TL. From meniscus to bone: a quantitative evaluation of structure and function of the human meniscal attachments. *Acta Biomater.* 2013;9(5):6322–6329.
18. Hoshino Y, Miyaji N, Nishida K, et al. The concomitant lateral meniscus injury increased the pivot shift in the anterior cruciate ligament-injured knee. *Knee Surg Sports Traumatol Arthrosc.* 2019;27(2):646–651.
19. Levy IM, Torzilli PA, Gould JD, Warren RF. The effect of lateral meniscectomy on motion of the knee. *J Bone Joint Surg Am.* 1989;71(3):401–406.
20. Levy IM, Torzilli PA, Warren RF. The effect of medial meniscectomy on anterior-posterior motion of the knee. *J Bone Joint Surg Am.* 1982;64(6):883–888.
21. Mow VC, Arnoczky SP, Jackson DW. Knee Meniscus: Basic and Clinical Foundations. New York: Raven Press; 1992.
22. Liu X, Zhang H, Feng H, et al. Is it necessary to repair stable ramp lesions of the medial meniscus during anterior cruciate ligament reconstruction? A prospective randomized controlled trial. *Am J Sports Med.* 2017;45(5):1004–1011.
23. Minami T, Muneta T, Sekiya I, et al. Lateral meniscus posterior root tear contributes to anterolateral rotational instability and meniscus extrusion in anterior cruciate ligament-injured patients. *Knee Surg Sports Traumatol Arthrosc.* 2018;26(4):1174–1181.
24. Shoemaker SC, Markolf KL. The role of the meniscus in the anterior-posterior stability of the loaded anterior cruciate-deficient knee. Effects of partial versus total excision. *J Bone Joint Surg Am.* 1986;68(1):71–79.
25. Shybut TB, Vega CE, Haddad J, et al. Effect of lateral meniscal root tear on the stability of the anterior cruciate ligament-deficient knee. *Am J Sports Med.* 2015;43(4):905–911.

26. Song GY, Zhang H, Liu X, et al. Complete posterolateral meniscal root tear is associated with high-grade pivot-shift phenomenon in noncontact anterior cruciate ligament injuries. *Knee Surg Sports Traumatol Arthrosc.* 2017;25(4):1030–1037.

27. Song GY, Zhang H, Wang QQ, et al. Risk factors associated with grade 3 pivot shift after acute anterior cruciate ligament injuries. *Am J Sports Med.* 2016;44(2):362–369.

28. Allaire R, Muriuki M, Gilbertson L, Harner CD. Biomechanical consequences of a tear of the posterior root of the medial meniscus. Similar to total meniscectomy. *J Bone Joint Surg Am.* 2008;90(9):1922–1931.

29. Krych AJ, Johnson NR, Mohan R, et al. Arthritis progression on serial MRIs following diagnosis of medial meniscal posterior horn root tear. *J Knee Surg.* 2018;31(7):698–704.

30. Mordecai SC, Al-Hadithy N, Ware HE, Gupte CM. Treatment of meniscal tears: An evidence based approach. *World J Orthop.* 2014;5(3):233–241.

31. Noyes FR, Barber-Westin SD. Arthroscopic repair of meniscus tears extending into the avascular zone with or without anterior cruciate ligament reconstruction in patients 40 years of age and older. *Arthroscopy.* 2000;16(8):822–829.

32. Shimomura K, Hamamoto S, Hart DA, et al. Meniscal repair and regeneration: current strategies and future perspectives. *J Clin Orthop Trauma.* 2018;9(3):247–253.

33. Clark CR, Ogden JA. Development of the menisci of the human knee joint. Morphological changes and their potential role in childhood meniscal injury. *J Bone Joint Surg Am.* 1983;65(4):538–547.

34. Fukazawa I, Hatta T, Uchio Y, Otani H. Development of the meniscus of the knee joint in human fetuses. *Congenit Anom (Kyoto).* 2009;49(1):27–32.

35. Hathila SB, Kintukumar KV, Vaniya VH, Kodiyatar BB. Morphological study of menisci of knee joint in human cadavers. *Int J Anat Radiol Surg.* 2018;7:2973–2978.

36. Bloecker K, Wirth W, Hudelmaier M, et al. Morphometric differences between the medial and lateral meniscus in healthy men—a three-dimensional analysis using magnetic resonance imaging. *Cells Tissues Organs.* 2012;195(4):353–364.

37. Chakravarthy JP, Khanday S. Morphology and morphometry of the knee menisci. *Int J Curr Res.* 2018;10:71921–71934.

38. Kale A, Kopuz C, Edyzer M, et al. Anatomic variations of the shape of the menisci: a neonatal cadaver study. *Knee Surg Sports Traumatol Arthrosc.* 2006;14(10):975–981.

39. Murlimanju BV, Nair N, Pai MM, et al. Morphology of the medial meniscus of the knee in human fetuses. *Rom J Morphol Embryol.* 2010;51(2):347–351.

40. DePhillipo NN, Moatshe G, Chahla J, et al. Quantitative and qualitative assessment of the posterior medial meniscus anatomy: defining meniscal ramp lesions. *Am J Sports Med.* 2019;47(2):372–378.

41. Rashmi BN, Dakshayani KR, Vadiraja N. Morphometric study of menisci of knee joints in adult cadavers. *Int J Anat Res.* 2016;4:2973–2978.

42. Rohilla J, Rathee S, Dhattarwal SK, Kundzu ZS. Morphometric analysis of menisci of adult human knee joint in North Indian population. *Int J Res Med Sci.* 2017;2017(5):569–573.

43. Ellman MB, LaPrade CM, Smith SD, et al. Structural properties of the meniscal roots. *Am J Sports Med.* 2014;42(8):1881–1887.

44. Johannsen AM, Civitarese DM, Padalecki JR, et al. Qualitative and quantitative anatomic analysis of the posterior root attachments of the medial and lateral menisci. *Am J Sports Med.* 2012;40(10):2342–2347.

45. LaPrade CM, Ellman MB, Rasmussen MT, et al. Anatomy of the anterior root attachments of the medial and lateral menisci: a quantitative analysis. *Am J Sports Med.* 2014;42(10):2386–2392.

46. Pauly HM, Haut Donahue TL. Bone-meniscus interface. In: Nukavarapu S, Freeman J, Laurencin CT, eds. *Regenerative Engineering of Musculoskeletal Tissues and Interfaces.* Woodhead Publishing; 2015:377–407.

47. Hathila SB, Sarvaiya BJ, Vaniya VH, Kulkarni M. A cadaveric study indicating clinical significance of relation between area of menisci with corresponding tibial plateau and that of distance between anterior horn and posterior horn of menisci. *Intl J Ana Res.* 2019;7(2):6198–6203.

48. Smigielski R, Becker R, Zdanowicz U, Ciszek B. Medial meniscus anatomy-from basic science to treatment. *Knee Surg Sports Traumatol Arthrosc.* 2015;23(1):8–14.

49. Zdanowicz U, Smigielski R, Espejo-Reina A, et al. *Anatomy and Vascularization.* Surgery of the Meniscus, ESSKA. Springer; 2016.

50. Zdanowicz U, Smigielski R. Meniscus anatomy. In: LaPrade RF, Arendt EA, Getgood A, Faucett SC, eds. *The Menisci: A Comprehensive Review of Their Anatomy, Biomechanical Function and Surgical Treatment.* Berlin: ISAKOS; 2017.

51. Weiss CB, Lundberg M, Hamberg P, et al. Non-operative treatment of meniscal tears. *J Bone Joint Surg Am.* 1989;71(6):811–822.

52. Berlet GC, Fowler PJ. The anterior horn of the medical meniscus. An anatomic study of its insertion. *Am J Sports Med.* 1998;26(4):540–543.

53. Rainio P, Sarimo J, Rantanen J, et al. Observation of anomalous insertion of the medial meniscus on the anterior cruciate ligament. *Arthroscopy.* 2002;18(2):E9.

54. El-Khoury GY, Usta HY, Berger RA. Meniscotibial (coronary) ligament tears. *Skeletal Radiol.* 1984;11(3):191–196.

55. LaPrade RF, Engebretsen AH, Ly TV, et al. The anatomy of the medial part of the knee. *J Bone Joint Surg Am.* 2007;89(9):2000–2010.

56. Lee SS, Ahn JH, Kim JH, et al. Evaluation of healing after medial meniscal root repair using second-look arthroscopy, clinical, and radiological criteria. *Am J Sports Med.* 2018;46(11):2661–2668.

57. Aman ZS, DePhillipo NN, Storaci HW, et al. Quantitative and qualitative assessment of posterolateral meniscal anatomy: defining the popliteal hiatus, popliteomeniscal fascicles, and the lateral meniscotibial ligament. *Am J Sports Med.* 2019;47(8):1797–1803.

58. Staubli HU, Birrer S. The popliteus tendon and its fascicles at the popliteal hiatus: gross anatomy and functional arthroscopic evaluation with and without anterior cruciate ligament deficiency. *Arthroscopy.* 1990;6(3):209–220.

59. Ullrich K, Krudwig WK, Witzel U. Posterolateral aspect and stability of the knee joint. I. Anatomy and function of the popliteus muscle-tendon unit: an anatomical and biomechanical study. *Knee Surg Sports Traumatol Arthrosc.* 2002;10(2):86–90.

60. Simonian PT, Sussmann PS, van Trommel M, et al. Popliteomeniscal fasciculi and lateral meniscal stability. *Am J Sports Med.* 1997;25(6):849–853.

61. Siebold R, Schuhmacher P, Fernandez R, et al. Flat midsubstance of the anterior cruciate ligament with tibial C-shaped insertion site. *Knee Surg Sports Traumatol Arthros.* 2015;23(11):3136–3142.

62. Karakasli A, Acar N, Basci O, et al. Iatrogenic lateral meniscus anterior horn injury in different tibial tunnel placement techniques in ACL reconstruction surgery: a cadaveric study. *Acta Orthopaed Traumatol Turc.* 2016;50:514–518.

63. Natsis K, Paraskevas G, Anastasopoulos N, et al. Meniscofibular ligament: morphology and functional significance of a relatively unknown anatomical structure. *Anat Res Int.* 2012;2012:214784.

64. Moatshe G, Chahla J, Slette E, et al. Posterior meniscal root injuries. *Acta Orthop.* 2016;87(5):452–458.

65. You MW, Park JS, Park SY, et al. Posterior root of lateral meniscus: the detailed anatomic description on 3T MRI. *Acta Radiol.* 2014;55(3):359–365.

66. Pache S, Aman ZS, Kennedy M, et al. Meniscal root tears: current concepts review. *Arch Bone Jt Surg.* 2018;6(4):250–259.

67. Villegas DF, Donahue TL. Collagen morphology in human meniscal attachments: a SEM study. *Connect Tissue Res.* 2010;51(5):327–336.

68. Bhatia S, LaPrade CM, Ellman MB, LaPrade RF. Meniscal root tears: significance, diagnosis, and treatment. *Am J Sports Med.* 2014;42(12):3016–3030.

69. Chahla J, LaPrade RF. Meniscal root tears. *Arthroscopy.* 2019;35(5):1304–1305.

70. Cinque ME, Chahla J, Moatshe G, et al. Meniscal root tears: a silent epidemic. *Br J Sports Med.* 2018;52(13):872–876.

71. Crema MD, Roemer FW, Felson DT, et al. Factors associated with meniscal extrusion in knees with or at risk for osteoarthritis: the Multicenter Osteoarthritis study. *Radiology.* 2012;264(2):494–503.

72. Feucht MJ, Salzmann GM, Bode G, et al. Posterior root tears of the lateral meniscus. *Knee Surg Sports Traumatol Arthrosc.* 2015;23(1):119–125.

73. Koenig JH, Ranawat AS, Umans HR, Difelice GS. Meniscal root tears: diagnosis and treatment. *Arthroscopy.* 2009;25(9):1025–1032.

74. LaPrade CM, James EW, Cram TR, et al. Meniscal root tears: a classification system based on tear morphology. *Am J Sports Med.* 2015;43(2):363–369.

75. Cole BJ, Chahla J. Editorial commentary: meniscal tears or meniscal aging—that is the question. *Arthroscopy.* 2019;35(4):1160–1162.

76. DePhillipo NN, Moatshe G, Brady A, et al. Effect of meniscocapsular and meniscotibial lesions in ACL-deficient and ACL-reconstructed knees: a biomechanical study. *Am J Sports Med.* 2018;46(10):2422–2431.

77. Miyaji N, Hoshino Y, Tanaka T, et al. MRI-determined anterolateral capsule injury did not affect the pivot-shift in anterior cruciate ligament-injured knees. *Knee Surg Sports Traumatol Arthrosc.* 2019;27(11):3426–3431.

78. Tanaka M, Vyas D, Moloney G, et al. What does it take to have a high-grade pivot shift? *Knee Surg Sports Traumatol Arthrosc.* 2012;20(4):737–742.

79. LaPrade CM, Foad A, Smith SD, et al. Biomechanical consequences of nonanatomic posterior medial meniscus root repair. *Am J Sports Med.* 2015;43(4):912–920.

80. LaPrade CM, Smith SD, Rasmussen MT, et al. Consequences of tibial tunnel reaming on the meniscal roots during cruciate ligament reconstruction in a cadaveric model, part 2: the posterior cruciate ligament. *Am J Sports Med.* 2015;43(1):207–212.

81. Aydingoz U, Kaya A, Atay OA, et al. MR imaging of the anterior intermeniscal ligament: classification according to insertion sites. *Eur Radiol.* 2002;12(4):824–829.

82. Guess TM, Razu SS, Kuroki K, Cook JL. Function of the anterior intermeniscal ligament. *J Knee Surg.* 2018;31(1):68–74.

83. Nelson EW, LaPrade RF. The anterior intermeniscal ligament of the knee. An anatomic study. *Am J Sports Med.* 2000;28(1):74–76.

84. Aydin AT, Ozenci AM, Ozcanli H, et al. The reference point to measure the anterior intermeniscal ligament's thickness: an MRI study. *Knee Surg Sports Traumatol Arthrosc.* 2002;10(6):343–346.

85. Carroll JF, *Oblique meniscomeniscal ligament.* Available at: http://radsource.us/oblique-meniscomeniscal-ligament/ Accessed 29 July, 2019.

86. Jacobson KE, Chi FS. Evaluation and treatment of medial collateral ligament and medial-sided injuries of the knee. *Sports Med Arthrosc Rev.* 2006;14(2):58–66.

87. Sims WF, Jacobson KE. The posteromedial corner of the knee: medial-sided injury patterns revisited. *Am J Sports Med.* 2004;32(2):337–345.

88. Peduto AJ, Nguyen A, Trudell DJ, Resnick DL. Popliteomeniscal fascicles: anatomic considerations using MR arthrography in cadavers. *AJR Am J Roentgenol.* 2008;190(2):442–448.

89. LaPrade RF, Konowalchuk BK. Popliteomeniscal fascicle tears causing symptomatic lateral compartment knee pain: diagnosis by the figure-4 test and treatment by open repair. *Am J Sports Med.* 2005;33(8):1231–1236.

90. Bozkurt M, Elhan A, Tekdemir I, Tonuk E. An anatomical study of the meniscofibular ligament. *Knee Surg Sports Traumatol Arthrosc.* 2004;12(5):429–433.

91. Amis AA, Gupte CM, Bull AM, Edwards A. Anatomy of the posterior cruciate ligament and the meniscofemoral ligaments. *Knee Surg Sports Traumatol Arthrosc.* 2006;14(3):257–263.

92. Gupte CM, Bull AM, Thomas RD, Amis AA. A review of the function and biomechanics of the meniscofemoral ligaments. *Arthroscopy.* 2003;19(2):161–171.

93. Gupte CM, Smith A, McDermott ID, et al. Meniscofemoral ligaments revisited. Anatomical study, age correlation and clinical implications. *J Bone Joint Surg Br.* 2002;84(6):846–851.

94. Heller LJ. The menisco-femoral ligaments of the human knee. *J Bone Joint Surg.* 1964;46:307–313.

95. Djurasovic M, Aldridge JW, Grumbles R, et al. Knee joint immobilization decreases aggrecan gene expression in the meniscus. *Am J Sports Medicine.* 1998;26(3):460–466.

96. Schumacher BL, Schmidt TA, Voegtline MS, et al. Proteoglycan 4 (PRG4) synthesis and immunolocalization in bovine meniscus. *J Orthop Res.* 2005;23(3):562–568.

97. Sweigart MA, Zhu CF, Burt DM, et al. Intraspecies and interspecies comparison of the compressive properties of the medial meniscus. *Ann Biomed Eng.* 2004;32(11):1569–1579.

98. Tissakht M, Ahmed AM. Tensile stress-strain characteristics of the human meniscal material. *J Biomech.* 1995;28(4):411–422.

99. Wirth CJ. The meniscus—structure, morphology and function. *Knee.* 1994;1(3):171–172.

100. Petersen W, Tillmann B. Collagenous fibril texture of the human knee joint menisci. *Anat Embryol.* 1998;197(4):317–324.

101. Petersen W, Tillmann B. Funktionelle anatomie der menisken des kniegelenks kollagenfasertextur und biomechanik. *Arthroskopie.* 1998;11(3):133–135.

102. Bullough PG, Munuera L, Murphy J, Weinstein AM. The strength of the menisci of the knee as it relates to their fine structure. *J Bone Joint Surg Br.* 1970;52(3):564–567.

103. Shrive NG, O'Connor JJ, Goodfellow JW. Load-bearing in the knee joint. *Clin Orthop Relat Res.* 1978;131:279–287.

104. Zhu W, Chern KY, Mow VC. Anisotropic viscoelastic shear properties of bovine meniscus. *Clin Orthop Relat Res.* 1994;(306):34–45.

105. Bryceland JK, Powell AJ, Nunn T. Knee menisci. *Cartilage.* 2017;8(2):99–104.

106. Scott PG, Nakano T, Dodd CM. Isolation and characterization of small proteoglycans from different zones of the porcine knee meniscus. *Biochim Biophys Acta.* 1997;1336(2):254–262.

107. Hellio Le Graverand MP, Ou Y, Schield-Yee T, et al. The cells of the rabbit meniscus: their arrangement, interrelationship, morphological variations and cytoarchitecture. *J Anat.* 2001;198(Pt 5):525–535.

108. Melrose J, Smith S, Cake M, et al. Comparative spatial and temporal localisation of perlecan, aggrecan and type I, II and IV collagen in the ovine meniscus: an ageing study. *Histochem Cell Biol.* 2005;124(3–4):225–235.

109. Gray JC. Neural and vascular anatomy of the menisci of the human knee. *J Orthop Sports Phys Ther.* 1999;29(1):23–30.

110. Arnoczky SP, Warren RF. Microvasculature of the human meniscus. *Am J Sports Med.* 1982;10(2):90–95.

111. Dean CS, Chahla J, Matheny LM, et al. Outcomes after biologically augmented isolated meniscal repair with marrow venting are comparable with those after meniscal repair with concomitant anterior cruciate ligament reconstruction. *Am J Sports Med.* 2017;45(6):1341–1348.

112. Bray RC, Smith JA, Eng MK, et al. Vascular response of the meniscus to injury: effects of immobilization. *J Orthop Res.* 2001;19(3):384–390.

113. Chahla J, Dean CS, Matheny LM, et al. Outcomes of inside-out meniscal repair in the setting of multiligament reconstruction in the knee. *Am J Sports Med.* 2017;45(9):2098–2104.

114. Chahla J, Moatshe G, Dean CS, LaPrade RF. Posterolateral corner of the knee: current concepts. *Arch Bone Jt Surg.* 2016;4(2):97–103.

115. Cinque ME, Chahla J, Kruckeberg BM, et al. Posteromedial corner knee injuries: diagnosis, management, and outcomes: a critical analysis review. *JBJS Rev.* 2017;5(11):e4.

116. James EW, LaPrade CM, Ellman MB, et al. Radiographic identification of the anterior and posterior root attachments of the medial and lateral menisci. *Am J Sports Med.* 2014;42(11):2707–2714.

117. Kim YM, Joo YB. Anteromedial meniscofemoral ligament of the anterior horn of the medial meniscus: clinical, magnetic resonance imaging, and arthroscopic features. *Arthroscopy.* 2018;34(5):1590–1600.

118. Shon OJ, Park JW, Kim BJ. Current concepts of posterolateral corner injuries of the knee. *Knee Surg Relat Res.* 2017;29(4):256–268.

119. Terry GC, LaPrade RF. The posterolateral aspect of the knee. Anatomy and surgical approach. *Am J Sports Med.* 1996;24(6):732–739.

120. Yagishita K, Muneta T, Ogiuchi T, et al. Healing potential of meniscal tears without repair in knees with anterior cruciate ligament reconstruction. *Am J Sports Med.* 2004;32(8):1953–1961.

121. Zivanovic S. Menisco-meniscal ligaments of the human knee joint. *Anat Anz.* 1974;135(1–2):35–42.

第 14 章

半月板生物力学

DOUGLAS W. BARTELS, R. KYLE MARTIN, BRUCE A. LEVY

引言

半月板的生物力学特性已被广泛研究。人们曾经认为半月板是一种类似胚胎残留物的无功能结构[1]，但现在认识到其对于维持正确的膝关节运动学和功能，以及防止膝关节骨关节炎的进展至关重要[2-7]。半月板维持正常膝关节环境的能力很大程度上是基于其成分和功能的生物力学特性，以及相关的韧带附着物。由于半月板的生物力学特性与正常的膝关节功能有关，本章将主要讨论半月板的材料特性及其对拉力、压缩力和剪切力的反应，以及半月板如何在负荷传递、关节稳定性、本体感觉和维持膝关节的动态平衡环境中发挥作用。最后，还将讨论不同半月板撕裂类型对膝关节生物力学的影响。

半月板运动学

许多研究表明，内侧半月板和外侧半月板的活动度存在差异。膝关节屈曲时，内侧半月板平均前后移位 2mm，而外侧半月板平均前后移位 10mm[8]。此外，当膝关节从伸直位到屈曲位时，半月板偏移量有显著差异，内侧偏移量为 5.1mm，外侧偏移量为 11.2mm（图14.1）[9]。图 14.1 显示外侧半月板的前后移位程度比内侧小，表明在屈膝过程中外侧半月板更倾向于作为一个整体移动，因为内侧半月板有更广泛的外侧包膜附着物[9]。半月板中活动度最小的部分是后内侧角，因为它通过后斜韧带和后内侧半月板胫骨韧带附着在胫骨平台上。后内侧角缺乏活动度且在深屈膝时卡在胫骨平台与股骨髁之间，从而导致其更易受到损伤[10-12]。

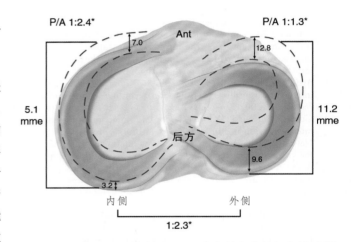

图 14.1 平均半月板偏移量（mme）和内外侧半月板在屈（阴影轮廓）伸（虚线轮廓）时的平均运动示意图。Ant，前；P/A，屈曲时半月板前后平移的比率。经 *t* 检验，*P<0.05。[Image taken from Thompson WO, Thaete FL, Fu FH, Dye SF. Tibial meniscal dynamics using three-dimensional reconstruction of magnetic resonance images. Am J Sports Med. 1991;19 (3):210-215;discussion 215-216.]

半月板的成分特性

半月板的结构组成对于确定该组织的成分特性至关重要。

黏弹性

半月板的黏弹性在很大程度上决定了其压缩特性。半月板的材料组成允许它同时具有黏性和弹性，因此它以两相结构存在[13]。在施加压缩力之后，最先出现固相，导致组织的弹性响应，这主要是由半月板的胶原性蛋白多糖支架造成的。同时，液体在压力作用下从半月板组织缓慢挤出到滑膜组织时，意味着液体相的开始[14-17]。液体从半月板组织中分离的速率由半月板渗透率决定。半月板的渗透率约为关节软骨的1/8，因此半月板可以在压缩负荷下保持其形状[14,18]。如果半月板组织的渗透性增加，将不能保持形状并基本失去功能[17]。

压缩性

当半月板受到压力时，如在负重情况下，传递给组织的轴向负荷转换为环状应力，这种应力将传递到半月板深层的环状胶原纤维中（图 14.2）[17]。当施加轴向负荷时，楔形结构会导致半月板组织向内侧和侧方挤压，这一现象使得放射状的应力经由半月板及其前、后角附着点内的环状纤维转变为拉伸应变[3,6,19-21]。将轴向应力以环状应力的形式转变为拉伸应变的特性，使得半月板在膝关节负荷分布中起重要作用[2,21]。当半月板损伤（如放射状撕裂或根部撕裂）时，环状纤维被破坏，环状应力无法保持，则会导致膝关节过载和破坏性变化[22,23]。

拉伸性

纤维软骨组织在承受拉伸力时通常会经历几个阶段，施加在纤维软骨组织上的负荷不会导致其均匀地变形或延长（图 14.3）[17]。当半月板最初承受拉力时，先前松弛的胶原纤维被拉紧，但半月板组织的伸长率几乎没有变化[24]。这通常被描述为"坡脚区"[17]。当胶原纤维由松弛状态拉直时，进入第二阶段，此时伸

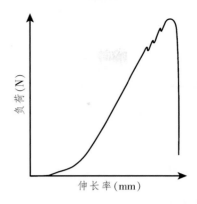

图 14.3　负荷（N）-伸长率（mm）曲线显示纤维软骨组织在拉伸应力下的材料特性。[From McDermott ID，Masouros SD，Amis AA. Biomechanics of the menisci of the knee. Curr Orthop. 2008；22（3）：193–201.]

长率与施加的负荷呈线性关系[25]。最后，半月板组织达到极限拉伸负荷，此时纤维开始断裂并导致半月板撕裂[26]。

半月板深层纤维的不同取向导致该层对拉应力的不同响应。深层环形维的拉伸模量（80~125MPa）明显高于同层径向带状纤维（1.7~3.6MPa）[27]。此外，一些研究表明，内侧半月板和外侧半月板之间的抗拉强度及同一半月板的前、中、后部分之间的抗拉强度存在差异[15,27,28]。

虽然估计的人体半月板拉伸模量（150MPa）[17]低于膝关节主要韧带的拉伸模量（300MPa）[29,30]，但大于髋臼唇（65MPa）[31]和盂唇（25MPa）[32]的拉伸模量。

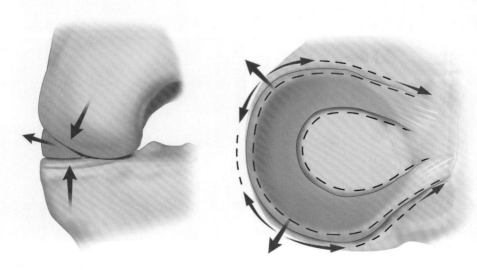

图 14.2　施加到半月上的轴向载荷转换为半月板环状应力的示意图。[From McDermott ID，Masouros SD，Amis AA. Biomechanics of the menisci of the knee. Curr Orthop. 2008；22（3）：193–201.]

剪切性

剪切应力是由平行于组织横截面积施加的力的矢量产生的,剪切刚度是组织在剪切应力下抵抗形状变化的能力[33]。与软骨相比,半月板的剪切刚度较低[34]。半月板组织承受剪切力的能力很重要,尤其要考虑到半月板水平撕裂的病因。具体而言,这种撕裂模式被认为是轴向负荷转化为剪切力并传递到半月板的结果。

半月板的功能特性

半月板通过其在负荷传递、维持关节稳定性和稳态及膝关节本体感觉方面的功能,在维持膝关节正常功能方面发挥着至关重要的作用。

负荷传递

半月板作为承重结构的作用十分明确。目前对半月板的理解首先来自这样一种认知:半月板切除通常与胫股关节退行性变的快速进展有关。多项研究表明,半月板切除术后膝关节退行性变的风险增加[2,3,5,36,37]。半月板的承重能力主要是由其大小、形状和先前讨论的材料特性决定的。据估计,内侧半月板约占内侧关节面的50%~60%,而外侧半月板约占外侧关节面的70%~80%[38,39],这增加了胫股关节的一致性。当接触面积增加时,关节软骨上的接触应力降低,发生膝关节退行性变的风险也随之降低(图14.4)[40-42]。

当膝关节伸直时,大约50%的压缩负荷传递到半月板,而当膝关节屈曲90°时,85%的压缩负荷传递到半月板[43]。半月板压缩负荷的这种差异被认为是膝关节在屈曲过程中经历股骨后退时接触转移的结果[44]。内、外侧半月板所传递的压缩负荷也有差异,大约70%的负荷传递到外侧半月板,相比之下,50%的负荷传递到内侧半月板[43]。外侧半月板承受更大负荷的原因可能是:其较大的表面积与凸面的股骨髁和由平到凸的胫骨外侧平台高度贴合。

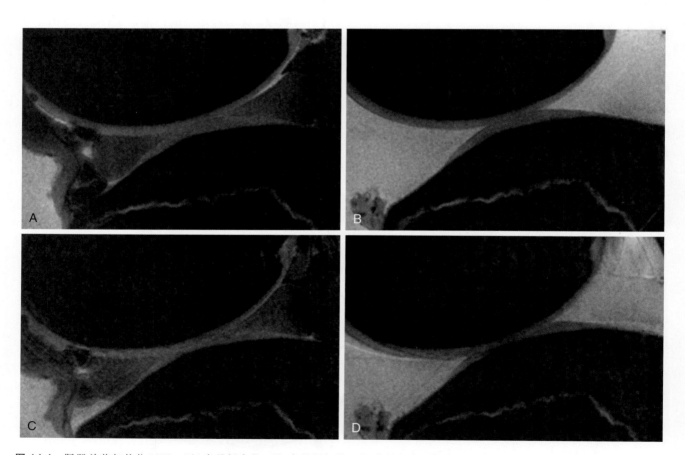

图14.4　胫股关节矢状位MRI。(A)半月板完整,(B)半月板切除,(C)半月板完整状态下施加25分钟负荷,(D)半月板切除状态下施加25分钟负荷。在负荷作用下,半月板切除后膝关节面有明显的变形。[From Haemer JM,Song Y,Carter DR,Giori NJ. Changes in articular cartilage mechanics with meniscectomy:a novel image-based modeling approach and comparison to patterns of OA. J Biomech. 2011;44(12):2307–2312.]

半月板全切除或次全切除很大程度减少了其一致性和接触面积,这反过来又增加了接触应力(图 14.5)[36]。据报道,半月板切除术可将接触面积减少 40%~75%,从而导致接触应力增加 200%~300%[3,36,37,41,43,45]。考虑到接触应力的增加是关节软骨损伤的危险因素[37],半月板修复以尽可能多地保留半月板受到了关注。

关节稳定性

在 ACL 完好的膝关节中,半月板是次要稳定结构,这一作用很大程度上源于其增加了股胫关节的一致性[8,45-50]。完整的半月板在膝关节承受轴向负荷时提供多方向的稳定性,防止膝关节在所有方向上过度运动[51]。然而,内侧半月板和外侧半月板的主要稳定功能不同。内侧半月板主要起阻止胫骨前移的作用[17,52,53],这主要是由于内侧半月板后角在受到压力的过程中压缩,基本上被股胫关节"锁住"并阻止胫骨前移[47]。内侧半月板坚固的关节囊附着和胫骨附着点增强了其作为次要稳定结构的作用,尤其是在防止前后运动方面[54,55]。外侧半月板的活动度明显大于内侧,其在膝关节稳定性中的作用受到质疑[9]。然而,外侧半月板作为次要稳定结构的作用已被明确,尤其是在轴移动作中限制胫骨前移[56]。

在 ACL 缺损的膝关节中,半月板的稳定作用增强,成为主要稳定结构[47,52,53,57]。Allen 等[46]报道,在膝关节完全伸展时,内侧半月板切除术使负重的 ACL

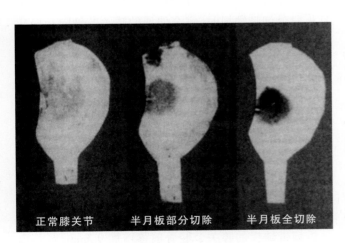

图 14.5 半月板部分切除和全切除后,胫骨关节接触压力逐步增加。[Images taken from Baratz ME,Fu FH,Mengato R. Meniscal tears:the effect of meniscectomy and of repair on intraarticular contact areas and stress in the human knee. a preliminary report. Am J Sports Med. 1986;14 (4):270-275 (modified with permission).]

正常膝关节　半月板部分切除　半月板全切除

缺损的膝关节胫骨前移增加了 2.2mm,而在膝关节屈曲 60°时增加了 5.8mm。这项研究还显示,在胫骨前方受力的情况下,胫骨内侧旋转减少,这再次强调了内侧半月板在 ACL 缺损的膝关节中阻止胫骨前移的作用[46]。外侧半月板在 ACL 缺损膝关节的旋转稳定中起重要作用。一项研究比较了轴移试验过程中的胫骨加速度,并注意到与外侧半月板完好但 ACL 缺损的膝关节相比,ACL 缺损伴外侧半月板撕裂的膝关节胫骨加速度明显更大[58]。

关节润滑和营养

半月板的黏弹特性解释了其提供关节润滑和营养方面的作用。半月板的渗透性允许滑液在受压力时从组织中挤出,以提供关节润滑作用[14-17,59]。据报道,半月板切除术会导致膝关节摩擦力增加 20%[60]。

半月板也在为膝关节提供营养方面发挥作用。电子显微镜可以识别出半月板中的一个管道系统,它与滋养血管非常接近。这些管道与滑膜腔沟通,被认为可以促进滑液运输、营养和关节润滑[61-63]。

本体感觉

本体感觉是对关节运动和空间位置的感知。这一作用由机械感受器介导,包括巴西尼小体、鲁菲尼小体和高尔基腱器。巴西尼小体调节关节运动的感觉,而鲁菲尼小体和高尔基腱器调节关节位置的感觉[64]。在半月板的前角和后角中可以发现这些机械感受器,它们在为膝关节提供感觉反馈方面发挥着重要作用[65-69]。

减震作用

膝关节的减震作用是一种多因素现象。许多研究已经证明了半月板在膝关节中作为减震器的作用[45,70],然而,也有研究对这一结论提出质疑[71]。另有研究发现,与半月板相比,膝关节周围的肌肉组织和透明软骨可能具有更大的减震作用[72,73]。

半月板相关韧带的生物力学特性

半月板相关韧带具有多种功能,包括连接内外侧半月板、将半月板连接到周围的软组织结构,以及将半月板连接到周围的骨结构。因此,这些韧带在确定半月板受到负荷时的生物力学特性和功能方面起重要作用。

半月板前联合韧带

半月板前联合韧带(也称为膝横韧带)位于前方,连接内外侧半月板前角(图 14.6)。半月板前联合韧带真正的生物力学作用尚不完全清楚。考虑到其结构的本质是半月板之间的"纽带",人们推测半月板前联合韧带的作用是在半月板之间传递环状应力和降低接触压力。早期研究表明,在切断该韧带后,负重时胫股关节处的平均接触压力没有增加[74]。其他数据显示,半月板前联合韧带损伤会导致膝关节生物力学的实质性变化,包括增加接触压力、减少接触面积、改变受力中心或作用范围,这可能是其在稳定半月板方面的作用所致[75]。解剖学研究也表明了半月板前联合韧带在稳定半月板方面的重要性,尤其是在防止内侧半月板前移方面[76]。因此,进行关节镜手术(如 ACL 重建)时,应避免损伤半月板前联合韧带。

内侧副韧带深层

内侧副韧带深层(dMCL)附着于内侧半月板周围,可细分为板–股与板–胫两部分(图 14.7)[77]。众所周知,内侧副韧带深层是外翻应力的次要稳定结构,可以防止膝关节屈曲时胫骨过度外旋和胫骨前移[78]。尽管尚缺乏足够的证据,但考虑到内侧副韧带深层附着在内侧半月板上,人们认为内侧副韧带深层可能起到防止内侧半月板过度活动的作用。

半月板股骨韧带

半月板股骨韧带(MFL)复合体由位于 PCL 前方

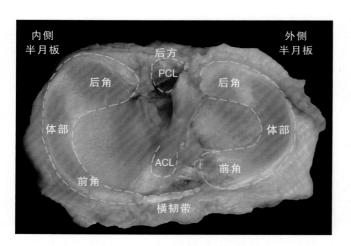

图 14.6　胫骨平台、半月板和交叉韧带的大体照片。(Used with permission of Mayo Foundation for Medical Education and Research. All rights reserved.)

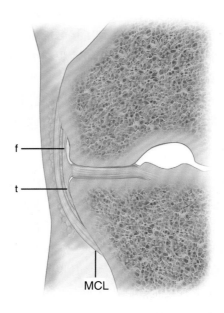

图 14.7　图示内侧副韧带(MCL)深层的内侧半月板附着部,以及内侧副韧带深层的半月板股骨韧带(f)和半月板胫骨韧带(t)延伸部。

的 Humphrey 韧带和位于 PCL 后方的 Wrisberg 韧带组成。这两条韧带与外侧半月板后角有明确的连接(图 14.8)[79,80]。半月板股骨韧带复合体的主要功能之一是在 PCL 完好和缺损的膝关节上对胫骨后移提供约束[81]。也有证据表明,在屈膝时,半月板股骨韧带对外侧半月板后角的前侧和内侧起到引导作用,这可能会减少膝关节的前后向松弛[82]。此外,有研究表明,半月板股骨韧带缺损时,完全伸展的膝关节轴向接触应力增加了 10%[83]。

半月板胫骨韧带

半月板胫骨韧带是半月板与胫骨平台的外周附着物,它能有效地将半月板连接到胫骨表面,并为这个复合体提供稳定性[55]。一项尸体研究评估了内侧半月板胫骨韧带缺损对膝关节稳定性的影响,并发现内侧半月板胫骨韧带在提供膝关节前后和旋转稳定性方面起着重要作用。与正常膝关节相比,胫骨内侧半月板韧带缺损的膝关节胫骨前移增加 9.3mm,胫骨内旋增加 3.2°,胫骨外旋增加 2.2°[84]。后内侧半月板胫骨韧带功能不全在 ACL 缺损的膝关节中很常见,术中遗漏可能导致 ACL 重建失败。一项研究表明,ACL 重建联合内侧半月板后内侧角固定可以显著改善膝关节前后向松弛,并提高旋转稳定性,这再次证明了半

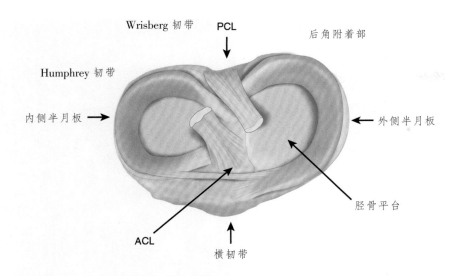

图 14.8　胫骨平台俯视图显示内侧半月板和外侧半月板的解剖,以及与其他膝关节韧带结构间的关系。[From Makris EA,Hadidi P,Athanasiou KA. The knee meniscus:structure-function,pathophysiology,current repair techniques,and prospects for regeneration. Biomateri als. 2011;32(30):7411-7431.]

月板胫骨韧带在维持半月板和膝关节稳定性方面起着关键作用[85]。由于胭窝裂孔处缺乏半月板胫骨韧带附着区,外侧半月板胫骨韧带相对更窄,目前很少有研究评估其在膝关节生物力学中的作用。

半月板腓骨韧带

半月板腓骨韧带是连接外侧半月板下缘和腓骨头部的分离结构[86-88]。尸体研究表明,该韧带在膝关节屈曲和胫骨外旋时是紧绷的,并且在膝关节完全伸展时对外侧半月板可能起到一定的保护作用[88],但尚没有生物力学数据支持这一说法。

年龄对半月板的影响

和所有人类组织一样,半月板在宏观和微观水平上都会发生可预见的与年龄相关的变化[89-91],这些变化可能会对半月板的正常功能产生重大影响。从宏观上看,半月板变得更加不透明,呈暗黄色,表面粗糙度和硬度也有所增加,弹性有所下降[91]。在显微镜下,半月板的细胞密度降低,黏液变性加剧,胶原蛋白发生交联,变得僵硬,最终出现胶原蛋白破裂(图 14.9)[91]。这些变化与临床息息相关,因为退行性半月板水平撕

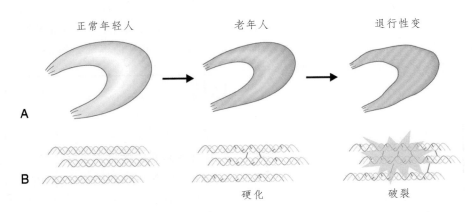

图 14.9　半月板发生与年龄相关的宏观(A)和微观(B)变化。[From T sujii A,Nakamura N,Horibe S. Age-related changes in the knee meniscus. Knee. 2017;24(6):1262-1270.]

裂被认为是由半月板组织表现出的与年龄相关的变化引起的[92]。

半月板撕裂对生物力学功能的影响

半月板撕裂有多种类型,包括垂直(纵向)撕裂、水平撕裂、放射状撕裂和根部撕裂。由于半月板的组织结构特性,不同类型的撕裂对其生物力学功能的影响是不同的。

垂直撕裂

垂直或纵向撕裂平行于半月板的环状胶原纤维。半月板的环状纤维在通过保持环状应力来降低接触压力方面至关重要,半月板的生物力学功能在发生垂直撕裂时很少受到破坏。一项研究比较了外侧半月板完好和人工造成垂直撕裂的膝关节,发现两组之间的接触压力没有差异[93]。

水平撕裂

水平撕裂平行于关节表面,形成上下两层。与垂直撕裂类似,水平撕裂很少会破坏关节接触压力消散所必需的环状胶原纤维。然而,研究表明,与半月板完好的膝关节相比,发生半月板水平撕裂的膝关节在所有屈曲角度下胫股接触压力显著增加,有效胫股接触面积减少。关节镜下水平撕裂修复后,接触压力增加了 70%。

放射状撕裂

半月板放射状撕裂导致环状胶原纤维断裂,并显著减少胫股接触面积,显著增加膝关节接触压力[23]。半月板撕裂深度的百分比对其生物力学功能有重要影响。研究表明,撕裂达半月板宽度的 66% 对膝关节力学几乎没有影响。相比之下,完全性放射状撕裂将完全破坏环状胶原纤维,导致半月板脱出(图 14.10)和功能丧失,相当于进行了半月板全切除术[95]。

根部撕裂与撕脱

与完全性放射状撕裂类似,半月板根部撕裂和撕脱会扰乱环状应力,导致胫股接触压力增加[96-98]。一项研究显示,后内侧半月板根部撕裂时,膝关节峰值接触压力增加了 25%,外旋和胫骨外侧平移显著增加[98]。半月板根部撕裂与放射状撕裂在膝关节接触应力增

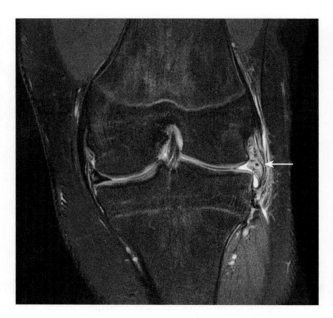

图 14.10　完全性放射状半月板撕裂患者的冠状位 MRI,箭头显示半月板脱出。

加方面有类似的效果[99]。因此,人们越发关注如何识别这些撕裂,并寻求如何以解剖学的方式实现修复[100]。研究表明,通过术前影像识别根部撕裂非常困难。在 45 例经关节镜证实外侧半月板后根部撕裂的患者中,仅 15 例(33%)在术前 MRI 上被识别出来[101]。许多研究已经证实了在可能的情况下尽可能解剖修复根部撕裂的重要性。内侧半月板后根部撕裂的非手术治疗会导致较差的临床结果,包括膝关节炎进展,以及接受膝关节置换术的概率更高[102]。此外,有研究表明半月板部分切除术与非手术治疗相比并不能有效阻止膝关节炎的进展,接受半月板部分切除术的患者临床结果仍然较差,接受膝关节置换术的概率更高[103]。因此,解剖修复半月板根部撕裂是首选方法。

总结

半月板对于维持膝关节的正常功能和防止膝关节退行性变的进展至关重要。半月板的许多功能可以归因于其黏弹特性和结构组成。这些结构特征使得半月板能够通过负荷分配来降低接触压力,增强膝关节的稳定性,并有助于关节营养、润滑和本体感觉。虽然半月板是分离的结构,但半月板韧带在维持半月板的

功能特性方面起着至关重要的作用。半月板撕裂与半月板切除对膝关节健康有不良影响。因此，为减缓膝关节退行性变的进展，人们越来越多地关注半月板的修补与保留。

（宋迁轩　译）

参考文献

1. Bland-Sutton J. *Ligaments: Their Nature and Morphology*. 2nd ed. London: HK Lewis; 1897.
2. Burr DB, Radin EL. Meniscal function and the importance of meniscal regeneration in preventing late medical compartment osteoarthrosis. *Clin Orthop Relat Res*. 1982;171:121–126.
3. Fairbank TJ. Knee joint changes after meniscectomy. *J Bone Joint Surg Br*. 1948;30b(4):664–670.
4. Andriacchi TP, Mundermann A, Smith RL, et al. A framework for the in vivo pathomechanics of osteoarthritis at the knee. *Ann Biomed Engin*. 2004;32(3):447–457.
5. Hunter DJ, Zhang YQ, Niu JB, et al. The association of meniscal pathologic changes with cartilage loss in symptomatic knee osteoarthritis. *Arthritis Rheum*. 2006;54(3):795–801.
6. McDermott ID, Amis AA. The consequences of meniscectomy. *J Bone Joint Surg Br*. 2006;88(12):1549–1556.
7. Roos EM. Joint injury causes knee osteoarthritis in young adults. *Curr Opin Rheumatol*. 2005;17(2):195–200.
8. Brantigan OC, Voshell AF. The mechanics of the ligaments and menisci of the knee joint. *J Bone Joint Surg Am*. 1941;23:44–66.
9. Thompson WO, Thaete FL, Fu FH, Dye SF. Tibial meniscal dynamics using three-dimensional reconstruction of magnetic resonance images. *Am J Sports Med*. 1991;19(3):210–215; discussion 215–216.
10. Amiri S, Cooke D, Kim IY, Wyss U. Mechanics of the passive knee joint. Part 1: the role of the tibial articular surfaces in guiding the passive motion. *Proc Inst Mech Eng H*. 2006;220(8):813–822.
11. Seedhom BB. Loadbearing function of the menisci. *Physiotherapy*. 1976;62(7):223.
12. Yao J, Lancianese SL, Hovinga KR, et al. Magnetic resonance image analysis of meniscal translation and tibio-menisco-femoral contact in deep knee flexion. *J Orthop Res*. 2008;26(5):673–684.
13. Mow VC, Kuei SC, Lai WM, Armstrong CG. Biphasic creep and stress relaxation of articular cartilage in compression? Theory and experiments. *J Biomech Eng*. 1980;102(1):73–84.
14. Proctor CS, Schmidt MB, Whipple RR, et al. Material properties of the normal medial bovine meniscus. *J Orthop Res*. 1989;7(6):771–782.
15. Fithian DC, Kelly MA, Mow VC. Material properties and structure-function relationships in the menisci. *Clin Orthop Relat Res*. 1990;(252):19–31.
16. Spilker RL, Donzelli PS, Mow VC. A transversely isotropic biphasic finite element model of the meniscus. *J Biomech*. 1992;25(9):1027–1045.
17. McDermott ID, Masouros SD, Amis AA. Biomechanics of the menisci of the knee. *Cur Orthop*. 2008;22(3):193–201.
18. Hacker SA, Woo SLY, Wayne JS, Kwan M. Compressive properties of the human meniscus. *Trans Annu Meet Orthop Res Soc*. 1992;627.
19. Bullough PG, Munuera L, Murphy J, Weinstein AM. The strength of the menisci of the knee as it relates to their fine structure. *J Bone Joint Surg Br*. 1970;52(3):564–567.
20. Shrive NG, O'Connor JJ, Goodfellow JW. Load-bearing in the knee joint. *Clin Orthop Relat Res*. 1978;131:279–287.
21. Krause WR, Pope MH, Johnson RJ, Wilder DG. Mechanical changes in the knee after meniscectomy. *J Bone Joint Surg Am*. 1976;58(5):599–604.
22. Moatshe G, Chahla J, Slette E, et al. Posterior meniscal root inju-
ries. *Acta Orthopaed*. 2016;87(5):452–458.
23. Tachibana Y, Mae T, Fujie H, et al. Effect of radial meniscal tear on in situ forces of meniscus and tibiofemoral relationship. *Knee Surg Sports Traumatol Arthrosc*. 2017;25(2):355–361.
24. Viidik A. Functional properties of collagenous tissues. *Int Rev Connect Tissue Res*. 1973;6:127–215.
25. Miller KS, Connizzo BK, Feeney E, et al. Examining differences in local collagen fiber crimp frequency throughout mechanical testing in a developmental mouse supraspinatus tendon model. *J Biomech Eng*. 2012;134(4):041004.
26. Butler DL, Grood ES, Noyes FR, Zernicke RF. Biomechanics of ligaments and tendons. *Exerc Sport Sci Rev*. 1978;6:125–181.
27. Tissakht M, Ahmed AM. Tensile stress-strain characteristics of the human meniscal material. *J Biomech*. 1995;28(4):411–422.
28. Lechner K, Hull ML, Howell SM. Is the circumferential tensile modulus within a human medial meniscus affected by the test sample location and cross-sectional area? *J Orthop Res*. 2000;18(6):945–951.
29. Quapp KM, Weiss JA. Material characterization of human medial collateral ligament. *J Biomech Eng*. 1998;120(6):757–763.
30. Race A, Amis AA. The mechanical properties of the two bundles of the human posterior cruciate ligament. *J Biomech*. 1994;27(1):13–24.
31. Ishiko T, Naito M, Moriyama S. Tensile properties of the human acetabular labrum-the first report. *J Orthop Res*. 2005;23(6):1448–1453.
32. Smith CD, Masouros SD, Hill AM, et al. Tensile properties of the human glenoid labrum. *J Anat*. 2008;212(1):49–54.
33. Kondratko-Mittnacht J, Duenwald-Kuehl S, Lakes R, Vanderby R Jr. Shear load transfer in high and low stress tendons. *J Mech Behav Biomed Mat*. 2015;45:109–120.
34. Zhu W, Chern KY, Mow VC. Anisotropic viscoelastic shear properties of bovine meniscus. *Clin Orthop Relat Res*. 1994;(306):34–45.
35. Maffulli N, Longo UG, Campi S, Denaro V. Meniscal tears. *Open Access J Sports Med*. 2010;1:45–54.
36. Baratz ME, Fu FH, Mengato R. Meniscal tears: the effect of meniscectomy and of repair on intraarticular contact areas and stress in the human knee. A preliminary report. *Am J Sports Med*. 1986;14(4):270–275.
37. Jones RS, Keene GC, Learmonth DJ, et al. Direct measurement of hoop strains in the intact and torn human medial meniscus. *Clin Biomech*. 1996;11(5):295–300.
38. Bloecker K, Englund M, Wirth W, et al. Revision 1 size and position of the healthy meniscus, and its correlation with sex, height, weight, and bone area- a cross-sectional study. *BMC Musculoskelet Disord*. 2011;12:248.
39. Clark CR, Ogden JA. Development of the menisci of the human knee joint. Morphological changes and their potential role in childhood meniscal injury. *J Bone Joint Surg Am*. 1983;65(4):538–547.
40. Walker PS, Arno S, Bell C, et al. Function of the medial meniscus in force transmission and stability. *J Biomech*. 2015;48(8):1383–1388.
41. Kettelkamp DB, Jacobs AW. Tibiofemoral contact area -- determination and implications. *J Bone Joint Surg Am*. 1972;54(2):349–356.
42. Haemer JM, Song Y, Carter DR, tGiori NJ. Changes in articular cartilage mechanics with meniscectomy: a novel image-based modeling approach and comparison to patterns of OA. *J Biomech*. 2011;44(12):2307–2312.
43. Walker PS, Erkman MJ. The role of the menisci in force transmission across the knee. *Clin Orthop Relat Res*. 1975;(109):184–192.
44. Ahmed AM, Burke DL. In-vitro measurement of static pressure distribution in synovial joints-Part I: tibial surface of the knee. *J Biomech Eng*. 1983;105(3):216–225.
45. Fukubayashi T, Kurosawa H. The contact area and pressure distribution pattern of the knee. A study of normal and osteoarthrotic knee joints. *Acta Orthop Scand*. 1980;51(6):871–879.
46. Allen CR, Wong EK, Livesay GA, et al. Importance of the medial meniscus in the anterior cruciate ligament-deficient knee. *J Orthop Res*. 2000;18(1):109–115.
47. Levy IM, Torzilli PA, Warren RF. The effect of medial meniscectomy on anterior-posterior motion of the knee. *J Bone Joint Surg Am*. 1982;64(6):883–888.
48. Markolf KL, Bargar WL, Shoemaker SC, Amstutz HC. The role of joint load in knee stability. *J Bone Joint Surg Am*. 1981;63(4):570–

585.

49. Markolf KL, Mensch JS, Amstutz HC. Stiffness and laxity of the knee-the contributions of the supporting structures. A quantitative in vitro study. *J Bone Joint Surg Am*. 1976;58(5):583–594.

50. Shoemaker SC, Markolf KL. The role of the meniscus in the anterior-posterior stability of the loaded anterior cruciate-deficient knee. Effects of partial versus total excision. *J Bone Joint Surg Am*. 1986;68(1):71–79.

51. Arnoczky SP. Building a meniscus. Biologic considerations. *Clin Orthop Relat Res*. 1999;367(suppl):S244–S253.

52. Bargar WL, Moreland JR, Markolf KL, et al. In vivo stability testing of post-meniscectomy knees. *Clin Orthop Relat Res*. 1980;150:247–252.

53. Arno S, Hadley S, Campbell KA, et al. The effect of arthroscopic partial medial meniscectomy on tibiofemoral stability. *Am J Sports Med*. 2013;41(1):73–79.

54. Pedersen RR. The medial and posteromedial ligamentous and capsular structures of the knee: review of anatomy and relevant imaging findings. *Semin Musculoskelet Radiol*. 2016;20(1):12–25.

55. El-Khoury GY, Usta HY, Berger RA. Meniscotibial (coronary) ligament tears. *Skeletal Radiol*. 1984;11(3):191–196.

56. Musahl V, Citak M, O'Loughlin PF, et al. The effect of medial versus lateral meniscectomy on the stability of the anterior cruciate ligament-deficient knee. *Am J Sports Med*. 2010;38(8):1591–1597.

57. Levy IM, Torzilli PA, Gould JD, Warren RF. The effect of lateral meniscectomy on motion of the knee. *J Bone Joint Surg Am*. 1989;71(3):401–406.

58. Katakura M, Horie M, Watanabe T, et al. Effect of meniscus repair on pivot-shift during anterior cruciate ligament reconstruction: objective evaluation using triaxial accelerometer. *Knee*. 2019;26(1):124–131.

59. Danso EK, Oinas JMT, Saarakkala S, et al. Structure-function relationships of human meniscus. *J Mech Behav Biomed Mater*. 2017;67:51–60.

60. Macconaill MA. The function of intra-articular fibrocartilages, with special reference to the knee and inferior radio-ulnar joints. *J Anat*. 1932;66(Pt 2):210–227.

61. Mac CM. The movements of bones and joints; the synovial fluid and its assistants. *J Bone Joint Surg Br*. 1950;32-b(2):244–252.

62. Bird MD, Sweet MB. A system of canals in semilunar menisci. *Ann Rheum Dis*. 1987;46(9):670–673.

63. Bird MD, Sweet MB. Canals in the semilunar meniscus: brief report. *J Bone Joint Surg Br*. 1988;70(5):839.

64. Tuthill JC, Azim E. Proprioception. *Cur Biol*. 2018;28(5):R194–R203.

65. Saygi B, Yildirim Y, Berker N, et al. Evaluation of the neurosensory function of the medial meniscus in humans. *Arthroscopy*. 2005;21(12):1468–1472.

66. Wilson AS, Legg PG, McNeur JC. Studies on the innervation of the medial meniscus in the human knee joint. *Anat Rec*. 1969;165(4):485–491.

67. Zimny ML. Mechanoreceptors in articular tissues. *Am J Anat*. 1988;182(1):16–32.

68. Zimny ML, Albright DJ, Dabezies E. Mechanoreceptors in the human medial meniscus. *Acta Anatom*. 1988;133(1):35–40.

69. Zimny ML, Wink CS. Neuroreceptors in the tissues of the knee joint. *J Electromyogr Kinesiol*. 1991;1(3):148–157.

70. Voloshin AS, Wosk J. Shock absorption of meniscectomized and painful knees: a comparative in vivo study. *J Biomed Eng*. 1983;5(2):157–161.

71. Andrews S, Shrive N, Ronsky J. The shocking truth about meniscus. *J Biomech*. 2011;44(16):2737–2740.

72. Gaugler M, Wirz D, Ronken S, et al. Fibrous cartilage of human menisci is less shock-absorbing and energy-dissipating than hyaline cartilage. *Knee Surg Sports Traumatol Arthrosc*. 2015;23(4):1141–1146.

73. Segal NA, Glass NA. Is quadriceps muscle weakness a risk factor for incident or progressive knee osteoarthritis? *Physic Sportsmed*. 2011;39(4):44–50.

74. Poh SY, Yew KS, Wong PL, et al. Role of the anterior intermeniscal ligament in tibiofemoral contact mechanics during axial joint loading. *Knee*. 2012;19(2):135–139.

75. Ollivier M, Falguieres J, Pithioux M, et al. Sectioning of the anterior intermeniscal ligament changes knee loading mechanics. *Arthroscopy*. 2018;34(10):2837–2843.

76. Nelson EW, LaPrade RF. The anterior intermeniscal ligament of the knee. An anatomic study. *Am J Sports Med*. 2000;28(1):74–76.

77. De Maeseneer M, Van Roy F, Lenchik L, et al. Three layers of the medial capsular and supporting structures of the knee: MR imaging-anatomic correlation. *Radiograph*. 2000;20:S83–S89. Spec No.

78. Robinson JR, Bull AM, Thomas RR, Amis AA. The role of the medial collateral ligament and posteromedial capsule in controlling knee laxity. *Am J Sports Med*. 2006;34(11):1815–1823.

79. Amis AA, Gupte CM, Bull AM, Edwards A. Anatomy of the posterior cruciate ligament and the meniscofemoral ligaments. *Knee Surg Sports Traumatol Arthrosc*. 2006;14(3):257–263.

80. Makris EA, Hadidi P, Athanasiou KA. The knee meniscus: structure-function, pathophysiology, current repair techniques, and prospects for regeneration. *Biomaterials*. 2011;32(30):7411–7431.

81. Gupte CM, Bull AM, Thomas RD, Amis AA. The meniscofemoral ligaments: secondary restraints to the posterior drawer. Analysis of anteroposterior and rotary laxity in the intact and posterior-cruciate-deficient knee. *J Bone Joint Surg Br*. 2003;85(5):765–773.

82. Gupte CM, Bull AM, Thomas RD, Amis AA. A review of the function and biomechanics of the meniscofemoral ligaments. *Arthroscopy*. 2003;19(2):161–171.

83. Amadi HO, Gupte CM, Lie DT, et al. A biomechanical study of the meniscofemoral ligaments and their contribution to contact pressure reduction in the knee. *Knee Surg Sports Traumatol Arthrosc*. 2008;16(11):1004–1008.

84. Peltier A, Lording T, Maubisson L, et al. The role of the meniscotibial ligament in posteromedial rotational knee stability. *Knee Surg Sports Traumatol Arthrosc*. 2015;23(10):2967–2973.

85. Mariani PP. Posterior horn instability of the medial meniscus a sign of posterior meniscotibial ligament insufficiency. *Knee Surg Sports Traumatol Arthrosc*. 2011;19(7):1148–1153.

86. Obaid H, Gartner L, Haydar AA, et al. The meniscofibular ligament: an MRI study. *Eur J Radiol*. 2010;73(1):159–161.

87. Bozkurt M, Elhan A, Tekdemir I, Tonuk E. An anatomical study of the meniscofibular ligament. *Knee Surg Sports Traumatol Arthrosc*. 2004;12(5):429–433.

88. Natsis K, Paraskevas G, Anastasopoulos N, et al. Meniscofibular ligament: morphology and functional significance of a relatively unknown anatomical structure. *Anat Res Interl*. 2012;2012:214784.

89. Kulkarni VV, Chand K. Pathological anatomy of the aging meniscus. *Acta Orthop Scand*. 1975;46(1):135–140.

90. Hopker WW, Angres G, Klingel R, et al. Changes of the elastin compartment in the human meniscus. *Virchows Arch*. 1986;408(6):575–592.

91. Tsujii A, Nakamura N, Horibe S. Age-related changes in the knee meniscus. *Knee*. 2017;24(6):1262–1270.

92. Noble J, Hamblen DL. The pathology of the degenerate meniscus lesion. *J Bone Joint Surg Br*. 1975;57(2):180–186.

93. Goyal KS, Pan TJ, Tran D, et al. Vertical tears of the lateral meniscus: effects on in vitro tibiofemoral joint mechanics. *Orthopaed J Sports Med*. 2014;2(8): 2325967114541237.

94. Beamer BS, Walley KC, Okajima S, et al. Changes in contact area in meniscus horizontal cleavage tears subjected to repair and resection. *Arthroscopy*. 2017;33(3):617–624.

95. Bedi A, Kelly N, Baad M, et al. Dynamic contact mechanics of radial tears of the lateral meniscus: implications for treatment. *Arthroscopy*. 2012;28(3):372–381.

96. Bonasia DE, Pellegrino P, D'Amelio A, et al. Meniscal root tear repair: why, when and how? *Orthoped Rev*. 2015;7(2):5792.

97. Petersen W, Forkel P, Feucht MJ, et al. Posterior root tear of the medial and lateral meniscus. *Arch Orthop Trauma Surg*. 2014;134(2):237–255.

98. Allaire R, Muriuki M, Gilbertson L, Harner CD. Biomechanical consequences of a tear of the posterior root of the medial meniscus. Similar to total meniscectomy. *J Bone Joint Surg Am*. 2008;90(9):1922–1931.

99. Bhatia S, LaPrade CM, Ellman MB, LaPrade RF. Meniscal root tears: significance, diagnosis, and treatment. *Am J Sports Med*. 2014;42(12):3016–3030.

100. LaPrade CM, Foad A, Smith SD, et al. Biomechanical consequences of a nonanatomic posterior medial meniscal root repair.

101. Krych AJ, Wu IT, Desai VS, et al. High rate of missed lateral meniscus posterior root tears on preoperative magnetic resonance imaging. *Orthop J Sports Med*. 2018;6(4):2325967118765722.

102. Krych AJ, Reardon PJ, Johnson NR, et al. Non-operative management of medial meniscus posterior horn root tears is associated with worsening arthritis and poor clinical outcome at 5-year follow-up. *Knee Surg Sports Traumatol Arthrosc*. 2017;25(2):383–389.

103. Krych AJ, Johnson NR, Mohan R, et al. Partial meniscectomy provides no benefit for symptomatic degenerative medial meniscus posterior root tears. *Knee Surg Sports Traumatol Arthrosc*. 2018;26(4):1117–1122.

第 15 章

半月板撕裂：切除与修补

NATHAN R. GRADEN，ROBERT F. LAPRADE

引言

大量的研究已经阐明了半月板的生物力学和功能特性，包括其在提供平移稳定性、旋转稳定性、本体感觉和吸收分散在胫股关节相当大比例的负荷方面所起的作用[1,2,3]。因此，骨科医生已经逐渐形成了一个共识，即尽可能地修补或保留半月板健康的天然解剖结构至关重要。半月板切除术在某些半月板撕裂类型的治疗中仍发挥作用，但越来越局限于无法修补的撕裂[4]。研究表明，与半月板切除术相比，较完整的半月板修补术后患者的长期临床结果较好，恢复到之前活动水平的比例更高，关节软骨表面退行性变的进展更慢[3,5]。骨科医生报道半月板修补术的数量在过去 10 年中持续上升，这也反映了自然半月板的重要性[6]。

本章回顾了目前半月板切除与修补的适应证，讨论常见半月板撕裂类型所使用的手术技术，并回顾与这些手术技术相关的生物力学和临床结果研究。此外，本章还将阐述一些促进半月板修补的可能措施，包括生物制品的应用。

"常规"半月板切除术

"如果撕裂了，就把它切除，完全切下来；即使你只是怀疑它撕裂了，也要切除它[7]"。这句话摘自 I.S. Smillie 于 1967 年发表的一篇论文，反映了当时的人们认为半月板是膝关节中一个无作用的解剖结构的观点。当时的主流观点是，完全切除半月板无关紧要，而且还能早期缓解疼痛和机械症状[7]。自此以后，研究不仅阐明了半月板的功能，还阐明了部分或全部切除

半月板带来的后果。快进到如今对切除半月板后果的循证理解，2015 年的一项研究对半月板部分切除术后 1 年的患者进行了评估，结果显示，与没有半月板撕裂的患者或接受非手术治疗的半月板撕裂患者相比，这些患者影像学上出现骨关节炎的概率更高[8]。需要明确的是，未经手术处理的半月板撕裂患者比接受关节镜下半月板部分切除的患者有更好的预后[8]。任何类型的半月板撕裂在接受部分切除术后，半月板的生物力学特性都会发生改变。例如，水平撕裂不会显著改变胫骨和股骨的总接触表面积或接触压力，但半月板切除术（即使是切除单个撕裂的小叶）会减少接触表面积，增加等同于切除两个小叶的股胫接触压力[9,10]。

在进行前交叉韧带（ACL）重建时，联合半月板部分切除曾被认为是加速重返运动的有效措施，实际上，该方法并不能改善运动员术后的短期效果。在 2018 年一项对 426 例接受初次 ACL 双束重建手术病例的回顾性研究中，半月板切除术后患者重返跑步运动的预期概率由 91% 下降至 76%，术后重返跑步运动的平均时间也增加了平均 6~11 个月[11]。即使是在那些接受半月板切除术后功能性重返运动的患者中，也可能出现关节退行性变的放射学证据[12]（图 15.1）。2009 年，Brophy 等[13]证实，接受半月板切除术使得美国国家橄榄球联盟（NFL）的职业运动员预期的职业生涯缩短。Chahla 等[14]的一篇文献综述报道，2009—2015 年间，NFL 中有半月板切除史的球员全层软骨损伤的发生率显著增加，客观表现指标也较差[14]。

据报道，在某些病例中，半月板撕裂的非手术治疗在缓解症状方面可能比半月板切除术更有效[15,16]。在没有机械症状的某些情况下，半月板切除术的效果

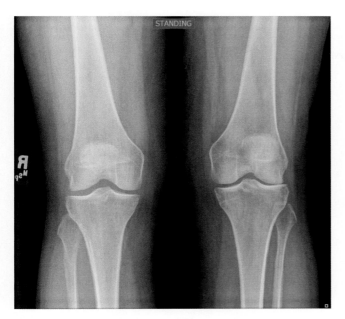

图 15.1 23 岁男性左侧半月板切除术后 5 年的膝关节正位 X 线片。左膝关节外侧间隙明显变窄。

受到质疑。一项对 146 例 35~65 岁的患者进行的随机双盲假手术对照试验表明,半月板部分切除术患者的临床结果指标并不比接受假手术的患者更好[17]。

尽管半月板切除术有一些不良后果,但其作为治疗某些半月板撕裂的合理手术方案发挥了重要作用。特别是对于半月板最中心无血管区域的放射状撕裂,当愈合的可能性较小时,半月板切除术可有效缓解症状[18]。尽管研究表明半月板翻修手术或二次翻修修补手术是挽救半月板功能的可行选择,但对于无法修补的创伤性或退变性撕裂,半月板部分切除术可以缓解半月板修补失败患者的症状[19]。

迟缓的半月板修补趋势

Beaufils 和 Pujol[18]回顾了自 2000 年以来支持半月板修补效果优于半月板切除的证据,他们怀疑这种具有说服力的结果是外科医生报道时半月板修复的远期效应还未完全呈现造成的。未将半月板修补作为有症状的半月板撕裂的首选治疗方案的潜在动机可能有以下几点:

• 外科医生可能对半月板切除术掌握最熟练,而这一术式恰好能为患者带来良好的短期和中期疗效。

• 半月板修补术的学习曲线更长,而且一直在变化和完善中,需要定期根据文献进展做出调整。

• 患者可能会受到来自教练或其他人的压力,转而选择更快恢复的手术治疗方案。例如,有些教练会告诉患者:"我听说半月板切除术可以让你更快地重返运动。"

• 最后,与患者保险覆盖范围相关的卫生经济因素会影响手术方案[18]。这可能是由于外科医生希望降低成本负担,或担心后续治疗与工作延误给患者带来额外成本。

针对运动员的决策

人们通常认为半月板切除术是一种更简单的手术,手术时长更短[18]。一些患者报道术后 10 年时膝关节正常或接近正常[12],但这些患者的膝关节仍可能发生潜在的骨关节炎改变,只是尚未出现症状[8,12]。2003 年,法国的一项多中心研究对 362 例单纯接受内侧半月板切除术和 109 例单纯接受外侧半月板切除术的患者进行了 10 年以上的随访。结果显示,膝关节总体稳定性良好,但超过 22% 的内侧半月板切除术患者和超过 39% 的外侧半月板切除患者在随访时 X 线检查显示关节间隙变窄[12]。

2016 年的一篇文献综述显示,相较于半月板修补术,接受半月板切除术的 NFL 职业运动员术后重返运动的比例更高。需要注意的是,对于那些依赖速度的球员(即接球手、跑卫、防守后卫),半月板切除术后重返运动的可能性要比半月板修补术低 4 倍[20]。此外,一项对 2009—2015 年参加 NFL 联赛的运动球员的研究评估了之前半月板切除术对软骨损伤的影响和客观指标,共 322 例有半月板切除手术史的膝关节符合评估标准,结论是既往半月板切除手术史与全层软骨损伤密切相关,而软骨损伤也与联赛中表现指标的显著下降相关[14]。

2019 年的一篇系统综述报道,接受半月板修补术使得竞技水平恢复至术前的比例由 81% 提高到 89%[21]。另一项研究显示,45 名高水平运动员恢复到术前水平的平均时间为 10.4 个月[22]。半月板切除术后运动员重返运动的比例高于修补术,大多数运动员可在 7~9 周内重返竞技运动比赛。在早期康复期间,69% 的外侧半月板切除术患者和 8% 的内侧半月板切除术患者膝关节出现积液或持续性关节线疼痛[21]。考虑到早期重返运动的愿望与半月板切除带来的长期后果之间的利弊,运动员面临着一个艰难抉择,医生应该向患者尤其是运动员充分说明这两种术式对短期、中期和长期结果的准确预期效果。

半月板修补的适应证

在大多数情况下，与半月板切除术相比，生物力学试验结果更加支持半月板修补术[1]。此外，2016年美国对半月板切除术和半月板修补术的成本-效益预测结果表明，与半月板切除术相比，半月板修补术的总体长期成本更低[23]。然而，重要的是要考虑患者的临床结果，包括疼痛、功能评分、不愈合风险、手术时机及再次手术风险等因素[1]。半月板不愈合可能导致持续疼痛、机械症状或再次手术，从而带来额外的手术相关损害和并发症发生风险[24]。

因此，术后半月板不愈合的风险是决定是否进行修补的一个主要因素。在评估潜在的愈合能力时，撕裂位置、撕裂类型、创伤或退行性变及伴随的韧带损伤都是重要的考虑因素。

创伤性撕裂与退行性撕裂

半月板撕裂可分为创伤性与退行性[25]。创伤性撕裂往往发生于膝关节受力超过半月板提供的稳定性的情况下[15]，常合并有膝关节韧带损伤。相比之下，退行性撕裂往往表现为水平撕裂或复合性撕裂，通常伴有胫股关节的骨关节炎改变[15,26]。有症状的创伤性半月板撕裂可以考虑进行手术治疗，而退行性半月板撕裂则采用非甾体抗炎药物和物理疗法等非手术方法来改善疼痛和机械症状[15,16]。鉴于半月板部分切除术治疗退行性半月板撕裂的疗效不明确，我们建议将非手术治疗作为治疗退行性半月板撕裂相关症状的一线方法[15-17]。

并发韧带损伤

有两种理论阐述了ACL重建时联合半月板修补术治疗效果更好的机制。第一种是ACL损伤时胫股关节前向半脱位，导致半月板更易撕裂，而单纯性半月板撕裂则与韧带不稳无关。按照这种理论，通过ACL重建恢复膝关节前后向稳定性可以解决半月板易损伤的问题[27]。另一种理论则认为骨隧道钻孔时骨髓中的生长因子和多能干细胞得以释放，改善了半月板修补的手术效果[28]。

与修补单纯性半月板损伤相比，联合ACL重建的半月板修补术预后更佳[27,29,30]。然而，另有一些方法

可以提高半月板修补术的疗效、提供生物强化，获得等同于联合韧带修补术时的良好效果。

撕裂部位的血供

许多研究表明，半月板撕裂的部位与其愈合能力有关，这在很大程度上是因为从半月板周围到中央区的血供逐渐减少[31]。过去人们认为发生在半月板中央2/3处的撕裂不愈合风险最高，因为此处既缺乏血供，也缺乏神经营养。相反，外周1/3处的半月板接受来自膝周毛细血管丛的血液供应，这些血管丛起源于膝内、外侧和膝中动脉，导致该区域（即红区）愈合能力较强（图15.2）[31]。然而，最近的数据显示，不论发生在任何部位的半月板撕裂，半月板修补手术的效果都更加乐观。2019年，一项对173例患者进行的研究报道，包括白-白区在内所有部位的半月板修补术均能显著改善患者的主观结果指标（图15.3）[32]。

常见撕裂类型

半月板愈合的可能性与撕裂类型相关。统计学分析结果显示垂直撕裂愈合的可能性最高，尤其是在伴有ACL损伤时。Espejo-Reina等[33]分析了2000多例半月板撕裂患者后证实了这一观点[33]。放射状撕裂、斜行撕裂和水平撕裂的定义都包含了半月板的中心无血管区，愈合率较低[34]。无论是单纯性半月板撕裂，

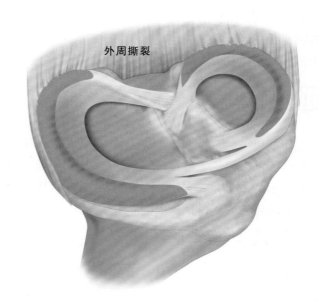

图15.2　半月板外周1/3（如红色所示）接受来自膝内、外侧和膝中动脉的膝周毛细血管丛的血供。

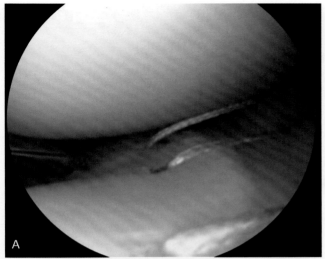
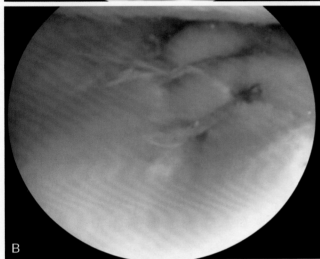
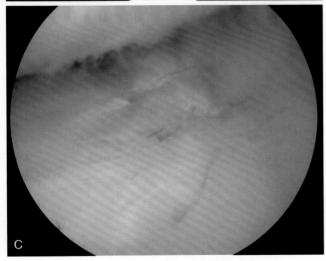

图 15.3　关节镜下使用由内向外的方法在半月板的 3 个不同血供区域行垂直褥式缝合:(A)白-白区、(B)红-白区和(C)红-红区。

还是伴有 ACL 损伤,撕裂长度的增加也被认为是愈合率降低的独立危险因素,例如,当垂直撕裂过长导致撕裂部分翻转并形成桶柄状撕裂时,愈合率较低[27,33]。

垂直撕裂

当半月板较浅的放射状纤维被破坏,而较深的纵向纤维完好无损时,就会形成垂直纵向撕裂,此时撕裂路径与半月板曲率相切(图 15.4)。当撕裂足够长时,撕裂部分会像桶柄一样翻转,常突出到髁间切迹,使患者出现更明显的机械症状[35]。研究表明,切除垂直撕裂的部分半月板会导致关节软骨表面吸收的负荷增加 3 倍,并造成软骨退行性变[36],因此强烈建议对垂直撕裂半月板进行修补。

垂直撕裂的手术治疗

垂直撕裂通常适合关节镜下缝合修补。在一项针对 194 例合并 ACL 损伤的半月板撕裂(169 例为垂直撕裂)的研究中,撕裂<10mm 的病例中有 96.8%在术后 6 年以上不需要再次接受手术。对于撕裂>10mm 的病例,88.5%的患者在术后 6 年以上不需要再次接受手术[29]。

垂直撕裂首选的修补方式是垂直褥式缝合,其稳定性好于水平褥式缝合。缝合时间距应为 3~5mm[37]。传统由内向外缝合与全内缝合在术后功能结果、疼痛和并发症发生率上基本一致[35,38]。这些结论同样适用于桶柄状撕裂[35]。生物力学试验显示,全内缝合和由内向外缝合在维持膝关节稳定性方面没有差别[37]。此外,患者术后的短期和中期结果也没有差异[35]。基于这些结论,外科医生应依据可操作性、自身偏好和熟练程度来选择所使用的技术。

水平撕裂

半月板水平撕裂不破坏前后向半月板环状纤维,而是水平分离形成上、下分叶[9](图 15.5)。切除单叶可以解除机械症状,但对胫股接触压力的影响类似于双叶全部切除[10]。生物力学试验表明,修补水平撕裂可以使胫股接触压力恢复到正常或接近正常水平[9]。人们过去认为水平撕裂愈合能力差,不适合进行修补,因此,推荐采用非手术方法或半月板切除术治疗[34]。然而,随着大量研究证实切除半月板的不利影响,以及后续骨关节炎进展的风险,人们试图保留水平撕裂的两个小叶并恢复自然的半月板解剖,尤其是年轻患

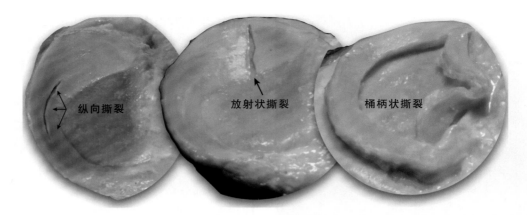

图 15.4 (左图)纵向撕裂破坏了放射状纤维,而从前到后保留了完整的环状纤维。(中图)放射状撕裂从中央到外周破坏环状纤维。(右图)当垂直纵向撕裂足够长时形成桶柄状撕裂。

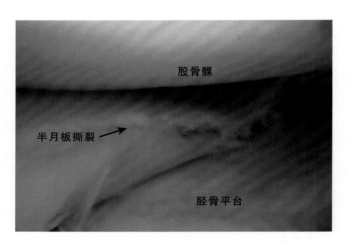

图 15.5 水平撕裂形成上、下两层。

者。与过去的观点相反,年轻患者水平撕裂半月板修补术的成功率与其他撕裂类型类似[39]。但数据也表明,对于这一类型的半月板撕裂,年龄与手术成功率呈负相关[40]。大多数情况下,50 岁以上患者的水平撕裂可归类为退行性撕裂,退行性撕裂相比于创伤性撕裂手术效果较差[39,40]。

水平撕裂的手术治疗

过去复杂性半月板水平撕裂的患者通常行半月板切除术,现在仍有研究强烈支持对于此类撕裂行半月板修补术。生物力学试验证实,水平撕裂使得胫骨和股骨之间的接触压力增加 70%,经修补后在所有膝关节屈曲角度下接触压力能够恢复到基线的 15%内,而切除半月板会显著增加各屈曲角度时的接触压力[41]。特别是对于年轻患者,复杂性水平撕裂的修补术效果与其他撕裂类似。一项研究表明,年轻运动员

在接受半月板修补术联合部分切除复杂性半月板水平损伤后,91%可恢复到之前的运动水平[42]。

放射状撕裂

半月板的放射状撕裂破坏了环状半月板纤维(见图 15.4),这种撕裂常合并有 ACL 损伤或膝关节多韧带损伤,并且最常见于运动员和其他运动强度高的人群[43]。当放射状撕裂累及整个半月板时,胫股接触压力急剧增加,在功能和生物力学上相当于切除全部半月板[43,44]。如果不进行手术治疗,半月板放射状撕裂会使胫股关节骨关节炎迅速进展[45]。半月板放射状撕裂最常见于内、外侧半月板的后角,除了表现为关节线压痛和深蹲时膝关节后方疼痛外,通常还会引起明显的机械症状[43,46]。

放射状撕裂的手术治疗

当半月板放射状撕裂的深度<60%且出现症状时,不会导致胫股接触压力显著增加,因此可以考虑行半月板切除术[47]。当撕裂达到半月板厚度的 90%时,胫股关节接触压力显著增加,应考虑修补或分期行半月板移植术[46]。深度为 60%~90%的放射状撕裂对于胫股接触压力的影响有待进一步研究证实。对于年轻患者,为预防骨关节炎的发生,应考虑进行一期修补[43,45]。放射状撕裂的手术治疗选择包括半月板切除、半月板修补和同种异体半月板移植。较严重的半月板放射状撕裂患者骨关节炎进展的风险较高,应考虑进行修补,可以选择全内缝合、由内向外缝合或经胫骨修合[43,44]。一项包含 6 项研究的综述共纳入 55 例接受关节镜下修补的半月板放射状撕裂患者,IKDC

评分从术前的 57 分增加到术后的 81.6~92 分。其中 4 项研究纳入了二次关节镜检查结果，大多数患者愈合良好，没有严重并发症，结果与其他类型的半月板撕裂一致[48]。经双胫骨隧道缝合放射状撕裂与由内向外缝合修补垂直纵向撕裂的效果相同[49]。

半月板缝合修补技术

有 4 种缝合修补半月板撕裂的主要方法：全内缝合、由内向外缝合、由外向内缝合及经胫骨缝合（用于放射状撕裂和根部撕裂）。这些技术适用于各种情况，并且文献通常表明不同技术的临床或生物力学结果相同。然而，外科医生仍需要熟悉各种技术以应对各种不同病理类型的半月板损伤。

关节镜检查

半月板撕裂的诊断由术中关节镜下直视获得，探钩用于验证撕裂的位置和半月板组织的质量。屈膝 30° 时采用标准的前内侧和前外侧入路，必要时可以增加额外入路。如有需要，可使用刨刀清理半月板内、外侧[4,49-51]，半月板关节囊粘连松解也可适当减少撕裂[49]。

全内缝合

尽管由内向外缝合仍然是治疗大多数半月板撕裂的金标准，但全内缝合一直在稳步发展，不断得到改进。2017 年的一项研究表明，全内缝合和由内向外缝合治疗单纯性半月板修补的愈合率、并发症和功能结果相同[38]。尽管仍需要进一步研究，但有迹象表明全内缝合技术优于由内向外缝合技术。例如，在猪的放射状半月板撕裂模型中，全内垂直褥式缝合的生物力学稳定性优于由内向外水平褥式缝合[52]。但这项研究并未考虑因缝合装置所致的更大的针孔，也未将经双胫骨隧道缝合纳入比较。生物力学试验证实了全内垂直褥式缝合的稳定性优于水平褥式缝合[49]。全内缝合的另一个优点是降低了小血管损伤的风险。例如，在外侧半月板撕裂由内向外缝合修补术中，关节外打结使得外侧膝动脉闭塞的风险相对较高[53]。

全内缝合技术

资深作者描述了使用 FAST-FIX（Smith & Nephew, London, UK）的全内缝合技术，将提前打结的

缝线绕过外侧半月板底部并固定在关节内。通过这一装置可以实现垂直、水平和斜面褥式缝合[50]。

由内向外缝合

由内向外缝合技术从关节内垂直于半月板撕裂处进针，关节外出针，缝线绑在关节囊上[4]。由内向外缝合是半月板修补的金标准，同时也是最经济的技术。其优点包括：可容纳的缝线数量更多；关节面上的针孔更小以降低撕裂延伸的风险[4]；关节内没有大块异物干扰[35,54]。由内向外缝合适用于垂直撕裂[4,3,55]、放射状撕裂[5,46,47]及水平撕裂[39,54]。

由内向外缝合技术

外侧半月板修补术采用外侧关节线上沿髂胫束的后缘延伸至胫骨前肌结节（Gerdy 结节）的斜行切口。内侧半月板修补术采用从内收肌结节到胫骨后内侧平台的斜行垂直切口[4]。切开关节囊时，应注意保护隐神经[56]和其他神经血管结构。内侧半月板修补的术野前至后内侧关节囊，后至腓肠肌内侧，下至半膜肌[4]。若采用外侧入路，则通过髂胫束（ITB）切开，距髂胫束浅层后缘约 5mm，并向下延伸至胫骨前肌结节。术野由仔细切开髂胫束远端形成，前与后外侧关节囊交界，后与腓肠肌交界。外科医生在后内侧或后外侧切开处自撕裂至关节外穿线，然后将缝线绑在关节囊上（图 15.6）[4]。

由外向内缝合

半月板的前角最好采用由外向内缝合修补。尽管内侧半月板前角撕裂较少见且数据有限，但实验室研究已证实外侧半月板前角撕裂会增加胫股接触压力，

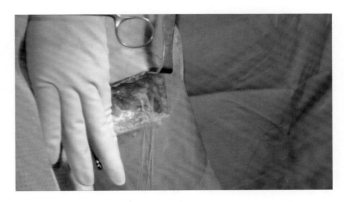

图 15.6　在半月板由内向外修补术中，向关节囊穿线后剪下缝针并以适当的张力夹住缝线，然后再进行后续缝合。

因此建议尽可能进行修补[57]。由外向内缝合技术可以在关节镜下充分显示前角的情况下进行稳定的固定，并避免留下突出的关节内残余材料[51]。

由外向内缝合技术

关节镜由对侧进入关节腔后，用穿刺针定位第二个操作切口的适当位置（图 15.7），第二个切口在撕裂半月板同侧的垂直切口，长 2~3cm。仔细切开皮下组织后显露出下面的关节囊[51]。缝线在穿刺针引导下穿过关节囊及半月板撕裂处并打结[51]。由外向内缝合技术根据撕裂类型及外科医生的偏好可选择垂直或水平褥式缝合。

经双胫骨隧道缝合

经双胫骨隧道缝合适用于半月板完全性放射状撕裂[46]和根部撕裂[5]。这一技术从胫骨和半月板囊交界处的相应位置（图 15.8）[43]下方由内向外缝合放射

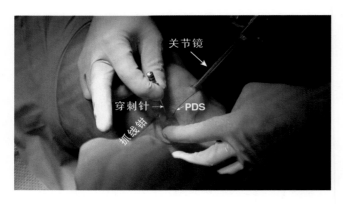

图 15.7　用对侧切口作为观察孔，使用定位针定位第二个操作切口的适当位置。PDS，聚二氧杂环己酮缝合线。

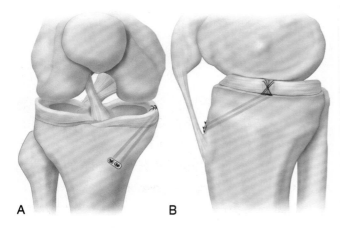

图 15.8　经双胫骨隧道修补治疗放射状半月板撕裂的正位（A）和侧位观（B）。

状撕裂[46]。与双层水平褥式缝合相比，这一缝合技术在所有测试状态下均具有更高的失效载荷和更小的缝隙[43]。

经双胫骨隧道缝合技术

在经双胫骨隧道缝合技术中，两个胫骨隧道应相互平行且相距 5mm。隧道应接近相应半月板撕裂部位的胫骨半月板囊区域[43,49]。对于放射状撕裂，缝线应经隧道后交叉穿过撕裂部位并拉出至关节外，使用纽扣钢板固定在胫骨隧道骨桥上[43,46,49]。可以采用由内向外双层水平褥式缝合来加强[43,46]。

术后康复方案

如前所述，术后康复方案计划、拐杖及支具的使用和重返运动的时间在手术管理决策过程中发挥着重要作用。一般来说，半月板切除术后的康复策略不太严格，可允许患者根据术后的症状和肌力恢复情况提高膝关节活动度。相比之下，半月板修补术后应按照时间表来确定康复方案，允许患者恢复活动的同时加以限制，目的是将手术失败的可能性降至最低。

半月板切除术后康复

一般情况下，半月板切除术后允许患者在可耐受范围内进行康复锻炼。术后约 6 周时，若无积液或持续性关节线疼痛，大多数患者能够恢复跑步、跳跃和急停/旋转动作[58]。半月板切除术后不需要等待半月板愈合，因此患者康复较快。康复过程中鼓励运动员遵循特定运动的指导进行康复锻炼，以确保力量、稳定性和本体感觉恢复，并避免重返运动后发生膝关节或其他关节损伤。根据半月板组织的切除量和患者一般情况的差异，可能需要单独评估患者重返对抗性运动的时间及程度。

半月板修补术后康复

半月板修补术后，负重状态、支具使用、活动范围和重返运动时间等康复方案目前尚无普遍共识。这在一定程度上是由于不同撕裂类型的生物力学模式不同。例如，垂直撕裂在膝关节完全伸直状态下承重可因胫股负荷增加而导致环向应力分布改变，撕裂会减小或压缩[59]。相反，放射状撕裂或根部撕裂在增加负荷时容易受到偏心力的影响[60]。

半月板修补术后经典的康复方案为前 6 周挂拐不负重，强调早期股四头肌锻炼，且术后 2 周内达到 0°~90° 的活动度[4,61]。2 周后，在可耐受范围内逐渐增加屈曲角度，但要注意避免关节线疼痛或膝后疼痛。术后 6~12 周，患者根据体重百分比逐渐恢复负重。在此期间还可进行低阻力室内自行车锻炼及阻力最高为 25% 体重的直腿抬高。在这一时期，最大屈膝角度应控制在 70°。从术后 12 周左右开始，允许患者在可耐受范围内进行低强度的对抗性运动。建议患者术后至少 4 个月避免屈膝 90° 或以上的深蹲或负重举重。在半月板修补术后的前 4 个月中，不鼓励患者进行盘腿坐等对膝关节施加内翻应力的活动[4]。

与上述常规的时间表相比，一些研究着眼于加速康复进程的意义。有研究表明，单纯性半月板撕裂修补术后允许患者在可耐受范围内负重不会增加手术失败率[61,62]。我们建议后续研究根据不同撕裂类型、修补技术、合并损伤和其他患者个性化健康因素来制订具体的康复方案[61]。

半月板修补术增强方法

尽管半月板切除术可以减少手术次数、缩短重返运动的预期时间，但成功的半月板修补术可以改善长期的临床和放射学结果。治疗骨科损伤的生物学方法旨在通过单独使用或与手术结合以促进组织再生和愈合并改善临床结果。生物制品包括生长因子、自体血液产品和干细胞等产品。尽管众多学者进行了大量研究，但直至目前许多生物学方法都没有获得足够的证据以支持其广泛的临床应用。尽管生物制品背后的概念耐人寻味，也很有希望在未来进一步发展，但由于总体上缺乏实质性的证据，生物制品的不适当使用在骨科领域仍是一个令人担忧的问题。乐观的实验室研究结果、部分自体制剂存在的监管缺陷，以及公众对新疗法的渴望，都助长了这一趋势。当使用生物制品作为半月板修补术的补充时，应告知患者目前尚缺乏结果的可预测性。

骨髓释放术

骨髓释放术已由试验证实可以提高半月板修补的成功率。这一技术的目的是复制合并有 ACL 损伤时的膝关节生物环境，可通过在髁间切迹外侧造成锥形孔状微骨折来实现 (图 15.9)。在山羊模型中，增加

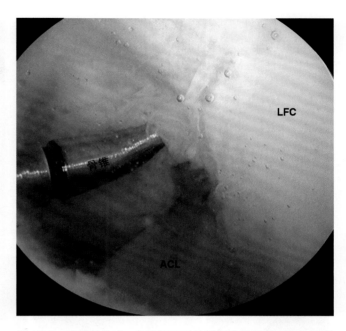

图 15.9　骨髓释放术。在髁间切迹外侧制造微骨折。LFC，股骨外侧髁。

骨髓释放会显著提高半月板愈合率[63]。

Dean 等[64]对单纯性半月板撕裂和半月板撕裂伴 ACL 损伤的患者进行了 II 级队列对比研究。一组在关节镜下进行半月板修补，同时进行骨髓释放术；第二组在重建 ACL 的同时进行半月板修补。两组半月板修补的失败率无显著差异，提示在进行半月板修补时，使用骨髓释放术可以降低失败率，实现接近于联合 ACL 重建手术时的半月板修补失败率。2019 年，Kaminski 等[65]进行了一项 I 级双盲、平行分组、安慰剂对照研究，结果显示接受骨髓排出术的患者术后膝关节功能显著改善，并且并发症发生率非常低。这些研究证实了在半月板修补时应用骨髓释放术的临床意义。

纤维蛋白凝块

在半月板修补时应用纤维蛋白凝块的有效性已在临床研究中得到证实[66-68]。描述这项技术的作者建议，在关节镜下行半月板修补时从周围部位抽出 60mL 血液，放入盆中后由助手用玻璃注射器不停搅拌约 15 分钟，玻璃注射器周围会形成纤维蛋白凝块。将凝块转移到无菌海绵中后用水进一步凝结，这样可利于术中操作。使用手术刀和手术钳进一步修整凝块 (图 15.10)。暂时松开缝线后将凝块置于半月板撕裂处，并在屈膝 90° 时收紧缝线将凝块固定 (图 15.11)。

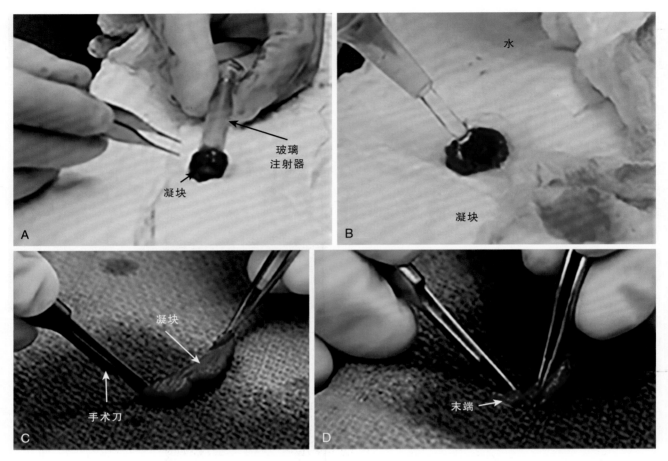

图 15.10　纤维蛋白凝块制备。抽血放入盆中后由助手用玻璃注射器不停搅拌约 15 分钟。(A)玻璃注射器周围会形成纤维蛋白凝块。(B)将凝块转移到无菌海绵中，在海绵上加水进一步凝结。(C)使用手术刀和手术钳修整凝块。(D)末端为可使用部分。

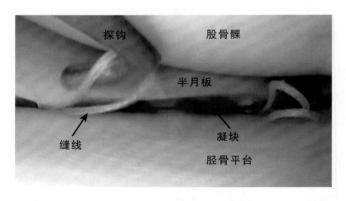

图 15.11　置入纤维蛋白凝块。暂时松开缝线以方便操作。屈膝 90°时收紧缝线，以确保纤维蛋白凝块在位并减少撕裂。

对于较难愈合的撕裂类型，尤其是放射状撕裂，可使用纤维蛋白凝块以促进修补后半月板的愈合。有必要进行更多关于纤维蛋白凝块的研究，特别是关注手术效果更差的更复杂的撕裂类型的预后。

富血小板血浆注射

2014 年的一项研究显示，应用富血小板血浆（PRP）可使半月板修补术后 24 个月的疼痛结果和功能评分得到改善[69]，但直到 2019 年，将 PRP 与半月板修补结合使用以改善失败率的做法仍未得到文献支持。2019 年，Everhart 等[70]进行的一项 550 例样本的队列研究结果显示，在 3 年的随访中，应用 PRP 使手术失败率由 17%降至 14.6%，而在他们的研究中联合 ACL 重建的患者手术效果没有显著改善[70]。

骨髓抽吸物和干细胞

骨髓抽吸浓缩物（BMAC）与骨髓相关干细胞（BMSC）的应用已经成为一个新兴的研究课题。2019年，一项使用兔模型的在体实验表明，与单纯进行修补手术或联合应用 PRP 相比，术中应用 BMAC 可以改善术后 6 周无血管区中央半月板撕裂的愈合情况,手术部位存在半月板细胞和 Ⅱ 型胶原增生[71]。2013年,一项猪模型实验研究表明,应用从培养和增殖的滑膜间充质干细胞(MSC)中获取的 MSC 后,半月板修补术的效果有所改善[72]。2014 年,在一项猪模型实验中,25% 的半月板切除样本在滑膜 MSC 注射后半月板体积增加超过 15%[73]。基于这些发现,近年来有更多研究进一步评估 MSC 和 BMSC 治疗在改善半月板手术结果方面的潜在作用[71-74]。有必要制订相关指南,如推行生物制品的最低限度信息(MIBO)表[75]。首个在白区半月板修补术中使用未分化的自体 MSC 的人类研究结果显示,5 例患者中有 3 例 MRI 显示半月板愈合良好,这 3 例患者在术后 24 个月时没有出现不适症状[76]。其他研究旨在阐明滑膜干细胞与半月板细胞或脂肪干细胞在提高半月板修补效果方面的有效性[77,78]。MSC 的使用状况尚不清楚,但其具备一定的理论优势和潜在益处,值得我们期待。为了在半月板损伤的临床应用方面取得进展,需要进一步研究阐明干细胞注入膝关节后的转归和促进半月板愈合的机制,以及更大规模的对照试验来证明其有效性[77]。

生物材料

目前已开发出用于半月板修补、促进半月板再生的生物支架。1991 年,Henning 等[79]描述了使用从髂胫束远端获取的筋膜鞘来改善复杂性半月板撕裂的修补效果。2019 年,Shimomura 等[80]在兔模型中展示了利用组织工程将纳米纤维支架与 MSC 来源的组织相结合用于半月板修补的可行性。另一种由聚乙醇酸和聚乳酸制备的支架旨在促进半月板再生,并已在小型猪模型中证明了其早期的有效性,进一步的研究正在进行中。在 8 周时,接受这种特殊支架组比半月板切除组的半月板质量更大,但试验组在 24 周时发生了半月板退行性变,两组的半月板大小类似。更多的动物模型将阐明这些材料在半月板修补中的临床意义。在更多的动物模型证实这些结构的安全性和有效性后,有必要进行人体试验。

生物制品使用透明化

目前生物制品在骨科领域的使用在适应证选择、报道标准和作用机制方面存在较大差异。为了更好地为患者服务,必须建立一套基础的指导方针,包括样本收集和试验透明度、重复性、报道要求,以及更完备的患者保护标准。一个很好的例子是 MIBO 检查表,建议外科医生严格遵守这一准则以提高透明度和使用的一致性。

如果想阐明 PRP、骨髓抽吸物、骨髓浓缩物等其他新兴生物制品的适应证,需要更好地了解这些材料的成分及其作用机制。为了解答这一问题,Ziegler 等[81]于 2019 年招募了 32 例患者,术前分别进行了富白细胞 PRP(LR-PRP)、少白细胞 PRP(LP-PRP)和骨髓浓缩物(BMC)的给药准备。据报道,BMC 制剂中含有较高比例的白介素-1 受体拮抗剂,表明其在术后炎症和愈合阶段可能发挥关节内抗炎药的作用。LR-PRP 含有较高水平的血小板衍生生长因子、转化生长因子 β、内皮生长因子、血管内皮生长因子和可溶性 CD40 配体,因此在损伤的组织中可能起到促进血管再生和愈合的作用[81]。

在高度重视患者保护的同时,还要继续进行相关研究以阐释这些生物制品的成分和作用机制,做到报道和使用的标准化。

半月板修补失败

半月板修补失败一般是指半月板修补后再次接受手术,通常是再次接受半月板切除术或翻修术[82]。修补失败的原因包括创伤性再撕裂、不愈合和其他原因导致的持续性疼痛。半月板修补术的再手术率为 0~43.5%(平均为 15%)。若再次进行半月板切除术,半月板体积很少会大于初次损伤后状态[83]。

严格选择患者群体可以使其从半月板翻修手术中受益。Krych 等[19]对 34 例半月板翻修术后的患者进行了随访研究,结果显示在术后 72 个月时,79% 的患者没有出现疼痛、机械症状或需要进行二次手术。

2018 年,Fuchs 等对 12 例半月板翻修术后的患者(10 例因创伤性再撕裂翻修,2 例因不愈合翻修)进行了随访研究。结果显示有 3 例出现翻修失败,其中 2 例再次接受翻修手术。最终,12 例患者中有 10 例对翻修手术结果感到满意或非常满意。但尚需要进一步研究来证明半月板翻修或再次翻修的临床效果。

总结

选择半月板撕裂治疗方案时,半月板修补术相较于半月板切除术更利于患者长期结果的改善,临床结果评分有所提高,膝关节骨关节炎改变减轻。手术技术的进步使得半月板修补术的适应证越来越广泛,而且半月板愈合能力有望通过生物制品相关研究的进展获得进一步提高。目前相关研究的临床数据仍不完善,有必要进行更多前瞻性临床试验以阐明修补各类型半月板撕裂的最佳技术。治疗半月板撕裂的外科医生必须勤奋学习,不断更新半月板修补术的理念和技术,持续优化临床结果并延长患者膝关节寿命。

(宋廷轩 译)

参考文献

1. Paxton ES, Stock MV, Brophy RH. Meniscal repair versus partial meniscectomy: a systematic review comparing reoperation rates and clinical outcomes. *Arthrosc J Arthrosc Relat Surg.* 2011;27(9):1275–1288.
2. Caldwell GL Jr, Allen AA, Fu FH. Functional anatomy and biomechanics of the meniscus. *Oper Tech Sports Med.* 1994;2(3):152–163.
3. Xu C, Zhao J. A meta-analysis comparing meniscal repair with meniscectomy in the treatment of meniscal tears: the more meniscus, the better outcome? *Knee Surg Sport Traumatol Arthrosc.* 2013;23(1):164–170.
4. Chahla J, Serra Cruz R, Cram TR, Dean CS, LaPrade RF. Inside-out meniscal repair: medial and lateral approach. *Arthrosc Tech.* 2016;5(1):e163–e168.
5. Pache S, Aman ZS, Kennedy M, et al. Meniscal root tears: current concepts review. *Arch Bone Joint Surg.* 2018;6(4):250–259.
6. Parker BR, Hurwitz S, Spang J, Creighton R, Kamath G. Surgical trends in the treatment of meniscal tears. *Am J Sports Med.* 2016;44(7):1717–1723.
7. Smillie I. The current pattern of internal derangements of the knee joint relative to the menisci. *Clin Orthop Relat Res.* 1967;51:117–122.
8. Roemer FW, Kwoh CK, Hannon MJ, et al. Partial meniscectomy is associated with increased risk of incident radiographic osteoarthritis and worsening cartilage damage in the following year. *Eur Radiol.* 2017;27(1):404–413.
9. Koh JL, Yi SJ, Ren Y, et al. Tibiofemoral contact mechanics with horizontal cleavage tear and resection of the medial meniscus in the human knee. *J Bone Joint Surg Am.* 2016;98(21):1829–1836.
10. Haemer JM, Wang MJ, Carter DR, Giori NJ. Benefit of single-leaf resection for horizontal meniscus tear. *Clin Orthop Relat Res.* 2007;457:194–202.
11. Akada T, Yamaura I, Gupta A, et al. Partial meniscectomy adversely affects return-to-sport outcome after anatomical double-bundle anterior cruciate ligament reconstruction. *Knee Surg Sport Traumatol Arthrosc.* 2019;27(3):912–920.
12. Chatain F, Adeleine P, Chambat P, Neyret P. A comparative study of medial versus lateral arthroscopic partial meniscectomy on stable knees: 10-year minimum follow-up. *Arthroscopy.* 2003;19(8):842–849.
13. Brophy RH, Gill CS, Lyman S, et al. Effect of anterior cruciate ligament reconstruction and meniscectomy on length of career in National Football League athletes: a case control study. *Am J Sports Med.* 2009;37(11):2102–2107.
14. Chahla J, Cinque ME, Godin JA, et al. Meniscectomy and resultant articular cartilage lesions of the knee among prospective National Football League players: an imaging and performance analysis. *Am J Sports Med.* 2018;46(1):200–207.
15. Howell R. Degenerative meniscus: pathogenesis, diagnosis, and treatment options. *World J Orthop.* 2014;5(5):597.
16. Katz JN, Brophy RH, Chaisson CE, et al. Surgery versus physical therapy for a meniscal tear and osteoarthritis. *N Engl J Med.* 2013;368(18):1675–1684.
17. Sihvonen R, Paavola M, Malmivaara A, et al. Arthroscopic partial meniscectomy versus sham surgery for a degenerative meniscal tear. *N Engl J Med.* 2013;369(26):2515–2524.
18. Beaufils P, Pujol N. Management of traumatic meniscal tear and degenerative meniscal lesions. Save the meniscus. *Orthop Traumatol Surg Res.* 2017;103(8):S237–S244.
19. Krych AJ, Reardon P, Sousa P, et al. Clinical outcomes after revision meniscus repair. *Arthroscopy.* 2016;32(9):1831–1837.
20. Aune KT, Andrews JR, Dugas JR, Cain EL. Return to play after partial lateral meniscectomy in National Football League athletes. *Am J Sports Med.* 2014;42(8):1865–1872.
21. Lee YS, Lee OS, Lee SH. Return to sports after athletes undergo meniscal surgery: a systematic review. *Clin J Sport Med.* 2019;29(1):29–36.
22. Logan M, Watts M, Owen J, Myers P. Meniscal repair in the elite athlete: results of 45 repairs with a minimum 5-year follow-up. *Am J Sports Med.* 2009;37(6):1131–1134.
23. Feeley BT, Liu S, Garner AM, et al. The cost-effectiveness of meniscal repair versus partial meniscectomy: a model-based projection for the United States. *Knee.* 2016;23(4):674–680.
24. Westermann RW, Jones M, Wasserstein D, Spindler KP. Clinical and radiographic outcomes of meniscus surgery and future targets for biologic intervention: a review of data from the MOON Group. *Connect Tissue Res.* 2017;58(3–4):366–372.
25. Klimkiewicz JJ, Shaffer B. Meniscal surgery 2002 update: indications and techniques for resection, repair, regeneration, and replacement. *Arthroscopy.* 2002;18(9 suppl 2):14–25.
26. Mesiha M, Zurakowski D, Soriano J, et al. Pathologic characteristics of the torn human meniscus. *Am J Sports Med.* 2007;35(1):103–112.
27. Cannon WD Jr, Vittori JM. The incidence of healing in arthroscopic meniscal repairs in anterior cruciate ligament-reconstructed knees versus stable knees. *Am J Sports Med.* 1992;20(2):176–181.
28. Hutchinson ID, Moran CJ, Potter HG, et al. Restoration of the meniscus: form and function. *Am J Sports Med.* 2014;42(4):987–998.
29. Duchman KR, Westermann RW, Spindler KP, et al. The fate of meniscus tears left in situ at the time of anterior cruciate ligament reconstruction. *Am J Sports Med.* 2015;43(11):2688–2695.
30. Noyes FR, Barber-Westin SD. Arthroscopic repair of meniscus tears extending into the avascular zone with or without anterior cruciate ligament reconstruction in patients 40 years of age and older. *Arthroscopy.* 2000;16(8):822–829.
31. Arnoczky SP, Warren RF. Microvasculature of the human meniscus. *Am Ortho Sports Med.* 2014;10(2):90–95.
32. Cinque ME, DePhillipo NN, Moatshe G, et al. Clinical outcomes of inside-out meniscal repair according to anatomic zone of the meniscal tear. *Orthop J Sport Med.* 2019;7(7):232596711986080.
33. Espejo-Reina A, Aguilera J, Espejo-Reina MJ, et al. One-third of meniscal tears are repairable: an epidemiological study evaluating meniscal tear patterns in stable and unstable knees. *Arthroscopy.* 2019;35(3):857–863.
34. Yim JH, Seon JK, Song EK, et al. A comparative study of meniscectomy and nonoperative treatment for degenerative horizontal tears of the medial meniscus. *Am J Sports Med.* 2013;41(7):1565–1570.
35. Samuelsen BT, Johnson NR, Hevesi M, et al. Comparative outcomes of all-inside versus inside-out repair of bucket-handle meniscal tears: a propensity-matched analysis. *Orthop J Sport Med.* 2018;6(6).
36. Marchetti DC, Phelps BM, Dahl KD, et al. A contact pressure analysis comparing an all-inside and inside-out surgical repair technique for bucket-handle medial meniscus tears. *Arthroscopy.* 2017;33(10):1840–1848.
37. Rankin CC, Lintner DM, Noble PC, et al. A biomechanical analysis of meniscal repair techniques. *Am J Sports Med.* 2002;30(4):492–497.
38. Fillingham YA, Riboh JC, Erickson BJ, et al. Inside-out versus all-inside repair of isolated meniscal tears. *Am J Sports Med.* 2017;45(1):234–242.
39. Kurzweil PR, Lynch NM, Coleman S, Kearney B. Repair of horizontal meniscus tears: a systematic review. *Arthroscopy.* 2014;30(11):1513–1519.
40. Pujol N, Bohu Y, Boisrenoult P, et al. Clinical outcomes of open meniscal repair of horizontal meniscal tears in young patients. *Knee Surg Sport Traumatol Arthrosc.* 2013;21(7):1530–1533.

41. Beamer BS, Walley KC, Okajima S, et al. Changes in contact area in meniscus horizontal cleavage tears subjected to repair and resection. *Arthroscopy.* 2017;33(3):617–624.

42. Billières J, Pujol N. Meniscal repair associated with a partial meniscectomy for treating complex horizontal cleavage tears in young patients may lead to excellent long-term outcomes. *Knee Surg Sport Traumatol Arthrosc.* 2019;27(2):343–348.

43. Bhatia S, Civitarese DM, Turnbull TL, et al. A novel repair method for radial tears of the medial meniscus. *Am J Sports Med.* 2016;44(3):639–645.

44. Branch EA, Milchteim C, Aspey BS, et al. Biomechanical comparison of arthroscopic repair constructs for radial tears of the meniscus. *Am J Sports Med.* 2015;43(9):2270–2276.

45. Badlani JT, Borrero C, Golla S, et al. The effects of meniscus injury on the development of knee osteoarthritis: data from the Osteoarthritis Initiative. *Am J Sports Med.* 2013;41(6):1238–1244.

46. Nitri M, Chahla J, Civitarese D, et al. Medial meniscus radial tear: a transtibial 2-tunnel technique. *Arthrosc Tech.* 2016;5(4):e889–e895.

47. Bedi A, Kelly N, Baad M, et al. Dynamic contact mechanics of radial tears of the lateral meniscus: implications for treatment. *Arthroscopy.* 2012;28(3):372–381.

48. Moulton SG, Bhatia S, Civitarese DM, et al. Surgical techniques and outcomes of repairing meniscal radial tears: a systematic review. *Arthroscopy.* 2016;32(9):1919–1925.

49. Cinque ME, Geeslin AG, Chahla J, et al. Two-tunnel transtibial repair of radial meniscus tears produces comparable results to inside-out repair of vertical meniscus tears. *Am J Sports Med.* 2017;45(10):2253–2259.

50. Malinowski K, Góralczyk A, Hermanowicz K, LaPrade RF. Tips and pearls for all-inside medial meniscus repair. *Arthrosc Tech.* 2019;8(2):e131–e139.

51. Menge TJ, Dean CS, Chahla J, et al. Anterior horn meniscal repair using an outside-in suture technique. *Arthrosc Tech.* 2016;5(5):e1111–e1116.

52. Beamer BS, Masoudi A, Walley KC, et al. Analysis of a new all-inside versus inside-out technique for repairing radial meniscal tears. *Arthroscopy.* 2015;31(2):293–298.

53. Cuéllar A, Cuéllar R, Heredia JD, et al. The all-inside meniscal repair technique has less risk of injury to the lateral geniculate artery than the inside-out repair technique when suturing the lateral meniscus. *Knee Surg Sport Traumatol Arthrosc.* 2018;26(3):793–798.

54. Nelson CG, Bonner KF. Inside-out meniscus repair. *Arthrosc Tech.* 2013;2(4):e453–e460.

55. Steadman JR, Matheny LM, Singleton SB, et al. Meniscus suture repair: minimum 10-year outcomes in patients younger than 40 years compared with patients 40 and older. *Am J Sports Med.* 2015;43(9):2222–2227.

56. Wijdicks CA, Westerhaus BD, Brand EJ, et al. Sartorial branch of the saphenous nerve in relation to a medial knee ligament repair or reconstruction. *Knee Surg Sport Traumatol Arthrosc.* 2010;18(8):1105–1109.

57. Walker PS, Arno S, Bell C, et al. Function of the medial meniscus in force transmission and stability. *J Biomech.* 2015;48(8):1383–1388.

58. Brelin AM, Rue JPH. Return to play following meniscus surgery. *Clin Sports Med.* 2016;35(4):669–678.

59. Richards DP, Barber FA, Herbert MA. Compressive loads in longitudinal lateral meniscus tears: a biomechanical study in porcine knees. *Arthroscopy.* 2005;21(12):1452–1456.

60. Johal P, Williams A, Wragg P, et al. Tibio-femoral movement in the living knee. A study of weight bearing and non-weight bearing knee kinematics using "interventional" MRI. *J Biomech.* 2005;38(2):269–276.

61. O'Donnell K, Freedman KB, Tjoumakaris FP. Rehabilitation protocols after isolated meniscal repair: a systematic review. *Am J Sports Med.* 2017;45(7):1687–1697.

62. Perkins B, Gronbeck KR, Yue RA, Tompkins MA. Similar failure rate in immediate post-operative weight bearing versus protected weight bearing following meniscal repair on peripheral, vertical meniscal tears. *Knee Surg Sport Traumatol Arthrosc.* 2018;26(8):2245–2250.

63. Howarth WR, Brochard K, Campbell SE, Grogan BF. Effect of microfracture on meniscal tear healing in a goat (Capra hircus) model. *Orthopedics.* 2016;39(2):105–110.

64. Dean CS, Chahla J, Matheny LM, et al. Outcomes after biologically augmented isolated meniscal repair with marrow venting are comparable with those after meniscal repair with concomitant anterior cruciate ligament reconstruction. *Am J Sports Med.* 2017;45(6):1341–1348.

65. Kaminski R, Kulinski K, Kozar-Kaminska K, et al. Repair augmentation of Unstable, complete vertical meniscal tears with bone marrow venting procedure: a prospective, randomized, double-blind, parallel-group, placebo-controlled study. *Arthroscopy.* 2019;35(5):1500–1508.e1.

66. Henning CE, Lynch MA, Yearout KM, et al. Arthroscopic meniscal repair using an exogenous fibrin clot. *Clin Orthop Relat Res.* 1990;(252):64–72.

67. Jang SH, Ha JK, Lee DW, Kim JG. Fibrin clot delivery system for meniscal repair. *Knee Surg Relat Res.* 2011;23(3):180–183.

68. Ra HJ, Ha JK, Jang SH, et al. Arthroscopic inside-out repair of complete radial tears of the meniscus with a fibrin clot. *Knee Surg Sport Traumatol Arthrosc.* 2013;21(9):2126–2130.

69. Pujol N, Salle De Chou E, Boisrenoult P, Beaufils P. Platelet-rich plasma for open meniscal repair in young patients: any benefit? *Knee Surg Sport Traumatol Arthrosc.* 2014;23(1):51–58.

70. Everhart JS, Cavendish PA, Eikenberry A, et al. Platelet-rich plasma reduces failure risk for isolated meniscal repairs but provides no benefit for meniscal repairs with anterior cruciate ligament reconstruction. *Am J Sports Med.* 2019:036354651985261.

71. Koch M, Hammer S, Fuellerer J, et al. Bone marrow aspirate concentrate for the treatment of avascular meniscus tears in a one-step procedure—evaluation of an in vivo model. *Int J Mol Sci.* 2019;20(5).

72. Moriguchi Y, Tateishi K, Ando W, et al. Repair of meniscal lesions using a scaffold-free tissue-engineered construct derived from allogenic synovial MSCs in a miniature swine model. *Biomaterials.* 2013;34(9):2185–2193.

73. Hatsushika D, Muneta T, Nakamura T, et al. Repetitive allogeneic intraarticular injections of synovial mesenchymal stem cells promote meniscus regeneration in a porcine massive meniscus defect model. *Osteoarthr Cartil.* 2014;22(7):941–950.

74. Otsuki S, Nakagawa K, Murakami T, et al. Evaluation of meniscal regeneration in a mini pig model treated with a novel polyglycolic acid meniscal scaffold. *Am J Sports Med.* 2019:036354651985057.

75. Murray IR, Geeslin AG, Chahla J, et al. Infographic: reporting the right information for stem cell studies is important. *Bone Joint Res.* 2018;7(9):539–540.

76. Whitehouse MR, Howells NR, Parry MC, et al. Repair of torn avascular meniscal cartilage using undifferentiated autologous mesenchymal stem cells: from in vitro optimization to a first-in-human study. *Stem Cells Transl Med.* 2017;6(4):1237–1248.

77. Pak J, Lee JH, Park KS, et al. Potential use of mesenchymal stem cells in human meniscal repair: current insights. *Open Access J Sport Med.* 2017;8:33–38.

78. Sasaki H, Rothrauff BB, Alexander PG, et al. In vitro repair of meniscal radial tear with hydrogels seeded with adipose stem cells and TGF-β3. *Am J Sports Med.* 2018;46(10):2402–2413.

79. Henning CE, Yearout KM, Vequist SW, et al. Use of the fascia sheath coverage and exogenous fibrin clot in the treatment of complex meniscal tears. *Am J Sports Med.* 1991;19(6):626–631.

80. Shimomura K, Rothrauff BB, Hart DA, et al. Enhanced repair of meniscal hoop structure injuries using an aligned electrospun nanofibrous scaffold combined with a mesenchymal stem cell-derived tissue engineered construct. *Biomaterials.* 2019;192:346–354.

81. Ziegler CG, Van Sloun R, Gonzalez S, et al. Characterization of growth factors, cytokines, and chemokines in bone marrow concentrate and platelet-rich plasma: a prospective analysis. *Am J Sports Med.* 2019;47(9):2174–2187.

82. Popescu D, Sastre S, Caballero M, et al. Meniscal repair using the FasT-Fix device in patients with chronic meniscal lesions. *Knee Surg Sport Traumatol Arthrosc.* 2010;18(4):546–550.

83. Lozano J, Ma CB, Cannon WD. All-inside meniscus repair: a systematic review. *Clin Orthop Relat Res.* 2007;455:134–141.

第 16 章

半月板根部撕裂

NICHOLAS I. KENNEDY，ADAM J. TAGLIERO，AARON J. KRYCH

引言

半月板在维持膝关节稳定性和胫股力线中的作用及其将轴向负荷转化为环状应力的独特能力已越来越为人所知。由于半月板在膝关节保护中起着不可或缺的作用,因此可以推断出半月板损伤和后续半月板组织缺损与骨关节炎的进展之间存在明确的联系。现有研究特别强调了半月板根部撕裂的重要性。生物力学研究表明,半月板根部撕裂与半月板缺损的膝关节具有相似的生物力学特征。随着我们不断深入了解半月板根部及其与胫股健康的复杂关系,新手术技术不断被开发以便更完整地再现自然解剖和生物力学。本章对半月板根部撕裂进行了全面回顾,对于治疗这类损伤大有裨益。

解剖

内侧半月板

本章介绍的重点是半月板1区（半月板前根部）与5区（半月板后根部）(图16.1)。前根部附着区域很宽,有不同的附着类型。Berlet 和 Fowler 等[1]描述了4种不同的前根部附着类型：①最常见的类型为 I 型,位于胫骨平台的扁平髁间区。②II 型较靠内,靠近胫骨关节面。③III 型位于胫骨平台前斜面。④IV 型中半月板与胫骨内侧髁之间没有牢固的固定。

Laprade 等[2]对前根部附着物进行了定量和定性分析,有助于进一步确定附着物的尺寸及其与解剖标志的关系。内侧半月板前根部平均面积为 110.4mm²。

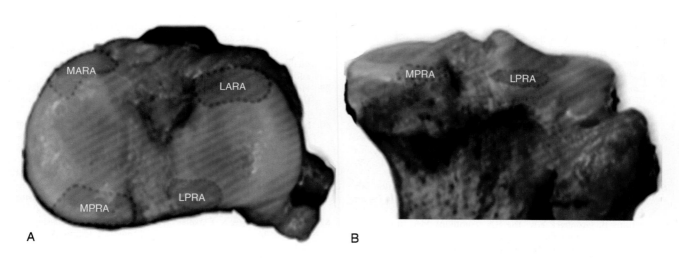

图 16.1 内侧半月板前根部附着点(MARA)、内侧半月板后根部附着点(MPRA)、外侧半月板前根部附着点(LARA)和外侧半月板后根部附着点(LPRA)的轴位(**A**)和冠状位(**B**)解剖图。(Disection by Jorge Chahla.)

这一面积比先前报道的要大,这是由于对附着区特性的进一步描述,也表明它比人们最初意识到的更复杂。根部中心有一个致密的附着区,称为中央附着区,附着面积为 56.3mm²,同时还有补充附着区域。根部中心位于胫骨内侧隆起尖部前方(27.5mm),胫骨内侧平台关节软骨边缘前外侧(7.6mm),紧贴前交叉韧带(ACL)前内侧边缘。前内侧根部的"补充纤维"占根部附着区域的 44.7%[3]。

内侧半月板后根部位于胫骨内侧隆起尖端后方(11.5mm)、胫骨平台内侧平台关节软骨拐点外侧(3.5mm)、后交叉韧带(PCL)胫骨附着点前内侧(8.2mm)。因此,后根部与 PCL 胫骨止点接近,在 PCL 重建时内侧半月板后根部易受到医源性损伤,特别是后内侧半月板根的补充纤维[即"闪亮的白色纤维"(SWF)]受损常见[4-6]。据报道,内侧半月板后根部的附着面积为47.3~80mm²。SWF 是附着区域的重要组成部分,LaPrade 等[5]的一项解剖学研究表明,SWF 占附着面积的 60.8%。其他研究报道 SWF 的附着面积较少,占38.8%。尽管解剖学研究对 SWF 附着区所占百分比有不同报道,但很明显,它们构成了整个后根部附着区域的一大部分(图 16.2)。

SWF 尤其靠近 PCL 胫骨附着点(图 16.3)。PCL胫骨附着点的中心距 SWF 点(SWF 最外侧)平均为7.8mm[4]。在 PCL 重建中,胫骨隧道的直径通常为 10~12mm,这仅为隧道前方提供了 2mm 的缓冲。全面了

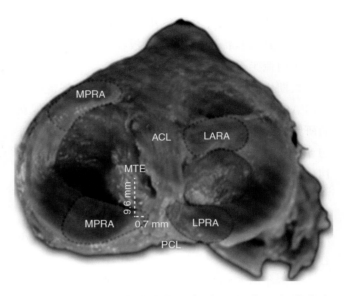

图 16.3 PCL 胫骨附着点与内侧半月板前根部附着点(MARA)、外侧半月板前根部附着点(LARA)、内侧半月板后根部附着点(MPRA)和外侧半月板后根部附着点(LPRA)之间的关系图。MTE,胫骨内侧隆起。(Dissection by Jorge Chahla.)

解后根部附着区的特点是安全和成功进行外科手术不可或缺的一部分。

外侧半月板

外侧半月板在大小、形状和厚度方面比内侧半月板变异性更大[7]。依照平均数据,它比内侧半月板更"圆",其前根部附着点在内侧半月板前根部附着点后

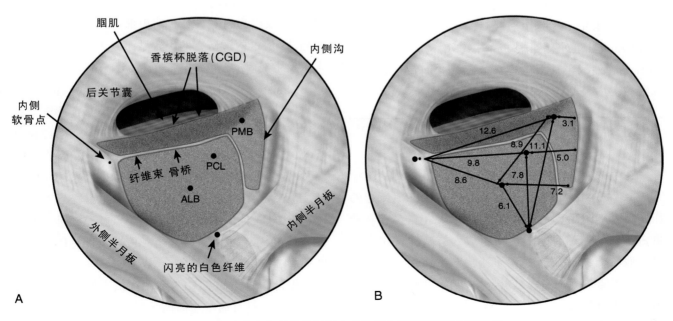

图 16.2 闪亮的白色纤维的解剖表现及其在后根部附着中的作用。

方，其后根部附着点在内侧半月板后根部附着点前方。由于其形状特点，外侧半月板在关节面上所占的比例比内侧半月板大(70%比50%)。

长期以来，人们一直认为外侧半月板前根部附着点与 ACL 胫骨附着点之间存在密切联系，然而，现在的研究进一步刷新了这种认知。Laprade 等[2]发现，外侧半月板前根部的胫骨足印区面积最大（约为141mm²)，其中63.2%(88.9mm²)与 ACL 附着点重叠；这相当于 ACL 胫骨附着面积的40.7%。关节镜下，外侧半月板前根部位于胫骨外侧隆起前内侧 14.4mm，外侧关节软骨边缘前内侧 7.1mm，ACL 胫骨附着点中心前外侧 5.0mm。

外侧半月板后根部是 4 种半月板根部附着点中最复杂和最多变的，部分原因是半月板股骨韧带造成的。后半月板股骨韧带（即 Wrisberg 韧带，存在于约69%的膝关节中[8]）起始于外侧半月板的后角或其外周，穿过 PCL 的后方到达其股骨附着点；前半月板股骨韧带（存在于约74%的膝关节中[8]）起始于外侧半月板后角，穿过 PCL 的前方和远端到达其股骨附着点。Gupte 等[8]研究发现，前半月板股骨韧带附着点位于股骨内侧髁的内侧，在 PCL 的股骨附着点远端边缘和髁状关节软骨的边缘之间。前半月板股骨韧带相较于后半月板股骨韧带更接近于 PCL，而后者附着点更靠后。

与其他根部附着点类似，外侧半月板后根部也有补充纤维，这些纤维向胫骨内侧隆起外侧缘的后方延伸。外侧半月板后根部中心距外侧胫骨平台关节软骨外缘内侧 4.3mm，距 PCL 胫骨附着点最上缘前上内侧 12.7mm，距外侧半月板前根部附着点后上内侧10.1mm。外侧半月板后根部的总附着面积是 4 种根部附着点中最小的，约为 39.2mm²(图 16.4)。

生物力学与病理学

在生物力学研究中，半月板尤其是其根部在减少穿过胫骨平台的轴向应力和胫股稳定性方面所起的作用越来越明确。半月板由胶原纤维、蛋白多糖和糖蛋白构成的错综复杂的网络组成，有减震作用并能将胫股轴向载荷在屈膝和伸膝状态下转化为环状应力[9,10]。在膝关节传递的总重量中，50%~70%是由内侧或外侧半月板传递的[11]。生物力学研究表明，半月板退行性变或半月板切除会导致接触压力显著增加[12]。

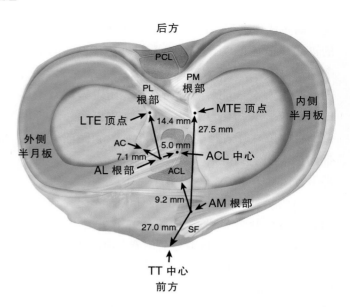

图 16.4　前外侧(AL)、前内侧(AM)、后外侧(PM)和后内侧(PM)半月板根部附着点之间关系的解剖学表现。

已有研究表明，根部撕裂会极大影响膝关节的生物力学性能，导致类似于半月板全切除后的接触应力[13]，并造成关节间隙明显变窄及骨关节炎的快速进展。

Ellman 等[3]利用剪切力模型制造根部撕裂，以检测半月板根部的附着强度。他们发现，4 个半月板根部的极限失效强度为 509~655.5N，其中内侧半月板前根部的最终失效强度(UFS)最高，而外侧半月板后根部最低。这与 Kopf 等[14]的研究结果不同，他们通过类似的实验设计发现外侧半月板前根部强度最高，而内侧半月板前根部强度最低。这可能是实验方法不同导致的，或因为内侧半月板前根部附着点存在显著的变异性。但这两项研究的一致结果是大多数根部损伤直接发生在骨–半月板界面上。

Ellman 等[3]试图阐述每个根部附着点处补充纤维的重要性，因为它们在许多手术技术中未能得到良好处理；他们发现，补充纤维贡献了根部 UFS 的 17.6%~47.8%，其中最重要的补充纤维是内侧半月板的 SWF(47.8%)。他们还评估了补充纤维的硬度，为 122.7~151.1(外侧半月板前根部最高，内侧半月板后根部最低)。此外，他们明确了根部附着点补充纤维的重要性，其中 SWF 贡献了内侧半月板后根部总体固有硬度的 34.2%。

根部附着点的高 UFS 和硬度值有助于解释根部撕裂相对罕见且通常与高能量损伤有关的原因。有报道多达70%的内侧半月板后根部撕裂为慢性损伤[15]。

如前所述,无论为何种损伤机制,根部附着点在分散胫股轴向负荷方面起到了不可或缺的作用。Marzo 等[16]在 11 个大体标本中模拟了内侧半月板后根部撕裂,发现膝关节内侧间隙的峰值接触压力增加了约 32.3%,平均接触面积减少了约 20%。Allaire 等[13]用类似方法评估了内侧半月板后根部损伤后膝关节内侧间隙的峰值接触压力和接触面积,发现在峰值接触压力增加和接触面积减少方面内侧半月板后根部损伤与内侧半月板全切除术相当。

关于外侧半月板后根部撕裂的研究也有类似的发现。Laprade 等[17]在一项大体研究中证明,与根部完好时相比,后根部撕脱和邻近的放射状撕裂会导致膝关节外侧间隙接触压力显著增加。Schillhammer 等[18]在模拟外侧半月板后根部撕裂后发现,膝关节外侧间隙的接触压力增加了约 50%,最大接触面积减少了约 32.5%。

半月板的主要功能是分散轴向负荷,接触面积减少程度和接触应力增加程度之间的比例相对固定。运动学研究也证实了半月板根部对胫股稳定的重要性。Frank 等[19]评估了外侧半月板后根部撕裂和相关半月板股骨韧带对胫骨前移和内旋稳定性的影响。他们发现,切断外侧半月板后根部会显著增加屈膝 30°状态下的胫骨前移,并增加屈膝 75°和 90°时的胫骨内旋。他们由此得出结论:外侧半月板后根部是阻止较低屈膝角度下胫骨前移及较高屈膝角度下胫骨内旋的重要稳定装置。

Allaire 等[13]在他们里程碑式的研究中还描述了内侧半月板后根部撕裂的其他运动学后果。他们发现,与完整状态相比,内侧半月板后根部撕裂使得胫骨外旋和外移显著增加。Hein 等[20]从运动学角度进一步解释了根部损伤时观察到的胫股接触压力增加的原因。结果显示,在内侧半月板后根部撕裂状态下,内侧半月板根部内移或突出及根部附着点和内侧半月板体部间隙均显著增加。他们还证明,半月板修补并不能完全纠正内侧半月板突出,与完整状态相比突出仍持续存在;这一发现在许多研究中都得到了证实。

鉴于半月板根部撕裂对接触应力和接触面积的显著影响,骨关节炎的显著和加速进展也在情理之中。Krych 等[21]对内侧半月板后根部撕裂的初始 MRI 进行研究,将其与后续 12 个月内(亚急性组)或 12 个月后(慢性组)的 MRI 进行比较。他们发现,尽管撕裂的分类(基于 LaPrade 标准)没有改变,但亚急性组和慢性组中半月板突出的程度、股骨和胫骨 Outerbridge 分级均显著恶化。这从放射学角度证实了未经治疗的根部损伤会在 1 年内导致骨关节炎进展。此外,Hussain 等[22]于 2019 年进行的系统综述报道,多项研究均证实内侧半月板后根部撕裂与软骨下低创伤性骨折或自发性膝关节骨坏死之间的相关性,人们曾认为这些骨折或自发性膝关节坏死是由血管功能不全引起的。这些发现都支持根部撕裂会在相对较短的时间内对胫股关节的健康产生不利影响。

因此,误诊或未能良好解决根部损伤可能导致患者晚期膝关节骨关节炎,并可能过早接受全膝关节置换术(TKA)治疗。一项针对 197 例 TKA 的研究发现,60 岁以下的患者中 92.8%有半月板撕裂,这是导致患者发生膝关节骨关节炎和过早接受 TKA 的主要原因[23]。

这些研究使我们对半月板根部及其在膝关节运动学和生物力学中的作用有了非常透彻和全面的了解。内、外侧半月板后根部均有助于分散轴向负荷,并对关节的过度旋转和平移起到约束作用。它们的运动学功能也帮助我们加深对根部撕裂病理改变的理解。

诊断

如前所述,半月板根部撕裂可为急性或慢性。急性撕裂通常与高能量创伤有关,常伴有 ACL 损伤或多韧带损伤。损伤机制是膝关节过度屈曲和下蹲,如运动员、水管工、园丁等常采用这种姿势。后根部比前根部传递更多的负荷,尤其是在膝关节高度屈曲状态下,这可能是后根部撕裂比前根部撕裂更常见的部分原因。

最常见的根部撕裂是内侧半月板后根部撕裂。文献报道,在关节镜下半月板修补或半月板切除手术中,半月板后根部撕裂的发生率为 10%~21%。实际的发生率可能比报道的要高得多,因为这些撕裂大多为慢性隐匿性发病,而且 MRI 诊断根部撕裂并不完全可靠,有 18%的内侧半月板根部撕裂和 40%的外侧半月板根部撕裂通过 MRI 无法准确识别[24]。由于根部撕裂对膝关节运动学和生物力学有显著影响,漏诊可能带来严重后果。危险因素可以协助诊断内侧半月板后根部撕裂;已有研究阐述了部分危险因素,包括:女性、高龄、高体重指数(BMI)及低体育活动水平。

外侧半月板后根部撕裂和内侧半月板后根部撕

裂的流行病学和病理学有很大差异,解剖学研究可以解释这一现象。由于外侧半月板后根部包膜附着物比内侧半月板后根部少,因此活动度更大,有假说认为这会导致外侧半月板后根部受到的压力更小。研究发现,ACL功能不全等因素导致的慢性膝关节不稳对外侧半月板后根部的影响远远小于对内侧半月板后根部的影响。虽然膝关节慢性不稳与外侧半月板后根部损伤的相关性较小,但急性ACL损伤与外侧半月板后根部损伤有非常密切的关系,其损伤机制是ACL损伤时胫骨过度前移,这与生物力学研究中膝关节低屈曲角度下外侧半月板后根部限制胫骨前移的结果一致。鉴于这一外侧半月板后根部撕裂的可能机制,参加体育运动也是危险因素。研究报道,70%~87%的外侧半月板后根部撕裂与运动有关,尤其是轴心接触运动。2019年,Praz等[25]对3956例接受ACL重建的患者进行了外侧半月板后根部撕裂的流行病学评估。结果发现,6.6%的患者合并有外侧半月板后根部撕裂;运动损伤机制和相关的内侧半月板撕裂是外侧半月板后根部撕裂的独立危险因素。

目前人们对半月板前根部撕裂缺乏了解,其损伤类型与患病率数据也非常有限,这可能与前根部的活动度有关。Thompson等[26]报道,前根部的活动度明显大于后根部。一些研究表明了前角撕裂的普遍性;然而,少数讨论前根部撕裂的研究专门将这些损伤描述为主要由医源性因素导致,或是由不同的前根部附着引起[27,28]。

评估

分型

如前所述,根部撕裂是指半月板骨性附着区域的撕脱损伤或者这些区域1cm范围内的放射状撕裂。针对这类损伤已有许多分型系统并用于诊断。West等[29]提出了一种基于3种典型撕裂模式的关节镜下外侧半月板后根部撕裂的分型系统:①Ⅰ型为根部撕脱;②Ⅱ型为距根部1cm范围内的单纯性放射状撕裂;③Ⅲ型是兼有放射状和纵向撕裂的复杂性撕裂。Ahn等[30]根据撕裂形态描述了外侧半月板后根部撕裂:①Ⅰ型为斜裂;②Ⅱ型为T型;③Ⅲ型为纵向劈裂;④Ⅳ型为慢性内部缺损。Petersen和Forkel根据半月板股骨韧带的位置和受累程度对外侧半月板后

根部撕裂进行分型:①Ⅰ型为半月板股骨韧带完整的外侧半月板后根部撕脱伤。②Ⅱ型为半月板股骨韧带与根部之间的放射状撕裂,半月板股骨韧带完整。③Ⅲ型为外侧半月板后角完全撕脱伴半月板股骨损伤[31-33]。

LaPrade等[34]依据损伤的位置和撕裂形态提出的分型方案应用最为广泛。他们在关节镜检查时评估了67例患者共71个半月板根部撕裂,发现5种不同的撕裂类型。①Ⅰ型:部分稳定的根部撕裂。②Ⅱ型:最常见的放射状撕裂,位于根部附着点10mm以内,又细分为2A型(0~3mm)、2B型(3~6mm)和2C型(6~9mm)。③Ⅲ型:桶柄状撕裂,伴根部附着点完全撕脱。④Ⅳ型:复杂的斜行撕裂,伴根部附着点完全撕脱。⑤Ⅴ型:撕脱骨折[34](图16.5)。

这些分型系统大多是为关节镜下手术而设计的,这也解释了临床和放射学诊断这些损伤的复杂性。根部撕裂有时十分隐匿,术前很难准确诊断。全面的体格检查和影像学检查可以帮助诊断并降低漏诊率。

临床诊断

早期诊断半月板根部损伤对于取得良好的长期预后具有重要作用,但由于患者可能出现各种体征和症状,临床诊断非常困难。内侧半月板后根部撕裂常为慢性损伤,其诊断有时非常困难。根部撕裂的患者通常主诉为关节线疼痛,而机械症状要少得多。在一项对21例内侧半月板后根部撕裂患者的回顾性研究中,仅14.3%的患者存在膝关节交锁症状,9.3%的患者屈膝困难。此外,根据病史诊断有时会造成漏诊,因为患者往往不能回忆起任何导致他们受伤的创伤性事件[35]。

半月板根部撕裂会有一些常见的临床表现,如最典型的深屈膝时后方疼痛和关节线压痛,因此体格检查十分必要。Kim等[35]报道,深屈膝疼痛和关节线压痛这两种症状在他们的队列研究中发生率分别为66.7%和61.9%;此外,57.1%的患者McMurray征阳性。但在这项研究中关节积液的敏感性要低得多,仅14.3%的患者出现膝关节积液。Seil等[36]报道了一种新的临床检查手法,他们将患者膝关节完全伸直并施加内翻负荷,此时可以触及半月板突出。

由于外侧半月板后根部撕裂大多为创伤性,且常合并其他韧带损伤,仅依靠病史和体格检查很难评估其完整性,因此外侧半月板后根部撕裂在临床上很难

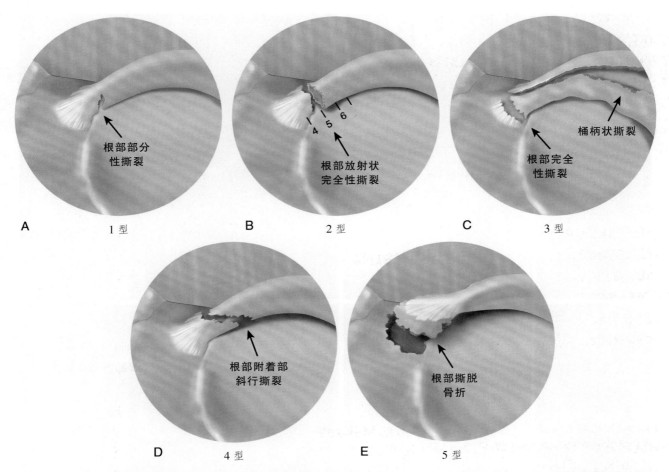

图 16.5　LaPrade 等[44]对根部撕裂的分类。(A)1 型是部分稳定的根部撕裂。(B)2 型为根部附着点 10mm 以内的放射状撕裂,又分为 2A(0~3mm)、2B(3~6mm)和 2C 型(6~9mm)。(C)3 型为桶柄状撕裂,根部完全撕裂。(D)4 型为复杂的斜行撕裂,根部完全撕脱。(E)5 型为撕脱骨折。

诊断。在体格检查中,当胫骨前移超过单纯 ACL 损伤引起的前移程度时,应进一步检查外侧半月板后根部的完整性。

影像学检查

平片难以直观反映根部损伤,但也并非没有价值。站立 AP 位和屈膝 PA 位 X 线片可以为根部损伤提供线索。若出现明显的单侧膝关节间隙狭窄,特别是在较年轻的患者或没有其他明显的骨关节炎放射征象的患者中,可能提示半月板突出和根部撕裂造成的急性损伤迹象。平片在半月板根部损伤检查中的另一个重要作用是评估胫股关节的整体健康状况,骨关节炎改变的程度将影响半月板根部损伤患者的治疗选择和预期结果。

MRI 仍是半月板根部损伤的影像学检查金标准。然而,MRI 检查也存在漏诊情况[37]。一项对经关节镜确诊的内侧半月板后根部撕裂患者进行的队列研究发现,67 例患者中只有 72.9% 的 MRI 显示根部撕裂[38]。

MRI 上很难明确观察到根部附着物。T2 加权成像通常最适合观察半月板[39];但哪一切面最适合观察仍存在争议(图 16.6)。研究表明,内侧半月板后根部最容易在两个连续的冠状面上看到[40,41]。也有人发现横断位成像最敏感、清晰。此外,外侧半月板后根部及其撕裂在矢状位和冠状位相结合的图像上最清晰。De Smet 等[42]使用 3 张冠状位和 3 张矢状位图像来诊断外侧半月板后根部撕裂,发现敏感性分别为 93% 和 89%。他们指出,是否合并 ACL 撕裂并不影响诊断的准确性。MRI 研究表明,仅 2.9% 的膝关节损伤合并外侧半月板后根部撕裂;而 8% 的 ACL 撕裂合并外侧半月板后根部撕裂。另一项研究发现,ACL 无损伤时,外侧半月板根部损伤的发生率只有 1%;而 ACL 损伤时,外侧半月板根部损伤的发生率高达 9.8%[43]。

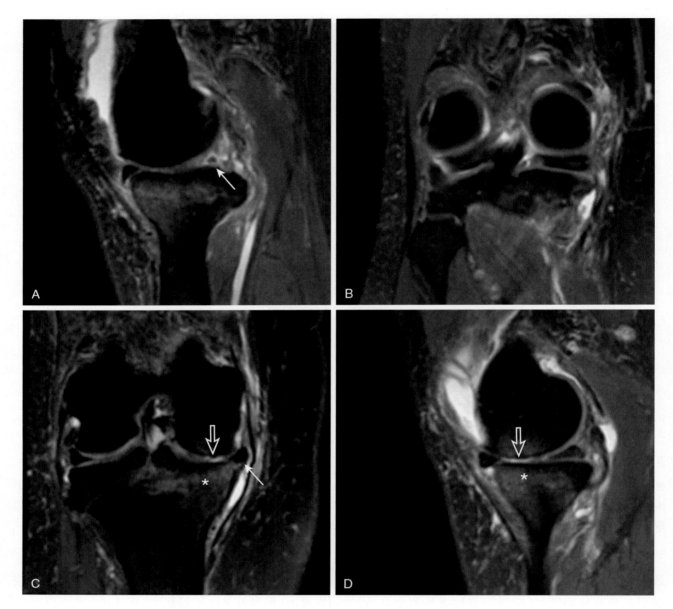

图 16.6　矢状位(A)和冠状位(B)T2 MRI 显示内侧半月板后根部撕裂。冠状位(C)和矢状位(D)T2 MRI 显示内侧半月板后根部撕裂继发半月板挤压。★软骨下骨髓水肿。

在特定的切面和序列下,人们发现一些征象在诊断根部撕裂时具有较高的敏感性和特异性。例如,半月板突出是指半月板在胫骨关节软骨上方部分或完全移位,冠状位上超过 3mm 的半月板突出与根部撕裂相关[41,44-47]。当出现"鬼影征"即矢状位上无法识别出半月板,或正常暗色半月板信号被高信号取代时,人们认为是放射状撕裂完美地排列在一起,只显示出半月板的一部分。

其他研究也由这两种征象扩展出其他征象。Choi 等[48]发现一种特殊征象,与 30 例年龄匹配的患者相比,这一征象在有根部撕裂的队列中明显更常见,表现为横断位上内侧半月板根部的放射状撕裂,冠状位上出现截断征,矢状位出现"鬼影征",冠状位半月板突出增加(图 16.7)。这 4 种征象与 Harper 等[49]描述的诊断放射状撕裂的 4 种征象类似。

治疗策略

半月板根部撕裂的治疗策略已在尸体生物力学研究和临床结果中初步形成。我们提供了本章主要作者的首选策略,作为指导这些复杂损伤的决策示例(图 16.8)。

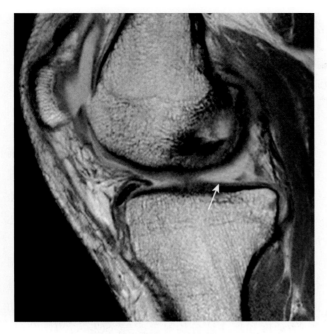

图 16.7 矢状位 T1 MRI 显示半月板"鬼影征"。

半月板根部撕裂一经确诊,就应开始讨论并确定治疗方案。一般来说,治疗分为 3 大类:保守(非手术)治疗、半月板切除术及半月板修补术。半月板根部修补是一种较新的治疗方法,并且已日渐成熟和普遍[50,51]。患者的个体化治疗通常由患者特点和损伤特点决定。本节旨在讨论目前最常见的治疗选择,并阐述作者首选的治疗策略。

非手术治疗

由于无法恢复自然解剖结构且预后较差,非手术治疗通常不是半月板根部撕裂的首选治疗方法。Krych 等[52]发现,87%的内侧半月板后根部撕裂经非手术治疗后失败,Kellgren-Lawrence 分级及国际膝关节文献委员会(IKDC)评分的严重恶化也证实非手术治疗与骨关节炎(OA)的显著进展相关。同样,在另一项研究中,Krych 等[21]评估了短期队列(<12 个月)和长期队列(>12 个月)的 MRI 结果。在最初和最终随访期间,两组患者的半月板突出、股骨及胫骨 Outerbridge 分级均出现恶化。

Shelbourne 等[53]评估了包含外侧半月板后根部撕裂的长期结果,同样发现患者出现主观结果评分恶化和骨关节炎进展,但患者骨关节炎进展和主观评分的恶化程度小于 Krych 等所报道的结果。Shelbourne 等报道的最终 IKDC 评分为 84.6 分,而 Krych 等报道的最终 IKDC 平均评分为 61.2 分。这表明由于内侧与外侧半月板根部撕裂的差异性,患者接受非手术治疗后结果也有所不同。

过往的研究表明,部分人口学特征和创伤特征会影响治疗结果。高龄、无症状撕裂和合并晚期骨关节炎与手术效果差或结果难以预测相关。另一方面,研究发现女性比男性的非手术治疗结果更差,更可能过早接受膝关节置换术[52]。这些特征研究有助于进一步制订治疗方案。

已有许多方法用于非手术治疗,我们将其分为 3 大类:抗炎调节剂、活动调节/物理治疗及支具。支具用于根部撕裂治疗时,其原理与单间室骨关节炎的支具治疗十分类似。支具治疗的主要目的是减轻患侧的

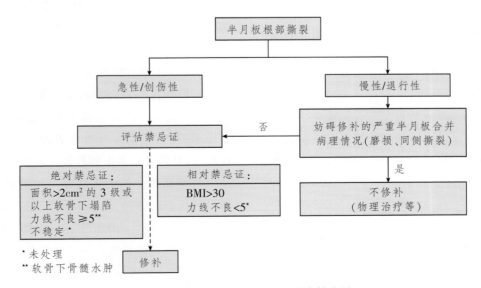

图 16.8 治疗半月板根部撕裂的临床策略图。

负荷。因此，内侧半月板后根部撕裂的患者最好使用内侧支具治疗，而外侧半月板后根部撕裂的患者最好使用外侧支具治疗。考虑到根部撕裂引发的负面生物力学效应，支具治疗的目标是减轻患侧关节间隙的负荷。

在药物治疗方面，抗炎调节剂的一线用药通常为口服非甾体抗炎药（NSAID）。有多种药物选择，推荐的药物有布洛芬、萘普生、塞来昔布、阿司匹林、吲哚美辛、美洛昔康等。这些药物相对安全，在治疗剂量下使用时副作用相对较少。出血、胃溃疡和肾毒性需要引起重视，由于许多骨科患者患有胃食管反流病（GERD）、肾脏疾病（通常由糖尿病并发症引起）或存在出血高危因素，用药时应密切监测。此外，还有许多在骨科领域中越来越受欢迎的天然抗炎药，包括但不限于姜黄、ω-3 和生姜。少数随机对照研究的确证实了这些天然补剂的低风险性与使用前景，但仍缺乏相关深入研究。在缺乏进一步研究的情况下，这些补剂不一定作为常规推荐，但在未来也许可以作为非手术治疗指南的一部分。

半月板切除术

过去认为根部撕裂的治疗方法是半月板部分切除术，这一术式可以在短期内缓解患者症状，但长期疗效不明确。较新的研究报道了半月板部分切除术治疗根部撕裂的长期结果。Krych 等[54]发现，与非手术治疗相比，半月板切除术在主观结果评分、接受关节置换术进展或总体失败率方面没有任何益处。另一个再次引起注意的发现是，女性患者的预后评分较低，更容易过早接受关节置换术[54]。

虽然半月板切除术后的长期结果表明其在缓解和阻止骨关节炎进展方面基本不起作用，但半月板切除术在治疗半月板根部病变方面仍有一定作用。例如，晚期骨关节炎和高 BMI 指数等非半月板修补术理想目标人群的患者，若表现为症状性撕裂或非手术治疗失败，则可以从半月板切除术中获益。在这种情况下，半月板部分切除术中要尽可能多地保留残余根部足印以缓解短期疼痛和机械症状。

手术修补的选择、结果和技术

尸体研究和生物力学研究建议将半月板修补术作为治疗半月板根部撕裂的金标准，特别是对于急性损伤。多项生物力学研究表明，根部撕裂膝关节模型

的峰值接触面积和压力发生了变化，且这些不利结果在进行根部固定后有了显著改善[13,16-18,55]。考虑到半月板根部损伤的明确影响，近期的生物力学试验除接触面积和压力之外，还基于 UFS、环状应力下半月板移位和恢复自然胫股生物力学的整体能力来进一步阐述不同修补技术对预后的影响[56-59]。这些研究评估了多种修补技术的影响，如全层修补技术、普通带线锚钉缝合与经胫骨缝合、缝合针数、隧道的数量、甚至缝线排列等。尽管一些研究结果具有显著的统计学差异，但何种手术方式具有更好的生物力学优势尚未达成共识。

针对新技术的使用时间较短、长期临床随访数据相对较少的问题，Laprade 等[60]报道了经双胫骨隧道进行半月板根部修补的长期结果，结论是患者的功能、活动度和疼痛评分均显著改善。Chung 等[61]发现，半月板修补组的结果评分在最短 5 年的随访中不仅好于术前，而且较半月板切除组有明显改善，同时关节内侧间隙狭窄、Kellgren-Lawrence 分级进展、关节置换率均更低。Faucett 等[62,63]在对文献的回顾和荟萃分析中发现，与半月板根部修补和半月板切除相比，半月板修补导致骨关节炎和接受 TKA 的可能性明显更低，同时也更具有成本-效益。类似的，Bernard 等[64]的队列研究证明，相较接受非手术治疗或半月板切除的患者，接受半月板修补的患者骨关节炎进展更缓慢。

尽管队列研究证明患者在半月板修补术后结果评分和关节炎进展有明显改善，但半月板突出情况的改善和半月板愈合率尚未得到研究证实。Feucht 等[65]对关节镜下经胫骨修补术进行了系统回顾，共纳入 7 项研究和 172 例患者，平均随访约 30 个月。他们发现，预后评分有所改善，骨关节炎的进展似乎有所放缓，但半月板愈合率和半月板突出的改善不明确。Jung 等[66]报道全内缝合修补术后平均约 30 个月的随访结果，尽管结果评分有显著改善，但愈合率的一致性较差，且修复技术未能有效改善半月板突出。

目前文献中的大多数临床结果研究主要针对内侧半月板根部修补，外侧半月板根部修补的临床结果数据则相对较少。2020 年，Krych 等[67]报道了 62 例接受半月板根部修补患者的长期随访结果，平均随访时间为 41 个月。在这项研究中，30 例患者接受了外侧半月板根部修补，30 例患者接受了内侧半月板根部

修补,2 例患者接受了内、外侧半月板根部修补。作者发现,与内侧半月板根部修补组相比,外侧半月板根部修补组的 IKDC 评分和 Tegner 评分明显更高。这些发现可能是由于外侧半月板根部撕裂的病理性质主要为急性,而内侧半月板根部撕裂主要为慢性。这一问题在未来值得进一步研究。

上述研究的主要共识是:无论采用何种技术行半月板根部修补,只要能够有效恢复其天然解剖结构,就可以显著改善其功能、疼痛和结果评分。然而,目前还没有哪项技术可以确保半月板愈合和防止半月板突出。本章作者倾向于使用经胫骨半月板修补技术,并将详细描述单隧道和双隧道技术。

单隧道技术

如上所述,单隧道技术是作者的首选方法。

患者体位与术野。患者取仰卧位,按照关节镜手术常规消毒铺单。建立标准的前外侧和前内侧关节镜入路。前内侧切口正好位于内侧半月板的近端,以便于进入后角和后根部(图 16.9)。这一点很关键,因为这个位置不当会增加手术难度。以下技巧有助于观察并达到后根部:切除少量切迹后方的骨组织(反向切迹成形术)或清理覆盖在 PCL 的滑膜可以改善视野。此外,用穿刺针对 MCL 进行松解后更容易达到内侧半月板后根部。在大约一半的病例中,通过屈膝 30°并外翻后使用穿刺针在关节线近端的 MCL 做一个 5mm 的切口以便于修复。如果胫骨内侧嵴较突出,也

可适当修整以便精确引导放置。

建立胫骨隧道。接下来是胫骨隧道的建立。作者倾向于在穿线到根部之前进行这一步骤,以便钻孔时更容易、畅通,而不会出现缝线阻挡的情况。如果胫骨结节尚未切开,则应触诊后标记出来;然后在胫骨结节的近端和内侧切开 2cm。胫骨导向器指向股骨髁部,通过可变角度的手柄以最小的扭矩精确放置隧道(Arthrex,Naples,FL)。使用 FlipCutter(Arthrex)倒打钻建立 3.5mm 通道,用 6.0mm 磨钻头去除软骨。反向扩髓建立 6.0mm 的骨道,同时最大限度保留胫骨骨量,并在更复杂的情况下最大限度地减少隧道会聚,如需要重建交叉韧带时。

胫骨钻头导向器通过前内侧切口插入,并通过前外侧切口进行观察;与修复外侧半月板后根部时完全相反。将导向器尖端置于半月板根部足印区的中心后(图 16.10),用 3.5mm 的导针钻至导向器,然后取下导向器。将外部套管插入胫骨前皮质,并用直径3.5mm 的 FlipCutter 针沿同一轨迹穿过套管。

在关节镜直视下,将 FlipCutter 针转换为 6.0mm 钻头并建立隧道。由胫骨隧道向前方进线(FiberStick)并从前内侧切口出线。应用套管可以防止多条缝合线(Passport 套管、Artrex)之间桥接。接着将其置于前外侧切口,以防止在缝合半月板时与半月板缝线缠绕。同样,在缝合外侧半月板后根部撕裂时,这些步骤在对侧切口完成;即将 FiberStick 从前外侧切口出线并

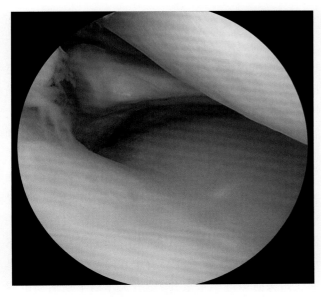

图 16.9　内侧半月板后根部撕裂的关节镜下图像。

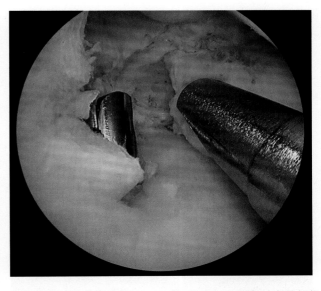

图 16.10　关节镜下直径 3.5mm 的 FlipCutter 针穿过半月板根部足印区中心。

置于前内侧切口。

半月板根部缝合（一根牵引线，两根缝合线）。通过前内侧切口（行外侧半月板前根部修补时）插入套管，能更好地处理缝线并避免卡到软组织。使用缝线通道（Knee Scorpion；Arthrex）将 0 号 FiberLink（Arthrex）的环端穿过半月板根部。然后通过前内侧切口拉出缝线，并施加张力。一组由一根牵引线和两根缝合线结组成，然后在偏内侧再进行一次缝合。

经胫骨牵拉缝线。经套管从外侧切口（在外侧半月板后根部修补时即为内侧切口）收回缝线。半月板缝合线的所有自由端都穿过缝合环，并从胫骨隧道拉出。在进行这一操作时，需要确认牵引线，以便通过牵拉牵引线缩紧根部。然后牵拉剩余的两条缝合线，以增加缝合面积，并为修补提供额外的稳定性。

胫骨侧半月板根部固定方法包括关节镜直视下纽扣钢板或带线铆钉，研究证实在屈膝 90° 时固定效果较好。推荐使用 4.75mm 的 SwiveLock 锚钉。最后，在关节镜下通过探针确认是否充分复位（图 16.11）。

双隧道技术

作者已于前文描述其首选的双隧道技术[19]。进行内侧半月板后根部修补时，最初的胫骨隧道切口应正好位于胫骨结节的内侧。进行外侧半月板后根部修补时，切口应位于胫骨前外侧，正好在 Gerdy 结节内侧的远端。

这一技术旨在最好地修补足印区，并增加愈合概率。在带有套筒的导航装置（Smith & Nephew, London, UK）辅助下进行钻针定位。使用胫骨隧道导向器

（Smith & Nephew）沿后根部附着点后方进行第一个隧道钻孔。使用偏置导轨（Smith & Nephew）在第一个隧道前约 5mm 处进行第二个隧道钻孔。在关节镜直视下验证隧道位置后移除钻针，留下两个套管用于穿线。内侧或外侧缝合时，应分别于前内侧或前外侧切口（若之前未做此切口），方便提起撕裂的半月板根部，以及缝线通过。若内侧或外侧间隙过小或无法从前方切口穿线至撕裂的根部，则需要额外做后方切口。在穿线装置（FIRSTPASS MINI, Smith & Nephew）帮助下将缝线穿过半月板根部的远端及后方，行内侧半月板后根部缝合时应在内侧半月板外缘内侧约 5mm，行外侧半月板后根部缝合时应在外侧半月板内缘外侧约 5mm，方向为从胫骨到股骨侧。大多数穿线器都有取线设计，因此取下穿线器后可以通过前内侧或前外侧切口（套管）拔出。操作要点是确认切口处缝线没有带到软组织，因为这可能会导致根部缝线从胫骨隧道拉出时断裂。在第二次缝合之前，第一次缝合的缝线要置于胫骨隧道更后方，以避免缝线在关节内缠绕，可以在后方隧道使用穿线器进行打结。

之后重复上述步骤，第二针应位于半月板根部中央、第一针前方，然后通过前方的胫骨套管向下拉紧第二条缝线。进行内侧半月板根部修补时，缝线固定于胫骨前内侧的皮质固定装置（Endobutton, Smith & Nephew）上；进行外侧半月板根部修补时，缝线捆绑于胫骨前外侧。最后，关节镜下检查相应半月板后根部，确认修补成功（图 16.12）。

康复

半月板根部修补术后康复对于提高手术效果十分重要。确定康复目标是建立医患联盟的有力工具，也是患者执行康复过程的首要条件。据我们所知，目前尚缺乏高水平证据来比较基于活动范围、负重和强度等变量的半月板后根部修补术后康复方案。因此，我们将致力于提供康复方案展望，同时期待进一步的研究为临床医生提供循证指南。

术后合理的初始目标包括消除积液、保护手术修补部位[60]。根据患者个体化因素和术中具体情况，术后 6~8 周内采取预防措施有助于实现这一目标。关于保护性负重有一些共识，即在术后即刻脚趾着地或不负重下地，这一过程通常持续 4~6 周[15]。同样，术后早期股四头肌锻炼非常重要[15]。有关术后早期活动范围（ROM）则存在争议。

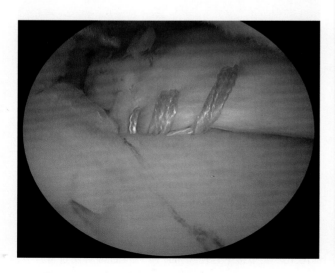

图 16.11　关节镜直视下可见根部撕裂充分缩小。

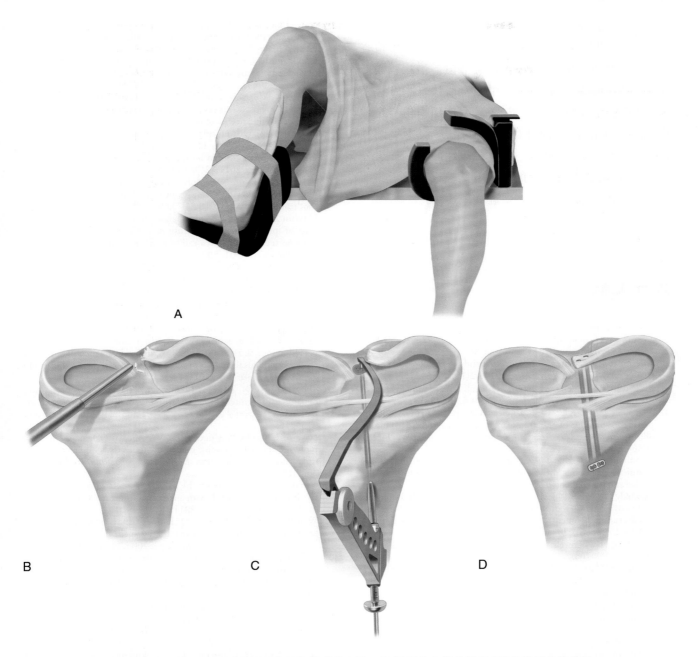

图 16.12　(A)体位、(B)关节镜观察根部撕裂的入路、(C)胫骨导向器放置和(D)最终植入物放置。

经骨技术的发展使得人们开始推崇限制最大屈膝角度为 90°下的早期被动 ROM 锻炼，而不再使用膝关节固定支具[15,69]。Bhatia 等[15]在术中直接观察半月板根部在哪一屈膝角度下紧张，并将这一角度作为术后前 4 周内的最大屈膝角度。在 4~6 周后，患者可以根据外科医生制订的方案和自身目标在接下来的14~20 周内继续增加负重、步态控制、活动范围，最后重返特定的运动。

总结

我们对半月板根部的解剖、生物力学特性、病理学特性和治疗方式的认识都在不断深入。对半月板根部解剖学和生物力学特性的进一步认识推动了治疗方案的发展，外科医生可以采用多种修补技术，但这些新技术缺乏长期数据。随着 MRI 质量的提高，尽管影像学检查成为富有意义的辅助诊断工具，但仍无法做到万无一失。基于这一事实，再加上单纯体格检查很难确诊根部损伤，外科医生在关节镜下治疗膝关节损伤时必须保持警惕，并且术中应全面检查半月板根部。外科医生应将根部撕裂的特征、伴随损伤与患者天然解剖相结合，以制订合理的治疗方案；本章阐述了我们的治疗策略，对这一具有挑战性的病例提出分类建议。目前还没有全面的康复方案被证明优于其他方案，我们仅在此对康复原则进行概述。

（宋廷轩 译）

参考文献

1. Berlet GC, Fowler PJ. The anterior horn of the medical meniscus. An anatomic study of its insertion. *Am J Sports Med*. 1998;26(4):540–543.
2. LaPrade CM, Ellman MB, Rasmussen MT, et al. Anatomy of the anterior root attachments of the medial and lateral menisci: a quantitative analysis. *Am J Sports Med*. 2014;42(10):2386–2392.
3. Ellman MB, LaPrade CM, Smith SD, et al. Structural properties of the meniscal roots. *Am J Sports Med*. 2014;42(8):1881–1887.
4. Anderson CJ, Ziegler CG, Wijdicks CA, et al. Arthroscopically pertinent anatomy of the anterolateral and posteromedial bundles of the posterior cruciate ligament. *J Bone Joint Surg Am*. 2012;94(21):1936–1945.
5. Johannsen AM, Civitarese DM, Padalecki JR, et al. Qualitative and quantitative anatomic analysis of the posterior root attachments of the medial and lateral menisci. *Am J Sports Med*. 2012;40(10):2342–2347.
6. Kennedy NI, Michalski MP, Engebretsen L, LaPrade RF. Iatrogenic meniscus posterior root injury following reconstruction of the posterior cruciate ligament: a report of three cases. *JBJS Case Connect*. 2014;4(1 suppl 6):e20–e26.
7. Bryceland JK, Powell AJ, Nunn T. Knee menisci. *Cartilage*. 2017;8(2):99–104.
8. Gupte CM, Smith A, McDermott ID, et al. Meniscofemoral ligaments revisited. Anatomical study, age correlation and clinical implications. *J Bone Joint Surg Br*. 2002;84(6):846–851.
9. Fithian DC, Kelly MA, Mow VC. Material properties and structure-function relationships in the menisci. *Clin Orthop Relat Res*. 1990;(252):19–31.
10. Papalia R, Vasta S, Franceschi F, et al. Meniscal root tears: from basic science to ultimate surgery. *Br Med Bull*. 2013;106:91–115.
11. Fukubayashi T, Kurosawa H. The contact area and pressure distribution pattern of the knee. A study of normal and osteoarthrotic knee joints. *Acta Orthop Scand*. 1980;51(6):871–879.
12. Lee SJ, Aadalen KJ, Malaviya P, et al. Tibiofemoral contact mechanics after serial medial meniscectomies in the human cadaveric knee. *Am J Sports Med*. 2006;34(8):1334–1344.
13. Allaire R, Muriuki M, Gilbertson L, Harner CD. Biomechanical consequences of a tear of the posterior root of the medial meniscus. Similar to total meniscectomy. *J Bone Joint Surg Am*. 2008;90(9):1922–1931.
14. Kopf S., Colvin A.C., Muriuki M., et al. Meniscal root suturing techniques: implications for root fixation. Am J Sports Med. 2011;39(10):2141–2146.
15. Bhatia S, LaPrade CM, Ellman MB, LaPrade RF. Meniscal root tears: significance, diagnosis, and treatment. *Am J Sports Med*. 2014;42(12):3016–3030.
16. Marzo JM, Gurske-DePerio J. Effects of medial meniscus posterior horn avulsion and repair on tibiofemoral contact area and peak contact pressure with clinical implications. *Am J Sports Med*. 2009;37(1):124–129.
17. LaPrade CM, Jansson KS, Dornan G, et al. Altered tibiofemoral contact mechanics due to lateral meniscus posterior horn root avulsions and radial tears can be restored with in situ pull-out suture repairs. *J Bone Joint Surg Am*. 2014;96(6):471–479.
18. Schillhammer CK, Werner FW, Scuderi MG, Cannizzaro JP. Repair of lateral meniscus posterior horn detachment lesions: a biomechanical evaluation. *Am J Sports Med*. 2012;40(11):2604–2609.
19. Frank JM, Moatshe G, Brady AW, et al. Lateral meniscus posterior root and meniscofemoral ligaments as stabilizing structures in the ACL-deficient knee: a biomechanical study. *Orthop J Sports Med*. 2017;5(6):2325967117695756.
20. Hein CN, Deperio JG, Ehrensberger MT, Marzo JM. Effects of medial meniscal posterior horn avulsion and repair on meniscal displacement. *Knee*. 2011;18(3):189–192.
21. Krych AJ, Johnson NR, Mohan R, et al. Arthritis progression on serial MRIs following diagnosis of medial meniscal posterior horn root tear. *J Knee Surg*. 2018;31(7):698–704.
22. Hussain ZB, Chahla J, Mandelbaum BR, et al. The role of meniscal tears in spontaneous osteonecrosis of the knee: a systematic review of suspected etiology and a call to revisit nomenclature. *Am J Sports Med*. 2019;47(2):501–507.
23. Choi ES, Park SJ. Clinical evaluation of the root tear of the posterior horn of the medial meniscus in total knee arthroplasty for osteoarthritis. *Knee Surg Relat Res*. 2015;27(2):90–94.
24. LaPrade RF, Ho CP, James E, et al. Diagnostic accuracy of 3.0 T magnetic resonance imaging for the detection of meniscus posterior root pathology. *Knee Surg Sports Traumatol Arthrosc*. 2015;23(1):152–157.
25. Praz C, Vieira TD, Saithna A, et al. Risk factors for lateral meniscus posterior root tears in the anterior cruciate ligament-injured knee: an epidemiological analysis of 3956 patients from the SANTI study group. *Am J Sports Med*. 2019;47(3):598–605.
26. Thompson WO, Thaete FL, Fu FH, Dye SF. Tibial meniscal dynamics using three-dimensional reconstruction of magnetic resonance images. *Am J Sports Med*. 1991;19(3):210–215; discussion 215–216.
27. Navarro-Holgado P, Cuevas-Perez A, Aguayo-Galeote MA, Carpintero-Benitez P. Anterior medial meniscus detachment and anterior cruciate ligament tear. *Knee Surg Sports Traumatol Arthrosc*. 2007;15(5):587–590.
28. Toy JO, Feeley BT, Gulotta LV, Warren RF. Arthroscopic avulsion repair of a pediatric ACL with an anomalous primary insertion into the lateral meniscus. *HSS J*. 2011;7(2):190–193.
29. West RV, Kim JG, Armfield D, Harner CD. Lateral meniscal root tears associated with anterior cruciate ligament injury: classification and management (SS-70). *Arthroscopy*. 2004;20:e32–e33.
30. Ahn JH, Lee YS, Yoo JC, et al. Results of arthroscopic all-inside repair for lateral meniscus root tear in patients undergoing concomitant anterior cruciate ligament reconstruction. *Arthroscopy*. 2010;26(1):67–75.
31. Forkel P, Petersen W. Posterior root tear fixation of the lateral meniscus combined with arthroscopic ACL double-bundle reconstruction: technical note of a transosseous fixation using the tibial PL tunnel. *Arch Orthop Trauma Surg*. 2012;132(3):387–391.
32. Forkel P, Reuter S, Sprenker F, et al. Different patterns of lateral meniscus root tears in ACL injuries: application of a differentiated classification system. *Knee Surg Sports Traumatol Arthrosc*. 2015;23(1):112–118.
33. Petersen W, Forkel P, Feucht MJ, et al. Posterior root tear of the medial and lateral meniscus. *Arch Orthop Trauma Surg*. 2014;134(2):237–255.
34. LaPrade CM, James EW, Cram TR, et al. Meniscal root tears: a classification system based on tear morphology. *Am J Sports Med*. 2015;43(2):363–369.
35. Kim JH, Chung JH, Lee DH, et al. Arthroscopic suture anchor repair versus pullout suture repair in posterior root tear of the medial meniscus: a prospective comparison study. *Arthroscopy*. 2011;27(12):1644–1653.
36. Seil R, Duck K, Pape D. A clinical sign to detect root avulsions of the posterior horn of the medial meniscus. *Knee Surg Sports Traumatol Arthrosc*. 2011;19(12):2072–2075.
37. Krych AJ. Editorial commentary: knee medial meniscus root tears: "You may not have seen it, but it's seen you". *Arthroscopy*. 2018;34(2):536–537.
38. Ozkoc G, Circi E, Gonc U, et al. Radial tears in the root of the posterior horn of the medial meniscus. *Knee Surg Sports Traumatol*

Arthrosc. 2008;16(9):849–854.

39. Lee SY, Jee WH, Kim JM. Radial tear of the medial meniscal root: reliability and accuracy of MRI for diagnosis. *AJR Am J Roentgenol.* 2008;191(1):81–85.

40. Koenig JH, Ranawat AS, Umans HR, Difelice GS. Meniscal root tears: diagnosis and treatment. *Arthroscopy.* 2009;25(9):1025–1032.

41. Lerer DB, Umans HR, Hu MX, Jones MH. The role of meniscal root pathology and radial meniscal tear in medial meniscal extrusion. *Skeletal Radiol.* 2004;33(10):569–574.

42. De Smet AA, Blankenbaker DG, Kijowski R, et al. MR diagnosis of posterior root tears of the lateral meniscus using arthroscopy as the reference standard. *AJR Am J Roentgenol.* 2009;192(2):480–486.

43. Krych AJ, Wu IT, Desai VS, et al. High rate of missed lateral meniscus posterior root tears on preoperative magnetic resonance imaging. *Orthop J Sports Med.* 2018;6(4). 2325967118765722.

44. Choi CJ, Choi YJ, Lee JJ, Choi CH. Magnetic resonance imaging evidence of meniscal extrusion in medial meniscus posterior root tear. *Arthroscopy.* 2010;26(12):1602–1606.

45. Costa CR, Morrison WB, Carrino JA. Medial meniscus extrusion on knee MRI: is extent associated with severity of degeneration or type of tear? *AJR Am J Roentgenol.* 2004;183(1):17–23.

46. Lee DH, Lee BS, Kim JM, et al. Predictors of degenerative medial meniscus extrusion: radial component and knee osteoarthritis. *Knee Surg Sports Traumatol Arthrosc.* 2011;19(2):222–229.

47. Magee T. MR findings of meniscal extrusion correlated with arthroscopy. *J Magn Reson Imaging.* 2008;28(2):466–470.

48. Choi SH, Bae S, Ji SK, Chang MJ. The MRI findings of meniscal root tear of the medial meniscus: emphasis on coronal, sagittal and axial images. *Knee Surg Sports Traumatol Arthrosc.* 2012;20(10):2098–2103.

49. Harper KW, Helms CA, Lambert HS 3rd, Higgins LD. Radial meniscal tears: significance, incidence, and MR appearance. *AJR Am J Roentgenol.* 2005;185(6):1429–1434.

50. Krych AJ, Hevesi M, Leland DP, Stuart MJ. *J Am Acad Orthop Surg.* 2020;28(12):491–499. *PMID: 31693530.*

51. Woodmass JM, LaPrade RF, Sgaglione NA, et al. Meniscal repair: reconsidering indications, techniques, and biologic augmentation. *J Bone Joint Surg Am.* 2017;99(14):1222–1231.

52. Krych AJ, Reardon PJ, Johnson NR, et al. Non-operative management of medial meniscus posterior horn root tears is associated with worsening arthritis and poor clinical outcome at 5-year follow-up. *Knee Surg Sports Traumatol Arthrosc.* 2017;25(2):383–389.

53. Shelbourne KD, Roberson TA, Gray T. Long-term evaluation of posterior lateral meniscus root tears left in situ at the time of anterior cruciate ligament reconstruction. *Am J Sports Med.* 2011;39(7):1439–1443.

54. Krych AJ, Johnson NR, Mohan R, et al. Partial meniscectomy provides no benefit for symptomatic degenerative medial meniscus posterior root tears. *Knee Surg Sports Traumatol Arthrosc.* 2018;26(4):1117–1122.

55. Padalecki JR, Jansson KS, Smith SD, et al. Biomechanical conse-quences of a complete radial tear adjacent to the medial meniscus posterior root attachment site: in situ pull-out repair restores derangement of joint mechanics. *Am J Sports Med.* 2014;42(3):699–707.

56. Cerminara AJ, LaPrade CM, Smith SD, et al. Biomechanical evaluation of a transtibial pull-out meniscal root repair: challenging the bungee effect. *Am J Sports Med.* 2014;42(12):2988–2995.

57. Krych AJ, Johnson NR, Wu IT, et al. A simple cinch is superior to a locking loop for meniscus root repair: a human biomechanical comparison of suture constructs in a transtibial pull-out model. *Knee Surg Sports Traumatol Arthrosc.* 2018;26(8):2239–2244.

58. LaPrade RF, LaPrade CM, Ellman MB, et al. Cyclic displacement after meniscal root repair fixation: a human biomechanical evaluation. *Am J Sports Med.* 2015;43(4):892–898.

59. Tang X, Marshall B, Wang JH, et al. Lateral meniscal posterior root repair with anterior cruciate ligament reconstruction better restores knee stability. *Am J Sports Med.* 2019;47(1):59–65.

60. LaPrade RF, Matheny LM, Moulton SG, et al. Posterior meniscal root repairs: outcomes of an anatomic transtibial pull-out technique. *Am J Sports Med.* 2017;45(4):884–891.

61. Chung KS, Ha JK, Yeom CH, et al. Comparison of clinical and radiologic results between partial meniscectomy and refixation of medial meniscus posterior root tears: a minimum 5-year follow-up. *Arthroscopy.* 2015;31(10):1941–1950.

62. Faucett SC, Geisler BP, Chahla J, et al. Meniscus root repair vs meniscectomy or nonoperative management to prevent knee osteoarthritis after medial meniscus root tears: clinical and economic effectiveness. *Am J Sports Med.* 2019;47(3):762–769.

63. Faucett SC, Geisler BP, Chahla J, et al. Should surgical repair be recommended over nonoperative management for medial meniscus root tears? Response. *Am J Sports Med.* 2018;46(9):NP44–NP45.

64. Bernard CD, Kennedy NI, Tagliero AJ, et al. Medial meniscus posterior root tear: a matched cohort comparison of non-operative, partial meniscectomy and root repair treatments at 6 year follow-up. *AJSM.* 2019;48(1):128–132.

65. Feucht MJ, Kuhle J, Bode G, et al. Arthroscopic transtibial pullout repair for posterior medial meniscus root tears: a systematic review of clinical, radiographic, and second-look arthroscopic results. *Arthroscopy.* 2015;31(9):1808–1816.

66. Jung YH, Choi NH, Oh JS, Victoroff BN. All-inside repair for a root tear of the medial meniscus using a suture anchor. *Am J Sports Med.* 2012;40(6):1406–1411.

67. Krych AJ, Bernard CD, Kennedy NI, et al. Medial vs. lateral meniscus root tears: is there a difference in injury presentation, treatment decisions, and surgical repair outcomes? *Arthroscopy.* 2020;36(4):1135–1141.

68. Hevesi M, Stuart MJ, Krych AJ. Medial meniscus root repair: a transtibial pull-out surgical technique. *Operat Tech Sports Med.* 2018;26(3):205–209.

69. Woodmass JM, Mohan R, Stuart MJ, Krych AJ. Medial meniscus posterior root repair using a transtibial technique. *Arthrosc Tech.* 2017;6(3):e511–e516.

第 17 章

半月板放射状撕裂

NICOLAS PUJOL

引言

膝关节承担的负荷中有 40%~70% 由半月板传递[1],其负荷吸收能力是通过将轴向负荷转化为环状应力来实现的[2]。半月板在维持膝关节稳定性方面起着重要作用[3]。因此,完整的半月板是维持良好的膝关节运动学和避免关节退行性变的基础[4]。

半月板撕裂在年轻运动员中很常见。半月板切除术会导致中远期膝关节病变,如早期发生骨关节炎[5]。放射状撕裂会破坏半月板的主要胶原纤维——环状纤维,导致环状应力抵抗[6]、膝关节平均接触应力显著增加[7]、接触面积减少,等同于进行了半月板全切除术[8,9]。半月板放射状撕裂的首选治疗方式是修补,其目的是恢复关节运动学和接触应力,并延缓骨关节炎进展。

本章旨在介绍有关半月板放射状撕裂的知识,包括病理解剖和生物力学、诊断、手术治疗方法和结果。

病理解剖和生物力学

半月板放射状撕裂可累及外侧或内侧半月板,常见于稳定的膝关节(孤立性损伤)或合并交叉韧带损伤。生物力学研究已经证实半月板修补对于外侧半月板放射状撕裂的重要性。

Bedi 等[9]测试了与放射状撕裂相关的接触应力变化,这些撕裂分别累及内侧半月板宽度的 30%、60% 和 90%。结果表明,累及半月板宽度 90% 的放射状撕裂与接触应力显著增加有关,而累及半月板宽度 30% 和 60% 的放射状撕裂与接触应力显著增加无关。

与累及半月板宽度 90% 的放射状撕裂相比,若后续接受半月板切除会导致接触应力进一步增加。Lee 等[10]测试了累及内侧半月板后部宽度 50% 和 75% 的放射状撕裂大体膝关节标本,以及半月板部分切除和内侧半月板全切除的膝关节标本的接触应力。结果表明,累及内侧半月板后部宽度 50% 和 75% 的放射状撕裂、半月板部分切除和内侧半月板全切除与接触应力显著增加有关,且与撕裂深度和切除量有关。与半月板完整的膝关节相比,半月板全切除术后膝关节的最大接触应力增加了 136%。

诊断

半月板放射状撕裂的患者常表现为患侧膝关节针刺样疼痛。半月板放射状撕裂的临床检查比较困难。患者常存在跳跃后扭伤等外伤史,关节积液和患侧膝关节间隙疼痛等症状少见。外侧半月板放射状撕裂的症状在合并有前交叉韧带(ACL)和(或)内侧副韧带(MCL)撕裂时容易被掩盖。

影像学检查是诊断半月板放射状撕裂的必要步骤,MRI 仍是诊断金标准[11]。放射状撕裂的 MRI 特征包括:半月板体部"鬼影征",即在冠状位或矢状位上无法识别出半月板或三角形轮廓,但在紧邻的图像上以高信号取代正常的暗色半月板信号,在与半月板垂直的横断位上可见正常的半月板高信号(提示半月板破裂)、三角形截断征(即在冠状位或矢状位上正常的半月板三角形轮廓在其顶端突然终止)及劈裂征(即在冠状位或矢状位上观察到穿过半月板的垂直线性高信号)(图 17.1)[12]。

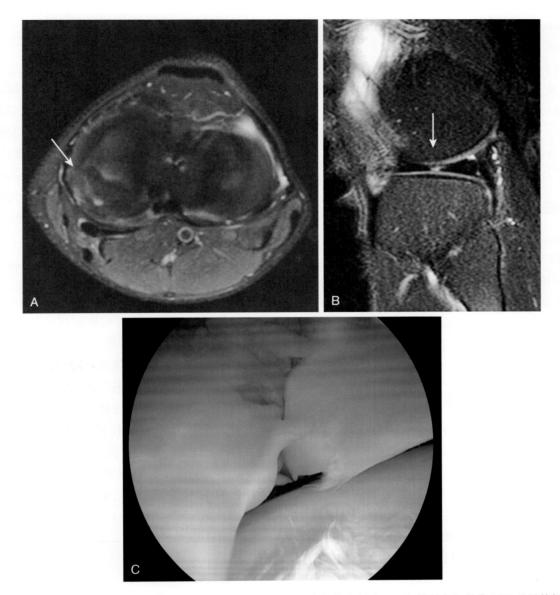

图 17.1　(A)膝关节横断位 MRI 显示外侧半月板中部的放射状撕裂(白色箭头所示)。(B)膝关节矢状位 MRI 显示外侧半月板中部的劈裂征(白色箭头所示)。(C)关节镜下观察放射状撕裂。通过 MRI 很难预测病变的大小,也很难诊断胫骨侧的相关软骨病变。

手术治疗

　　半月板放射状撕裂是一种复杂的损伤,若完全切除病变则可能需要行部分或扩大的半月板切除术[13]。鉴于半月板切除术的不利临床结果和较高的再手术率,半月板修补术治疗放射状撕裂引起人们的关注,特别是对于运动需求较高的人群。有资深学者认为,半月板修补术应成为放射状撕裂的唯一治疗选择[14,15]。

　　手术治疗半月板放射状撕裂患者的准备与术中体位并不固定。修补外侧半月板体部或后角内侧放射

状撕裂时,最佳体位是 4 字位,膝关节屈曲 10°。在评估撕裂模式后,可选择的修复技术包括带线锚钉缝合和边对边拉出缝合(全内缝合与由外向内缝合)。

　　Branch 等[16]在一项生物力学研究中比较了 4 种不同的半月板放射状撕裂修复技术,他们认为,复杂的全内缝合修补相比传统的、简单的由内向外缝合修补具有更高的失效载荷。Buckley 等[17]比较了包括经胫骨缝合和混合技术在内的 3 种手术技术,结果表明三者在生物力学测试和强度方面具有等效性。Stender 等[18]评估了两种使用复杂缝线由外而内缝合的技术。他们得出结论:与经典的水平缝合相比,应用两种新型缝线能够限制移位,并显著增加导致手术失败的负荷。

Alentorn-Geli 等[19]对生物力学研究进行了系统综述，并得出结论：没有确凿的数据表明由内向外缝合或由外向内缝合比全内缝合技术在失效载荷或刚度、位移及不良事件方面具有优势。由这些生物力学研究数据可见，外科医生应基于自身经验和偏好选择缝合技术。

下面列出了一些技术，但并非所有文献中可用技术的详尽介绍。

经胫骨隧道修补

有学者基于半月板根部修补提出了经双胫骨隧道修补术[20]，因为在理论上这一技术能够恢复胫股接触应力和接触面积[21]。这项技术有以下优点：①显著减少缝合部位的间隙距离。②将半月板固定在胫骨上能够减少股骨对半月板的驱散力。③隧道钻孔导致撕裂部位附近释放的生物因子可能会对半月板修补的结果产生有益影响。

由外向内边对边缝合修补

在采用由外向内边对边缝合技术时，用刨刀清理滑膜和半月板磨损的目的是改善血供[22,23]。该缝合方法使用两个 18G 穿刺针穿过半月板，并用两根 0 号 PDS 缝线缝合。第一针由外穿过关节囊到达修补区域，进针后将 0 号 PDS 缝线穿线，并用抓线器从前方入路抓出，在针的下方也做一个深达关节囊的切口。第二针从撕裂部位对侧进行水平缝合，并重复这一操作。一旦两根 0 号 PDS 缝线穿过半月板并达到前方入路，使用其中一根缝线做引子，将另一根缝线的一头带出。将两根缝线在关节囊上打结。之后用同样的方法进行第二次缝合。

全内边对边缝合修补

采用 Hashtag 技术（作者首选的技术）时，缝线水平置于撕裂部位的内、外侧并进行垂直褥式缝合。当水平缝合和交叉缝合相结合时，在撕裂部位两侧进行垂直褥式缝合起到阻止裂开的作用，以增加修补的强度和稳定性，其效果类似于改良的 Mason-Allen 缝合。之后在距半月板边缘 3mm 和 6mm 及距撕裂部位 3mm 处进行垂直褥式缝合。最后，用水平和斜行缝合进行加固。

术后管理

尽管对于半月板放射状撕裂修补术后的康复方案尚无定论，但负重会增加半月板张力已成为共识。此外，屈膝会增加放射状撕裂修补处的张力。因此，术后前 6 周建议患者在铰链式膝关节支具下用脚趾着地，术后 6 周允许负重和屈膝超过 90°。

术后 5 周，患者可以取下支具并开始全膝关节活动（屈膝超过 90°）和完全负重。术后约 3 个月，可以进行专项运动训练。根据患者的病情进展，术后 5~6 个月可以完全重返运动，包括旋转、下蹲、扭转和奔跑。

结果

Moulton 等[24]的系统综述报道了 6 项研究（55 例患者）的临床结果，平均随访 36 个月，患者膝关节功

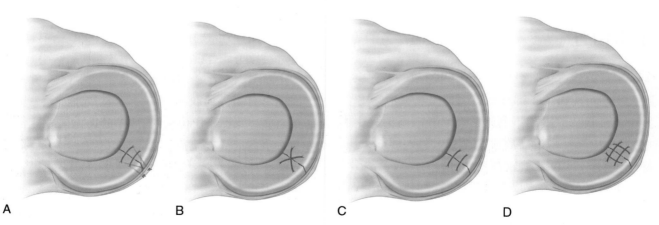

图 17.2 不同修补技术示意图。(A)经双胫骨隧道拔出修补术。(B)边对边交叉缝合（可在内部缝合或植入，进行由外向内或由内向外缝合）。(C)经典的水平边对边缝合。(D)Hashtag 缝合技术。

表 17.1　外侧半月板放射状撕裂修补术后关节镜二次检查

作者	年份	例数	平均随访时间(月)	末次随访时平均 Lysholm 评分	MRI 对照：治愈(N)			二次关节镜检查对照：治愈(N)		
					治愈	部分治愈	未治愈	治愈	部分治愈	未治愈
Choi[27]	2010	4	36.3	94.7	5/14	8/14	1/14	0/4	4/4	0/4
Ra[28]	2013	12	30	94	11/12	1/12	0/12	6/7	1/7	0/7
Song[29]	2014	15	24	95.6	–			9/15	4/15	2/15
Ruiz Iban[30]	2012	1	26.9	94	–			0/1	1/1	0/1
Anderson[31]	2010	8	70.5	86.9	–			2/2	0/2	0/2
Van Trommel[32]	1998	5	4	–	–			3/5	2/5	0/5
Zhou[33]	2020	22	26.7	–	21/22	1/22	0/22	19/22	3/22	0/22
Tsujii[34]	2020	30	36.5					18/30	9/30	3/30

能良好，但由于缺乏长期数据，人们担忧术后远期会发生关节退行性变。有多项关于 MRI 评估半月板愈合情况的报道，修补部位的信号变化不能区分瘢痕组织、愈合和复发/未愈合的撕裂，因此 MRI 评估仍存在困难[25,26]。关节镜探查可以直视修补部位的滑膜覆盖率和稳定性，因此二次关节镜检查被认为是评估半月板修补愈合情况的金标准。有几项研究报道了在修复完全性放射状撕裂后进行二次关节镜检查的结果，我们对所有相关研究的结果进行了整理(表 17.1)。

总结

半月板放射状撕裂的发生率曾一直被低估。正确治疗放射状撕裂的唯一方法是修补，而非半月板切除术。从理论上讲，有许多修补技术能够恢复膝关节运动学。现有的中期随访结果表明患者术后膝关节功能良好，但仍需要更多的长期数据的支持。

(宋廷轩　译)

参考文献

1. Kidron A, Thein R. Radial tears associated with cleavage tears of the medial meniscus in athletes. *Arthroscopy*. 2002;18(3):254–256.
2. Fithian DC, Kelly MA, Mow VC. Material properties and structure-function relationships in the menisci. *Clin Orthop Relat Res*. 1990;(252):19–31.
3. Pagnani MJ, Cooper DE, Warren RF. Extrusion of the medial meniscus. *Arthroscopy*. 1991;7(3):297–300.
4. Lerer DB, Umans HR, Hu MX, Jones MH. The role of meniscal root pathology and radial meniscal tear in medial meniscal extrusion. *Skeletal Radiol*. 2004;33(10):569–574.
5. Lee BS, Bin SI, Kim JM. Articular cartilage degenerates after subtotal/total lateral meniscectomy but radiographic arthrosis progression is reduced after meniscal transplantation. *Am J Sports Med*. 2016;44(1):159–165.
6. Tachibana Y, Mae T, Fujie H, et al. Effect of radial meniscal tear on in situ forces of meniscus and tibiofemoral relationship. *Knee Surg Sports Traumatol Arthrosc*. 2017;25(2):355–361.
7. Ode GE, Van Thiel GS, McArthur SA, et al. Effects of serial sectioning and repair of radial tears in the lateral meniscus. *Am J Sports Med*. 2012;40(8):1863–1870.
8. Bao HR, Zhu D, Gong H, Gu GS. The effect of complete radial lateral meniscus posterior root tear on the knee contact mechanics: a finite element analysis. *J Orthop Sci*. 2013;18(2):256–263.
9. Bedi A, Kelly N, Baad M, et al. Dynamic contact mechanics of radial tears of the lateral meniscus: implications for treatment. *Arthroscopy*. 2012;28(3):372–381.
10. Lee YH, Nyland J, Burden R, Caborn DN. Cyclic test comparison of all-inside device and inside-out sutures for radial meniscus lesion repair: an in vitro porcine model study. *Arthroscopy*. 2012;28(12):1873–1881.
11. Lee SY, Jee WH, Kim JM. Radial tear of the medial meniscal root: reliability and accuracy of MRI for diagnosis. *AJR Am J Roentgenol*. 2008;191(1):81–85.
12. Harper KW, Helms CA, Lambert HS 3rd, Higgins LD. Radial meniscal tears: significance, incidence, and MR appearance. *AJR Am J Roentgenol*. 2005;185(6):1429–1434.
13. Jiang D, Luo X, Ao Y, et al. Risk of total/subtotal meniscectomy for respective medial and lateral meniscus injury: correlation with tear type, duration of complaint, age, gender and ACL rupture in 6034 Asian patients. *BMC Surg*. 2017;17(1):127.
14. Beaufils P, Pujol N. Management of traumatic meniscal tear and degenerative meniscal lesions. Save the meniscus. *Orthop Traumatol Surg Res*. 2017;103(8S):S237–S244.
15. Beaufils P, Pujol N. Meniscal repair: technique. *Orthop Traumatol Surg Res*. 2018;104(1S):S137–S145.
16. Branch EA, Milchteim C, Aspey BS, et al. Biomechanical comparison of arthroscopic repair constructs for radial tears of the meniscus. *Am J Sports Med*. 2015;43(9):2270–2276.
17. Buckley PS, Kemler BR, Robbins CM, et al. Biomechanical comparison of 3 novel repair techniques for radial tears of the medial meniscus: the 2-tunnel transtibial technique, a "hybrid" horizontal and vertical mattress suture configuration, and a combined "hybrid tunnel" technique. *Am J Sports Med*. 2019;47(3):651–658.
18. Stender ZC, Cracchiolo AM, Walsh MP, et al. Radial tears of the lateral meniscus-two novel repair techniques: a biomechanical study. *Orthop J Sports Med*. 2018;6(4): 2325967118768086.
19. Alentorn-Geli E, Choi JH, Stuart JJ, et al. Inside-out or outside-in suturing should not be considered the standard repair method for radial tears of the midbody of the lateral meniscus: a systematic review and meta-analysis of biomechanical studies. *J Knee Surg*. 2016;29(7):604–612.
20. Bhatia S, Civitarese DM, Turnbull TL, et al. A novel repair method for radial tears of the medial meniscus: biomechanical comparison of transtibial 2-tunnel and double horizontal mattress suture tech-

niques under cyclic loading. *Am J Sports Med*. 2016;44(3):639–645.

21. LaPrade CM, LaPrade MD, Turnbull TL, et al. Biomechanical evaluation of the transtibial pull-out technique for posterior medial meniscal root repairs using 1 and 2 transtibial bone tunnels. *Am J Sports Med*. 2015;43(4):899–904.

22. Marinescu R, Laptoiu D, Negrusoiu M. Outside-in meniscus suture technique: 5 years' follow-up. *Knee Surg Sports Traumatol Arthrosc*. 2003;11(3):167–172.

23. Steiner SRH, Feeley SM, Ruland JR, Diduch DR. Outside-in repair technique for a complete radial tear of the lateral meniscus. *Arthrosc Tech*. 2018;7(3):e285–e288.

24. Moulton SG, Bhatia S, Civitarese DM, et al. Surgical techniques and outcomes of repairing meniscal radial tears: a systematic review. *Arthroscopy*. 2016;32(9):1919–1925.

25. Pujol N, Tardy N, Boisrenoult P, Beaufils P. Magnetic resonance imaging is not suitable for interpretation of meniscal status ten years after arthroscopic repair. *Int Orthop*. 2013;37(12):2371–2376.

26. Vance K, Meredick R, Schweitzer ME, Lubowitz JH. Magnetic resonance imaging of the postoperative meniscus. *Arthroscopy*. 2009;25(5):522–530.

27. Choi NH, Kim TH, Son KM, et al. Meniscal repair for radial tears of the midbody of the lateral meniscus. *Am J Sports Med*. 2010;38:2472–2476.

28. Ra HJ, Ha JK, Jang SH, et al. Arthroscopic inside-out repair of complete radial tears of the meniscus with a fibrin clot. *Knee Surg Sports Traumatol Arthrosc*. 2013;21:2126–2130.

29. Song HS, Bae TY, Park BY, et al. Repair of a radial tear in the posterior horn of the lateral meniscus. *Knee*. 2014;21:1185–1190.

30. Ruiz-Iban MA, Diaz-Heredia J, Elias-Martin E, et al. Repair of meniscal tears associated with tibial plateau fractures: a review of 15 cases. *Am J Sports Med*. 2012;40:2289–2295.

31. Anderson L, Watts M, Shapter O, et al. Repair of radial tears and posterior horn detachments of the lateral meniscus: minimum 2-year follow-up. *Arthroscopy*. 2010;26:1625–1632.

32. van Trommel MF, Simonian PT, Potter HG, et al. Arthroscopic meniscal repair with fibrin clot of complete radial tears of the lateral meniscus in the avascular zone. *Arthroscopy*. 1998;14:360–365.

33. Zhuo H, Chen Q, Zhu F, et al. Arthroscopic side-to-side repair for complete radial posterior lateral meniscus root tears. *BMC Musculoskelet Disord*. 2020;21:130.

34. Tsujii A, Yonetani Y, Kinugasa K, et al. Outcomes more than 2 years after meniscal repair for radial/flap tears of the posterior lateral meniscus combined with anterior cruciate ligament reconstruction. *Am J Sports Med*. 2019;47:2888–2894.

第 18 章

半月板Ramp损伤

NICHOLAS N. DEPHILLIPO, GILBERT MOATSHE

引言

据报道,在前交叉韧带(ACL)初次重建和翻修手术中,半月板 Ramp 损伤的发生率为 16%~24%。关于半月板 Ramp 损伤的定义尚未达成共识。1983 年,Hamberg 等[1]首次描述了半月板 Ramp 损伤,他们在开放修补手术过程中报道了这一损伤类型。1988 年,Strobel[2]描述了一种特殊类型的半月板损伤,其与内侧半月板后角(PHMM)周围附着的 ACL 断裂有关。这一损伤是 PHMM 处的半月板关节囊分离,但其隐藏在后间隔内,尤其是当膝关节完全伸直时更难以发现,因此应引起特别关注(图 18.1)。自半月板 Ramp 损伤被首次描述以来,有不同的解剖位置被认为是损伤发生的部位。文献中已将该定义扩展为发生在半月板关节囊结合部 PHMM 附着点处的纵向撕裂,这是

一个长度为 2.5cm 的区域[3]。也有学者认为 Ramp 损伤是指累及内侧半月板后方的半月板胫骨韧带附着点和内侧半月板后部的垂直撕裂,而不是局限于半月板关节囊交界处的撕裂[4,5]。

"Ramp"的命名来源于关节镜下从后内侧观察到的半月板关节囊交界处向下的斜坡。膝关节后内侧的这一区域附着在内侧半月板的后方时,会在关节囊内有一个潜在的褶皱,因此关节镜下从前入路观察时会形成一个盲点(图 18.2)[6]。如果外科医生在关节囊处于紧张状态时未能评估该区域(使用探针向后拉回关节囊),则此处的撕裂常会被漏诊。

2016 年,Thaunat 等[7]提出了半月板 Ramp 损伤的分型系统,这是第一个能够根据术者主观意见在关节镜下对 Ramp 损伤进行全面评估的系统。作者将 Ramp 损伤分为 5 型:①Ⅰ型为半月板关节囊交界处损伤。②Ⅱ型为后内侧半月板上部损伤。③Ⅲ型为后

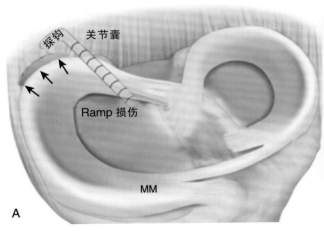
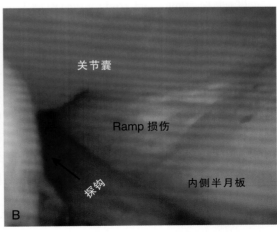

图 18.1 (A)内侧半月板关节囊分离,称为 Ramp 损伤。(B)关节镜下观察内侧半月板 Ramp 损伤,用镜头分开后内侧半月板与后内侧关节囊。MM,内侧半月板。

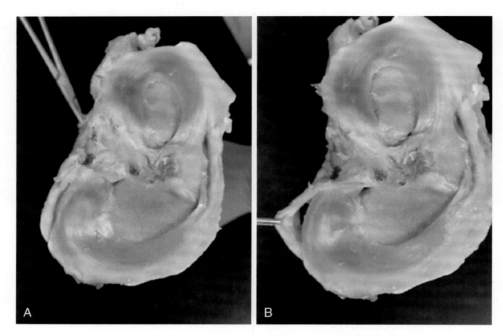

图 18.2　膝关节完全伸直时半月板 Ramp 损伤的隐藏位置。后内侧关节囊(A)和用器械打开半月板关节囊交界处(B)的大体标本。

内侧半月板下部(隐蔽性)损伤伴半月板胫骨韧带断裂。④Ⅳ型为内侧半月板后方红区完全撕裂伴半月板胫骨韧带断裂。⑤Ⅴ型为后内侧半月板双(垂直)撕裂伴半月板胫骨韧带断裂[7]。

解剖学

　　内侧半月板是一种半月形纤维软骨结构，覆盖了大约 50% 的胫骨内侧平台[8]。半月板后方较宽(约为 11mm)，向前至半月板前根部附着点逐渐变窄[8,9]。PHMM 的关节囊附着平均长度为 20mm，相当于后角的整个长度(平均 20mm)(图 18.3)[10]。后内侧关节囊与内侧半月板的上部没有直接连接，而是附着在 PHMM 上缘下方约 1/3 的位置[10]。不同于外侧半月板，这一解剖特性与 Ramp 损伤位置的隐蔽性直接相关。具体来说，这一区域的隐蔽性可能是术前 MRI 检查漏诊 Ramp 损伤的原因。因此，建议行 ACL 手术时从后内侧观察 PHMM，以检查是否存在 Ramp 损伤[11]。

　　PHMM 上后方半月板胫骨韧带附着点的长度平均为 14mm。外侧半月板上半月板胫骨韧带附着点最外侧点平均位于内侧半月板后根部附着点后方 16.5mm 和内侧 7.7mm 处(图 18.4)。根据过往的报道，半月板胫骨韧带附着点与后方半月板关节囊附着点结合，在半月板关节囊交界处的最后端形成共同的

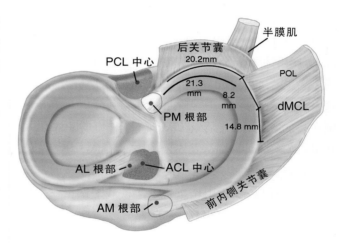

图 18.3　内侧半月板后角(PHMM)、后方关节囊、后斜韧带(POL)、内侧副韧带深层(MCL)和半膜肌肌腱解剖关系轴位图。后方半月板关节囊附着部横跨 PHMM 的全长，附着物的平均深度为后半月板厚度的 36.4%，当膝关节接近完全伸直时，可能存在半月板 Ramp 损伤的"隐藏"空间。AL，前外侧；AM，前内侧；PCL，后交叉韧带；PM，后内侧。

PHMM 附着体(图 18.5)。这一共同附着体已由组织学分析得到验证，并可能对治疗策略产生直接影响(图 18.6)[10]。

　　以血供为依据，可将半月板由外向内分为 3 个区：红-红区、红-白区和白-白区[12]。这些分区通常用于从血供角度对半月板损伤的位置进行分类，并决定

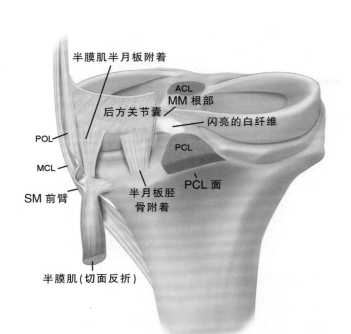

图 18.4 后方关节囊后内侧解剖。图示后内侧角动静态结构的密切关系，包括半膜肌腱筋膜扩张，直接附着于内侧半月板后角。[Reproduced with permission from DePhillipo NN, Moatshe G, Chahla J, et al. Quantitative and qualitative assessment of the posterior medial meniscus anatomy: defining meniscal Ramp lesions. Am J Sports Med. 2019; 47(2): 372–378.]

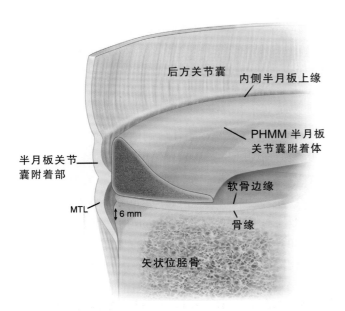

图 18.5 图示内侧半月板后角(PHMM)，以及与之有共同附着点的半月板关节囊附着体和半月板胫骨韧带(MTL)。MTL 附着在胫骨后内侧平台关节软骨边缘远端 5.9mm 处。

治疗方案(如半月板修补术与半月板切除术)[13]。Ramp 损伤发生在血供充足的区域，因此，一些作者推测这种病变具有自我愈合的能力，不需要手术修复[14]。

生物力学

据报道，半月板在膝关节内具有多种功能，包括负荷传递和受力分配、关节润滑、软骨营养、本体感觉，并充当次要稳定结构[15]。内侧半月板对慢性 ACL 缺损的膝关节的稳定性起重要作用。生物力学研究证实了半月板对膝关节的重要性，以及内侧半月板和 ACL 之间的协同关系，特别是 PHMM 还起到了胫骨前移(ATT)的辅助稳定器的作用[16-18]。

Muriuki 等[19]报道了 PHMM 垂直撕裂与放射状撕裂后胫股接触压力的变化。PHMM 垂直撕裂增加了内侧和外侧半月板的接触压力，减少了接触面积，相当于进行了内侧半月板全切除术[19]。2001 年，Papageorgiou 等[17]报道了 ACL 重建移植物和内侧半月板之间的生物力学协同关系。内侧半月板切除后，ACL 重建移植物的受力增加了 54%，这进一步表明内侧半月板缺损导致 ACL 重建失败的可能性增加[17]。研究数据表明，若不治疗内侧半月板关节囊复合部撕裂，可能会使 ACL 重建后膝关节 ATT 的风险增加，并可能增加 ACL 移植物的张力，导致 ACL 重建失败[20]。

PHMM 附着点具有十分重要的生物力学功能。研究报道，半月板缺损是 ACL 重建失败的主要危险因素[21]。DePhillipo 等[22]报道，存在半月板关节囊结合部和半月板 Ramp 损伤的 ACL 缺损的膝关节在屈曲 30°和 90°时 ATT 显著增加。作者还报道，Ramp 损伤的膝关节内、外旋和轴移显著增加，这些改变不能通过单纯重建 ACL 恢复，但可以通过联合 ACL 重建和半月板 Ramp 损伤修补来恢复[22]。这些运动学改变在先前的研究中已得到证实[4,5,20,23]，表 18.1 汇总了先前评估半月板 Ramp 损伤的生物力学研究中膝关节运动学的最大残差。

半月板 Ramp 损伤与膝关节不稳相关这一源于直觉的理论逐渐受到广泛认可。生物力学研究解释了后内侧半月板的半月板关节囊附着和半月板胫骨韧带附着的作用[5,22,23]。上方半月板关节囊附着点损伤或下方半月板胫骨韧带撕裂都可能造成膝关节不稳、ATT 增

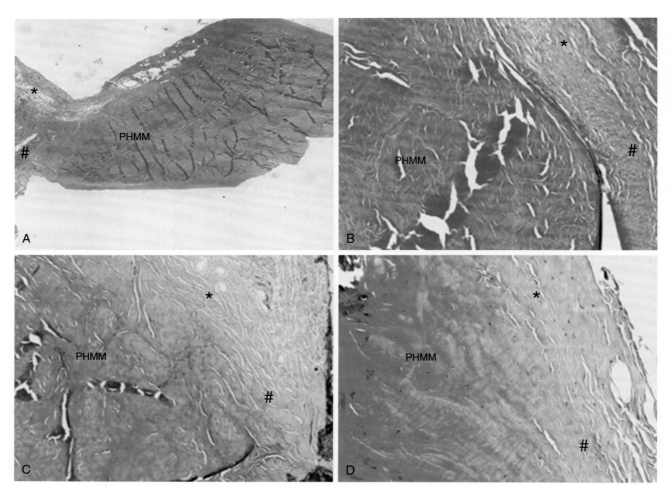

图 18.6 (A,B)内侧半月板后角(PHMM)的关节囊和胫骨附着部的苏木素–伊红染色,图片显示 I 型胶原的外观和细胞密度类似,两种附着物之间无明显差异。(C,D)半月板关节囊和半月板胫骨附着部中糖胺聚糖的表达类似,随着半月板向关节囊和胫骨附着部过渡(由前向后),其表达由高到低明显减少。(A,B)中 PHMM 的半月板关节囊附着部和半月板胫骨附着部之间的纤维取向没有差异,而(C,D)中这两种结构在胶原成分方面无法区分,因为它们汇合并附着在 PHMM 上。(A)×23 倍;(B~D)×43 倍。(* 半月板关节囊附着部。# 半月板胫骨附着部。)

表 18.1 评估半月板 Ramp 损伤的生物力学研究中膝关节运动学的最大残差

来源	ATT(mm)	IR(deg)	ER(deg)
Ahn 等[4],2011	5.2	2.8	NR
Stephen 等[23],2016	3.0	NR	2.5
Peltier 等[5],2015[a]	3.5	2.8	1.7
Edgar 等[20],2018[b]	1.2	NR	NR

ATT,胫骨前移;ER,外旋;IR,内旋;NR,未见报道。

[a] 未修补 Ramp 损伤。

[b] 试验期间未切断 ACL。

加和膝关节旋转稳定性变差[4,5,22,23]。然而,根据解剖学和组织学研究结果,这两个结构共享同一 PHMM 附着部,由此推测半月板关节囊附着部和半月板胫骨韧带附着部可能作为一个整体解剖结构而非两个独立的结构来发挥作用[10]。一项生物力学研究支持上述理论,作者报道,在 ACL 缺损和 ACL 重建的膝关节中,半月板关节囊附着撕裂和半月板胫骨撕裂会造成相同的膝关节运动学改变[22]。这表明 Ramp 损伤可能发生在两个不同的位置,而不是如前所述的只发生在半月板关节囊结合部,但对 PHMM 由内向外进行修补可能足以解决两个结构的损伤并恢复膝关节的稳定性[22,24]。

诊断

影像学

MRI 是诊断膝关节大多数关节内外病变的可靠

方法。然而,先前的几项研究表明,MRI 无法识别与 ACL 撕裂相关的损伤,如外侧副韧带撕裂或膝关节后外侧角损伤[25,26]。同样,尽管 MRI 诊断大多数半月板病变比较可靠,但对于检测 Ramp 损伤的敏感性较低,只有不到 50% 的患者能在手术前准确诊断 Ramp 损伤[27]。半月板 Ramp 损伤定义的模糊性也使得 MRI 诊断这一损伤较为困难。

临床特点

在 MRI 检查中,半月板 Ramp 损伤最常见的改变是在 PHMM 的半月板关节囊结合部观察到一条细细的垂直液性线,在矢状面的脂肪抑制序列上显示最清楚[28,29]。Edgar 等[20]报道,43 例 Ramp 损伤的患者中有 33 例 MRI 结果疑似半月板 Ramp 损伤,因此 MRI 检查半月板 Ramp 损伤的敏感性为 77%。Bollen[11]报道,在经关节镜检查证实为 Ramp 损伤的 11 例患者中,无一例是在术前 MRI 上被发现的。Bollen[11]指出,由于 MRI 检查是在膝关节接近完全伸直的情况下进行的,成像过程中半月板与关节囊的分离程度较低,导致大量假阴性结果。为了提高半月板 Ramp 损伤的诊断准确性,DePhillipo 等[27]报道,在 72% 的半月板 Ramp 损伤患者中存在胫骨后内侧骨挫伤。综合损伤患者的相关临床特点与 MRI 检查结果,能够提高 ACL 重建术前半月板 Ramp 损伤的诊断准确性。

经关节镜检查证实的半月板 Ramp 损伤的患者有一些共同特征,包括:男性、年轻患者(30 岁以下)、合并外侧半月板撕裂、接触损伤机制、内侧半月板斜度增加、ACL 翻修和慢性特征与半月板 Ramp 损伤显著相关(P<0.05)[3,30-33]。此外,Sonnery-Cottet 等[33]报道,术前检查时发现 ATT 增加,尤其是 55%(n=453)合并有 ACL 撕裂和半月板 Ramp 损伤的患者膝关节前方松弛超过 6mm[33]。在 ACL 重建术前识别出 Ramp 损伤的危险因素可以有效提高诊断的准确性。

术中诊断

关节镜检查是诊断半月板 Ramp 损伤的金标准[3,6,11]。由于 Ramp 损伤的隐蔽性,人们采用了不同的技术来评估关节镜检查中 Ramp 损伤的位置。改良 Gillquist 切面(经切迹)可使关节镜进入后交叉韧带和股骨内侧髁之间的间隙,从而直接进入后内侧半月板关节囊结合部并显示 Ramp 损伤[34]。然而,有学者曾主张使用后内侧入路以准确诊断、观察并修复 Ramp

损伤[6,35,36]。在 Sonnery-Cottet 等[6]的研究中,若不增加后内侧入路,漏诊半月板关节囊结合部撕裂的概率较高(17%),这项研究评估了增加后内侧入路对提高诊断率的意义。在美国骨科运动医学会理事的一项前瞻性调查中,86% 的外科医生在重建 ACL 时会检查半月板 Ramp 损伤;全内修补是最常见的修补技术(67%),53% 的外科医生修补 Ramp 损伤的时间不足 15 分钟。然而,8% 的外科医生称其在关节镜检查中发现 Ramp 损伤时不会进行修补,因为这种损伤无须修补也可以愈合[37]。尽管 Ramp 损伤有自愈的潜力,但基于其对 ACL 损伤膝关节的生物力学影响研究结果,在重建 ACL 时可能需要修补这一损伤。

治疗策略

目前半月板撕裂的外科治疗策略包括修补、半月板切除术和成形术。具体治疗取决于撕裂的部位、类型、大小和膝关节稳定性,以及半月板组织的质量。由于半月板 Ramp 损伤发生在红区,因此其手术治疗方案存在争议。

半月板愈合

半月板的血供主要来自膝上、下内外侧动脉和膝中动脉[12]。不同部位半月板的血供明显不同,周围组织(红区和红-白区)比中央区(白-白区)血供更多(图 18.7)[12]。据报道,随着年龄的增长,供应半月板的血管也会减少,并更加依靠于外周[38]。因此,半月板的愈合

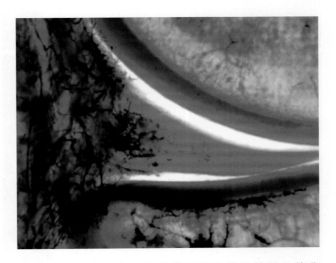

图 18.7　内侧半月板组织学横断面显示半月板血管化。[Arnoczky SP, Warren RF. Microvasculature of the human meniscus. Am J Sports Med. 1982;10(2):90-95.]

潜力在很大程度上取决于病变的位置和患者年龄。半月板 Ramp 损伤（最靠近半月板关节囊结合部）血运丰富，因此最有可能愈合。

由于半月板 Ramp 损伤部位血管密度高，一些学者主张不进行处理。先前的研究表明，当撕裂稳定时，修补与否不会显著影响临床结果。然而，如果不进行治疗，膝关节持续的不稳定和 ACL 重建失败的风险会增加，其他作者主张在重建 ACL 时同期进行 Ramp 损伤修补[39-41]。

Liu 等[14]的前瞻性试验评估了 91 例 ACL 完全撕裂的患者，这些患者均伴有稳定的 Ramp 损伤（定义为长度<1.5cm 的无移位撕裂）。患者被随机分为进行全内技术修补（试验组）或仅行成形术（对照组）。在 2 年的随访中，作者报道试验组和对照组在主观结果评分和膝关节稳定性方面没有显著差异（P>0.05）[14]。此外，术后 MRI 显示两组 Ramp 损伤的愈合情况没有显著差异（P=0.543）[14]。

迄今为止，对 Ramp 损伤定义的模糊性可能是治疗结果存在差异的原因之一。Ahn 等[43]对二次关节镜检查进行了临床随访，并建议在重建 ACL 时同期修补长度>1cm 的 PHMM 周边撕裂。相反，Liu 等[14]在平均 2 年的随访中评估了 ACL 重建伴长度<1.5cm 的稳定 Ramp 损伤患者的临床结果，成形术和修补术的结果没有显著差异。据作者推测，所有长度<1.5cm 的半月板 Ramp 损伤都是稳定的，因此不需要在重建 ACL 时同期进行手术修补[14]。

修补技术与结果

先前的研究报道显示，ACL 重建联合 Ramp 损伤全内缝合术后至少 2 年的临床结果令人满意[33,36,44]。Sonnery-Cottet 等[33]报道，在接受 ACL 重建联合经后内侧辅助入路全内缝合修补 Ramp 损伤的患者中，半月板修补的总失败率为 11%。全内缝合的优点包括不需要额外入路、使用后内侧辅助入路以便更好地观察 PHMM、手术时间更短等。然而，通过后内侧辅助入路进行全内缝合的一个缺点是无法处理累及半月板胫

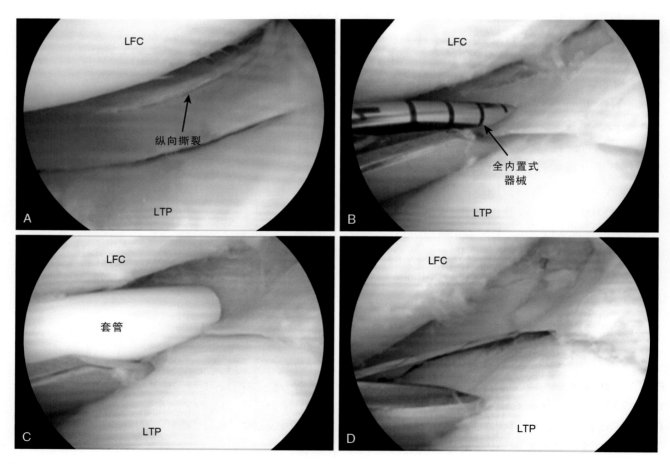

图 18.8　(A)半月板纵向撕裂及全内修补。(B,C)半月板修补采用的全内置式器械。(D)穿线并打结完成半月板全内修补。LFC，股骨外侧髁；LTP，胫骨外侧平台。

骨附着点的撕裂及 PHMM 下表面撕裂。其他缺点包括可使用的缝线较少、后内侧入路有损伤隐神经和静脉的风险，以及在半月板内残留植入物(图 18.8)[7]。半月板内残留植入物可能是一个主要问题，因为这可能会导致植入期间或之后半月板进一步撕裂或造成医源性软骨损伤。

据报道，由内向外缝合技术允许使用更多的缝线来增强修补结构[45]。尽管由内向外缝合技术要求较高，但这种缝合方式更容易管理缝线，并且能够解剖性修补半月板，比全内缝合更有利(图 18.9)。由内向外缝合技术的缺点包括需要额外切开、手术入路有损伤神经血管的风险，以及手术时间延长[24,45,46]。由于半月板 Ramp 损伤全内缝合的失败率相对较高(11%)[33]，后续临床研究有必要评估由内向外缝合术后的患者结果。

总结

半月板 Ramp 损伤的特征包括与 ACL 撕裂相关的所有内侧半月板后角半月板关节囊结合部和半月板胫骨韧带撕裂。半月板 Ramp 损伤在接受 ACL 重建的患者中发生率较高，而术前 MRI 诊断的报道率很低。由于其对于膝关节运动学的不利影响，在 ACL 重建中常规关节镜下检查半月板 Ramp 损伤，以及根据稳定性和撕裂程度进行修补十分重要。

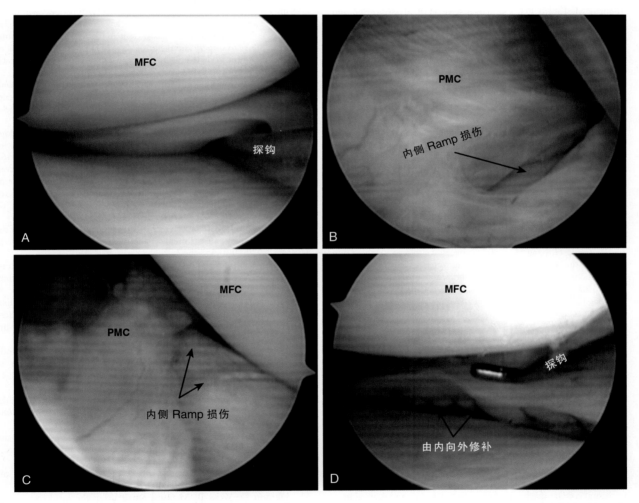

图 18.9　内侧半月板 Ramp 损伤使用由内向外垂直褥式缝合技术的关节镜照片。(A)关节镜下用探钩向前拨内侧半月板，可以观察到前向不稳定。(B)改良 Gillquist 切面显示半月板关节囊结合部完全断裂。(C)随后在由半月板和后内侧关节囊穿线时重新靠近半月板关节囊结合部。(D)完成半月板 Ramp 损伤由内向外缝合修补，显示稳定性和双排垂直褥式缝合的位置。MFC，股骨内侧髁；MM，内侧半月板；PMC，后内侧关节囊。

(宋廷轩　译)

参考文献

1. Hamberg P, Gillquist J, Lysholm J. Suture of new and old peripheral meniscus tears. *J Bone Joint Surg Am*. 1983;65(2):193–197.
2. Strobel MJ. Menisci. In: Fett HM, Flechtner P, eds. *Manual of Arthroscopic Surgery*. New York, NY: Springer; 1988:171–178.
3. Liu X, Feng H, Zhang H, et al. Arthroscopic prevalence of ramp lesion in 868 patients with anterior cruciate ligament injury. *Am J Sports Med*. 2011;39(4):832–837.
4. Ahn JH, Bae TS, Kang KS, Kang SY, Lee SH. Longitudinal tear of the medial meniscus posterior horn in the anterior cruciate ligament-deficient knee significantly influences anterior stability. *Am J Sports Med*. 2011;39(10):2187–2193.
5. Peltier A, Lording T, Maubisson L, et al. The role of the meniscotibial ligament in posteromedial rotational knee stability. *Knee Surg Sports Traumatol Arthrosc*. 2015;23(10):2967–2973.
6. Sonnery-Cottet B, Conteduca J, Thaunat M, et al. Hidden lesions of the posterior horn of the medial meniscus: a systematic arthroscopic exploration of the concealed portion of the knee. *Am J Sports Med*. 2014;42(4):921–926.
7. Thaunat M, Fayard JM, Guimaraes TM, et al. Classification and surgical repair of ramp lesions of the medial meniscus. *Arthrosc Tech*. 2016;5(4):e871–e875.
8. Clark CR, Ogden JA. Development of the menisci of the human knee joint. Morphological changes and their potential role in childhood meniscal injury. *J Bone Joint Surg Am*. 1983;65(4):538–547.
9. Smigielski R, Becker R, Zdanowicz U, Ciszek B. Medial meniscus anatomy-from basic science to treatment. *Knee Surg Sports Traumatol Arthrosc*. 2015;23(1):8–14.
10. DePhillipo NN, Moatshe G, Chahla J, et al. Quantitative and qualitative assessment of the posterior medial meniscus anatomy: defining meniscal ramp lesions. *Am J Sports Med*. 2018:363546518814258.
11. Bollen SR. Posteromedial meniscocapsular injury associated with rupture of the anterior cruciate ligament: a previously unrecognised association. *J Bone Joint Surg Br*. 2010;92(2):222–223.
12. Arnoczky SP, Warren RF. Microvasculature of the human meniscus. *Am J Sports Med*. 1982;10(2):90–95.
13. Barber-Westin SD, Noyes FR. Clinical healing rates of meniscus repairs of tears in the central-third (red-white) zone. *Arthroscopy*. 2014;30(1):134–146.
14. Liu X, Zhang H, Feng H, et al. Is it necessary to repair stable ramp lesions of the medial meniscus during anterior cruciate ligament reconstruction? A prospective randomized controlled trial. *Am J Sports Med*. 2017;45(5):1004–1011.
15. Messner K, Gao J. The menisci of the knee joint. Anatomical and functional characteristics, and a rationale for clinical treatment. *J Anat*. 1998;193(Pt 2):161–178.
16. Padalecki JR, Jansson KS, Smith SD, et al. Biomechanical consequences of a complete radial tear adjacent to the medial meniscus posterior root attachment site: in situ pull-out repair restores derangement of joint mechanics. *Am J Sports Med*. 2014;42(3):699–707.
17. Papageorgiou CD, Gil JE, Kanamori A, et al. The biomechanical interdependence between the anterior cruciate ligament replacement graft and the medial meniscus. *Am J Sports Med*. 2001;29(2):226–231.
18. Steineman BD, LaPrade RF, Santangelo KS, et al. Early osteoarthritis after untreated anterior meniscal root tears: an in vivo animal study. *Orthop J Sports Med*. 2017;5(4):2325967117702452.
19. Muriuki MG, Tuason DA, Tucker BG, Harner CD. Changes in tibiofemoral contact mechanics following radial split and vertical tears of the medial meniscus an in vitro investigation of the efficacy of arthroscopic repair. *J Bone Joint Surg Am*. 2011;93(12):1089–1095.
20. Edgar C, Kumar N, Ware JK, et al. Incidence of posteromedial meniscocapsular separation and the biomechanical implications on the anterior cruciate ligament. *J Am Acad Orthop Surg* 2018.
21. Parkinson B, Robb C, Thomas M, et al. Factors that predict failure in anatomic single-bundle anterior cruciate ligament reconstruction. *Am J Sports Med*. 2017;45(7):1529–1536.
22. DePhillipo NN, Moatshe G, Brady A, et al. Effect of meniscocapsular and meniscotibial lesions in ACL-deficient and ACL-reconstructed knees: a biomechanical study. *Am J Sports Med*. 2018:363546518774315.
23. Stephen JM, Halewood C, Kittl C, et al. Posteromedial meniscocapsular lesions increase tibiofemoral joint laxity with anterior cruciate ligament deficiency, and their repair reduces laxity. *Am J Sports Med*. 2016;44(2):400–408.
24. DePhillipo NN, Cinque ME, Kennedy NI, et al. Inside-out repair of meniscal ramp lesions. *Arthrosc Tech*. 2017;6(4):e1315–e1320.
25. Geeslin AG, LaPrade RF. Location of bone bruises and other osseous injuries associated with acute grade III isolated and combined posterolateral knee injuries. *Am J Sports Med*. 2010;38(12):2502–2508.
26. Kane PW, DePhillipo NN, Cinque ME, et al. Increased accuracy of varus stress RADIOGRAPHS versus magnetic resonance imaging in diagnosing fibular collateral ligament grade III tears. *Arthroscopy*. 2018;34(7):2230–2235.
27. DePhillipo NN, Cinque ME, Chahla J, et al.Incidence and detection of meniscal ramp lesions on magnetic resonance imaging in patients with anterior cruciate ligament reconstruction. *Am J Sports Med*. 2017:363546517704426.
28. Hash TW 2nd. Magnetic resonance imaging of the knee. *Sports Health*. 2013;5(1):78–107.
29. Hatayama K, Terauchi M, Saito K, et al.Magnetic resonance imaging diagnosis of medial meniscal ramp lesions in patients with anterior cruciate ligament injuries. *Arthroscopy*. 2018;34(5):1631–1637.
30. Di Vico G, Di Donato SL, Balato G, et al. Correlation between time from injury to surgery and the prevalence of ramp and hidden lesions during anterior cruciate ligament reconstruction. A new diagnostic algorithm. *Muscles Ligaments Tendons J*. 2017;7(3):491–497.
31. Seil R, Mouton C, Coquay J, et al. Ramp lesions associated with ACL injuries are more likely to be present in contact injuries and complete ACL tears. *Knee Surg Sports Traumatol Arthrosc*. 2018;26(4):1080–1085.
32. Song GY, Liu X, Zhang H, et al. Increased medial meniscal slope is associated with greater risk of ramp lesion in noncontact anterior cruciate ligament injury. *Am J Sports Med*. 2016;44(8):2039–2046.
33. Sonnery-Cottet B, Praz C, Rosenstiel N, et al. Epidemiological evaluation of meniscal ramp lesions in 3214 anterior cruciate ligament-injured knees from the SANTI Study Group database: a risk factor analysis and study of secondary meniscectomy rates following 769 ramp repairs. *Am J Sports Med*. 2018;46(13):3189–3197.
34. Gillquist J, Hagberg G, Oretorp N. Arthroscopic visualization of the posteromedial compartment of the knee joint. *Orthop Clin North Am*. 1979;10(3):545–547.
35. Peltier A, Lording TD, Lustig S, et al. Posteromedial meniscal tears may be missed during anterior cruciate ligament reconstruction. *Arthroscopy*. 2015;31(4):691–698.
36. Thaunat M, Jan N, Fayard JM, et al. Repair of meniscal ramp lesions through a posteromedial portal during anterior cruciate ligament reconstruction: outcome study with a minimum 2-year follow-up. *Arthroscopy*. 2016;32(11):2269–2277.
37. DePhillipo NN, Engebretsen L, LaPrade RF. Current trends among US surgeons in the identification, treatment, and time of repair for medial meniscal ramp lesions at the time of ACL surgery. *Orthop J Sports Med*. 2019;7(2):2325967119827267.
38. Petersen W, Tillmann B. Age-related blood and lymph supply of the knee menisci. A cadaver study. *Acta Orthop Scand*. 1995;66(4):308–312.
39. Grant JA, Wilde J, Miller BS, Bedi A. Comparison of inside-out and all-inside techniques for the repair of isolated meniscal tears: a systematic review. *Am J Sports Med*. 2012;40(2):459–468.
40. Helms CA. The meniscus: recent advances in MR imaging of the knee. *AJR Am J Roentgenol*. 2002;179(5):1115–1122.
41. Johnson D, Weiss B. Meniscal repair using the inside-out suture technique. *Sports Med Arthrosc Rev*. 2012;20(2):68–76.
42. Duchman KR, Westermann RW, Spindler KP, et al. The fate of meniscus tears left in situ at the time of anterior cruciate ligament reconstruction: a 6-year follow-up study from the moon cohort. *Am J Sports Med*. 2015;43(11):2688–2695.
43. Ahn JH, Wang JH, Yoo JC. Arthroscopic all-inside suture repair of medial meniscus lesion in anterior cruciate ligament-deficient knees: results of second-look arthroscopies in 39 cases. *Arthroscopy*. 2004;20(9):936–945.
44. Keyhani S, Ahn JH, Verdonk R, et al. Arthroscopic all-inside ramp

lesion repair using the posterolateral transseptal portal view. *Knee Surg Sports Traumatol Arthrosc*. 2017;25(2):454–458.

45. Chahla J, Serra Cruz R, Cram TR, et al. Inside-out meniscal repair: medial and lateral approach. *Arthrosc Tech*. 2016;5(1):e163–168.

46. Chahla J, Dean CS, Matheny LM, et al. Outcomes of inside-out meniscal repair in the setting of multiligament reconstruction in the knee. *Am J Sports Med*. 2017;45(9):2098–2104.

第 **19** 章

半月板缺失与半月板移植

PETER VERDONK,RON GILAT

引言

半月板损伤是骨科最常见的膝关节病理类型[1]。仅仅几十年前，人们还认为半月板是一种退化结构，但如今我们已经认识到半月板结构对膝关节功能的重要性[2,3]。半月板不仅有助于减震和减轻膝关节负荷，而且在提供膝关节稳定性和关节软骨营养方面也具有重要作用[4-6]。半月板功能丧失可能会带来严重后果，导致关节软骨迅速退变和早发性骨关节炎[7-11]。功能性半月板缺失常发生在半月板次全切除或全切除术后。半月板功能受损可由根部撕裂或放射状撕裂造成，从而导致环状应力传递功能的损害，其生物力学效应相当于半月板缺失[11,12]。随着我们不断认识到半月板在膝关节功能中的重要作用，半月板修补成为半月板撕裂的首选治疗方法[13-15]。然而，部分撕裂仍无法修补，最终会导致半月板功能丧失或受损。

同种异体半月板移植（MAT）是一种为半月板缺失或功能丧失的患者开发的手术技术，旨在减轻疼痛，恢复功能，并尽可能减缓骨关节炎进展[16]。自 Milachowski 等[17]进行第一例 MAT 以来，MAT 已经成为治疗有症状的半月板功能缺失或半月板全切除患者的一种可行的外科手段[16,18]。尽管 MAT 仍相对罕见（1/100 万[9]），但 45 岁以下的患者接受 MAT 的比例正逐年增加，尤其是在大型医院中[19]。随着患者选择、移植物储存、移植物尺寸、手术技术和康复方案的不断进步，MAT 已被证明是针对特定患者的一种有效的中期治疗方式[20]。

患者选择

患者选择是治疗环节中关键的一步，很大程度上预示了手术和患者的结果[9,21]。其过程包括病史评估、体格检查和影像学检查。此外，也应与患者就手术过程、风险与获益、康复周期及患者期望进行充分讨论。

多年来，MAT 的适应证和禁忌证一直没有明确，主要依赖于外科医生自身的经验。通常只有在保守治疗失败后，才考虑对半月板缺失的患者进行 MAT[18]。患者的年龄界限仍存在争议，大多数学者认为 MAT 适用于 40 岁以下的患者，以及 55 岁以下有轻微关节炎且活动水平较高的患者[18]。

2015 年，国际半月板重建专家论坛（IMREF）发表的共识声明为 MAT 的最佳适应证提供了一些指导（表 19.1）[9]。共识声明建议 MAT 的主要适应证如下：

• 半月板全切除或次全切除后出现单间室膝关节疼痛。

• 若明确半月板缺失是导致前交叉韧带（ACL）重建失败的原因，应在 ACL 重建翻修术中联合半月板移植以恢复膝关节稳定性。

• 在修复膝关节软骨损伤时联合同侧半月板移植。

MAT 的禁忌证相对较少，多数仍存在争议且被认为是相对禁忌证（表 19.1）。但需要明确 MAT 不应作为无症状半月板缺失的年轻患者的常规手术。尽管一些临床前研究已经证明了 MAT 潜在的软骨保护作

表 19.1　MAT 的适应证和禁忌证

适应证	禁忌证
单间室疼痛	无明显症状
半月板缺失	Kellgren-Lawrence 分级 3~4 级
年龄<50 岁	未纠正的不稳定或力线不良
联合同侧间室软骨修补术	无法修复的软骨损伤
联合 ACL 重建翻修术	炎症性关节病
	感染
	BMI>35kg/m^2

用[22,23]，但少有临床证据支持 MAT 可以预防或延缓软骨退行性变和骨关节炎的进展[9,21]。Kellgren-Lawrence Ⅲ级或Ⅳ级中重度骨关节炎被认为是相对禁忌证，几项针对这一亚组患者手术效果的研究结果不一[21,24-26]。具体而言，Fairbanks 样变（如股骨髁形态扁平）会改变受累间室的骨结构，导致同种异体半月板移植物脱出。我们建议对体重指数（BMI）超过 35kg/m^2 的患者应谨慎处理，因为预期机械负荷过大且肥胖是骨关节炎的高危因素。Jiménez-Garrido 等[27]进行的一项回顾性队列研究显示，BMI>30kg/m^2 的患者 MAT 的失败率更高。然而，Saltzman 等[28]在一项 7 年的前瞻性研究中发现，BMI >25kg/m^2 的患者和 BMI<25kg/m^2 的患者手术结果没有差异。MAT 的相对禁忌证还包括不能纠正的膝关节病理性改变，如软骨损伤、力线不良、膝关节不稳定等[18]。膝关节活动性感染和炎性病变对移植物有害，被认为是绝对的禁忌证。

移植物储存和制备

同种异体移植物保存技术包括新鲜冰冻保存、活体保存、低温保存和冷冻干燥保存。IMREF 建议使用新鲜冰冻或活体同种异体移植物，报道中 68% 的外科医生使用新鲜冰冻的同种异体移植物，而 14% 的外科医生使用活体移植物[9]。新鲜冰冻移植物可以在 -80℃ 下保存长达 5 年，其实用性较高。尽管新鲜冰冻同种异体移植物中几乎没有活细胞，但研究并未发现缺乏细胞活性会对移植物存活或临床结果产生不利影响[21,24]。此外，新鲜冰冻移植物成本及传播疾病的风险较低[29]。

与其他器官移植类似，活体移植物可能是最理想的选择，其优势在于移植物可供应活细胞。Verdonk 等[30,31]认为，在存活移植物中保存活的半月板细胞和完整的细胞外基质可改善其生物力学特性，并保证移植物相对长期的存活。活体同种异体移植物的问题在于从获得移植物到植入的时间相对较短（10~14 天）。然而，时间窗较短可能会缺少部分血清学检测，而细胞保存的要求使得无法对移植物进行灭菌，从而导致疾病传播的潜在风险更高[32]。

低温保存移植物和冷冻干燥移植物较少使用。文献报道，使用这些方法保存的移植物长期存活率较低[17,33-36]。

无论采用何种保存方法，移植物都应放置在带有半月板胫骨（冠状）韧带的骨附着点上。外科医生可以自由选择骨和软组织固定技术，也可以选择是否与半月板胫骨韧带附着点做融合。尽管研究尚未证实保留半月板胫骨韧带对预后有积极影响，但许多外科医生仍选择保留这一结构作为外周固定的补充[9]。

移植物尺寸

供体同种异体移植物应该来自同侧间室，且大小与受者相匹配。研究表明，同种异体移植物宽度适配比长度适配更重要[37,38]。同种异体半月板移植物宽度过小（误差>5mm）会导致手术失败和机械故障发生率增加[38]，而同种异体半月板移植物过大会导致半月板移植物脱出[39]。移植物脱出是 MAT 术后的一种常见现象，作为 MAT 失败的可能危险因素受到了广泛关注。然而，大多数检验这一理论的研究并未明确显示移植物脱出与手术失败之间的关联[40-42]。

移植物采用 X 线或 MRI 技术进行测量。已有几种测量方法，但尚不清楚哪种方法更为优越。Pollard 等[43]提出的测量技术目前被广泛采纳，该技术需要获得经放大校正的前后（AP）位和侧位 X 线片。在 AP 位片上，宽度通过测量垂直于关节线的两条线、一条切向于胫骨近端干骺端边缘的线和一条位于胫骨内侧和外侧隆起之间的线的距离来获得。在侧位片上，长度通过测量一条标记胫骨前表面（在胫骨结节上方）的线和一条切线与胫骨平台后缘之间的距离来获得。内侧半月板和外侧半月板的长度估计分别为测量胫骨平台长度的 80% 和 70%。Yoon 等[44]对 Pollard 的方法进行了改良，以尽量提高准确性，特别是解决外侧半月板测量不匹配的问题。然而，Yoon 的方法仍不太常用[9]。

使用 MRI 进行测量旨在提高准确性并分辨半月板三维结构属性[45,46]。越来越多的外科医生正逐渐使用 MRI 来确定移植物大小，可将 Pollard 的方法应用于 MRI 冠状位和矢状位序列；或获得对侧膝关节 MRI 后使用 Yoon 的方法进行基于 MRI 的移植物测量。根据对侧膝关节的大小进行测量时，外科医生应明确双侧膝关节半月板之间的大小存在差异[47]。Van Thiel 等[48]提出可以通过使用身高、体重和性别的多变量回归模型来估计移植物尺寸，但这一方法不太常用。尽管匹配同种异体半月板移植物与受体膝关节十分重要，但 MAT 对大小不匹配的耐受性仍然未知[18]。

手术技术

MAT 手术技术包括几种不同入路（微创开放手术或关节镜下手术）、角/根部固定技术（软组织、骨栓或骨桥）和外周缝合技术（由内向外缝合或全内缝合）（图 19.1）。

微创开放入路的倡导者认为这种技术兼具简便性和准确性，手术时间也较短。然而，尚无高质量研究检验这些假设。移植物位置对于恢复膝关节的生理功能至关重要。Choi 等[49]报道，外侧 MAT 的位置会影响半月板脱出的发生率。Kim 等[50]发现，内侧半月板移植物的前角和后角在冠状面的位置与挤压有关。

根部固定技术包括骨桥[51-56]、骨栓[57-59]和软组织[60-63]固定技术（图 19.2）。大多数外科医生喜欢使用骨性固定，外侧半月板用骨桥，内侧半月板用骨栓[9]。早期的

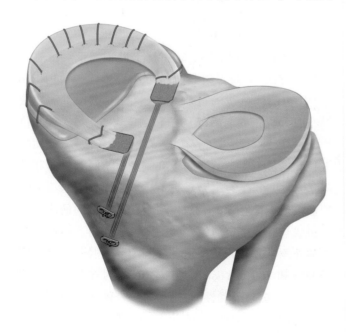

图 19.1　使用骨栓技术的左膝关节内侧半月板移植。用两个纽扣实现皮质固定。

几项研究表明，软组织固定技术负荷分布较差，半月板脱出可能性更大，且与骨性固定相比并发症发生率更高[64-67]。然而，最近的研究认为，尚没有哪种外科技术被证明预后效果最好[9,35,68,69]。2018 年，Jauregui 等[68]进行的一项荟萃分析纳入 38 项研究、共 1673 例 MAT。他们发现，软组织固定和骨性固定在移植物撕裂率（13.4%对 14.9%）、失败率（17.6%对 18.8%）、Lysholm 评分、视觉模拟评分（VAS）和半月板脱出发生率方面没有显著差异[68]。

外固定通常采用全内缝合、由内向外缝合或两者结合。尚无证据支持任何一种缝合技术，但无论采用哪种缝合技术，术中均应注意神经血管束靠近外侧半月板后角，特别是年轻和女性患者[70]。为了降低半月板移植物脱出的风险，有研究提出了几种新的外固定技术，包括关节囊融合技术和经骨固定技术[71-73]。

并发的病理情况

并发的病理情况应该在 MAT 之前或在 MAT 术中处理。术前应进行全面的筛查。体格检查时必须注意膝关节力线不良和（或）不稳定。常规进行下肢全长负重位 X 线检查，以明确机械轴并进行相关测量。通过 MRI 评估是否有额外的软骨、韧带或半月板病变。膝关节不稳定通常是由 ACL 撕裂造成的，需要在 MAT 术中联合 ACL 重建，以恢复膝关节稳定性并保护移植物。如有必要，应采用胫骨高位截骨术（HTO）或股骨远端截骨术来纠正膝关节力线不良。需要联合矫形截骨术的确切界限尚不清楚；IMREF 建议，当负重轴落在受影响的间室内时，可考虑在 MAT 术中联合矫形截骨术[9]。软骨损伤也应在 MAT 术中一并处理，有几项研究报道了关节软骨修复联合 MAT 结果满意[9,74]。最近的几项研究也报道了同种异体骨软骨移植联合 MAT 的良好结果[75,76]，移植物 5 年生存率为 86%[75]。

荟萃分析报道，在接受单纯 MAT 和联合全膝关节置换术、ACL 重建或软骨修复手术的患者中，临床结果、失败率和并发症没有差异[17,74,77,78]。但这些结论仍存在不确定性，因为尚无前瞻性随机试验比较单纯 MAT 和联合其他手术的结果。

结果

MAT 的效果尚可，大多数研究报道 MAT 术后患

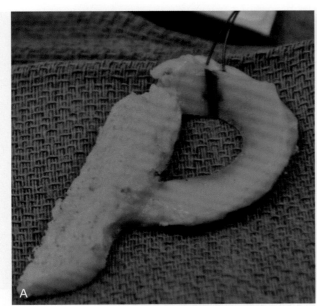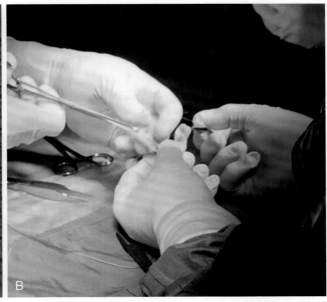

图 19.2 (A)应用骨桥/骨槽技术进行同种异体半月板移植。用图中移植物后 1/3 处的牵引线将移植物拉入关节腔,可有效简化操作和保护移植物。(B)应用软组织技术制备同种异体移植物。

者报告结果(PRO)有所改善,并肯定了其在减轻症状性半月板缺失患者的疼痛和改善功能方面的作用[79]。

大多数关于 MAT 术后功能结果的研究都是回顾性的IV级研究。几项关于 MAT 结果的荟萃分析均表明,在短期、中期和长期随访中,MAT 术后的 PRO 评分较术前有所改善[24,68,77,80]。有趣的是,Vundelinckx 等[81]还报道 90%的患者对手术效果非常满意或满意,并会选择再次接受这一手术,但这是在排除了改行关节成形术的患者后计算的。2019 年,Novaretti 等[20]对 MAT 的长期结果进行了系统回顾,共纳入 11 项研究、688例 MAT,并且至少随访 10 年。他们发现,PRO 与术前相比更具合理性,且结果有所改善。他们还报道,10 年和 15 年的长期生存率分别为 73.5%和 60.3%[20]。

内侧 MAT 和外侧 MAT 失败的平均时间分别约为 8.2 年和 7.6 年[82]。Bin 等[80]报道了一项荟萃研究,比较了内、外侧 MAT 的中期和长期结果。他们发现,接受外侧 MAT 治疗的患者在 PRO 和疼痛缓解方面显著改善,但生存率无显著差异(5~10 年,85.8%~89.2%;>10 年,52.6%~56.6%)[80]。

MAT 术后一般无严重并发症,可与半月板修补相当[77]。McCormick 等[83]对 172 例患者进行了研究,所有患者均由一名外科医生进行 MAT,并且至少随访 2年。其中 64 例患者(32%)再次接受手术;关节镜下清理是最常见的二次手术(59%)。73%的二次手术发生在初次术后 2 年内。二次手术并无显著不良影响,因为这些患者的 5 年移植物生存率为 88%(相比之下,不需要二次手术的患者生存率为 95%)。但二次手术与 MAT 或膝关节置换术的风险相关,优势比为 8.4(P=0.007)[83]。

需要注意的是,有几项患者因素可能与 MAT 术后效果相关。2019 年,Zaffagniti 等[84]对将 50 岁作为MAT 的年龄界限提出了质疑。他们将年龄>50 岁的患者(N=26)和年龄<30 岁的患者(N=26)进行了匹配的队列分析,而且患者术后至少接受了 5 年的随访。两组患者的临床结果均有所改善,老年组 2/3 的患者恢复了娱乐体育活动,仅 2 例患者后续接受关节置换手术。然而,老年患者的临床评分增加较低,失败率较高(31%对 15%,P=0.32),且移植物存活时间较短(11.6年对 12.3 年,P=0.69)[84]。Garrett 对 43 例患者进行了2~7 年随访,结果发现股骨髁IV级关节炎改变与不良手术结果相关[85]。Parkinson 等[86]在对 125 例患者进行的队列研究中也得出了类似结果。他们发现,严重的软骨损伤和内侧同种异体移植是手术失败的高危因素。如前所述,严重的骨关节炎和 BMI>35kg/m² 是MAT 的相对禁忌证。BMI 较高和损伤与工伤赔偿相关,也与 PRO 较差相关,因此在患者选择时应充分考虑这些因素[87]。此外,Waterman 等[88]发现,在接受 MAT的新兵中,吸烟与手术失败相关(P=0.028),而由大手

表 19.2　MAT 失败的相关因素

适应证
年龄>50 岁
严重骨关节炎
内侧半月板移植
BMI 较高
吸烟
工伤赔偿

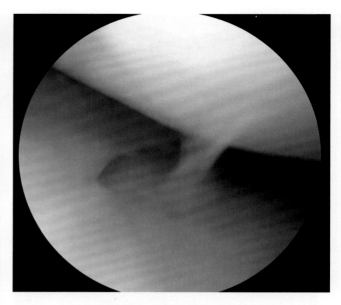

图 19.3　左膝 MAT 联合股骨内侧髁骨软骨移植术后 10 个月进行二次关节镜检查。如图所示，MAT 实现了半月板关节囊结合部愈合，无撕裂和明显收缩迹象。在二次关节镜检查中发现一处新的软骨缺损（图中未发现），可能是导致该患者新发疼痛的原因。

术量外科医生进行手术会显著降低失败风险（P=0.046）。

第 1 例 MAT 至今已有 30 余年，目前医学界正开始关注 MAT 翻修的手术结果。Yanke 等[89]报道了 11 例由同一名外科医生进行的 MAT 翻修术。翻修的平均时间为 3.45 年，术后平均随访 3.83 年，仅 1 例患者接受了全膝关节置换术。MAT 翻修术后 IKDC 评分（P=0.03）和 KOOS 评分（P=0.047）均显著增加，8 例患者中有 7 例将再次接受手术[89]。Lee 等[90]在对 9 例患者进行的研究中报道了不太乐观的结果。他们发现，6 例患者（67.7%）的 PRO 显著改善，但 1 年内有 3 例患者因半月板关节囊结合部不愈合和后续移植物桶柄状撕裂而导致手术再次失败[90]。

术后康复与重返运动时期

对于 MAT 术后感觉良好的患者不常规推荐进行 MRI 和二次关节镜检查。但当 MAT 术后出现临床恶化时，应进行 MRI 检查并考虑二次关节镜检查[9]（图 19.3）。

不同手术机构的康复方案在负重、活动范围和活动限制方面差别较大。大多数外科医生的目标是在 6 周内实现完全负重，活动范围从 0°增加到 90°[35]。IMREF 共识声明规定了 MAT 术后康复的 4 个阶段[9]：

- 阶段 1：早期恢复期（0~8 周）。
- 阶段 2：力量与训练期（2~6 周）。
- 阶段 3：功能恢复进展期（6~9 周）。
- 阶段 4：专项运动训练与重返运动（>9 周）。

大多数运动员在 MAT 术后能够重返赛场。Marcacci 等[9]最早报道了 12 名职业足球运动员在 MAT 术后重返赛场的回顾性研究。术后随访 36 个月，他们发现，9 名球员（75%）恢复到伤前水平，参加正式比赛的平均时间是术后 10.5 个月[9]。此后，Chalmers 等[92]对

13 例患者进行了一系列小规模的回顾性研究，结果显示 77%的中高水平运动员恢复了期望的运动水平。Zaffaginei 等[93]在对 89 例患者进行的研究中得出了类似结果，77%的患者术后 8.6 个月内重返运动，但仅 44 例患者（45%）恢复到伤前水平[93]。Waterman 等[88]在对 230 例新兵进行的 MAT 研究中也得出类似结果，其中 78%的患者在 MAT 术后重返军队。IMREF 共识则建议多数患者重返低对抗性运动[9]。

总结

如今，MAT 已经成为症状性半月板缺失或半月板功能丧失的年轻患者的有效治疗方式。随着患者选择、移植物制备和手术技术的发展，手术结果和生存率不断提高。然而，大多数关于 MAT 的研究都存在证据水平低，以及患者和联合手术存在异质性的问题。未来的研究应着眼于理想的适应证、移植物制备、放置和固定技术，提供更高质量的证据，并评估 MAT 对于阻止关节软骨退行性变的意义。

（宋廷轩　译）

参考文献

1. Austin KS, Sherman OH. Complications of arthroscopic meniscal repair. *Am J Sports Med.* 1993;21(6):864–869.
2. Bland-Sutton J. *Ligaments; Their Nature and Morphology.* London, UK: H. K. Lewis; 1897.
3. McDermott I, Amis A. The consequences of meniscectomy. *J Bone Joint Surg Br.* 2006;88(12):1549–1556.
4. Bessette GC. The meniscus. *Orthopedics.* 1992;15(1):35–42.
5. Noble J, Turner P. The function, pathology, and surgery of the meniscus. *Clin Orthop Related Res.* 1986;(210):62–68.
6. Radin EL, Maquet P. Role of the menisci in the distribution of stress in the knee. *Clin Orthop Related Res.* 1984;(185):290–294.
7. Bloecker K, Wirth W, Guermazi A, et al. Relationship between medial meniscal extrusion and cartilage loss in specific femorotibial subregions: data from the Osteoarthritis Initiative. *Arthritis Care Res.* 2015;67(11):1545–1552.
8. Englund M. The role of the meniscus in osteoarthritis genesis. *Rheuma Dis Clin North Am.* 2008;34(3):573–579.
9. Getgood A, LaPrade RF, Verdonk P, et al. International Meniscus Reconstruction Experts Forum (IMREF) 2015 consensus statement on the practice of meniscal allograft transplantation. *Am J Sports Med.* 2017;45(5):1195–1205.
10. Hein CN, Deperio JG, Ehrensberger MT, Marzo JM. Effects of medial meniscal posterior horn avulsion and repair on meniscal displacement. *Knee.* 2011;18(3):189–192.
11. Lerer D, Umans HR, Hu M, Jones M. The role of meniscal root pathology and radial meniscal tear in medial meniscal extrusion. *Skel Radiol.* 2004;33(10):569–574.
12. Bhatia S, LaPrade CM, Ellman MB, LaPrade RF. Meniscal root tears: significance, diagnosis, and treatment. *Am J Sports Med.* 2014;42(12):3016–3030.
13. Chung KS, Ha JK, Ra HJ, Kim JG. A meta-analysis of clinical and radiographic outcomes of posterior horn medial meniscus root repairs. *Knee Surg Sports Traumatol Arthros.* 2016;24(5):1455–1468.
14. LaPrade RF, LaPrade CM, James EW. Recent advances in posterior meniscal root repair techniques. *J Am Acad Orthop Surg.* 2015;23(2):71–76.
15. LaPrade RF, Matheny LM, Moulton SG, et al. Posterior meniscal root repairs: outcomes of an anatomic transtibial pull-out technique. *Am J Sports Med.* 2017;45(4):884–891.
16. Hergan D, Thut D, Sherman O, Day MS. Meniscal allograft transplantation. *Arthroscopy.* 2011;27(1):101–112.
17. Milachowski K, Weismeier K, Wirth C. Homologous meniscus transplantation. *Intl Orthop.* 1989;13(1):1–11.
18. Sekiya JK, Ellingson CI. Meniscal allograft transplantation. *J Am Acad Orthop Surg.* 2006;14(3):164–174.
19. Suchman KI, Behery OA, Mai DH, et al. The demographic and geographic trends of meniscal procedures in New York State: an analysis of 649,470 patients over 13 years. *JBJS.* 2018;100(18):1581–1588.
20. Novaretti JV, Patel NK, Lian J, et al. Long-term survival analysis and outcomes of meniscal allograft transplantation with minimum 10-year follow-up: a systematic review. *Arthroscopy.* 2019;35(2):659–667.
21. Smith NA, Parkinson B, Hutchinson CE, et al. Is meniscal allograft transplantation chondroprotective? A systematic review of radiological outcomes. *Knee Surg Sports Traumatol Arthros.* 2016;24(9):2923–2935.
22. McDermott ID, Lie DT, Edwards A, et al. The effects of lateral meniscal allograft transplantation techniques on tibio-femoral contact pressures. *Knee Surg Sports Traumatol Arthros.* 2008;16(6):553–560.
23. Verdonk PC, Verstraete KL, Almqvist KF, et al. Meniscal allograft transplantation: long-term clinical results with radiological and magnetic resonance imaging correlations. *Knee Surg Sports Traumatol Arthros.* 2006;14(8):694–706.
24. ElAttar M, Dhollander A, Verdonk R, et al. Twenty-six years of meniscal allograft transplantation: is it still experimental? A meta-analysis of 44 trials. *Knee Surg Sports Traumatol Arthrosc.*

meta-analysis of 44 trials. *Knee Surg Sports Traumatol Arthrosc.* 2011;19(2):147–157.
25. Kempshall P, Parkinson B, Thomas M, et al. Outcome of meniscal allograft transplantation related to articular cartilage status: advanced chondral damage should not be a contraindication. *Knee Surg Sports Traumatol Arthros.* 2015;23(1):280–289.
26. Stone K, Adelson W, Pelsis J, et al. Long-term survival of concurrent meniscus allograft transplantation and repair of the articular cartilage: a prospective two-to 12-year follow-up report. *J Bone Joint Surg Br.* 2010;92(7):941–948.
27. Jiménez-Garrido C, Gómez-Cáceres A, Espejo-Reina MJ, et al. Obesity and meniscal transplant failure: a retrospective cohort study. *J Knee Surg.* 2019.
28. Saltzman BM, Bajaj S, Salata M, et al. Prospective long-term evaluation of meniscal allograft transplantation procedure: a minimum of 7-year follow-up. *J Knee Surg.* 2012;25(02):165–176.
29. Cole BJ, Naveen NB, Southworth TM, Liu JN. Editorial commentary: fresh-frozen meniscal allografts—cold does not always cause shrinkage. *Arthroscopy.* 2018;34(12):3224–3225.
30. Verdonk PC, Demurie A, Almqvist KF, et al. Transplantation of viable meniscal allograft. *JBJS.* 2006;88(suppl 1 Part 1):109–118.
31. Verdonk R, Van PD, Claus B, et al. Viable meniscus transplantation. *Orthopä.* 1994;23(2):153–159.
32. Verdonk R, Kohn D. Harvest and conservation of meniscal allografts. *Scand J Med Sci Sports.* 1999;9(3):158–159.
33. Matava MJ. Meniscal allograft transplantation: a systematic review. *Clin Orthop Related Res.* 2007;455:142–157.
34. Mickiewicz P, Binkowski M, Bursig H, Wróbel Z. Preservation and sterilization methods of the meniscal allografts: literature review. *Cell Tissue Bank.* 2014;15(3):307–317.
35. Myers P, Tudor F. Meniscal allograft transplantation: how should we be doing it? A systematic review. *Arthroscopy.* 2015;31(5):911–925.
36. Villalba R, Pena J, Navarro P, et al. Cryopreservation increases apoptosis in human menisci. *Knee Surg Sports Traumatol Arthros.* 2012;20(2):298–303.
37. Lee BS, Chung JW, Kim JM, et al. Width is a more important predictor in graft extrusion than length using plain radiographic sizing in lateral meniscal transplantation. *Knee Surg Sports Traumatol Arthros.* 2012;20(1):179–186.
38. Stevenson C, Mahmoud A, Tudor F, Myers P. Meniscal allograft transplantation: undersizing grafts can lead to increased rates of clinical and mechanical failure. *Knee Surg Sports Traumatol Arthros.* 2019;27(6):1900–1907.
39. Ahn JH, Kang HW, Yang TY, Lee JY. Multivariate analysis of risk factors of graft extrusion after lateral meniscus allograft transplantation. *Arthroscopy.* 2016;32(7):1337–1345.
40. Ha JK, Shim JC, Kim DW, et al. Relationship between meniscal extrusion and various clinical findings after meniscus allograft transplantation. *Am J Sports Med.* 2010;38(12):2448–2455.
41. Koh Y, Moon H, Kim Y, et al. Comparison of medial and lateral meniscal transplantation with regard to extrusion of the allograft, and its correlation with clinical outcome. *J Bone Joint Surg Br.* 2012;94(2):190–193.
42. Lee SM, Bin SI, Kim JM, et al. Long-term outcomes of meniscal allograft transplantation with and without extrusion: mean 12.3-year follow-up study. *Am J Sports Med.* 2019;47(4):815–821.
43. Pollard ME, Kang Q, Berg EE. Radiographic sizing for meniscal transplantation. *Arthroscopy.* 1995;11(6):684–687.
44. Yoon JR, Kim TS, Lim HC, et al. Is radiographic measurement of bony landmarks reliable for lateral meniscal sizing? *Am J Sports Med.* 2011;39(3):582–589.
45. Haut T, Hull M, Howell S. Use of roentgenography and magnetic resonance imaging to predict meniscal geometry determined with a three–dimensional coordinate digitizing system. *J Orthop Res.* 2000;18(2):228–237.
46. Yoon JR, Jeong HI, Seo MJ, et al. The use of contralateral knee magnetic resonance imaging to predict meniscal size during meniscal allograft transplantation. *Arthroscopy.* 2014;30(10):1287–1293.
47. Johnson DL, Swenson TM, Livesay GA, et al. Insertion-site anatomy of the human menisci: gross, arthroscopic, and topographical anatomy as a basis for meniscal transplantation. *Arthroscopy.* 1995;11(4):386–394.
48. Van Thiel GS, Verma N, Yanke A, et al. Meniscal allograft size can be predicted by height, weight, and gender. *Arthroscopy.*

2009;25(7):722–727.

49. Choi NH, Yoo SY, Victoroff BN. Position of the bony bridge of lateral meniscal transplants can affect meniscal extrusion. *Am J Sports Med.* 2011;39(9):1955–1959.

50. Kim NK, Bin SI, Kim JM, et al. Meniscal extrusion is positively correlated with the anatomical position changes of the meniscal anterior and posterior horns, following medial meniscal allograft transplantation. *Knee Surg Sports Traumatol Arthros.* 2019;27(8):2389–2399.

51. Chahla J, Olivetto J, Dean CS, et al. Lateral meniscal allograft transplantation: the bone trough technique. *Arthros Tech.* 2016;5(2):e371–e377.

52. Cole BJ, Fox JA, Lee SJ, Farr J. Bone bridge in slot technique for meniscal transplantation. *Opera Tech Sports Med.* 2003;11(2):144–155.

53. Farr J, Meneghini RM, Cole BJ. Allograft interference screw fixation in meniscus transplantation. *Arthroscopy.* 2004;20(3):322–327.

54. Lee SC, Chang WH, Park SJ, et al. Lateral meniscus allograft transplantation: an arthroscopically-assisted single-incision technique using all-inside sutures with a suture hook. *Knee Surg Sports Traumatol Arthros.* 2014;22(2):263–267.

55. Nissen CW. The keyhole technique for meniscal transplantation. *Operat Tech Sports Med.* 2003;11(2):156–160.

56. Zacchilli MA, Dai AZ, Strauss EJ, et al. Bone trough lateral meniscal allograft transplantation: the tapered teardrop technique. *Arthros Tech.* 2017;6(6):e2301–e2312.

57. Jeff A, Lee B, Cole M. Bone plug technique for meniscal transplantation. *Opera Tech Sports Med.* 2003;11(2):161–169.

58. Kim JG, Lee YS, Lee SW, et al. Arthroscopically assisted medial meniscal allograft transplantation using a modified bone plug to facilitate passage. *J Knee Surg.* 2009;22(03):259–263.

59. Lee DW, Park JH, Chung KS, et al. Arthroscopic medial meniscal allograft transplantation with modified bone plug technique. *Arthros Tech.* 2017;6(4):e1437–e1442.

60. Lee YHD, Caborn DN. A new technique for arthroscopic meniscus transplant using soft tissue fixation and anatomical meniscal root reinsertion. *Knee Surg Sports Traumatol Arthros.* 2012;20(5):904–908.

61. Roberson TA, Wyland DJ. Meniscal allograft transplantation with soft tissue in bone socket fixation: arthroscopic technique with technical pearls. *Arthros Tech.* 2017;6(2):e483–e489.

62. Spalding T, Parkinson B, Smith NA, Verdonk P. Arthroscopic meniscal allograft transplantation with soft-tissue fixation through bone tunnels. *Arthros Tech.* 2015;4(5):e559–e563.

63. Stone KR, Walgenbach AW. Meniscal allografting: the three-tunnel technique. *Arthroscopy.* 2003;19(4):426–430.

64. Abat F, Gelber PE, Erquicia JI, et al. Suture-only fixation technique leads to a higher degree of extrusion than bony fixation in meniscal allograft transplantation. *Am J Sports Med.* 2012;40(7):1591–1596.

65. Abat F, Gelber PE, Erquicia JI, et al. Prospective comparative study between two different fixation techniques in meniscal allograft transplantation. *Knee Surg Sports Traumatol Arthros.* 2013;21(7):1516–1522.

66. De Coninck T, Huysse W, Verdonk R, et al. Open versus arthroscopic meniscus allograft transplantation: magnetic resonance imaging study of meniscal radial displacement. *Arthroscopy.* 2013;29(3):514–521.

67. Wang H, Gee AO, Hutchinson ID, et al. Bone plug versus suture-only fixation of meniscal grafts: effect on joint contact mechanics during simulated gait. *Am J Sports Med.* 2014;42(7):1682–1689.

68. Jauregui JJ, Wu ZD, Meredith S, et al. How should we secure our transplanted meniscus? A meta-analysis. *Am J Sports Med.* 2018;46(9):2285–2290.

69. Koh YG, Kim YS, Kwon OR, et al. Comparative matched-pair analysis of keyhole bone-plug technique versus arthroscopic-assisted pullout suture technique for lateral meniscal allograft transplantation. *Arthroscopy.* 2018;34(6):1940–1947.

70. Gilat R, Agar G, Shohat N, et al. Avoiding injury to the popliteal neurovascular bundle in all-inside suturing of the posterior horn of the lateral meniscus: an MRI assessment of portal selection and safety. 2020;36(2):492–498.

71. Hewison C, Kolaczek S, Caterine S, et al. Peripheral fixation of meniscal allograft does not reduce coronal extrusion under physiological load. *Knee Surg Sports Traumatol Arthros.* 2019;27(6):1924–1930.

72. Jung YH, Choi NH, Victoroff BN. Arthroscopic stabilization of the lateral capsule of the knee in meniscal transplantation. *Knee Surg Sports Traumatol Arthros.* 2011;19(2):189–191.

73. Merkely G, Ogura T, Ackermann J, et al. Open meniscal allograft transplantation with transosseous suture fixation of the meniscal body significantly decreases meniscal extrusion rate compared with arthroscopic technique. *Arthroscopy.* 2019;35(6):1658–1666.

74. Harris JD, Cavo M, Brophy R, et al. Biological knee reconstruction: a systematic review of combined meniscal allograft transplantation and cartilage repair or restoration. *Arthroscopy.* 2011;27(3):409–418.

75. Frank RM, Lee S, Cotter EJ, et al. Outcomes of osteochondral allograft transplantation with and without concomitant meniscus allograft transplantation: a comparative matched group analysis. *Am J Sports Med.* 2018;46(3):573–580.

76. Getgood A, Gelber J, Gortz S, et al. Combined osteochondral allograft and meniscal allograft transplantation: a survivorship analysis. *Knee Surg Sports Traumatol Arthros.* 2015;23(4):946–953.

77. De Bruycker M, Verdonk PC, Verdonk RC. Meniscal allograft transplantation: a meta-analysis. *SICOT J.* 2017;3:33.

78. Lee BS, Kim HJ, Lee CR, et al. Clinical outcomes of meniscal allograft transplantation with or without other procedures: a systematic review and meta-analysis. *Am J Sports Med.* 2018;46(12):3047–3056.

79. Mascarenhas R, Yanke AB, Frank RM, et al. Meniscal allograft transplantation: preoperative assessment, surgical considerations, and clinical outcomes. *J Knee Surg.* 2014;27(6):443–458.

80. Bin SI, Nha KW, Cheong JY, Shin YS. Midterm and long-term results of medial versus lateral meniscal allograft transplantation: a meta-analysis. *Am J Sports Med.* 2018;46(5):1243–1250.

81. Vundelinckx B, Vanlauwe J, Bellemans J. Long-term subjective, clinical, and radiographic outcome evaluation of meniscal allograft transplantation in the knee. *Am J Sports Med.* 2014;42(7):1592–1599.

82. Noyes FR, Barber-Westin SD. Meniscal transplantation in symptomatic patients under fifty years of age: survivorship analysis. *JBJS.* 2015;97(15):1209–1219.

83. McCormick F, Harris JD, Abrams GD, et al. Survival and reoperation rates after meniscal allograft transplantation: analysis of failures for 172 consecutive transplants at a minimum 2-year follow-up. *Am J Sports Med.* 2014;42(4):892–897.

84. Zaffagnini S, Grassi A, Macchiarola L, et al. Meniscal allograft transplantation is an effective treatment in patients older than 50 years but yields inferior results compared with younger patients: a case-control study. *Arthroscopy.* 2019;35(8):2448–2458.

85. Garrett JC. Meniscal transplantation: a review of 43 cases with 2- to 7-year follow-up. *Sports Med Arthros Rev.* 1993;1(2):164–167.

86. Parkinson B, Smith N, Asplin L, et al. Factors predicting meniscal allograft transplantation failure. *Orthop J Sports Med.* 2016;4(8):2325967116663185.

87. Liu JN, Gowd AK, Redondo ML, et al. Establishing clinically significant outcomes after meniscal allograft transplantation. *Orthop J Sports Med.* 2019;7(1):2325967118818462.

88. Waterman BR, Rensing N, Cameron KL, et al. Survivorship of meniscal allograft transplantation in an athletic patient population. *Am J Sports Med.* 2016;44(5):1237–1242.

89. Yanke AB, Chalmers PN, Frank RM, et al. Clinical outcome of revision meniscal allograft transplantation: minimum 2-year follow-up. *Arthroscopy.* 2014;30(12):1602–1608.

90. Lee BS, Bin SI, Kim JM, et al. Revision meniscal allograft transplantation in the lateral compartment: disparate MRI and clinical outcomes during the early postoperative period. *Am J Sports Med.* 2016;44(11):2884–2891.

91. Marcacci M, Marcheggiani Muccioli GM, Grassi A, et al. Arthroscopic meniscus allograft transplantation in male professional soccer players: a 36-month follow-up study. *Am J Sports Med.* 2014;42(2):382–388.

92. Chalmers PN, Karas V, Sherman SL, Cole BJ. Return to high-level sport after meniscal allograft transplantation. *Arthros: J Arthros Related Surg.* 2013;29(3):539–544.

93. Zaffagnini S, Grassi A, Marcheggiani Muccioli GM, et al. Is sport activity possible after arthroscopic meniscal allograft transplantation? Midterm results in active patients. *Am J Sports Med.* 2016;44(3):625–632.

第 20 章

人工合成半月板移植物

SCOTT A. RODEO, FARRAH A. MONIBI

引言

为了寻找理想的半月板替代品,人们对天然和合成的半月板移植物进行了多项研究,但结果各不相同。同种异体半月板移植是目前临床上唯一可用的半月板置换方案,其缺点包括供体供应有限、尺寸难以匹配、存在疾病传播风险及免疫反应影响愈合的可能性。因此,开发出替代同种异体半月板移植和半月板修补的技术迫在眉睫[1]。本章总结了该领域的进展,以及无细胞支架和生物材料在半月板置换和再生开发中的转化潜力。

组织工程与半月板

组织工程是生物医学研究中一个快速发展的领域,旨在开发、维护或改善组织功能的生物替代品[2]。组织工程学一般基于细胞、支架和生物学或生物力学的组合来刺激新组织的生成。经典的组织工程范例包括在体外或体内刺激细胞后通过三维支架迁移和增殖,从而产生替代组织。理想情况下,支架应能促进细胞均匀黏附、迁移、分化和增殖。支架的微观结构和组成还应通过渗透细胞和产生功能性细胞外基质来促进适当的表型表达。

虽然已有许多关于半月板组织工程技术的报道,但至今还未发现最佳的半月板替代物。许多已发表的组织工程研究并未报道半月板结构或修复组织的机械性能,这是组织内在功能的一个关键指标。现有研究中也缺乏标准化和客观的预后衡量标准来比较不同半月板支架的有效性,并且尚无共识对结果是否成功进行定义或规范。

理想的半月板替代品应具有与天然半月板类似的生物学和生物力学特性(图 20.1)。功能性半月板置换最终应恢复半月板的结构、功能和各向异性。支架还应与关节软骨保持协同关系,以提供保护作用,并减轻骨关节炎的发生和进展。此外,理想的半月板替代品应该以足够慢的速度吸收或降解,以实现组织血管、结构、细胞和细胞外基质的生长和再生。半月板支架还应对关节无毒副作用,不能引起异物反应或降解时的免疫反应[3]。最后,最理想的支架应具备临床使用简便、微创、可植入、技术要求低,并可由政府和私人保险报销。

半月板置换支架

用于半月板替代的支架种类繁多,包括合成聚合物、水凝胶、细胞外基质成分和组织衍生材料[4]。天然聚合物支架具备显著优势,因为它们易于修缮,可以

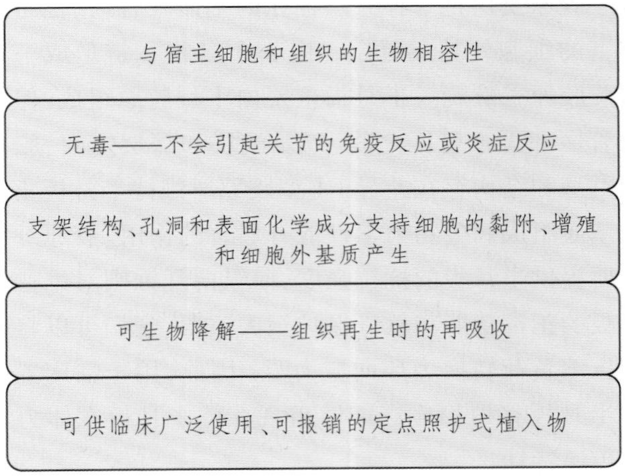

与宿主细胞和组织的生物相容性
无毒——不会引起关节的免疫反应或炎症反应
支架结构、孔洞和表面化学成分支持细胞的黏附、增殖和细胞外基质产生
可生物降解——组织再生时的再吸收
可供临床广泛使用、可报销的定点照护式植入物

图 20.1 理想的半月板支架的特点。

在制造过程中操纵其生物力学和生物学特性以实现特定应用。与合成聚合物相比，它们在体内引发强烈炎症反应的可能性较小。但合成聚合物的疏水成分也可能会阻碍三维结构中的细胞生长[5]。因此，天然聚合物支架设计需要具备生物相容性和生物可降解性，允许营养物质和代谢物的扩散，提供机械支持，具有适当的孔隙度，并为细胞包埋、增殖和组织生成提供环境[6-13]。

水凝胶

水凝胶支架可以由天然或合成的聚合物制成，这些聚合物由亲水结构组成，因存在交联结构而不能溶解。例如，海藻酸盐、胶原蛋白、琼脂糖、壳聚糖、明胶和透明质酸。后一类聚合物由可溶性单体、多功能聚合物（大分子）和纳米或微米颗粒组成[12]。此外，可以使用各种交联方法来实现特定用途的理化性质。潜在的化学交联剂包括戊二醛、京尼平、己二酸二酰肼和双（磺基琥珀酰亚胺）琥珀酸酯[8]。根据聚合物的不同类型，还可以采用热、离子和自由基交联法。控制支架的水凝胶密度和交联可以在后续通过支架吸收来控制机械性能和组织长入速率[14]。由于水凝胶在功能和结构上与天然的细胞外基质类似，它们还可能为细胞提供生物微环境，促进细胞的增殖、迁移和细胞外基质的产生[8,12]。其他优势包括水凝胶在不同环境因素下具有化学多样性，如温度、pH 值、电场、超声波和盐度[4]。

生物支架在半月板置换中的应用

胶原

胶原蛋白是一种天然存在的基质聚合物，也是最丰富的细胞外基质蛋白。由 3 个多肽 α 链形成一个右旋胶原三螺旋。半月板主要由 I 型胶原组成，但在血管区和无血管区之间，以及浅层和深层之间，胶原的类型和结构存在差异。I 型胶原对维持半月板正常的基质组成和生物力学性能有显著的作用。胶原纤维主要提供半月板的抗拉强度，而纵向纤维则对维持半月板的正常功能和软骨保护至关重要，它们可以将垂直压缩负荷转换为环向应力[15]。因此，用于临床置换的半月板移植物应当能够重现在体半月板在体力应力传递特性。

与添加或不添加胰岛素样生长因子的藻酸盐凝胶相比，将高密度胶原凝胶用于构建细胞种植半月板结构具有更好的机械和生物化学性能[16,17]。胶原半月板植入物（CMI）是一种从纯化的牛胶原蛋白中提取的多孔半月板植入物，将在"半月板支架的临床应用"中进行讨论。

透明质酸

透明质酸（HA）广泛分布于正常结缔组织的细胞外基质中[18]，它是一种非硫代氨基葡聚糖，含有与葡萄糖醛酸相连的 N-乙酰氨基葡萄糖重复单元。透明质酸具有良好的生物相容性、生物降解性和凝胶性，在组织工程领域特别作为复合支架时具有广阔的应用前景。透明质酸水凝胶可以通过酰肼类化合物的共价交联、酯化和热处理等方式来提高其力学性能[19,20]。含有胶原和透明质酸的合成复合支架已应用于骨再生[21]。根据早期的基础研究，由胶原和透明质酸组成的多层组织工程半月板替代物也有作为部分半月板替代物的应用潜能[22]。此外，人半月板细胞已成功在三维聚乙醇酸-透明质酸支架上实现了体外培养[23]。

丝素蛋白质

丝素蛋白质来源于家蚕和其他节肢动物的茧或腺体，已广泛应用于多种生物医学支架的制造。与其他天然聚合物相比，丝素蛋白质的优势包括强大的机械性能、生物相容性、生物降解能力、经济性，以及其化学基团易获得和修饰[24-26]。

FibroFix 半月板（Orthox Ltd., Abingdon, UK）是一种用于软骨和半月板损伤的不可吸收丝素蛋白质异种移植生物材料。在一项评估支架用于部分半月板置换的临床前研究中，共 28 只绵羊在接受内侧半月板部分切除术后分别植入或不植入支架[24]。6 个月后，丝质蛋白支架在关节中未引起炎症反应，且早期数据显示出良好的生物力学和生物学特性。另一项对支架摩擦学性能进行的测试表明，其可能具有远期软骨保护功能[27]。然而，还需要进一步的研究来评估用于半月板置换的丝素蛋白质支架的固定技术及其长期安全性、有效性[24,28]。

合成支架在半月板置换中的应用

合成聚合物支架已被广泛应用于组织工程领域。合成聚合物的优势在于它们可以实现重复使用，且可通过特定的几何形状、孔隙率和生物力学特性实现个体化定制。合成聚合物支架还可以针对特定的组织类型、细胞环境和降解特征进行定制。但其仍存在一定缺点，如细胞黏附性较低，以及植入后或材料降解后可能发生异物反应。

如上所述，理想的半月板人工合成材料应具有生物相容性和体内可生物降解性。此外，它还应具有细胞黏附性与足够长的半衰期，不会在植入后过早溶解。理想材料应具有软骨保护作用，不会造成关节软骨损伤。已有多种合成聚合物用于组织工程策略和半月板置换，且获得了美国食品药品监督管理局（FDA）的批准，其获取容易，可以加工应用于各种生物材料和设备。特别是脂肪族聚酯作为生物可重吸收和生物相容的聚合物，具有优秀的大组织再生潜力[29]。

聚乙醇酸

聚乙醇酸（PGA）是一种可生物降解的脂肪族聚酯，已应用于生物医学领域。聚乙醇酸在 20 世纪 70 年代首次被描述为一种可降解缝合材料，并被发现具有生物兼容性和机械性能强大等优点。PGA 支架用于半月板替代时能够促进细胞存活和纤维软骨细胞附着[30]。种植半月板纤维软骨细胞的 PGA 支架与琼脂糖构建物相比增加了细胞外基质的产生[31]。在另一项研究中，将种植了半月板纤维软骨细胞的 PGA 支架植入裸鼠皮下，种植 16 周后仍能支持新的纤维基质产生[32]。

在兔半月板全切除模型中，种植了半月板纤维软骨细胞的 PGA 支架在 10 周内纤维软骨的生成量增加。这一研究通过用 75∶25 聚（乳酸-乙醇酸）（PLGA）物理结合相邻的 PGA 纤维来提高 PGA 的材料性能[33]。基于这些结果，黏结聚合物支架表现出比非黏结支架更理想的压缩弹性，这对于半月板组织工程支架的设计有着重要的指导意义。总体而言，PGA 具有生物力学和生物学特性及软骨保护作用，是一种富有潜力的半月板再生生物材料[34]。

聚-L-乳酸和聚-D-乳酸

聚乳酸（PLA）是一种慢结晶的半结晶聚合物，据报道其已应用于软组织和骨科组织工程领域。PLA 是一种可生物降解的热塑性聚酯，通常由 L-乳酸和 D-乳酸单元组成，立体等温线会显著影响聚合物的热性能和机械性能。通过调控 PLA 支架的加工过程可以为各种生物医学应用提供所需的孔结构、孔隙率和支架厚度。考虑到半月板组织固有的材料特性，PLA 的高机械强度在半月板替代中具有较大优势。

在 Lapine 半月板全切除模型中，将半月板纤维软骨细胞种植于聚合物（L-CO-D, l-乳酸）/聚己内酯-三醇（PLDLA/PCL-T）（90%/10%）多孔支架上，24 周后可见纤维软骨组织形成，无明显排异反应、感染或慢性炎症反应[35]。一项研究将聚乳酸（PLLA）和聚对二氧六环酮（PPD）共混物制成的生物可吸收聚合物支架用作临时半月板假体，以刺激兔半月板再生。在植入 12 周后，支架促进了组织的生长和纤维软骨的形成[36]。

然而，在绵羊内侧半月板全切除模型中，由 PLLA 纤维增强的胶原-透明质酸海绵膝却导致了关节软骨退行性变。研究者认为，PLLA 植入物不能承受关节中的负荷传递，这可能是乳酸积聚和（或）PLLA 的快速降解所导致[37]。这些结果表明此项研究中的 PLLA 纤维不能用作半月板替代支架的增强材料。

目前，市场上尚无可用于半月板修复的聚乳酸基生物材料，也没有支架可用于较大的半月板缺损。然而，聚乳酸因其多功能性和组织特异性而具有较大的潜在优势。后续研究有必要聚焦于聚乳酸基生物材料作为半月板替代和再生的支架材料的可行性。

复合聚合物支架

据报道，由天然和合成聚合物组合的复合支架也可用于半月板替代。聚己内酯（PCL）是一种可生物降解聚酯，具有优异的黏弹性和流变性，其制备简便，可用于各种生物医学植入物和装置。PCL 纳米纤维的有序排列能更好地支持新组织和支架的机械性能[38-40]。PCL 也经过了 FDA 批准，具有生物兼容性与高度可制备性，且降解速度慢。

研究评估了是否带有细胞的透明质酸（HYAFF）-PCL 支架（Fidia Advanced Biopolymers, Padua, Italy）在绵羊模型中进行半月板部分和完全替换的结果[41-43]。该生物材料通过手术植入，在组织内生长和机械稳定性方面具有良好的性能。静电纺丝 PCL 支架也显示出作为半月板支架的应用前景，实现了与天然组织的优良结合[44]。此外，还可以对电纺工艺进行修改以创建具有不同结构组织的支架，并以最佳方式重现自然的细胞微环境[45,46]。一项研究在制备脱细胞半月板细胞外基质和电纺 PCL（DMECM/PCL）复合支架后，通过 Lapine 半月板全切除模型显示了其细胞贴壁的体外细胞相容性及半月板修复组织产生能力[47]。

据报道，用于半月板替代的其他合成聚合物和复合支架包括聚氨酯-PCL和聚乙烯醇-水凝胶（PVA-H）支架。在临床前模型中，这两种生物材料都已用于完全半月板置换，基于组织再生、关节软骨安全性、长期耐用性和可操作性等结果指标，均取得了不同的效果[48-52]。一种基于聚氨酯的多孔聚合物支架(Actifit)已投入市场并用于临床，将在后面的章节中进一步讨论（详见"半月板支架的临床应用"部分）。

PVA是一种用于医疗和非医疗设备的线性合成聚合物，因其生物相容性和低蛋白质吸附性能而受到广泛关注[53]。PVA水凝胶还具有渗透性、亲水性和低摩擦性能[54]。数项动物实验研究了PVA水凝胶用作半月板切除术后的人工半月板[55-58]。然而，其生物相容性、耐磨性和材料性能差的问题使得研究人员不得不探索其他方案，以开发出更安全、有效的支架用于部分或完全半月板置换。

3D 打印半月板

3D打印半月板支架代表了个体化和精准化医学时代半月板置换的新方法。通过复制3D支架可以在匹配患者特定几何形状的同时恢复半月板的整体形态[59]。此外，3D打印支架还可以制造出现成的植入物，在临床实践中容易获得。Szojka等[60]设计并生产出一种仿生3D打印半月板支架，由43~50kDa的PCL组成，目的是复制天然半月板的环状Ⅰ型胶原和放射状纤维。此外，该支架还做了利于术中缝合的特殊设计。此研究中生产的支架展现了半月板置换的一种前景，值得进一步研究。

在此之前也开发出了类似的3D打印半月板支架，并在其中加入了包裹有人结缔组织生长因子(CTGF)和转化生长因子-β3(TGF-β3)的PLGA微球。微球释放空间递送的生长因子，可以指导细胞分化和区域特异性细胞外基质的产生[63]。对绵羊模型的临床前研究显示，在半月板缺损处形成了新的组织。组织学上，用支架和生长因子处理的半月板促进了新组织的生成，而且细胞外基质富含胶原蛋白和蛋白多糖。此外，治疗组关节软骨退行性变程度也较对照组更轻。

MeniscoFix(NovoPedics, Inc., Princeton, NJ, USA)是一种获得专利的3D打印支架，目前正在进行完全半月板置换的研究。该支架由可生物降解的聚合物组

成，这种聚合物由聚（脱氨基酪氨酸十二烷基酯）[p(DTD DD)]结合注入的胶原-透明质酸海绵组成。这种脱细胞支架旨在恢复半月板部分切除后的膝关节力学性能[62]。在一项使用绵羊半月板切除模型的临床前研究中，支架具有良好的细胞相容性，支持组织长入并整合到宿主组织中。目前后续实验正在进行中，以进一步评估固定技术及支架在较长时间点的安全性和有效性[63]。

半月板支架的临床应用

胶原半月板植入物

胶原半月板植入物（ReGen Biologics, Hackensack, NJ, USA；曾用名Menaflex）是由Stone、Rodkey和Steadman开发的胶原基支架。该支架由纯化的牛跟腱Ⅰ型胶原纤维和蛋白多糖组成，蛋白多糖使用乙醛蒸汽进行交联[64,65]。简而言之，就是将肌腱组织切碎，用各种化学处理方法提纯胶原纤维，以去除非胶原蛋白和其他物质，然后将纯化的胶原纤维在HA和硫酸软骨素中膨胀并均质。最后，对纤维进行脱水、塑模、冷冻干燥、化学交联和γ辐射灭菌（图20.2）。

经上述处理后可得到多孔无细胞半月板支架，用于支持半月板、滑膜和滑液中迁移细胞的迁移和附着。胶原半月板植入物的大小和形状类似于正常人的半月板，可实现功能性半月板修复组织的逐渐长入。在膝关节镜手术中，植入物可根据特定半月板缺损进行修整（图20.3）。研究已证实胶原半月板植入物在细胞毒性、致热性和致癌性方面的安全性。此外，该产品可生物吸收，大部分支架将在1~2年内被吸收。

胶原半月板植入物的临床适应证包括累及内侧或外侧半月板25%的缺失，但半月板外缘及前后角附着物需要完整。早期临床研究显示，胶原半月板植入物支持新组织的生成，不会带来任何不良反应，并可在短期内改善无法修复的半月板撕裂患者的临床评分[64]。在另一项研究中，8例患者的术后疼痛和功能恢复均有所改善，所有患者均在术后6个月或12个月接受了二次关节镜检查，并对修复组织进行了活检。经组织学分析后证实，植入部位有新的纤维软骨基质形成[66]。

可行性研究认为胶原半月板植入物具有可操作性、生物兼容性和可吸收性，并能够支持新组织的生成[66-68]。在一项纳入8例患者的前瞻性研究中，修复组

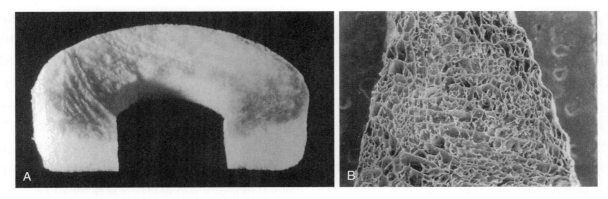

图 20.2　胶原半月板植入物的大体形态 (**A**) 和扫描电子显微镜下图像 (**B**)。(From Stone KR, Steadman JR, Rodkey WG, Li ST. Regeneration of meniscal cartilage with the use of a collagen scaffold. Analysis of preliminary data. J Bone Joint Surg Am. 1997;79: 1770–1777.)

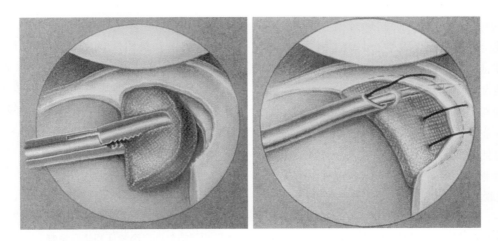

图 20.3　胶原半月板植入物的手术植入和缝合稳定性。(From Stone KR, Steadman JR, Rodkey WG, Li ST. Regeneration of meniscal cartilage with the use of a collagen scaffold. Analysis of preliminary data. J Bone Joint Surg Am. 1997;79:1770–1777.)

织在术后 6~8 年的随访中仍保持了其结构和功能[69]。在后一项研究中,除 1 例患者外,其余所有患者在术后 3 个月都恢复了日常生活,所有患者的辛辛那提膝关节量表(CRKS)评分和 IKDC 评分均有所改善。

在一项前瞻性队列研究中,33 例半月板损伤的男性患者接受了内侧胶原半月板植入或内侧半月板部分切除术(PMM),并对他们进行了至少 10 年的随访,结果显示胶原半月板植入组的疼痛评分显著降低,临床功能得到改善[70]。与内侧半月板部分切除组相比,胶原半月板移植组的内侧膝关节间隙狭窄也有明显减少。MRI 显示 11 例黏液样变性,4 例信号正常,4 例信号正常但体积缩小,2 例未观察到植入物。作者得出结论,有必要在更大的患者队列中进行随机对照试验,并由此证实胶原半月板植入术后的长期益处。

相关研究中规模最大的是一项多中心临床试验,研究人员将 311 例内侧半月板不可修复性损伤或既往接受内侧半月板部分切除术的患者随机分配到接受胶原半月板植入治疗组与仅接受半月板成形术组[71]。他们对患者进行了 2 年以上的跟踪调查,并在 7 年内完成了结果有效性评估。胶原半月板植入组的患者在术后 1 年接受二次关节镜检查,并通过组织病理学检测评估新组织长入情况。结果表明支架被吸收,证实了胶原半月板植入的安全性及其能够促进半月板修复组织的生成和整合。半月板成形组术后 5 年的再手术率是胶原半月板植入组的 2.7 倍。有趣的是,慢性半月板损伤的患者比急性损伤的患者(之前无受累半月板手术史)功能改善更为明显。对于植入后 5 年的急性半月板损伤患者,胶原半月板植入未表现出明显的临床益处,但其对于慢性损伤的患者临床结果有益。这项研究的局限性在于随访时间只有 4 年，且缺乏有效和客观的患者结局衡量标准。此外，此研究未囊括放射学结果。

只有少数研究对胶原半月板植入后的 MRI 结果进行了跟踪。据报道，随着时间的推移，支架不断减小，内侧和外侧半月板的大小和信号强度也存在差异[72-74]。Genovese 等[75]提出了胶原半月板部分植入后最常用的 MRI 评分系统。这一评分系统旨在分析胶原半月板植入后的大小和信号强度，并将成像数据与接受二次关节镜检查的患者的临床和组织学数据相关联（表 20.1）。在一项研究中，半月板植入物的形态、大小和信号强度的 Genovese 分级评分在观察者之间和观察者内部的可靠性只有低到中等[76]，骨髓水肿和半月板突出的标准在观察者之间和观察者内部具有较高的可靠性。尽管存在局限性，但 MRI 仍是半月板成像的金标准，应将其作为纵向评估患者半月板支架安全性和功能性的主要结果指标[77]。

一项系统综述总结了胶原半月板植入后的临床结果及其并发症和失败率[78]。胶原半月板植入后最常见的并发症包括肿胀和残存筋膜室痛。较不常见的并发症包括神经损伤、感染、深静脉血栓形成和植入失败。最常见的联合手术包括 ACL 重建、胫骨高位截骨

和微骨折，发生率为 48.8%。Tegner 活动水平在胶原半月板植入术后 12 个月达高峰，并在术后 5~10 年逐渐下降。总体而言，胶原半月板植入可以提供可靠的临床结果，并发症和再手术率较低。

尽管根据临床前和临床研究，胶原半月板植入的短期和中期应用具有良好的前景，但仍有必要进一步研究以验证其相对于其他治疗方式的长期优势，以指导最佳患者选择和手术时机，并证明其能够随着时间的推移阻止关节软骨退行性变进程（表 20.2）[79-81]。

Actfit

Actfit（Orteq Ltd.，London，UK）是一种脂肪族的合成聚合物支架，由聚亚安酯和聚酯组成（图 20.4）。Actfit 是一种可生物降解的多孔支架，旨在促进半月板大块缺损处新组织的生成。与胶原半月板类似，Actfit 支架适用于半月板边缘完整的半月板缺损，前角和后角都必须完好以支持组织向支架内长入（图 20.5）。Actfit 支架可以在关节镜下植入（图 20.6），临床使用建议与 CMI 类似，包括：

- 无韧带不稳定。
- 膝关节力线良好。
- ICRS 软骨损伤分级<3 级。

表 20.1　Genovese MRI 评分系统评价胶原半月板植入物和残留半月板移植物的形态特征和信号强度

特征	类型 1	类型 2	类型 3
形态和大小	完全再吸收 CMI	形态规则/不规则的小 CMI	与正常半月板形状和大小相同的 CMI
信号强度	明显高信号	轻微高信号	相对于正常半月板等信号（无信号）

CMI，胶原半月板移入物。

（From Genovese E，Angeretti MG，Ronga M，et al. Follow-up of collagen meniscal implants by MRI. Radiol Med. 2007；112：1036–1048.）

表 20.2　胶原半月板支架的临床研究汇总

作者，年份（参考文献序号）	患者数	平均年龄（岁）	男/女	内侧/外侧	研究周期	证据等级
Hirschmann 等，2013[80]	67	36	46/20	55/12	12 个月	IV
Zaffagnini 等，2012[73]	24	36.3	20/4	全为外侧	24~31 个月	IV
Monllau 等，2011[81]	25	42.3	20/5	全为内侧	20 年	IV
Zaffagnini 等，2011[70]	33	40	33/0	全为内侧	120~152 个月	II
Bulgheroni 等，2010[74]	34	39	25/9	全为内侧	5 年	IV
Rodkey 等，2008[71]	311	39	243/68	全为内侧	16~92 个月	I
Zaffagnini 等，2007[69]	8	31	8/0	全为内侧	6~8 年	IV
Steadman 和 Rodkey 等，2005[67]	8	46	8/0	全为内侧	5.5~6.3 年	IV
Rodkey 等，1999[56]	8	40	8/0	全为内侧	24~32 个月	IV
Stone 等，1997[64]	10	39.3	8/2	全为内侧	3 年	IV

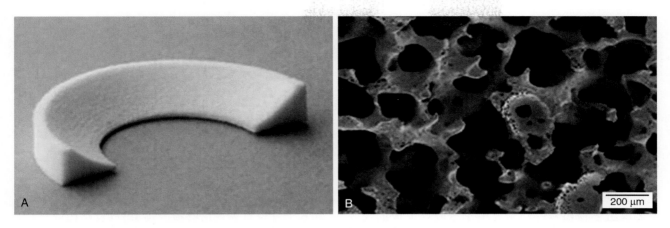

图 20.4　Actifit 半月板移植物(A)和电子显微镜图像(B)下相互连接的孔结构。(From Baynat C,Andro C,Vincent JP,et al. Actifit synthetic meniscal substitute:experience with 18 patients in Brest,France. Orthop Traumatol Surg Res. 2014;100:S385−389.)

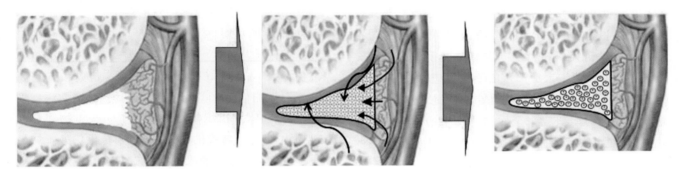

图 20.5　Actifit 人工半月板替代物的组织生长机制示意图。(From Baynat C,Andro C,Vincent JP,et al. Actifit synthetic meniscal substitute:experience with 18 patients in Brest,France. Orthop Traumatol Surg Res. 2014;100:S385−389.)

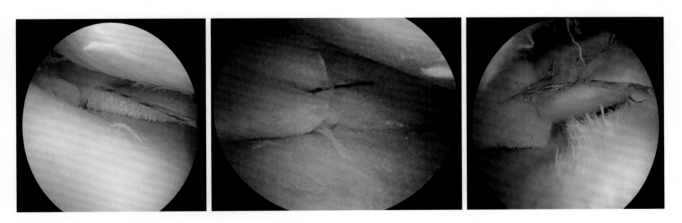

图 20.6　关节镜下 Actifit 人工半月板的植入、定位及缝合固定。(From Baynat C,Andro C,Vincent JP,et al. Actifit synthetic meniscal substitute:experience with 18 patients in Brest,France. Orthop Traumatol Surg Res. 2014;100:S385−389.)

● 患者承诺并坚持施行术后康复计划。

临床前研究和临床研究已证明了 Actifit 的生物相容良好,并已完成短期到中期的随访[82]。该支架无毒性,且不会因降解而引发炎症反应。此外,支架的摩擦性能在 6~12 个月后接近绵羊天然半月板的摩擦性能,并且支持组织向缺损处长入[83]。

在一项纳入 52 例患者的病例研究中,术后 12 个月二次关节镜检查显示支架已经完成融合[84]。支架

表 20.3　聚氨酯半月板支架的临床研究汇总

作者,年份(参考文献序号)	患者数	平均年龄(岁)	男/女	内侧/外侧	研究周期	证据等级
Schuttler 等,2016[88]	18	32.5		全为内侧	48 个月	IV
Baynat 等,2014[86]	18	20~46	13/5	13/5	24 个月	IV
Verdonk 等,2012[85]	52	30.8	39/13	38/18	24 个月	IV
Efe 等,2012[87]	10	29	8/2	全为内侧	12 个月	IV
Verdonk 等,2011[84]	52	30.8	39/13	34/18	12 个月	IV

还表现出生物相容性和主要由 I 型胶原完成的组织长[84-87]。48 个月后，接受支架治疗的患者在视觉模拟评分(VAS)和膝关节协会评分(KSS)、膝关节和功能评分方面与基线相比显示出纵向改善[88]。

　　基于短期研究，Actifit 有望改善半月板缺乏症患者的疼痛和功能(表 20.3)。然而，已发表研究中包括了小样本量研究或在接受同期膝关节手术的患者中进行评估。虽然未报道严重的不良反应，但可能出现再次手术、滑膜反应和短期失败[89]。因此，需要进行前瞻性研究和对照研究来全面评估支架的安全性和有效性，并确定临床使用支架是否可以阻止膝关节炎的发生和进展。

结论

　　尽管胶原半月板和 Actifit 支架的材料性能在刚植入时不如天然半月板，但接受支架植入的患者有望在疼痛和功能方面获得临床改善[79,90,91]。有必要进行更长期的研究以全面评估支架的软骨保护作用。此外，有必要对标准化的临床、组织学和放射学结果进行研究，以全面衡量支架随时间推移的效果[92]。现有研究已经很好地证明了支架缓解疼痛的作用，但对膝关节的保护意义尚不明确[93]。

研究中的产品

　　NUsurface 半月板植入物（Active Implants LLC，Memphis，TN，USA）是一种正在评估临床使用的人工全内侧半月板替代物。它是一种非锚定植入物，由聚碳酸酯-氨酯(PCU)基质嵌入超高相对分子质量的聚乙烯增强纤维组成[94]。该植入物模仿了天然半月板的结构，是一种能够传递负荷的功能替代品。在绵羊模型中进行的临床前研究显示，该装置在植入后 3 个月

和 6 个月没有表现出磨损的迹象，以及结构或材料特性的改变[95]。该植入物已于 2008 年在欧洲和 2011 年在以色列获批用于人类[96]。美国正在进行临床试验以评估其安全性和有效性，并将该产品的使用与标准治疗方案进行比较。早期临床数据显示，患者在术后 12 个月时疼痛明显减轻。

总结

　　尽管临床和组织学结果证实了一些生物和合成支架用于半月板置换的前景，但临床转化仍处于初级阶段，现有支架技术的改进和新支架的开发对于实现功能性半月板置换十分必要。在广泛应用于临床之前，还需要更多高证据水平的研究、长期随访及标准且客观的衡量指标来定义临床成功。

（宋廷轩　译）

参考文献

1. Feeley BT, Lau BC. Biomechanics and clinical outcomes of partial meniscectomy. *J Am Acad Orthop Surg*. 2018;26:853–863.
2. Langer R, Vacanti JP. Tissue engineering. *Science*. 1993;260:920–926.
3. Stone KR. Meniscus replacement. *Meniscal Repair*. 1996;15:557–571.
4. Makris EA, Hadidi P, Athanasiou KA. The knee meniscus: structure-function, pathophysiology, current repair techniques, and prospects for regeneration. *Biomaterials*. 2011;32:7411–7431.
5. Ko HF, Sfeir C, Kumta PN. Novel synthesis strategies for natural polymer and composite biomaterials as potential scaffolds for tissue engineering. *Philos Trans A Math Phys Eng Sci*. 2010;368:1981–1997.
6. Rongen JJ, van Tienen TG, Bochove BV, et al. Biomaterials in search of a meniscus substitute. *Biomaterials*. 2014;35:3527–3540.
7. Dhandayuthapani B, Yoshida Y, Maekawa T, Kumar DS. Polymeric scaffolds in tissue engineering application: a review. *Int J Polym Sci*. 2011;2011:1–19.
8. Tan H, Marra KG. Injectable, biodegradable hydrogels for tissue engineering applications. *Materials*. 2010;3:1746–1767.
9. Gloria A, De Santis R, Ambrosio L. Polymer-based composite scaffolds for tissue engineering. *J Appl Biomater Biomech*. 2010;8:57–67.

10. Chan BP, Leong KW. Scaffolding in tissue engineering: general approaches and tissue-specific considerations. *Eur Spine J.* 2008;17(suppl 4):S467–S479.

11. Drury JL, Mooney DJ. Hydrogels for tissue engineering: scaffold design variables and applications. *Biomaterials.* 2003;24:4337–4351.

12. Hoffman AS. Hydrogels for biomedical applications. *Adv Drug Deliv Rev.* 2002;54:3–12.

13. Lee KY, Mooney DJ. Hydrogels for tissue engineering. *Chem Rev.* 2001;101:1869–1879.

14. Sarem M, Moztarzadeh F, Mozaferi M, Shastri VP. Optimization strategies on the structural modeling of gelatin/chitosan scaffolds to mimic human meniscus tissue. *Mater Sci Eng C Mater Biol Appl.* 2013;33:4777–4785.

15. Ghosh P, Taylor TK. The knee joint meniscus. A fibrocartilage of some distinction. *Clin Orthop Relat Res.* 1987;224:52–63.

16. Puetzer JL, Bonassar LJ. High density type I collagen gels for tissue engineering of whole menisci. *Acta Biomater.* 2013;9:7787–7795.

17. Puetzer JL, Brown BN, Ballyns JJ, Bonassar LJ. The effect of IGF-I on anatomically shaped tissue-engineered menisci. *Tissue Eng Part A.* 2013;19:1443–1450.

18. Entwistle J, Hall CL, Turley EA. HA receptors: regulators of signaling to the cytoskeleton. *J Cell Biochem.* 1996;61:569–577.

19. Tan H, Marra KG. Injectable, biodegradable hydrogels for tissue engineering applications. *Materials.* 2010;3:1746–1767.

20. Campoccia D, Doherty P, Radice M, et al. Semisynthetic resorbable materials from hyaluronan esterification. *Biomaterials.* 1998;19:2101–2127.

21. Liu LS, Thompson AY, Heidaran MA, et al. An osteoconductive collagen/hyaluronate matrix for bone regeneration. *Biomaterials.* 1999;20:1097–1108.

22. Halili AN, Hasirci N, Hasirci V. A multilayer tissue engineered meniscus substitute. *J Mater Sci Mater Med.* 2014;25:1195–1209.

23. Freymann U, Endres M, Neumann K, et al. Expanded human meniscus-derived cells in 3-D polymer-hyaluronan scaffolds for meniscus repair. *Acta Biomater.* 2012;8:677–685.

24. Gruchenberg K, Ignatius A, von Lubken F, et al. In vivo performance of a novel silk fibroin scaffold for partial meniscal replacement in a sheep model. *Knee Surg Sports Traumatol Arthrosc.* 2015;23:2218–2229.

25. Kundu B, Rajkhowa R, Kundu SC, Wang X. Silk fibroin biomaterials for tissue regenerations. *Adv Drug Deliv Rev.* 2013;65:457–470.

26. Yan LP, Oliveira JM, Oliveira AL, et al. Macro/microporous silk fibroin scaffolds with potential for articular cartilage and meniscus tissue engineering applications. *Acta Biomater.* 2012;8:289–301.

27. Warnecke D, Schild NB, Klose S, et al. Friction properties of a new silk fibroin scaffold for meniscal replacement. *Tribol Int.* 2017;109:586–592.

28. Mandal BB, Park SH, Gil ES, Kaplan DL. Multilayered silk scaffolds for meniscus tissue engineering. *Biomaterials.* 2011;32:639–651.

29. Narayanan G, Verneker VN, Kuyinu EL, Laurencin CT. Poly (lactic acid)-based biomaterials for orthopaedic regenerative engineering. *Adv Drug Deliv Rev.* 2017;15:247–276.

30. Pangborn CA, Athanasiou KA. Growth factors and fibrochondrocytes in scaffolds. *J Orthop Res.* 2005;23:1184–1190.

31. Aufderheide AC, Athanasiou KA. Comparison of scaffolds and culture conditions for tissue engineering of the knee meniscus. *Tissue Eng.* 2005;11:1095–1104.

32. Ibarra C, Jannetta CA, Vacanti Y, et al. Tissue engineered meniscus: a potential new alternative to allogenic meniscus transplantation. *Transplant Proc.* 1997;29:986–988.

33. Kang SW, Son SM, Lee JS, et al. Regeneration of whole meniscus using meniscal cells and polymer scaffolds in a rabbit total meniscectomy model. *J Biomater Res A.* 2006;78:659–671.

34. Murakami T, Otsuki S, Nakagawa K, et al. Establishment of novel meniscal scaffold structures using polyglycolic and poly-L-lactic acids. *J Biomater Appl.* 2017;32:150–161.

35. Esposito AR, Moda M, Cattani SM, et al. PLDLA/PCL-T scaffold for meniscus tissue engineering. *Biores Open Access.* 2013;2:138–147.

36. Testa Pezzin AP, Cardoso TP, do Carmo Alberto Rincón M, et al. Bioresorbable polymer scaffold as temporary meniscal prosthesis. *Artif Organs.* 2003;27:428–431.

37. Patel JM, Merriam AR, Kohn J, et al. Negative outcomes of poly (L-lactic acid) fiber-reinforced scaffolds in an ovine total meniscus

38. Baker BM, Shah RP, Silverstein AM, et al. Sacrificial nanofibrous composites provide instruction without impediment and enable functional tissue formation. *Proc Natl Acad Sci U S A.* 2012;109:14176–14181.

39. Baker BM, Nathan A, Gee AO, Mauck RL. The influence of an aligned nanofibrous topography on human mesenchymal stem cell fibrochondrogenesis. *Biomaterials.* 2010;31:6190–6200.

40. Baker BM, Mauck RL. The effect of nanofiber alignment on the maturation of engineered meniscus constructs. *Biomaterials.* 2007;28:1967–1977.

41. Kon E, Filardo G, Tschon M, et al. Tissue engineering for total meniscal substitution: animal study in sheep model – results at 12 months. *Tissue Eng Part A.* 2012;18:1573–1582.

42. Kon E, Chiari C, Marcacci M, et al. Tissue engineering for total meniscal substitution: animal study in sheep model. *Tissue Eng Part A.* 2008;14:1067–1080.

43. Chiari C, Koller U, Dorotka R, et al. A tissue engineering approach to meniscus regeneration in a sheep model. *Osteoarthritis Cartilage.* 2006;14:1056–1065.

44. Ionescu LC, Lee GC, Huang KL, Mauck RL. Growth factor supplementation improves native and engineered meniscus repair in vitro. *Acta Biomater.* 2012;8:3687–3694.

45. Ionescu LC, Mauck RL. Porosity and cell preseeding influence electrospun scaffold maturation and meniscus integration in vitro. *Tissue Eng Part A.* 2013;19:538–547.

46. Baker BM, Handorf AM, Ionescu LC, et al. New directions in nanofibrous scaffolds for soft tissue engineering and regeneration. *Expert Rev Med Devices.* 2009;6:515–532.

47. Gao S, Chen M, Wang P, et al. An electrospun fiber reinforced scaffold promotes total meniscus regeneration in rabbit meniscectomy model. *Acta Biomater.* 2018;73:127–140.

48. Hannink G, van Tienen TG, Schouten AJ, Buma P. Changes in articular cartilage after meniscectomy and meniscus replacement using a biodegradable porous polymer implant. *Knee Surg Sports Traumatol Arthrosc.* 2011;19:441–451.

49. Welsing RT, van Tienen TG, Ramrattan N, et al. Effect on tissue differentiation and articular cartilage degradation of a polymer meniscus implant: a 2-year follow-up study in dogs. *Am J Sports Med.* 2008;36:1978–1989.

50. Tienen TG, Heijkants RG, de Groot JH, et al. Replacement of the knee meniscus by a porous polymer implant: a study in dogs. *Am J Sports Med.* 2006;34:64–71.

51. Heijkants RG, van Calck RV, van Tienen TG, et al. Uncatalyzed synthesis, thermal and mechanical properties of polyurethanes based on poly(epsilon-caprolactone) and 1,4-butane diisocyanate with uniform hard segment. *Biomaterials.* 2005;26:4219–4228.

52. Heijkants RG, van Calck RV, De Groot JH, et al. Design, synthesis and properties of a degradable polyurethane scaffold for meniscus regeneration. *J Mater Sci Mater Med.* 2004;15:423–427.

53. Baker MI, Walsh SP, Schwartz Z, Boyan BD. A review of polyvinyl alcohol and its uses in cartilage and orthopaedic applications. *J Biomed Mater Res Part B.* 2012;100:1451–1457.

54. Kobayashi M, Hyu HS. Development and evaluation of polyvinyl alcohol-hydrogels as an artificial articular cartilage for orthopedic implants. *Materials.* 2010;3:2753–2771.

55. Kobayashi M, Chang YS, Oka M. A two year in vivo study of polyvinyl alcohol-hydrogel (PVA-H) artificial meniscus. *Biomaterials.* 2005;26:3243–3248.

56. Kobayashi M. Preliminary study of polyvinyl alcohol-hydrogel (PVA-H) artificial meniscus. *Bio Med Mater Eng.* 2004;14:505–515.

57. Kobayashi M, Toguchida J, Oka M. Preliminary study of polyvinyl alcohol-hydrogel (PVA-H) artificial meniscus. *Biomaterials.* 2003;24:639–647.

58. Kobayashi M, Toguchida J, Oka M. Development of an artificial meniscus using polyvinyl alcohol-hydrogel for early return to, and continuance of, athletic life in sportspersons with severe meniscus injury. II. Animal experiments. *Knee.* 2003;10:53.

59. Cengiz IF, Pitikakis M, Cesario L, et al. Building the basis for patient-specific meniscal scaffolds: from human knee MRI to fabrication of 3D printed scaffolds. *Bioprinting.* 2016;1–2:1–10.

60. Szojka A, Lalh K, Andrews SHJ, et al. Biomimetic 3D printed scaffolds for meniscus tissue engineering. *Bioprinting.* 2017;8:1–7.

61. Lee CH, Rodeo SA, Fortier LA, et al. Protein-releasing polymeric

scaffolds induce fibrochondrocytic differentiation of endogenous cells for knee meniscus regeneration in sheep. *Sci Transl Med.* 2014;6:266ra171.

62. Ghodbane SA, Patel JM, Brzezinski A, et al. Biomechanical characterization of a novel collagen-hyaluronan infused 3D-printed polymeric device for partial meniscus replacement. *J Biomed Mater Res Part B.* 2019;1–9:9999B.

63. Ghodbane SA, Brzezinksi A, Patel JM, et al. Partial meniscus replacement with a collagen-hyaluronan infused three-dimensional printed polymeric scaffold. *Tissue Eng Part A.* 2019;25:379–389.

64. Stone KR, Steadman JR, Rodkey WG, Li ST. Regeneration of meniscal cartilage with the use of a collagen scaffold. Analysis of preliminary data. *J Bone Joint Surg Am.* 1997;79:1770–1777.

65. Stone KR, Rodkey WG, Webber RJ, et al. Future directions. Collagen-based prosthesis for meniscal regeneration. *Clin Orthop Relat Res.* 1990;252:129–135.

66. Rodkey WG, Steadman JR, Li ST. A clinical study of collagen meniscus implants to restore the injured meniscus. *Clin Orthop Relat Res.* 1999;367(suppl):S281–S292.

67. Steadman JR, Rodkey WG. Tissue-engineered collagen meniscus implants: 5- to 6-year feasibility study results. *Arthroscopy.* 2005;21:515–525.

68. Stone KR, Rodkey WG, Webber R, et al. Meniscal regeneration with copolymeric collagen scaffolds. In vitro and in vivo studies evaluated clinically, histologically, and biochemically. *Am J Sports Med.* 1992;20:104–111.

69. Zaffagnini S, Giordano G, Vascellari A, et al. Arthroscopic collagen meniscus implant results at 6 to 8 years follow up. *Knee Surg Sports Traumatol Arthrosc.* 2007;15:175–183.

70. Zaffagnini S, Marcheggiani Mucciolli GM, Lopomo N, et al. Prospective long-term outcomes of the medial collagen meniscus implant versus partial medial meniscectomy: a minimum 10-year follow-up study. *Am J Sports Med.* 2011;39:977–985.

71. Rodkey WG, DeHaven KE, Montgomery WH, et al. Comparison of the collagen meniscus implant with partial meniscectomy. *J Bone Joint Surg Am.* 2008;90:1413–1426.

72. Zaffagnini S, Grassi A, Marcheggiani Mucciolli GM, et al. MRI evaluation of a collagen meniscus implant: a systematic review. *Knee Surg Sports Traumatol Arthrosc.* 2015;23:3228–3237.

73. Zaffagnini S, Marcheggiani Muccioli GM, Bulgheroni P, et al. Arthroscopic collagen meniscus implantation for partial lateral meniscal defects: a 2-year minimum follow-up study. *Am J Sports Med.* 2012;40:2281–2288.

74. Bulgheroni P, Murena L, Ratti C, et al. Follow-up of collagen meniscus implant patients: clinical, radiological, and magnetic resonance imaging results at 5 years. *Knee.* 2010;17:224–229.

75. Genovese E, Angeretti MG, Ronga M, et al. Follow-up of collagen meniscus implants by MRI. *Radiol Med.* 2007;112:1036–1048.

76. Hirschmann A, Schiapparelli FF, Schenk L, et al. The Genovese grading scale is not reliable for MR assessment of collagen meniscus implants. *Knee.* 2017;24:9–17.

77. Lefevre N, Naouri JF, Herman S, et al. A current review of the meniscus imaging: proposition of a useful tool for its radiologic analysis. *Radiol Res Pract.* 2016;2016:8329296.

78. Grassi A, Zaffagnini S, Marcheggiani Muccioli GM, et al. Clinical outcomes and complications of a collagen meniscus implant: a systematic review. *Int Orthop.* 2014;38:1945–1953.

79. Bulgheroni E, Grassi A, Campagnolo M, et al. Comparative study of collagen versus synthetic-based meniscal scaffolds in treating meniscal deficiency in young active population. *Cartilage.*

2016;7:29–38.

80. Hirschmann MT, Keller L, Hirschmann A, et al. One-year clinical and MR imaging outcome after partial meniscal replacement in stabilized knees using a collagen meniscus implant. *Knee Surg Sports Traumatol Arthrosc.* 2013;21:740–747.

81. Monllau JC, Gelber PE, Abat F, et al. Outcome after partial medial meniscus substitution with the collagen meniscal implant at a minimum of 10 years' follow-up. *Arthroscopy.* 2011;27:933–943.

82. Maher SA, Rodeo SA, Doty SB, et al. Evaluation of a porous polyurethane scaffold in a partial meniscal defect ovine model. *Arthroscopy.* 2010;26:1510–1519.

83. Galley NK, Gleghorn JP, Rodeo S, et al. Frictional properties of the meniscus improve after scaffold-augmented repair of partial meniscectomy: a pilot study. *Clin Orthop Relat Res.* 2011;469:2817–2823.

84. Verdonk R, Verdonk P, Huysse W, et al. Tissue ingrowth after implantation of a novel, biodegradable polyurethane scaffold for treatment of partial meniscal lesions. *Am J Sports Med.* 2011;39:774–782.

85. Verdonk P, Beaufils P, Bellemans J, et al. Successful treatment of painful irreparable partial meniscal deficits with a polyurethane scaffold: two-year safety and clinical outcomes. *Am J Sports Med.* 2012;40:844–853.

86. Baynat C, Andro C, Vincent JP, et al. Actifit® synthetic meniscal substitute: experience with 18 patients in Brest, France. *Orthop Traumatol Surg Res.* 2014;100:S385–S389.

87. Efe T, Getgood A, Schofer MD, et al. The safety and short-term efficacy of a novel polyurethane meniscal scaffold for the treatment of segmental meniscal deficiency. *Knee Surg Sports Traumatol Arthrosc.* 2012;20:1822–1830.

88. Schuttler KF, Haberhauer F, Gesslein M, et al. Midterm follow-up after implantation of a polyurethane meniscal scaffold for segmental medial meniscus loss: maintenance of good clinical and MRI outcome. *Knee Surg Sports Traumatol Arthrosc.* 2016;24:1478–1484.

89. Van Der Straeten C, Doyen B, Dutordoir C, et al. Short- and medium-term results of artificial meniscal implants. *Orthopaed Proc.* 2016;98-B(suppl 4):91.

90. Sandmann GH, Adamczyk C, Grande Garcia E, et al. Biomechanical comparison of menisci from different species and artificial constructs. *BMC Musculoskelet Disord.* 2013;14:324.

91. Houck DA, Kraeutler MJ, Belk JW, et al. Similar clinical outcomes following collagen or polyurethane meniscal scaffold implantation: a systematic review. *Knee Surg Sports Traumatol Arthrosc.* 2018;26:2259–2269.

92. Ranmuthu CDS, Ranmuthu CKI, Russell JC, et al. Are the biological and biomechanical properties of meniscal scaffolds reflected in clinical practice? A systematic review of the literature. *Int J Mol Sci.* 2019;20:632.

93. Drobnic M, Ercin E, Gamelas J, et al. Treatment options for the symptomatic post-meniscectomy knee. *Knee Surg Sports Traumatol Arthrosc.* 2019;27:1817–1824.

94. Elsner JJ, Shemesh M, Shefy-Peleg A, et al. Quantification of in vitro wear of a synthetic meniscus implant using gravimetric and micro-CT measurements. *J Mech Behav Biomed Mater.* 2015;49:310–320.

95. Zur G, Linder-Ganz E, Elsner JJ, et al. Chondroprotective effects of a polycarbonate-urethane meniscal implant: histopathological results in a sheep model. *Knee Surg Sports Traumatol Arthrosc.* 2011;19:255–263.

96. Vrancken AC, Buma P, van Tienen TG. Synthetic meniscus replacement: a review. *Int Orthop.* 2013;37:291–299.

第 4 部分　软骨与软骨下骨病变

第 21 章

软骨修复的基本科学认知及其应用

SUZANNE M. TABBAA, SIMON GöRTZ, CHRISTIAN LATTERMANN

软骨修复的骨软骨单元和生物学

关节的功能取决于骨软骨单元的健康和完整性，它包括关节软骨、钙化软骨层和软骨下骨的复合组织[1,2]。这些组织成分的任何改变都可导致正常关节稳态和功能的破坏，并导致关节的病理改变和疾病的发生[2]。

关节软骨

正常的关节软骨由可动关节表面特殊的透明软骨构成，其功能是在生理条件下缓冲关节的应力，并提供光滑的关节表面[3,4]。关节软骨表面光滑，被覆在软骨下骨上，并与关节液接触，厚度为 1~4mm[3,5]。关节软骨本身不含血管、神经和淋巴，而是由软骨细胞和细胞外基质组成。软骨细胞是特殊的细胞，可对各种机械和化学信号做出反应以维持细胞外基质的完整性[6]。软骨包含由细胞外基质和蛋白质构成的固体成分，以及由水、溶液、代谢物、小分子蛋白和高浓度的阳离子（Ca^{2+}、K^+、Na^+、CL^-）组成的液体成分[7-9]。固体和液体成分有助于关节软骨的润滑、机械刚度和负荷分配功能[7,9]。施加在关节的负荷会挤压细胞外基质间隙中的液体，这对支撑压缩负荷和防止固态基质组分非常重要[10]。由于软骨组织高度分化，软骨细胞有丝分裂能力有限、缺乏血管，并且成年关节软骨缺乏其他组织（如骨和皮肤）那样的自我修复潜力。

关节软骨的组成

关节软骨组织可分为浅表层、中部移行层、深层（放射层）及钙化层组成（图 21.1）。每一层都包含细胞和细胞外基质。细胞外基质包含蛋白聚糖（5%~10%）、胶原蛋白（10%~20%）和水（68%~85%）[11]。蛋白聚糖是由蛋白核心和多糖链组成的大分子，称为糖胺聚糖。聚集蛋白聚糖是关节软骨中的主要蛋白聚糖，含有净负电荷并维持高渗透压[12]，从而通过液体压力实现其力学性能[13]。细胞外基质主要有 II 型胶原（90%）构成，此外还含有少量 VI 型胶原（1%~2%）、IX 型胶原（1%~2%）和 XI 型胶原（2%~3%），以提供基质的抗拉强度和刚度[3]。细胞外基质的独特结构和组成随关节软骨的深度而变化，而细胞密度和形态也存在相应的变化，从而产生不同的功能和力学性能[3,7]。

软骨也可根据与软骨细胞的距离分为细胞周区、区域区及区域间区[7,14,15]。最靠近软骨细胞的成为细胞周基质，由非胶原蛋白组成，其特性是蛋白聚糖含量高[15]。区域基质由薄的胶原纤维组成，这些胶原纤维包绕单个或多个软骨细胞及其细胞周基质[7,15]。区域间基质是关节软骨的主要基质，含有较大的胶原纤维，其排列随软骨的深度和层次而变化[7,14-16]。

分层结构

软骨的区域差异（图 21.1B）由其构成、胶原排列、交联，以及软骨细胞的大小、形状、功能和代谢活性的

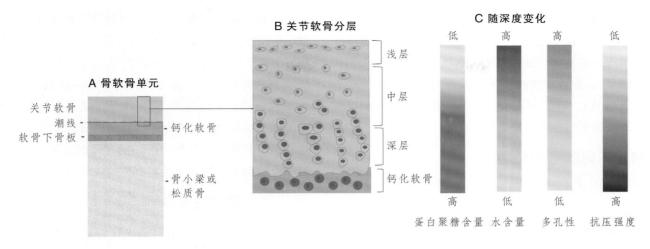

图 21.1 骨软骨单元和分区。(A)骨软骨单元的组成部分。(B)关节软骨的分层结构。(C)成分和强度随深度变化。

差异来决定[17,18]。浅表层是关节软骨的最外层,与滑膜腔和滑液接触,占软骨总厚度的 10%~20%[19,20]。该层由密集分布的扁平软骨细胞和与关节表面平行的胶原纤维组成,以提供关节软骨的抗拉强度[8,17,18,21]。浅表层细胞负责分泌蛋白聚糖 4(PRG4),一种具有润滑功能的糖蛋白[12,22]。该区域的另一特点是富含纤连蛋白、水和弹性蛋白[7,23]。中间层(移行层)(占软骨总厚度的 40%~60%)含有较厚的胶原纤维和软骨细胞,软骨细胞呈球形,随机分布在整个基质中[8,17,20,24,25]。移行层的特点是富含聚集蛋白聚糖和 II 型胶原,从而提供较高的抗压能力[12,26]。该层的胶原纤维呈斜行排列,成为 Benninghoff 弓的一部分[18,21,24]。深层位于钙化层及潮线以上,占软骨总厚度的 30%~40%,深层的圆形软骨细胞成柱状或成簇分布,而纤维排列垂直于关节面[13,20,21,27]。该区域细胞密度最低而蛋白聚糖含量高,有很强的抗压能力[22,28]。钙化区是厚度为 50~250μm 的薄层,根据个体、位置及负荷而变化[29]。这种生物复合致密矿化组织和细胞外基质(II 型胶原、糖胺聚糖、X 型胶原)通过组织学的潮线与关节软骨分离,其功能是将未钙化的软骨附着在软骨下骨[2,29,30]。该区域的矿物质含量呈梯度分布,从软骨到软骨下骨,矿物质含量呈指数级增加,从而传递该区域的力学特性[2,6,31]。

除胶原排列的变化外,不同层次的液体和固体组成存在差异,形成其独特的力学特性(图 21.1C)。浅表层含水量最多,约为湿重的 80%,随深度线性下降至软骨下骨时为湿重的 40%~60%[3]。胶原蛋白含量在浅表层最高,约为干重的 86%,随深度下降至深层时约为干重的 67%[3]。蛋白聚糖是主要的非胶原蛋白,

也随深度改变。表层含量最低,约为干重的 15%,中部含量增加,约为干重的 25%,深层含量约为干重的 20%[11,19,28,32]。相反,软骨的孔隙数量及液体含量是浅层最高,中层及深层较低[11]。

浅层富胶原蛋白,抗拉强度增加;而深层及中层的蛋白聚糖和水分含量增加,因此抗压强度更高[17,28]。

软骨细胞

与骨细胞和其他细胞类似,软骨细胞也具有对力学或物理刺激做出反应的能力。细胞将应力转化为生物化学信号的能力是通过力传导产生的,软骨细胞通过生物合成和基质从而对各种物理刺激做出反应。根据其不同位置,浅层和深层的软骨细胞亚群在细胞密度、形态、生物合成、代谢活性、细胞因子活性及基因和蛋白质表达方面均不相同,这也密切影响细胞外基质的成分[3,13,17,28,32-43]。Amanatullah 等[17]证明了浅层和中间层细胞外基质基因表达存在显著差异。PRG4 是一种润滑蛋白,称为润滑蛋白或浅表层蛋白(SZP),主要由浅表层软骨细胞表达和分泌[19,34,43]。与浅层相比,深层和中层的 II 型胶原的表达和糖胺聚糖的生成增加,而 PRG4 分泌减少[17,19,32,42,43]。

滑液

滑液通过液膜润滑和边界润滑机制使关节软骨具有摩擦系数极低的表面。滑液由有滑膜产生的,由水、无机盐和大分子、透明质酸、润滑素和聚集蛋白聚糖组成,这些组分有助于边界润滑[3]。透明质酸(HA)是一种相对高分子量的多糖,可为滑液提供高黏性,

是边界润滑的主要润滑剂[8]。研究表明,酶法取出透明质酸并不影响润滑剂的性质[8,44]。边界润滑剂的性质受润滑素的影响。润滑素是一种与 SZP 或 PRG4 相同的糖蛋白,存在于滑液和关节软骨表面[3]。最近,边界润滑剂 HA、磷脂和润滑剂的协同作用已被证明在健康滑膜关节的边界润滑中发挥主要作用[4]。

软骨下骨的结构和功能

软骨下骨在软骨缺损的愈合中起关键作用,也可能影响软骨疾病的起病和进展[45-48]。软骨下骨由矿物、胶原和水组成,根据个体及解剖位置的不同,其厚度、结构和组分有很大差异[49-52]。软骨下骨由软骨下骨板组成,这是一层薄薄的皮质样骨,具有哈弗结构,位于钙化的软骨带及其下的骨小梁之间[49,53]。软骨下骨板曾被认为是一种不可渗透的屏障,现在认为小分子可以渗透软骨下骨板从而滋养关节软骨[10,45,54,55]。软骨下骨的血供是由穿过成熟骨单元的血管供应的[56]。研究发现,含有不规则的血窦和静脉的通道通过软骨下骨[45]。这些通道和血管的延伸偶尔穿透软骨下骨上方,进入钙化和未钙化的软骨,从而促进这一区域的灌注[29,45,55,56]。软骨下骨的血管化随负荷而变化[45]。软骨下骨的结构和重塑遵循 Wolff 定律,会适应关节负荷的变化,其同样受负荷的影响[2,57,58]。软骨下骨的这种适应过程是通过高度调控的骨重建的细胞过程来调节的:成骨细胞通过分泌 I 型胶原促进骨形成,而破骨细胞通过去除矿化的细胞外基质参与骨吸收过程,通过调控二者的活性可以来调控骨重建[2,31]。骨细胞嵌在骨基质中,通过对力学和化学刺激的反应在骨重建过程中发挥主要作用[2]。

生理运输

尽管软骨具有无血管的特性,但(大)分子、营养物质和氧气可通过间质液体的扩散和惯性在软骨细胞外基质的多孔间隙来运输[13,59]。扩散速度受到不同区域软骨细胞外基质的结构和组成影响[59]。传统观点认为,滑液是关节软骨营养物质和代谢物的主要来源[55]。随着对软骨下骨和关节软骨之间的运输基质的深入了解,现在人们发现软骨下骨的血管系统对关节软骨的营养供应起重要作用。软骨下骨界面和钙化软骨之间的血管通道提供了两个间室之间的沟通和分子扩散机制。未钙化的关节软骨和软骨下骨层通过血管微通道紧密相连,骨-软骨界面的不规则解剖有助于营养物质、氧气和其他小分子在软骨下骨和关节软

骨之间的交流和扩散[55]。几项研究已经证实微钙化的软骨会延伸、穿过钙化区域,并与软骨下骨和骨髓间隙相连[55,60,61]。该界面的不规则结构可能促进未钙化的关节软骨和软骨下骨之间的分子通讯机制[55,60]。钙化的软骨层是半渗透的,允许小分子从软骨下骨到关节软骨的运输[29]。几项研究表明,小分子可以在骨髓间隙和关节软骨之间扩散[55,62,63]。通过周围的宿主骨维持软骨下骨的正常生理运输对关节软骨的稳态很重要[64]。

骨软骨修复的生物学

浅表和全层软骨缺损缺乏自发修复和愈合的能力[65,66]。由于缺乏血管,受伤的软骨组织中没有出现经典的伤口愈合阶段(坏死、炎症、增殖、重塑),以及生物活性分子和细胞聚集[20,27,67]。软骨缺损的修复过程依赖周围的软骨细胞,但软骨细胞的有丝分裂和迁移能力有限[15,68]。关节软骨的天然基质成分阻碍了邻近健康组织中软骨细胞的迁移,并限制了基质蛋白的扩散[15,27,38]。邻近缺损区的细胞死亡也会形成代谢不活跃的区域,并限制周围软骨细胞的迁移和修复能力[69,70]。然而,深达软骨下板的骨软骨缺损可以诱发更经典的修复反应(图 21.2)[15,71]。骨软骨和软骨损伤的修复反应因年龄、种族、缺损大小、深度和位置等不同因素而有所不同[65,66,72-75]。穿透软骨下骨的缺损通常会引起与骨折修复过程类似的纤维凝块[65,76]。纤维蛋白凝块含有血小板,可释放生长因子和细胞因子,从而刺激血管浸润及细胞迁移、增殖和分化[77]。在反应的初始阶段,邻近的关节软骨组织出现变形、蛋白多糖丢失和软骨细胞聚集的迹象[78]。损伤后 1 周出现修复性间充质细胞的招募和迁移,以及来自邻近骨髓间隙的毛细血管浸润[68,71,78,79]。纤维蛋白凝块溶解,纤维结构可作为未分化细胞的支架[78]。研究报道,修复细胞也可能来源于其他组织,包括滑膜、外周血和关节软骨[80,81]。在修复的最初几周内,缺损区上部邻近受损软骨的区域会形成新生软骨或透明样软骨组织。该组织含有大量的 II 型胶原、蛋白多糖和 I 型胶原[27,73,78,81]。软骨组织的形成是由于来自骨髓的未分化的祖细胞和受损软骨的软骨祖细胞的活化[77,81]。编织骨,包含无组织的随机分布的胶原纤维,由邻近骨小梁间隙的缺损区下部的成骨细胞合成[78,79,82-84]。在损伤的最初几周内,延伸到表面的软骨样组织形成。这种修复组织含有大量的 II 型胶原和圆形的软骨细胞样细胞。尽管有透明样组织形成,但修复组织无法形成正常关节软骨那种分

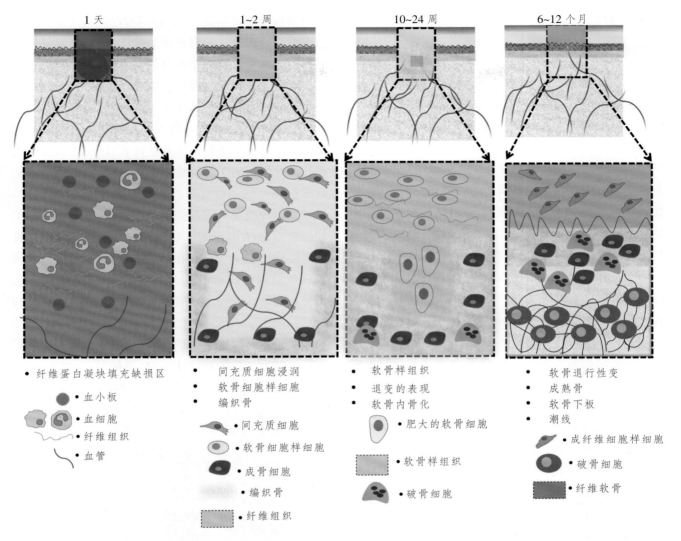

| 1 天 | 1~2 周 | 10~24 周 | 6~12 个月 |

1 天
- 纤维蛋白凝块填充缺损区
  - ● 血小板
  - ● 血细胞
  - ● 纤维组织
  - ● 血管

1~2 周
- 间充质细胞浸润
- 软骨细胞样细胞
- 编织骨
  - ● 间充质细胞
  - ● 软骨细胞样细胞
  - ● 成骨细胞
  - ● 编织骨
  - ● 纤维组织

10~24 周
- 软骨样组织
- 退变的表现
- 软骨内骨化
  - ● 肥大的软骨细胞
  - ● 软骨样组织
  - ● 破骨细胞

6~12 个月
- 软骨退行性变
- 成熟骨
- 软骨下板
- 潮线
  - ● 成纤维细胞样细胞
  - ● 破骨细胞
  - ● 纤维软骨

图 21.2　骨软骨自然修复反应。修复早期(1 天,1~2 周)和晚期(10~24 周,6~12 个月)。

层结构和组分[85-87]。在这一期间,缺损区下部可观察到软骨内成骨,成骨细胞在邻近的骨髓中继续合成编织骨[68,72,76-78]。软骨内成骨包括软骨细胞的分化、肥大、退化及缺损区深层的骨化。

在修复的后期,软骨样组织 I 型胶原的分泌增加,软骨细胞样细胞丢失,从而重塑为纤维软骨[15,68,77,78,88]。10~24 周时,可以观察到修复组织的退行性变,包括蛋白聚糖减少、表面开裂及细胞减少[27,78]。在更深的区域可以观察到广泛的成骨并形成潮线[78,89]。6~12 个月时,修复组织以纤维组织为主,并出现持续的降解、表面纤维化和无细胞区域[15,27,68,78,85,87]。纤维软骨无法提供关节软骨所需的力学形成,也无法长期承受负重关节的生物力学环境[87,90]。纤维软骨较高的摩擦系数进一步阻碍运动并加速退变[91]。因此,纤维软骨通常在 1 年内持续纤维化和退变[15,77,90]。在修复的后期阶

段,软骨下骨恢复正常水平,并形成致密的骨板,由骨细胞、板层骨或含有骨质的平行排列的胶原纤维组成[78,79,82,84]。许多研究在自发修复的动物模型中观察到后期软骨下骨板的迁移和过度生长,这可能与软骨成骨和膜内成骨有关[75,82,83]。根据动物种类和缺损大小的不同,修复时间、软骨下骨全部骨愈合的过程和软骨下骨板的迁移有较大差异[84]。软骨下板上移和软骨下结构改变对修复和临床结果的影响尚不清楚,但似乎与病变内骨赘的形成有关[83]。

在一些有关自然修复过程的研究中,修复后的组织未能与天然关节软骨整合[65,73,78,92,93]。这可能与残留软骨的有限重塑能力、细胞死亡及邻近关节软骨变形有关[69,75,94,95]。缺乏整合可能导致纤维软骨修复的远期质量较差[73]。使用蛋白水解酶的方法有助于去除坏死残留组织,并为周围软骨细胞进入细胞基质参与修复

提供条件[69]。

促进修复的分子因素

软骨受损后,多种分子信号参与损伤反应,包括胰岛素样生长因子家族(IGF)、成纤维细胞生长因子家族(IGF)、转化生长因子-β 家族(TGF-β)和血小板衍生生长因子(PDGF)[71,81,91,96,97]。研究表明,多种生长因子与软骨的内在修复反应有关[98,99]。Bos 等[70]在兔软骨损伤模型中检测了生长因子的时间和空间表达。损伤后 3 天可见 TGF-β 高表达,而其他影响软骨细胞功能和代谢的生长因子(IGF-1 和 FGF-2)在 7 天达到高峰[70,98]。已有许多研究观察了各种生长因子和细胞因子在软骨修复过程中的作用[100,101]。在骨软骨修复的早期阶段,含有血小板的纤维蛋白凝块促进血管活性介质和生长因子的释放,包括 TGF-β 和 PDG[97]。研究表明,TGF-β 影响软骨蛋白聚糖和胶原的形成[38]。在关节炎动物模型中,阻断 TGF-β 受体可导致蛋白聚糖含量显著减少[15]。此外,在发炎的膝关节中应用 TGF-β 可增加蛋白聚糖含量,这可能有助于促进软骨修复[96]。TGF-β 超家族的另一个成员——骨形态发生蛋白-2(BMP-2),可以刺激基质合成,增加软骨基质并逆转软骨细胞的去分化转换[91,102]。FGF 家族的 FGF-2 可促进合成代谢通路,降低分解代谢酶活性[91]。FGF-2 也表现出软骨保护作用[71]。

病变和修复

骨软骨组织具备天然的微结构,不仅对其功能有影响,而且对其损伤后的愈合也有影响,这就意味着可能需要手术修复。人们普遍认为,在骨骼成熟的个体中,部分厚度的关节软骨病变不会自发愈合,而全层软骨病变的愈合与混合修复组织在功能和耐用度方面不如天然关节软骨。因此,确定和定量(骨)软骨损伤的深度对于制订和实施有效的治疗策略至关重要。学者们提出了几种分类系统,其中国际软骨修复协会(ICRS)的分类系统是一种全面和被普遍接受的分类系统(图 21.3)。

虽然关节软骨浅表层及其光滑的表面可能通过产生 PTG4 维持边界润滑,但该区域(ICRS 分级为 1 级)的纤维化通过术中姑息性治疗或简单的清创并不总能得到有效的治疗。孤立的、高级别的部分软骨损伤可能使治疗的决策变得困难。软骨的胶原蛋白基质

的微结构是传递其黏弹性的关键,因为它为水合的蛋白多糖侧链提供了相对坚硬的抗压支架。尽管结构完整性的丧失会导致细胞外基质含水量增加和肿胀,随后出现蛋白聚糖的外泄和纤维化。但值得注意的是,关节软骨的自然病程基本不可预测,而且关节软骨是无神经的,因此也不太可能是主要的疼痛诱因。因此,预防性手术并不能解决无症状的软骨损伤,通常这类损伤会在日常的关节镜检查中偶然发现。然而,部分软骨损伤可能通过对邻近的软骨下骨或滑膜环境的机械刺激导致局部出现症状。MRI 上与软骨损伤相关的骨髓损伤(BMLS)对于诊断部分和全层软骨损伤具有重要临床意义。在没有直接软骨损伤时,也可能因为其他原因出现 BMLS,例如,因局部压力增加导致的修复现象或骨内压力增加或下方支撑不足。关节软

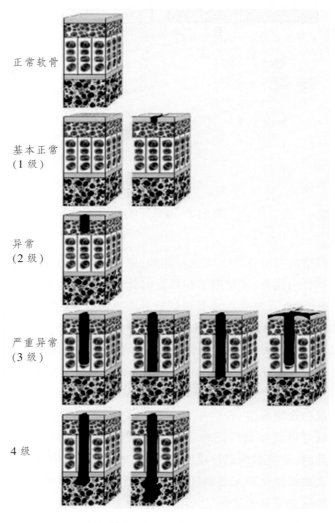

正常软骨

基本正常
(1 级)

异常
(2 级)

严重异常
(3 级)

4 级

图 21.3 国际软骨修复协会(ICRS)分类系统。[Adapted from Brittberg M,Winalski CS. Assessment of cartilage injury and repair. J Bone Joint Surg Am. 2003;85(suppl 2):58-69.]

骨依靠完整的软骨下骨板来维持足够的软骨内静水压。软骨单元的损伤可能与软骨下板和微骨折有关，这可导致软骨下骨的包容性降低，间质液体从软骨中被挤入软骨下骨，该方向的液体压力与孔隙度成反比。局部液体压力过高会导致骨质溶解，刺激疼痛纤维并导致周围骨硬化，进一步增加被覆软骨的压力，从而形成恶性循环。高等级(ICRS 3 级或 4 级)软骨损伤可能在负重过程中使受神经支配的软骨下骨直接受压，或者使其暴露在较高的滑液压力中，但如果损伤周缘完整，这种影响可以减轻。这一意味着周围健康的软骨可以提供一定的应力屏障，以防止压力直接作用于裸露的软骨下骨上(图 21.4)。在考虑软骨损伤的大小时，损伤边缘和相对大小(可能比总体大小更重要)是影响临床决策的重要因素。

不处理病变软骨下骨或基于细胞的修复测量可能无法完全解决合并损伤的破坏模式和疼痛来源。因此，确定是单纯软骨损伤还是软骨下骨受累是选择治疗的重要因素，因为病变的软骨下骨无法提供足够的

支撑，这是软骨修复手术失败的危险因素之一。骨髓刺激术自然会损伤软骨下骨板，并导致骨折反应和随后的软骨下硬化及病变内骨赘形成，这可能会影响失败率和翻修的选择[103]。骨软骨移植技术可能最适合处理合并的骨软骨病变，其方法是置入具有完整潮线的、形状匹配的骨软骨单元，该单元含有成熟的透明软骨。去除病变的软骨下骨不仅可以去神经化以缓解疼痛，还可以通过骨质愈合来提供可靠的固定。由于提供了结构完整的基质，骨软骨移植物可能也非常适合用于填充没有明显骨质缺损的非包绕型软骨损伤。

骨软骨移植的基本技术

100 多年前，McEwen 和 Lexer 报道了成功移植未处理的新鲜同种异体关节软骨和骨组织，当时他们将同种异体骨软骨移植到膝关节中并获得短期成功[104]。未处理的新鲜同种异体骨移植物是外科医生初次和翻修软骨修复技术的主要选择。该移植物的显著临床

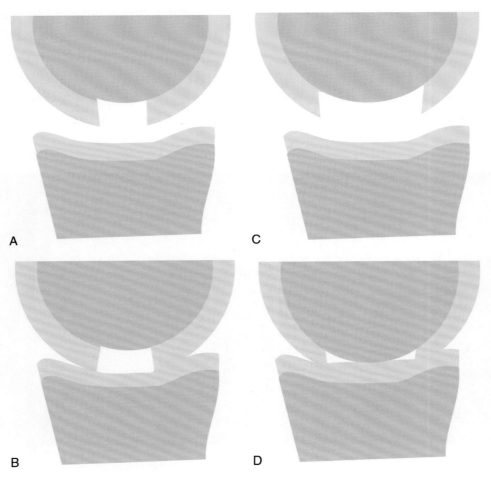

图 21.4　可承重(A,B)与不可承重(C,D)的软骨损伤。注意软骨病变底部的软骨下骨与对应关节表面的关系。

优势是，在使用骨软骨移植物时可以立即恢复骨软骨单位，而不像另一些技术（主要是细胞移植技术）那样需要生物合成软骨附着所需的三维支架。基于 Gross 等[105-107]的研究，同种异体骨软骨移植技术已经常规应用于临床。Gross 等最初使用该技术修复肿瘤或者创伤患者的巨大缺损，此后该术式的基本技术并没有随时间推移而发生重大改变。

该技术的基本原则是使用特殊器械（图 21.5）或者徒手在受区制备一个形状可重复的移植物床。将新鲜、未经处理的骨软骨移植物精确塑性为移植物床的形状后植入该位置。移植物的塑性也可使用与受区匹配的器械来制备（图 21.6）。有多种专利系统可实现同种异体骨软骨移植供体和受区的精确匹配。不同系统之间存在差异，一些系统依赖于移植物栓的压配，而另一些通过标记线来对齐。从临床来看，这两种技术在总体结果上似乎没有显著差异，然而，目前尚缺乏直接比较这两种技术的研究。这两种技术的目的都是消除一些众所周知的技术问题，这些问题在前期基础研究中已被发现可能影响移植物存活。压配固定的供体移植物略微大于（约 0.5mm）接受区域，这种压配可以提供可靠的固定。此外，多个栓子的形式对于供区和受区准备的精确度要求相对较低。该技术的缺点是有时需要通过轻轻敲击和夯实来固定移植物。由于移植物的负荷过高，这种嵌塞可能导致表层软骨死亡[108]。标记线对准技术使用拇指按压，而无须承受过大压

力。但该技术在准备受区时，在磨挫过程中需要保持导针绝对稳定，以确保后续移植物固定的稳定性。这在该技术的学习曲线期间会成为难题。如果移植物的初始稳定性不良，可能需要增加额外的固定装置来防止移植物旋转或移位，因此应该尽量避免。制备插槽的工具（压配式或直插式）均可能导致插槽边缘出现裂缝，通常很难检测到，并可能导致移植物初始稳定性降低[109]。压配技术的一个进步是可以切割一个椭圆形的移植物（图 21.7），而不必使用两个相邻或重叠的圆形移植物来覆盖缺损区域。根据移植物的大小和重叠方式，多块拼接技术有时被称为"万事达卡""雪人"或"奥运五环"技术（图 21.8）。由于膝关节表面是曲面，这些重叠的移植物插槽技术可能很难执行，因为如果移植物重叠，需要在一个移植物栓的上面磨出和另一块移植物匹配的形状。虽然椭圆形栓子的制备不存在这个问题，但由于受区准备的复杂性，以及需要使用特殊的椭圆形骨刀来获取移植物，这项技术的要求实际上更高。

已报道的同种异体骨软骨移植治疗软骨和骨软骨缺损的中长期结果是极好的[110]。Bugbee 等[111]报道了对患者群体的多项分析，在 10 年的随访中，移植物的总体存活率超过 7%，15 年的存活率略有下降。对于不同疾病导致的软骨缺陷，数据似乎同样可靠。缺血性坏死（AVN）、剥脱性骨软骨炎（OCD）和单纯的骨软骨缺损患者在中长期结果方面似乎没有显著差异。

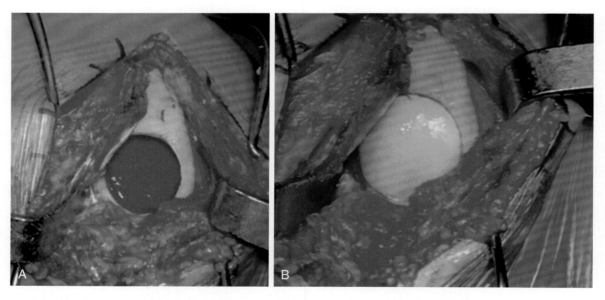

图 21.5 同种异体骨软骨移植至股骨外侧髁的受区骨槽的制备（A）。6mm 深的骨槽可显露下方健康的软骨下骨。指压的力度可以将移植物置入骨槽中（B）并通过伸展膝关节和施加外翻应力，可以利用对面的关节面将移植物完全复位。

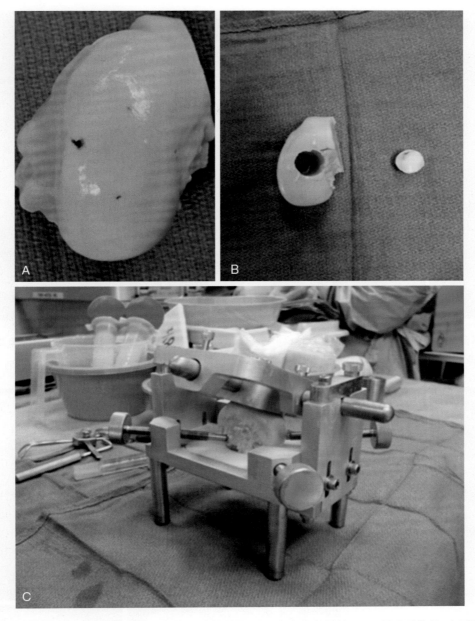

图 21.6　将新鲜的同种异体股骨髁(**A**)固定在(**C**)所示的切割器械上来制备骨软骨栓(**B**)。最重要的是,它可以获取与损伤部位相同的解剖部位并垂直于软骨面的骨软骨栓。

然而,随着时间的推移,植入时已确诊骨关节炎(OA)的患者结果会较差。尽管这类患者 5~10 年的结果仍可以接受,但由于骨关节炎的进展,同种异体骨软骨移植的治疗效果存在局限[111,112]。

值得注意的是,同种异体骨软骨移植可以显著改善骨软骨缺损患者的疾病进展。认识到这点很重要,因为我们已经开始认识到软骨缺损在早期 OA 中的作用。多年来,对软骨修复感兴趣的骨科医生、放射科医生和保险审查员一直在激烈讨论,试图明确如何区分 OA 患者和单纯"可修复"的软骨损伤患者。显然,这种讨论是被误导的,因为在大多数患者中,OA 的基本发病过程是起于软骨损伤的,可能在症状出现前数年就已经开始 [113,114]。软骨修复技术(如同种异体骨软骨移植)可以治疗某些类型的 OA 患者。要确定哪些患者能够取得最佳的疗效,还需要依赖最新的成像技术,如基于 T2/T1ρ 弛豫的成像技术[115]、形状渐进分析[116]或尿液、血液及滑液中的生物标志物[113]。

（朱戈　译）

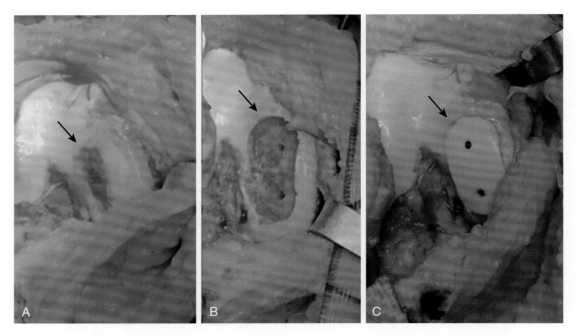

图 21.7　椭圆形骨软骨缺损(A)可能需要两个骨软骨栓来覆盖。也可以使用一个椭圆形骨软骨栓。使用特殊工具进行仔细的准备,以创建标准化的椭圆形插槽(B)。然后将椭圆形骨软骨栓推入插槽(C)。

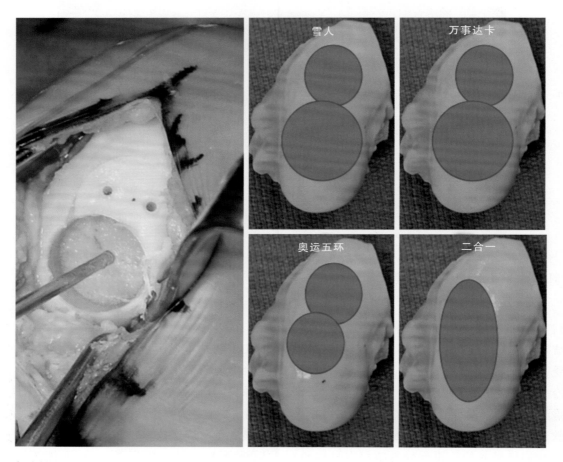

图 21.8　左侧为椭圆形骨软骨缺损区,右侧为 4 种不同的填充方式。可以像雪人一样准备好缺损区,用两个不同大小的同种异体骨软骨(OCA)栓来覆盖缺损区;用两个相同大小的 OCA 栓来准备一个"万事达卡"形的骨槽;或者像"奥运五环"一样铺开,也需要两个骨软骨栓填充。另一种解决方案是使用"二合一"的椭圆形结构,这需要专有的制备工具。当使用种复合结构时,需谨慎考虑是否使用可吸收或不可吸收螺钉或螺丝附加固定,即使可能需要取出这些内固定物。

参考文献

1. Saltzman BM, Riboh JC. Subchondral bone and the osteochondral unit: basic science and clinical implications in sports medicine. *Sports Health.* 2018;10(5):412–418.
2. Goldring SR, Goldring MB. Changes in the osteochondral unit during osteoarthritis: structure, function and cartilage bone crosstalk. *Nat Rev Rheumatol.* 2016;12(11):632–644.
3. Jahn S, Seror J, Klein J. Lubrication of articular cartilage. *Annu Rev Biomed Eng.* 2016;18(1):235–258.
4. Seror J, Zhu L, Goldberg R, et al. Supramolecular synergy in the boundary lubrication of synovial joints. *Nat Commun.* 2015;6:1–7.
5. Shepherd DET, Seedhom BB. Thickness of human articular cartilage in joints of the lower limb. *Ann Rheum Dis.* 1999;58(1):27–34.
6. Fox AJS, Bedi A, Rodeo SA. The basic science of articular cartilage: structure, composition, and function. *Sports Health.* 2009;1(6):461–468.
7. Buckwalter JA, Mankin HJ. Articular cartilage. Part I: tissue design and chondrocyte-matrix interactions. *J Bone Jt Surg.* 1998;79-A(4):600–611.
8. Armiento AR, Stoddart MJ, Alini M, Eglin D. Biomaterials for articular cartilage tissue engineering: learning from biology. *Acta Biomater.* 2018;65:1–20.
9. Linn FC, Sokoloff L. Movement and composition of interstitial fluid of cartilage. *Arthritis Rheum.* 1965;7(4):481–494.
10. Hwang J, Bae WC, Shieu W, et al. Increased hydraulic conductance of human articular cartilage and subchondral bone plate with progression of osteoarthritis. *Arthritis Rheum.* 2008;58(12):3831–3842.
11. Ateshian GA. The role of interstitial fluid pressurization in articular cartilage lubrication. *J Biomech.* 2009;42(9):1163–1176.
12. Coates EE, Fisher JP. Phenotypic variations in chondrocyte subpopulations and their response to in vitro culture and external stimuli. *Ann Biomed Eng.* 2010;38(11):3371–3388.
13. Athanasiou KA, Darling EM, Hu JC. Articular cartilage tissue engineering. In: Athanasiou KA, ed. *Synthesis Lectures on Tissue Engineering.* San Rafael, CA: Morgan & Claypool Publishers; 2010.
14. Poole CA, Flint MH, Beaumont BW. Morphological and functional interrelationships of articular cartilage matrices. *J Anat.* 1984;138(1):113–138.
15. Angel MJ, Razzano P, Grande DA. The basic science of articular cartilage repair. *Sports Med Arthrosc.* 2003;11(3):168–181.
16. von Rechenberg B, Akens M, Nadler D, et al. Changes in subchondral bone in cartilage resurfacing—an experimental study in sheep using different types of osteochondral grafts. *Osteoarthr Cartil.* 2003;11(4):265–277.
17. Amanatullah DF, Yamane S, Reddi AH. Distinct patterns of gene expression in the superficial, middle and deep zones of bovine articular cartilage. *J Tissue Eng Regen Med.* 2014;8(7):505–514.
18. Jeffery AK, Blunn GW, Archer CW, Bentley G. Three-dimensional collagen architecture in bovine articular cartilage. *J Bone Jt Surg Br.* 1991;73(5):795–801.
19. Darling EM, Hu JCY, Athanasiou KA. Zonal and topographical differences in articular cartilage gene expression. *J Orthop Res.* 2004;22(6):1182–1187.
20. Magill P, Byrne DP, Baker JF, Mulhall KJ. Review article: osteochondral reconstruction and grafting. *J Orthop Surg.* 2011;19(1):93–98.
21. Rubenstein JD, Stanchev PL, Kim JK, Henkelman RM. Effects of collagen orientation on MR imaging characteristics of bovine articular cartilage. *Radiology.* 1993;188:219–226.
22. Coates E, Fisher J. Gene expression of alginate-embedded chondrocyte subpopulations and their response to exogenous IGF-1 delivery. *JTERM.* 2012;6(3):179–192.
23. Yu J, Urban JPG. The elastic network of articular cartilage: an immunohistochemical study of elastin fibres and microfibrils. *J Anat.* 2010;216(4):533–541.
24. Dunham J, Shackleton DR, Billingham MEJ, et al. A reappraisal of the structure of normal canine articular cartilage. *J Anat.* 1988;157:89–99.
25. Triche R, Mandelbaum BR. Overview of cartilage biology and new trends in cartilage stimulation. *Foot Ankle Clin.* 2013;18(1):1–12.
26. Grogan SP, Chen X, Sovani S, et al. Influence of cartilage extracellular matrix molecules on cell phenotype and neocartilage formation. *Tissue Eng Part A.* 2014;20(1–2):264–274.
27. Newman AP. Articular cartilage repair. *Am J Sports Med.* 1998;26(2):309–324.
28. Malda J, Benders KEM, Klein TJ, et al. Comparative study of depth-dependent characteristics of equine and human osteochondral tissue from the medial and lateral femoral condyles. *Osteoarthr Cartil.* 2012;20(10):1147–1151.
29. Hoemann CD, Lafantaisie-Favreau CH, Lascau-Coman V, et al. The cartilage-bone interface. *J Knee Surg.* 2012;25(2):85–97.
30. Khanarian NT, Boushell MK, Spalazzi JP, et al. FTIR-I compositional mapping of the cartilage-to-bone interface as a function of tissue region and age. *J Bone Miner Res.* 2014;29(12):2643–2652.
31. Keeney M, Pandit A. The osteochondral junction and its repair via bi-phasic tissue engineering scaffolds. *Tissue Eng Part B Rev.* 2009;15(1):55–73.
32. Hu JC, Athanasiou KA. Chondrocytes from different zones exhibit characteristic differences in high density culture. *Connect Tissue Res.* 2006;47(3):133–140.
33. Lee DA, Noguchi T, Knight MM, et al. Response of chondrocyte subpopulations cultured within unloaded and loaded agarose. *J Orthop Res.* 1998;16(6):726–733.
34. Schumacher BL, Block JA, Schmid TM, et al. A novel proteoglycan synthesized and secreted by chondrocytes of the superficial zone of articular cartilage. *Arch Biochem Biophys.* 1994;311(1):144–152.
35. Wolf A, Ackermann B, Steinmeyer J. Collagen synthesis of articular cartilage explants in response to frequency of cyclic mechanical loading. *Cell Tissue Res.* 2007;327(1):155–166.
36. Steinmeyer J, Ackermann B, Raiss RX. Intermittent cyclic loading of cartilage explants modulates fibronectin metabolism. *Osteoarthr Cartil.* 1997;5(5):331–341.
37. Grodzinsky AJ, Levenston ME, Jin M, Frank EH. Cartilage tissue remodeling in response to mechanical forces. *Annu Rev Biomed Eng.* 2000;2:691–713.
38. Kwon H, Paschos NK, Hu JC, Athanasiou K. Articular cartilage tissue engineering: the role of signaling molecules. *Cell Mol Life Sci.* 2016;73(6):1173–1194.
39. Eleswarapu SV, Leipzig ND, Athanasiou KA. Gene expression of single articular chondrocytes. *Cell Tissue Res.* 2007;327(1):43–54.
40. Darling EM, Zauscher S, Guilak F. Viscoelastic properties of zonal articular chondrocytes measured by atomic force microscopy. *Osteoarthr Cartil.* 2006;14(6):571–579.
41. Heywood HK, Knight MM, Lee DA. Both superficial and deep zone articular chondrocyte subpopulations exhibit the Crabtree effect but have different basal oxygen consumption rates. *J Cell Physiol.* 2010;223(3):630–639.
42. Blewis ME, Lao BJ, Jadin KD, et al. Semi-permeable membrane retention of synovial fluid lubricants hyaluronan and proteoglycan 4 for a biomimetic bioreactor. *Biotechnol Bioeng.* 2010;106(1):149–160.
43. Klein TJ, Schumacher BL, Schmidt TA, et al. Tissue engineering of stratified articular cartilage from chondrocyte subpopulations. *Osteoarthr Cartil.* 2003;11(8):595–602.
44. Linn FC, Radin EL. Lubrication of animal joints. III. The effect of certain chemical alterations of the cartilage and lubricant. *Arthritis Rheum.* 1968;11(5):674–682.
45. Imhof H, Sulzbacher I, Grampp S, et al. Subchondral bone and cartilage disease: a rediscovered functional unit. *Integr Radiol.* 2000;35(10):581–588.
46. Sharma AR, Jagga S, Lee SS, Nam J-S. Interplay between cartilage and subchondral bone contributing to pathogenesis of osteoarthritis. *Int J Mol Sci.* 2013;14(10):19805–19830.
47. Doré D, Quinn S, Ding C, et al. Subchondral bone and cartilage damage: a prospective study in older adults. *Arthritis Rheum.* 2010;62(7):1967–1973.
48. Bellido M, Lugo L, Roman-Blas JA, et al. Improving subchondral bone integrity reduces progression of cartilage damage in experimental osteoarthritis preceded by osteoporosis. *Osteoarthr Cartil.* 2011;19(10):1228–1236.
49. Clark JM, Huber JD. The structure of vascular channels in the sub-

chondral plate. *J Anat*. 1990;171:105–115.

50. Bobinac D, Spanjol J, Zoricic S, Maric I. Changes in articular cartilage and subchondral bone histomorphometry in osteoarthritic knee joints in humans. *Bone*. 2003;32(3):284–290.

51. Milz S, Putz R, Anstalt A, Munchen DU. Quantitative morphology of the subchondral plate of the tibial plateau. *J Anat*. 1994;185:103–110.

52. Ren P, Niu H, Gong H, et al. Morphological, biochemical and mechanical properties of articular cartilage and subchondral bone in rat tibial plateau are age related. *J Anat*. 2018;232(3):457–471.

53. Pesesse L, Sanchez C, Henrotin Y. Osteochondral plate angiogenesis: a new treatment target in osteoarthritis. *Jt Bone Spine*. 2011;78(2):144–149.

54. Kim W, McArdle BH, Kawcak CE, et al. Histomorphometric evaluation of the effect of early exercise on subchondral vascularity in the third carpal bone of horses. *Am J Vet Res*. 2013;74(4):542–549.

55. Lories RJ, Luyten FP. The bone-cartilage unit in osteoarthritis. *Nat Rev Rheumatol*. 2011;7(1):43–49.

56. Clark JM. The structure of vascular channels in the subchondral plate. *J Anat*. 1990;171:105–115.

57. Böttcher P, Zeissler M, Grevel V, et al. Mapping subchondral bone density of selected donor and recipient sites for autologous osteochondral transplantation in the canine stifle joint using computed tomographic osteoabsorptiometry. *Vet Surg*. 2010;39(4):496–503.

58. Easton KL, Kawcak CE. Evaluation of increased subchondral bone density in areas of contact in the metacarpophalangeal joint during loading in horses. *Am J Vet Res*. 2007;68(8):816–821.

59. Leddy HA, Guilak F. Site-specific molecular diffusion in articular cartilage measured using fluorescence recovery after photobleaching. *Ann Biomed Eng*. 2003;31(7):753–760.

60. Lyons TJ, McClure SF, Stoddart RW, McClure J. The normal human chondro-osseous junctional region: evidence for contact of uncalcified cartilage with subchondral bone and marrow spaces. *BMC Musculoskelet Disord*. 2006;7(52):1–8.

61. Lyons TJ, Stoddart RW, McClure SF, McClure J. Lectin and other histochemical studies of the articular cartilage and the chondroosseous junction of the normal human knee joint. *J Mol Histol*. 2007;38(1):13–23.

62. Pan J, Zhou X, Li W, et al. In situ measurement of transport between subchondral bone and articular cartilage. *J Orthop Res*. 2009;27(10):1347–1352.

63. Findlay DM, Atkins GJ. Osteoblast-chondrocyte interactions in osteoarthritis. *Curr Osteoporos Rep*. 2014;12(1):127–134.

64. Malinin T, Ouellette E. Articular cartilage nutrition is mediated by subchondral bone: a long-term autograft study in baboons. *Osteoarthr Cartil*. 2000;8(6):483–491.

65. Hunziker EB. Articular cartilage repair: basic science and clinical progress. A review of the current status and prospects. *Osteoarthr Cartil*. 2002;10(6):432–463.

66. Kelly DJ, Prendergast PJ. Mechano-regulation of stem cell differentiation and tissue regeneration in osteochondral defects. *J Biomech*. 2005;38(7):1413–1422.

67. Khan IM, Gilbert SJ, Singhrao SK, et al. Cartilage integration: evaluation of the reasons for failure of integration during cartilage repair. A review. *Eur Cells Mater*. 2008;16:26–39.

68. Chen FS, Frenkel SR, Di Cesare PE. Repair of articular cartilage defects: part I. Basic science of cartilage healing. *Am J Orthop*. 1999;28(1):31–33.

69. van de Breevaart Bravenboer J, In der Maur CD, Bos PK, et al. Improved cartilage integration and interfacial strength after enzymatic treatment in a cartilage transplantation model. *Arthritis Res Ther*. 2004;6(5):469–476.

70. Bos PK, Van Osch GJVM, Frenz DA, et al. Growth factor expression in cartilage wound healing: temporal and spatial immunolocalization in a rabbit auricular cartilage wound model. *Osteoarthr Cartil*. 2001;9(4):382–389.

71. Dell'accio F, Vincent TL. Joint surface defects: clinical course and cellular response in spontaneous and experimental lesions. *Eur Cell Mater*. 2010;20:210–217.

72. Jackson WA, Stick JA, Arnoczky SP, Nickels FA. The effect of compacted cancellous bone grafting on the healing of subchondral bone defects of the medial femoral condyle in horses. *Vet Surg*. 2000;29(1):8–16.

73. Wei X, Gao J, Messner K. Maturation-dependent repair of untreated osteochondral defects in the rabbit knee joint. *J Biomed Mater Res*. 1997;34(1):63–72.

74. Xue X, Zheng Q, Wu H, et al. Different responses to mechanical injury in neonatal and adult ovine articular cartilage. *Biomed Eng Online*. 2013;12(1):1–14.

75. Jackson DW, Lalor PA, Aberman HM, Simon TM. Spontaneous repair of full-thickness defects of articular cartilage in a goat model. *J Bone Jt Surg Am*. 2001;83(1):53–64.

76. Kudo S, Mizuta H, Takagi K, Hiraki Y. Cartilaginous repair of full-thickness articular cartilage defects is induced by the intermittent activation of PTH/PTHrP signaling. *Osteoarthr Cartil*. 2011;19(7):886–894.

77. Buckwalter JA, Mow VC, Ratcliffe A. Restoration of injured or degenerated articular cartilage. *J Am Acad Orthop Surg*. 1994;2(4):192–201.

78. Shapiro F, Koide S, Glimcher MJ. Cell origin and differentiation in the repair of full-thickness defects of articular cartilage. *J Bone Joint Surg Am*. 1993;75(4):377–379.

79. Shapiro F. Bone development and its relation to fracture repair. The role of mesenchymal osteoblasts and surface osteoblasts. *Eur Cells Mater*. 2008;15:53–76.

80. Okano T, Wakitani S, Okabe T, et al. Nucleated cells circulating in the peripheral blood contribute to the repair of osteochondral defects only in the early phase of healing. *J Tissue Eng Regen Med*. 2014;8(5):414–420.

81. Lydon H, Getgood A, Henson FMD. Healing of osteochondral defects via endochondral ossification in an ovine model. *Cartilage*. 2019;10(1):94–101.

82. Orth P, Cucchiarini M, Kaul G, et al. Temporal and spatial migration pattern of the subchondral bone plate in a rabbit osteochondral defect model. *Osteoarthr Cartil*. 2012;20(10):1161–1169.

83. Orth P, Madry H. Advancement of the subchondral bone plate in translational models of osteochondral repair: implications for tissue engineering approaches. *Tissue Eng Part B Rev*. 2015;21(6):504–520.

84. Orth P, Cucchiarini M, Kohn D, Madry H. Alterations of the subchondral bone in osteochondral repair - translational data and clinical evidence. *Eur Cell Mater*. 2013;25:299–316.

85. Breinan HA, Minas T, Barone L, et al. Histological evaluation of the course of healing of canine articular cartilage defects treated with cultured autologous chondrocytes. *Tissue Eng*. 1998;4(1):101–113.

86. Jung M, Breusch S, Daecke W, Gotterbarm T. The effect of defect localization on spontaneous repair of osteochondral defects in a Gottingen minipig model: a retrospective analysis of the medial patellar groove versus the medial femoral condyle. *Lab Anim*. 2009;43(2):191–197.

87. Gotterbarm T, Breusch SJ, Schneider U, Jung M. The minipig model for experimental chondral and osteochondral defect repair in tissue engineering: retrospective analysis of 180 defects. *Lab Anim*. 2008;42(1):71–82.

88. Altman RD, Kates J, Chun LE, et al. Preliminary observations of chondral abrasion in a canine model. *Ann Rheum Dis*. 1992;51(9):1056–1062.

89. Orth P, Cucchiarini M, Kaul G, et al. Temporal and spatial migration pattern of the subchondral bone plate in a rabbit osteochondral defect model. *Osteoarthr Cartil*. 2012;20(10):1161–1169.

90. Furukawa T, Eyre D, Koide S, Glimcher M. Biochemical studies on repair cartilage resurfacing experimental defects in the rabbit knee. *J Bone Jt Surg Am*. 1980;61(1):79–89.

91. Tuan RS, Chen AF, Klatt BA. Cartilage regeneration. *J Am Acad Orthop Surg*. 2013;21(5):303–311.

92. Ahsan T, Lottman LM, Harwood F, et al. Integrative cartilage repair: inhibition by β-aminopropionitrile. *J Orthop Res*. 1999;17(6):850–857.

93. Messner K, Gillquist J. Cartilage repair. A critical review. *Acta Orthop Scand*. 1996;67(5):523–529.

94. Katagiri H, Mendes LF, Luyten FP. Definition of a critical size osteochondral knee defect and its negative effect on the surrounding articular cartilage in the rat. *Osteoarthr Cartil*. 2017;25(9):1531–1540.

95. Reindel ES, Ayroso AM, Chen AC, et al. Integrative repair of articular cartilage in vitro: adhesive strength of the interface region. *J Orthop Res*. 1995;13(5):751–760.

96. van den Berg WB, van der Kraan PM, Scharstuhl A, van Beuningen

HM. Growth factors and cartilage repair. *Clin Orthop Relat Res.* 2001;Oct(391 suppl):S244–S250.

97. Ghiasi MS, Chen J, Vaziri A, et al. Bone fracture healing in mechanobiological modeling: a review of principles and methods. *Bone Rep.* 2017;6:87–100.

98. Fortier LA, Balkman CE, Sandell LJ, et al. Insulin-like growth factor-I gene expression patterns during spontaneous repair of acute articular cartilage injury. *J Orthop Res.* 2001;19(4):720–728.

99. Verbruggen G, Wittoek R, Groeneboer S, et al. Osteochondral repair in synovial joints. *Curr Opin Rheumatol.* 2007;19(3):265–271.

100. Vincent T, Hermansson M, Bolton M, Wait R, Saklatvala J. Basic FGF mediates an immediate response of articular cartilage to mechanical injury. *Proc Natl Acad Sci U S A.* 2002;99(12):8259–8264.

101. Otsuka Y, Mizuta H, Takagi K, et al. Requirement of fibroblast growth factor signaling for regeneration of epiphyseal morphology in rabbit full-thickness defects of articular cartilage. *Dev Growth Differ.* 1997;39(2):143–156.

102. Fortier LA, Barker JU, Strauss EJ, et al. The role of growth factors in cartilage repair. *Clin Orthop Relat Res.* 2011;469(10):2706–2715.

103. Minas T, Gomoll AH, Rosenberger R, et al. Increased failure rate of autologous chondrocyte implantation after previous treatment with marrow stimulation techniques. *Am J Sports Med.* 2009;37(5):902–908.

104. Lexer E. The use of free osteoplasty together with trials on arthrodesis and joint transplantation. *Clin Orthop Relat Res.* 2008;466(8):1771–1776.

105. McDermott A, Langer F, Pritzker K, Gross A. Fresh small-fragment osteochondral allografts. Long-term follow up study on first 100 cases. *Clin Orthop Relat Res.* 1985;197:96–102.

106. Gross AE, Kim W, Las Heras F, et al. Fresh osteochondral allografts for posttraumatic knee defects: long-term followup. *Clin Orthop Relat Res.* 2008;466(8):1863–1870.

107. Gross AE, Shasha N, Aubin P. Long-term followup of the use of fresh osteochondral allografts for posttraumatic knee defects. *Clin Orthop Relat Res.* 2005;435:79–87.

108. Borazjani B, Chen A, Bae WC, et al. Effect of impact on chondrocyte viability during insertion of human osteochondral grafts. *J Bone Joint Surg.* 2006;88(9):1934–1943.

109. Godin JA, Sanchez G, Cinque ME, et al. Osteochondral allograft transplantation for treatment of medial femoral condyle defect. *Arthrosc Tech.* 2017;6(4):e1239–e1244.

110. Levy YD, Görtz S, Pulido PA, et al. Do fresh osteochondral allografts successfully treat femoral condyle lesions? *Clin Orthop Relat Res.* 2013;471(1):231–237.

111. Bugbee WD, Pallante-Kichura AL, et al. Osteochondral allograft transplantation in cartilage repair: graft storage paradigm, translational models, and clinical applications. *J Orthop Res.* 2016;34(1):31–38.

112. Meric G, Gracitelli GC, Görtz S, et al. Fresh osteochondral allograft transplantation for bipolar reciprocal osteochondral lesions of the knee. *Am J Sports Med.* 2015;43(3):709–714.

113. King JD, Rowland G, Villasante Tezanos AG, et al. Joint fluid proteome after anterior cruciate ligament rupture reflects an acute posttraumatic inflammatory and chondrodegenerative state. *Cartilage.* 2020;11(3):329–337.

114. Larsson S, Struglics A, Lohmander LS, Frobell R. Surgical reconstruction of ruptured anterior cruciate ligament prolongs trauma-induced increase of inflammatory cytokines in synovial fluid: an exploratory analysis in the KANON trial. *Osteoarthr Cartil.* 2017;25(9):1443–1451.

115. Atkinson HF, Birmingham TB, Moyer RF, et al. MRI T2 and T1ρ relaxation in patients at risk for knee osteoarthritis: a systematic review and meta-analysis. *BMC Musculoskelet Disord.* 2019;20(1):1–18.

116. Bowes M, Lohmander L, Wolstenholme C, et al. Marked and rapid change of bone shape in acutely ACL injured knees - an exploratory analysis of the Kanon trial. *Osteoarthr Cartil.* 2019;27(4):638–645.

第 22 章

局灶性软骨损伤

BRIAN J. COLE,ROBERT A. BURNETT III,KYLE N. KUNZE,TRACY TAURO,
JORGE CHAHLA

引言

局灶性软骨缺损(FCD)是一种常见的疾病,每年有超过 20 万例的手术(图 22.1)[1,2]。不同文献报道,40 岁以下普通的患者人群 FCD 的发病率为 4.2% 和 6.2%。此外,据报道,在运动员人群中 FCD 的患病率高达 36%[3]。有报道显示,如果没有得到及时的处理,这种损伤会随着时间的推移而恶化,并且可能进展为更广泛的骨关节炎(OA)[4]。由于软骨修复手术迄今为止尚无法使原始软骨再生,因此 FCD 的治疗仍面临挑战[5,6]。

FCD 的发生是多因素的。一个众所周知的病因是剥脱性骨软骨炎(OCD),即软骨下骨及其上覆盖的关节软骨从下层骨表面剥脱分离,偶尔也表现为多发性 FCD。OCD 的发病率为(15~29)/10 万[7]。FCD 更常见于创伤。事实上,损伤造成的急性不稳定(如膝关节脱位和半脱位)也可能导致关节软骨损伤的发展。大约一半的髌股关节 FCD 的发生都与创伤有关[8]。此外,慢性退变因反复微创伤容易导致关节病变。

尽管关于软骨的研究呈指数级增长,但聚焦于基础或者软骨下骨的基础科学和临床研究并没有得到同样的重视[1]。软骨下骨为其上覆盖的关节软骨提供机械和生物支持,并不断适应关节生物力学环境的变化[1]。因此,软骨下骨病变通常与软骨病变有关。对于这种解剖结构的了解是至关重要的,因为当病变累及软骨下骨时,确定病变范围和程度有助于指导治疗和预测治疗效果。

FCD 通常采用非手术治疗;然而,文献表明,在所有因其他原因接受关节镜手术的 40 岁以下患者中,11%~40% 存在可识别和可治疗的未处理的软骨损伤,认识到这点可能有助于改善治疗效果[2,9,10]。随着改良的生物技术和外科技术的出现,FCD 的外科治疗受到了关注。特别是为了修复软骨、防止软骨进一步退变并降低发病率,研究领域已经转向了软骨修复和再生手术。

FCD 主要包括以下几种手术方法:微骨折、同种异体骨软骨移植(OCA)、自体骨软骨移植(OAT)、基质诱导的自体软骨细胞植入(MACI,Sanof,Boston,MA,USA)、软骨粉碎手术 [DeNovo 自然组织(NT)、Zimmer Inc.,Warsaw,IN,USA]、可存活的同种异体骨软骨表面移植物(Cartiform,Osiris,Inc.,Naples,FL,USA;and Prochondrix,AlloSource,Denver,CO,USA)、细胞

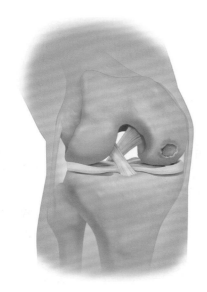

图 22.1 股骨内上髁局灶性软骨缺损。

外基质支架（BioCartilage，Arthrex，Inc.），以及单期自体选择（Arthrex，Inc.）。这些手术方法具有良好的、可重复的结果。鉴于这一系列的治疗方案，FCD 治疗的挑战在于需要根据患者和缺损的具体特征来确定哪种干预措施或干预措施组合是最合适的。随着这些修复技术越来越普遍，有必要对这些手术的效果和适应证进行更新，以形成治疗标准，从而优化患者预后。

本章的目的是对膝关节 FCD 进行全面回顾，以帮助外科医生全面理解从诊断到康复的概念。我们特地提出了一套基于当前实践和适应证的治疗流程，以帮助指导治疗。本章还描述了这种缺损的保守治疗和手术治疗方法，以及术后推荐的康复方案。在可行的情况下对每一种手术方法都进行了临床、影像学和预后生存率的讨论。最后，对未来软骨修复领域的研究方向进行了展望。

关节软骨的显微解剖

关节软骨可以根据胶原纤维的形态和方向分为 5 个不同的区域。1 区（表层区）胶原纤维切向排列，呈致密平行层状，从钙化区垂直辐射。2 区或称为中间区，含有随机方向的胶原纤维。3 区或称为径向区，是最厚的一层，蛋白多糖和水的浓度最高。钙化和未钙化的软骨基质间以潮水标记作为连接（4 区）。最后，胶原纤维的复杂网络以钙化区（5 区）作为锚点（图 22.2）。

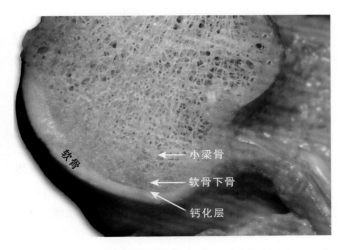

图 22.2 从髁间切迹观察的半髁尸体解剖图像显示浅层和内层矢状面：软骨、钙化层及软骨下骨和小梁骨的差异。

诊断

如果未能确诊或治疗不及时，FCD 有可能进展为软骨损伤，甚至 OA[11,12]。根据并发症和患者特异性因素，一旦出现症状，FCD 有随着不同时期持续进展的倾向。早期处理对于恢复正常关节一致性、压力分布和正常膝关节运动力学非常重要。及时诊断有助于确定合适的治疗方案。由于治疗结果高度依赖于潜在疾病，术前诊断越精确，该流程就越有助于成功治疗这些损伤。FCD 的诊断需要结合患者的病史、体格检查、影像学检查（包括 X 线片和 MRI）、生物标志物分析及关节镜检查。

病史

与任何诊断性检查一样，获得每个主诉膝关节疼痛，尤其是那些主诉与软骨缺损和关节内病理状况有相同症状的患者的全面病史非常重要。体育活动是软骨病变最常见的刺激因素[2]。大约一半的髌股 FCD 发生在创伤性损伤情况下[8]。FCD 患者通常年轻、活跃，能够进行日常生活活动（ADL），尽管他们的主诉可能是特定活动（如深蹲）时疼痛。需要注意的是，活动或"创伤"不一定导致 FCD，但可能会引发先前存在但无症状的 FCD 发作，这是局部退变的结果。

疼痛是 FCD 患者最常见的主诉。受伤或突然负荷会出现急性疼痛，而反复微创伤或强迫体位会出现慢性疼痛。这通常与负重相关，并且疼痛局限于软骨缺损相应的间室[13]。疼痛随着屈曲而加重提示病变在较后方。髌股关节缺损通常表现为膝前痛。然而，患者主诉髌后、髌周疼痛或者滑车缺损时腘窝后方疼痛的情况并不少见。由于关节软骨是神经性的，疼痛通常源于周围的结构，包括关节囊或滑膜刺激，以及软骨下骨过度负荷，从而导致组织稳态丧失[14]。因此，如果在无痛组织平衡的情况下发现了 FCD，那么结构软骨缺损可能没有临床意义。如果出现了疼痛和组织稳态丧失，尽管临床高度怀疑 FCD，仍需要继续观察引起疼痛的其他原因。

活动后肿胀应怀疑可能存在 FCD。在没有疼痛的情况下，这一发现可以帮助排除其他潜在的病变。例如，髌股关节疼痛综合征也可能表现为活动后肿胀，但通常无疼痛[13]。活动相关性肿胀，特别是出现关节积液时，常提示更严重的疾病[8]。弥漫性软骨损伤表现为活动范围轻度受限,相较于伸展多表现为屈曲受限[15]。这些患者在活动时也表现为弥漫性疼痛而非局灶性疼痛。由于前面提到的原因,区分单纯的FCD和进展的骨关节炎非常重要,骨关节炎是弥漫不均的软骨受累,并由于全身组织稳态的丧失而导致疼痛。

为了更好地了解最佳的治疗方案,获取患者膝关节既往治疗史非常重要,特别是注射[可的松、透明质酸、富血小板血浆(PRP)]和手术史。对于接受过膝关节手术的患者来说,症状往往是术后康复不佳或恢复高负荷活动的时机不对造成的。因此,首先应评估潜在的疼痛来源,而不是考虑进行昂贵的检查或翻修手术。

体格检查

体格检查应从步态分析开始,然后评估膝关节是否有积液、畸形、挛缩、力线不良和髌骨轨迹不良。股骨内侧髁的外侧面OCD衍生的FCD可导致患者以避痛步态行走或患肢强迫外旋位(Wilson征)作为代偿机制,从而避免胫骨脊柱撞击[16]。在髌股关节FCD中,常见的步态异常是趾内或髋关节外展无力。此外,股骨前倾和下肢力线外翻也很常见。FCD患者的关节活动度通常正常,沿内外侧股骨髁可触及局灶性压痛区域。当病变累及股骨髁和胫骨平台时,通常会引起关节线压痛。然而,必须认识到,无论是患者的病史还是体格检查对于区分软骨缺损和其他关节内病变都不具有敏感性和特异性,而仅能引起临床怀疑,还需要进一步检查。

影像学

FCD的一线影像学检查包括常规X线检查,尤其是双侧站立前后(AP)、屈曲45°负重位后前(PA;Rosenberg),以及非负重侧和髌骨日出(Merchant)位片。这些图像可用于评估关节病变状况,如胫股关节和髌股关节的退变、滑车发育不良、高低位髌骨、髌骨倾斜和髌骨半脱位。Merchant位片可用于确定髌股关节炎的关节间隙狭窄情况。在大多数情况下,X线片并不能明确显示FCD,因为大多数病变是骨外的;然而,这种成像方式可以检查出导致FCD的软骨下骨病变(如OCD)。屈曲45°位X线片尤其有助于诊断股骨后髁大的病变[17]。当怀疑OCD时,考虑到双侧受累的高发生率,应进行对侧膝关节X线检查[18]。FCD与OCD有一些相同的放射学征象,如硬化骨区域,在

缺损和骨骺之间有一条高亮线。X线片可用于评估放射透光性、软骨下囊肿、硬化、碎裂、游离体、关节间隙狭窄和骨骺状况。下肢全长力线X线片是评估可疑FCD的最终方法,对于确定已知或疑似软骨缺损患者的机械轴至关重要。其优点是可用于确定是否需要进行截骨术以纠正力线异常。如有必要,拍摄X线片时可在膝关节旁放置放射学标志物以校正放大倍数,并根据手术方法来确定供体组织的合适尺寸。

MRI是一种评估关节软骨和软骨下骨床的有效成像方式。虽然在影像学上确定病变的大小有助于评估预后和制订手术计划,但MRI评估病变通常会偏小60%[19]。此外,MRI显示的软骨病变往往与临床症状和关节镜检查结果不一致[20]。新型MRI技术,如延迟钆增强软骨MRI(dGEMRIC)和T2弛豫时间映射,在评估关节软骨方面显示出巨大的潜力,尽管这些技术尚未被广泛应用。使用DGEMRIC标记软骨中的糖胺聚糖(GAG)的含量,有助于早期膝关节OA的诊断[21]及韧带断裂后软骨健康状况的评估[22]。这种成像方式还可以测量软骨修复手术后的压缩刚度[23,24]。

T2弛豫时间是一种新的MRI参数,可以显示氢离子横向弛豫后的核间反应[24],已被证实在测量软骨胶原含量方面具有潜力[25]。该检查的优点是能够通过损伤时间评估软骨退行性变,从而提供最佳手术干预的信息。成像技术的进步使得客观信息的确定成为可能,这有助于确定最佳窗口期和治疗方法。然而,由于它们是新兴技术,本章的作者并没有在FCD患者的评估中常规使用这些基于MRI的模式。

生物标志物

软骨生物标志物分析是一种诊断软骨损伤的新方法。一些Ⅱ型胶原降解标志物,特别是Ⅱ型胶原裂解(C2C)特异性新表位、软骨寡聚基质蛋白前体(COMP)和Ⅱ型前胶原c前肽(CPⅡ),以及Ⅱ型胶原合成标志物(血清PⅡANP),已被确定为软骨降解的潜在指标[26]。这些前体蛋白在并入原纤维之前被蛋白酶处理,从而释放出可在血清和尿液中检测到的标志物。胶原合成生物标志物和降解产物的相对水平可用于测量关节表面软骨的代谢程度[27]。

一些检测方法可专门用来检测这些前肽水平。尽管最初的研究报道了在检测骨关节炎变化方面具有良好的结果,但尚缺乏文献证实使用这些生物标志物检测FCD的有效性。该领域正在进行更深入的研究,

以证实这些生物化学标志物能否用于早期检测关节内形态学的变化,并寄希望于未来能帮助指导治疗时机和性质[28]。

诊断性关节镜检查

诊断性关节镜检查仍是评估膝关节关节内病理状况的金标准。这种微创的诊断方法不仅可以直接识别 FCD 并进行分类,还可以检查除 FCD 以外的或伴随 FCD 的需要处理的损伤或关节软骨病理状况。简单的清创术可能有助于改善症状性病变,并可使约60%的患者延迟治疗需求[29]。在关节镜检查中,可根据 Outerbridge 或国际软骨修复协会(ICRS)标准分级系统(表22.1)评估软骨缺损的大小并进行分级。

病变的大小和位置在治疗中具有重要的作用;因此,在关节镜检查中需要直接记录和探查病变大小和位置。缺损大小、患者因素和软骨下骨受累等因素可影响治疗决策。

非手术治疗

考虑到病变的潜在机制和软骨的生物学性质,非手术治疗对症状性膝关节 FCD 的作用有限。非手术治疗无法恢复关节软骨的缺损,因为软骨固有的愈合能力较差,尤其是在 FCD 产生损害活动水平并引起疼痛或肿胀的情况下。此外,如果非手术治疗有效,也只是暂时性缓解 FCD 患者的疼痛[30],但不可能长期有效。

膝关节 FCD 的非手术治疗包括一系列无创方法,目的是维持功能和缓解疼痛。使用非甾体抗炎药(NSAID)、软骨保护剂(葡萄糖胺、磷酸软骨素)、关节内注射(皮质类固醇、透明质酸、PRP)、减重、物理治疗、改善活动和膝关节支具等,均可能使患者症状得到改善,这主要取决于疾病的严重程度和进展。需要

注意的是,这些药物并不能减缓软骨丢失的速度,也不能恢复关节软骨的结构完整性[30]。

保守治疗的长期结果尚缺乏系统研究。Messner 和 Maletius[31]在一项前瞻性研究中分析了28名影像学确诊为单纯性软骨缺损的运动员的远期结果。在14年的随访中,大多数患者(78.6%)认为膝关节功能良好或优秀;然而,超过50%的患者表现出异常反应间歇性增加,其中12例患者表现为关节间隙丢失。因此,作者得出结论,保守治疗尽管能维持自我感知功能,但不能改善疾病的进展。

外科手术治疗

越来越多的证据表明,症状性 FCD 需要通过手术治疗,因为相关症状可能会恶化,并且软骨退行性变可能进一步进展[13,31,32]。此外,与中度骨关节炎相比,全层 FCD 进展为需要进行全膝关节置换术(TKA)的风险更高[33]。因此,了解 FCD 手术的适应证和治疗方法是膝关节外科医生的当务之急。

症状性 FCD 的治疗目的是恢复骨软骨单元的解剖学结构,同时维持支撑性软骨下骨和软骨,并尽量减少患者的手术负担。期望是治疗后疼痛缓解并能够恢复到以前活动不受限的水平。随着不同治疗技术的开发和测试,FCD 的治疗方法也在不断发展。在处理 FCD 之前,需要对膝关节进行全面评估,尤其要注意可能导致症状或影响治疗计划完整性的外在因素。

外在因素

必须考虑的外在因素包括力线不良、合并半月板损伤、韧带功能缺失和膝关节不稳定。可以同时采取合适的干预措施治疗这些可能存在的外在因素(图22.3):对于力线不良,可以同期或分期进行截骨术(胫骨高位、股骨远端或胫骨结节);对于半月板损伤,

表 22.1 关节软骨损伤的 Outerbridge 和 ICRS 分类

等级	Outerbridge 分级系统	国际软骨分级系统(ICRS)
0	正常	正常
I	软骨软化和肿胀	表层病变,裂缝、压痕
II	软骨部分缺损,表面裂缝未到达软骨下骨或直径未超过1.5cm	磨损病变延伸至软骨深度的50%以内
III	软骨缺损延伸至软骨下骨水平或直径>1.5cm	软骨层部分缺损,延伸至软骨深度的50%以上
IV	软骨下骨暴露	软骨全层缺损,残留骨质

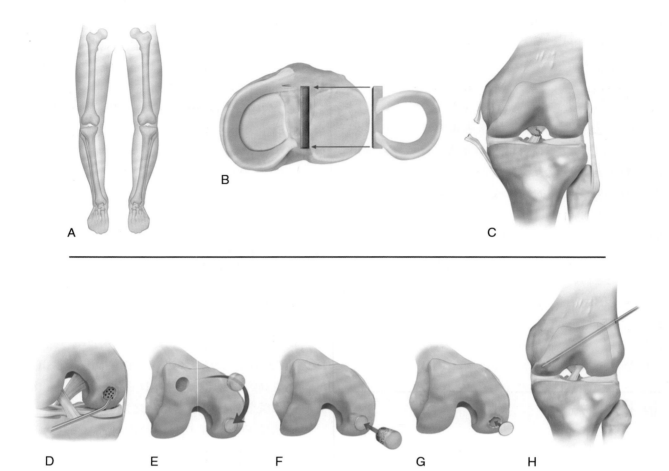

图 22.3　局灶性软骨缺损(FCD)的治疗方法。上排显示了外在病理状况及其相应的纠正方法:(A)膝关节力线不良同期或分期行胫骨近端或股骨远端截骨术。(B)半月板缺失无法修复时,采用同种异体半月板移植术治疗。(C)通过韧带重建或修复术来纠正膝关节不稳。下排显示了根据病变特征决定 FCD 的各种治疗方案:(D)微骨折和(E)对于年轻的、需求高的患者 FCD 较小时适合考虑自体骨软骨移植。(F)同种异体骨软骨移植和(G)自体软骨细胞置入(ACI)/基质诱导 ACI 用于更大、更深、累及双侧的病变,以及翻修手术。(H)当缺损累及软骨下骨时,将骨髓浓缩液注入软骨下骨缺损。

可以进行半月板修补或同种异体半月板移植;对于韧带功能缺失和膝关节不稳定,可以分别进行韧带重建或修复[34]。需要明确和治疗这些病变,如未加处理可能会影响 FCD 的治疗效果。

外在因素 1:力线异常

　　胫股关节的力线异常会使受累间室受到过度的机械应力,从而加速关节内病变的发生和进展。如果股骨内髁病变存在内翻型力线不良,则应进行胫骨近端外翻截骨术(PTO),以减轻关节面负荷并修复该部位。同样,外翻型力线不良也可以通过股骨远端截骨术、闭合楔形 PTO(CWPTO)或胫骨近端外侧开放内翻截骨术来治疗,以减轻外侧间室负荷[35]。研究报道,力线矫正失败会导致 FCD 治疗后产生不良结果[36]。此

外,报道显示截骨联合软骨手术能够改善功能并缓解症状。Kahlenberg 等[37]报道了 827 例接受了胫骨高位截骨术(HTO)和软骨修复或恢复手术的患者,随访 2 年,临床结果改善,并发症发生率降低(10.3%)。治疗 FCD 的同时应纠正力线,以免病变受到不适当的机械应力。

外在因素 2:半月板病变状况

　　软骨结构和半月板的完整性密切相关,其中任何缺损未处理都会加剧疾病的进展。例如,如果对半月板缺损的患者进行软骨手术,则会增加对植入的软骨、移植物或发育中的纤维软骨所产生的接触应力。对于半月板无法修复或进行次全切除术的患者,除处理软骨缺损外,同种异体半月板移植(MAT)也是一种

可行的方法[38]。在纳入标准正确的条件下,MAT已被证实可以获得成功;然而,在处理股骨侧FCD时,半月板功能丧失仍是最具挑战性的问题。联合进行手术时,通常首选关节镜技术,然后再使用合适的技术进行软骨修复手术(如关节镜微骨折术、OAT或MACI、开放性OCA)。一项系统回顾评估了6项研究中的110例患者,平均随访36个月,Lysholm膝关节问卷、膝关节损伤和骨关节炎结果评分(KOOS)、国际膝关节文献委员会(IKDC)、Tegner活动量表、改良的特种外科医院(HSS)膝关节评定量表和36项健康调查简表(SF-36)显示,MAT联合软骨修复术与单纯软骨修复术的结果类似,而联合手术的再手术率更高。作为一种可行的并且可预测的保关节治疗策略,目前关于半月板联合股骨OCA手术结果的报道令人鼓舞[34,39]。

外在因素3:韧带功能不全和膝关节不稳定

膝关节韧带功能不全和关节不稳定需要进行韧带重建或修复,以避免FCD治疗后效果不佳。如果不解决伴随的关节不稳定或韧带功能不全,可能会因关节运动学异常、进一步骨软骨损伤和晚期OA的进展而导致修复后软骨损伤。因此,我们建议进行一期韧带重建以处理软骨缺损,并在软骨下表面受累的情况下加用骨髓浓缩物(BMAC)(图22.3)。除了FCD之外,处理韧带损伤被证明是安全有效的。一项对75例前交叉韧带(ACL)完整或重建后进行OAT手术的患者的回顾性对比研究显示,在至少2年的随访中,失败率和临床结果无明显统计学差异[40]。

此外,也有人提出,如果同时解决多个外在因素,可以取得良好的结果。Schuster等[41]报道23个膝关节进行ACL重建、PTO和软骨修整或微骨折联合手术,在5年的随访中,IKDC评分有显著改善。他们发现,最后一次随访中4个ACL移植物失效。因此,外科医生应处理所有的病变以恢复最佳解剖结构,并为患者提供一个获得良好结果的最佳机会。

在处理好FCD进展的外在因素后,还需要关注FCD本身。一般来说,这些治疗方案可以分为3类:姑息性(清创术)、修复性(骨髓刺激技术)和恢复性(骨软骨移植、软骨细胞植入和细胞技术)。所有技术都显示出良好的治疗效果。目前的问题在于需要根据临床表现和软骨缺损的特征来确定哪种治疗手段是最合适的。这一决策过程需要以患者为中心,并且考虑多种因素,包括年龄、体重指数、体征(负重疼痛、非负重疼痛、肿胀、抓伤、弹响和加重动作,如爬楼梯或下蹲)、职业、风险规避(初次治疗失败时选择其他手术的意愿)、手术史及对既往治疗的依从性。这些因素往往超出明显病变的范围

为了找到正确的治疗方案,我们还要了解缺损的具体特征。在选择合适的治疗方案前,缺损的大小、位置、数量、深度和几何形状等都是需要考虑的重要变量。此外,还应注意软骨下骨和周围软骨的状况和包容程度。反面软骨的质量是另一个经常被忽视的重要因素。即使是最小的关节磨损也可能会影响手术结果。了解并处理每个变量有助于确保患者获得良好的预后。

髌股关节病变可以通过同期力线纠正手术来解决,以减轻髌股间室压力并保护软骨修复部位。当FCD位于外侧髌股关节时,胫骨结节抬高内移手术是一种有效的治疗方法[42]。内侧髌股关节病变一般采用更垂直的抬高内移或单纯的抬高术治疗[42]。有关髌股关节疾病治疗方案更详细的描述,可参见本书相关章节。

软骨病变的治疗方法通常取决于是否合并外在因素、病变大小和位置及患者的活动水平。初次修复是任何可定位的软骨损伤的处理标准。这些病变包括急性骨软骨碎片和不稳定的或原位OCD病变。必须固定股骨髁负重部位面积较大的软骨片(>1cm2)。一期修复手术步骤包括如下内容:①剥离不稳定的软骨片。②纤维基底清创,必要时进行微骨折,最好使用电钻而不是锥子,以通过骨髓产物促进愈合。③在骨囊变或骨质丢失部位进行骨移植。④精准压配软骨。作者首选的技术是使用金属压力埋头螺钉以不同角度固定,并在保护性负重8~10周后取出,以确保愈合并防止螺钉在骨软骨碎片中随时间而突出。

对于胫股关节病变,应在完全负重前进行二次镜检查来评估骨软骨缺损和手术是否成功,这有助于确定患者恢复体育活动的时间和程度。

如果病变不适合一期修复,可以根据分期手术制订新的治疗方法,目的是在解决病变的同时最大限度地减少医源性损伤(图22.3)。如果一期治疗失败,可以采取更具侵入性的挽救措施。

一期治疗通常包括清创术、关节打磨成形术或骨髓刺激术,最常使用的是微骨折术。清创包括关节镜下清理不稳定的关节软骨,以减轻关节的生物学负担和关节软骨片引起的机械症状。关节打磨成形术是一

种更广泛的软骨缺损清创术，其目的是显露软骨下骨的微血管系统，以刺激纤维软骨修复。微骨折在很大程度上取代了软骨打磨成形术，被认为是 <2cm² 的单纯性关节病变治疗的金标准。该技术类似于清创术，但增加了软骨下钻孔，以促进软骨细胞和骨髓细胞在缺损部位的募集和修复。该技术具有微创、单阶段、低成本和技术上更加简单的特点[43]。但填充 FCD 的纤维软骨修复组织主要由 I 型和 III 型胶原蛋白组成，缺乏正常透明软骨固有的生物化学和黏弹特性[44]。此外，软骨下骨的破坏还包括软骨下骨囊肿的形成和软骨下解剖结构的破坏[45]。

虽然微骨折仍是小的软骨缺损最主要的治疗选择，但报道显示软骨打磨成形术在不影响软骨下骨的情况下具有类似的结果[46]。除了用一些特殊的方法刺激纤维软骨修复外，严格遵守基本原则，包括均匀清理钙化层、在缺损与正常关节软骨过渡部位建立遮挡，以及 6~8 周的接近低负荷或免负荷的活动，可以确保最大限度地减轻症状。

此外，在处理一些偶发的关节软骨病变时，可以有所忽略。Ulstein 等[47]在一项前瞻性研究中报道了 368 例进行一期 ACL 重建的患者的 5 年随访结果，这些患者都合并有全层软骨病变。作者发现，不处理软骨缺损与进行清创或微骨折对治疗结果的影响没有差异，这支持了无症状 FCD 不需要常规治疗的假设[47]。

缺损大小

病变大小和深度是确定合适治疗方法时需要考虑的重要因素。病变小、需求高且骨髓刺激术治疗失败的患者可选择 OAT。病变较大的患者最好采用 OCA 或自体软骨细胞植入术（ACI）。由于其耐用性和缺损填充的功能，通常与支架联合使用，称为基质诱导 ACI。ACI/MACI 更适用于未受累的或健康的软骨下表层病变，特别是髌股关节。这种技术不会损伤软骨下骨，也不会限制未来其他治疗技术（如 OAT 或 OCA）的应用。软骨下骨的情况是确定治疗方法的重要依据。如果骨板受损，通常需要进行 OAT 或 OCA，因为它们可以替代整个骨软骨单元。病变的大小决定了哪种技术是最合适的。例如，较大、较深的病变更适合进行 OCA 治疗，因为 OCA 供区的并发症发生率比 OTA 更低。

缺损位置

软骨缺损的定位也有助于确定治疗方法。股骨髁是膝关节症状性软骨缺损最常见的部位，其次是胫骨和髌股间室[48]。OCA 用于治疗股骨髁病变时，有助于准确进行解剖修复。ACI/MACI 对于股骨髁病变也有有良好的治疗，特别是软骨下骨健康时可以采用一期软骨修复技术。ACI/MACI 和同种异体表面移植物（软骨类或 DeNovo NT）也被用于处理髌股关节的病变，因为不同的表面解剖形态使结构性移植物更难放置到合适位置。

胫骨关节面病变较难治疗。修复股骨髁关节软骨时如果发现胫骨软骨病变，通常采用骨髓刺激技术进行治疗，如单纯的微骨折术或生物增强术（即生物软骨）。另一种治疗选择是使用空心铰刀系统逆行 OAT[49]。对于胫骨平台较大的病变及需要保留半月板的病变，已有关于 OCA 或胫骨表面置换同时纠正力线的成功报道。该方法对于骨折和继发性关节炎尤其有效，移植物 15 年存活率可高达 65%[50]。

外科技术

目前已经开发一些外科技术用于处理 FCD，包括姑息性（清创伴或不伴关节打磨成形术）、修复性（微骨折伴或不伴生物辅助）或恢复性（骨软骨移植、同种异体骨软骨移植和 MACI）技术。

清创术

清创术是将常见于 FCD 的退变软骨面修平整并固定不稳定软骨片。这项技术需要在关节镜下用刮匙和刨削器操作（图 22.4）。在维持关节内压力以限制出血的同时，使用刨削器负压来清理病变组织[51]。该手术的目的是清除缺损处钙化的软骨，同时保留软骨下骨和周围健康的软骨。

关节打磨成形术

关节打磨成形术是一种治疗膝关节内软骨缺损的姑息性技术。该技术通常被描述为关节镜下广泛的多组织清创术[52]。其优点包括技术和器械简单（只需要一个刨削器），以及能够与其他干预措施联合使用

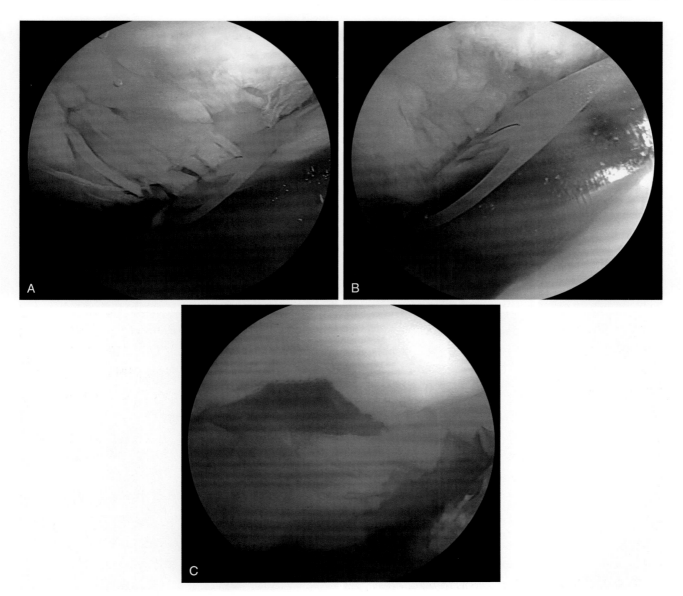

图 22.4　外科清创术。(A)股骨髁软骨缺损关节镜下图像显示软骨片不稳定。(B)使用关节镜刨削器清理钙化的软骨层,并与周围正常的软骨形成一个良好的口袋结构。(C)清创后软骨下骨会形成微血管血栓并生成纤维软骨。

以处理伴随的病变,包括半月板损伤和力线不良。与其他姑息性技术类似,组织清创会导致大量劣质的纤维软骨替代,随着时间的推移会增加退行性变的风险。然而,纤维软骨基质可以在一段时间内缓解膝关节炎或症状性 FCD 的症状。

微骨折

微骨折是一种可控的软骨下钻孔技术,可使骨髓元素(如间充质干细胞和生长因子)在 FCD 内募集和累积。首先在麻醉状态下进行体格检查以确定活动度,并排除伴随的韧带松弛。将患肢放置在一个标准支架上,或不需要支撑,保持在仰卧位。腿部固定支架便于更容易地进入股骨髁的极度屈曲面。常规 10 点诊断性检查股骨内外侧髁的后方。可以用探钩来评估软骨的完整性。如果发现软骨整体改变,则不应进行微骨折。

单发 FCD 或多发软骨缺损可以通过微骨折来处理。微骨折前先进行清创,在关节镜直视下使用刀片清理任何剥脱的软骨碎片(图 22.5)。然后用刮匙进一步清理软骨下骨,在软骨缺损周围形成垂直壁,为骨髓产物凝块提供了一个形成和黏附的区域。此外,需要对病变底部的钙化软骨进行清创,这样可以通过软骨下弥散来提高凝块的黏附性和软骨营养。

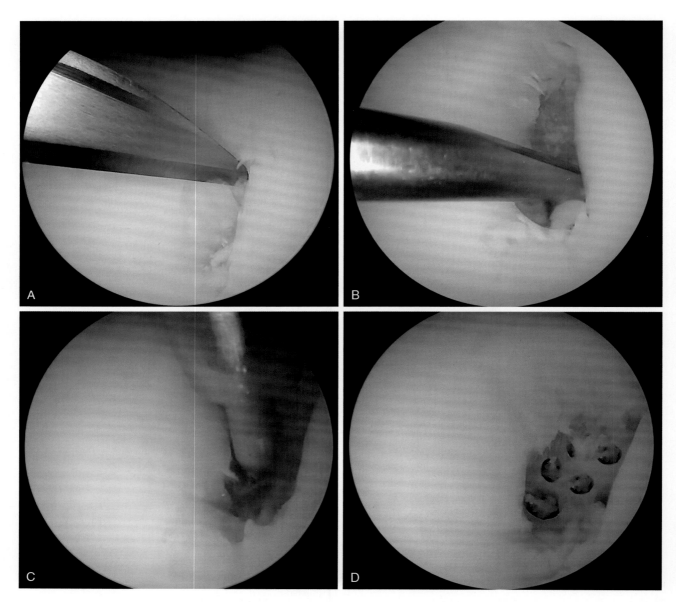

图 22.5 微骨折手术步骤。(A)关节镜下用刀片清理软骨病变并确定病变范围。(B)用刮匙进一步清理钙化的软骨层,显露软骨下骨。(C)将钻头置于清理好的软骨缺损处。也可用锥子进行软骨下骨钻孔。(D)使用钻头或 PowerPick(Arthrex,Inc.,Naples,FL,USA)在软骨缺损处每间隔 3~4mm 钻取多个小孔。

过去常使用骨锥来钻透软骨下骨(图 22.6)。由于担心微骨折时损伤软骨下骨并产生有害组织,因此促进了可替代的、创伤小的新技术的发展。例如,可使用电钻头或 PowerPick(Artrex,Inc.)在缺损处的骨质上由外向内钻取若干个小孔 (图 22.7),各孔之间间隔 3~4mm(每平方厘米 3~4 个孔)。为了保护软骨下骨的完整性,这些孔不能连在一起。应充分钻透软骨病变过渡区的边缘,以刺激周围正常关节软骨修复组织的愈合。手术完成后,可以看到血液和脂肪滴从软骨下骨中渗出。

替代技术如纳米级骨折术(Arthrosurface,Franklin,MA,USA)使用更细的、更深的软骨下骨穿刺针,以减少软骨下骨渗透[53]。

自体骨软骨移植术

自体骨软骨移植术(OAT)是一种用健康的骨软骨栓来替代 FCD 的技术(图 22.8)。其适应证包括股骨髁、胫骨、滑车或髌骨局限的、单极的、相对较小的(<12mm²)症状性软骨病变。髌股关节双极 FCD 可以采用 OAT 处理,但具有较大的争议。这种治疗对患者

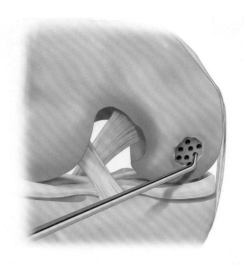

图 22.6 用手术锥子穿刺软骨下骨,刺激周围健康软骨的纤维软骨修复。

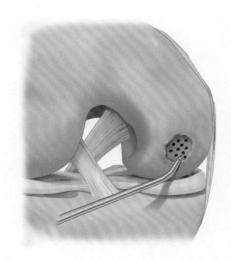

图 22.7 微骨折钻,一种创伤较少的干预方法以刺激软骨愈合。

身体要求很高,而且患者年龄不能超过 40 岁。

患者取仰卧位,也可将下肢置于标准腿托中,以提供一个稳定的、无辅助的膝关节屈曲角度。在整个手术过程中,可使用止血带来帮助止血。手术时,首先进行标准的诊断性关节镜检查,以识别和处理伴随的病变。用测量器测定 FCD 的大小。然后用专业的取栓器获取骨软骨栓移植物供体,取栓器以垂直角度插入股骨外侧滑车接近滑车沟入口处,插入深度为软骨下骨 10~15mm。对移植物施加轴向力,然后顺时针旋转 90°,再逆时针旋转,在拔出过程中应注意保护供体栓的完整性。

用受体制备器在病变处钻取移植物受体植入位置,其深度比之前获取的供体移植物深度小 2mm。可

采用相同的旋转操作移除受体处取下来的骨栓。

将供体移植物放置于受体骨道内,并轻轻打压供体移植物。向里推骨栓至颈部与骨道平齐,移植物突出骨道外 1mm。更大的缺损通常需要采用"雪人技术"并使用多个骨栓,包括放置和固定第一个骨栓,然后在第一处缺损附近钻取第二个受体位置。旋转膝关节以确保移植物稳定固定。

同种异体骨软骨移植

同种异体骨软骨移植(OCA)已经成功用于各类关节损伤和关节疾病的初次治疗,以及软骨修复失败的翻修(图 22.9)。同种异体移植消除了自体移植时供体部位的并发症,并允许治疗较大的病变,特别是那些累及软骨下骨的病变(>2cm²)。

该技术可用于治疗股骨髁、滑车或髌骨关节软骨缺损的年轻患者,这类患者对软骨缺损恢复的要求较高。微骨折或 ACI/MACI 失败不是禁忌证,骨丢失可以通过 OCA 处理[54]。移植组织的大小必须与患者基于 X 线片、CT 或 MRI 测量的缺损情况相匹配。新鲜标本中软骨细胞的活力窗口有限,这对确定手术的时间和流程提出挑战。

手术前,外科医生应全面评估患者的情况,并计划可能需要的其他辅助术式。通常做一个小的外侧或内侧关节囊切口就足以治疗较小的骨软骨缺损,而不需要髌骨脱位(图 22.10)。对于较大的缺损,可能需要髌骨半脱位以获得足够的显露。对于髌股关节病变或股骨外侧髁缺损,可采用外侧关节囊切开,而其他部位的缺损则可采用内侧肌间隙入路。

有两种主要的手术技术:圆柱形压塞和徒手软骨移植。采用压塞技术时,应在病变部位上方放置一个大小合适的定尺筒,其直径一般大于铰刀。切除最少量的周围活组织而不是缩小尺寸,使圆桶周边留下骨软骨缺损的组织。一旦选择了合适的尺寸,将空心定尺筒放置在病灶的中央,使其完全覆盖缺损处。在钻孔的整个过程中都需要使用冷水冲洗,以尽量减少热坏死并保护骨道周围软骨和底层骨质。然后将定尺筒放置在同种异体移植髁的相应位置,以确保可以获取具有相似解剖结构和大小的骨栓。用记号笔沿着 12 点钟方向标记其位置。

使用定尺筒将导丝垂直于关节面放置到病灶的中心。用铰刀钻取骨栓,形成圆柱形骨道,深度为 6~8mm。一般来说,这种厚度可以避免移植大量的同种

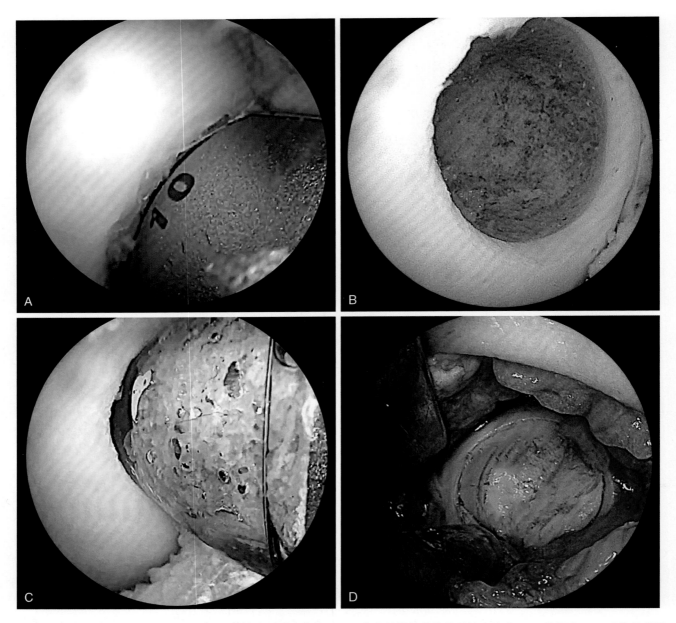

图 22.8　自体骨软骨移植的外科方法。(A)受体收取器向前推进至比收取的供体骨软骨骨栓高度小 2mm 的深度。(B)受体骨道周围有完整的存活软骨边缘。(C)将供体收取的骨栓同轴地插入受体骨道，并达完整软骨边缘以上 2mm 处。(D)用直径比骨软骨栓大 1mm 的压棒压紧骨软骨栓，直至其边界与周围软骨一致。

异体骨。对于骨坏死或 OCD 患者，可能需要更深的钻孔。病变较深时可能需要植骨，可以从钻取的骨栓处收集骨质。

在 12 点、3 点、6 点和 9 点钟位置仔细测量病变深度。应清除病变处磨损的软骨或松散的组织。将校准的同种异体移植物扩张器插入受体骨道，并轻轻拍打以达到额外的 0.5mm 扩张。当供体部位准备充分后，可以准备同种异体移植物。使用配套器械和取心铰刀从同种异体移植物中获取骨软骨供体骨栓，以匹

配相应的受体部位。然后根据受体部位测量的大小制备同种异体骨软骨骨栓，去除多余的骨。使用相应的供体收取器钻穿整个供体髁。理想情况下，从同种异体半髁的相应部位取骨栓，其外形与受体部位类似。解剖标志包括末梢沟和到后髁的距离，可用于帮助确定髁上的解剖位置。

标记 12 点钟的位置有助于记住移植物的方向。然后将移植物轻轻压入骨道内，对齐供体和受体的 12 点钟位置。植入移植物后使关节线保持一致性，可

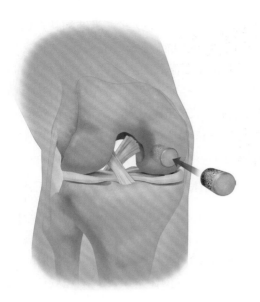

图 22.9　图示同种异体骨软骨移植，其中将同种异体的供体骨软骨栓植入制备好的局灶性软骨缺损处。

以用一个小槌轻轻敲打移植物。

当不能紧密压配时，可能需要额外固定。移植物固定可选择无头金属螺钉、生物可吸收螺钉和固定针。对于较大的缺损，可使用多个骨栓并按照前述的"雪人"方式放置。

该技术的禁忌证是关节后部病变，移植物通常不能垂直进入。胫骨平台缺损也被认为是禁忌证。在这些情况下，可以使用 Shell 技术来创建一个模型填充缺损。使用骨凿挖出缺损部分。将供体组织形成匹配的形状后，用螺钉和固定针固定。可使用模板将移植物塑造成与受体相同的几何形状。此外，也可以采用同种异体骨软骨移植物进行胫骨表面置换，移除整个平台的 5~6mm，插入大小匹配的平台并在外周用螺钉向后固定[49]。

供体组织移植后，可在骨–骨界面产生亚临床免疫原性反应；然而，临床上，在关节内发生显著反应的风险较低，因为完整的软骨基质可以防止供体软骨细

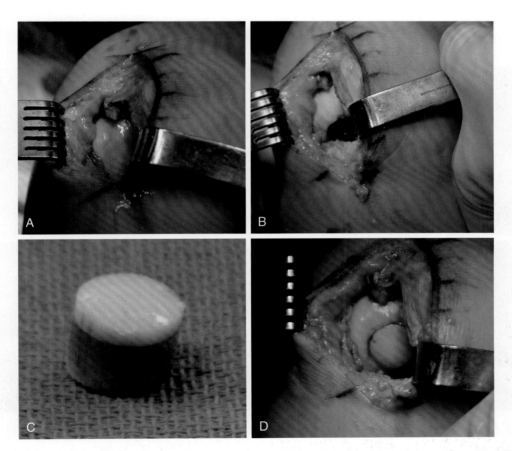

图 22.10　同种异体骨软骨移植的外科方法。(A)股骨内侧髁局灶性软骨缺损在经内侧髌旁入路适当显露。(B)髁上垂直扩孔至 6~8mm 深，并将缺损移出，显露供体部位。(C)在 12 点钟位置标记骨软骨供体骨栓，以与供体部位的正确力线相对应。(D)将骨软骨栓插入股骨内侧髁病变处并压实以形成一致的关节面。

胞与宿主抗体接触[55]。

细胞技术

支架：基质诱导的自体软骨细胞植入

基质诱导的自体软骨细胞植入(MACI)是一种修复性软骨治疗技术，其结构比其前身 ACI 更坚固，可用于更大的 FCD。最初 ACI 技术包括从膝关节的非承重部分收集自体软骨细胞，酶促处理这些细胞，并将它们注入用骨膜贴片或合成胶原膜密封的缺损中。担心使用悬浮支架会导致软骨细胞分布不均匀和细胞渗漏，因而开发了 MACI 技术[56,57]。在这项技术中，培养扩增的软骨细胞被包埋在可生物降解的猪Ⅰ/Ⅲ型胶原支架上(图 22.11)。然后将骨膜直接植入缺损处，也可用纤维蛋白胶固定[56,58]。该手术的优点包括减少手术时间和手术暴露，因为它无须缝合或获取骨膜。需要注意的是，支架会成为成纤维细胞入侵的屏障，从而导致纤维修复结果不良[59]。

目前已有多种无细胞支架，可以提供一个生物"网"

促进软骨生长和修复。这些三维结构具有软骨传导性和骨传导性。作为微骨折的辅助物，这种支架为新形成血凝块的纤维蛋白网络提供了机械稳定性，从而允许软骨再生[60]。接下来我们将介绍一些更有前途的技术，包括第三代支架(NOVOCART 3D、Aesculp Biologics)、碎软骨技术(DeNovo NT)、存活骨软骨异体移植(Cartiform)和细胞外基质支架(BioCartilage)技术。

第三代 ACI(MACI 类似物或 NOVOCART 3D)

NOVOCART 3D 是一种胶原-硫酸软骨素支架，由体外扩增的自体软骨细胞植入生物可吸收的双相胶原支架组成。首选需要从膝关节的非承重部分(如滑车外侧壁)收集供体组织(图 22.12)，然后将自体软骨细胞扩增并包埋在支架上(图 22.13)，随后将支架放置在制备好的缺损处(图 22.14)。尽管这些支架已被较常使用并显示出在膝关节自然软骨基质修复方面的潜力，但仍需要临床研究来证明其优于目前确定的保守治疗和修复技术。

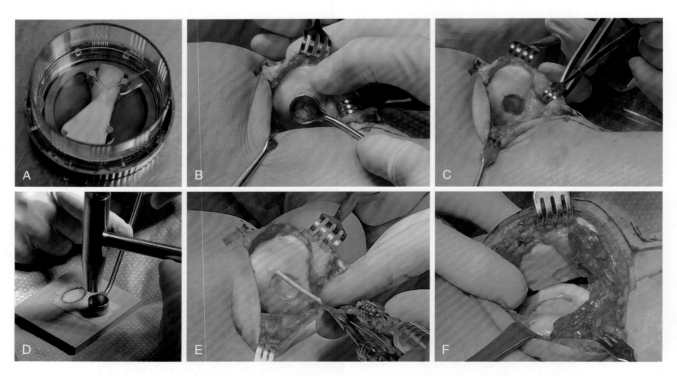

图 22.11　基质诱导自体软骨细胞植入的外科方法。(A)培养扩增的软骨细胞包埋在可生物降解的猪Ⅰ/Ⅲ型胶原支架上。(B)将尺寸定尺筒放在髌骨局灶性软骨缺损处。(C)髌骨局灶性软骨缺损切除。(D)使用定尺筒测量合适尺寸的支架，以植入先前局灶性软骨缺损的受体区。(E)将可生物降解的猪Ⅰ/Ⅲ型胶原支架插入髌骨局灶性软骨缺损。胶原蛋白支架用纤维蛋白胶固定。(F)植入胶原支架后原髌骨复位。

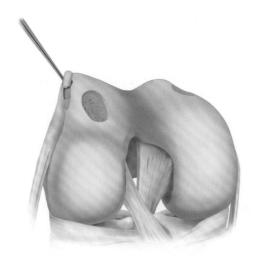

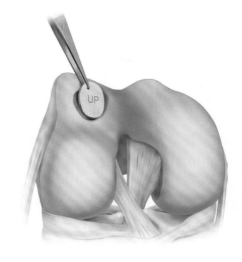

图 22.12　取自膝关节非承重部分(如滑车外侧壁)的完整存活软骨。

图 22.14　将基质诱导的自体软骨细胞植入物切割成所需尺寸并植入软骨缺损处。

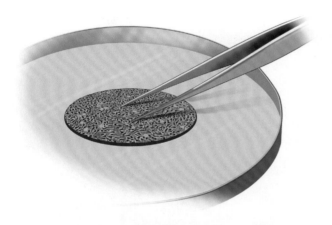

图 22.13　将自体软骨细胞扩增并嵌入所需的支架中。

碎软骨(DeNovo NT)

1983 年,Albrecht 等[61]首先描述了碎软骨技术。他们在兔模型中证明,与单独使用纤维蛋白相比,将颗粒状软骨注射到骨软骨缺损中具有更大的愈合潜力。此外,植入软骨细胞的增殖特性允许使用 1/10 的原软骨来修复大的软骨缺损。DeNovo NT 是目前一种先进的碎软骨技术,将年幼供体的关节软骨切碎成 1mm 大小的异体移植物。软骨取自新生儿至 13 岁儿童的股骨髁供体。与较老的供体软骨相比,这些未成熟组织的细胞密度、增殖率和生长都有所增加[63]。作为一种可存活的组织,DeNovo NT 的保质期仅有 44 天,因此应在手术前订购。其植入技术与 MACI 类似。

支架可在缺损内或在缺损外制备。如果在缺损内制备,软骨片应比周围软骨壁低约 1mm,以避免过度的应力和对移植物造成冲击。然后用纤维蛋白胶充分覆盖该区域,屈曲膝关节以允许重力辅助下纤维蛋白固定。用胶水粘连后,膝关节在正常活动范围内屈伸,以确保植入物的稳定性[64]。

DeNovo NT 的关节外手术包括用薄片的无菌箔纸对基底和壁制作缺损区的反向模型。将 DeNovo NT 转移到模具中,然后在顶部涂上一层纤维蛋白胶。定型后,将模具翻转过来,另一层纤维蛋白胶沿着底部和侧面涂抹。然后将纤维蛋白胶强化的植入物植入病变区域并确保植入物不突出关节表面。检查膝关节屈伸以确保膝关节有足够的活动范围和移植物稳定性。

存活同种异体骨软骨移植(Cartiform)

Cartiform(Osiris Therapeutics 公司)同种异体骨移植是一种低温保存活体同种异体骨软骨移植支架。该支架的内容物包括细胞外基质、存活软骨细胞和软骨生长因子。将移植物切开以匹配准备好的植入部位,然后用纤维蛋白胶将其固定在骨上,也可用缝线及缝合锚钉固定。

细胞外基质支架(细微异体软骨或生物软骨)

BioCartirage(Arthrex 公司)是一种干燥、颗粒化

(100~300μm)的同种异体关节软骨支架,用 PRP 水化,并放置于已进行微骨折的软骨缺损处(图 22.15)。本产品含有关节软骨的细胞外基质,包括 Ⅱ 型胶原蛋白、蛋白聚糖和其他生长因子。该混合物与 PRP 按 1:0.8 的比例混合后可注射,然后作为支架增强骨髓刺激反应。

这些支架技术的优势是并发症发生率低。然而,这些基于细胞的技术既昂贵又耗时,并且在较小的病变中尚未显示出其优于微骨折的优势[65,66]。因此,需要进一步的研究来确定其是否可用于治疗 FCD。

康复

术后康复是 FCD 治疗取得最佳效果的关键。康复方案因在 FCD 的位置而有所差异。总的来说,作者

建议在经过 4 阶段的治疗后进行快速康复治疗。

髌股关节病变

髌股关节病变的康复应优先考虑早期完全负重,而术后早期的活动范围比胫股关节病变的康复活动范围更受限制。第 1 阶段从术后第 1 天开始,患者开始使用连续被动运动(CPM)机。每天使用 6 小时,持续 6 周。术后 2 周,当患者能完成伸直膝关节且无伸直延迟时,可以将铰链式膝关节支具解除锁定并永久停用。我们建议,术后第 0~4 周可结合膝关节支架进行 50% 的负重。第 1 阶段还包括物理治疗,重点是被动和主动辅助的运动范围康复。这个阶段一般持续 6 周。

第 2 阶段为期 6~8 周,允许部分负重。在这个阶段,应达到完全伸直和 130° 屈曲。这个阶段的物理治

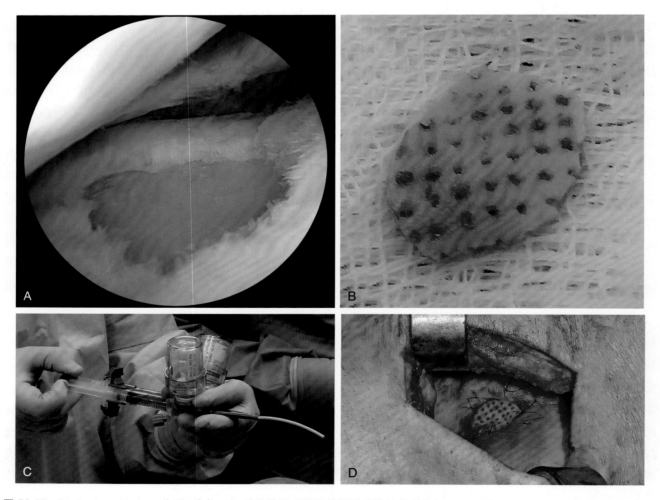

图 22.15　BioCartirage(Arthrex 公司)手术。(A)关节镜显示股骨外侧髁局灶性软骨缺损。(B)干燥、颗粒化(100~300μm)的同种异体关节软骨支架放置在先前局灶性软骨缺损区域。(C)图示产品含有 Ⅱ 型胶原蛋白、蛋白聚糖和其他生长因子。混合物以 1:0.8 的比例与富含血小板血浆混合,以增强骨髓刺激。(D)同种异体关节软骨支架放置在局灶性软骨缺损区域并缝合固定。

疗包括股四头肌和腘绳肌强化练习,以及固定自行车练习。第 3 阶段持续 8~12 周,在此期间允许完全负重。术后第 8 周通常可以达到完全负重,此时再次进行高级训练,包括步态训练和闭合动力链训练。术后12 周,将进行高级别运动,包括固定自行车、椭圆机训练和泳池练习。在此期间可以恢复完全活动范围,物理治疗强调闭链运动和恢复正常步态。第 4 阶段为术后 12 周至 6 个月,重点是在最小限制的情况下进行高级强化。在完成这一阶段之前,应限制重返体育活动。

胫股关节病变

在使用支具的情况下,胫股关节病变患者的重点应该是活动范围的康复,建议患者在手术后立即使用拐杖活动。第 1 阶段从术后第 1 天开始,患者开始使用 CPM 机。每天使用 6 小时,持续 6 周。术后 2 周,将铰链式膝关节支具解除锁定,一旦患者能够在无伸直延迟的情况下进行直腿抬高,则永久停用该支具。根据植入物固定的质量,承重是可变的;可从完全不负重到早期的触地负重。第 1 阶段还包括物理治疗,重点是被动和主动辅助的活动范围康复。第 2 阶段从术后第 6 周开始,鼓励部分负重。物理治疗应强调股四头肌和腘绳肌的强化锻炼。在此期间,患者膝关节应达到 120°~130° 的屈曲。第 3 阶段持续 8~12 周,允许完全负重。在此期间应实现完全活动范围,物理治疗强调闭链运动和恢复正常步态。第 4 阶段为术后 12周至 6 个月,重点是在最小限制的情况下进行高级强化。在完成这一阶段之前,应限制重返体育活动。

临床结果

微骨折

尽管微骨折长期以来一直作为 FCD 的治疗选择,但研究表明,其手术效果不如恢复性治疗方案。Solheim 等[67]在一项前瞻性研究中发现,110 例微骨折患者中有 50 例(45%)需要转为 TKA(N=7)和(或)Lysholm 评分低于 64 分,提示预后较差。此外,该研究还发现,缺损周围软骨轻度退行性变的患者、同时进行部分半月板切除术的患者和长期存在膝关节症状的患者更易出现不良结果。Mithoefer 等[68]对膝关节微骨折的临床结果进行了系统评价。作者纳入了 28 项

研究共 3122 例患者,在至少 5 年的随访中,所有患者在微骨折术后前 24 个月膝关节功能均得到改善;然而,这种效果是短期的,其持久性还尚需进一步研究证实。

一项至少随访 15 年的随机对照试验比较了 20例膝关节 FCD 患者微骨折和镶嵌成形术的结果[69]。作者发现,镶嵌成形术的 Lysholm 平均评分明显更高(67 分比 77 分,P=0.01)[69]。Chalmers 等[70]报道,ACI/MACI 和 OAT 在 1 年的 Tegner 评分和 2 年的 IKDC评分方面比微骨折有显著优势。此外,OAT 在 1 年的Lysholm 评分和 2 年的 Marx 评分上有优势。该系统综述表明,与微骨折相比,ACI/MACI 和 OAT 在术后短期内具有更优越的功能。

同种异体骨软骨移植

OCA 已经在各种人群中证明可以取得良好到优异的结果。娱乐活动人群[71]、高中生和大学生[72]、精英运动员[73]、有 ACL 重建手术史的患者[40,74]、需要联合MAT 的人群[75],均具有较高的运动恢复率和功能恢复率。老年患者和肥胖患者[76,77]也具有成功的临床结果。一项关于软骨修复手术的大型数据库研究发现,在1608 例 OCA 手术中,2 年的再手术率为 12.22%[79]。Chahla 等[80]进行的一项系统综述回顾了髌股关节 OCA术后至少 18 个月的临床结果和失败率。作者发现,5年和 10 年的平均生存率分别为 87.9% 和 77.2%。此外,改良 d'Aubigné–Postel 评分、IKDC、KSS 评分功能成分和 Lysholm 膝关节问卷结果均显示,总体研究人群的平均改善程度具有统计学意义。

不规则或卵球形病变的毗邻骨栓 OCA 和多区域多灶 OCA 术后的结果,由于骨软骨缺损的复杂性,局灶性缺损现在越来越受到关注。一项回顾研究报道 9例患者(9 个膝关节)采用雪人技术进行单纯的股骨髁 OCA 和 13 例患者(15 个膝关节)进行多灶 OCA,以量化其生存率。研究发现,雪人技术组再手术率为44.4%,多灶组为 20.0%。此外,雪人技术组在(7.7±5.5)年时的失败率为 33.3%,多灶组在 4.5 年时的失败率为 6.7%,所有这些患者随后都进行了关节置换术。作者发现,雪人技术组术后 KOOS 疼痛评分及Western Ontario 和 McMaster 大学骨指数(WOMAC)总分均显著改善(P<0.05),多灶组在 IKDC 评分及KOOS 症状评分、日常生活活动评分、运动评分和生

活质量评分;WOMAC 僵硬评分、功能评分和总评分;12 项健康调查简表身体评分方面均有显著改善（所有 P<0.05）。作者得出结论,使用雪人技术进行单髁、多骨栓 OCA 的患者临床结果较差,再手术率和失败率较高,与接受单移植物移植的患者相比,多灶 OCA 是一种可行的膝关节多间室软骨疾病保膝技术[81]。

自体骨软骨移植

多向研究表明,FCD 患者接受 OAT 治疗后,在临床改善和功能恢复方面均取得了良好的效果。Baltzer 等[82]评估了 112 例接受 OAT 治疗的患者的中短期结果,视觉模拟量表（VAS）疼痛[(7.14±0.19)分对(3.74±0.26)分]和 WOMAC[(134.88±5.84)分对(65.92±5.34)分]评分在平均随访(26.2±0.24)个月时均显著改善（P<0.001）。一项系统回顾研究了接受 OAT 治疗的患者的长期临床结果,结果显示,在平均 10.2 年的随访中,IKDC 评分和 Lysholm 评分较基线有显著改善;然而,他们没有观察到 Tegner 评分显著改善[83]。Lynch 等[84]对 607 例患者进行了系统综述,接受 OAT 治疗的患者比接受微骨折治疗的患者有更好的临床结果和更高的运动恢复率。与微骨折患者相比,接受 OAT 治疗的患者在中期随访时活动水平优于接受微骨折治疗的患者[85]。一项随访 10 年的前瞻性随机临床研究发现,尽管接受 OAT 和微骨折的患者在长期随访中结果改善具有统计学意义,但接受 OAT 的患者失败率更低(14%对 38%,P<0.05)[86]。

Pareek 等[83]对 610 例接受 OAT 的患者进行了系统回顾,发现在平均 10.2 年的随访中,手术失败率为 28%,再手术率为 19%。作者还发现,年龄增加、既往手术史和缺损大小与失败率增加呈正相关,而伴随的手术与失败率呈负相关。Riboh 等[87]在一项荟萃分析中创建了一个综合模型,允许在术后 2 年、5 年和 10 年将 OAT 与其他软骨修复技术（包括微骨折和 ACI/MACI）进行比较。该研究最终纳入了 19 项随机对照试验,共包括 855 例患者。作者在术后 2 年没有观察到差异;然而,术后 5 年 OAT 的再手术率低于微骨折（OR 为 0.03,95%CI 为 0.00~0.49）,术后 10 年 OAT 的再手术率低于微骨折(OR 为 0.34,95%CI 为 0.12~0.92）,但再手术率高于第二代 ACI/MACI（OR 为 5.81,95%CI 为 2.33~14.47）。

自体软骨细胞植入与基质诱导的 ACI

在大多数患者中,ACI/MACI 已被证明是一种安全有效的手术,并发症发生率较低。事实上,一项包含 137 例 ACI/MACI 手术的大型数据库研究表明,接受 ACI/MACI 的患者并发症发生率为 0.75%[88]。值得注意的是,与第二代 ACI 相比,使用第一代 ACI/MACI 的患者并发症发生率更高[89]。ACI/MACI 术后最常见的 4 种并发症包括移植物肥大、再生软骨与周围健康软骨融合障碍、再生软骨不足和脱层。据报道,骨膜覆盖的 ACI/MACI 导致的并发症发生率最高[90]。

总的来说,ACI/MACI 在短期和长期疗效中都能给患者带来良好的结果。增加 ACI/ MACI 良好预后的特定人口统计学和临床因素包括年龄较小、术前症状持续时间较短[89];非工人赔偿案件也有更好的预后[91]。Siebold 等[92]分析了 30 例接受全关节镜 ACI/MACI(使用软骨球治疗全尺寸关节软骨缺损)患者平均随访 3 年的结果。作者发现,86.6%的患者对结果完全满意,并愿意再次接受手术。此外,患者在 Lysholm、KOOS、IKDC 评分和 MRI T2 成像方面均有显著改善。T2 成像显示,与对侧膝关节同一位置相比,ACI/MACI 区域的软骨质量类似[92]。在 827 例接受凝胶型自体软骨细胞(Chondron,Sewoon Cellontech Col, Ltd.,Seoul)或骨膜或基质辅助软骨细胞植入的患者中,Nawaz 等[93]尝试评估他们的术后中期疗效。在平均 6.2 年的随访中,所有患者疼痛和功能均显著改善。Kaplan-Meier 生存分析显示,整个队列研究总的移植物 5 年生存率为 78.2%,10 年生存率为 50.7%。此外,先前接受过软骨再生手术的患者生存率低于先前未接受过治疗的患者,前者失败的风险是后者的 5 倍（HR 为 4.718,SE 为 0.742,95%CI 为 3.466~6.420,P<0.001）。

第三代 ACI(MACI 类似物;NOVOCART 3D)

NOVOCART 3D 已被证明在治疗软骨缺损中长期疗效方面具有良好的临床效果[95],即使在儿童和青少年人群中也是如此[95]。研究同时证明了 NOVOCART 3D 可以促进移植物成熟。一项关于 MRI T2 成像的前瞻性研究调查了 NOVOCART 3D 术后至少 36 个月体内移植物成熟情况,发现术后 36 个月时 T2 弛豫时间从 41.6ms 减少到 30.9ms,与缺损修复区域周围的正常透明软骨相当。然而,作者未发现 IKDC 评分与 T2 弛豫时间之间具有相关性[96]。Niethammer 等[97]尝试量化使用 NOVOCART 3D 后移植物肥厚的程度,因为移植物肥厚是基质辅助 ACI 手术的主要并发症之一。作者连续研究了 41 例患者,并注意到在 2 年的随访中,11 例患者存在移植物肥大,当缺损区域继发于急性创伤或 OCD 时,这种情况更常见。所有患者在末次随访时用改进 MRI 观察得出的软骨修复组织(MOCART)评分均较基线显著提高。有趣的是,在随后使用 MRI T2 加权成像的配对研究中,作者发现移植物肥大与软骨质量降低无关[98]。

碎软骨(DeNovo NT)

目前缺乏文献报道使用 DeNovo NT(Zimmer 公司)治疗 FCD 的结果。Farr 等[99]对 25 例关节软骨病变患者进行了病例系列研究,采用颗粒状幼年关节软骨(PJAC)治疗,发现早在术后 3 个月临床结果就有统计学上的显著改善。他们还发现,MRI T2 加权成像提示关节软骨接近正常关节软骨。组织学上,修复组织由透明软骨和纤维软骨的混合物组成,并含有高比例的 II 型胶原。他们没有发现需要再手术的病例,仅 1 例移植物脱层。

存活的同种异体骨软骨移植(Cartiform)

Krych 等[85]评估 43 名运动员膝关节同种异体骨软骨移植后恢复体育活动的能力。作者发现,在平均 2.5 年的随访中,88% 的患者报道了有限的运动恢复,而 79% 的患者恢复到损伤前的水平。此外,作者发现术前症状持续时间超过 12 个月和年龄超过 25 岁会对恢复运动的能力产生负面影响。

对于 FCD 用存活同种异体骨软骨移植治疗的结果,一个值得关注的问题是延长储存时间是否会影响改善的潜力。Schmidt 等[100]进行了一项配对研究,接受早期移植(n=75)的患者平均储存时间为 6.3 天(1~14 天),而接受晚期移植(n=75)的患者平均储存时间为 20 天(16~28 天)。在对早期和晚期患者分别平均随访 11.9 年和 7.8 年时,作者发现,25.3% 的早期移植患者和 12.0% 的晚期移植患者出现了失败。作者没有发现术后疼痛和功能的差异,分别有 91% 和 93% 的早期

和晚期移植患者报道他们对结果满意,这表明延长储存是安全有效的。一项系统综述回顾了 18 项关于膝关节软骨缺损进行 OCA 的研究,发现保存时间为 7~43 天。作者还发现,这些手术的失败率为 0~85.7%,尽管大多数研究报道了一些患者最终需要再次进行手术[101]。

细胞外基质支架(细微化异体软骨或生物软骨)

关于细胞外基质支架治疗膝关节 FCD 疗效的报道很少。一项对照实验研究评估了生物软骨与微骨折在马模型中的疗效和安全性[102]。作者在 5 匹马双侧膝关节的滑车嵴处制造了 2 个直径为 10mm 的全层软骨缺损。作者发现,13 个月安乐死时,生物软骨组近端和远端缺损的 ICRS 修复评分明显优于微骨折组[(7.4±0.51)分对(4.8±0.1)分,$P=0.041$]。此外,作者报道,与阳性对照相比,生物软骨改善了修复-宿主整合、碱基整合和 II 型胶原形成的组织学评分。作者在显微 CT 检查中没有发现差异;然而,通过 MRI,他们确定,与微骨折相比,生物软骨治疗远端缺损的表面区域 T2 弛豫时间明显更短(更好)。

总结

由于这些修复和再生软骨手术的长期结果才刚刚开始报道,因此有必要继续报道这些结果,并更好地定义每种手术的适应证和治疗方法。此外,在基础科学研究中提高 OCA 移植骨的愈合也具有重要的作用。OCA 不匹配是另一个被较少研究的问题,有必要进行地形学研究来阐明不匹配的程度,以帮助外科医生更好地了解适合移植物的大小和位置,这可以增加同种异体移植物的可用性并扩大可接受的同种异体移植物来源。随着关节保护过程中生物辅助物应用的增加,需要对诸如 PRP 和基质细胞等辅助物的使用进行更高水平的研究,以便更好地研究这些补充治疗是否具有治疗益处。

(张庆 蔡伟创 译)

参考文献

1. Widuchowski W, Widuchowski J, Koczy B, Szyluk K. Untreated asymptomatic deep cartilage lesions associated with anterior cruciate ligament injury: results at 10- and 15-year follow-up. *Am J Sports Med.* 2009;37(4):688–692.

2. Aroen A, Loken S, Heir S, et al. Articular cartilage lesions in 993 consecutive knee arthroscopies. *Am J Sports Med.* 2004;32(1):211–215.

3. Flanigan DC, Harris JD, Trinh TQ, et al. Prevalence of chondral defects in athletes' knees: a systematic review. *Med Sci Sports Exerc.* 2010;42(10):1795–1801.

4. Davies-Tuck ML, Wluka AE, Wang Y, et al. The natural history of cartilage defects in people with knee osteoarthritis. *Osteoarthritis Cartilage.* 2008;16(3):337–342.

5. Chahla J, Dean CS, Moatshe G, et al. Concentrated bone marrow aspirate for the treatment of chondral injuries and osteoarthritis of the knee: a systematic review of outcomes. *Orthop J Sports Med.* 2016;4(1): 2325967115625481.

6. Chahla J, LaPrade RF, Mardones R, et al. Biological therapies for cartilage lesions in the hip: a new horizon. *Orthopedics.* 2016;39(4):e715–e723.

7. Zanon G, Di Vico G, Marullo M. Osteochondritis dissecans of the knee. *Joints.* 2014;2(1):29–36.

8. Gomoll AH, Minas T, Farr J, Cole BJ. Treatment of chondral defects in the patellofemoral joint. *J Knee Surg.* 2006;19(4):285–295.

9. Alford JW, Cole BJ. Cartilage restoration, part 1: basic science, historical perspective, patient evaluation, and treatment options. *Am J Sports Med.* 2005;33(2):295–306.

10. Hjelle K, Solheim E, Strand T, et al. Articular cartilage defects in 1,000 knee arthroscopies. *Arthroscopy.* 2002;18(7):730–734.

11. Widuchowski W, Widuchowski J, Faltus R, et al. Long-term clinical and radiological assessment of untreated severe cartilage damage in the knee: a natural history study. *Scand J Med Sci Sports.* 2011;21(1):106–110.

12. Houck DA, Kraeutler MJ, Belk JW, et al. Do focal chondral defects of the knee increase the risk for progression to osteoarthritis? A review of the literature. *Orthop J Sports Med.* 2018;6(10): 2325967118801931.

13. Henn RF 3rd, Gomoll AH. A review of the evaluation and management of cartilage defects in the knee. *Phys Sportsmed.* 2011;39(1):101–107.

14. Dye SF. The pathophysiology of patellofemoral pain: a tissue homeostasis perspective. *Clin Orthop Relat Res.* 2005;(436):100–110.

15. Lattermann C, Kang RW, Cole BJ. What's new in the treatment of focal chondral defects of the knee? *Orthopedics.* 2006;29(10):898–903.

16. Wilson JN. A diagnostic sign in osteochondritis dissecans of the knee. *J Bone Joint Surg Am.* 1967;49(3):477–480.

17. Harding WG 3rd. Diagnosis of osteochondritis dissecans of the femoral condyles: the value of the lateral x-ray view. *Clin Orthop Relat Res.* 1977;(123):25–26.

18. Hefti F, Beguiristain J, Krauspe R, et al. Osteochondritis dissecans: a multicenter study of the European Pediatric Orthopedic Society. *J Pediatr Orthop B.* 1999;8(4):231–245.

19. Gomoll AH, Yoshioka H, Watanabe A, et al. Preoperative measurement of cartilage defects by MRI underestimates lesion size. *Cartilage.* 2011;2(4):389–393.

20. O'Connor MA, Palaniappan M, Khan N, Bruce CE. Osteochondritis dissecans of the knee in children. A comparison of MRI and arthroscopic findings. *J Bone Joint Surg Br.* 2002;84(2):258–262.

21. Tiderius CJ, Tjornstrand J, Akeson P, et al. Delayed gadolinium-enhanced MRI of cartilage (dGEMRIC): intra- and interobserver variability in standardized drawing of regions of interest. *Acta Radiol.* 2004;45(6):628–634.

22. Young AA, Stanwell P, Williams A, et al. Glycosaminoglycan content of knee cartilage following posterior cruciate ligament rupture demonstrated by delayed gadolinium-enhanced magnetic resonance imaging of cartilage (dGEMRIC). A case report. *J Bone Joint Surg Am.* 2005;87(12):2763–2767.

23. Kurkijarvi JE, Nissi MJ, Kiviranta I, et al. Delayed gadolinium-enhanced MRI of cartilage (dGEMRIC) and T2 characteristics of human knee articular cartilage: topographical variation and relationships to mechanical properties. *Magn Reson Med.* 2004;52(1):41–46.

24. Gillis A, Bashir A, McKeon B, et al. Magnetic resonance imaging of relative glycosaminoglycan distribution in patients with autologous chondrocyte transplants. *Invest Radiol.* 2001;36(12):743–748.

25. Potter HG, Foo LF. Magnetic resonance imaging of articular cartilage: trauma, degeneration, and repair. *Am J Sports Med.* 2006;34(4):661–677.

26. Berry PA, Maciewicz RA, Wluka AE, et al. Relationship of serum markers of cartilage metabolism to imaging and clinical outcome measures of knee joint structure. *Ann Rheum Dis.* 2010;69(10):1816–1822.

27. Cibere J, Zhang H, Garnero P, et al. Association of biomarkers with pre-radiographically defined and radiographically defined knee osteoarthritis in a population-based study. *Arthritis Rheum.* 2009;60(5):1372–1380.

28. Hunter DJ, Nevitt M, Losina E, Kraus V. Biomarkers for osteoarthritis: current position and steps towards further validation. *Best Pract Res Clin Rheumatol.* 2014;28(1):61–71.

29. Hannon CP, Weber AE, Gitelis M, et al. Does treatment of the tibia matter in bipolar chondral defects of the knee? clinical outcomes with greater than 2 years follow-up. *Arthroscopy.* 2018;34(4):1044–1051.

30. Guettler JH, Demetropoulos CK, Yang KH, Jurist KA. Osteochondral defects in the human knee: influence of defect size on cartilage rim stress and load redistribution to surrounding cartilage. *Am J Sports Med.* 2004;32(6):1451–1458.

31. Messner K, Maletius W. The long-term prognosis for severe damage to weight-bearing cartilage in the knee: a 14-year clinical and radiographic follow-up in 28 young athletes. *Acta Orthop Scand.* 1996;67(2):165–168.

32. Shelbourne KD, Jari S, Gray T. Outcome of untreated traumatic articular cartilage defects of the knee: a natural history study. *J Bone Joint Surg Am.* 2003;85-A(suppl 2):8–16.

33. Everhart JS, Abouljoud MM, Kirven JC, Flanigan DC. Full-thickness cartilage defects are important independent predictive factors for progression to total knee arthroplasty in older adults with minimal to moderate osteoarthritis: data from the osteoarthritis initiative. *J Bone Joint Surg Am.* 2019;101(1):56–63.

34. Rue JP, Yanke AB, Busam ML, et al. Prospective evaluation of concurrent meniscus transplantation and articular cartilage repair: minimum 2-year follow-up. *Am J Sports Med.* 2008;36(9):1770–1778.

35. Marti RK, Verhagen RA, Kerkhoffs GM, Moojen TM. Proximal tibial varus osteotomy. Indications, technique, and five to twenty-one-year results. *J Bone Joint Surg Am.* 2001;83(2):164–170.

36. Bode G, Schmal H, Pestka JM, et al. A non-randomized controlled clinical trial on autologous chondrocyte implantation (ACI) in cartilage defects of the medial femoral condyle with or without high tibial osteotomy in patients with varus deformity of less than 5 degrees. *Arch Orthop Trauma Surg.* 2013;133(1):43–49.

37. Kahlenberg CA, Nwachukwu BU, Hamid KS, et al. Analysis of outcomes for high tibial osteotomies performed with cartilage restoration techniques. *Arthroscopy.* 2017;33(2):486–492.

38. Frank RM, Cole BJ. Meniscus transplantation. *Curr Rev Musculoskelet Med.* 2015;8(4):443–450.

39. Abrams GD, Hussey KE, Harris JD, Cole BJ. Clinical results of combined meniscus and femoral osteochondral allograft transplantation: minimum 2-year follow-up. *Arthroscopy.* 2014;30(8):964–970. e1.

40. Wang D, Eliasberg CD, Wang T, et al. Similar outcomes after osteochondral allograft transplantation in anterior cruciate ligament-intact and -reconstructed knees: a comparative matched-group analysis with minimum 2-year follow-up. *Arthroscopy.* 2017;33(12):2198–2207.

41. Schuster P, Schulz M, Richter J. Combined biplanar high tibial osteotomy, anterior cruciate ligament reconstruction, and abrasion/microfracture in severe medial osteoarthritis of unstable varus knees. *Arthroscopy.* 2016;32(2):283–292.

42. Farr J. Autologous chondrocyte implantation improves patellofemoral cartilage treatment outcomes. *Clin Orthop Relat Res.* 2007;463:187–194.

43. Fu FH, Soni A. ACI versus microfracture: the debate continues: commentary on an article by Gunnar Knutsen, MD, PhD, et al.: "A Randomized Multicenter Trial Comparing Autologous Chondrocyte Implantation with Microfracture: Long-Term Follow-up at 14 to 15 Years". *J Bone Joint Surg Am.* 2016;98(16):e69.

44. Perera JR, Gikas PD, Bentley G. The present state of treatments for articular cartilage defects in the knee. *Ann R Coll Surg Engl.* 2012;94(6):381–387.

45. Lubowitz JH. Editorial commentary: autologous chondrocyte implantation versus microfracture. *Arthroscopy.* 2015;31(4):745.

46. Bert JM. Abandoning microfracture of the knee: has the time come? *Arthroscopy.* 2015;31(3):501–505.

47. Ulstein S, Aroen A, Engebretsen L, et al. A controlled comparison of microfracture, debridement, and no treatment of concomitant full-thickness cartilage lesions in anterior cruciate ligament-reconstructed knees: a nationwide prospective cohort study from Norway and Sweden of 368 patients with 5-year follow-up. *Orthop J Sports Med.* 2018;6(8): 2325967118787767.

48. Assenmacher AT, Pareek A, Reardon PJ, et al. Long-term outcomes after osteochondral allograft: a systematic review at long-term follow-up of 12.3 Years. *Arthroscopy.* 2016;32(10):2160–2168.

49. Godin JA, Frangiamore S, Chahla J, et al. Tibial allograft transfer for medial tibial plateau resurfacing. *Arthrosc Tech.* 2017;6(3):e661–e665.

50. Gross AE, Shasha N, Aubin P. Long-term followup of the use of fresh osteochondral allografts for posttraumatic knee defects. *Clin Orthop Relat Res.* 2005;435:79–87.

51. Ward BD, Lubowitz JH. Basic knee arthroscopy part 4: chondroplasty, meniscectomy, and cruciate ligament evaluation. *Arthrosc Tech.* 2013;2(4):e507–508.

52. Johnson LL. Arthroscopic abrasion arthroplasty historical and pathologic perspective: present status. *Arthroscopy.* 1986;2(1):54–69.

53. Mithoefer K, Williams RJ 3rd, Warren RF, et al. The microfracture technique for the treatment of articular cartilage lesions in the knee. A prospective cohort study. *J Bone Joint Surg Am.* 2005;87(9):1911–1920.

54. Demange M, Gomoll AH. The use of osteochondral allografts in the management of cartilage defects. *Curr Rev Musculoskelet Med.* 2012;5(3):229–235.

55. Langer F, Gross AE. Immunogenicity of allograft articular cartilage. *J Bone Joint Surg Am.* 1974;56(2):297–304.

56. Bartlett W, Skinner JA, Gooding CR, et al. Autologous chondrocyte implantation versus matrix-induced autologous chondrocyte implantation for osteochondral defects of the knee: a prospective, randomised study. *J Bone Joint Surg Br.* 2005;87(5):640–645.

57. Sohn DH, Lottman LM, Lum LY, et al. Effect of gravity on localization of chondrocytes implanted in cartilage defects. *Clin Orthop Relat Res.* 2002;394:254–262.

58. Gikas PD, Bayliss L, Bentley G, Briggs TW. An overview of autologous chondrocyte implantation. *J Bone Joint Surg Br.* 2009;91(8):997–1006.

59. Frenkel SR, Toolan B, Menche D, et al. Chondrocyte transplantation using a collagen bilayer matrix for cartilage repair. *J Bone Joint Surg Br.* 1997;79(5):831–836.

60. Verhaegen J, Clockaerts S, Van Osch GJ, et al. TruFit plug for repair of osteochondral defects-where is the evidence? Systematic review of literature. *Cartilage.* 2015;6(1):12–19.

61. Albrecht F, Roessner A, Zimmermann E. Closure of osteochondral lesions using chondral fragments and fibrin adhesive. *Arch Orthop Trauma Surg.* 1983;101(3):213–217.

62. McCormick F, Yanke A, Provencher MT, Cole BJ. Minced articular cartilage-basic science, surgical technique, and clinical application. *Sports Med Arthrosc Rev.* 2008;16(4):217–220.

63. Bonasia DE, Martin JA, Marmotti A, et al. Cocultures of adult and juvenile chondrocytes compared with adult and juvenile chondral fragments: in vitro matrix production. *Am J Sports Med.* 2011;39(11):2355–2361.

64. Farr J, Cole BJ, Sherman S, Karas V. Particulated articular cartilage: CAIS and DeNovo NT. *J Knee Surg.* 2012;25(1):23–29.

65. Knutsen G, Drogset JO, Engebretsen L, et al. A randomized multicenter trial comparing autologous chondrocyte implantation with microfracture: long-term follow-up at 14 to 15 Years. *J Bone Joint Surg Am.* 2016;98(16):1332–1339.

66. Wasiak J, Clar C, Villanueva E. Autologous cartilage implantation for full thickness articular cartilage defects of the knee. *Cochrane Database Syst Rev.* 2006;3:CD003323.

67. Solheim E, Hegna J, Inderhaug E, et al. Results at 10-14 years after microfracture treatment of articular cartilage defects in the knee. *Knee Surg Sports Traumatol Arthrosc.* 2016;24(5):1587–1593.

68. Mithoefer K, McAdams T, Williams RJ, et al. Clinical efficacy of the microfracture technique for articular cartilage repair in the knee: an evidence-based systematic analysis. *Am J Sports Med.* 2009;37(10):2053–2063.

69. Solheim E, Hegna J, Strand T, et al. Randomized study of long-term (15-17 years) outcome after microfracture versus mosaicplasty in knee articular cartilage defects. *Am J Sports Med.* 2018;46(4):826–831.

70. Chalmers PN, Vigneswaran H, Harris JD, Cole BJ. Activity-related outcomes of articular cartilage surgery: a systematic review. *Cartilage.* 2013;4(3):193–203.

71. Nielsen ES, McCauley JC, Pulido PA, Bugbee WD. Return to sport and recreational activity after osteochondral allograft transplantation in the knee. *Am J Sports Med.* 2017;45(7):1608–1614.

72. McCarthy MA, Meyer MA, Weber AE, et al. Can competitive athletes return to high-level play after osteochondral allograft transplantation of the knee? *Arthroscopy.* 2017;33(9):1712–1717.

73. Balazs GC, Wang D, Burge AJ, et al. Return to play among elite basketball players after osteochondral allograft transplantation of full-thickness cartilage lesions. *Orthop J Sports Med.* 2018;6(7): 2325967118786941.

74. Tirico LEP, McCauley JC, Pulido PA, Bugbee WD. Does anterior cruciate ligament reconstruction affect the outcome of osteochondral allograft transplantation? A matched cohort study with a mean follow-up of 6 years. *Am J Sports Med.* 2018;46(8):1836–1843.

75. Frank RM, Lee S, Cotter EJ, et al. Outcomes of osteochondral allograft transplantation with and without concomitant meniscus allograft transplantation: a comparative matched group analysis. *Am J Sports Med.* 2018;46(3):573–580.

76. Wang D, Kalia V, Eliasberg CD, et al. Osteochondral allograft transplantation of the knee in patients aged 40 years and older. *Am J Sports Med.* 2018;46(3):581–589.

77. Frank RM, Cotter EJ, Lee S, et al. Do outcomes of osteochondral allograft transplantation differ based on age and sex? A comparative matched group analysis. *Am J Sports Med.* 2018;46(1):181–191.

78. Wang D, Rebolledo BJ, Dare DM, et al. Osteochondral allograft transplantation of the knee in patients with an elevated body mass index. *Cartilage.* 2019;10(2):214–221.

79. Frank RM, McCormick F, Rosas S, et al. Reoperation rates after cartilage restoration procedures in the knee: analysis of a large US commercial database. *Am J Orthop (Belle Mead NJ).* 2018;47(6).

80. Chahla J, Sweet MC, Okoroha KR, et al. Osteochondral allograft transplantation in the patellofemoral joint: a systematic review. *Am J Sports Med.* 2018. 363546518814236.

81. Cotter EJ, Hannon CP, Christian DR, et al. Clinical outcomes of multifocal osteochondral allograft transplantation of the knee: an analysis of overlapping grafts and multifocal lesions. *Am J Sports Med.* 2018;46(12):2884–2893.

82. Baltzer AW, Ostapczuk MS, Terheiden HP, Merk HR. Good short- to medium-term results after osteochondral autograft transplantation (OAT) in middle-aged patients with focal, non-traumatic osteochondral lesions of the knee. *Orthop Traumatol Surg Res.* 2016;102(7):879–884.

83. Pareek A, Reardon PJ, Maak TG, et al. Long-term outcomes after osteochondral autograft transfer: a systematic review at mean follow-up of 10.2 years. *Arthroscopy.* 2016;32(6):1174–1184.

84. Lynch TS, Patel RM, Benedick A, et al. Systematic review of autogenous osteochondral transplant outcomes. *Arthroscopy.* 2015;31(4):746–754.

85. Krych AJ, Robertson CM, Williams RJ 3rd, Cartilage Study Group. Return to athletic activity after osteochondral allograft transplantation in the knee. Am J Sports Med. 2012;40(5):1053–1059.

86. Gudas R, Gudaite A, Pocius A, et al. Ten-year follow-up of a

prospective, randomized clinical study of mosaic osteochondral autologous transplantation versus microfracture for the treatment of osteochondral defects in the knee joint of athletes. *Am J Sports Med.* 2012;40(11):2499–2508.

87. Riboh JC, Cvetanovich GL, Cole BJ, Yanke AB. Comparative efficacy of cartilage repair procedures in the knee: a network meta-analysis. *Knee Surg Sports Traumatol Arthrosc.* 2017;25(12):3786–3799.

88. Gowd AK, Cvetanovich GL, Liu JN, et al. Management of chondral lesions of the knee: analysis of trends and short-term complications using the National Surgical Quality Improvement Program Database. *Arthroscopy.* 2019;35(1):138–146.

89. Harris JD, Siston RA, Pan X, Flanigan DC. Autologous chondrocyte implantation: a systematic review. *J Bone Joint Surg Am.* 2010;92(12):2220–2233.

90. Niemeyer P, Pestka JM, Kreuz PC, et al. Characteristic complications after autologous chondrocyte implantation for cartilage defects of the knee joint. *Am J Sports Med.* 2008;36(11):2091–2099.

91. McNickle AG, L'Heureux DR, Yanke AB, Cole BJ. Outcomes of autologous chondrocyte implantation in a diverse patient population. *Am J Sports Med.* 2009;37(7):1344–1350.

92. Siebold R, Suezer F, Schmitt B, et al. Good clinical and MRI outcome after arthroscopic autologous chondrocyte implantation for cartilage repair in the knee. *Knee Surg Sports Traumatol Arthrosc.* 2018;26(3):831–839.

93. Nawaz SZ, Bentley G, Briggs TW, et al. Autologous chondrocyte implantation in the knee: mid-term to long-term results. *J Bone Joint Surg Am.* 2014;96(10):824–830.

94. Zak L, Albrecht C, Wondrasch B, et al. Results 2 years after matrix-associated autologous chondrocyte transplantation using the Novocart 3D scaffold: an analysis of clinical and radiological data. *Am J Sports Med.* 2014;42(7):1618–1627.

95. Niethammer TR, Holzgruber M, Gulecyuz MF, et al. Matrix based autologous chondrocyte implantation in children and adolescents: a match paired analysis in a follow-up over three years post-operation. *Int Orthop.* 2017;41(2):343–350.

96. Niethammer TR, Safi E, Ficklscherer A, et al. Graft maturation of autologous chondrocyte implantation: magnetic resonance investigation with T2 mapping. *Am J Sports Med.* 2014;42(9):2199–2204.

97. Niethammer TR, Pietschmann MF, Horng A, et al. Graft hypertrophy of matrix-based autologous chondrocyte implantation: a two-year follow-up study of NOVOCART 3D implantation in the knee. *Knee Surg Sports Traumatol Arthrosc.* 2014;22(6):1329–1336.

98. Niethammer TR, Loitzsch A, Horng A, et al. Graft hypertrophy after third-generation autologous chondrocyte implantation has no correlation with reduced cartilage quality: matched-pair analysis using T2-weighted mapping. *Am J Sports Med.* 2018;46(10):2414–2421.

99. Farr J, Tabet SK, Margerrison E, Cole BJ. Clinical, radiographic, and histological outcomes after cartilage repair with particulated juvenile articular cartilage: a 2-year prospective study. *Am J Sports Med.* 2014;42(6):1417–1425.

100. Schmidt KJ, Tirico LE, McCauley JC, Bugbee WD. Fresh osteochondral allograft transplantation: is graft storage time associated with clinical outcomes and graft survivorship? *Am J Sports Med.* 2017;45(10):2260–2266.

101. Tschon M, Veronesi F, Giannini S, Fini M. Fresh osteochondral allotransplants: outcomes, failures and future developments. *Injury.* 2017;48(7):1287–1295.

102. Fortier LA, Chapman HS, Pownder SL, et al. BioCartilage improves cartilage repair compared with microfracture alone in an equine model of full-thickness cartilage loss. *Am J Sports Med.* 2016;44(9):2366–2374.

第 23 章

儿童和成人的剥脱性骨软骨炎

JAREN LAGRECA, KELSEY L. WISE, AND JEFFREY A. MACALENA

概述

剥脱性骨软骨炎(OCD)是一种局灶性病理性病变,累及软骨下骨和附着的关节软骨[1]。重要的是,局灶性病变随后有发展成软骨下变性、关节表面病变不稳定、形成游离体和加速关节变性的风险。OCD 的特点是影响两个不同的群体(青少年和成年人),其区别在于骨骺是否闭合。这两种人群的疾病进展风险差异较大,青少年患者的预后通常更好。尽管 OCD 病变可发生在身体的各个关节,但最常见于膝关节[2]。尽管有类似之处,但 OCD 病变应与其他病理性关节病变区分开来,包括软骨病变、缺血性坏死、骨软骨骨折和自发性骨坏死。OCD 的治疗目标是保护关节,降低软骨退化和随后发展为症状性膝关节骨关节炎的风险。治疗方法在很大程度上取决于 OCD 病变的稳定性和骨骺是否闭合。

流行病学

OCD 的总体发病率为每年(6~11.5)/10 万[3-5]。然而,众所周知,这种发病率也表现出年龄和性别差异。膝关节 OCD 发病率在 11~15 岁的男孩和女孩中最高,在这个年龄段,男孩的发病率最高为 39.06/10 万,女孩的发病率最高为 16.15/10 万[3]。此外,青少年膝关节 OCD 的总体发病率为 9.5‰,而成人膝关节 OCD

为 1.2‰[5,6]。尽管存在这种年龄依赖性,但与女孩相比,男孩一生中患膝关节 OCD 的风险总体上增加了 2~3.8 倍[3,5,7]。几项基于人群的大型流行病学研究描述了膝关节 OCD 发展的其他危险因素。值得注意的是,与其他种族或族裔群体相比,非裔美国人膝关节 OCD 的总体发病率更高。事实上,与发病率第二高的非西班牙裔白人相比,非裔美国人患 OCD 的风险是前者的 2 倍[5]。与普通人群相比,膝关节 OCD 患者的身体质量指数(BMI)也更高,研究表明,被归类为中度肥胖的患者(BMI 年龄在第 95 百分位或更大,或 BMI≥30kg/m²)发生膝关节 OCD 的风险增加[8]。重要的是,膝关节 OCD 的总体发病率似乎在增加,这可能是由于青少年体育活动的参与度和专业化程度、青少年肥胖率及与 MRI 和膝关节镜在青少年中广泛使用导致有关的诊断率均不断增加[1,3,7,9]。

膝关节 OCD 的病变通常分为两类:青少年或成人。青少年 OCD 通常与高度活跃的儿童和青少年有关,而成人 OCD 通常归因于未完全愈合、先前无症状的青少年病变[1,10]。尽管已经描述了成人膝关节 OCD 的新发病变,但它们是罕见的,发生率未知[1]。多灶性膝关节 OCD 是指在同侧或对侧膝关节上有一个以上已确定的病变,通常处于不同的发展阶段,大多数患者表现为双侧受累和 2~3 个病变[11]。在 Cooper 等[12]的一项研究中,12 例新诊断为青少年 OCD 的患者双侧 OCD 病变的发生率为 29%,40% 的对侧病变在诊断时无症状。多灶性病变的重要危险因素是女性和发病年龄较小[12]。

解剖学和发病机制

一直以来,膝关节 OCD 被认为发生在股骨内侧髁的外侧[7]。随后的大规模人群研究表明,大多数患者(61%~64%的患者)的膝关节 OCD 发生在股骨内侧髁,其次是股骨外侧髁(32%~33%)、滑车(1%~3.4%)、髌骨(1.5%~3%)和胫骨(0.5%~2%)[9,11-13]。

尽管德国外科医生 Franz König 于 1887 年首次描述了 OCD,但随后的研究主要是低水平的证据研究,未能建立明确、一致的病因[14,15]。多种假说指出,炎症、遗传、内分泌、血管、骨化或机械/创伤机制是潜在的原因。在 König 最初的评估中,他提出 OCD 是软骨下炎症过程的结果。然而,当组织学研究没有发现炎症的潜在证据时,这一说法随后被弃用[16,17]。

OCD 的家族性发作加上常见的双侧或多灶性病变,导致许多研究人员考虑 OCD 发展中的遗传因素。有研究提出了家族遗传模式,包括一些形式的常染色体显性遗传疾病[18-24]。此外,某些基因(包括 ACAN 和编码 IX 型胶原的基因)也受到牵连,因为这些基因的改变可能导致 OCD 表型[22,25,26]。尽管这些发现表明 OCD 病变的易感性和发展可能存在遗传作用,但许多作者对这些发现是否广泛适用于最常见的疾病形式仍存争议[27]。

内分泌异常也与 OCD 有关,因此一些专家提出激素变化可能影响骨代谢、骨重塑,并最终影响 OCD 的发病机制[20]。Bruns 等[28]研究发现,在接受手术治疗的 OCD 病变患者中,28.91%的维生素 D 水平明显较低。此外,Krause 等[29]对 OCD 患者进行了一项横断面研究,其中 89%患有维生素 D 缺乏症,从这些患者中获得的 OCD 组织学标本显示骨基质局灶性积聚,但缺乏矿化。

导致软骨下血液供应中断的血管缺血性变化在 OCD 的早期病因理论中也发挥了重要作用[30-32]。尽管栓塞现象曾被认为是导致疾病发展的原因,但这种观点在很大程度上已经不可信了[33]。相反,血液供应脆弱区域的软骨下骨骨折或损伤,可导致愈合或再生过程不佳,被认为是潜在的致病机制[34,35]。Tóth 等[36]使用一种新的 MRI 技术来强调人类儿科尸体股骨髁的解剖血管结构,从而支持了这一理论。在膝关节 OCD 病变的特征部位发现了相对低血管区。这种方法在解剖学相似的动物模型中得到了进一步验证[36]。

骨骺软骨内骨化异常是 OCD 发病机制的另一个假说。Ribbing 于 1954 年首次提出这一假说,Barrie 在 1980 年对 OCD 游离体的组织学评估中进一步支持了这一观点[16,30]。值得注意的是,在先进的成像和动物研究的支持下,这一假设在文献中获得了更多的支持。所提出的假说表明,软骨内骨化的局灶性失败发生在发育中的软骨复合体内。因此,该区域不能经历血管侵袭或随后转化为骨骼,最终导致局灶性软骨坏死。然后,相邻的正常骨骼试图修复局灶性病变,周围的钙化边缘形成锚定骨桥接区域。在病理过程的这个阶段,病变的稳定性得到发展,有能力愈合或演变成有症状的病变[37-39]。一些作者推测,软骨内骨化失败的这些亚基可能是 OCD 病变发展的首选部位,随后暴露于压力或应变可能最终导致病变区不稳定[30,36,40]。

最后一个病因假说是提出 OCD 的机械或创伤起源。尽管有丰富的理论机制,但其基本原理是局灶性慢性负荷和相关的重复性微创造成的病理学。Fairbanks[41]和 Smillie[42]推广了胫骨内侧隆起撞击股骨内侧髁外侧是可归因原因的观点。随后的生物力学分析指出,这两个骨界面的剪切力增加可能是由于胫骨的内部旋转和屈曲时膝关节的负荷或胫骨外部扭转的增加。研究还指出,胫骨隆起的大小、髁间切迹的宽度、胫骨近端的形态及膝关节机械排列的改变可能是 OCD 发展的额外危险因素[43-48]。此外,半月板病理状况,包括半月板过度活动或异常形态(如盘状半月板),与膝关节 OCD 病变之间的联系已被充分记录。假设这些联系会改变膝关节和受试区域对局灶性重复微创的接触力[49-53]。

尽管膝关节 OCD 病变的确切原因仍有争议,但许多假说都有基本的病理生理学原理。这可能表明它们的机制要么独立作用,要么复合作用,以增加患者患 OCD 的风险。不管确切的病因机制如何,导致 OCD 发展的病理生理过程通常是一致的。这个过程始于缺血或应力损伤对软骨下骨的初始损伤[14]。随后,如果受损的软骨下骨不能进行血运重建,则可能发生软骨下坏死。需要注意的是,由于滑液中营养物质的扩散,上覆的关节软骨可能仍然存活。与周围的软骨下骨相比,骨软骨亚单元有进一步损伤或不稳定的风险。这有可能在施加剪切应力时对上覆软骨造成二次损伤。如果发生严重的损伤和上覆软骨破裂,软骨下骨可能暴露于滑膜液体中。这与愈合的潜在严重损害及 OCD 病变碎裂或脱离的风险增加有关。

自然病史

未经治疗的膝关节 OCD 的自然病史尚未明确。现有文献无法深入了解未经治疗的膝关节 OCD 后的症状性膝关节骨关节炎的发病率。然而,人们普遍认为,与成人 OCD 相比,青少年 OCD 的总体预后要好得多[7,54,55]。幼年 OCD 病变愈合潜力的增加归因于持续的软骨内骨化所带来的强大的血管供应[56,57]。这种骨骺血管供应随着年龄的增长和身体闭合而消失,可能是成人 OCD 病变愈合能力下降的原因之一[36]。

大量青少年 OCD 病变可以非手术治疗。这主要由病变的整体稳定性决定的。研究表明,非手术治疗患者的总体平均治愈率为 61.4%[58]。此外,在因 OCD 病变而接受非手术治疗的青少年患者的长期随访中,膝关节骨关节炎和膝关节置换术 35 年的累计发病率分别为 30% 和 8%[59]。对于随后需要手术治疗的青少年 OCD 患者,总体预后是有希望的,根据目前的护理标准,治愈率约为 94%[60]。

相反,Linden 发现,在长期随访的 MRI 研究中,只有 10% 未经手术治疗的 OCD 成年人表现出愈合迹象,这些患者比正常人群早 10 年患上关节炎[34]。鉴于这些发现,大多数成人 OCD 病变都是通过手术治疗的。现代手术治疗显示出良好的结果,中长期随访的治愈率和满意度总体较高[61,62]。

除了年龄和骨骼成熟度,还有其他几个与膝关节 OCD 病变和潜在的非手术治疗有关的不良预后因素。具体而言,较大的病变和涉及承重表面的病变与较差的预后相关[54,63-68]。Krause 等[68]报道,在青少年患者中,愈合率最具预测性的特征是 OCD 病变周围存在囊性变化;>1.3mm 的囊性变化显著降低了愈合率。其他负面预后指标包括更严重的病变分期(病变部位不稳定)[65,66]、更长的医疗咨询前症状发作时间、盘状半月板[69]、肿胀或机械症状[55,67]。体重指数较高(>25kg/m²)和髌骨 OCD 病变的患者患关节炎的风险增加[59]。

患者病史和体格检查结果

患有膝关节 OCD 病变的患者通常表现为模糊、局部性差的膝关节疼痛。疼痛通常与肿胀和机械症状有关,如卡住、锁住或咔嗒声,这表明可能有肢体松动。患者常主诉疼痛因活动而加剧,甚至可能导致先前活动度高的患者不能耐受活动。

体格检查时,患者可能出现关节积液或股四头肌萎缩。根据病变的位置,病变部位可能有局灶性压痛。这些患者可表现为活动范围减小(尤其是在伸展时)、髌股外翻、髌骨半脱位或检查时感到不适。患者走路时也通常伴有不适步态。

如果发现患者在同侧脚外旋的情况下以止痛步态行走后,Wilson 假设外旋可以缓解胫骨棘撞击股骨内侧髁的压力,这些压力发生在经典位置的病变中(股骨内侧髁外侧)。为了评估这一点,他描述了 Wilson 征。Wilson 征阳性被定义为当患者仰卧、膝关节屈曲 90°、胫骨内部旋转、膝关节缓慢伸展时,患者疼痛的再现[70]。然而,尽管早期文献中强调了这种诊断体征,但其诊断准确性仅为 25%,理论上仅限于具有经典病变的患者。这种检查方法可能对阳性体征患者有用,这些患者后来转为阴性体征,支持可能的病变消退[71,72]。

影像学和诊断学研究

影像学在 OCD 病变的诊断、管理和监测中至关重要。X 线片是对膝关节症状和疑似 OCD 患者进行初步评估的主要依据(图 23.1)。X 线片包括标准前后(AP)、侧位、隧道(或切口)和 Merchant(或日出)位。隧道位片可以更好地观察累及股骨内侧髁后外侧表面的病变,并且是通过后前(PA)波束方向获得的,患者负重、膝关节屈曲 30°~40°[73]。Merchant 位片可显示髌股关节表面,患者取仰卧位,膝关节屈曲 30°。幼年 X 线片病变的影像学表现始于皮质表面的细微变平和射线透射,然后可能演变为软骨下骨的特征性边界清楚的缺陷。注意不要把这一类病变与年轻患者常见的发育骨化变化相混淆[9,74]。成人 OCD 病变可能表现为更多的骨硬化,并可能有其他晚期疾病的额外迹象(如碎裂或疏松)。

如果从放射学角度怀疑 OCD,随后应进行 MRI 研究,以确认诊断并更好地描述其特征,从而帮助制订治疗决策(图 23.2)。MRI 在诊断骨水肿、软骨下分离、上覆关节软骨损伤及病变的准确大小和位置方面具有重要作用。已经提出了多种 MRI 标准用来区分病变的稳定性和分期[75-78];然而,目前有关标准的可靠性仍存在争议[79,80]。此外,MRI 可用于评估保守治疗和

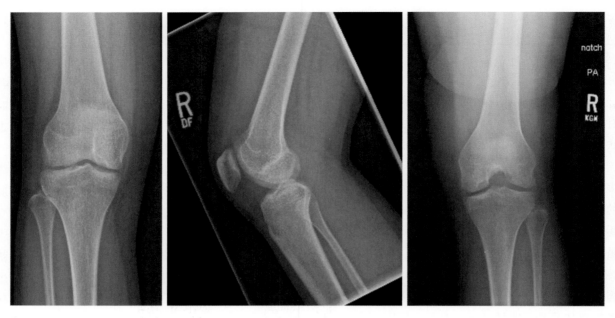

图 23.1　骨骼成熟青少年的 AP 位、侧位和隧道(或切口)X 线片。隧道(切口)视图可以最好地观察位于股骨内侧髁外侧的剥脱性骨软骨炎病变。

术后患者的愈合或疾病进展情况。

　　不常见的成像方式包括 CT 和闪烁扫描检查(骨骼核扫描)。由于 MRI 研究的实用性及辐射和放射性示踪剂的暴露,这些成像模式很少用于 OCD。CT 可有效评估骨整合,如在 OCD 片段固定后[81],并且骨扫描先前已用于分类[82]和作为预后指标[83]。

诊断和分类

　　在膝关节 OCD 的初步评估中,应考虑其他可能

的鉴别诊断,包括但不限于骨化中心的正常发育变化、急性骨软骨骨折、游离体、半月板病理状况、缺血性坏死和骨骺发育不良。理想情况下,应在疾病早期诊断膝关节 OCD,以最大限度地提高治疗效果。然而,由于膝关节 OCD 的非特异性表现,大多数患者在症状出现后 1 年以上才被明确诊断[67,84]。结合病史、体格检查和 X 线检查,膝关节 OCD 诊断的准确性为 77%,特异性为 98%[85]。MRI 诊断的准确性类似于这种多方面的方法[85,86]。最后,膝关节镜检查是一种重要的诊断工具,其是判断 OCD 病变稳定性和分类的金

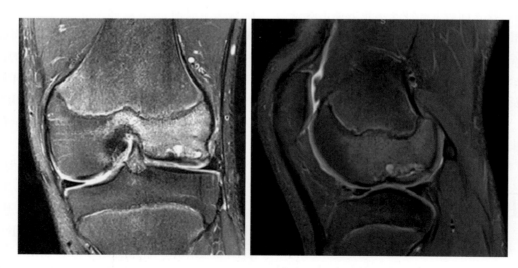

图 23.2　1 例 13 岁男性患者的膝关节冠状位和矢状位 MRI 显示股骨外侧髁承重表面有一个大的(2.5cm×2cm)剥脱性骨软骨炎病变。

标准[87,88]。

目前已有多种放射学[89,90]、MRI[55,73,77,78,78]和关节镜[91-94]分类方法,但尚无可靠或普遍接受的分类系统来规范膝关节 OCD 病变的诊断和治疗。分类系统应侧重于评估病变的稳定性,这与病变的机械完整性同义。Guhl 推广了这一概念,并且成为这一知名且最常用的分类系统(表 23.1)的重要贡献者[91]。

非手术治疗

对于有稳定 OCD 病变的青少年患者,非手术治疗因具有良好的自然病史和治愈率而成为主要的初始治疗方法[58]。大多数作者主张尝试 3 个月的非手术治疗,包括 6 周的保护性负重,然后在 3 个月后开始进行 6 周的活动调整和重复的放射学评估。建议患者和家属停止参与对受影响膝关节造成重复压力的活动。由于依从性方面的常见挑战[84],可以使用膝关节固定或支具来增加患者的依从性;鼓励患者保持膝关节的活动范围,以防止僵硬并保持软骨健康[1]。如果随访 X 线片显示患者已经完全康复并且没有疼痛,则可以逐渐恢复活动。

当临床未怀疑 OCD 且影像学检查阴性时,患者可进行保守治疗,包括:强化力量的物理治疗,逐渐恢复到所需的活动状态,非甾体抗炎药(NSAID)和 6 周的临床随访。

成年 OCD 患者因治愈潜力有限较少采用非手术治疗,因此疾病进展的可能性很大。多项研究引用了接受非手术治疗的成年患者(闭合性体质患者)预后较差的趋势[1,64,95]。然而,病变稳定且无游离体或机械症状的患者可以尝试非手术治疗,同时密切监测病变稳定性的变化[96,97]。如果成年患者在多次拍片时出现疼痛恶化、机械症状或提示病变不稳定或关节不协调的体征,则应降低手术治疗的适应证。

表 23.1　Guhl 关节镜分类

Ⅰ型:完整病变
Ⅱ型:原位破碎(早期分离)
Ⅲ型:部分分离
Ⅳ型:完全脱离,存在游离体

手术治疗

手术治疗适用于所有脱离的或不稳定的 OCD 患者,以及非手术措施失败且股骨远端即将闭合的青少年患者[1,94]。手术治疗的总体目标是保持关节协调性,提高软骨下骨的愈合潜力,刚性固定不稳定的病变,修复骨软骨缺损以改善症状并防止持续的软骨退化。最初通常选择修复性手术,如钻孔或内固定。但对于不适合或修复失败的 OCD 病例,则需要进行恢复性治疗。图 23.3 为我们机构使用的治疗方法。

修复流程

OCD 修复的目的是通过重建软骨下骨的血液供应来增强愈合潜力,以及通过恢复天然软骨下界面的完整性来限制病变的不稳定性,并保护覆盖的关节软骨[98]。

钻孔技术

钻孔技术的目的是破坏 OCD 病变的硬化边缘,从而为软骨下骨的血运重建建立通道,这反过来促进了随后的骨桥接和损伤的愈合[99-101]。钻孔技术主要适用于病变稳定或轻微不稳定(触诊无明显不稳定)的青少年患者(骨骺未闭合),分别对应于 Guhl 分类Ⅰ型和Ⅱ型。可采用顺行[101,102]或逆行[103,104]钻孔;已经描述了多种逆行技术,包括关节外[105-107]和髁间[108]技术。顺行钻孔可能是最简单的方法,但它需要侵犯关节表面。而逆行钻孔是从后面或间接进入病变,以减少对上覆关节面的医源性损伤(图 23.4)。

术后应鼓励开始全方向膝关节活动,以增强滑液营养物质的扩散并防止活动度的丧失。术后 6 周内保持触地负重,6~12 周时进行负重和阻力训练,影像学检查显示愈合或术后 3 个月可以重返运动。

据报道,青少年 OCD 患者的钻孔技术总体上取得了良好的结果,治愈率为 71%~100%。目前各种结果测量工具都显著改进[101,102,107-109]。据报道,成年 OCD 患者的治愈率较低(25%),不良结果发生率较高[109]。

游离体切除

由于整体成功率低且骨关节炎发病风险增加,通

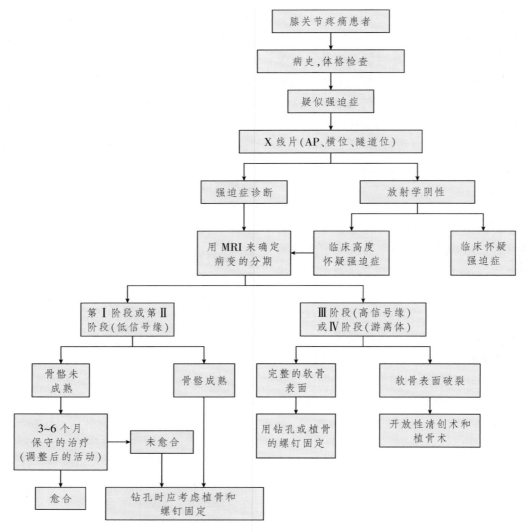

图 23.3 膝关节 OCD 病变评估与处理流程。

常不建议单独进行游离体切除术[55,110]。此外,游离体碎片的软骨活力与天然软骨类似[111],并且在长期研究中,游离体固定已被证明是切除术的良好替代方案[112]。根据 OCD 病变的大小和位置,单独切除游离体[94,110,113]取得了良好的结果,特别是如果病变位于没有显著负重或接触压力的区域[114]。然而,其中许多结果仍存在争议。因此,游离体切除术仅适用于功能需求较低的有症状患者或无法遵守更复杂手术术后康复方案的患者。

内固定术

内固定通过协助不稳定 OCD 碎片复位和促进远期愈合来帮助重建关节,适用于铰链式软骨瓣(或所谓的活板门碎片)和游离体,分别对应于 Guhl 分类 III型和 IV型。尽管通常使用关节镜技术,但开放技术也

有助于直接观察碎片和最佳复位[62,93]。固定前应清除碎片及其固有软骨下床的纤维组织。随后进行软骨下床的钻孔或微骨折,以刺激血管形成并提高愈合潜力[101,115]。此外,自体松质骨移植物可用于较大的碎片,有助于加强血运重建,并为确保固定的骨软骨碎片与关节表面齐平提供基础。该手术所需的自体松质骨移植物可以从同侧肢体、胫骨结节的近端和内侧(在骨骺上方)或 Gerdy 结节处获得。通常采用金属植入物(克氏针、空心螺钉、可变刺针螺钉)、生物可吸收装置(螺钉、光滑或有刺的针)(图 23.5)或骨软骨自体移植物(也称为骨钉或骨棒)进行固定[93,116-119]。固定可在顺行入路完成,逆行技术常用于累及髌骨的病变。重要的是,对于抵抗剪切应力的稳定固定,必须有足够的软骨下骨连接到碎片上,以便牢固固定和压缩植入物。此外,应至少在两个位置进行固定,以提供旋转

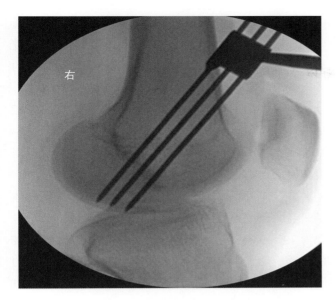

图 23.4　1 例 15 岁骨骼发育成熟的患者在股骨内侧髁外侧进行关节外逆行钻孔治疗 OCD 病变的术中侧位 X 线片。用导丝器固定 3 个 0.062 英寸的斯氏针。在 OCD 病变中小心钻取多个孔，以破坏软骨下骨的硬化边缘，但不会破坏关节表面。

稳定性和均匀分布的压缩。固定装置应嵌入软骨表面下方，避免螺钉固定过度拧紧，否则会导致骨软骨碎片骨折。

金属植入物通常需要在影像学检查显示愈合后（大约 6 个月）进行手术移除，以防硬物突出。外科医生可以同时评估愈合情况并指导治疗建议。虽然生物可吸收装置不需要后续手术来移除，但人们担心它们

是否能提供足够压缩的能力，以及是否存在断裂或异物免疫反应的可能性[120]。与生物可吸收装置一样，骨软骨自体移植物不需要后续手术来移除，并且没有异物反应的可能性。然而，骨软骨自体移植物更具侵袭性，供体部位发病率和技术要求较高，而且目前还不具有良好的压缩固定能力[120]。

建议患者术后前 2~3 周开始使用连续被动运动（CPM）机并进行物理治疗，以实现膝关节全范围活动。6 周内保持无负重状态，直至可以负重。影像学提示愈合或术后 6 个月可以恢复运动。

据报道，所有固定方法都取得了良好的结果。金属植入物固定的愈合率约为 90%，膝关节总体功能良好[121-123]。几项研究表明，生物可吸收植入物的愈合率为 77.8%~91.7%[116,124,125]。自体骨软骨移植物也有类似的结果。研究报道，其总体治愈率较高，1.5 年后患者可恢复正常功能的膝关节评分，91% 的患者在中期随访中继续取得令人满意的结果[117,119,126]。据报道，内固定术也可用于成年 OCD 患者，其总体疗效和治愈率为 82%~89%[62,125]。

修复流程

修复手术的目的是重建膝关节负重区关节表面的完整性，以便在膝关节发生重大退行性变之前处理患者的持续症状。一般来说，这些手术适用于先前修补治疗失败或骨软骨缺损不适合固定其天然碎片的患者。

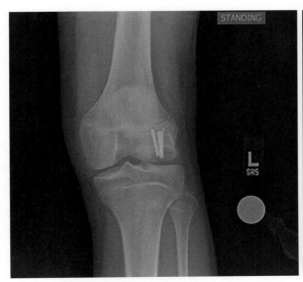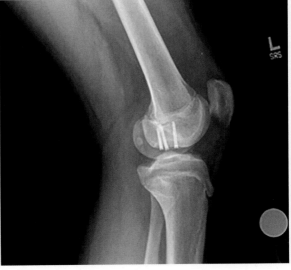

图 23.5　1 例 14 岁男孩的左侧股骨髁 OCD 病变的 AP 位和侧位 X 线片，用 3 枚可吸收无头加压螺钉固定。

微骨折

使用锥子穿透软骨下骨并在缺损部位形成可控的小骨折(图23.6),从而使骨髓中的多能干细胞和生长因子流入,随后用纤维软骨产品重新覆盖受影响的区域[127]。微骨折适用于症状性软骨缺损<2cm²的患者,而较大病变的治疗仅限于体力活动需求较低的患者。与许多其他修复技术相比,该手术简单且微创。

术后,患者必须进行6周的限制性负重训练,每天至少使用CPM机6小时[127]。

Gudas等[128,129]发现,接受微骨折治疗的患者失败率较高(38%),仅37%的患者保持了相同的活动水平。由于与其他微骨折的长期结果研究相比存在差异,他们假设微骨折治疗OCD病变的临床结果比急性创伤性软骨病变明显更差[130]。尽管失败率较高,但微骨折治疗OCD患者的结果仍有改善。由于这项技术简单且破坏性低,以及不会影响后续恢复性手术的实施,因此对于选定的患者或那些希望在初始治疗时采用保守方法的患者来说,它仍是一个可行的选择。

自体骨软骨移植

自体骨软骨移植(OAT),也称为镶嵌成形术,是使用从膝关节相对较低重量区域移除的骨软骨圆柱体来恢复严重OCD患者关节软骨面的连续性[131,132]。

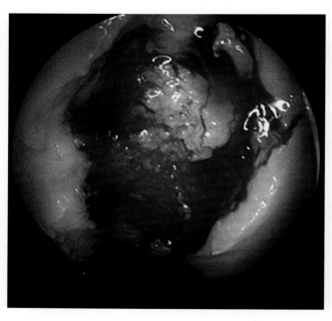

图23.6 微骨折后股骨骨软骨缺损的关节镜图像。

OAT适用于离散的、孤立的、全厚度的软骨损伤,通常<4cm²。对于较小的损伤(<2cm²),可以使用单个骨软骨圆柱体。对于较大的缺损,建议使用多个较小的骨软骨圆柱体来重新修复缺损,以匹配天然关节面[133]。

术后鼓励患者进行膝关节活动范围练习。最初2周内保持不负重,然后进行部分负重,直到6~8周。8~10周时可以恢复正常的日常活动,5~6个月时可以恢复体育活动[133]。

多项研究报道OAT治疗OCD病变的良好总体结果与骨骼成熟度无关[117,128,133]。这些研究表明,治愈率为79%~94%,术后10年临床结果评分持续改善,75%的患者活动水平保持不变。此外,在Gudas等[128-130]的随机对照试验中,他们指出,与微骨折相比,接受OAT治疗的患者在临床上具有更好的结果,包括失败率更低和长期功能结果评分改善。由于自体移植物的数量有限和供区发病率,OAT手术通常适用于较小的病变。

异体骨软骨移植

尽管同种异体骨软骨移植(OCA)流程与OAT有许多共同之处,但它们均不受移植物数量或供区发病率的限制。OCA手术通常适用于直径>3cm的较大病变(图23.7)[134]。移植物的尺寸应与缺损相匹配,并通过压配或固定方法连接。

OCA的结果令人满意,患者在短期随访[135,136]和长期随访[137,138]中报道了良好的结果。在Emmerson等[137]的一项长期研究中,72%的患者具有良好或优秀的临床结果,在最终随访时,膝关节主观功能评分从3.4分提高到8.4分(10分制)。同样,在Cotter等[138]的一项长期研究,81.6%的患者对OCA治疗基本满意或完全满意。值得注意的是,该队列的总体失败率较低(5.1%);然而,35.9%的患者需要进行后续手术。

自体软骨细胞移植

自体软骨细胞植入术(ACI)适用于单个、大的(达10cm²)、包含良好的骨软骨缺损[139]。治疗包括软骨活检,以及持续4~6周的软骨细胞培养和体外扩增。然后将培养的软骨细胞重新植入缺损部位(图23.8)。植入前充分清除钙化的软骨基底。如果骨软骨缺损深度>8mm,则应进行骨移植钻孔,4~6个月后植入软骨细胞[140]。此外,骨膜或胶原双层"三明治"技术允许在软骨细胞植入时进行骨移植[140,141]。术后患者应使用

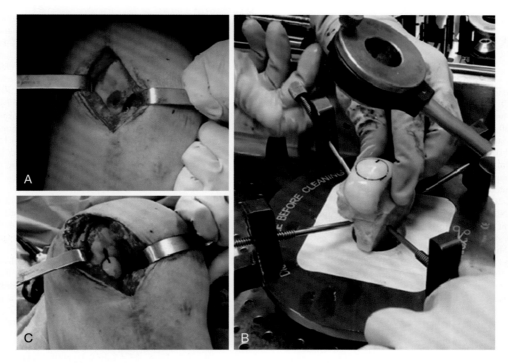

图 23.7　同种异体骨软骨移植。(A)1 例骨骼成熟的 48 岁男性患者出现大的外侧 OCD 病变。(B)基于 MRI 测量,在类似大小的尸体股骨髁中制备同种异体移植物。(C)同种异体骨软骨植入病变区域。

CPM 机,并在至少 6 周内保持无负重状态。

　　ACI 治疗 OCD 缺损的临床效果总体良好,77%~91%的病例报道了成功的结果[139,142-144]。Bentley 等[143]进行了一项比较 ACI 和 OAT 的随机临床试验。值得注意的是,该研究包括较大的缺损(平均为 4.66cm²)。作者发现 OAT 失败率更高,这也支持他们将 ACI 作为治疗方法的观点。然而,这些发现主要涉及创伤后缺损。ACI 相对于 OAT 或 OCA 技术的另一个理论优势是,在 ACI 可能失败的情况下,OAT 和 OCA 技术仍是一种可行的挽救方案,而相反的情况则不太可能发生[120]。

总结

　　膝关节 OCD 可发生在青少年和成年人中。OCD 的病因仍存在争议;然而,进一步研究不断提高了人们对其潜在病理特征的了解。该病的自然病史和预后通常有利于青少年患者取得良好的结果,因为大多数患者可以非手术治疗,而大多数成人患者需要手术治疗。关于手术干预的决策要考虑病变的稳定性、大小和位置。有多种手术治疗方案可供选择,通常具有良好的效果。然而,还需要进一步的比较研究和对新兴

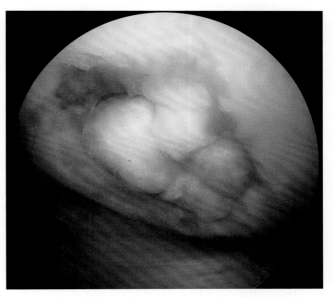

图 23.8　关节镜下自体软骨细胞植入治疗 1 例 49 岁男性患者股骨髁软骨缺损。

技术进行研究,以提高患者的疗效并制订理想的治疗策略。

（童文文　译）

参考文献

1. Cahill BR. Osteochondritis dissecans of the knee: treatment of juvenile and adult forms. *J Am Acad Orthop Surg*. 1995;3:237–247.

2. Clanton TO, DeLee JC. Osteochondritis dissecans. History, pathophysiology and current treatment concepts. *Clin Orthop Relat Res*. 1982;167:50–64.

3. Pareek A, Sanders TL, Wu IT, et al. Incidence of symptomatic osteochondritis dissecans lesions of the knee: a population-based study in Olmsted County. *Osteoarthr Cartil*. 2017;25:1663–1671.

4. Ananthaharan A, Randsborg PH. Epidemiology and patient-reported outcome after juvenile osteochondritis dissecans in the knee. *Knee*. 2018;25(4):595–601.

5. Kessler JI, Nikizad H, Shea KG, et al. The demographics and epidemiology of osteochondritis dissecans of the knee in children and adolescents. *Am J Sports Med*. 2014;42(2):320–326.

6. Weiss JM, Shea KG, Jacobs JC, et al. Incidence of osteochondritis dissecans in adults. *Am J Sports Med*. 2018;46(7):1592–1595.

7. Lindén B. The incidence of osteochondritis dissecans in the condyles of the femur. *Acta Orthop*. 1976;47(6):664–667.

8. Kessler JI, Jacobs JC, Cannamela PC, et al. Childhood obesity is associated with osteochondritis dissecans of the knee, ankle, and elbow in children and adolescents. *J Pediatr Orthop*. 2018;38(5):e296–e299.

9. Kocher MS, Tucker R, Ganley TJ, Flynn JM. Management of osteochondritis dissecans of the knee: current concepts review. *Am J Sports Med*. 2006;34(7):1181–1191.

10. Hughston JC, Hergenroeder PT, Courtenay BG. Osteochondritis dissecans of the femoral condyles. *J Bone Joint Surg Am*. 1984;66(9):1340–1348.

11. Backes JR, Durbin TC, Bentley JC, Klingele KE. Multifocal juvenile osteochondritis dissecans of the knee: a case series. *J Pediatr Orthop*. 2014;34(4):453–458.

12. Cooper T, Boyles A, Samora WP, Klingele KE. Prevalence of bilateral JOCD of the knee and associated risk factors. *J Pediatr Orthop*. 2014;35(5):507–510.

13. Kessler JI, Weiss JM, Nikizad H, et al. Osteochondritis dissecans of the ankle in children and adolescents: demographics and epidemiology. *Am J Sports Med*. 2014;42(9):2165–2171.

14. Andriolo L, Crawford DC, Reale D, et al. Osteochondritis dissecans of the knee: etiology and pathogenetic mechanisms. A systematic review. *Cartilage*. 2018;(Jul 1):1947603518786557.

15. König F. Uber freie körper in den gelenken. *Dtsch Z Klin Chir*. 1887;27:90–109.

16. Barrie HJ. Hypertrophy and laminar calcification of cartilage in loose bodies as probable evidence of an ossification abnormality. *J Pathol*. 1980;132(2):161–168.

17. Barrie HJ. Hypothesis: a diagram of the form and origin of loose bodies in osteochondritis dissecans. *J Rheumatol*. 1984;11(4):512–513.

18. Pick MP. Familial osteochondritis dissecans. *J Bone Joint Surg Br*. 1955;37-B(1):142–145.

19. Hanley WB, McKusick VA, Barranco FT. Osteochondritis dissecans with associated malformations in two brothers. A review of familial aspects. *J Bone Joint Surg Am*. 1967;49(5):925–937.

20. Mubarak SJ, Carroll NC. Juvenile osteochondritis dissecans of the knee: etiology. *Clin Orthop Relat Res*. 1981;157:200–211.

21. Andrew TA, Spivey J, Lindebaum RH. Familial osteochondritis dissecans and dwarfism. *Acta Orthop Scand*. 1981;52(5):519–523.

22. Stattin EL, Tegner Y, Domellöf M, Dahl N. Familial osteochondritis dissecans associated with early osteoarthritis and disproportionate short stature. *Osteoarthr Cartil*. 2008;16(8):890–896.

23. Mackie T, Wilkins RM. Case report: osteochondritis dissecans in twins: treatment with fresh osteochondral grafts. *Clin Orthop Relat Res*. 2010;468(3):893–897.

24. Gornitzky AL, Mistovich RJ, Atuahene B, et al. Erratum to: osteochondritis dissecans lesions in family members: does a positive family history impact phenotypic potency? *Clin Orthop Relat Res*. 2017;475(6):1751.

25. Jackson GC, Marcus-Soekarman D, Stolte-Dijkstra I, et al. Type IX collagen gene mutations can result in multiple epiphyseal dysplasia that is associated with osteochondritis dissecans and a mild myopathy. *Am J Med Genet Part A*. 2010;152A(4):863–869.

26. Yellin JL, Trocle A, Grant SFA, et al. Candidate loci are revealed by an initial genome-wide association study of juvenile osteochondritis dissecans. *J Pediatr Orthop*. 2017;37(1):e32–e36.

27. Petrie P. Aetiology of osteochondritis dissecans. Failure to establish a familial background. *J Bone Joint Surg Br*. 1977;59(3):366–367.

28. Bruns J, Werner M, Soyka M. Is vitamin D insufficiency or deficiency related to the development of osteochondritis dissecans? *Knee Surg Sports Traumatol Arthrosc*. 2016;24(5):1575–1579.

29. Krause M, Lehmann D, Amling M, et al. Intact bone vitality and increased accumulation of nonmineralized bone matrix in biopsy specimens of juvenile osteochondritis dissecans: a histological analysis. *Am J Sports Med*. 2015;43(6):1337–1347.

30. Ribbing S. The hereditary multiple epiphyseal disturbance and its consequences for the aetiogenesis of local malacias-particularly the osteochondrosis dissecans. *Acta Orthop*. 1954;24(1):286–299.

31. Grenn WT, Banks HH. Osteochondritis dissecans in children. *J Bone Joint Surg Am*. 1953;35A(1):26–47.

32. Campbell CJ, Ranawat CS. Osteochondritis dissecans: the question of etiology. *J Trauma Inj Infect Crit Care*. 1966;6:201–221.

33. Grimm NL, Weiss JM, Kessler JI, Aoki SK. Osteochondritis dissecans of the knee: pathoanatomy, epidemiology, and diagnosis. *Clin Sports Med*. 2014;33(2):181–188.

34. Linden B. Osteochondritis dissecans of the femoral condyles. A long-term follow-up study. *J Bone Jt Surg Ser A*. 1977;59(60):769–776.

35. Williams JSJ, Bush-Joseph CA, Bach BRJ. Osteochondritis dissecans of the knee. *Am J Knee Surg*. 1998;11(4):221–232.

36. Tóth F, Nissi MJ, Ellermann JM, et al. Novel application of magnetic resonance imaging demonstrates characteristic differences in vasculature at predilection sites of osteochondritis dissecans. *Am J Sports Med*. 2015;43(10):2522–2527.

37. Ekman S, Carlson CS. The pathophysiology of osteochondrosis. *Vet Clin North Am Small Anim Pract*. 1998;28(1):17–32.

38. Ellermann J, Johnson CP, Wang L, et al. Insights into the epiphyseal cartilage origin and subsequent osseous manifestation of juvenile osteochondritis dissecans with a modified clinical MR imaging protocol: a pilot study. *Radiology*. 2017;282(3):798–806.

39. Ytrehus B, Carlson CS, Ekman S. Etiology and pathogenesis of osteochondrosis. *Vet Pathol*. 2007;44(4):429–448.

40. Toth F, Tompkins MA, Shea KG, et al. Identification of areas of epiphyseal cartilage necrosis at predilection sites of juvenile osteochondritis dissecans in pediatric cadavers. *J Bone Joint Surg Am*. 2018;100(24):2132–2139.

41. Fairbanks H. Osteo-chondritis dissecans. *Br J Surg*. 1933;21(81):67–82.

42. Smillie IS. Treatment of osteochondritis dissecans. *J Bone Joint Surg Br*. 1957;39-B(2):248–260.

43. Nambu T, Gasser B, Schneider E, et al. Deformation of the distal femur: a contribution towards the pathogenesis of osteochondrosis dissecans in the knee joint. *J Biomech*. 1991;24(6):421–433.

44. Bramer JAM, Maas M, Dallinga RJ, te Slaa RL, Vergroesen DA. Increased external tibial torsion and osteochondritis dissecans of the knee. *Clin Orthop Relat Res*. 2004;422:175–179.

45. Cavaignac E, Perroncel G, Thepaut M, et al. Relationship between tibial spine size and the occurrence of osteochondritis dissecans: an argument in favour of the impingement theory. *Knee Surg Sports Traumatol Arthrosc*. 2017;25(8):2442–2446.

46. Chow RM, Guzman MS, Dao Q. Intercondylar notch width as a risk factor for medial femoral condyle osteochondritis dissecans in skeletally immature patients. *J Pediatr Orthop*. 2016;36(6):640–644.

47. Wechter JF, Sikka RS, Alwan M, et al. Proximal tibial morphology and its correlation with osteochondritis dissecans of the knee. *Knee Surg Sports Traumatol Arthrosc*. 2015;23(12):3717–3722.

48. Jacobi M, Wahl P, Bouaicha S, et al. Association between mechanical axis of the leg and osteochondritis dissecans of the knee: radiographic study on 103 knees. *Am J Sports Med*. 2010;38(7):1425–1428.

49. Camathias C, Hirschmann MT, Vavken P, et al. Meniscal suturing versus screw fixation for treatment of osteochondritis dissecans: clinical and magnetic resonance imaging results. *Arthroscopy*. 2014;30(10):1269–1279.

50. Mitsuoka T, Shino K, Hamada M, Horibe S. Osteochondritis dissecans of the lateral femoral condyle of the knee joint. *Arthroscopy*. 1999;15(1):20–26.

51. Beyzadeoglu T, Gokce A, Bekler H. Osteochondritis dissecans of the medial femoral condyle associated with malformation of the menisci. *Orthopedics*. 2008;31(5):504.

52. Deie M, Ochi M, Sumen Y, et al. Relationship between osteochondritis dissecans of the lateral femoral condyle and lateral menisci types. *J Pediatr Orthop*. 2006;26(1):79–82.

53. Stanitski CL, Bee J. Juvenile osteochondritis dissecans of the lateral femoral condyle after lateral discoid meniscal surgery. *Am J Sports Med*. 2004;32(3):797–801.

54. Cahill BR, Phillips MR, Navarro R. The results of conservative management of juvenile osteochondritis dissecans using joint scintigraphy: a prospective study. *Am J Sports Med*. 1989;17(5):601–605.

55. Hefti F, Beguiristain J, Krauspe R, et al. Osteochondritis dissecans: a multicenter study of the European Pediatric Orthopedic Society. *J Pediatr Orthop Part B*. 1999;8(4):231–245.

56. Haines RW. Cartilage canals. *J Anat*. 1933;68(Pt 1):45–64.

57. Ytrehus B, Ekman S, Carlson CS, et al. Focal changes in blood supply during normal epiphyseal growth are central in the pathogenesis of osteochondrosis in pigs. *Bone*. 2004;35(6):1294–1306.

58. Andriolo L, Candrian C, Papio T, et al. Osteochondritis dissecans of the knee – conservative treatment strategies: a systematic review. *Cartilage*. 2018;10(3):267–277.

59. Sanders TL, Pareek A, Johnson NR, et al. Nonoperative management of osteochondritis dissecans of the knee: progression to osteoarthritis and arthroplasty at mean 13-year follow-up. *Orthop J Sport Med*. 2017;5(7):2325967117704644.

60. Abouassaly M, Peterson D, Salci L, et al. Surgical management of osteochondritis dissecans of the knee in the paediatric population: a systematic review addressing surgical techniques. *Knee Surg Sports Traumatol Arthrosc*. 2014;22(6):1216–1224.

61. Pascual-Garrido C, Friel NA, Kirk SS, et al. Midterm results of surgical treatment for adult osteochondritis dissecans of the knee. *Am J Sports Med*. 2009;37(suppl 1):125S–130S.

62. Barrett I, King AH, Riester S, et al. Internal fixation of unstable osteochondritis dissecans in the skeletally mature knee with metal screws. *Cartilage*. 2016;7(2):157–162.

63. Twyman RS, Desai K, Aichroth PM. Osteochondritis dissecans of the knee. A long-term study. *J Bone Joint Surg Br*. 1991;73(3):461–464.

64. Hughston JC, Hergenroeder PT, Courtenay BG. Osteochondritis dissecans of the femoral condyles. *J Bone Jt Surg Ser A*. 1984;66(9):1340–1348.

65. De Smet AA, Ilahi OA, Graf BK. Untreated osteochondritis dissecans of the femoral condyles: prediction of patient outcome using radiographic and MR findings. *Skeletal Radiol*. 1997;26(8):463–467.

66. Pill SG, Ganley TJ, Milam A, et al. Role of magnetic resonance imaging and clinical criteria in predicting successful nonoperative treatment of osteochondritis dissecans in children. *J Pediatr Orthop*. 2003;23(1):102–108.

67. Wall EJ, Vourazeris J, Myer GD, et al. The healing potential of stable juvenile osteochondritis dissecans knee lesions. *J Bone Jt Surg Ser A*. 2008;90(12):2655–2664.

68. Krause M, Hapfelmeier A, Möller M, et al. Healing predictors of stable juvenile osteochondritis dissecans knee lesions after 6 and 12 months of nonoperative treatment. *Am J Sports Med*. 2013;41(10):2384–2391.

69. Nakayama H, Iseki T, Kambara S, Yoshiya S. Analysis of risk factors for poor prognosis in conservatively managed juvenile osteochondritis dissecans of the lateral femoral condyle. *Knee*. 2016;23(6):950–954.

70. Wilson JN. A diagnostic sign in osteochondritis dissecans of the knee. *J Bone Joint Surg Am*. 1967;49(3):477–480.

71. Bronstein RD, Schaffer JC. Physical examination of the knee: meniscus, cartilage, and patellofemoral conditions. *J Am Acad Orthop Surg*. 2017;25(5):365–374.

72. Conrad JM, Stanitski CL. Osteochondritis dissecans: Wilson's sign revisited. *Am J Sports Med*. 2003;31(5):777–778.

73. Harding WG 3rd. Diagnosis of osteochondritis dissecans of the femoral condyles: the value of the lateral x-ray view. *Clin Orthop Relat Res*. 1977;123:25–26.

74. Zbojniewicz AM, Laor T. Imaging of osteochondritis dissecans. *Clin Sports Med*. 2014;33(2):221–250.

75. Kijowski R, Blankenbaker DG, Shinki K, et al. Juvenile versus adult osteochondritis dissecans of the knee: appropriate MR imaging criteria for instability. *Radiology*. 2008;248(2):571–578.

76. De Smet AA, Ilahi OA, Graf BK. Reassessment of the MR criteria for stability of osteochondritis dissecans in the knee and ankle. *Skeletal Radiol*. 1996;25(2):159–163.

77. Bohndorf K. Osteochondritis (osteochondrosis) dissecans: a review and new MRI classification. *Eur Radiol*. 1998;8(1):103–112.

78. Chen CH, Liu YS, Chou PH, et al. MR grading system of osteochondritis dissecans lesions: comparison with arthroscopy. *Eur J Radiol*. 2013;82(3):518–525.

79. Ellermann JM, Donald B, Rohr S, et al. Magnetic resonance imaging of osteochondritis dissecans. *Acad Radiol*. 2016;23(6):724–729.

80. Heywood CS, Benke MT, Brindle K, Fine KM. Correlation of magnetic resonance imaging to arthroscopic findings of stability in juvenile osteochondritis dissecans. *J Arthrosc Relat Surg*. 2011;27(2):194–199.

81. Brown D, Shirzad K, Lavigne SA, Crawford DC. Osseous integration after fresh osteochondral allograft transplantation to the distal femur: a prospective evaluation using computed tomography. *Cartilage*. 2011;2(4):337–345.

82. Cahill BR, Berg BC. 99m-Technetium phosphate compound joint scintigraphy in the management of juvenile osteochondritis dissecans of the femoral condyles. *Am J Sports Med*. 1983;11(5):329–335.

83. Paletta GA, Bednarz PA, Stanitski CL, et al. The prognostic value of quantitative bone scan in knee osteochondritis dissecans. A preliminary experience. *Am J Sports Med*. 1998;26(1):7–14.

84. Cahill BR, Ahten SM. The three critical components in the conservative treatment of juvenile osteochondritis dissecans (JOCD): physician, parent, and child. *Clin Sports Med*. 2001;20(2):287–298.

85. Kocher MS, Dicanzio J, Zurakowski D, Micheli LJ. Diagnostic performance of clinical examination and selective magnetic resonance imaging in the evaluation of intraarticular knee disorders in children and adolescents. *Am J Sports Med*. 2001;29(3):292–296.

86. Luhmann SJ, Schootman M, Gordon JE, Wright RW. Magnetic resonance imaging of the knee in children and adolescents: its role in clinical decision-making. *J Bone Jt Surg Ser A*. 2005;87:490–496.

87. American Academy of Orthopaedic Surgeons. *Clinical Practice Guideline on the Diagnosis and Treatment of Osteochondritis Dissecans*. Rosemont, IL: American Academy of Orthopaedic Surgeons; 2010.

88. Jacobs JC, Archibald-Seiffer N, Grimm NL, Carey JL, Shea KG. A review of arthroscopic classification systems for osteochondritis dissecans of the knee. *Clin Sports Med*. 2014;33(2):189–197.

89. Mesgarzadeh M, Sapega AA, Bonakdarpour A, et al. Osteochondritis dissecans: analysis of mechanical stability with radiography, scintigraphy, and MR imaging. *Radiology*. 2014;165(3):775–780.

90. Lefort G, Moyen B, Beaufils P, et al. [Osteochondritis dissecans of the femoral condyles: report of 892 cases]. *Rev Chir Orthop Reparatrice Appar Mot*. 2006;92(suppl 5):2S97–2S141.

91. Guhl J. Arthroscopic treatment of osteochondritis dissecans: preliminary report. *Orthop Clin North Am*. 1979;10:671–683.

92. Nelson DW, Dipaola J, Colville M, Schmidgall J. Osteochondritis dissecans of the talus and knee: prospective comparison of MR and arthroscopic classifications. *J Comput Assist Tomogr*. 1990;14(5):804–808.

93. Johnson LL, Uitvlugt G, Austin MD, et al. Osteochondritis dissecans of the knee: arthroscopic compression screw fixation. *Arthrosc J Arthrosc Relat Surg*. 1990;6(3):179–189.

94. Ewing JW, Voto SJ. Arthroscopic surgical management of osteochondritis dissecans of the knee. *Arthroscopy*. 1988;4(1):37–40.

95. Jürgensen I, Bachmann G, Schleicher I, Haas H. Arthroscopic versus conservative treatment of osteochondritis dissecans of the knee: value of magnetic resonance imaging in therapy planning and follow-up. *Arthroscopy*. 2002;18(4):378–386.

96. Crawford DC, Safran MR. Osteochondritis dissecans of the knee. *J Am Acad Orthop Surg*. 2006;14(2):90–100.

97. DellaMaggiora R, Vaishnav S, Vangsness CT. Osteochondritis dissecans of the adult knee. *Oper Tech Sports Med*. 2008;16(2):65–69.

98. Mandelbaum BR, Browne JE, Fu F, et al. Articular cartilage lesions of the knee. *Am J Sports Med*. 1998;26(6):853–861.

99. Bradley J, Dandy DJ. Results of drilling osteochondritis dissecans before skeletal maturity. *J Bone Joint Surg Br*. 1989;71(4):642–644.

100. Cahill B. Treatment of juvenile osteochondritis dissecans and osteo-

chondritis dissecans of the knee. *Clin J Sport Med*. 1985;4(2):367–384.

101. Anderson AF, Richards DB, Pagnani MJ, Hovis WD. Antegrade drilling for osteochondritis dissecans of the knee. *Arthroscopy*. 1997;13(3):319–324.

102. Chen H, Xu W, Hu N, et al. Arthroscopic antegrade drilling for unstable juvenile osteochondritis dissecans of the knee: mid-term results. *Arch Orthop Trauma Surg*. 2015;135(12):1727–1732.

103. Hoffmann M, Schröder M, Petersen JP, et al. Arthroscopically assisted retrograde drilling for osteochondritis dissecans (OCD) lesions of the knee. *Knee Surg Sports Traumatol Arthrosc*. 2012;20(11):2257–2262.

104. Lee CK, Mercurio C. Operative treatment of osteochondritis dissecans in situ by retrograde drilling and cancellous bone graft: a preliminary report. *Clin Orthop Relat Res*. 1981;158:126–129.

105. Donaldson LD, Wojtys EM. Extraarticular drilling for stable osteochondritis dissecans in the skeletally immature knee. *J Pediatr Orthop*. 2008;28(8):831–835.

106. Pennock AT, Bomar JD, Chambers HG. Extra-articular, intraepiphyseal drilling for osteochondritis dissecans of the knee. *Arthrosc Tech*. 2013;2(3):e231–e235.

107. Edmonds EW, Albright J, Bastrom T, Chambers HG. Outcomes of extra-articular, intra-epiphyseal drilling for osteochondritis dissecans of the knee. *J Pediatr Orthop*. 2010;30(8):870–878.

108. Kawasaki K, Uchio Y, Adachi N, et al. Drilling from the intercondylar area for treatment of osteochondritis dissecans of the knee joint. *Knee*. 2003;10(3):257–263.

109. Louisia S, Beaufils P, Katabi M, Robert H. Transchondral drilling for osteochondritis dissecans of the medial condyle of the knee. *Knee Surg Sports Traumatol Arthrosc*. 2003;11(1):33–39.

110. Anderson AF, Pagnani MJ. Osteochondritis dissecans of the femoral condyles. Long-term results of excision of the fragment. *Am J Sports Med*. 1997;25(6):830–834.

111. Pascual-Garrido C, Tanoira I, Muscolo DL, et al. Viability of loose body fragments in osteochondritis dissecans of the knee. a series of cases. *Int Orthop*. 2010;34(6):827–831.

112. Magnussen RA, Carey JL, Spindler KP. Does operative fixation of an osteochondritis dissecans loose body result in healing and long-term maintenance of knee function? *Am J Sports Med*. 2009;37(4):754–759.

113. Aglietti P, Ciardullo A, Giron F, Ponteggia F. Results of arthroscopic excision of the fragment in the treatment of osteochondritis dissecans of the knee. *Arthroscopy*. 2001;17(7):741–746.

114. Simonian PT, Sussmann PS, Wickiewicz TL, et al. Contact pressures at osteochondral donor sites in the knee. *Am J Sports Med*. 1998;26(4):491–494.

115. Rand J. Arthroscopy and articular cartilage defects. *Contemp Orthop*. 1985;11:13–30.

116. Dines JS, Fealy S, Potter HG, Warren RF. Outcomes of osteochondral lesions of the knee repaired with a bioabsorbable device. *Arthroscopy*. 2008;23(8):845–851.

117. Miniaci A, Tytherleigh-Strong G. Fixation of unstable osteochondritis dissecans lesions of the knee using arthroscopic autogenous osteochondral grafting (mosaicplasty). *Arthroscopy*. 2007;23(8):845–851.

118. Slough JA, Noto AM, Schmidt TL. Tibial cortical bone peg fixation in osteochondritis dissecans of the knee. *Clin Orthop Relat Res*. 1991;267:122–127.

119. Navarro R, Cohen M, Filho MC, da Silva RT. The arthroscopic treatment of osteochondritis dissecans of the knee with autologous bone sticks. *Arthroscopy*. 2002;18(8):840–844.

120. Heyworth BE, Kocher MS. Osteochondritis dissecans of the knee. *JBJS Rev*. 2015;3(7).

121. Wombwell JH, Nunley JA. Compressive fixation of osteochondritis dissecans fragments with Herbert screws. *J Orthop Trauma*. 1987;1(1):74–77.

122. Thomson NL. Osteochondritis dissecans and osteochondral fragments managed by Herbert compression screw fixation. *Clin Orthop Relat Res*. 1987;224:71–78.

123. Makino A, Muscolo DL, Puigdevall M, et al. Arthroscopic fixation of osteochondritis dissecans of the knee: clinical, magnetic resonance imaging, and arthroscopic follow-up. *Am J Sports Med*. 2005;33(10):1499–1504.

124. Tabaddor RR, Banffy MB, Andersen JS, et al. Fixation of juvenile osteochondritis dissecans lesions of the knee using poly 96L/4D-lactide copolymer bioabsorbable implants. *J Pediatr Orthop*. 2010;30(1):14–20.

125. Dervin GF, Keene GCR, Chissell HR. Biodegradable rods in adult osteochondritis dissecans of the knee. *Clin Orthop Relat Res*. 1998;356:213–221.

126. Miura K, Ishibashi Y, Tsuda E, et al. Results of arthroscopic fixation of osteochondritis dissecans lesion of the knee with cylindrical autogenous osteochondral plugs. *Am J Sports Med*. 2007;35(2):216–222.

127. Steadman JR, Briggs KK, Rodrigo JJ, et al. Outcomes of microfracture for traumatic chondral defects of the knee: average 11-year follow-up. *J Arthrosc Relat Surg*. 2003;19(5):477–484.

128. Gudas R, Gudaite A, Pocius A, et al. Ten-year follow-up of a prospective, randomized clinical study of mosaic osteochondral autologous transplantation versus microfracture for the treatment of osteochondral defects in the knee joint of athletes. *Am J Sports Med*. 2012;40(11):2499–2508.

129. Gudas R, Simonaityte R, Čekanauskas E, Tamošiunas R. A prospective, randomized clinical study of osteochondral autologous transplantation versus microfracture for the treatment of osteochondritis dissecans in the knee joint in children. *J Pediatr Orthop*. 2009;29(7):741–748.

130. Gudas R, Stankevicius E, Monastyreckiene E, et al. Osteochondral autologous transplantation versus microfracture for the treatment of articular cartilage defects in the knee joint in athletes. *Knee Surg Sports Traumatol Arthrosc*. 2006;14(9):834–842.

131. Guhl JF. Arthroscopic treatment of osteochondritis dissecans. *Clin Orthop Relat Res*. 1982;167:65–74.

132. Yamashita F, Sakakida K, Suzu F, Takai S. The transplantation of an autogeneic osteochondral fragment for osteochondritis dissecans of the knee. *Clin Orthop Relat Res*. 1985;201:43–50.

133. Hangody L, Vasarhelyi G, Hangody LR, et al. Autologous osteochondral grafting-technique and long-term results. *Injury*. 2008;39(suppl 1):S32–S39.

134. Gross AE. Repair of cartilage defects in the knee. *J Knee Surg*. 2002;15(3):167–169.

135. Garrett JC. Fresh osteochondral allografts for treatment of articular defects in osteochondritis dissecans of the lateral femoral condyle in adults. *Clin Orthop Relat Res*. 1994;303:33–37.

136. Fischer M, Koller U, Krismer M. The use of fresh allografts in osteochondrosis dissecans of the lateral femoral condyle. *Oper Orthop Traumatol*. 2006;18(3):245–258.

137. Emmerson BC, Gortz S, Jamali AA, et al. Fresh osteochondral allografting in the treatment of osteochondritis dissecans of the femoral condyle. *Am J Sports Med*. 2007;35(6):907–914.

138. Cotter EJ, Frank RM, Wang KC, et al. Clinical outcomes of osteochondral allograft transplantation for secondary treatment of osteochondritis dissecans of the knee in skeletally mature patients. *Arthroscopy*. 2018;34(4):1105–1112.

139. Peterson L, Minas T, Brittberg M, Lindahl A. Treatment of osteochondritis dissecans of the knee with autologous chondrocyte transplantation: results at two to ten years. *J Bone Joint Surg Am*. 2003;85-A(suppl):17–24.

140. Cole BJ, Lee SJ. Complex knee reconstruction: articular cartilage treatment options. *Arthroscopy*. 2003;19(suppl 1):1–10.

141. Bartlett W, Gooding CR, Carrington RWJ, et al. Autologous chondrocyte implantation at the knee using a bilayer collagen membrane with bone graft. A preliminary report. *J Bone Joint Surg Br*. 2005;87(3):330–332.

142. Krishnan SP, Skinner JA, Carrington RWJ, et al. Collagen-covered autologous chondrocyte implantation for osteochondritis dissecans of the knee: two- to seven-year results. *J Bone Joint Surg Br*. 2006;88(2):203–205.

143. Bentley G, Biant LC, Carrington RWJ, et al. A prospective, randomised comparison of autologous chondrocyte implantation versus mosaicplasty for osteochondral defects in the knee. *J Bone Joint Surg Br*. 2003;85(2):223–230.

144. Knutsen G, Drogset JO, Engebretsen L, et al. A randomized trial comparing autologous chondrocyte implantation with microfracture. Findings at five years. *J Bone Joint Surg Am*. 2007;89(10):2105–2112.

第 24 章

如何治疗活动性骨关节炎患者：生物学方法

ERIC J. COTTER, BERT MANDELBAUM, RACHEL M. FRANK

引言

骨关节炎（OA）是一种退行性疾病，可导致慢性疼痛、残疾、生活质量下降和无法进行日常生活活动[1]。据报道，骨关节炎和糖尿病是导致全球残疾人口增长的最大原因，造成这一结果的部分原因是肥胖人口的增加和人口老龄化[2]。据报道，有症状的膝关节或髋关节骨关节炎患者的死亡率比普通人群高 55%[3]。在美国，有 3000 多万人患有骨关节炎疾病[4]。有学者认为，至少 1/4 的人可能会发生有症状的骨关节炎[5,6]。最常受累及的关节包括膝关节、手和髋关节[7,8]。随着人口老龄化，每年骨关节炎的治疗都会给医疗保健系统和社会经济带来巨大的压力[7]。目前公布的数字显示，每年将有超过 1400 亿美元的医疗费用于关节炎相关的治疗和护理，将经济成本和工资损失计入的医疗费用更是超过 4500 亿美元[9-11]。有症状的骨关节炎患者主要的一线治疗方法是非手术治疗，如改变运动方式、非甾体抗炎药、控制体重及低强度运动和强化计划。曲马多等替代药物在历史上一直被用于缓解骨关节炎患者的症状，但 2019 年 Cochrane 循证医学证据表明，曲马多单独或与泰诺联用"对骨关节炎患者的平均疼痛或功能改善没有重要益处"[12]。当患者无法通过其他保守治疗得到改善时，医生可能会建议注射治疗或手术干预。手术选择因骨关节炎的分期和所累及的关节而不同，可采用关节镜清创缓解或关节置换术。尽管全关节置换术已被证明是非常有效的治疗骨

关节炎的方法，特别是对于髋关节和膝关节骨关节炎患者，但根据患者年龄、手术风险和内科并发症，全关节置换并不总是一个可行的选择。因此，非手术注射疗法还在发展中，目的是持久地缓解症状，并在理想情况下实现缓解疾病的益处。

100 多年来，关节内注射一直被用作骨关节炎患者潜在的治疗方式，特别是膝关节骨关炎患者[13,14]。但因其对患者有风险且收益较小，许多早期注射药物已被弃用。20 世纪 50 年代，糖皮质激素变得更加普遍，并被用于骨关节炎患者的关节腔内注射治疗[13,14]。尽管骨关节炎患者经常使用皮质类固醇药物，但 2013 年发表的美国骨科医生学会（AAOS）临床实践指南给出了一个"不确定的"证据，并声明"我们无法推荐或反对对有症状的膝关节骨关节炎患者使用关节内（IA）皮质类固醇药物"[15]。关于骨关节炎患者关节内注射皮质类固醇药物的 I~Ⅱ级高等级文献报道的结果并不令人满意[16-19]。在皮质类固醇药物广泛使用后，透明质酸（HA）获得了美国食品药品监督管理局（FDA）的批准，但它并没有像预期那样改变疾病的疗效[14]。鉴于在临床试验中与安慰剂或糖皮质激素相比，HA 缺乏一致的积极益处，AAOS 指南提供了一个"强烈"建议，即他们不能推荐使用 HA 治疗有症状的骨关节炎患者[15]。正如 AAOS 指南所指出的，尽管荟萃分析显示 WOMAC 疼痛评分、功能和僵硬分量表有所改善，但上述改善均未达到有临床意义的最小改善阈值[15]。

这两种药物和皮质类固醇的局限性催生了新型生物制剂，特别是富血小板血浆（PRP）、骨髓浓缩物

（BMAC）和脂肪来源的间充质干细胞（AD-MSC）等关节内注射疗法的研究。随着骨关节炎的病理生理学不断被更好地理解，以在疾病进展中发挥作用的复杂细胞信号通路为靶点，这些生物制剂代表了治疗模式的转变[20-22]。到目前为止，现有的关于 PRP 和 BMAC 的文献最为可靠，很少有关于 AD-MSC 的研究发表。通过美国《公共卫生法案》第 361 节途径减少限制的立法，加快了生物制剂从开发到上市的过程[20]。虽然患者和临床医生对改善骨关节炎非手术治疗方案的兴趣和需求都很高，但患者已经接触到直接面向消费者的营销活动，这些营销活动可能将疗效不确切的产品纳入其中，而不是销售临床验证的产品[23-25]。正如报道的那样，2009—2014 年，提供未经证实的干细胞疗法的美国诊所数量每年至少增加 1 倍[26]。随着诊所中寻求生物治疗的患者数量激增，随后诊所也提供了这些治疗，然而人们仍然对这些产品的成本感到担忧[24,27]。大多数主要保险公司不承保生物制剂治疗，理由是缺乏证明其疗效和成本-效益的高质量证据[28]。通过营销活动和对职业运动员的治疗，骨生物制剂获得了公众的广泛认可。在媒体中使用"干细胞"等流行语来表示操纵程度最低的多能间充质细胞，可能会误导和混淆患者[23]。需要明确的是，在细胞疗法（如 BMAC 和 AD-MSC 制剂）中发现的成人间充质干细胞起源于中胚层，并且它们可能具有有限的细胞阵列。这些细胞包括软骨细胞、成骨细胞、成肌细胞和脂肪细胞，所有这些细胞都被证明是有影响的旁分泌信号细胞，可以介导细胞募集、免疫系统调节和再生[4,29]。本章将就这些生物制剂进行综述。此外，我们将详细介绍这些注射剂的适应证；讨论每种注射剂，包括不同的制剂和目前的临床结局证据；并回顾 AAOS 和骨科亚专科小组发表的关于使用生物制剂治疗骨关节炎的声明。

适应证

虽然成年人或老年人群的骨关节炎患病率最高，但年轻、活跃的人群可能更易受到影响，从而导致功能和生活质量下降。许多人口统计学、活动和病史因素已被发现与骨关节炎相关，包括遗传、肥胖、既往关节损伤、娱乐活动、职业、性别和种族[30-32]。目前对生物制剂的适应证尚未达成一致，但一般而言，生物制剂治疗适用于生活方式积极的患者，且影像学表现没有达到 Kellgren-Lawrence（KL）4 级或弥漫性全层关节

软骨缺失。年龄如何影响生物制剂的疗效是目前较为热门的研究领域，其便于更好地确定适应证，因为 PRP、BMAC 和 AD-MSC 都是自体产品。BMAC 和 AD-MSC 中特异性存在的间充质干细胞的代谢活性和旁分泌作用可能受到患者年龄的影响。例如，有学者研究发现，BMAC 中间充质干细胞的绝对数量随着年龄的增长而减少，增殖能力也随之下降[33,34]。在讨论治疗方案时，应考虑括对半月板、韧带和病理状况进行全面的评估。许多伴随的病理状态可能是骨关节炎疾病进展的驱动因素，如果不加以纠正，骨生物制剂的疗效可能会受到限制。

富血小板血浆（PRP）

PRP，或自体条件血浆，是经过离心浓缩的血小板、生长因子和细胞因子的自体血浆，这些生长因子和细胞因子被认为有助于组织愈合和合成代谢[20,35]。虽然关于 PRP 中血小板的确切浓度尚未达成一致，但 PRP 通常含有至少 3~5 倍于生理血小板水平的血小板，甚至可高达 9.3 倍 [36,37]。血小板衍生生长因子（PDGF）、转化生长因子-β（TGF-β）和血管内皮生长因子（VEGF）等特异性生长因子已被证明对 MSC 具有趋化作用[38]。间充质干细胞被认为是促进蛋白多糖和软骨生成的重要因素。这些蛋白质和生长因子的进一步作用包括通过修饰基因表达并限制基质金属蛋白酶和核因子-κB 的产生来发挥抗炎作用[4,39]。

流程

PRP 制备方案差异较大，有超过 100 篇文献描述了各种 PRP 制剂单独用于治疗膝关节骨关节炎[20]。尽管提取、制备和注射方案有所不同，但基本步骤保持不变。首先通过标准的静脉穿刺技术抽取全血，通常是从手臂上抽取。然后将血液放入离心机中，血液成分根据密度被分成 3 层。最浅层或密度最低层是PRP。最致密或最底层由红细胞组成，而中间层含有白细胞，被称为白膜层。

根据是否纳入白膜，制备物在贫白细胞（LP-PRP）或富白细胞（LR-PRP）之间存在差异。LR-PRP 包含整个白膜层，而 LP-PRP 只包含浅层白膜层[4]（图24.1）。文献中离心机循环次数不同，尽管许多准备方案要求进行一轮离心，但也有一些方案在分离 LP-PRP 时进行两轮离心，以去除剩余的白细胞和红细胞。

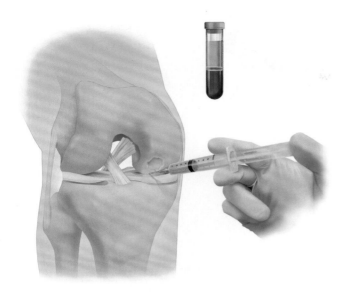

图 24.1　将富血小板血浆注入膝关节。

对于骨关节炎的治疗，LP-PRP 被认为是更优越的一种方式，因为在 LR-PRP 中发现的白细胞被认为会刺激白细胞介素-1β（IL-1β）和肿瘤坏死因子-α 的释放，导致炎症反应[40]。从 PRP 中去除白细胞被认为限制了注射引起的炎症反应。PRP 注射液的制备通常需要 15~20 分钟。

2019 年的一项系统综述显示，至少存在 32 种商业化的 PRP 浓缩系统[41]。Castillo 等[42]的一项研究比较了 3 种不同商业系统中的 PRP 血小板、红细胞、白细胞、纤维蛋白原、活性 TGF-β、几种不同的 PDGF 和 VEGF 浓度，结果显示存在显著差异。"越多越好"这句格言并不一定适用于血小板浓度，因为有数据显示血小板浓度>100 万个血小板/μL 并不能提供额外的好处[4]。总之，文献中 PRP 的制备方案存在较大差异，因此使得确定最佳浓度和制备技术及比较临床结果变得更为困难。

临床结果

Johal 等[41]在系统综述和荟萃分析中总结了 PRP 用于缓解骨科手术疼痛的文献。他们总共纳入 78 项随机对照试验（RCT），包括 5308 例患者。有趣的是，44% 的研究在手术中使用 PRP 作为辅助治疗。与骨关节炎相关的数据显示，中等质量的证据支持无论 PRP 制剂类型如何，在 1 年时疼痛均减轻[41]。2016 年，Smith 报道了一项双盲、FDA 批准的 RCT 研究，以评估 LP-PRP 与生理盐水在治疗膝关节骨关节炎中的疗效。这是一项单中心研究，纳入了 30 例年龄在 30~

80 岁、KL 分级为 2~3 级、保守治疗至少 6 周失败的有症状的膝关节骨关节炎患者。35 例患者被随机分为两组，每组 15 人。一组每周 3 次注射 3~8mL LP-PRP，另一组每周 3 次注射 3~8mL 磷酸盐缓冲盐水。PRP 组无不良事件发生。Smith[43]等的研究发现，与注射前或基线 WOMAC 评分相比，注射后 1 周的 WOMAC 评分显著降低，在注射后 12 个月的末次随访中，PRP 组的 WOMAC 评分较基线改善了 78%。相比之下，生理盐水安慰剂组在 12 个月时的 WOMAC 评分改善了 7%[43]。Riboh 等对 RCT（Ⅰ级）和前瞻性比较研究（PCS；Ⅱ级）进行了系统回顾和荟萃分析，研究了 LP-PRP 与 LR-PRP 和 HA 治疗有症状的膝关节骨关节炎患者的疗效[44]。总共纳入 9 项研究（6 项 RCT 和 3 项 PCS），其中 1055 例患者符合纳入标准。LP-PRP 和 LR-PRP 之间的不良事件无差异，但两种 PRP 的不良事件发生率均高于 HA。他们还发现，与 HA 或安慰剂相比，LP-PRP 的 WOMAC 评分明显更好，但与 LR-PRP 相比没有差异[44]。另一项随机、双盲、安慰剂对照试验对 87 例年龄在 20~80 岁的 1~3 级有症状的骨关节炎患者进行了比较，并评估了关节内注射 LP-PRP、HA 和生理盐水（假手术）3 种治疗方式的疗效[45]。作者将患者随机分为 3 组，每周注射 3 次，并进行 12 个月的随访。在最后一次注射后 1 个月，3 组患者的 WOMAC 和国际膝关节文献委员会（IKDC）的主观评分均显著改善，但只有 LP-PRP组的评分持续改善到 12 个月，并在所有注射后的随访中达到了 WOMAC 评分的最小临床重要差异（MCID）阈值[45]。值得注意的是，年轻患者的年龄与更好的结果显著相关[45]。

许多学者进行了系统评价和荟萃分析，总结了关于 PRP 在症状性骨关节炎患者中疗效的Ⅰ级和Ⅱ级证据[20,46]。在一篇系统综述中，Delanois 等评估了包括 PRP 在内的 4 种不同的生物注射疗法治疗膝关节骨关节炎的疗效[20]。总共纳入了 11 项Ⅰ级研究，包括 KL 分级 0~3 级的骨关节炎患者。他们认为，正如大多数（但不是全部）研究报道的那样，PRP 可以减轻疼痛并适度改善功能；然而，到目前为止，没有研究表明 PRP 能够减缓或中止骨关节炎进程[20]。同样，在对包括 1069 例患者在内的 10 项 RCT 的荟萃分析中，Dai 等发现，接受 PRP 治疗的患者在注射后 6 个月和 12 个月时疼痛得到缓解且功能得到明显改善。具体而言，在 12 个月时，WOMAC 疼痛和功能评分超过了先前验证的 MCID 阈值（WOMAC 疼痛为–0.79，WOMAC 功能为–2.85）[46]。然而，他们发现，在纳入的 10 项研究中，只有 2 项研究使用经过验证的工具，偏倚风险较低。这一点清楚地表明迄今为止 PRP 文献的主要缺陷之一，即尽管这些 I 级研究采用了前瞻性盲法设计，但大多数研究都存在高度偏倚，无论是来自行业、患者选择还是其他方面，因此结果可能无法真实反映潜在的疗效。目前，大多数 PRP 注射治疗骨关节炎的研究存在样本量小、随访时间短和制备方案不同等问题。鉴于这些原因，PRP 可能最好用作辅助治疗或非手术治疗，以在不改变疾病进展的情况下实现短期内疼痛的缓解和功能的改善。虽然关于 PRP 治疗骨关节炎的研究呈指数级增长，但未来仍有大量工作要做，以便更好地阐明 PRP 最佳的制备和处理技术、注射过程和患者适应证。

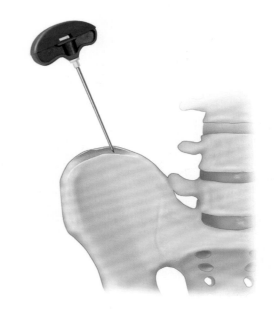

图 24.2　髂骨骨髓采集。

骨髓浓缩物

　　BMAC 已成为生长因子、细胞因子和最少操作的骨髓间充质干细胞的来源，一些研究已经证明 BMAC 在早期膝关节骨关节炎治疗中是有效的[47]。BMAC 是通过离心法从骨髓抽吸物中分离出来的，骨髓抽吸物中含有多种细胞成分，包括血小板、白细胞、红细胞、造血前体细胞、脂肪细胞和非造血前体细胞[29]。Pittenger 等[48]于 1999 年首次从髂嵴的骨髓中分离出骨髓来源的间充质干细胞（BM-MSC）。这些骨髓间充质干细胞已被证明能够分化为骨细胞和软骨细胞，尽管目前尚不清楚与极少操作的细胞相比，培养扩增是否提高了这种能力[29,49-52]。然而，研究表明，通过密度梯度离心法去除粒细胞、红细胞和未成熟的骨髓前体细胞后，BM-MSC 仅占骨髓抽吸物中单核细胞的 0.001%~0.01%[48,53]。BMAC 中存在许多生长因子，包括与软骨细胞增殖相关的 TGF-β 超家族因子；PDGF，被认为促进伤口愈合、胶原合成和抑制炎症介质（如 IL-1β）；胰岛素生长因子 1（IGF-1）；成纤维细胞生长因子–18（FGF-18）；以及骨形态发生蛋白–2（BMP-2）和 BMP-7 等[29,54-57]。尽管在 PRP 中也存在这些因子，但研究表明更高浓度的 IL-1 受体拮抗剂（IL-1Ra）可以抑制 IL-1β 的分解代谢和促炎作用[47,58]。

　　骨髓抽吸物可以从身体的许多部位进行提取。最常见的部位包括髂骨（图 24.2）、股骨远端、胫骨近端、肱骨近端和跟骨。据报道，从髂后嵴提取的骨髓抽吸物可产生最高浓度的 BM-MSC[59-62]。至少有 8 种商用系统可用于采集骨髓抽吸物，所有这些系统都需要至少 30mL，但最好抽取 60mL[4]。这些系统包括 Arthrex Angel cPRP 和骨髓处理系统（Arthrex Inc.，Naples，FL，USA）、BMAC2 获取装置（Harvest Tech/Terumo BCT，Lakewood，CO，USA）、CellPoint 浓缩骨髓抽吸系统（Drikot Medical，Oakdale，MN，USA）、BioCUE 血小板浓缩系统（Biomet Biologics，Warsaw，IN，USA）、Magellan 自体血小板分离器系统（Arteriocyte Medical Systems，Inc./ISTO Technologies，Hopkinton，MA，USA）、PureBMC 装置（EmCyte Corp.，Fort Myers，FL，USA）、ART BMAC（Celling Biosciences，Austin，TX，USA）及 Exactech 生物制剂技术（Exactech Biologics，Gainesville，FL，USA）。

　　一旦获得抽吸物，应进行离心。商用系统的离心参数差异很大，离心时间从 7.5~20 分钟，转速从 2400~4000rpm，以及可能需要一个以上的循环离心周期[63]。BMAC 的输出量为 3~40mL。Gaul 等[63]对商用的 BMAC 床旁设备进行了综述，并最终得出结论：这些系统差异很大，并且没有描述生物效能的标准化报告方法[63]。此外，2018 年的一项研究发现，经过最低限度操纵的 BM-MSC 在体外没有表现出软骨生成能力，而来自同一供者的经培养扩增的 BM-MSC 表现出了软骨生成能力[64]。BM-MSC 可以通过液体注射或通过可植入的支架输送细胞，后者更常用于治疗局灶性软骨缺损[65]（图 24.3）。与包括 PRP 在内的其他生物制剂相比，BMAC 的优势是 IL-1Ra 浓度显著升高，并且 BM-MSC 能够作为旁分泌信号分子，在感兴趣的关节内引导抗炎环境[29,47]。尽管关于 BMAC 的基础科学证据较为乐观和广泛，但前瞻性临床试验很少，而且方法缺乏标准化，使得数据比较和对比具有挑战性。与 PRP 一样，BMAC 可作为手术治疗的辅助，或作为无法改变疾病进程的姑息性、独立的注射治疗。

临床结果

截至本文撰写之时，在 Clini-calTrials.gov 上注册的研究骨髓基质细胞治疗骨关节炎的临床试验有 100 多项，其中许多包括 BMAC[28]。到目前为止，已经发表了几篇关于这一主题的前瞻性研究。Shapiro 等[66]对 25 例双侧有症状的膝关节骨关节炎患者（KL 4 级除外）进行了单盲、安慰剂对照的 RCT 研究。患者被随机分组：一组膝关节注射 BMAC，另一组膝关节注射生理盐水安慰剂。根据他们的方案，采集 52mL 骨髓（每侧髂骨上嵴取 26mL），平均获得 6mL BMAC，其中 5mL 用于注射，1mL 用于成分分析。成分分析显示，间充质干细胞中位数为 34 400 个，细胞活力为 97%。他们的结果表明，VAS 疼痛评分在 1 周、3 个月和 6 个月时较基线显著降低，双膝骨关节炎 RSI 间歇性和持续性骨关节炎疼痛评分均有改善。在 BMAC 注射组和安慰剂注射组之间没有发现差异[66]。同一团队对这些患者随访至 12 个月，随后进行 MRI T2 定量分析，以评估软骨情况。生理盐水对照组和 BMAC

组膝关节在 MRI T2 定量分析上没有显著差异。Kim 等[68]对 41 例诊断为 KL 1~4 级的骨关节炎患者（75 个膝关节）进行了一项研究，评估了膝关节注射 BMAC 与生理盐水对照组相比的临床结果。他们发现，在 12 个月时，两组患者的预后没有差异。然而，他们发现，KL 4 级的骨关节炎患者术前到末次随访的 VAS 疼痛评分改善较差，提示 BMAC 可能对轻至中度骨关节炎患者更为有效[68]。其他评估 BMAC 治疗骨关节炎的研究包括 Centeno 等[69]的 681 例患者（840 个膝关节）的大型系列研究及 Hauser 和 Orlofsky[70]的 6 个膝关节的小系列研究。类似地，Hauser 和 Orlofsk 的病例系列研究发现，使用 BMAC 后患者疼痛、功能和生活质量等均有改善[70]。最终，尽管 BMAC 的早期临床数据和更可靠的基础科学数据很有前景，但高级别证据在设计和方法学方面存在异质性，且患者总数相对较少。因此，我们需要继续开展大型、多中心、前瞻性研究，以确定骨关节炎患者生物治疗的最佳制剂、来源、给药方法和剂量[28,71,72]。

脂肪来源的间充质干细胞

脂肪组织是通过吸脂术获得间充质干细胞的另一种来源。一旦通过抽脂获得组织，市面上就会有像 Lipogems（Lipogems International，Norcross，GA，USA）这样的即时医疗系统，它可以纯化和处理样本，以分离出具有治疗潜力的生长因子和间充质干细胞。使用该系统将至少 180mL 的麻醉液注入抽取部位后，通常从腹部或侧面获取脂肪组织。然后使用真空注射器抽取脂肪组织，在抽取的脂肪组织中，仅 25% 用于最终注射。抽取的组织使用至少 1L 的生理盐水通过过滤装置进行洗涤，以制备最终的注射剂[73]。

迄今为止，评估使用 AD-MSC 治疗骨关节炎的人体试验数据有限。Jo 等[74]进行了一项概念验证的临床试验，以评估 ADMSC 治疗有症状的膝关节骨关节炎患者的安全性和有效性。在他们试验的第一阶段，3 例患者分别接受低剂量（1.0×10^7 个细胞）、中剂量（5.0×10^7 个细胞）和高剂量（1.0×10^8 个细胞）注射；第二阶段 9 例患者接受高剂量注射。主要结果是 6 个月时的 WOMAC 评分。在试验期间未发生不良事件。结果表明，仅高剂量组的患者 WOMAC 评分从平均 54.2 分提高到 32.8 分，而中剂量组和低剂量组没有发现改善。从注射前到注射后 6 个月，所有组的影像学检

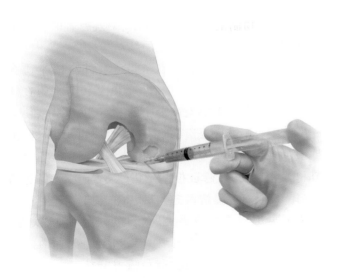

图 24.3　股骨内侧髁局灶性软骨缺损注入膝关节。

查均未发现改善[74]。

最近,意大利的一个研究小组报道了52例KL 0~2级的骨关节炎患者,这些患者接受关节镜清创,随后经皮向膝关节内注射AD-MSC。随访内容包括国际膝关节协会(IKS)膝关节功能评分和VAS疼痛评分。平均随访时间为15.3个月,IKS膝关节评分从术前平均37.4分提高至末次随访时的62.6分。IKS功能评分也从术前平均57.2分提高到83.0分,VAS疼痛评分由术前平均8.5分下降到5.1分[75]。在没有单独手术对照组的情况下,很难确定临床改善在一定程度上是归功于AD-MSC注射还是单纯的关节镜手术。

2018年发表的一项系统综述总结了有关AD-MSC治疗骨关节炎的证据[76]。总共纳入16项研究(其中14个膝关节,1个多关节和1个踝关节)。所有研究都以基质血管成分(SVF)的形式制备AD-MSC,SVF是脂肪抽吸术中含有AD-MSC与周细胞、血管外膜细胞、成纤维细胞、前脂肪细胞、单核细胞、巨噬细胞和红细胞的组成部分[76,77]。所有纳入的研究均报道临床结果改善,有5项研究报道了90%的满意度[76]。

正如在PRP和BMAC文献中所看到的,AD-MSC文献在研究设计、注射准备、适应证和结果报道方面存在不一致。脂肪来源的细胞疗法尚处于初级研究阶段,需要继续改进研究方法,以成功评估这些自体产品的体内安全性和有效性。

替代疗法

正如Hunter和Bierma-Zeinstra所报道的[7],还有许多其他治疗骨关节炎的生物产品正在进行临床试验。尽管这些研究集中于PRP或BMAC,但其他活跃的研究领域包括螺旋蛋白(一种重组形式的FGF-18,据推测可刺激软骨生成和软骨基质生成)、组织基因-C(INVOSSA;表达TGF-β1以刺激软骨生成的同种异体人软骨细胞)、Wnt/catenin信号通路抑制剂靶向软骨分解代谢、抗IL-1分子抑制炎症、副甲状腺素刺激软骨下骨重塑[7]。这些是令人兴奋的新研究途径,主要是由于我们对骨关节炎复杂的分子病理学途径的不断深入理解而产生的。

骨科协会关于骨关节炎的生物制剂使用声明

2019年和2018年,AAOS/美国国立卫生研究院(NIH)U-13会议发表了关于生物制剂在骨科手术中的临床应用的共识建议。作者由来自临床医学(包括公立医院临床医生和私人执业医生)、研究人员(基础科学和临床科学家)和政府(NIH和FDA)的领袖组成。召集这个小组的目的是帮助澄清和改进包括干细胞在内的生物制剂的评估、使用和优化。目前,许多文献都是分离的,有不同的研究设计、主要终点、结果指标和生物制剂的制备,这使得理解和评估文献更具有挑战性。此外,目前还没有指南能够更统一地设计和实施临床试验。作者提出了7项建议,包括首先明确定义什么是基于细胞的同种生物制剂,即未表征的、极少操作的自体细胞制品。这些产品,包括BMAC、脂肪间质或间质血管断裂和胎盘组织碎片,已被FDA批准用于同源用途,并且不允许改变细胞或组织的生物学特性。这些制剂中包含的干细胞或祖细胞是多能的"成体"干细胞,与真正的干细胞截然不同,真正的干细胞被定义为:长期分裂和自我更新、非特化、具有产生特化细胞类型的能力。这一小组的意见是,干细胞这一术语被过度使用,并且错误地描述了操作最少的细胞制剂,而这些方法更应该被描述为细胞疗法。作者提出的其他建议包括:根据疾病状态阐明关注的生物学标志物和临床试验设计的共识方法。提出这一建议的原因是文献在以下方面存在异质性:生物制剂制备方案、注射时机、人口统计学信息报告、研究纳入标准、使用影像学作为结局指标、纳入患者的骨关节炎分期特征及使用经过验证的结局指标[23]。

2019年,美国髋关节和膝关节外科医生协会(AAHKS)发表了一篇文章,讨论PRP和干细胞在髋关节和膝关节骨关节炎患者中的应用,随后一些协会成员也发表了一篇报道[14,78]。这些工作的开展是因为越来越多的机构和临床医生使用生物制剂治疗髋关节和膝关节炎,尽管证据基础仍然令人鼓舞,但还很薄弱。Browne等提醒医务人员,PRP或干细胞可以使骨关节炎患者受损或丢失的软骨再生。他们认为,"目前尚不能推荐包括干细胞和PRP注射在内的生物疗法用于治疗晚期髋关节和膝关节炎"[78]。尽管许多评估生物制剂的研究排除了终末期4级骨关节炎患者，但这些治疗方式对早期关节炎患者的潜在益处仍有待观察。

总结

生物制剂是骨关节炎替代治疗方式中一种有趣且潜在有益的药物。到目前为止，仍然缺乏高质量的、前瞻性的临床证据表明 PRP、BMAC 或 AD-MSC 可以改变骨关节炎的疾病进程。这些治疗可以作为轻度至中度骨关节炎患者的短期姑息性选择，既可以单独注射治疗，也可以作为外科手术（如清创或骨髓刺激手术）的辅助治疗。目前仍有许多研究正在开展，以探索生物制剂的最佳适应证、成分、制剂和加工及临床结局。

（徐一宏　译）

参考文献

1. Furner SE, Hootman JM, Helmick CG, et al. Health-related quality of life of US adults with arthritis: analysis of data from the behavioral risk factor surveillance system, 2003, 2005, and 2007. *Arthritis Care Res.* 2011;63(6):788–799.
2. Global, regional, and national incidence, prevalence, and years lived with disability for 310 diseases and injuries, 1990-2015: a systematic analysis for the Global Burden of Disease Study 2015. *Lancet.* 2016;388(10053):1545–1602.
3. Nuesch E, Dieppe P, Reichenbach S, et al. All cause and disease specific mortality in patients with knee or hip osteoarthritis: population based cohort study. *BMJ.* 2011;342:d1165.
4. Sherman BJ, Chahla J, Glowney J, Frank RM. The role of orthobiologics in the management of osteoarthritis and focal cartilage defects. *Orthopedics.* 2019;42(2):66–73.
5. Murphy LB, Helmick CG, Schwartz TA, et al. One in four people may develop symptomatic hip osteoarthritis in his or her lifetime. *Osteoarthritis Cartilage.* 2010;18(11):1372–1379.
6. Qin J, Barbour KE, Murphy LB, et al. Lifetime risk of symptomatic hand osteoarthritis: the Johnston County Osteoarthritis Project. *Arthritis Rheum.* 2017;69(6):1204–1212.
7. Hunter D.J., Bierma-Zeinstra S. Osteoarthritis. Lancet. 2019;393 (10182):1745–1759.
8. Turkiewicz A, Petersson IF, Bjork J, et al. Current and future impact of osteoarthritis on health care: a population-based study with projections to year 2032. *Osteoarthritis Cartilage.* 2014;22(11):1826–1832.
9. Murphy LB, Cisternas MG, Pasta DJ, et al. Medical expenditures and earnings losses among US adults with arthritis in 2013. *Arthritis Care Res.* 2018;70(6):869–876.
10. Chahla J, Cole BJ. Editorial commentary: platelet-rich plasma for knee osteoarthritis: a "novel" and effective symptomatic approach. *Arthroscopy.* 2019;35(1):118–120.
11. Mather RC 3rd, Koenig L, Kocher MS, et al. Societal and economic impact of anterior cruciate ligament tears. *J Bone Joint Surg Am.* 2013;95(19):1751–1759.
12. Toupin April K, Bisaillon J, Welch V, et al. Tramadol for osteoarthritis. *Cochrane Database Syst Rev.* 2019;5:Cd005522.
13. Lavelle W, Lavelle ED, Lavelle L. Intra-articular injections. *Anesthesiol Clin.* 2007;25(4):853–862, viii.
14. Browne JA, Nho SJ, Goodman SB, et al. Stem cells and platelet-rich plasma injections for advanced hip and knee arthritis: enthusiasm outpaces science. *J Arthroplasty.* 2019;34(6):1049–1050.
15. American Academy of Orthopaedic Surgeons. *Treatment of Osteoarthritis (OA) of the Knee*; 2013. www.aaos.org/research/guidelines/OAKSummaryofRecommendations.pdf. Accessed 8 July, 2019.
16. Jones A, Doherty M. Intra-articular corticosteroids are effective in osteoarthritis but there are no clinical predictors of response. *Ann Rheum Dis.* 1996;55(11):829–832.
17. Raynauld JP, Buckland-Wright C, Ward R, et al. Safety and efficacy of long-term intraarticular steroid injections in osteoarthritis of the knee: a randomized, double-blind, placebo-controlled trial. *Arthritis Rheum.* 2003;48(2):370–377.
18. Gaffney K, Ledingham J, Perry JD. Intra-articular triamcinolone hexacetonide in knee osteoarthritis: factors influencing the clinical response. *Ann Rheum Dis.* 1995;54(5):379–381.
19. Chao J, Wu C, Sun B, et al. Inflammatory characteristics on ultrasound predict poorer longterm response to intraarticular corticosteroid injections in knee osteoarthritis. *The J Rheum.* 2010;37(3):650–655.
20. Delanois RE, Etcheson JI, Sodhi N, et al. Biologic therapies for the treatment of knee osteoarthritis. *J Arthroplasty.* 2019;34(4):801–813.
21. Richter M, Trzeciak T, Rybka JD, et al. Correlations between serum adipocytokine concentrations, disease stage, radiological status and total body fat content in the patients with primary knee osteoarthritis. *Int Orthop.* 2017;41(5):983–989.
22. Sundman EA, Cole BJ, Karas V, et al. The anti-inflammatory and matrix restorative mechanisms of platelet-rich plasma in osteoarthritis. *Am J Sports Med.* 2014;42(1):35–41.
23. Chu CR, Rodeo S, Bhutani N, et al. Optimizing clinical use of biologics in orthopaedic surgery: consensus recommendations from the 2018 AAOS/NIH U-13 Conference. *J Am Acad Orthop Surg.* 2019;27(2):e50–e63.
24. Piuzzi NS, Ng M, Chughtai M, et al. The stem-cell market for the treatment of knee osteoarthritis: a patient perspective. *J Knee Surg.* 2018;31(6):551–556.
25. Turner L, Knoepfler P. Selling stem cells in the USA: assessing the direct-to-consumer industry. *Cell Stem Cell.* 2016;19(2):154–157.
26. Rubin R. Unproven but profitable: the boom in US stem cell clinics. *J Am Med Assoc.* 2018;320(14):1421–1423.
27. Piuzzi NS, Ng M, Kantor A, et al. What is the price and claimed efficacy of platelet-rich plasma injections for the treatment of knee osteoarthritis in the United States? *J Knee Surg.* 2018.
28. Lamplot JD, Rodeo SA, Brophy RH. A practical guide for the current use of biologic therapies in sports medicine. *Am J Sports Med.* 2019: 363546519836090.
29. Cotter EJ, Wang KC, Yanke AB, Chubinskaya S. Bone marrow aspirate concentrate for cartilage defects of the knee: from bench to bedside evidence. *Cartilage.* 2018;9(2):161–170.
30. Amoako AO, Pujalte GG. Osteoarthritis in young, active, and athletic individuals. *Clin Med Insights Arthritis Musculo Dis.* 2014;7:27–32.
31. Cameron KL, Hsiao MS, Owens BD, et al. Incidence of physician-diagnosed osteoarthritis among active duty United States military service members. *Arthritis Rheum.* 2011;63(10):2974–2982.
32. Allen KD, Chen JC, Callahan LF, et al. Racial differences in knee osteoarthritis pain: potential contribution of occupational and household tasks. *J Rheum.* 2012;39(2):337–344.
33. Stolzing A, Jones E, McGonagle D, Scutt A. Age-related changes in human bone marrow-derived mesenchymal stem cells: consequences for cell therapies. *Mech Ageing Dev.* 2008;129(3):163–173.
34. Baxter MA, Wynn RF, Jowitt SN, et al. Study of telomere length reveals rapid aging of human marrow stromal cells following in vitro expansion. *Stem cells.* 2004;22(5):675–682.
35. Eppley BL, Woodell JE, Higgins J. Platelet quantification and growth factor analysis from platelet-rich plasma: implications for wound healing. *Plast Reconstr Surg.* 2004;114(6):1502–1508.
36. Southworth TM, Naveen NB, Tauro TM, et al. The use of platelet-rich plasma in symptomatic knee osteoarthritis. *J Knee Surg.* 2019;32(1):37–45.
37. Foster TE, Puskas BL, Mandelbaum BR, et al. Platelet-rich plasma: from basic science to clinical applications. *Am J Sports Med.* 2009;37(11):2259–2272.
38. Senzel L, Gnatenko DV, Bahou WF. The platelet proteome. *Curr Opin Hematol.* 2009;16(5):329–333.

39. van Buul GM, Koevoet WL, Kops N, et al. Platelet-rich plasma releasate inhibits inflammatory processes in osteoarthritic chondrocytes. *Am J Sports Med.* 2011;39(11):2362–2370.

40. Sundman EA, Cole BJ, Fortier LA. Growth factor and catabolic cytokine concentrations are influenced by the cellular composition of platelet-rich plasma. *Am J Sports Med.* 2011;39(10):2135–2140.

41. Johal H, Khan M, Yung SP, et al. Impact of platelet-rich plasma use on pain in orthopaedic surgery: a systematic review and meta-analysis. *Sports Health.* 2019;11(4):355–366.

42. Castillo TN, Pouliot MA, Kim HJ, Dragoo JL. Comparison of growth factor and platelet concentration from commercial platelet-rich plasma separation systems. *Am J Sports Med.* 2011;39(2):266–271.

43. Smith PA. Intra-articular autologous conditioned plasma injections provide safe and efficacious treatment for knee osteoarthritis: an FDA-sanctioned, randomized, double-blind, placebo-controlled clinical trial. *Am J Sports Med.* 2016;44(4):884–891.

44. Riboh JC, Saltzman BM, Yanke AB, et al. Effect of leukocyte concentration on the efficacy of platelet-rich plasma in the treatment of knee osteoarthritis. *Am J Sports Med.* 2016;44(3):792–800.

45. Lin KY, Yang CC, Hsu CJ, et al. Intra-articular injection of platelet-rich plasma is superior to hyaluronic acid or saline solution in the treatment of mild to moderate knee osteoarthritis: a randomized, double-blind, triple-parallel, placebo-controlled clinical trial. *Arthroscopy.* 2019;35(1):106–117.

46. Dai WL, Zhou AG, Zhang H, Zhang J. Efficacy of platelet-rich plasma in the treatment of knee osteoarthritis: a meta-analysis of randomized controlled trials. *Arthroscopy.* 2017;33(3):659–670.e651.

47. Ziegler CG, Van Sloun R, Gonzalez S, et al. Characterization of growth factors, cytokines, and chemokines in bone marrow concentrate and platelet-rich plasma: a prospective analysis. *Am J Sports Med.* 2019;47(9):2174–2187.

48. Pittenger MF, Mackay AM, Beck SC, et al. Multilineage potential of adult human mesenchymal stem cells. *Science.* 1999;284(5411):143–147.

49. Saltzman BM, Kuhns BD, Weber AE, et al. Stem cells in orthopedics: a comprehensive guide for the general orthopedist. *Am J Orthop (Belle Mead, NJ).* 2016;45(5):280–326.

50. Anz AW, Hackel JG, Nilssen EC, Andrews JR. Application of biologics in the treatment of the rotator cuff, meniscus, cartilage, and osteoarthritis. *J Am Acad Orthop Surg.* 2014;22(2):68–79.

51. Hung SC, Chen NJ, Hsieh SL, et al. Isolation and characterization of size-sieved stem cells from human bone marrow. *Stem cells.* 2002;20(3):249–258.

52. Huh SW, Shetty AA, Ahmed S, et al. Autologous bone-marrow mesenchymal cell induced chondrogenesis (MCIC). *J Clin Orthop Res.* 2016;7(3):153–156.

53. Chahla J, Dean CS, Moatshe G, et al. Concentrated bone marrow aspirate for the treatment of chondral injuries and osteoarthritis of the knee: a systematic review of outcomes. *Orthop J Sports Med.* 2016;4(1): 2325967115625481.

54. Miyazawa K, Shinozaki M, Hara T, et al. Two major Smad pathways in TGF-beta superfamily signalling. *Gene Cell.* 2002;7(12):1191–1204.

55. Li A, Xia X, Yeh J, et al. PDGF-AA promotes osteogenic differentiation and migration of mesenchymal stem cell by down-regulating PDGFRα and derepressing BMP-Smad1/5/8 signaling. *PloS One.* 2014;9(12):e113785.

56. Civinini R, Nistri L, Martini C, et al. Growth factors in the treatment of early osteoarthritis. *Clin Cases Miner Bone Metab.* 2013;10(1):26–29.

57. Montaseri A, Busch F, Mobasheri A, et al. IGF-1 and PDGF-bb suppress IL-1beta-induced cartilage degradation through down-regulation of NF-kappaB signaling: involvement of Src/PI-3K/AKT pathway. *PloS One.* 2011;6(12):e28663.

58. Cassano JM, Kennedy JG, Ross KA, et al. Bone marrow concentrate and platelet-rich plasma differ in cell distribution and interleukin 1 receptor antagonist protein concentration. *Knee Surg Sports Traumatol Arthrosc.* 2018;26(1):333–342.

59. Narbona-Carceles J, Vaquero J, Suarez-Sancho S, et al. Bone marrow mesenchymal stem cell aspirates from alternative sources: is the knee as good as the iliac crest? *Injury.* 2014;45(suppl 4):S42–S47.

60. Hyer CF, Berlet GC, Bussewitz BW, et al. Quantitative assessment of the yield of osteoblastic connective tissue progenitors in bone marrow aspirate from the iliac crest, tibia, and calcaneus. *J Bone Joint Surg Am.* 2013;95(14):1312–1316.

61. Pierini M, Di Bella C, Dozza B, et al. The posterior iliac crest outperforms the anterior iliac crest when obtaining mesenchymal stem cells from bone marrow. *J Bone Joint Surg Am.* 2013;95(12):1101–1107.

62. Davies BM, Snelling SJB, Quek L, et al. Identifying the optimum source of mesenchymal stem cells for use in knee surgery. *J Orthop Res.* 2017;35(9):1868–1875.

63. Gaul F, Bugbee WD, Hoenecke HR Jr, D'Lima DD. A review of commercially available point-of-care devices to concentrate bone marrow for the treatment of osteoarthritis and focal cartilage lesions. *Cartilage.* 2018: 1947603518768080.

64. Chu CR, Fortier LA, Williams A, et al. Minimally manipulated bone marrow concentrate compared with microfracture treatment of full-thickness chondral defects: a one-year study in an equine model. *J Bone Joint Surg Am.* 2018;100(2):138–146.

65. Chahla J, Mandelbaum BR. Biological treatment for osteoarthritis of the knee: moving from bench to bedside-current practical concepts. *Arthroscopy.* 2018;34(5):1719–1729.

66. Shapiro SA, Kazmerchak SE, Heckman MG, et al. A prospective, single-blind, placebo-controlled trial of bone marrow aspirate concentrate for knee osteoarthritis. *Am J Sports Med.* 2017;45(1):82–90.

67. Shapiro SA, Arthurs JR, Heckman MG, et al. Quantitative t2 MRI mapping and 12-month follow-up in a randomized, blinded, placebo controlled trial of bone marrow aspiration and concentration for osteoarthritis of the knees. *Cartilage.* 2018. 1947603518796142.

68. Kim JD, Lee GW, Jung GH, et al. Clinical outcome of autologous bone marrow aspirates concentrate (BMAC) injection in degenerative arthritis of the knee. *Eur J Orthop Surg Tramatol.* 2014;24(8):1505–1511.

69. Centeno C, Pitts J, Al-Sayegh H, Freeman M. Efficacy of autologous bone marrow concentrate for knee osteoarthritis with and without adipose graft. *BioMed Res Int.* 2014;2014:370621.

70. Hauser RA, Orlofsky A. Regenerative injection therapy with whole bone marrow aspirate for degenerative joint disease: a case series. *Clin Med Insights Arthritis Musculo Dis.* 2013;6:65–72.

71. Murray IR, Geeslin AG, Goudie EB, et al. Minimum Information for Studies Evaluating Biologics in Orthopaedics (MIBO): platelet-rich plasma and mesenchymal stem cells. *J Bone Joint Surg Am.* 2017;99(10):809–819.

72. Murray IR, Robinson PG, West CC, et al. Reporting standards in clinical studies evaluating bone marrow aspirate concentrate: a systematic review. *Arthroscopy.* 2018;34(4):1366–1375.

73. LIPOGEMS. *Technique Guide*; 2019. https://pacmedical.com/wp-conent/uploads/2019/02/lipogems-technique-guide.pdf. Accessed 11 July, 2019.

74. Jo CH, Lee YG, Shin WH, et al. Intra-articular injection of mesenchymal stem cells for the treatment of osteoarthritis of the knee: a proof-of-concept clinical trial. *Stem cells.* 2014;32(5):1254–1266.

75. Schiavone Panni A, Vasso M, Braile A, et al. Preliminary results of autologous adipose-derived stem cells in early knee osteoarthritis: identification of a subpopulation with greater response. *Int Orthop.* 2019;43(1):7–13.

76. Hurley ET, Yasui Y, Gianakos AL, et al. Limited evidence for adipose-derived stem cell therapy on the treatment of osteoarthritis. *Knee Surg Sports Traumatol Arthrosc.* 2018;26(11):3499–3507.

77. Pers YM, Rackwitz L, Ferreira R, et al. Adipose mesenchymal stromal cell-based therapy for severe osteoarthritis of the knee: a phase I dose-escalation trial. *Stem cells Trans Med.* 2016;5(7):847–856.

78. Browne JA, Nho SJ, Goodman SB, Della Valle CJ. American Association of Hip and Knee Surgeons, Hip Society, and Knee Society position statement on biologics for advanced hip and knee arthritis. *J Arthroplasty.* 2019;34(6):1051–1052.

第 25 章

膝关节骨坏死

ANDREAS GOMOLL,BRIAN CHILELLI

引言

"骨坏死"一词最初由 Ahlback 等于 1968 年提出[1],是指股骨髁出现自发性局灶性骨坏死。除髋关节之外,膝关节被认为是第二常见的受影响部位[2]。骨坏死可分为 3 种类型:自发性、继发性和关节镜术后骨坏死。自发性骨坏死(SONK)是最常见的类型,而关节镜后骨坏死则很少见。继发性骨坏死是唯一可能存在缺血过程的类型。随着新的研究试图进一步揭示骨坏死的原因,我们对这 3 种类型骨坏死的理解仍在不断发展。

SONK

膝关节 SONK 是最常见的类型,多发生于为 60 岁或以上的老年患者。膝关节 SONK 确切的发病率尚不完全清楚,但研究表明,50 岁以上的患者发病率高达 3.4%,65.3 岁以上的患者发病率可达 9.4%[3]。然而,由于患者在发病时未被诊断,并且在就诊时已进展为终末期骨关节炎,因此患病率可能被低估。绝大多数膝关节 SONK 病例累及单侧股骨内侧髁,男女比例为 1:3~1:5[4,5]。Reddy 和 Frederick 等[6]的尸体研究表明,股骨内侧髁有一个分水岭区域,该区域被认为与股骨内侧髁 SONK 的高发有关。

病因学和发病机制

这种疾病曾被认为是由血管损伤引起的,可导致微循环减少和骨髓腔内压力增加,并最终造成软骨下骨缺血和坏死。然而,组织病理学研究表明不全性骨折是 SONK 的发病机制。Hatanaka 等[7]研究了 1 例 SONK 患者手术切除的股骨内侧髁标本。他们发现,平行于软骨下终板存在一条骨折线,骨折两侧有肉芽组织形成的骨痂,骨软骨侧有骨折相关的骨碎片。他们认为,SONK 是软骨下骨折的结果,而不是原发性骨坏死。与之类似,Yamamoto 和 Bulloug[8] 对 14 例 SONK 患者进行了组织病理学评估后发现,不全性骨折是导致 SONK 的主要原因。

由于软骨下不全性骨折理论,研究者越来越关注半月板撕裂在这一病理过程中所发挥的潜在作用。半月板的功能是通过分散关节反作用力来维持关节运动学,同时保护关节软骨和软骨下骨。内侧半月板后根部破裂会导致半月板环状张力丧失,从而增加膝关节接触压力,改变膝关节正常的生物力学,类似于半月板全切术[9]。因此,半月板撕裂可能会增加关节的反作用力,导致膝关节软骨下不全性骨折和骨髓水肿。骨密度偏低和维生素 D 缺乏的患者发生 SONK 的风险更高。一项文献检索研究发现,26 篇文献中有 21 篇(80.7%)认为 SONK 的发生与半月板撕裂有关,尤其是内侧半月板和内侧半月板后根部的撕裂 (图 25.1)[10]。5 项研究报道了内侧半月板后根部撕裂与 SONK 的发展相关。Yamagami 等[11]发现,62.2%接受 SONK 手术的患者有内侧半月板后根部撕裂。同样,Robertson 发现,80%的 SONK 患者存在内侧半月板后角根部撕裂。他们认为半月板撕裂会导致股骨髁负荷加重,最终引起 SONK[12]。由于这些研究阐明了真正的病因,目前有一种趋势是用膝关节软骨下不全性骨折(SIFK)来取代 SONK。

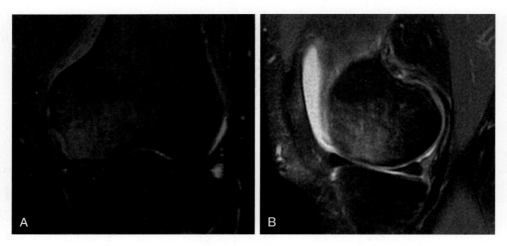

图 25.1　一名 61 岁男性内侧半月板后根部撕裂的 MRI。(A)冠状位动脉反转恢复 MRI。(B)矢状位反转恢复 MRI。

临床表现和诊断

SONK 患者通常表现为突然发作的膝关节内侧疼痛，但没有外伤史。负重和夜间痛是较常见的临床表现。体格检查时，可以发现股骨内侧髁压痛。常规的影像学检查包括站立的前后位(AP)、侧位、屈膝 45° 的髌骨切线位和屈曲 45°后前位片。疾病早期 X 线检查通常正常，但晚期可能会出现软骨下透光影或股骨髁变平。MRI 是检测早期变化和确定疾病程度的首选成像方式。MRI 的两个关键表现包括水肿(提示应力)和不全性骨折伴骨小梁塌陷(图 25.2)[13]。在 T2 加权图像上，通常表现为软骨下低信号区、局灶性骨骺轮廓凹陷和患侧髁深部的低信号线[14]。最常见的分期方法是由 Ficat、Arlet、Aglietti 和 Koshino 于 1979 年提出的，这是关于 SONK 的第一个分期方法[15]。根据临床和影像学表现，Koshino 将 SONK 分为 4 期。①Ⅰ 期：有膝关节症状但 X 线片正常。②Ⅱ 期：负重区变平，软骨下透亮区被硬化骨所包围。③Ⅲ 期：表现为受影响区域周围的放射性透光影延长和软骨下塌陷。④Ⅳ 期：表现为退行性变，股骨髁周围有骨硬化和骨赘形成。病变的大小被认为与预后相关，随着病变的增大，发生骨关节炎的风险也随之增加[16]。

治疗

SONK 患者的治疗方案包括手术和非手术治疗两种，采用何种治疗方式取决于疾病的分期、相关的结构异常和症状。通过测量前后位片中最大宽度和侧位片中最大长度评估病变的大小有助于指导治疗[17]。

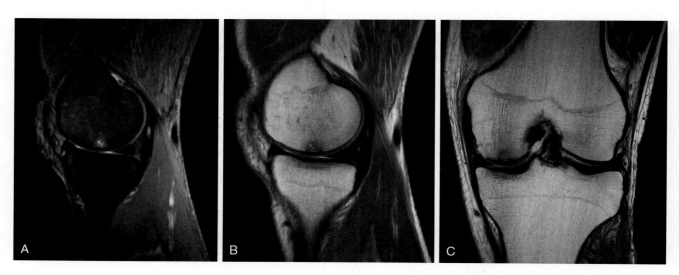

图 25.2　一名 63 岁半月板完整的男性跑步者的 MRI。(A)矢状位反转恢复 MRI。(B)矢状位质子密度(PD)MRI。(C)冠状位 PD MRI。

小的病变(<3.5cm²)采用非手术治疗有良好的效果和愈合的潜力[18]。而较大的病变(>5cm²)采用非手术治疗失败的可能性更高,并往往会进一步发展为晚期骨关节炎[19]。另一种评估大小的方法是计算 AP 位片中病变的宽度占整个受累股骨髁宽度的百分比[16]。Lotke 等[16]认为,病变区域小于股骨髁32%的小病变采用保守治疗效果较好,而病变区域累及 50%以上股骨髁的大病变会迅速进展为塌陷,需要进行关节置换术[16]。

非手术治疗

大多数小的塌陷前病变的初始治疗方法包括休息、调整运动、抗炎药物、物理治疗、减少负重和支具保护。减压支具的作用是重新分配关节的反作用力,并为软骨下骨的愈合创造一个更有利的生物力学环境。应考虑使用维生素 D 和双膦酸盐等药物,以最大限度地促进软骨下区域的愈合。维生素 D 缺乏的患者需要恢复到正常水平。双膦酸盐类药物被认为可以减少骨的吸收,同时促进愈合并降低软骨下塌陷的可能。非手术治疗的目标是控制症状,减少软骨下骨的压力,最大限度地促进愈合。在小病灶早期塌陷前,采用非手术治疗可以获得良好的治疗结果,大多数研究显示,超过 80%的患者治疗成功,疾病没有进一步进展[16,18,20]。然而,Nakaya 等[20]研究发现,内翻畸形与不良预后显著相关,会导致畸形进展和长期残疾。

其他正在研究的非手术治疗技术包括高压氧舱治疗(HBOT)和脉冲电磁场(PEMF)治疗。HBOT 导致活性氧水平增加,并触发一系列反应,使得血管生成增加和调节受损的促炎细胞因子的产生[21]。一项对 37 例接受 HBOT 治疗的 SONK 患者的回顾性研究表明,86%的患者在 30 次治疗后 Oxford 膝关节评分得到改善,在 50 次治疗后 100%的患者 Oxford 膝关节评分得到改善[22]。此外,HBOT 治疗后 1 年的 MRI 显示,除 1 例患者外,其余患者的股骨髁骨髓水肿均已消失。在另一项研究中,28 例有症状的 Kashino 1 期 SONK 患者接受局部电磁场治疗并随访 24 个月[23]。患者每天接受 6 小时治疗,持续 90 天。在最后的随访中,VAS 评分、Tegner 和 EuroQol-5D(EQ5D)评分及 KSS 评分结果均比基线显著改善。此外,6 个月时的 MRI 评估结果良好,WORMS 评分和股骨骨髓病变面积显著降低。28 例患者中仅 4 例(14.3%)在 PEMF 治疗结束后的 24 个月内因持续疼痛和症状需要进行全膝关节置换术。

手术治疗

对于非手术治疗 12 周失败的患者和那些病变范围较大、发生晚期塌陷风险较高的患者,应考虑手术治疗。保留关节的手术包括关节镜、髓核减压、骨移植、软骨下成形术和同种异体/自体骨软骨移植。单髁置换术和全膝关节置换术用于治疗保留关节失败和晚期塌陷的患者。

关节镜可以处理相关的关节内异常,并有助于软骨下损伤的减压。清理松脱的软骨瓣,并处理半月板损伤。半月板根部修复可以恢复半月板功能,减轻内侧间室负荷,促进软骨下愈合。Akgun 等[24]对 26 例 SONK 患者进行关节镜清创和微骨折治疗,所有患者在非手术治疗失败后行手术治疗,平均病变大小为 1.62cm²。结果表明,平均随访 27 个月,Lysholm 评分显著改善且具有统计学意义,71%的患者能够重返剧烈运动,没有或仅有轻微限制。值得注意的是,26 例患者中有 14 例(53.8%)发现有半月板撕裂,并进行了半月板部分切除术。

髓核减压被认为有助于促进软骨下骨的愈合和减少塌陷前额外的手术治疗。该技术通常需要在透视引导下行关节外钻孔,目的是降低骨内压力,改善软骨下病变区域的微循环情况。Forst 等[25]发现,在 16 例接受髓核减压治疗的早期 SONK 患者中,15 例临床症状得到改善。他们的研究表明,平均随访 35 个月时,平均 KSS 评分得到改善,MRI 上骨髓信号恢复正常。

软骨下成形术(SBC;Zimmer Knee Creations;West Chester,PA,USA))是一种将磷酸钙注射到软骨下松质骨小梁中的技术[26],旨在加固软骨下区域并稳定不全性骨折。一项文献综述报道了来自 8 项研究中的 164 例接受软骨下磷酸钙注射的骨髓损害患者[27]。尽管其中一项研究中 25%的患者存在某种类型的持续性疼痛,但所有研究均显示功能显著改善。此外,该综述中包含的最大系列研究表明,在治疗 2 年后,转为全膝关节置换术(TKA)的患者减少了 70%[28]。尽管人们对该技术持乐观态度,但目前仍缺乏长期的随访数据。

自体骨软骨移植(OAT)是一种从膝关节非负重区采集一个或多个骨软骨柱并将其植入 SONK 损伤部位的技术。该手术通常局限于小的病变,并可能导致供区部位的并发症。Duany 等[29]报道,在平均 42

个月的随访中，9 例采用 OAT 治疗的患者取得了成功。

新鲜的同种异体骨软骨（OCA）移植在治疗膝关节大面积 SONK 病变方面已显示出良好的疗效。对于无相关弥漫性骨关节炎的早期或晚期塌陷病例，该手术是一种可行的选择。这一技术是将破坏的软骨表面和异常的软骨下骨替换为适当大小和匹配的 OCA。一项病例系列报道，在 7 例因股骨内侧髁大面积 SONK 病变（平均 4.6cm²）而接受 OCA 治疗的患者中，平均随访 7.1 年，无一例患者治疗失败，主观结果评分得到改善[30]。此外，所有的患者都对手术结果感到非常满意。

胫骨高位截骨术（HTO）是治疗内侧间室退行性疾病的常用手术方法，HTO 也可用于治疗 SONK。HTO 有助于去除病灶，可同时进行钻孔或植骨。Takeuchi 等[31]对 30 例股骨内侧髁 SONK 患者行 HTO 联合病变切除和钻孔治疗，平均随访 40 个月。在末次随访时，美国膝关节协会评分和功能评分分别从 51 分提高到 93 分和 58 分提高到 93 分。24 例患者在取出内固定时行关节镜检查，结果显示以前的 SONK 病变区域完全被纤维软骨填充。

单髁置换术（UKA）可能是单间室晚期塌陷性患者一个合适的选择。UKA 也可以作为保留关节手术失败后的挽救性治疗。Chalmers 等[32]报道，41 例接受 UKA 治疗的原发性膝关节骨坏死患者的 5 年和 10 年生存率均为 93%。同样，Heyse 等[33]研究发现，患者 10 年的生存率为 93.1%，15 年的生存率为 90.6%，97.3%的患者对治疗感到满意（21.6%）或非常满意（75.7%）。TKA 是累及一个以上间室的晚期疾病的首选治疗方案。

继发性骨坏死

继发性膝关节骨坏死常见于 45 岁以下的患者，通常为双侧。与 SONK 不同，继发性骨坏死可同时累及股骨髁和胫骨近端。80%以上的患者会出现双侧病变或其他关节受累[2]。

病因学和发病机制

继发性骨坏死的原因是多因素的，其发病机制尚不清楚。两个最常见的危险因素是酗酒和使用类固醇皮质激素，这两个因素导致的病例占 90%[2]。尽管已

知这些危险因素与疾病之间存在联系，但其确切的机制尚不清楚。基于股骨头的尸检分析推测，类固醇皮质激素会引起脂肪细胞的增殖，从而导致骨内压力升高和随后的坏死[34]。也有学者推测，酗酒会导致肝脏中的脂肪栓塞，从而阻塞软骨下骨内的血管。与继发性骨坏死相关的其他疾病包括各种血液系统和内分泌疾病，如镰状细胞病、系统性红斑狼疮、戈谢病和骨髓增生性疾病。镰状细胞被认为会直接阻塞软骨下骨的小血管。戈谢病和骨髓增生性疾病被认为会替代骨髓，继而增加骨内压力。所有这些途径都被认为会导致局部缺血和最终的骨坏死。

临床表现和诊断

继发性骨坏死的患者通常表现为逐渐发作的疼痛。疼痛可能是双侧的，局限于多个区域，并累及其他关节。详细询问病史对于识别潜在的危险因素至关重要。体格检查通常是非特异性的，但可能表现为股骨髁或胫骨近端压痛。与 SONK 一样，常规的影像学检查包括站立的前后位、侧位、屈膝 45°的髌骨切线位和屈曲 45°后前位片。X 线片可以显示疾病晚期表现（如软骨下塌陷），但疾病早期 X 线检查通常正常。目前两种最常见的放射学分型方法是 Kashino 分期及改良的 Ficat 和 Arlet 分期，后者是在髋关节分期基础上发展而来的[35]。根据改良的 Ficat 和 Arlet 分期，继发性骨坏死可分为：①Ⅰ期影像学表现正常。②Ⅱ期可见股骨髁硬化，关节间隙正常。③Ⅲ期特征性表现是"新月征"，提示软骨下骨折，X 线片可能显示早期关节间隙狭窄。④Ⅳ期定义为关节间隙狭窄和软骨下塌陷。MRI 上常见非特异性骨髓水肿，以及疾病特异性的蛇纹形病变（图 25.3）。

治疗

有症状的继发性骨坏死患者非手术治疗失败率较高，通常需要手术干预。根据 Mont 等[2]的研究，80%的非手术治疗的患者会进一步发展到晚期。无症状患者的非手术治疗包括观察和间歇性影像学监测。手术治疗以保留塌陷前的关节为目标，TKA 常用于晚期塌陷和终末期骨关节炎患者。

非手术治疗

非手术治疗包括休息、调整运动、抗炎药物、物理治疗、减少负重和减压支具保护，多用于无症状的患者。

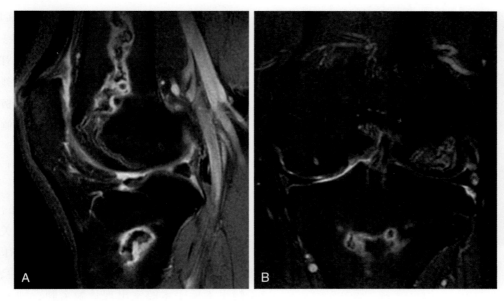

图 25.3　MRI 显示与酗酒相关的继发性骨坏死。(A)矢状位 MRI。(B)冠状位 MRI。

手术治疗

对于有症状且有疾病进展风险的患者,应考虑进行手术干预。除了注意股骨髁和胫骨同时受累的可能,其他手术原理与 SONK 患者类似。

关节镜检查可用于治疗半月板的相关病理状况,并有助于评估疑似塌陷前病例的关节面是否被破坏。清创术可能有助于消除软骨瓣患者的机械症状。

对于不伴有软骨下塌陷的继发性骨坏死患者,经皮钻孔髓核减压术可能是一种成功的治疗方法。Marulanda 等[36]对 38 例患者的 61 个继发性骨坏死膝关节进行多个 3mm 经皮钻孔减压治疗,在平均 3 年的随访中,61 个膝关节中有 56 个 (92%) 获得成功,KSS 评分>80 分。在另一项研究中,在透视引导下对由镰状细胞病引起的继发性膝关节骨坏死患者用3mm 骨髓针钻孔,然后注射骨髓单核细胞[37]。33 例患者中的 45 个膝关节接受了该技术的治疗,平均随访27.3 个月。在最后的随访中,KSS 和功能性 KSS 评分显著改善,33 例患者中有 29 例(87%)对治疗感到非常满意,有 3 例(13%)对治疗感到满意。

骨移植是另一种手术治疗方式,已被证明能获得良好的结果。Rijnen 等[38]对与皮质类固醇相关的膝关节骨坏死患者进行关节外骨移植。作者描述了一种开放手术技术,在股骨髁近端建立皮质窗。在透视引导下用刮匙清除坏死骨,将髂骨或干骺端自体骨移植到软骨下板上,然后用同种异体骨片填充剩余的缺损。

他们报道,6 例患者的 9 个膝关节手术成功。在平均51 个月的随访中,无一例患者转为 TKA,KSS 评分由术前 63 分提高至 89 分,KSS 功能评分由术前 19 分提高至 81 分。

与 SONK 相同,OCA 可以成功治疗继发性类固醇皮质激素相关的继发性膝关节骨坏死。在已发表的最大系列研究中,Early 等[39]报道了 25 例患者的33 个膝关节接受了 OCA,以治疗继发于激素相关股骨髁骨坏死的改良 Ficat 和 Arlet Ⅲ/Ⅳ期病变。移植物 5 年生存率为 90%,10 年生存率为 82%,33 个膝关节中有 28 个(85%)避免进行膝关节置换术。8 个膝关节有双髁受累 (同一膝关节的内侧和外侧髁),双髁均采用同种异体骨移植。值得注意的是,在该项研究中,术后继续使用类固醇的比率较低(25 例患者中仅有 3 例,占 12%),这可能是导致成功率较高的原因。

TKA 可用于治疗晚期软骨下塌陷或终末期骨关节炎(图 25.4)。与 SONK 相比,继发性骨坏死较少采用 UKA,因为病变常累及双侧股骨髁。因此,继发性骨坏死被认为是 UKA 生存率较差的一个重要危险因素[32]。然而,TKA 可以成功治疗这一患者群体。Mont 等[40]报道,在平均 108 个月的随访中,30 例接受TKA 治疗的患者生存率为 97%。同样,Parratte 等[41]发现,10 例接受 TKA 治疗的患者 12 年生存率为96.7%。然而,镰状细胞病患者在接受 TKA 治疗后出现不良结局的风险增加,翻修率也更高[42]。

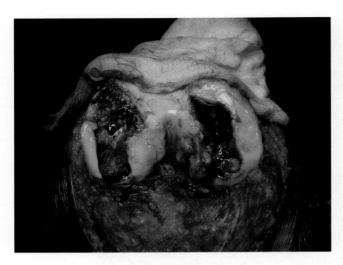

图 25.4　晚期继发性膝关节骨坏死。

关节镜术后骨坏死

关节镜术后骨坏死是关节镜手术后一种罕见的骨坏死形式,通常被称为术后膝关节骨坏死(ONPK)。1991 年,Brahme 等[43]首次描述了常规关节镜检查后发生骨坏死的情况。与 ACL 重建相比,关节镜术后骨坏死与常规软骨成形术和半月板切除术有较强的相关性。大多数报道的病例多累及股骨内侧髁。与其他类型的骨坏死类似,其发病机制尚未完全阐明。

病因学和发病机制

目前有不同的理论用于解释这种罕见的骨坏死的原因。射频(RF)设备被认为是 ONPK 发展的一个危险因素,因为热能可以转移到关节软骨和软骨下骨[44,45]。然而,另一些研究者认为,射频可能并不像最初认为的那样是一个危险因素,而半月板撕裂和半月板部分切除术可能是潜在的危险因素[46,47]。其他理论支持软骨下不全性骨折机制的观点认为,半月板部分切除术会引起生物力学改变,从而导致胫股接触压力增加,进而发展为软骨下不全性骨折。一项对 7 例患者中 8 个膝关节的组织学研究进一步支持了这种不全性骨折理论,这些患者因关节镜下骨坏死而接受了 TKA 治疗[48]。病理分析显示,所有病例均有软骨下骨折并伴有骨痂形成。同样,Nakamura 等[49]报道了 1 例患者,其病理标本显示软骨下骨折,但没有骨坏死的证据。根据这些发现,有学者推测 ONPK 和 SONK 可

能是在围术期不同时间识别的相同临床状况。与 SONK 类似,半月板可能在疾病的发展中起关键作用。Pape 等[50]的文献回顾发现,47 例 ONPK 均发生在半月板切除术后。其中,内侧半月板撕裂 41 例,外侧半月板撕裂 6 例,骨坏死的部位与半月板撕裂的部位一致,没有患者在半月板切除部位的对侧间室发生骨坏死[50]。

临床表现和诊断

ONPK 患者会突然出现膝关节疼痛,且疼痛随着负重的增加而加重。症状通常发生在膝关节镜检查后的 6~24 周。X 线片通常正常,因此 MRI 对明确诊断非常重要。如果手术前没有骨髓水肿的表现,而关节镜手术后手术腔室出现骨髓水肿,则可以明确诊断(图 25.5)。

治疗

ONPK 的初始治疗包括保守治疗。与 SONK 相反,尚未发现病变的大小与结果相关[50]。对于非手术治疗失败的患者,可以考虑进行手术治疗。该手术入路类似于 SONK,可选择保留关节和膝关节置换术。

非手术治疗

非手术治疗包括休息、调整运动、抗炎药物、物理治疗、减少负重和减压支具保护。建议支具保护减少负重 4~8 周,然后随着症状的改善,活动水平逐渐增加。如果发现维生素 D 缺乏,应补充维生素 D 至正常水平。

手术治疗

非手术治疗 12 周失败的患者应考虑进行手术干预。ONPK 的手术方法与 SONK 类似。保留关节的手术包括髓核减压、钻孔、骨移植、OCA 移植和 HTO。由于这种形式的骨坏死较为罕见,因此缺乏保留关节手术后的结果数据。对于终末期骨关节炎患者,推荐的手术治疗方法是 UKA 或 TKA。Bunutti 等[44]研究了 19 例接受膝关节置换术(15 例 TKA,4 例 UKA)的 ONPK 患者,平均随访 62 个月,手术优良率为 95%。

总结

骨坏死是一种对膝关节有潜在破坏性的疾病,其

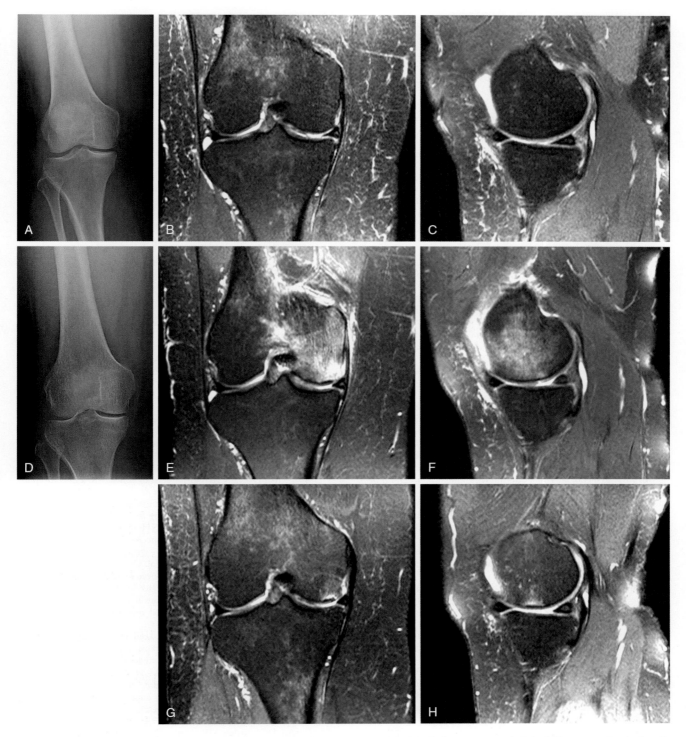

图 25.5 膝关节镜下膝关节骨坏死的影像学研究。(A)术前 X 线片。(B)术前冠状位 MRI。(C)术前矢状位 MRI。(D)术后 X 线片。(E)术后冠状位 MRI。(F)术后矢状位 MRI。(G)术后冠状位 MRI 显示触地负重。(H)术后矢状位 MRI 显示触地负重。

有进展为终末期骨关节炎的倾向。骨坏死有 3 种不同的形式：自发性、继发性的和关节镜术后骨坏死。诊断主要基于 X 线片和 MRI 的表现。有不同的理论来解释这些情况的病因和发病机制，但多数研究支持软骨

下不全性骨折是自发性和关节镜术后骨坏死形成的机制。继发性骨坏死最常与酗酒和类固醇皮质激素的使用有关，并可进展为终末期骨关节炎。因此，对于诊断为继发性骨坏死的患者，应考虑早期手术干预。对

于保守治疗失败的患者,手术干预方法包括保留膝关节和关节置换术。

(徐一宏 译)

参考文献

1. Ahlbäck S, Bauer GC, Bohne WH. Spontaneous osteonecrosis of the knee. *Arthritis Rheum*. 1968;11(06):705–733.
2. Mont MA, Baumgarten KM, Rifai A, et al. Atraumatic osteonecrosis of the knee. *J Bone Joint Surg Am*. 2000;82(09):1279–1290.
3. Pape D, Seil R, Fritsch E, et al. Prevalence of spontaneous osteonecrosis of the medial femoral condyle in elderly patients. *Knee Surg Sports Traumatol Arthrosc*. 2002;10(04):233–240.
4. Al-Rowaih A, Björkengren A, Egund N, et al. Size of osteonecrosis of the knee. *Clin Orthop Relat Res*. 1993;287:68–75.
5. Mears SC, McCarthy EF, Jones LC, et al. Characterization and pathological characteristics of spontaneous osteonecrosis of the knee. *Iowa Orthop J*. 2009;29:38.
6. Reddy AS, Frederick RW. Evaluation of the intraosseous and extraosseous blood supply to the distal femoral condyles. *Am J Sports Med*. 1998;26(3):415–419.
7. Hatanaka H, Yamamoto T, Motomura G, et al. Histopathologic findings of spontaneous osteonecrosis of the knee at an early stage: a case report. *Skeletal Radiol*. 2016;45:713–716.
8. Yamamoto T, Bullough PG. Spontaneous osteonecrosis of the knee: the result of subchondral insufficiency fracture. *J Bone Joint Surg Am*. 2000;82(06):858–866.
9. Allaire R, Muriuki M, Gilbertson L, et al. Biomechanical consequences of a tear of the posterior root of the medial meniscus. Similar to total meniscectomy. *J Bone Joint Surg Am*. 2008;90(9):1922–1931.
10. Hussain ZB, Chahla J, Mandelbaum BR, et al. The role of meniscal tears in spontaneous osteonecrosis of the knee: a systematic review of suspected etiology and a call to revisit nomenclature. *Am J Sports Med*. 2019;47(2):501–507.
11. Yamagami R, Taketomi S, Inui H, et al. The role of medial meniscus posterior root tear and proximal tibial morphology in the development of spontaneous osteonecrosis and osteoarthritis of the knee. *Knee*. 2017;24(2):390–395.
12. Robertson DD, Armfield DR, Towers JD, et al. Meniscal root injury and spontaneous osteonecrosis of the knee: an observation. *J Bone Joint Surg Br*. 2009;91(2):190–195.
13. Hill WJ, Ruland JR, Diduch DR. Spontaneous osteonecrosis of the knee: a review of past and present aspects. *Ann Sports Med and Res*. 2017;4(6):1123.
14. Lecouvet FE, van de Berg BC, Maldague BE, et al. Early irreversible osteonecrosis versus transient lesions of the femoral condyles: prognostic value of subchondral bone and marrow changes on MR imaging. *Am J Roentgenol*. 1998;170(1):71–77.
15. Koshino T, Okamoto R, Takamura K, et al. Arthroscopy in spontaneous osteonecrosis of the knee. *Orthop Clin North Am*. 1979;10(03):609–618.
16. Lotke PA, Abend JA, Ecker ML. The treatment of osteonecrosis of the medial femoral condyle. *Clin Orthop Relat Res*. 1982;171:109–116.
17. Karim AR, Cherian JJ, Jauregui JJ, et al. Osteonecrosis of the knee: review. *Ann Transl Med*. 2015;3(1):6.
18. Yates PJ, Calder JD, Stranks GJ, et al. Early MRI diagnosis and non-surgical management of spontaneous osteonecrosis of the knee. *Knee*. 2007;14(2):112–116.
19. Juréus J, Lindstrand A, Geijer M, et al. The natural course of spontaneous osteonecrosis of the knee (SPONK): a 1- to 27-year follow-up of 40 patients. *Acta Orthop*. 2013;84:410–414.
20. Nakayama H, Iseki T, Kanto R, et al. Analysis of risk factors for poor prognosis in conservatively managed early-stage spontaneous osteonecrosis of the knee. *Knee*. 2016;23:25–28.
21. Camporesi EM, Gerardo B. Mechanisms of action of hyperbaric oxygen therapy. *Undersea Hyperb Med*. 2014;41(3):247.
22. Bosco G, Vezzani G, Enten G, et al. Femoral condylar necrosis: treatment with hyperbaric oxygen therapy. *Arthroplasty Today*. 2018;4(4):510–515.
23. Marcheggiani Muccioli GM, Grassi A, Setti S, et al. Conservative treatment of spontaneous osteonecrosis of the knee in the early stage: pulsed electromagnetic fields therapy. *Eur J Radiol*. 2013;82:530–537.
24. Akgun I, Kesmezacar H, Ogut T, et al. Arthroscopic microfracture treatment for osteonecrosis of the knee. *Arthroscopy*. 2005;21:834–843.
25. Forst J, Forst R, Heller KD, et al. Spontaneous osteonecrosis of the femoral condyle: causal treatment by early core decompression. *Arch Orthop Trauma Surg*. 1998;117(12):18–22.
26. Farr J II, Cohen SB. Expanding applications of the subchondroplasty procedure for the treatment of bone marrow lesions observed on magnetic resonance imaging. *Oper Tech Sports Med*. 2013;21(2):138–143.
27. Astur DC, Vasconcelos de Freitas E, Cabral PB, et al. Evaluation and management of subchondral calcium phosphate injection technique to treat bone marrow lesion. *Cartilage*. 2018:1–7.
28. Cohen SB, Sharkey PF. Subchondroplasty for treating bone marrow lesions. *J Knee Surg*. 2016;29:555–563.
29. Duany NG, Zywiel MG, McGrath MS, et al. Joint-preserving surgical treatment of spontaneous osteonecrosis of the knee. *Arch Orthop Trauma Surg*. 2010;130(1):11–16.
30. Tírico LEP, Early SA, McCauley JC, et al. Fresh osteochondral allograft transplantation for spontaneous osteonecrosis of the knee: a case series. *Orthop J Sports Med*. 2017;5(10):1–10.
31. Takeuchi R, Aratake M, Bito H, et al. Clinical results and radiographical evaluation of opening wedge high tibial osteotomy for spontaneous osteonecrosis of the knee. *Knee Surg Sports Traumatol Arthrosc*. 2009;17(4):361–368.
32. Chalmers BP, Mehrotra KG, Sierra RJ, et al. Reliable outcomes and survivorship of unicompartmental knee arthroplasty for isolated compartment osteonecrosis. *Bone Joint J*. 2018;100(B):450–454.
33. Heyse TJ, Khefacha A, Fuchs-Winkelmann S, et al. UKA after spontaneous osteonecrosis of the knee: a retrospective analysis. *Arch Orthop Trauma Surg*. 2011;131:613–617.
34. Motomura G, Yamamoto T, Miyanishi K, et al. Bone marrow fat-cell enlargement in early steroid-induced osteonecrosis: a histomorphometric study of autopsy cases. *Pathol Res Pract*. 2005;200:807–811.
35. Ficat RP. Idiopathic bone necrosis of the femoral head. Early diagnosis and treatment. *J Bone Joint Surg Br*. 1985;67(01):3–9.
36. Marulanda G, Seyler TM, Sheikh NH, et al. Percutaneous drilling for the treatment of secondary osteonecrosis of the knee. *J Bone Joint Surg Br*. 2006;88(6):740–746.
37. Daltro G, Franco BA, Faleiro TB, et al. Use of autologous bone marrow stem cell implantation for osteonecrosis of the knee in sickle cell disease: a preliminary report. *Musculoskelet Disord*. 2018;19(1):158.
38. Rijnen WH, Luttjeboer JS, Schreurs BW, et al. Bone impaction grafting for corticosteroid-associated osteonecrosis of the knee. *J Bone Joint Surg*. 2006;88-A:62–69.
39. Early S, Tírico LEP, Pulido PA, et al. Long-term retrospective follow-up of fresh osteochondral allograft transplantation for steroid-associated osteonecrosis of the femoral condyles. *Cartilage*. 2018:1–7.
40. Mont MA, Rifai A, Baumgarten KM, et al. Total knee arthroplasty for osteonecrosis. *J Bone Joint Surg Am*. 2002;84-A:599–603.
41. Parratte S, Argenson JN, Dumas J, et al. Unicompartmental knee arthroplasty for avascular osteonecrosis. *Clin Orthop Relat Res*. 2007;464:37–42.
42. Perfetti DC, Boylan MR, Naziri Q, et al. Does sickle cell disease increase risk of adverse outcomes following total hip and knee arthroplasty? A nationwide database study. *J Arthroplast*. 2015;30:547–551.
43. Brahme SK, Fox JM, Ferkel RD, et al. Osteonecrosis of the knee after arthroscopic surgery: diagnosis with MR imaging. *Radiology*. 1991;178(03):851–853.
44. Bonutti PM, Seyler TM, Delanois RE, et al. Osteonecrosis of the knee after laser or radiofrequency-assisted arthroscopy: treatment with minimally invasive knee arthroplasty. *J Bone Joint Surg Am*. 2006;88(3):69–75.
45. Rozbruch SR, Wickiewicz TL, DiCarlo EF, et al. Osteonecrosis of the knee following arthroscopic laser meniscectomy. *Arthroscopy*. 1996;12(2):245–250.
46. Cetik O, Cift H, Comert B, et al. Risk of osteonecrosis of the femo-

ral condyle after arthroscopic chondroplasty using radiofrequency: a prospective clinical series. *Knee Surg Sports Traumatol Arthrosc.* 2009;17:24.

47. Turker M, Cetik O, Cirpar M, et al. Postarthroscopy osteonecrosis of the knee. *Knee Surg Sports Traumatol Arthrosc.* 2015;23:246–250.

48. MacDessi SJ, Brophy RH, Bullough PG, et al. Subchondral fracture following arthroscopic knee surgery: a series of eight cases. *J Bone Joint Surg Am.* 2008;90(5):1007–1012.

49. Nakamura Y, Kamimura M, Mukaiyama K, et al. A case with atypical clinical course diagnosed as osteoarthritis, osteonecrosis, subchondral insufficiency fracture, or rapidly destructive coxopathy. *Open Rheumatol J.* 2014;12(8):20–23.

50. Pape D, Seil R, Anagnostakos K, Kohn D. Postarthroscopic osteonecrosis of the knee. *Arthroscopy.* 2007;23(04):428–438.

第 **5** 部分　髌股关节病变

第 26 章

髌股关节解剖结构及外科学意义

MIHO J. TANAKA,BETINA B. HINCKEL,BREANA SILJANDER,

ELIZABETH A. ARENDT

髌股关节内侧解剖结构

内侧髌股近端复合体

随着对髌股关节内侧解剖结构不断深入的理解，与之相关的手术理念也在不断演变。早期的研究认为内侧髌股韧带(MPFL)重建是治疗髌骨外侧不稳定的主要方法。但最新的解剖学研究发现了附着在髌骨内侧近端(头端)的纤维束，由此产生了新的髌股内侧结构重建技术[1-4]。也有部分研究报道了 MPFL 远端(尾端)纤维束在屈膝时限制髌骨外侧移位的重要性[4-8]。

这些解剖学研究提出了一些新的术语来描述和分类包括 MPFL 在内的内侧髌骨稳定装置。内侧近端起限制作用的结构主要有 MPFL 和股内侧肌腱-髌骨韧带(MQTFL)。由于这些纤维束在伸膝结构附着处的变异较大(详见下文)，一些学者将二者合称为内侧髌股近端复合体(MPFC)[9]。

MPFL 是连接股骨内侧和髌骨内侧缘的带状纤维束，其股骨附着点和髌骨附着点分别为 14mm 宽和 41mm 宽的扇形区域[2,10,11]。MPFL 仅有 0.44mm±0.19mm 厚[12]，位于膝关节的第二层结构，走行于股内侧肌的深面和关节囊的表面。一些研究者在从关节腔内向外解剖膝关节时注意到了位于 MPFL 近端(头端)并延伸至股四头肌肌腱的新的纤维束[1-4]。Fulkerson 将这些纤维束命名为 MQTFL，并将其与 MPFL

(直接嵌入髌骨) 不同的止点作为两者的区别[3](图 26.1)。Tanaka 将两者视为一个具有宽大止点的复合体，通过对 28 个膝关节的解剖研究发现，上述复合体 57%±20% 的纤维束附着在髌骨上，而其余的纤维束附着于股四头肌肌腱[4]。同时，研究者注意到一部分膝关节的所有纤维束都附着于髌骨，也有一部分膝关节的纤维束全部附着于股四头肌肌腱。髌骨侧附着点的巨大变异也解释了上述命名方式的差异。

目前认为内侧髌股近端结构的生物力学功能主要由 MPFL 承担。MPFL 是对抗髌骨外侧移位的主要稳定结构，在膝关节屈曲早期提供了 50%~60% 的拉力[5,13,14]。文献报道，几乎所有的急性髌骨脱位都有 MPFL 损伤，在青少年群体中主要表现为髌骨止点处单纯或复合性损伤[15-18]。其他内侧近端结构 (如 MQTFL)的生物力学和损伤模式仍在研究中。

内侧髌股近端复合体的髌骨侧止点及对手术的影响

内侧髌股近端复合体纤维束在伸膝结构上的广泛止点为重建手术提供了多种选择。其最近端的纤维止于髌骨上极上方 14.6mm 的股四头肌肌腱处，最远端距离髌骨上极 26.7mm[11]。因此，解剖重建手术的髌骨侧止点应位于伸膝结构上的这一区域内。

Kang 等[19]描述了这个复杂结构内的两条功能纤维束:止于髌骨上极和股四头肌肌腱的斜上束和止于髌骨的下直束。两束的长度差为 2~7mm[4,19]，提示两束

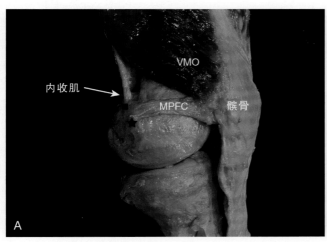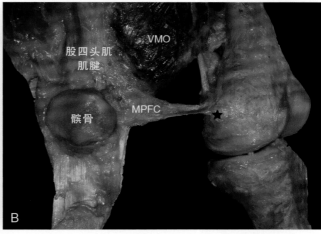

图 26.1　左膝关节标本上，内侧髌股关节的表面观（**A**）和里面观（**B**）。（**A**）MPFC 起自股骨内侧内收肌结节（黑色方框所示）与股骨内上髁（黑色星号所示）之间，向前走行于股内侧肌深面。（**B**）伸膝装置完全向内侧翻转后显示出 MPFC 与髌骨和股四头肌肌腱的连接。MPFC，内侧髌股近端复合体；VMO，股内侧肌；方框，内收肌结节；星号，股骨内上髁。

具有不同的等长功能。这一观点支持了在 2019 年新提出的"双束重建"理念，即同时重建 MPFL 和 MQT-FL[20]。在对髌骨或膝关节整体偏小的患者进行 MPFL 双束重建时，远侧束不应低于髌骨长度的 50%。因此，将一束固定于髌骨近端，将另一束固定于股四头肌肌腱可能是一种更好的重建方式（图 26.2）。

　　此外，确定 MPFL 前方止点的中点可作为 MPFL 单束重建的重要参考。在一项尸体研究中，内侧髌股近端复合体前方止点的中点被认为是在股四头肌肌腱内侧缘与髌骨关节面的连接处[21]。膝关节侧位片显示，该点在距髌骨上极约 19% 的位置，这一发现有利于在术中透视辅助下确定 MPFL 前方止点中点的位置[11]。

内侧髌股近端复合体的股骨止点及对手术的影响

　　在股骨侧，MPFL 和 MQTFL 源于同一个起点，即内收肌结节与股骨内上髁之间的区域，并通过部分软组织延伸至内收肌肌腱和内侧副韧带[2,10,22-25]。该韧带复合体的股骨足印区为一个长 26mm[8]、宽 9~17mm[5-8,26] 的带状结构。由于 MPFL 重建时股骨隧道的位置会影响重建后韧带的功能，因此研究该韧带的股骨侧解剖止点的准确位置具有重要意义。Elias 和 Cosgarea 等[27] 在计算机建模下证实股骨隧道偏移 5mm 即可能对移植物的强度造成不良影响。Nelitz 等[28] 发现，股骨隧道定位不当是造成 MPFL 重建失败的重要因素。

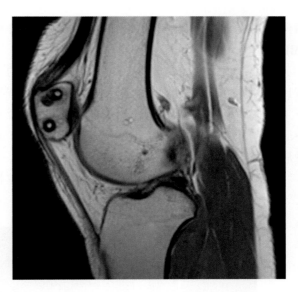

图 26.2　膝关节矢状位 MRI 显示 MPFL 重建时髌骨侧骨隧道定位不当。髌骨侧定位点应位于髌骨上端 50% 以内。

　　术中透视是确定股骨隧道定位点的有效方法。Schottle[29] 描述了在标准侧位片上 MPFL 股骨侧止点中心点的准确位置，其位于股骨后方皮质线前 1.3mm、股骨内侧髁后缘近端 2.5mm，以及 Blumensaat 线近端（图 26.3A）。Stephen 等[30] 考虑到股骨大小的不同，采用了另一种相对位置的方法描述了 MPFL 的股骨侧止点。他们指出，MPFL 止点在侧位片上位于最大股骨前后径由前向后的 60%，距股骨髁软骨面的 50%（图 26.3B）。Ziegler 等[31] 强调了在标准侧位片中定位在 MPFL 隧道点的重要性。他们发现，当单纯通过侧位片确定 MPLF 股骨止点位置时，股骨 5° 的旋转误差将导致定位点误差 9.2mm。使用透视法定位后，70% 的患者重建的 MPFL 会表现出一种良好的等长性，即在膝关节屈伸 30°~40° 过程中接近等长，或在膝关节过伸时稍微松弛（但不超过 3mm）[12,30,32-34]。因此，当在透视下初步确定 MPFL 股骨侧止点后，应在全范围屈伸活动中测试移植物长度的张力，并进行必要的调整。如果等长不理想，通常需要将定位点向远端或后方调整[32]。

内侧髌股远端复合体

髌股内侧远端限制结构包括内侧髌胫韧带（MPTL）和内侧髌半月板韧带（MPML），两者均起源于髌骨内侧 MPFL 止点的远端。MPTL 和 MPML 在髌腱起点内 3.5mm、上 3.5mm 的髌骨内侧缘有一个 27.4mm² 的共同止点（图 26.4）[8]。两者均在关节囊表面向远端走行，分别止于内侧胫骨（MPTL）和半月板（MPML）。

MPTL 长 35~50mm、宽 4~22mm[6,7,26]。MPTL 的走行比 MPML 更垂直，止点位于胫骨结节内侧关节线下 1.5cm 处[6,8,26]。在正位片中，MPTL 的胫骨止点位于胫股关节线远端 5~10mm 处。在侧位片中，其位于胫骨后倾线远端 9~13mm 处[6,8]。

MPML 的走行较 MPTL 更水平。MPML 起自髌骨内侧缘远端，向后方走行并与内侧半月板广泛连接。MPML 是一个长 20~40mm、宽 3~10mm 的条索样韧带，位于关节囊的深层[6,13,26,35]。Hinckel 等[6]发现，MPML 的半月板侧止点具有变异性，在 9 例尸体标本中有 7 例止于内侧半月板前角，而另外 2 例则止于内侧半月板前角与体部交界处。在膝关节屈曲 90° 时，MPTL 走行方向与髌腱成 18°~22° 的夹角，而 MPML 与髌腱的夹角为 22°~42°[6,8,26]。

在生物力学上，髌骨内侧远端限制结构主要在膝关节深度弯曲时发挥限制髌骨外移和外侧倾斜的作用[36]。相应地，内侧髌骨近端复合体则主要在膝关节屈曲早期发挥作用[5,13,14,36]。一些生物力学研究发现，相较于膝关节伸直状态，在膝关节屈曲 90° 时，MPTL 和 MPML 在限制髌骨外移、外侧倾斜及旋转中发挥了重要的作用，这证实了 MPTL 和 MPML 在大角度屈膝状态下维持髌骨稳定的重要作用[37]。此外，临床上单纯的 MPML 松弛常与无明显脱位史的伸膝位髌骨半脱位有关。MPTL 具有比 MPML 更高或类似的刚度和失效载荷[6,23]，这表明其在维持髌骨稳定的外科治疗中也发挥了重要作用。

关于内侧髌股远端复合体的生物力学作用的研究正在不断发展。目前，大多数关于髌骨外侧脱位中内侧支持韧带的生物力学作用的研究，仅侧重于髌骨在水平方向上受到的外侧应力[6,38,39]，而较少考虑髌骨

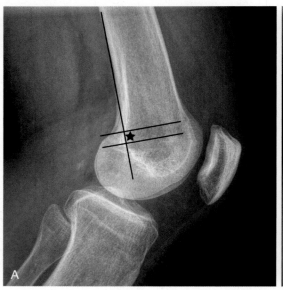
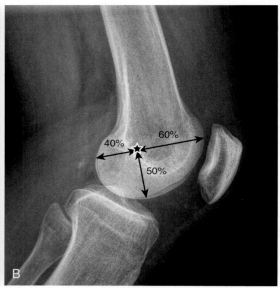

图 26.3　膝关节侧位片。（A）Schottle 法确定 MPFL 股骨侧解剖止点的中点（星号所示），位于股骨后方皮质线前 1.3mm、股骨内侧髁后缘近端 2.5mm 及 Blumensaat 线近端。（B）Stephen 法确定 MPFL 解剖止点（星号所示），位于距最大股骨前后径由前向后的 60%，距股骨髁软骨面的 50%。

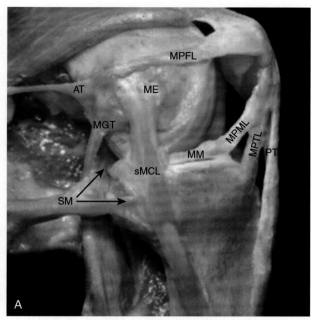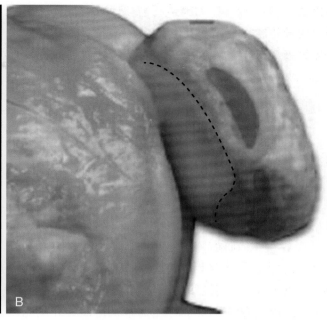

图 26.4　(A)左膝关节屈曲 90°内侧面显示 MPFL、MPTL、MPML 的起止点和走行。图中清晰显示了髌股内侧韧带的附着点及其与其他膝关节内侧结构的相对解剖关系。箭头所示为半膜肌肌腱的直接和间接连接。(B)左膝关节内侧面显示 MPFL(绿色所示)MPTL/MPML(蓝色所示)的髌骨侧止点与髌骨关节软骨(虚线所示)的位置关系。红线表示髌骨上极和下极的大致位置。AT,内收肌肌腱;ME,股骨内上髁;MGT,内侧腓肠肌肌腱;MM,内侧半月板;MPFL,内侧髌股韧带;MPTL:内侧髌胫韧带;MPML,内侧髌半月板韧带;PT,髌韧带;SM,半膜肌;sMCL,内侧副韧带浅层。(Reprinted from Kruckeberg BM,Chahla J,Moatshe G,et al. Quantitative and qualitative analysis of the medial patellar ligaments:an anatomic and radiographic study. Am J Sports Med. 2018 Jan;46(1):153-162.(Sage Publishing).)

可能受到的向上(表面方向)或向上外侧方向的应力。事实上,MPML 和 MPTL 的解剖位置已经提示了其在抵抗髌骨上外侧方向应力中的作用。

手术进展

MPTL 重建或者类似的操作作为手术治疗髌骨不稳定的一部分已经有数十年的历史[40-42]。1922 年,Galeazzi[43]采用半腱肌肌腱重建 MPTL 来治疗髌骨不稳定。2018 年,一项系统综述回顾了 19 项包括 403 个膝关节 MPTL 重建的相关研究,其中很多研究是在 MPFL 重建手术流行之前进行的[44]。尽管纳入的研究质量参差不齐[44],但这篇系统综述的结果显示 MPTL 重建是有效的,并且术后髌骨再脱位率较低。

尽管 MPTL 重建手术的胫骨端定位点曾存在争议,但手术目的通常旨在恢复 MPML 的角度(22°~45°)上。单纯进行 MPML 重建时(不同期重建 MPFL)可以更好地抵抗髌骨向外移位[45-47]。因此,从胫骨端止点来看,MPML 重建可能更符合力学需要。但是,最近的一些研究报道了 MPTL 解剖重建联合 MPFL 重建

的方法[45-47]。因此,我们可以选择使用重建内侧髌股远端复合结构来抵抗外上方的拉力(更接近 MPTL 方向,胫骨止点更靠外侧和远端)或外向拉力(更接近 MPML 方向,胫骨止点更靠内侧和近端)。未来更深入的研究将有助于确定最佳的重建方式并获得最好的功能效果。

随着 MPFL 重建技术的出现,既往的 MPTL 重建逐渐转为 MPFL 重建,部分原因是 MPFL 重建可在膝关节接近伸直状态时较好地抵抗髌骨外移[5,13,14]。但 12% 的单纯 MPFL 重建患者术后会出现主观或客观的髌骨不稳定表现[48],因此关于 MPTL 重建加强 MPFL 重建的探索也在增多。通过提供额外的韧带支持来抵抗髌骨外移,理论上联合重建可以改善 MPFL 重建的术后效果。此外,增加的拉力可以减少对额外骨性手术的需求,缩小骨性手术的适应证,从而减少手术并发症的发生率[7]。

未来需要进一步的研究来阐明内侧髌股稳定装置的临床和生物力学作用,并指导内侧软组织解剖重建治疗髌股关节不稳定的发展。但是,根据现有研究,

仅在以下情况中增加 MPTL 重建:屈曲不稳定(膝屈曲时内固定脱位)、伸膝髌骨半脱位(对抗髌骨外上方平移）及膝关节过伸（有助于对抗"功能性高位髌骨"）。

外侧髌股复合体

外侧髌股复合体(LPC)主要由以下几部分组成:髂胫束髌骨纤维(ITB-髌骨)、股外侧肌、外侧髌股韧带(LPFL)、外侧髌胫韧带(LPTL)、外侧髌半月板韧带(LPML),这些结构间存在紧密联系。该复合体中包含浅层的纵向纤维束(ITB-髌骨中的纵向纤维)和深层的横向纤维束 (ITB-髌骨深层纤维、LPFL、LPTL 和 LPML)[49-53]。LPC 主要附着在髌骨外侧中 1/3 的位置,但也可向下延伸至髌腱的近端[54]（图 26.5）。LPFL 平均长 23mm[55]、宽 13~16mm[55-57],通常横跨髌骨外侧宽度的 45%[58]。LPFL 的股骨止点具有变异性,最常见的是呈 8 字形附着在股骨外侧髁的前方[58]。

髂胫束的与外侧副支持带和 LPFL 纤维交联。尽管髂胫束是阔筋膜张肌的延续，因而被视为动态结构,但其在髌骨水平具有动态稳定和静态稳定的双重功能。

生物力学

ITB-髌骨韧带是髌骨外侧稳定结构中最强(失效

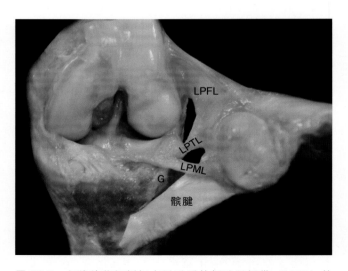

图 26.5　左膝关节解剖标本展示了外侧髌股韧带 (LPFL)、外侧髌胫韧带(LPTL)、外侧髌半月板韧带(LPML)及其与 Gerdy 结节(G)、髌腱等重要解剖结构的位置关系。(Compliments of Jorge Chahla,Midwest Orthopedics at Rush.)

载荷为 582N)和最硬(97N/mm)的部分。LPFL 的失效载荷为 172N、硬度为 16N/mm;LPML 的失效载荷为 85N、硬度为 13N/mm[51]。这些结构的生物力学特性表明,大部分载荷是通过 ITB 传递至髌骨的。LPFL 的长度在屈膝的前 50°~60°保持相对不变，而后随着屈曲角度的增大而缩短[54]。

MPFL 功能不全的临床意义已被广泛认识,但 LPFL 功能不全的临床影响尚不清楚。Fulkerson 等[59]发现,LPFL 和 LPTL 是限制髌骨内移的首要稳定结构。其中 LPFL 的横行纤维在屈膝 30°时[51]提供了最大的约束作用[60]。解剖学研究表明,切除 LPFL 时会出现髌骨内侧半脱位,这证实 LPFL 是对抗髌骨内移的静态稳定结构[56],但其临床意义尚不清楚。解剖学研究表明,ITB-髌骨韧带也是一种对抗髌骨内移的稳定结构[61]。伸膝结构的载荷研究表明,伸膝过程中外侧支持带会将应力传递至股四头肌肌腱或髌腱上[62]。

手术进展

外侧支持带松解(LRR)曾被广泛用于治疗髌骨外侧脱位,旨在降低 LPC 对髌骨的外侧拉力。但高达 57%的患者术后会出现医源性髌骨内侧脱位[63-69]。LPFL 重建[70]是治疗外侧支持带过度松解术后继发髌骨内侧脱位的可行方案,在多个病例研究中,患者的术后结果明显改善[51,70-73]。

关于单纯外侧支持带松解或延长 (LRR/LRL)在治疗复发性髌骨脱位中的作用,目前尚未被认可[74,75]。由于在 MPFL 重建时联合进行 LRR/LRL 是可以考虑的[76-79],但并非主流手术。如果在屈膝 30°时髌骨进入滑车后仍存在持续的外侧支持带紧张,则可以考虑进行 LRR/LRL。外侧支持带紧张可以通过术中的髌骨倾斜试验来确定(图 26.6)。

在进行 LRR/LRL 时,开放手术或关节镜下手术对结构的松解是不同的[80]。外侧支持带复合体包括浅层和深层两部分。浅层的纤维组成横向支持带,从髂胫束的深面延伸至股骨。在进行开放的 LRR/LRL 时,浅层纤维首先被切断,然后切断深层纤维。之后进行缝合,即实现了外侧支持带延长术(图 26.7)。这种手术不会破坏关节囊。但在关节镜下外侧支持带松解时,关节囊和外侧支持带的深层纤维会同时被松解,应注意避免损伤股外侧肌,同时要向远端彻底松解至 Gerdy 结节[80]。

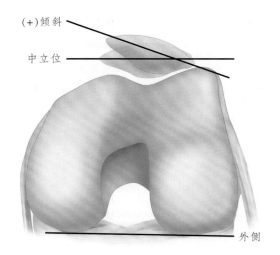

图 26.6　髌骨倾斜的术中评估。用克氏针或钻头固定髌骨内侧（可用来定位 MPFL 止点），检查者在膝关节屈曲 30°时测试髌骨外侧缘是否可向上抬起超过水平线，若不能则提示可进行外侧髌股支持带延长术。

总结

　　随着对髌股关节解剖结构、影像学及其与髌股关节损伤相关性的深入了解，以及高质量临床研究的出现，我们对髌股关节损伤及其治疗的认识不断发展。手术技术的改进和临床效果的提高有赖于对髌股关节解剖和生物力学功能的进一步研究。

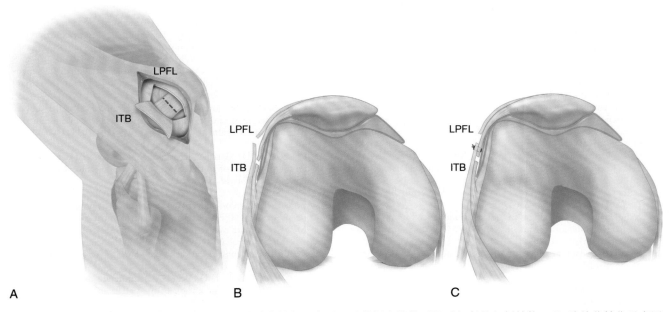

图 26.7　外侧支持带延长术的解剖层次。(A)膝关节外侧示意图显示外侧支持带延长时切断的解剖结构。(B)膝关节轴位示意图显示外侧支持带延长时切开的层次结构。(C)膝关节轴位示意图显示外侧支持带延长时将浅层支持带(ITB)的远端与深层支持带(LPFL)的近端相缝合完成延长。ITB，髂胫束；LPFL，外侧髌股韧带。

（蔡晨晨　译）

参考文献

1. Mochizuki T, Nimura A, Tateishi T, et al. Anatomic study of the attachment of the medial patellofemoral ligament and its characteristic relationships to the vastus intermedius. *Knee Surg Sports Traumatol Arthrosc.* 2013;21(2):305–310.
2. Placella G, Tei MM, Sebastiani E, et al. Shape and size of the medial patellofemoral ligament for the best surgical reconstruc-

tion: a human cadaveric study. *Knee Surg Sports Tramatol Arthrosc.* 2014;22(10):2327–2333.
3. Fulkerson JP, Edgar C. Medial quadriceps tendon-femoral ligament: surgical anatomy and reconstruction technique to prevent patella instability. *Arthrosc Tech.* 2013;2(2):e125–128.
4. Tanaka MJ. Variability in the patellar attachment of the medial

patellofemoral ligament. *Arthroscopy*. 2016;32(8):1667–1670.

5. Desio SM, Burks RT, Bachus KN. Soft tissue restraints to lateral patellar translation in the human knee. *Am J Sports Med*. 1998;26(1):59–65.

6. Hinckel BB, Gobbi RG, Demange MK, et al. Medial patellofemoral ligament, medial patellotibial ligament, and medial patellomeniscal ligament: anatomic, histologic, radiographic, and biomechanical study. *Arthroscopy*. 2017;33(10):1862–1873.

7. Hinckel BB, Gobbi RG, Kaleka CC, et al. Medial patellotibial ligament and medial patellomeniscal ligament: anatomy, imaging, biomechanics, and clinical review. *Knee Surg Sports Traumatol Arthrosc*. 2018;26(3):685–696.

8. Kruckeberg BM, Chahla J, Moatshe G, et al. Quantitative and qualitative analysis of the medial patellar ligaments: an anatomic and radiographic study. *Am J Sports Med*. 2018;46(1):153–162.

9. Tanaka MJ, Chahla JA, Farr J 2nd, et al. Recognition of evolving medial patellofemoral anatomy provides insight for reconstruction. *Knee Surg Sports Traumatol Arthrosc*. 2018;27(8):2537–2550.

10. Placella G, Tei M, Sebastiani E, et al. Anatomy of the medial patellofemoral ligament: a systematic review of the last 20 years literature. *Musculoskelet Surg*. 2015;99(2):93–103.

11. Tanaka MJ, Tompkins MA, Fulkerson JP. Radiographic landmarks for the anterior attachment of the medial patellofemoral complex. *Arthroscopy*. 2019;35(4):1141–1146.

12. Nomura E, Inoue M, Osada N. Anatomical analysis of the medial patellofemoral ligament of the knee, especially the femoral attachment. *Knee Surg Sports Traumatol Arthrosc*. 2005;13(7):510–515.

13. Conlan T, Garth WP Jr, Lemons JE. Evaluation of the medial soft-tissue restraints of the extensor mechanism of the knee. *J Bone Joint Surg Am*. 1993;75(5):682–693.

14. Hautamaa PV, Fithian DC, Kaufman KR, et al. Medial soft tissue restraints in lateral patellar instability and repair. *Clin Orthop Relat Res*. 1998;(349):174–182.

15. Askenberger M, Arendt EA, Ekstrom W, et al. Medial patellofemoral ligament injuries in children with first-time lateral patellar dislocations: a magnetic resonance imaging and arthroscopic study. *Am J Sports Med*. 2016;44(1):152–158.

16. Kepler CK, Bogner EA, Hammoud S, et al. Zone of injury of the medial patellofemoral ligament after acute patellar dislocation in children and adolescents. *Am J Sports Med*. 2011;39(7):1444–1449.

17. Seeley M, Bowman KF, Walsh C, et al. Magnetic resonance imaging of acute patellar dislocation in children: patterns of injury and risk factors for recurrence. *J Pediatr Orthop*. 2012;32(2):145–155.

18. Felus J, Kowalczyk B. Age-related differences in medial patellofemoral ligament injury patterns in traumatic patellar dislocation: case series of 50 surgically treated children and adolescents. *Am J Sports Med*. 2012;40(10):2357–2364.

19. Kang HJ, Wang F, Chen BC, et al. Functional bundles of the medial patellofemoral ligament. *Knee Surg Sports Traumatol Arthrosc*. 2010;18(11):1511–1516.

20. Spang RC, Tepolt FA, Paschos NK, et al. Combined reconstruction of the medial patellofemoral ligament (MPFL) and medial quadriceps tendon-femoral ligament (MQTFL) for patellar instability in children and adolescents: surgical technique and outcomes. *J Pediatr Orthop*. 2019;39(1):e54–e61.

21. Tanaka MJ, Voss A, Fulkerson JP. The anatomic midpoint of the attachment of the medial patellofemoral complex. *J Bone Joint Surg Am*. 2016;98(14):1199–1205.

22. Baldwin JL. The anatomy of the medial patellofemoral ligament. *Am J Sports Med*. 2009;37(12):2355–2362.

23. LaPrade MD, Kallenbach SL, Aman ZS, et al. Biomechanical evaluation of the medial stabilizers of the patella. *Am J Sports Med*. 2018;46(7):1575–1582.

24. LaPrade RF, Engebretsen AH, Ly TV, et al. The anatomy of the medial part of the knee. *J Bone Joint Surg Am*. 2007;89(9):2000–2010.

25. Viste A, Chatelet F, Desmarchelier R, Fessy MH. Anatomical study of the medial patello-femoral ligament: landmarks for its surgical reconstruction. *Surg Radiol Anat*. 2014;36(8):733–739.

26. Kaleka CC, Aihara LJ, Rodrigues A, et al. Cadaveric study of the secondary medial patellar restraints: patellotibial and patellomeniscal ligaments. *Knee Surg Sports Traumatol Arthrosc*. 2017;25(1):144–151.

27. Elias JJ, Cosgarea AJ. Technical errors during medial patellofemoral ligament reconstruction could overload the medial patellofemoral cartilage: a computational analysis. *Am J Sports Med*. 2006;34(9):1478–1485.

28. Nelitz M, Williams RS, Lippacher S, et al. Analysis of failure and clinical outcome after unsuccessful medial patellofemoral ligament reconstruction in young patients. *Int Orthop*. 2014;38(11):2265–2272.

29. Schöttle PB, Schmeling A, Rosenstiel N, Weiler A. Radiographic landmarks for femoral tunnel placement in medial patellofemoral ligament reconstruction. *Am J Sports Med*. 2007;35(5):801–804.

30. Stephen JM, Lumpaopong P, Deehan DJ, et al. The medial patellofemoral ligament: location of femoral attachment and length change patterns resulting from anatomic and nonanatomic attachments. *Am J Sports Med*. 2012;40(8):1871–1879.

31. Ziegler CG, Fulkerson JP, Edgar C. Radiographic reference points are inaccurate with and without a true lateral radiograph: the importance of anatomy in medial patellofemoral ligament reconstruction. *Am J Sports Med*. 2016;44(1):133–142.

32. Matsushita T, Araki D, Hoshino Y, et al. Analysis of graft length change patterns in medial patellofemoral ligament reconstruction via a fluoroscopic guidance method. *Am J Sports Med*. 2018;363546517752667.

33. Perez-Prieto D, Capurro B, Gelber PE, et al. The anatomy and isometry of a quasi-anatomical reconstruction of the medial patellofemoral ligament. *Knee Surg Sports Traumatol Arthrosc*. 2017;25(8):2420–2423.

34. Victor J, Wong P, Witvrouw E, et al. How isometric are the medial patellofemoral, superficial medial collateral, and lateral collateral ligaments of the knee? *Am J Sports Med*. 2009;37(10):2028–2036.

35. Panagiotopoulos E, Strzelczyk P, Herrmann M, Scuderi G. Cadaveric study on static medial patellar stabilizers: The dynamizing role of the vastus medialis obliquus on medial patellofemoral ligament. *Knee Surg Sports Traumatol Arthrosc*. 2006;14(1):7–12.

36. Philippot R, Boyer B, Testa R, et al. The role of the medial ligamentous structures on patellar tracking during knee flexion. *Knee Surg Sports Traumatol Arthrosc*. 2012;20(2):331–336.

37. Garth WP Jr, Connor GS, Futch L, Belarmino H. Patellar subluxation at terminal knee extension: isolated deficiency of the medial patellomeniscal ligament. *J Bone Joint Surg Am*. 2011;93(10):954–962.

38. Criscenti G, De Maria C, Sebastiani E, et al. Material and structural tensile properties of the human medial patello-femoral ligament. *J Mech Behav Biomed Mater*. 2016;54:141–148.

39. Herbort M, Hoser C, Domnick C, et al. MPFL reconstruction using a quadriceps tendon graft: part 1: biomechanical properties of quadriceps tendon MPFL reconstruction in comparison to the Intact MPFL. A human cadaveric study. *Knee*. 2014;21(6):1169–1174.

40. Baker RH, Carroll N, Dewar FP, Hall JE. The semitendinosus tenodesis for recurrent dislocation of the patella. *J Bone Joint Surg (Br)*. 1972;54(1):103–109.

41. Letts RM, Davidson D, Beaule P. Semitendinosus tenodesis for repair of recurrent dislocation of the patella in children. *J Pediatr Orthop*. 1999;19(6):742–747.

42. Rillmann P, Dutly A, Kieser C, Berbig R. Modified Elmslie-Trillat procedure for instability of the patella. *Knee Surg Sports Traumatol Arthrosc*. 1998;6(1):31–35.

43. Galeazzi R. New applications of muscle and tendon transplant. *Arch Orthop*. 1922;38:315–323.

44. Baumann CA, Pratte EL, Sherman SL, et al. Reconstruction of the medial patellotibial ligament results in favorable clinical outcomes: a systematic review. *Knee Surg Sports Traumatol Arthrosc*. 2018;26(10):2920–2933.

45. Hinckel BB, Gobbi RG, Bonadio MB, et al. Reconstruction of medial patellofemoral ligament using quadriceps tendon combined with reconstruction of medial patellotibial ligament using patellar tendon: initial experience. *Rev Bras Ortop*. 2016;51(1):75–82.

46. Hinckel BB, Gobbi RG, Demange MK, et al. Combined reconstruction of the medial patellofemoral ligament with quadricipital tendon and the medial patellotibial ligament with patellar tendon. *Arthrosc Tech*. 2016;5(1):e79–e84.

47. Drez D Jr, Edwards TB, Williams CS. Results of medial patellofem-

oral ligament reconstruction in the treatment of patellar dislocation. *Arthroscopy.* 2001;17(3):298–306.

48. Shah JN, Howard JS, Flanigan DC, et al. A systematic review of complications and failures associated with medial patellofemoral ligament reconstruction for recurrent patellar dislocation. *Am J Sports Med.* 2012;40(8):1916–1923.

49. Flato R, Passanante GJ, Skalski MR, et al. The iliotibial tract: imaging, anatomy, injuries, and other pathology. *Skeletal Radiol.* 2017;46(5):605–622.

50. Dombrowski ME, Costello JM, Ohashi B, et al. Macroscopic anatomical, histological and magnetic resonance imaging correlation of the lateral capsule of the knee. *Knee Surg Sports Traumatol Arthrosc.* 2016;24(9):2854–2860.

51. Merican AM, Sanghavi S, Iranpour F, Amis AA. The structural properties of the lateral retinaculum and capsular complex of the knee. *J Biomechan.* 2009;42(14):2323–2329.

52. Merican AM, Amis AA. Anatomy of the lateral retinaculum of the knee. *J Bone Joint Surg (Br).* 2008;90(4):527–534.

53. Starok M, Lenchik L, Trudell D, Resnick D. Normal patellar retinaculum: MR and sonographic imaging with cadaveric correlation. *AJR Am J Roentgenol.* 1997;168(6):1493–1499.

54. Yanke AB, Chahla J. The anatomy and length changes of the lateral patellofemoral ligament and lateral patellotibial ligament. In: *The International Patellofemoral Study Group (IPSG) Fairmont Banff Springs;* 2019.

55. Capkin S, Zeybek G, Ergur I, et al. An anatomic study of the lateral patellofemoral ligament. *Acta Orthop Traumatol Turc.* 2017;51(1):73–76.

56. Vieira EL, Vieira EA, da Silva RT, et al. An anatomic study of the iliotibial tract. *Arthroscopy.* 2007;23(3):269–274.

57. Navarro MS, Beltrani CA, Jorge JA, et al. Relationship between the lateral patellofemoral ligament and the width of the lateral patellar facet. *Acta Ortop Bras.* 2010;18(1):19–22.

58. Shah KN, DeFroda SF, Ware JK, et al. Lateral patellofemoral ligament: an anatomic study. *Orthop J Sports Med.* 2017;5(12):2325967117741439.

59. Fulkerson JP, Gossling HR. Anatomy of the knee joint lateral retinaculum. *Clin Orthop.* 1980;153:183–188.

60. Feller JA, Amis AA, Andrish JT, et al. Surgical biomechanics of the patellofemoral joint. *Arthroscopy.* 2007;23(5):542–553.

61. Terry GC, Hughston JC, Norwood LA. The anatomy of the iliopatellar band and iliotibial tract. *Am J Sports Med.* 1986;14(1):39–45.

62. Powers CM, Chen YJ, Farrokhi S, Lee TQ. Role of peripatellar retinaculum in transmission of forces within the extensor mechanism. *J Bone Joint Surg Am.* 2006;88(9):2042–2048.

63. Heyworth BE, Carroll KM, Dawson CK, Gill TJ. Open lateral retinacular closure surgery for treatment of anterolateral knee pain and disability after arthroscopic lateral retinacular release. *Am J Sports*

Med. 2012;40(2):376–382.

64. Hughston JC, Deese M. Medial subluxation of the patella as a complication of lateral retinacular release. *Am J Sports Med.* 1988;16(4):383–388.

65. Johnson DP, Wakeley C. Reconstruction of the lateral patellar retinaculum following lateral release: a case report. *Knee Surg Sports Traumatol Arthrosc.* 2002;10(6):361–363.

66. Miller PR, Klein RM, Teitge RA. Medial dislocation of the patella. *Skeletal Radiol.* 1991;20(6):429–431.

67. Nonweiler DE, DeLee JC. The diagnosis and treatment of medial subluxation of the patella after lateral retinacular release. *Am J Sports Med.* 1994;22(5):680–686.

68. Shellock FG, Mink JH, Deutsch A, et al. Evaluation of patients with persistent symptoms after lateral retinacular release by kinematic magnetic resonance imaging of the patellofemoral joint. *Arthroscopy.* 1990;6(3):226–234.

69. Beckert M, Crebs D, Nieto M, et al. Lateral patellofemoral ligament reconstruction to restore functional capacity in patients previously undergoing lateral retinacular release. *World J Clin Cases.* 2016;4(8):202–206.

70. Borbas P, Koch PP, Fucentese SF. Lateral patellofemoral ligament reconstruction using a free gracilis autograft. *Orthopedics.* 2014;37(7):e665–e668.

71. DeFroda SF, Shah KN, Lemme N, et al. Biomechanical properties of the lateral patellofemoral ligament: a cadaveric analysis. *Orthopedics.* 2018;41(6):e797–e801.

72. Sanchis-Alfonso V, Montesinos-Berry E, Monllau JC, Merchant AC. Results of isolated lateral retinacular reconstruction for iatrogenic medial patellar instability. *Arthroscopy.* 2015;31(3):422–427.

73. Saper M. Lateral patellofemoral ligament reconstruction with a gracilis allograft. *Arthrosc Tech.* 2018;7(4):e405–e410.

74. Panni AS, Tartarone M, Patricola A, et al. Long-term results of lateral retinacular release. *Arthroscopy.* 2005;21(5):526–531.

75. Post WR, Fithian DC. Patellofemoral instability: a consensus statement from the AOSSM/PFF Patellofemoral Instability Workshop. *Orthop J Sports Med.* 2018;6(1):2325967117750352.

76. Amis AA. Current concepts on anatomy and biomechanics of patellar stability. *Sports Med Arthrosc.* 2007;15(2):48–56.

77. Hinckel BB, Arendt EA. Lateral retinaculum lengthening or release. *Operat Techn Sports Med.* 2015;23(2):100–106.

78. Hinckel BB, Yanke AB, Lattermann C. When to add lateral soft tissue balancing? *Sports Medicine and Arthroscopy Review.* 2019;27(4):e25–e31.

79. Unal B, Hinckel BB, Sherman SL, Lattermann C. Comparison of lateral retinaculum release and lengthening in the treatment of patellofemoral disorders. *Am J Orthoped.* 2017:224–228.

80. Ford DH, Post WR. Open or arthroscopic lateral release. Indications, techniques, and rehabilitation. *Clin Sports Med.* 1997;16(1):29–49.

第 27 章

髋股关节不稳定的
治疗方法:菜单式

STEFANO MUZZI,DAVID DEJOUR

髌股关节不定稳定

髌股关节(PFJ)是一个高度复杂的结构,与肌肉的动态活动密切相关。通过与骨盆和脊柱相连,对肢体进行全面和集中的控制。髌骨的作用是通过增加髌腱的力臂来提高股四头肌的有效伸展能力。为了实现这一功能,髌股关节周围骨和软组织的静态和动态稳定性必须达到完美的平衡,才能赋予其足够的稳定性。然而,髌股关节的协同程度较低,解剖变异并不少见。

髌股关节不稳定在临床上可有一系列复杂的表现,导致很难正确进行诊断和治疗。对于这类疾病,诊断和治疗的核心是仔细询问病史以区分出单纯膝前痛、主观不稳定(由于疼痛和对脱位恐惧导致的股四头肌抑制反射,但关节面并未失去接触)或假性交锁(由疼痛诱发的股四头肌和股筋膜挛缩,以避免接触损伤的软骨面)的患者与真正患有髌骨脱位的患者。除了高能量创伤引起的脱位外,真正的髌骨脱位几乎都是由易感的解剖异常引起,最终导致复发性髌骨外侧脱位。

1987 年,由 Henri Dejour 和 Gilles Walch 编辑的《里昂膝关节外科研讨会》(Journées Lyonnaises de Chirugie du Genou) 确立了髌骨不稳定的基本原则和诊断依据,至今仍在使用[1]。他们的工作是整个里昂学派共同努力的结果,他们分析了 1800 多例髌股关节病变的患者,包括包括髌前疼痛综合征、髌骨脱位、髌

股关节炎和髌股手术失败的病例。通过比较 190 例无骨科病史的对照患者和 147 例有髌骨脱位史的患者,他们发现了导致髌股关节不稳定的 4 个主要解剖因素:滑车发育不良(96%的脱位者中存在)、髌骨高度异常(30%的髌骨不稳定患者中存在)、胫骨结节至滑车沟(TT–TG)距离过大(56%的脱位者中存在)和髌骨倾斜角过大(83%的髌骨脱位者中存在)(图 27.1)。

除了这些主要的危险因素外,他们还发现了次要的髌股关节不稳定因素:

- 膝外翻或膝超伸。
- 股骨内旋增大。
- 胫骨外旋增大。

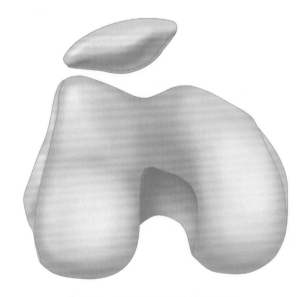

图 27.1 右膝关节髌骨外侧倾斜。

- 距下关节过度旋前。
- 髋外展肌、外旋肌和伸肌无力导致的髋内收和内旋增加。
- 股内斜肌(VMO)发育不良或 VMO 与股外侧肌之间神经肌肉激活和协调失衡。

这些不稳定因素会增加伸膝装置的外偏角度(即 Q 角),从而导致髌骨受到的侧向拉力增加。由于许多因素已参与表现位 TT-TG(图 27.2)的异常,包括膝外翻和旋转对位的异常,而且对于手术指征也没有足够的文献报道,因此它们被认为是手术决策的次要因素。

另一个必须考虑的重要因素是内侧髌股韧带(MPFL)损伤,以及由此导致的内侧拉力不足。尽管可能同时存在的滑车和髌骨的解剖异常会导致整体固有的不稳定,但如果 MPFL 功能正常,则不会发生髌骨脱位。

根据 H. Dejour 和 Walch[1]的研究,与髌股关节不稳定相关的髌股关节疾病可按临床表现分为 3 类:

- 确定性髌骨不稳定(OPI)或髌骨脱位(OPD):患者至少有一次真正的髌骨脱位,即髌骨和股骨滑车关节面之间完全失去接触,并伴有首次脱位后的关节腔积血。由于许多患者会将髌骨半脱位误认为髌骨脱位并进一步混淆,因此需要脱位发作的病历记录或患者向医生精确描述髌骨脱位的过程,尤其是对于儿童和青少年患者。髌骨脱位是自发复位,还是持续固定于脱位状态需要到医院复位,这一信息也非常重要,需要记录下来。事实上,易于自发复位且无痛的髌骨脱位通常提示影响髌骨稳定的结构存在解剖异常,而难以复位的髌骨脱位通常发生在正常髌股关节解剖上。这些患者通常会合并先前提到的解剖学异常中的至少一个。此外,无明显潜在异常的单纯外伤性髌骨脱位不在本章讨论的范围内。

- 隐匿性髌骨不稳定(PPI)或隐匿性髌骨脱位(PPD):患者通常主诉膝关节疼痛或不稳定,常被描述为"打软腿"的感觉,但没有真正的脱位或关节腔血肿。症状通常发生在日常生活和低能量活动中,如步行、上下楼梯或从坐姿起立。这类患者至少存在一个不稳定因素,但既往病史中并无髌骨脱位。该病通常发生在 OPI 患者的对侧膝关节。

- 髌前疼痛综合征(PPS):患者通常主诉膝关节疼痛或不稳定,但没有客观的解剖异常和半脱位史。这些患者实际上并不属于髌骨不稳定的范围。

此外,根据髌骨脱位的频率,髌股关节不稳定可进一步分为以下几类。

- 复发性髌骨脱位:髌骨在屈膝时频繁脱位(至少 3 次以上)。

- 习惯性髌骨脱位:髌骨在每次屈膝前期(<30°)期脱位,或在早屈膝后期复位。

- 永久性髌骨脱位:无论屈伸膝关节,髌骨始终处于脱位位置,从未与股骨滑车关节面接触。

髌股关节不稳定"菜单式"治疗的主要原则是列出并评估相关的危险因素及其关联性,然后针对每个解剖异常提出适合的外科治疗方案,并根据需要纠正的因素数量进行组合。以下将讨论每个危险因素及其影像学表现和相应的外科治疗。

滑车发育不良(TD)

股骨滑车形状变平或凸出,而不是凹形,可导致髌骨轨迹的骨性限制消失。这是与髌骨脱位最相关的单一因素,在 Dejour 等[2]的系列研究中,高达 96% 的 OPI 患者存在 TD,而对照组中仅占 3%。因为丧失了正常滑车的外侧遮挡,髌骨更容易发生脱位。TD 可能是一种遗传性疾病。

影像学

TD 的初始评估必须通过单足负重并屈膝 15°~

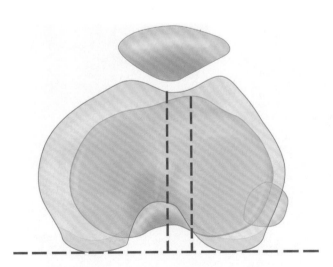

图 27.2　胫骨结节-滑车沟(TT-TG)距离。TT-TG 距离是测量胫骨结节相对于股骨滑车侧偏的一种方法。通过滑车沟最深的点画一条线,垂直于后髁切线。第二条线与滑车线平行,穿过胫骨结节的最前部。两条线之间的距离即为 TT-TG 距离。在 CT 上,TT-TG ≥ 20mm 被认为是异常的。

20°的标准侧位 X 线片来完成。Blumensaat 线在前方延续为滑车沟基底线。在正常膝关节中，这条线保持在股骨髁轮廓线的后面，表明滑车沟的深度是合适的。Henri Dejour 和 Gilles Walch 将"交叉征"作为 TD 的特异性征象，它代表滑车沟最低点与股骨髁达到相同高度的确切位置，提示在该位置滑车沟变得平坦。他们还根据交叉征出现的位置提出 TD 的第一版分类，包括 3 种不同的类型；交叉部位越低，TD 等级就越高。例如，在 Ⅰ 型中，股骨髁轮廓线在滑车沟基底线的近端部位相交。在 Ⅱ 型中，滑车沟基底线低于股骨外侧髁轮廓线与内侧髁轮廓线相交。在 Ⅲ 型(最严重的)中，股骨髁轮廓线对称，但交叉处位于其远端，意味着大部分的滑车都是平坦(甚至是突起)的。

上述分类中未包括的其他体征有"滑车隆起"和滑车深度。H. Dejour 等[2]研究发现，在患有 TD 的膝关节中，滑车沟线位置相对于股骨前皮质的投影存在异常。滑车隆起是指滑车沟最前端(最高点)与股骨前皮质最后 10cm 切线之间的距离。如果该点位于切线前方，则测量值为正；如果该点位于切线后方，则测量值为负。在正常膝关节中，滑车隆起的平均值为 -0.8mm，而 TD 的膝关节为 +3.2mm。这种凸出导致了髌骨和滑车之间的接触力增加，产生"反 Maquet"效应。由于 66% 的髌骨不稳定和仅 6.5% 的正常膝关节该数值>3mm，因此将 3mm 作为诊断阈值。滑车深度是指股骨髁轮廓线到滑车基底线的距离。由于 85%的髌骨不稳定和仅 3% 的正常膝关节该数值<4mm，因此将 4mm 作为诊断阈值。

最初版的分类在临床应用上具有局限性；特别是对同一类发育不良，不同观察者间的可重复性较低，尤其是对于 Ⅱ 型发育不良，诊断分歧较大。法国里尔的 François Gougeon、Frank Remy 和 Henry Migaud 的研究证实了这一点[3]。

1996 年，D. Dejour、Reynaud 和 Le Coultre[4]进行了一项新的研究，他们利用 X 线片及术前和术后 CT 分析了 177 例髌骨不稳定患者的膝关节。交叉征增加两个新的影像学征象："滑车上骨刺"(滑车的整体突出，在髌骨与滑车接合处产生"滑雪跳跃"的作用)(图 27.3)，以及"双轮廓征"(图 27.4)。从侧面看，内侧髁软骨下骨压缩，内侧髁的发育低平，导致其在侧位片上的投影在交叉征下方提前结束。他们使用两种影像学方法对比研究，并提出一个新的、更精确的分类，将 TD 分为 4 个等级[4]。

这种分类是基于侧位 X 线片结合横断位图像(如 CT 或轴位 MRI)，可能有助于区分不同类型。根据 3 种特殊征象，将 TD 分为以下 4 种类型。

- A 型(54%)：只存在交叉征。轴位片上，滑车仍然对称，但比正常滑车浅。

- B 型(17%)：交叉征+滑车上骨刺。轴位片上，

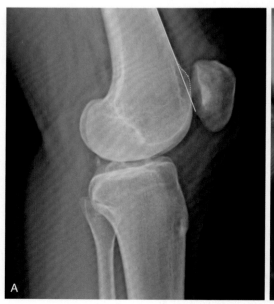
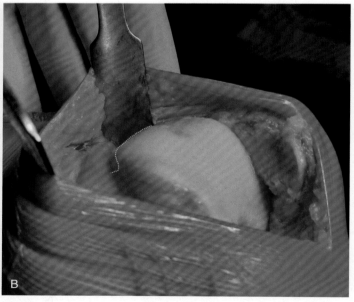

图 27.3 滑车近端突起。(A)在侧位片上，滑车上骨刺可以显示为股骨前皮质线投影(黄色连续线所示)前方的骨性隆起(黄色虚线所示)。(B)术中图像显示骨性突起(黄色虚线所示)明显比滑膜下的股骨前方皮质更突出(正常情况下它应该与之齐平)。

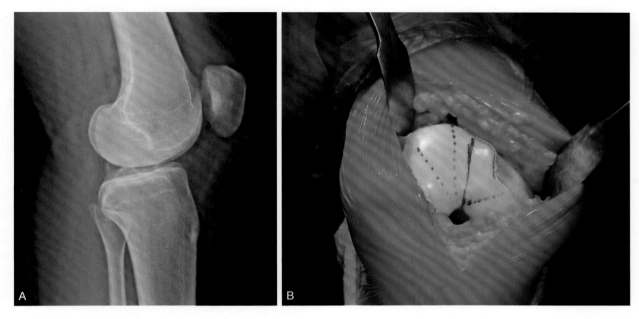

图 27.4　双轮廓征。(A)在侧位片上,双轮廓通常显示在交叉征下方,提示内侧髁发育不良,其软骨下骨硬化(黄色虚线所示)。(B) 术中图像显示双轮廓(黄色虚线所示),因发育不良的内侧髁关节面向后延伸,D 型滑车发育不良横断位图像中可见"悬崖模式"。

滑车是平坦的。

● C 型(9%):交叉征+双轮廓征,但没有滑车上骨刺。轴位片上,股骨外侧髁凸出,内侧髁发育不良。

● D 型(11%):交叉征+滑车上骨刺+双轮廓征。轴位片上,存在"悬崖模式"(滑车不对称,外侧髁和内侧髁之间有垂直连接)(图 27.5)。

来自里尔的同一个团队测试了观察者间和观察者内对这种新分类的一致性,并得出结论:"这种新的分类系统比之前提出的 3 型系统更具可复制性。交叉征和滑车上骨刺是最具可重复性的征象[5]。国际髌股关节研究组(IPSG)随后接受了该分类,并由其他作者进行了验证[6,7]。

轴位 X 线片也可用于测量 Merchant 位中的滑车沟角(由 Brattstroem[8]定义)[9];该角度的平均测量值为 138°[标准偏差(SD)±6],男女相等。测量值>145°则为异常[10]。

在距关节线上方 3cm 处的横断位 MRI 中测量滑车的深度,滑车沟最深点到股骨后髁垂线与同一平面中内外侧髁垂线的平均值之间的差值,>3cm 则为异常。在 Pfirrmann 等 [11] 的研究中,如果阈值设置为 3mm,则诊断敏感性为 100%,特异性为 96%。在同一研究中,内侧髁与外侧髁的关节面宽度比若低于 40%,对发育不良的诊断也可获得相似的特异性和敏感性。

Carrillon 等[12]提出了滑车外侧倾角(LTI),该角为股骨后髁连线与外侧髁软骨下骨切线的夹角。该角度在健康人群和髌骨不稳定患者间存在显著差异。髌骨不稳患者的平均角度为 6.17°;正常对照组为 16.9°。当将 11°设为 LTI 的阈值时, 两组之间的鉴别结果良好,敏感性为 93%,特异性为 87%,准确 性为 9 0 %。

Biedert 等[13]提出了外侧髁指数(LCI),用于确定外侧髁软骨的长度。该指数在矢状位上测量,膝关节伸直,足外旋 15°,股四头肌有意识地放松。首先,在完整显示 ACL 的层面中确定股骨干轴 (画两个圆并连接它们的中心)。其次,选取外侧髁软骨最外缘的层面。在股骨远端软骨上绘制股骨干轴线(Ca)的垂线(d)。测量软骨最前缘(A)和最后缘(P)到该垂线的距离 a 和 p)。其比率[(a:p)×100]则为 LCI 的百分比。研究者对 23 例髌骨半脱位患者的 28 个膝关节和 46 例对照组进行分析, 两组的平均值分别为 86%±9% 和 93%±7%。作者得出结论:LCI≤90% 提示外侧软骨髁过短,检测的敏感性为 79%,特异性为 37%。根据这一发现, 作者提出了 TD 的一种新形式——滑车过短,这是导致髌骨不稳定的另一个潜在因素。

手术治疗

滑车成形术是一种具有技术挑战性的手术,旨在重塑股骨远端,尤其是滑车的软骨面。滑车成形术的

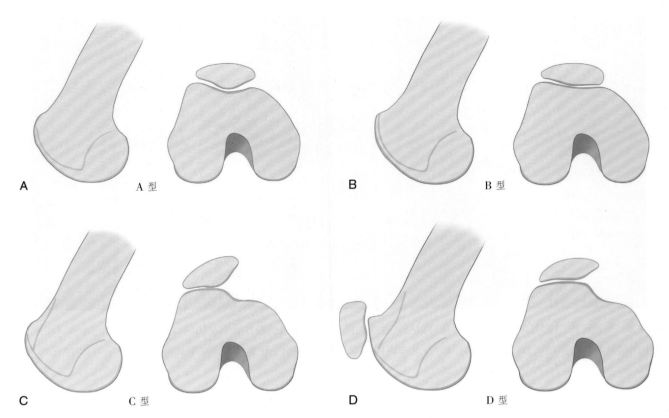

图 27.5 髌骨高度的评估。Insall–Salvati 指数(LT/LP)是髌腱长度 (LT)与髌骨最长径(LP)之间的比值。Caton–Deschamps 指数 (AT/AP)是从髌骨下关节面到胫骨前上角的距离(AT)与髌骨关节面长度(AP)之间的比值。改良 Insall–Salvati 指数(TA/AP)是胫骨结节到髌骨下关节面(TA)的距离与髌骨关节面(AP)长度之间的比值。

初衷很好,因为该手术改变了髌股关节,理论上有损伤软骨的风险,从而改变两个接触关节面之间的适配和关节运动学。进行这种激进手术的适应证是,在反复发生髌骨脱位的患者中,通过其他治疗手段还是很难改善髌骨和滑车表的稳定性,因此,需要重建髌骨和滑车面之间的适配。髌股关节在整个膝关节运动中的持续稳定性对于伸肌装置的正常功能、人体站立和行走都至关重要。

多年来,已发展了多种滑车成形技术。1891 年,Bilton Pollard[14]首次提出了"加深滑车成形术",随后 Douglas Drew[15](1908)和 Masse[16](1978)分别对其进行了报道;1990 年,H. Dejour 等[17]进行了修改并规范化;2010 年,D. Dejour 和 Saggin[18]正式引入滑车沟外移作为近端力线重排并结合软组织手术来治疗患有高度 TD(B 型和 D 型)的复发性髌骨脱位的手术方法。这种手术的基本原理是通过去除部分松质骨并加深滑车沟来重塑滑车、恢复正常解剖对位。去除骨质的目标是消除突起使滑车与股骨前皮质平齐。用手术刀小

心地在新的滑车沟的位置上进行滑车截骨。这种手术技术会根据术前 TT-TG 距离, 将滑车沟外移,以减小过大的 TT-TG 距离。2005 年,Schöttle 等[19]首次报道, 滑车外移成形术后,TT-TG 距离可减少达 10mm。这可能会减少了进一步远端手术(胫骨结节内移)的需要。这种手术技术的要点是创建一个类似骨软骨瓣的厚度骨性切口, 通过去除足够的骨质使突起消失, 以减小滑车沟角,并通过外移滑车沟进行近端 重排手术沟角度。滑车沟加深术的理想适应证是有明确的髌骨脱位史, 同时伴有高度 TD(B 型和 D 型) 的患者, 在屈膝早期髌骨无法严重突起的滑车。髌股关节炎、骨骺未闭的患者和单纯的髌前疼痛是手术禁忌证[18]。滑车沟加深术通常与其他软组织手术(推荐 MPFL 重建术)及可能的骨性手术(大多数是胫骨结节移位术)结合使用,这取决于术前的影像学测量结果。

1994 年,Bereiter 和 Gautier[20]提出了另一种滑车成形术,被称为 Bereiter 或薄皮瓣技术。首先从整个

滑车上抬起一个 3~5mm 的骨软骨瓣,然后对下面的松质骨进行钻孔和加深,直到突起消失,凹槽与股骨前部皮质齐平,并在松质骨上形成 V 形凹槽。骨软骨瓣被压在新形成的骨上,其周围用缝线固定。2010 年,Blønd 和 Schöttle 通过关节镜进行了 Bereiter 滑车成形术:通过髌上入路时,他们抬高了一个薄的骨软骨滑车薄片,并使用关节镜刨削刀和锉刀破坏其下方的松质骨,然后使用锚钉和可吸收缝线固定皮瓣[21]。

1915 年,美国外科医生 Fred H. Albee 认为 TD 是外侧髁高度降低的结果,滑车表面异常平坦主要是因为外侧髁凹陷,而不是中部升高。因此,他提出了外侧髁的滑车成形术[22]。外侧髁截骨后将骨瓣向前方抬高到足以形成对病理性髌骨外移的机械阻碍。但该技术由于增加了髌股关节压力,可能导致髌股关节炎和疼痛,因而很少使用。但在 C 型 TD 中,如果滑车上突起("骨刺")不存在,它仍然是一种理论上的适应证。R. Biedert[13]仍然在外侧髁过短的情况下使用这种技术。

高位髌骨

在正常膝关节中,髌骨与滑车在屈膝 20°左右时接合接触。高位髌骨是指髌骨异常高位,使其在屈膝时遇到防止脱位的骨性遮挡(滑车沟)延后,增加髌骨的"自由"度,导致发生外移并最终脱位。Dejour 等[2]报道,脱位组中有 30% 的患者存在高位髌骨,对照组中则没有这一情况。

影像学

侧位片中有多种方法和解剖参考被用于量化髌骨高度。下面将对这些方法和定位进行讨论。

• Blumensaat 指数[23]最早发表于 1938 年,要求在屈膝 30°时进行测量,且髌骨的下缘应保持在 Blumensaat 线的上方。

• Insall-Salvati 指数[24]是髌腱长度与髌骨最长径之比。他们还观察到髌腱止点距离胫骨平台的高度很难判断,从而降低了 Insall-Salvati 指数的准确度,但这个问题很难解决。因此,对于有 Osgood-Schlater 病或接受过胫骨结节移位术的患者,Insall-Salvati 指数无法确定其髌骨高度。Insall-Salvati 指数正常值为 1;<0.8 提示低位髌骨;>1.2 则提示高位髌骨。

• 改良 Insall-Salvati 指数由 Grelsamer 和 Mead-

ows 提出[25];他们认为,原测量方法没有考虑到髌骨远端非关节面的影响。因此,他们采用胫骨结节与髌骨下关节面距离和髌骨关节面的比值。该比值>2 提示高位髌骨。

• Blackburne-Peel 指数[26]是胫骨平台的切线到髌骨下关节面的垂直线的高度与髌骨关节面的长度之比。作者试图克服先前比值的缺点,但该指数会受到内外侧胫骨平台是否完全重叠的技术问题的影响。

• Caton-Deschamps 指数[27,28](图 27.6)是从髌骨下缘到胫骨前上角的距离与髌骨关节面长度之间的比值,它似乎是评估髌骨高度的最简单方法,也是作者首选的测量技术,尤其适用于术前规划。指数>1.2 提示高位髌骨,<0.6 则提示低位髌骨。该方法排除了与髌骨下极异常或确定髌腱附着位置困难等相关不利因素。

其中一些方法使用 MRI 测量更加准确性,并提出了一些新的指标。

Miller 等[29]分析了膝关节矢状位 MRI 上的髌骨高度。他们将 Insall-Salvati 方法应用于 46 个膝关节,并将 MRI 与 X 线片进行比较。他们发现两个值之间存在良好的相关性,由此得出结论:使用 Insall-Salvati 指数在矢状位 MRI 上可以可靠地评估髌骨高度。在矢状位 MRI 上,该数值>1.3 提示高位髌骨。

Neyret 等[30]使用 X 线片和 MRI 测量了 42 个有髌骨脱位病史的膝关节和 51 个对照膝关节的髌腱长度。在 MRI 上,对照组髌腱的平均长度为 44mm,脱位组的平均长度为 52mm。相反,两组之间胫骨平台与髌腱止点之间的距离保持不变。研究人员得出结论:高位髌骨是由髌腱过长而不是胫骨的胫骨止点过低引起的。髌腱长度测量在侧位片和 MRI 之间没有显著差异。

Biedert 和 Albrecht[31]描述了矢状位 MRI 上的髌骨滑车指数。患者在膝关节伸直、足外旋 15°、股四头肌有意识放松的情况下进行测量。首先测量髌骨软骨的长度[髌骨基线(BLp)]。然后测量滑车最近端到对应的髌骨软骨最远端的长度(BLt)。将 BLt/BLp 以百分比计算;>50% 提示低位髌骨,<12.5% 提示高位髌骨。因为测量使用的是单个层面,因此该指标在某些情况下无法测量,尤其是固定脱位的髌骨。

为了解决这个问题,Dejour 等[32]引入了一个新的

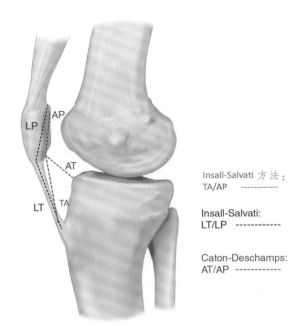

Insall-Salvati 方法:
TA/AP ------------

Insall-Salvati:
LT/LP ------------

Caton-Deschamps:
AT/AP ------------

图 27.6　髌骨高度的评估。Insall-Salvati 指数(LT/LP)是髌腱长度 (LT) 与髌骨最长矢状径 (LP) 之间的比率。Caton-Deschamps 指数(AT/AP)是从髌骨关节面下缘到胫骨轮廓前上角的距离(AT)与髌骨关节面长度(AP)之间的比率。Insall-Salvati 改良指数(TA/AP)是胫骨结节到远端髌骨关节面(TA)的距离与髌骨关节面(AP)长度之间的比率。

指数,强调髌骨和滑车关节软骨之间关系的重要性,即矢状髌股接触(SPE)指数。标准 MRI 是在膝关节接近完全伸直的情况下进行的。由于脱位患者的髌骨在轴位上的位置不固定,因此选择了两个特定的矢状位层面用于测量。第一个矢状位层面是髌骨显示最长的关节软骨的层面。在这个层面上绘制一条髌骨长轴(PL)线,代表髌骨软骨的长度。第二个层面是滑车软骨最近端的层面。在该层面复制插入 PL 线。然后平行于 PL 绘制第二条线,即滑车长度(TL)线,从滑车软骨近端延伸到 PL 的远端。SPE 是 TL 和 PL 之间的比值。该值能够比较客观地对比脱位组和对照组患者的结果,两组的平均 SPE 没有显著差异。一个有趣的发现是,OPD 组 Caton-Deschamps 指数与 SPE 之间并无相关性。这使作者得出结论:即使是髌骨高度正常的患者,也可能存在 PF 接触不足的情况,因此也需要考虑是否需要下移髌骨以增加接触。另一方面,尽管髌骨高度异常,但患者也可能具有正常的 PF 接触,不需要下移髌骨。进一步分析表明,髌骨脱位患者中"高位髌骨亚组"和"非高位髌骨亚组"的置信区间不存在重叠。这导致 SPE<0.45 的髌骨脱位患者中

95%存在高位髌骨合并功能性 PF 接触不足,而 SPE>0.4 的髌骨脱位患者中 95%没有高位髌骨并具有足够的 PF 接触。该方法并不能代替现有的方法,它仅作为评估髌骨位置的一个附加工具。

手术治疗

我们建议,对侧位片中 Caton-Deschamps 指数>1.2 的患者 (或者矢状位 MRI 上无 PF 接触不良但表现为功能性高位髌骨的患者)进行胫骨结节下移手术,下移的程度应使指标恢复到正常值(比值=1)。手术目的是使髌骨更早地进入滑车。该技术还有效减少了髌骨与滑车近端的接触,这在 TD 患者中是最受影响的部分。需要注意的是,由于胫骨本身存在扭转,胫骨结节下移会导致 4~5mm 的内旋,这种现象应包含在术前计划中,因为它可能导致过度矫正的错误[33]。

Neyret 等[30]描述了髌腱肌腱固定术,一种胫骨远端结节转移手术的辅助技术,通常在髌腱长度>52mm 时使用。这种方法可通过 X 线检查完成,但使用 MRI 时更为可靠。

力线不良问题

局部:TT-TG 距离

Goutallier 等[34]首先在 30°轴位 X 线片上描述了 TT-TG 距离,以量化伸肌装置施加在髌骨上的外翻应力,在临床评估中也称为 Q 角,提示股骨和胫骨扭转的信息;TT-TG 距离越远,侧向拉力越强。他们测试了 16 名志愿者,TT-TG 平均值为 13mm (范围:7~17mm)。1987 年,Henry Dejour 和他的团队使用 CT 扫描进行测量[1]。最初的扫描是在膝关节屈曲 15°和完全伸直的情况下进行的,但作者认为伸直时测量不依赖技术人员的透视技术,因而更加可靠;因此,他们是协议中唯一包含的测量结果。测量需要参考两个特定的层面。第一个被称为参考层面,这是一个带有软骨的滑车层面,通过轻微的侧面突起和中间圆形凹槽形状来识别,这让人联想到罗马拱门。第二个层面是胫骨结节的近端。然后将这两个层面叠加;在滑车中点处的胫骨结节分别做两条与股骨后髁连线的垂线,测量这两条线之间的距离,并用毫米为单位。在 Dejour 等(1994 年)发表的系列研究中[2],无髌骨半脱位史的患者平均值为12.7mm,有髌骨半脱位史的患者平均值为 19.8mm。56%的膝关节不稳定患者的

TT-TG 距离>20mm,而在对照组中仅 3%的患者>20mm;因此,20mm 被视为阈值。

一些作者也研究了 MRI 上的 TT-TG 参数。Schöttle 等[35]评估了 12 例髌股关节不稳定或膝前痛患者的 MRI 与 CT 扫描中测量 TT-TG 的可靠性。他们得出结论:TT-TG 可以在 MRI 上通过使用软骨或骨标志物来准确测量,而无需额外的 CT 扫描。

Pandit 等[36]评估了临床和关节镜下正常髌股关节患者的 MRI。他们将软骨和胫骨结节髌腱止点的中点作为标志物,认为 MRI 是准确测量 TT-TG 距离的可靠方法,平均正常值为 10mm±1mm,无性别差异。该值小于 H. Dejour 在 CT 扫描上确定的 12.7mm。

此外,有几位作者比较了 CT 和 MRI 测量的 TT-TG 距离,他们报道在 MRI 上测量的值较 CT 测量的值小[37-40]。发现这一点很重要,因为这两种检查不应使用相同阈值。Tan 等[41]比较了关于 CT 和 MRI 之间或有无髌股关节不稳定的患者之间的 TT-TG 值的所有研究。所有研究均报道 CT 测量的 TT-TG 距离大于 MRI 测量的 TT-TG 距离[平均差(MD)=1.79mm;95% 置信区间(CI):0.91~2.68]。综合研究显示,对照组的平均 TT-TG 距离为 12.85mm(95% CI:11.71~14.01),而髌股关节不稳定患者的平均 TT-TG 距离为 18.33mm(95% CI:17.04~19.62)。通过 MRI 测量时,对照组的平均 TT-TG 距离为 9.83mm (95% CI:9.11~10.54),而髌股关节不稳定患者的平均 TT-TG 距离为 15.33mm (95% CI:14.24~16.42)。无论使用 CT 或 MRI 测量,均可辨别患者是否存在髌股关节不稳定;然而,CT 测量的 TT-TG 距离明显大于 MRI 测量的数值。因此,在确定正常值和异常值时,应使用不同的测量阈值。对纳入研究的所有患者进行分析后发现,CT 测量的 TT-TG 距离的阈值为 15.5mm±1.5mm,而 MRI 测量的 TT-TG 距离的阈值应为 12.5mm±2mm。

然而,两项研究[42,43]表明,随着对 TD 的深入了解,TT-TG 距离测量的观察者间和观察者内的一致性也在降低,这是因为在某些情况下很难确定滑车沟的最低点。因此,应根据 MRI 测量的 TT-TG 结果决定是否进行胫骨结节截骨术。

外科治疗。1888 年,Roux 首次描述了胫骨结节移位,Emslie 解释了手术原理并规范了手术方式,随后由 Trillat 和 Couette 施行推广[44]。该手术的目的是重新排列伸肌装置并最终矫正髌骨高度。胫骨结节内移的目标是将异常的 TT-TG 距离(CT 中测量超过 20mm)减少到 10~15mm。

Maquet[45,46]首次描述了另一种技术,将胫骨结节同时内移和前转。胫骨结节前移的理论基础源于生物力学研究,证明该手术可以减少 PFJ 的应力[47]。然而,其技术的临床结果并不令人信服,因为前移后胫骨结节的突出使患者在下跪时出现疼痛,并且突出的结节也不美观。

整体(扭转旋转):股骨前倾角

在没有对髋关节进行详细检查的情况下,髌股关节的评估是不完整的。异常的股骨前倾会导致代偿性股骨内旋,滑车沟向内侧旋转移位,进而增加伸膝装置的外翻应力。Carson 等[48]认为,在查体时患者取俯卧位,与髋关节外旋相比,内旋 30°或以上提示股骨前倾角过大。

影像学。根据 Dejour 等[2]描述的 Lyon 方案,他对 143 例接受手术治疗的有症状的髌骨不稳定患者和 27 例对照患者的 CT 图像进行分析,需要选择两个层面:前面描述的参考层面,以及通过转子间沟顶端的股骨颈的层面。股骨前倾角由参考层面中股骨后髁连线和另一层面中连接股骨头中心和股骨颈中心的连线共同形成。在 Dejour 等[2]的系列研究中,对照组中股骨前倾角平均值为 10.8°±8.7°,至少有一次髌骨脱位的患者股骨前倾角平均值为 15.6°±9°。两组中均存在一定程度的数值超出,因此无法设置统计阈值。

外科治疗。手术治疗需要谨慎选择患者,要牢记截骨术是一项重大的手术程序。最好在股骨结节水平进行股骨去旋转截骨术。

胫骨外旋

胫骨外旋是指胫骨干沿纵轴旋转,导致近端与远端关节轴向扭曲[49]。它是增加髌骨矢状面的外移应力之一,从而增加 Q 角。

影像学。通常使用 CT 扫描测量胫骨外旋。近端参考是胫骨关节面下方的一个层面,Eckhoff 和 Johnson[50]建议在测量远端时使用双踝(跨踝)轴,即内外踝中点连线。这两个层面重叠后,胫骨外旋是指与胫骨平台后方切线和双踝轴形成的角度。在 Dejour 等[2]的研究中,髌骨不稳定患者的胫骨平均外旋为 33°,对照组为 35°。测量差异较大,无法证明特殊差异。

外科治疗。同股骨前倾,在决定进行胫骨去旋转截骨术前也应谨慎。谨慎选择患者后,胫骨旋转截骨术的首选部位是胫骨结节的近端。

冠状位:膝外翻

膝外翻畸形可增加 Q 角,并增强髌骨脱位的外向拉力。外翻角度过大(>10°)应考虑异常。

影像学。站立位全长片可以测量髋-膝-踝(HKA)角度,是评估下肢冠状位力线的金标准。异常多是外侧髁发育不良所致。

外科治疗。可通过股骨外侧开放楔形或内侧闭合楔形截骨术进行纠正。然而,因为手术并没有改变后髁的形态,对屈膝超过 90°时的髌骨外移通常没有疗效。文献中很少使用胫骨内翻截骨术,该术式虽然不受屈伸膝的影响,但由于改变了术后关节线的倾斜而备受争议[52]。理想的矫正方法是在矫正轴向旋转时顺便轻微调整;过度矫正是危险的。

髌骨倾斜

随着轴位成像技术的引入,髌骨倾斜是指髌骨相对于滑车沟的异常倾斜。过去人们普遍认为 VMO 薄弱是由斜纤维缺失(VMO 发育不良)导致的,它是髌骨不稳定的主要因素之一。最近的研究表明,髌骨倾斜与 TD 的程度存在直接关系[53,54],最近的研究表明,髌骨倾斜与 TD 的程度存在直接关系,可能不应被视为独立的不稳定因素,而是多种因素(包括 TD、髌骨形状、内侧拉力不足和外侧支持带紧张)相互作用的结果。无论是不稳定的原因还是结果,诊断时必须考虑倾斜的存在,并在体格检查时评估其存在和可恢复性。

影像学。髌骨倾斜首先应在轴位 X 线片中进行评估,尤其是在 Laurin 视图中[55,56]。患者坐在桌子上,膝关节屈曲 20°。将 X 线接收器固定在髌骨近端约 12cm 处,并压在大腿前侧。射线束与水平面成 20°。朝向头部照射。在这个图像中,可以通过测量外侧髌股角(LPFA)来评估髌骨倾斜和半脱位,外侧髌股角是由股骨内外侧髁顶点连线和髌骨外侧面的切线组成。正常膝关节应向外侧开口 (97%侧向开口,3%平行;在 Laurin 的研究中,正常膝关节未发现 LPFA 向内侧开口的情况)。

无论股四头肌是否存在收缩,髌骨倾斜多通过 CT 进行测量。具体方法是通过股骨后髁连线和髌骨最长轴形成的角度进行测量。在 Dejour 等[2]的研究中,至少有 83%曾发生过一次髌骨脱位的患者,髌骨倾斜>20°,而对照组中只有 3%出现这种情况。如果不仅使用放松股四头肌的测量值,而且计算放松和收缩状态下获得的平均值,则可以提高敏感性和特异性,在使用相同阈值的情况下,可达到 90%。

Grelsamer 等[57]使用相同的方法在 MRI 上测量倾斜角度。他们评估了 30 例倾斜患者和 51 例无倾斜患者。体格检查时有明显倾斜的患者在 MRI 上倾斜角≥10°,而倾斜角<10°的患者未发现明显的倾斜。

Guilbert 等[58]报道了一种新的评估髌骨不稳定的方法,即髌骨轴向接触指数(AEI)。该指数用于测量髌骨外侧移位并评估不稳定的严重程度。与 SPE 类似,使用两个不同的 MRI 层面进行测量。第一层是轴位片中髌骨外侧缘最外凸的层面。从该点做股骨后髁的垂线(T)。将这两条线复制到髌骨上呈现出最大直径的层面中。在该层面中,从髌骨软骨的最内点垂直后髁绘制另一条线(P)。测量从 P 线到 T 线(TL)的长度,以及从 P 线到髌骨最外侧的长度(PL)。该指数为 TL/PL 比值,其中 TL 代表髌骨与滑车接触的长度,PL 代表髌骨表面的宽度。在作者的研究中,135 例有脱位史的患者平均 AEI 为 0.83±0.16,与对照组(0.94±0.09)相比有统计学差异。正常值应接近 1,表示髌骨与滑车完全接触。较低的值则提示存在更严重的 OPI,并且与滑车上骨刺和滑车突出增加的 TD 相关。

外科治疗。如前所述,髌骨倾斜长期以来被认为是由 VMO 功能不全引起的。出于这个原因,已经描述了许多治疗这种缺陷的方法。

VMO 成形术通常被定义为近端力线重排。将 VMO 的止点沿其纤维方向前或向内侧移位,这是 Hughston[59]或 Elmslie 和 Trillat[60]描述的手术的一部分,VMO 插入可以按照纤维推进,也可以进行中间定位。另一个选择是 Insall[61]描述的将内侧结构重叠缝合,通常在外侧支持带松解和远端结构重排(胫骨结节转移)的同时进行。

近年来,一些研究组开始研究髌股关节的支持结构及其临床相关性。Warren 和 Marshall[62]对膝关节内侧结构进行了详尽描述,他们将内侧结构分为 3 层,并提出了 MPFL。1996 年,在国际髌股关节组[63]上介绍了髋骨内侧支持结构，包括 MPFL、内侧髋胫韧带（MPTL）和内侧髋半月板韧带（MPML），并讨论了它们在损伤和手术重建中的作用。它们是髋骨不稳定中的静态稳定结构，特别是 MPFL，已经被证明在髋股关节生物力学[64-66]和损伤[67,68]中起重要作用。MPFL 是末端伸膝的主要稳定结构：在屈膝 0°~20°时，它提供了 50%~60%限制髋骨外移的作用，平均失效载荷为 208N[64,69]。因此，MPFL 重建获得了越来越多的认可，并取代 VMO 成形术用于处理内侧结构。MPFL 重建有多种不同的移植物和固定技术[70-72]，但总的原则是不变的：提供一个阻止髋骨外移的拉力，特别是在屈膝早期阶段。

总结

全面分析髋股不稳定患者的病史、临床和影像学表现对于正确评估解剖异常、不稳定易感因素和后续手术指征至关重要。

该评估的每个部分应该相互吻合：体格检查发现 J 征（图 27.7）应考虑是否存在 TD 或负性髋骨接触，即使在侧位片中髋骨高度正常（Caton-Deschamps 指数<1.2）。

影像学评估至关重要，除基本的 X 线片（包括股骨后髁重叠的真正的侧位片和屈膝 30%的轴位片）外，还需要进一步检查，如 CT 或 MRI，以准确评估 TD 程度及其他指标（如 SPE）。

在收集所有信息后，正确选择哪些患者需要接受手术干预至关重要。通常在考虑到风险的情况下，只有"慢性复发脱位"（2~3 次髋骨脱位）才会建议外科

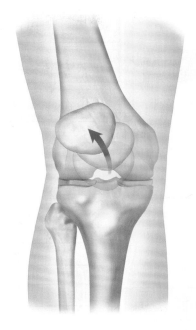

图 27.7 在完全伸膝时，四头肌收缩引起髋骨外移，即所谓的 J 征阳性。

治疗。手术通常包括一系列操作，以纠正每个检测到的异常，而不是单独操作。正如 H. Dejour 在 1987 年提出的"菜单式"治疗。手术的主要目的是预防再次脱位；疼痛改善的结果很难预测；因此，作者不建议对于没有脱位的单纯疼痛的患者进行手术治疗。

因此，治疗方案包括一个列表，其中列出每个病因的解剖异常（相应的阈值）及其对应的校正程序（图 27.8）。外科医生需要结合软组织和骨性手术来解决所有涉及的因素，每个问题都需要处理。所有手术均联合 MPFL 重建，并对体格检查中不可恢复的髋骨外倾进行外侧支持带延长或松解。

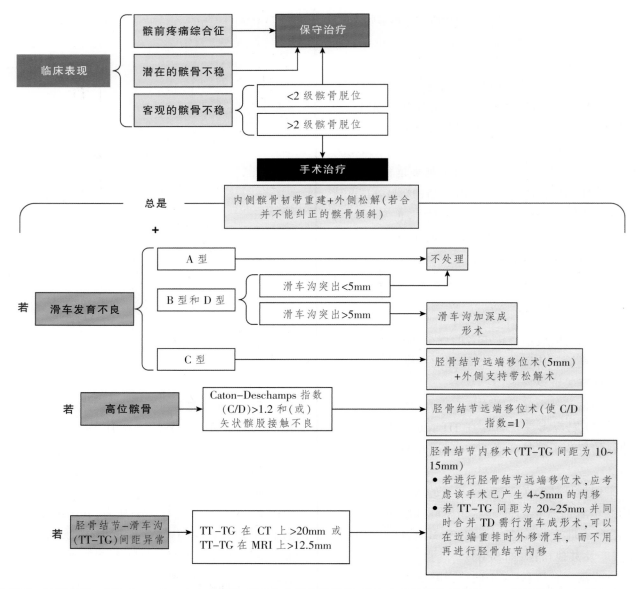

图 27.8 治疗方案。C/D，Caton−Deschamps 指数；MPLF，内侧髌股韧带；SPE，矢状髌股接触指数；TT，胫骨结节；TG，滑车沟；TT−TG，胫骨结节−滑车沟。

（蔡晨晨 译）

参考文献

1. Dejour H, Walch G. Pathologie fémoro-patellaire. In: *6ème Journée Lyonnaise de Chirurgie du Genou.* Lyon, France: Sauramps Medical; 1987.

2. Dejour H, Walch G, Nove-Josserand L, Guier C. Factors of patellar instability: an anatomic radiographic study. *Knee Surg Sports Traumatol Arthrosc.* 1994;2:19–26.

3. Rémy F, Besson A, Migaud H, et al. Reproducibility of the radiographic analysis of dysplasia of the femoral trochlea. Intra- and interobserver analysis of 68 knees. *Rev Chir Orthopédique Réparatrice Appar Mot.* 1998;84:728–733.

4. Dejour D, Reynaud P, Lecoultre B. Douleurs et instabilité rotulienne. Essai de classification. *Med Hyg.* 1998;56:1466–1471.

5. Rémy F, Gougeon F, Ala Eddine T, et al. Reproducibility of the new classification scheme of femoral trochlear dysplasia by Dejour: predictive value for severity of femoropatellar instability in 47 knees.

J Bone Joint Surg Br. 2002; 84-B:43.

6. Fucentese SF, Zingg PO, Schmitt J, et al. Classification of trochlear dysplasia as predictor of clinical outcome after trochleoplasty. *Knee Surg Sports Traumatol Arthrosc.* 2011;19:1655–1661.

7. Lippacher S, Dejour D, Elsharkawi M, et al. Observer agreement on the Dejour trochlear dysplasia classification: a comparison of true lateral radiographs and axial magnetic resonance images. *Am J Sports Med.* 2012;40:837–843.

8. Brattstroem H. Shape of the intercondylar groove normally and in recurrent dislocation of patella a clinical and x-ray-anatomical investigation. *Acta Orthop Scand Suppl.* 1964;68(suppl 68):1–148.

9. Merchant AC, Mercer RL, Jacobsen RH, Cool CR. Roentgenographic analysis of patellofemoral congruence. *J Bone Joint Surg Am.* 1974;56:1391–1396.

10. Malghem J, Maldague B. Depth insufficiency of the proximal trochlear groove on lateral radiographs of the knee: relation to patellar dislocation. *Radiology.* 1989;170:507–510.

11. Pfirrmann CW, Zanetti M, Romero J, Hodler J. Femoral trochlear dysplasia: MR findings. *Radiology.* 2000;216:858–864.

12. Carrillon Y, Abidi H, Dejour D. Patellar instability: assessment on MR images by measuring the lateral trochlear inclination-initial experience. *Radiology.* 2000;216:582–585.

13. Biedert RM, Netzer P, Gal I, et al. The lateral condyle index: a new index for assessing the length of the lateral articular trochlea as predisposing factor for patellar instability. *Int Orthop.* 2011;35:1327–1331.

14. Pollard B. Old dislocation of patella reduced by intra articular operation. *Lancet.* 1891;1:988.

15. Drew D. Dislocation of the patella (? congenital); operation; cure. *Proc R Soc Med.* 1908;1(Clin Sect):11–13.

16. Masse Y. Trochleoplasty. Restoration of the intercondylar groove in subluxations and dislocations of the patella. *Rev Chir Orthop Réparatrice Appar Mot.* 1978;64(1):3–17.

17. Dejour H, Walch G, Neyret P, Adeleine P. Dysplasia of the femoral trochlea. *Rev Chir Orthop Réparatrice Appar Mot.* 1990;76(1):45–54.

18. Dejour D, Saggin P. The sulcus deepening trochleoplasty—the Lyons procedure. *Int Orthop.* 2010;34(2):311–316.

19. Schöttle PB, Fucentese SF, Pfirrmann C, et al. Trochleoplasty for patellar instability due to trochlear dysplasia: a minimum 2-year clinical and radiological follow-up of 19 knees. *Acta Orthopaed.* 2005;76(5):693–698.

20. Bereiter H, Gautier E. Die Trochleaplastik als chirurgische Therapie der rezidivierenden Patellaluxation bei Trochleadysplasie des Femurs. *Arthroskopie.* 1994;7:281–286.

21. Blønd L, Schöttle PB. The arthroscopic deepening trochleoplasty. *Knee Surg Sports Traumatol Arthrosc.* 2010;18(4):480–485.

22. Albee FH. Bone graft wedge in the treatment of habitual dislocation of the patella. In: *Bone-Graft Surgery.* Vol. 88. New York, NY: Med Record; 1915:257.

23. Blumensaat C. Die Lageabweichungen und Verrenkungen der Kniescheibe. *Ergeb Chir Orthop.* 1938;31:149–223.

24. Insall J, Salvati E. Patella position in the normal knee joint. *Radiology.* 1971;101:101–104.

25. Grelsamer RP, Meadows S. The modified Insall-Salvati ratio for assessment of patellar height. *Clin Orthop Relat Res.* 1992;282:170.

26. Blackburne JS, Peel TE. A new method of measuring patellar height. *J Bone Joint Surg Br.* 1977;59:241–242.

27. Caton J. Method of measuring the height of the patella. *Acta Orthop Belg.* 1989;55:385–386.

28. Caton J, Deschamps G, Chambat P, et al. Patella infera. Apropos of 128 cases. *Rev Chir Orthopédique Réparatrice Appar Mot.* 1982;68:317–325.

29. Miller TT, Staron RB, Feldman F. Patellar height on sagittal MR imaging of the knee. *AJR Am J Roentgenol.* 1996;167:339–341.

30. Neyret P, Robinson AHN, Le Coultre B, et al. Patellar tendon length—the factor in patellar instability? *Knee.* 2002;9:3–6.

31. Biedert RM, Albrecht S. The patellotrochlear index: a new index for assessing patellar height. *Knee Surg Sports Traumatol Arthrosc.* 2006;14:707–712.

32. Dejour D, Ferrua P, Ntagiopoulos PJ, et al. The introduction of a new MRI index to evaluate sagittal patellofemoral engagement. *Orthop Traumatol Surg Res.* 2013;99:S391–S398.

33. Servien E, Ait Si Selmi T, Neyret P. *Le Genou du Sportif.* Lyon, France: Medical S; 2002:97–106.

34. Goutallier D, Bernageau J, Lecudonnec B. The measurement of the tibial tuberosity. patella groove distanced technique and results (author's transl). *Rev Chir Orthopédique Réparatrice Appar Mot.* 1978;64:423–428.

35. Schöttle PB, Zanetti M, Seifert B, et al. The tibial tuberosity-trochlear groove distance; a comparative study between CT and MRI scanning. *Knee.* 2006;13:26–31.

36. Pandit S, Frampton C, Stoddart J, Lynskey T. Magnetic resonance imaging assessment of tibial tuberosity-trochlear groove distance: normal values for males and females. *Int Orthop.* 2011;35:1799–1803.

37. Anley CM, Morris GV, Saithna A, et al. Defining the role of the tibial tubercle-trochlear groove and tibial tubercle-posterior cruciate ligament distances in the work-up of patients with patellofemoral disorders. *Am J Sports Med.* 2015;43:1348–1353.

38. Camp CL, Stuart MJ, Krych AJ, et al. CT and MRI measurements of tibial tubercle-trochlear groove distances are not equivalent in patients

with patellar instability. *Am J Sports Med.* 2013;41:1835–1840.

39. Ho CP, James EW, Surowiec RK, et al. Systematic technique-dependent differences in CT versus MRI measurement of the tibial tubercle-trochlear groove distance. *Am J Sports Med.* 2015;43:675–682.

40. Thakkar RS, Del Grande F, Wadhwa V, et al. Patellar instability: CT and MRI measurements and their correlation with internal derangement findings. *Knee Surg Sports Traumatol Arthrosc.* 2016;24(9):3021–3028.

41. Tan SHS, Lim BY, Chng KSJ, et al. The difference between computed tomography and magnetic resonance imaging measurements of tibial tubercle-trochlear groove distance for patients with or without patellofemoral instability: a systematic review and meta-analysis. *J Knee Surg.* 2020;33(8):768–777.

42. Dornacher D, Reichel H, Kappe T. Does tibial tuberosity-trochlear groove distance (TT-TG) correlate with knee size or body height? *Knee Surg Sports Traumatol Arthrosc.* 2016;24(9):2861–2867.

43. Dornacher D, Reichel H, Lippacher S. Measurement of tibial tuberosity-trochlear groove distance: evaluation of inter- and intraobserver correlation dependent on the severity of trochlear dysplasia. *Knee Surg Sports Traumatol Arthrosc.* 2014;22:2382–2387.

44. Trillat ADH, Couette A. Diagnostic et traitement des subluxations recidivantes de la rotule. *Rev Chir Orthop Réparatrice Appar Mot.* 1964;50:813–824.

45. Maquet P. Advancement of the tibial tuberosity. *Clin Orthop Relat Res.* 1976:225–230.

46. Maquet P. Biomechanics of the patello-femoral joint. *Acta Orthop Belg.* 1978;44:41–54.

47. Maquet P. Compression strain in the patello-femoral joint. *Acta Orthop Belg.* 1981;47:12–16.

48. Carson WG, James SL, Larson RL, et al. Patellofemoral disorders: physical and radiographic evaluation. I: physical examination. *Clin Orthop Relat Res.* 1984;185:165.

49. Stuberg W, Temme J, Kaplan P, et al. Measurement of tibial torsion and thigh-foot angle using goniometry and computed tomography. *Clin Orthop.* 1991;272:208–212.

50. Eckhoff DG, Johnson KK. Three-dimensional computed tomography reconstruction of tibial torsion. *Clin Orthop.* 1994;302:42–46.

51. Coventry MB. Proximal tibial varus osteotomy for osteoarthritis of the lateral compartment of the knee. *J Bone Joint Surg Am.* 1987;69:32–38.

52. Dejour D. *L'ostéotomie Tibial de Varisation. Les Gonarthroses.* Lyon, France: Seventh Congress of Journées Lyonnaises du Genou, ALRM; 1991:169–180.

53. Diederichs G, Issever AS, Scheffler S. MR imaging of patellar instability: injury patterns and assessment of risk factors. *Radiographics.* 2010;30(4):961–981.

54. Saggin PR, Dejour D, Meyer X, Tavernier T. Computed tomography and arthro-CT scan in patellofemoral disorders. In: Zaffagnini S, Dejour D, Arendt E, eds. *Patellofemoral Pain, Instability and Arthritis.* Vol. 1. Berlin, Germany: Springer; 2010:73–78.

55. Laurin CA, Dussault R, Levesque HP. The tangential x-ray investigation of the patellofemoral joint: x-ray technique, diagnostic criteria and their interpretation. *Clin Orthop.* 1979;(144):16–26.

56. Laurin CA, Lévesque HP, Dussault R, et al. The abnormal lateral patellofemoral angle: a diagnostic roentgenographic sign of recurrent patellar subluxation. *J Bone Joint Surg Am.* 1978;60:55–60.

57. Grelsamer RP, Weinstein CH, Gould J, Dubey A. Patellar tilt: the physical examination correlates with MR imaging. *Knee.* 2008;15:3–8.

58. Guilbert S, Chassaing V, Radier C, et al. Axial MRI index of patellar engagement: a new method to assess patellar instability. *Orthop Traumatol Surg Res.* 2013;99:S399–S405.

59. Hughston JC, Walsh WM. Proximal and distal reconstruction of the extensor mechanism for patellar subluxation. *Clin Orthop.* 1979;(144):36–42.

60. Trillat A, Dejour H, Couette A. Diagnosis and treatment of recurrent dislocations of the patella. *Rev Chir Orthopédique Réparatrice Appar Mot.* 1964;50:813–824.

61. Insall J, Bullough PG, Burstein AH. Proximal "tube" realignment of the patella for chondromalacia patellae. *Clin Orthop.* 1979;(144):63–69.

62. Warren RF, Marshall JL. The supporting structures and layers on the medial side of the knee. *J Bone Joint Surg Am.* 1979;61A:56–62.

63. Arendt E. *Anatomy of Patellofemoral and Patellotibial Ligaments, a*

Cadaver Study. Lyon, France: Presented at: International Patellofemoral Study Group Meeting; 1998.

64. Amis AA, Firer P, Mountney J, et al. Anatomy and biomechanics of the medial patellofemoral ligament. *Knee*. 2003;10:215–220.

65. Desio SM, Burks RT, Bachus KN. Soft tissue restraints to lateral patellar translation in the human knee. *Am J Sports Med*. 1998;26:59–65.

66. Hautamaa PV, Fithian DC, Pohlmeyer AM, et al. The medial soft tissue restraints in lateral patellar instability and repair. *Clin Orthop Rel Res*. 1998;349:174–182.

67. Nomura E, Horiuchi Y, Inoue M. Correlation of MR imaging findings and open exploration of medial patellofemoral ligament injuries in acute patellar dislocations. *Knee*. 2002;9:139–143.

68. Sallay PI, Poggi J, Speer KP, Garrett WE. Acute dislocation of the patella. A correlative pathoanatomic study. *Am J Sports Med*. 1996;24:52–60.

69. Mountney J, Senavongse W, Amis AA, Thomas NP. Tensile strength of the medial patellofemoral ligament before and after repair or reconstruction. *J Bone Joint Surg Br*. 2005;87:36–40.

70. LeGrand AB, Greis PE, Dobbs RE, Burks RT. MPFL reconstruction. *Sports Med Arthrosc Rev*. 2007;15:72–77.

71. Cossey AJ, Paterson R. A new technique for reconstructing the medial patellofemoral ligament. *Knee*. 2005;12:93–98.

72. Carmont MR, Maffulli N. Medial patellofemoral ligament reconstruction: a new technique. *BMC Musculoskelet Disord*. 2007;8:22.

73. Arendt EA, Dejour D. Patella instability: building bridges across the ocean a historic review. *Knee Surg Sports Traumatol Arthrosc*. 2013;21:279–293.

第 28 章

胫骨结节截骨术

BETINA B. HINCKEL,CHARLES A. BAUMANN,JOHN P. FULKERSON

引言

正常的髌骨轨迹由骨骼结构静态介导,由软组织稳定结构被动介导,由膝关节周围的肌肉组织主动介导。髌股关节轨迹与接触有关,因为在生理压力分布的整个运动范围(ROM)内,髌骨在生理上都集中在滑车沟(TG)内。这是由两个主要因素提供的:形态和力线,其中力线可以通过胫骨结节截骨术(TTO)进行操作。因此,我们将重点介绍正常和异常力线及 TTO 的相关影响。

对于广泛的髌股(PF)关节疾病(如髌骨不稳定、局灶性软骨病变和关节炎),TTO 是一种不错的治疗选择。胫骨结节(TT)伸膝装置最远端附着点,因此它具有调整髌骨与滑车关系的独特能力。术中可以通过 TTO 纠正异常髌骨高度和外侧股四头肌向量或去除特定部位来改变轨迹和 PF 应力。虽然一些 TTO 可以纠正胫骨近端的特定异常,但其他一些 TTO 可以补偿影响髌骨轨迹的近端力线不良或紊乱。对于软骨损伤,可以单独进行 TTO,也可以与软组织髌骨稳定和各种治疗方式同时进行。

TTO 的类型取决于手术目的。最常见的是前内侧 TTO,用于降低远端和外侧髌骨负荷,并缓解与远端或外侧髌骨关节损伤相关的疼痛;而内侧 TTO 用于补偿外侧股四头肌向量增加;远端 TTO 用于矫正高位髌骨。其他较不常见的 TTO 移位包括:①在 PF 力线正常的情况下,通过前方 TTO 来治疗局灶性软骨病变。②通过前外侧 TTO 来挽救先前过度的内侧 TTO 转移。③通过近端 TTO 来治疗低位髌骨。本章将重点介绍前内侧、内侧和远端 TTO。

临床、影像学和关节镜评估

病史

病史应侧重于症状的出现和损伤的性质。症状可能与 PF 不稳定或软骨病理状况有关,因此疼痛可能与两者有关。应注意疼痛、不稳定和相关症状(如肿胀)的存在和特征。让患者指出疼痛的部位。急性疼痛通常是创伤性的(如直接创伤或髌骨脱位)。外伤可能导致骨折、骨挫伤或软骨损伤。在创伤患者中,严重的积液是关节内损伤的标志。起病时隐匿和自发性疼痛更可能与力线不良和软骨疾病有关。此外,慢性渗出提示潜在的软骨损伤或关节炎。在非手术治疗之前,应进行注射和物理治疗(PT)。询问患者是否曾接受过任何可能提示瘢痕疼痛、神经瘤或局部刺激的手术。最后,进行 TTO 之前必须权衡患者特定的变量,如年龄、体重指数(BMI)、吸烟史、治疗依从性史、健康水平及患者的目标和期望。

膝关节查体

体格检查必须首先分析患肢的步态、动态肢体力量和肢体力线情况。膝关节检查应包括对渗出液、触诊压痛和韧带稳定性的评估。髌骨恐惧试验时,患者取仰卧位,膝关节轻微弯曲(足以使髌骨进入滑车沟),股四头肌处于放松状态。髌骨应以被动侧向移位的方式移动。不对称性过度松弛(超过两个髌骨象限)、为避免髌骨脱位而产生的股四头肌恐惧或收缩,均提示 PF 不稳定性检测结果阳性。通过内侧滑动试验来观察曾接受过手术的患者是否存在内侧髌骨半脱位,具体来说,是否存在外侧支持带松解。与外侧不稳定类似,不对称性松弛(超过两个髌骨象限)和恐惧是阳性征象。此外,股四头肌收缩导致的内侧半脱位未复位,提示先前的外侧支持带松解导致股外侧肌断裂。PF 软骨病应考虑存在渗出液、髌骨受压疼痛、膝前捻发音或屈膝疼痛。髌骨周围活动受限(小于一个象限)、外侧关节面压痛和固定的髌骨倾斜提示外侧过载综合征[1]。

四肢及髌股力线

PF 力线和髌骨定位评估是基于体格检查和影像学研究进行的。测量外侧股四头肌向量[与下胫股关节(TF)力线]、髌骨高度、髌骨倾斜和髌骨半脱位是至关重要的。

胫股力线

冠状力线有 3 种类型:正常力线、外翻力线和内翻力线。外翻力线增加了冠状面上的股四头肌向量,而内翻力线与膝关节旋转相关,因此也增加了股四头肌向量[2]。膝外翻和膝关节旋转每增加 1°,胫骨结节-滑车沟(TT-TG)距离分别增加 1.01mm 和 0.55mm[3]。此外,股骨内旋增加会导致 Q 角增大,因为滑车沿着髌骨向内侧移动,并相对于髂前上棘(ASIS)和髂前下棘(AIIS)处的股四头肌附着点内旋。

股四头肌外侧向矢量

Q 角是外侧向力矢量的替代物,是股骨长轴、髌骨中心和 TT 之间形成的角度。从根本上说,这些线分别代表了股四头肌和髌腱在髌骨上的力线。尽管这一概念至关重要,但事实证明,精确、可重复的临床测量往往很困难[4]。正常 Q 角男性为 8°~10°,女性为 10°~20°[5-7]。在膝关节屈曲 20°~30°的情况下确定 Q 角,以确保髌骨与 TG 接合。力学变化会影响外侧股四头肌向量和 Q 角;髌骨近端向量将随着股骨内旋而增加,髌骨远端向量将随着外翻和胫骨外旋而增加,并且在整个 ROM 中都会发生变化[8-10]。

TT-TG 距离(图 28.1)可在轴向平面上测量,并已取代 Q 角。其正常值为 10~13mm,距离越远,髌骨不稳定的风险越高(>15mm)[11-13]。TT-TG 距离随患者年龄和身高而变化,高度每增加 1cm,TT-TG 距离增加 0.12[11]。由于测量的限制,TT-TG 距离表示 Q 角的远端向量,不考虑近端向量。因此,TT-TG 距离不应随着股骨内旋与 Q 角减小而增加。研究表明,Q 角和 TT-TG 距离的相关性较差[14]。此外,还存在其他一些误差。例如,TT-TG 距离在膝关节伸展末期显著增加,并受负重和成像方法(CT 与 MRI)的影响,从而使得在各种状况下测量的 TT-TG 距离的可比性受到质疑[15-23]。最重要的是,膝关节旋转是力线不良的重要组

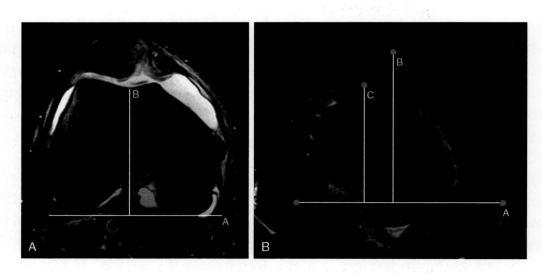

图 28.1　胫骨结节-滑车沟(TT-TG)距离。(A)在可以确定滑车沟最深点的轴向截面(滑车轴向截面)上,绘制一条与股骨外侧和内侧髁后部相切的线(股骨髁线:A 线)。通过滑车软骨的最深点画一条垂直于该切线的线(髁滑车线:B 线)。(B)股骨髁线和髁滑车线转移至最近端的轴向截面(髌腱轴向截面),其中髌腱完全插入 TT,并标记其中心(髌腱中心)。在髌腱中心的交点处画一条垂直于股骨髁线的线(髌腱线:C 线)。髁滑车(B 线)和髌腱(C 线)(PT)之间的最短距离是 PT-TG 距离或 TT-TG 距离。(Courtesy of Betina Bremer Hinckel.)

成部分,不能通过线性测量来解决[24-26]。正常情况下,平均股骨前倾角为10°~20°,胫骨旋转角为25°~41°,膝关节旋转角度为5°~9°[27-30]。TT–TG 角(图 28.2)更好地反映了旋转畸形,导致测量结果更灵敏[31]。此外,研究表明,在儿童人群中,TT–TG 距离随年龄增加而增加,而 TT–TG 角是恒定的,不会随年龄而发生变化[13]。鉴于 TT–TG 距离和角度反映了力线的大体特征,并且可能受到滑车发育不良、膝关节旋转和髌腱附着点偏外的影响,TT–后交叉韧带(TT–PCL)(图 28.3)距离可单独测量 TT 在胫骨中的位置[3,15,23-25,32]。对照组的平均 TT–PCL 距离为 18.8mm±4.00mm,髌骨不稳定患者的平均 TT–PCL 距离为 21.1mm±4.1mm[25,33,34]。一项系统回顾表明,异常阈值应为髌骨不稳定患者的平均值(即 21mm)[33]。然而,我们建议采用更为保守的方法,以便通过人群总体的平均值+1标准差(SD;22.8mm)或+2标准差(26.8mm)设定异常,这意味着人群中16%和2.5%将存在异常。

总之,外侧股四头肌向量最好通过 TT–TG 距离、TT–TG 角和 TT–PCL 距离来评估[25,31,32,35],尽管这些测量值都不是绝对的,并且需要结合动力学因素、结缔组织松弛、滑车发育不良和旋转力线不良来解释。外科医生还应注意,股骨内旋会加剧力线不良。无症状对照组患者的测量结果显示,异常值为 TT–TG>15mm,TT–TG 角>27°,TT–PCL>23mm[25,29,31,33-36]。当 TT–TG 和 TT–PCL 均增加且膝关节旋转(图 28.4)正常时,TT 在胫骨近端的附着处出现畸形,提示需要进行 TTO。当 TT–TG 增加但 TT–PCL 正常且膝关节旋转增加时,如果膝关节的旋转畸形未得到纠正,仍可以进行 TTO;此时,通过将胫骨结节转移至正常位置,从而使整体力线正常化。这意味着在后一种情况下更应注意对髌股关节和胫股关节的潜在损伤。

髌骨高度

髌骨高度异常也会影响 PF 的生物力学。高位髌骨增加了髌骨首次与 TG 接合时的屈曲角度,从而导致半脱位或脱位的风险增加。此外,高位髌骨可导致髌骨和滑车之间的接触力降低[36],而髌骨远端的压力增加。在复发性 PF 不稳定的患者中,48%的患者存在高位髌骨,而对照组中仅12%的患者存在高位髌骨[37]。医源性低位髌骨增加了髌骨上的关节反应力,可能与PF 疼痛和运动受限有关。髌骨高度可通过多种方法确定[如 Insall–Salvati(IS)、Blackburne–Peel 和 Caton–Deschamps(CD)指数](图 28.5)。我们和大多数 PF 外科医生偏好使用 CD 指数,因为这种测量与 TT 位置没有"联系",因此会随着 TTO 的变化而变化。CD 指数可通过髌骨关节面长度与髌骨下关节面与胫骨前上方之间的距离之比来确定。根据影像学研究,CD 指数为 0.6~1.2 被定义为正常髌骨高度[29]。研究表明,X线片与 MRI 上测量的髌骨高度之间没有可比性,MRI 上的异常阈值可能更高[38,39]。一项研究表明,MRI 和

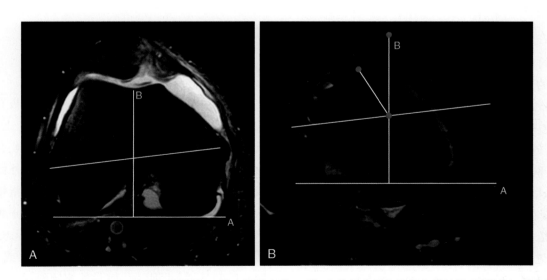

图 28.2 胫骨结节–滑车沟角。(**A**)绘制股骨髁线(A 线)、髁滑车线(B 线)和连接内侧和外侧上髁的线(通髁线),考虑屈伸期间的膝关节旋转轴,然后转移至髌腱轴向截面。髁滑车线和通髁线之间的交点被认为是膝关节的中心。(**B**)角度由髁滑车线和膝关节中心与髌腱中心之间的线形成。(Courtesy of Betina Bremer Hinckel.)

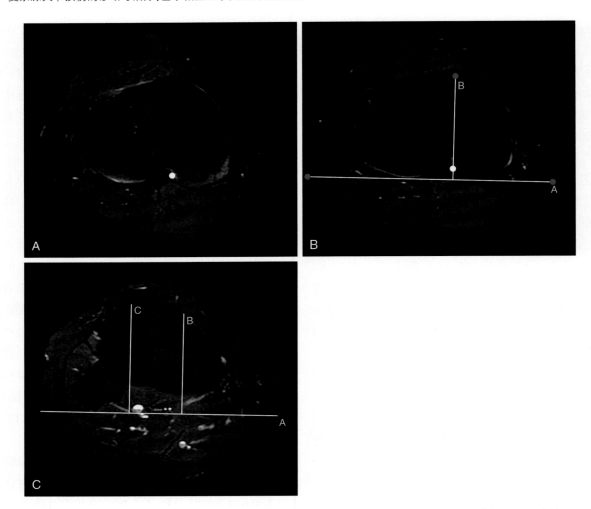

图 28.3　胫骨结节–后交叉韧带(TT–PCL)距离。(A)PCL 的点位于最下方的截面中，在该截面中韧带仍然可以清楚地识别，这与胫骨处韧带的连接部位相对应。(B)胫骨后髁线在胫骨平台关节面下方和腓骨头上方测量(胫骨平台截面)。胫骨后线与胫骨后内侧和外侧平台相切(胫骨髁线：A 线)。PCL 的点转移到胫骨平台截面，经过 PCL 连接处内侧且与胫骨后线垂直的线(B 线)。髌腱线(C 线) 在与胫骨结节截面中髌腱止点的交点处垂直于胫骨后线绘制。TT–PCL 是髌腱和 PCL 线之间的最短距离。(Courtesy of Betina Bremer Hinckel.)

CT 上 IS 的放射学测量值分别增加 0.13 和 0.10 的意义是一样的。另一项研究将 MRI 异常定义为 IS>1.5[39]；然而，尚未为所有的测量指标定义精确的阈值。由于 PF 不稳定和髌骨半脱位患者的髌骨关节面和胫骨前上方并非始终对齐，因此在 MRI 中进行测量可能需要选择和使用多个层面；此外，胫骨的前上方在 MRI 上不太清晰。上述这些因素使得在 MRI 中评估 CD 指数变得更加复杂，因此我们建议在 X 线片上评估 CD 指数。然而，比髌骨高度指数更重要的是髌骨和滑车之间的匹配，它可以采用几种不同的方法来测量。在无 PF 主诉的患者中，MRI 测量的匹配度>0.2[40–42]。

髌骨位置

当髌骨轴线不能降至正常(平行于地板)时，体格检查可识别髌骨倾斜。在 CT 或轴位 MRI 上，可以通过股骨后髁与髌骨横轴形成的角度来测量，角度>20°为异常[29]。Fulkerson 角(股骨后髁与髌骨外侧面线形成的角度)是另一种测量方法。正角度是指横向张开的角度，正常>8°。髌骨外侧倾角增加取决于骨和软组织的约束。它可能是外侧支持带紧张的标志，也可能是内侧约束不足[43]、滑车发育不良[44,45]和(或)外侧股四头肌向量增加[44]所致。髌骨外侧倾斜增加可导致髌骨外侧关节面力过载和局灶性软骨退行性变。随着关

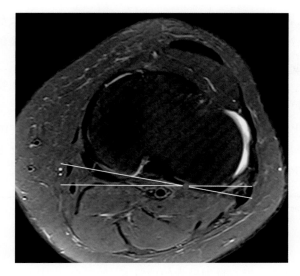

图 28.4 膝关节旋转。股骨髁线(与在胫骨结节–滑车沟中相同)转移至胫骨平台,与胫骨后线(与在胫骨结节–后交叉韧带中相同)相切。两条线之间的角度是膝关节旋转角度。(Courtesy of Betina Bremer Hinckel.)

节炎的进展,外侧 PF 关节间隙变窄,导致软组织挛缩,从而引起外侧更加紧张。因此,随着髌股关节炎的进展,外侧紧张度继续增加。在 TG 内,无法将髌骨向内侧移位超过髌骨中心内侧的 1/4,这证实了外侧支持带紧张。髌骨半脱位可通过影像学检查的主观评价来识别[26]。

髌骨轨迹

髌骨倾斜和髌骨半脱位提示髌骨轨迹不良。J 征可以通过在膝关节完全伸展过程中髌骨的横向偏移来动态评估髌骨轨迹[1]。"J"征用于描述髌骨在伸展过程中形成的反 J 形路径。Hinckel[46]建议将 J 征分为以下几类。

- 正常髌骨轨迹:膝关节屈曲 90°时,髌骨在滑车沟中。当患者主动伸展膝关节时,髌骨保持在中心位置,直到完全伸展。某些患者可能发生轻微的生理性侧移和外倾斜。

- 异常滑动:膝关节屈曲 90°时,髌骨在滑车沟中。当患者主动伸展膝关节时,髌骨向外侧过度移位(伸展时半脱位或脱位)。相反,在膝关节主动屈曲过程中,过度偏侧的髌骨平滑地滑向滑车沟,以降低位置。

- 异常撞击声:膝关节屈曲 90°时,髌骨在滑车沟中。当患者主动伸展膝关节时,髌骨轨迹发生突变,髌骨会发生严重的侧向移位(伸展时半脱位或脱位)。相反,在膝关节主动屈曲过程中,侧向移位的髌骨急速滑入滑车沟。

髌骨轨迹不良与 TT-TG 增加有关。Tanaka 等[47]发现,在所有屈曲角度上,中线偏移(半脱位的一种测量)和髌骨倾斜与 TT-TG 距离显著相关(*P*<0.001)。

髌骨轨迹不良也与高位髌骨有关[48]。根据 CD 指

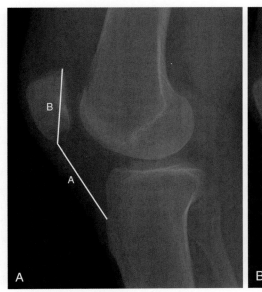
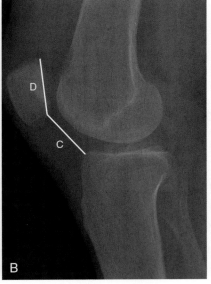

图 28.5 髌骨高度测量。在真实侧位片上测量(重叠股骨髁)。(A)Insall-Salvati 比率。测量髌骨的最大纵向长度(B 线),以及从髌骨最下方到胫骨结节处髌腱深部和后部止点的距离(A 线)。比率为 A/B。(B)Caton-Deschamps 指数。测量髌骨关节面的长度(D 线)和髌骨关节面下点至胫骨上关节面前角的距离(C 线)。比率为 C/D。(Courtesy of Betina Bremer Hinckel.)

数，67%的高位髌骨的 PF 疼痛受试者属于髌骨轨迹不良，而仅 16%的髌骨高度正常的 PF 疼痛受试者属于髌骨轨迹不良。Ward 等[49]报道，当膝关节屈曲 0°时，与对照组相比，高位髌骨患者表现出显著差异，具有更大的侧向位移（TG 最深点外侧髌骨宽度分别为 85.4%±3.6% 和 71.3%±3.0%）、侧向倾斜（21.6°±1.9° 和 15.5°±1.8°）和更小的接触面积（157.6mm²±13.7mm² 和 198.8mm²±14.3mm²）。在较大的膝关节屈曲角度下，未观察到移位和倾斜存在差异；然而，在所有角度都可以观察到接触面积存在差异。

软组织和软骨状态影像学评估

所有疑似 PF 病变的患者均应进行标准的放射学检查，包括双侧负重前后位（AP）和屈曲后前位（PA）、患肢侧位和双侧低屈轴位（Lauren 或 Merchant 位）片。轴位片可用于评估关节的力线、倾斜、半脱位及关节炎的程度。PF 骨关节炎（OA）应根据轴位片进行 Iwano 分类和评估[50]。①Ⅰ期为轻度骨关节炎，关节间隙≥3mm。②Ⅱ期为中度骨关节炎，关节间隙<3mm，但无骨接触。③Ⅲ期为严重的骨关节炎，骨性接触面积不超过关节面的 1/4。④Ⅳ为非常严重的骨关节炎，关节面完全接触[50]。

MRI 可识别与髌骨脱位、软骨损伤、髌股内侧韧带（MPFL）和股内斜肌（VMO）损伤及关节积液相关的骨水肿。

关节镜

关节镜有助于评估 PF 软骨损伤和游离体的位置及严重程度。此外，髌骨轨迹可以通过髌上入路进行评估。

TTO 的生物力学效应

膝关节力线不良的 TT 重新排列可以改变 TF 运动学。Stephen 等[51]发现，TT 外移会提高外侧接触压力，增加外侧髌骨轨迹，并降低髌骨稳定性。虽然内侧接触压力和轨迹会随着进行性胫骨结节内旋而改变，但变化较小。Mani 等[52]证明，内移 TT 可使胫骨外旋，增加内翻角度并使胫骨后倾。Rue 等[53]发现，TT 前移截骨术后滑车接触压力显著降低，力学中心未发生明显的内侧移位。TTO 后滑车接触压力下降高达 32%，这取决于屈曲角度和负重。Shirazi Adl 等[54]发现，在较

大屈曲角度下，前移截骨会增加 PCL 张力和 TF 接触压力，并减少近完全伸展时的 ACL 张力和 TF 接触压力。

TTO 还可以潜在地优化 MPFL 的功能。一项生物力学研究显示，具有天然 TT 解剖结构的膝关节 MPFL 在 20°~70°活动范围内等长。单独增加 TT-TG 距离（>20mm）或髌骨高度（CD>1.2）可以显著改变 MPFL 等长，反之亦然[55]。

TTO 的适应证

非手术治疗对大多数确诊为 PF 疼痛的患者有效，尤其是在没有解剖异常的情况下。俯卧股四头肌伸展、平衡股四头肌强化、髋关节外旋肌强化、本体感觉训练、髌骨固定、矫形装置、止痛药和支具有助于患者避免手术治疗。此外，休息通常可以减轻症状，尤其是过度使用或直接创伤造成的损伤，因为休息可以减轻软骨下骨和其他受刺激结构（如支持带、滑膜）上的压力。这一点值得注意，因为 PF 关节反作用力是正常行走时体重的 0.5 倍，上下楼梯时体重的 3.3 倍，跳跃时甚至更高[56]。

TTO 前内侧移位的适应证

TTO 前内侧移位术由 Fulkerson 于 1983 年首次描述[57]，并于 1990 年由一系列临床病例支持[58]。有症状的 PF 患者、伴有潜在的 PF 力线不良（即股四头肌外侧向量增加）和髌骨畸形、伴或不伴有相关的 PF 不稳定，均是前内侧移位的适应证。前内移位术的目的是通过改善关节的一致性来增加接触面积，从而减少过度的局部 PF 压力，并将髌骨轨迹从 PF 软骨病变区域（外侧和远端髌骨软骨损伤）转移到正常髌骨关节软骨区域（近端和内侧）[59]。

对于相关的软骨骨关节炎进行前内侧移位所需的参数或测量（如 TT-TG 距离、CD 指数等）目前尚无共识，但阈值往往低于髌骨不稳定，尤其是外侧 PF 关节或髌骨远端骨关节炎病例。Ambra 等[60]的一项病例对照研究发现，滑车发育不良是 PF 关节局灶性软骨病变的重要危险因素，其次是高位髌骨（25%的患者 CD>1.2）。另一方面，TT-TG 不属于危险因素。在 PF 骨关节炎患者中，滑车发育不良是报道最多的危险因素[61-65]，而 PF 骨关节炎与高位髌骨和股四头肌向量

增大之间未发现相关性[62]。也就是说,TTO 前移和前内侧移位术(假设 TT 未过度内移,TT 位于屈曲 90°时髌骨的内侧) 仍可以作为一种减轻关节面压力的操作,并且已经获得了临床数据的支持[53,66]。辅助手术在选择性地进行 TTO 以纠正轨迹不良时,不同的作者发现,在接受自体软骨细胞植入(ACI)[67-71]、支架[72]和颗粒化幼年关节软骨(PJAC)治疗的患者中,是否行 TTO 治疗的结果没有差异[73]。这不应解释为 TTO 是不必要的;相反,对于适当的符合指征的患者,TTO 可使软骨恢复结果与不需要 TTO 的患者相当。此外,未矫正髌骨半脱位的患者软骨修复效果较差[74]。

髌股软骨病理状况的结果

术后平均 7.8 个月,83.3%的 PF 疼痛或关节炎患者可恢复一项或多项体育活动[75]。Buuck 和 Fulkerson[76]研究了因髌骨力线不良和软骨损伤而行 TTO 前内侧移位术的患者,术后 8.2 年,86%的患者结果良好或优良。在中央或内侧滑车的 Outerbridge Ⅲ级或 Ⅳ级病变患者和人工修复患者中,报道的结果较差。Klinge 等[77]发现,在外侧和(或)远端髌骨小关节病至少 15 年的随访中,根据患者的主观评价,94%的膝关节(17 个中的 16 个)获得了令人满意的结果。94%的患者愿意在同样的情况下选择再次手术[77]。

没有经历过手术失败的 PF 软骨缺损患者接受第二代 ACI(91%包括伴随 TTO)时,78%恢复了中等至非常重要的职业需求,并且膝关节疼痛减轻[78]。此外,Ogura 等[79]证明,ACI 联合 TTO(用于 PF 间室的双极/接吻损伤时)可显著改善疼痛和功能,5 年和 10 年的生存率分别为 83%和 79%[79]。

对于软骨病变,单纯的前内侧移位术的临床结果取决于病变部位。Pidoriano 等[80]发现,87%的髌骨远端或外侧病变的患者主观结果良好到极好,100%的患者会再次手术,而内侧小关节病变的患者为 55%,近端或弥漫性病变的患者为 20%,中央滑车病变的患者无一例主观结果为良好到极好[80]。Klinge 和 Fulkerson 至少随访 15 年,外侧和远端 PF 关节病的患者 TTO 前内侧移位术具有较高的满意度[77]。

TTO 内移术的适应证

胫骨结节内移 (Elmslie-Trillat 技术) 适用于 PF不稳定伴潜在力线不良 (如股四头外侧肌向量增加)和髌骨轨迹不良但无临床意义的软骨损伤的患者。尸体研究显示,在适当的情况下,TT 内移可以降低外侧接触压力,但不会提高内侧接触压力的峰值[51]。然而,由于 TT 内移可能导致胫骨外旋,过度内移可能导致PF 轨迹异常,还会造成 TF 关节和 PF 关节上的接触压力增加[52]。26 例患者平均 20.9±4.1 年的影像学评估显示,23.3%的患者存在晚期骨关节炎(Kellgren-Lawrence 和 Sperner 3 级和 4 级)。然而,从配对队列中观察到的差异在统计学上并不显著,大多数患者的临床结果仍然良好到极好[81]。

在上述的适应证中,进行 TTO 的理由是基于患者的特定因素、病变特征和生物力学异常。TT 的横向位置过大时,可考虑 TTO。虽然阈值存在争议,但通常认为 TT-TG 为 15~20mm,这取决于其他异常(如滑车发育不良、高位髌骨或相关病理条件、疼痛、软骨损伤)。当单纯的 MPFL 结果达不到最佳并且可以通过TTO 改善时,是最理想的适应证。一些研究评估了具有相关解剖危险因素的单纯 MPFL 的临床疗效 [82-85],总体复发率<5%,其中包括了高位髌骨、股四头肌外侧向量增加和滑车发育不良患者。与滑车发育不良相关的 J 征(撞击型 J 征)和 TT-TG>20mm[83]的患者CD>1.3[85],是 MPFL 重建失败的公认危险因素。这对于 TT-TG>20mm 的患者是较容易理解的[83]。此外,在临界性 TT-TG(17~20mm)患者中]。Franciozi 等[86]发现,在进行 MPFL 时同时进行 TTO,患者报告结果(PRO)得到改善。Neri 等[87]和 Mulliz 等[88]在进行选择性 TTO 时发现,TT-TG>20mm 的患者也有类似的结果。对包括或排除外侧股四头肌向量增加(Q 角增加或 TT-TG 距离增加)的患者进行单纯 MPFL 重建研究的荟萃分析发现,再脱位率、不稳定导致的翻修手术率和阳性焦虑测试或 Kujala 评分等结果无差异[89]。主要局限是缺乏直接比较股四头肌向量变大与正常股四头肌向量的患者。在一项含股四头肌侧方向量增大患者的研究中,Q 角和 TT-TG 距离增大患者的比例也不清楚。在进行 TTO 手术时,主要担心发病率增加。一项包括 787 例患者的系统回顾研究报道,并发症的总发生率为 4.6%[88]。尽管同时进行 MPFL 重建和 TTO 会显著增加手术时间(122±45 分钟),但在不良事件发生率、延长住院时间和 30 天内再住院率等方面,伴随 MPFL 重建和 TTO、单纯 MPFL 重建(97±

55 分钟)及单纯 TTO(89±51 分钟)之间无差异[91]。

髌股关节不稳定的预后

Pritsch 等[92]报道,在 55 例因髌骨不稳定或轨迹不良而接受 TTO 手术的患者中,随访 6.2 年,72.5% 的患者结果良好[90]。Morshuis 等[93]在一项研究中评估了术后平均 12 个月和 30 个月的结果。第一次评估时,84% 的结果令人满意;在下一次随访中,这一比例为 70%[91]。在 41 例 Fulkerson 截骨术联合关节镜下外侧松解术治疗的 PF 不稳定患者中,平均随访 46 个月,平均 Lysholm 评分为 91.8 分[94]。在另一项 TTO 前内移位治疗复发性髌骨不稳定的研究中,83.8% 的患者 Kujala 评分良好至优秀,87.1% 的患者认为如有必要,他们将再次接受手术[95]。对 15 例患者的 22 个膝关节同时进行外侧支持带松解术,术后平均 Lysholm 评分从 63.3 分提高到 98 分,髌骨倾斜角度从 9.4°改善到 5.5°,无再脱位[96]。

TTO前内侧和内侧手术技术

全身麻醉或局部阻滞麻醉后,患者仰卧并放置挡板。整个下肢铺巾,为术中操作做好准备。如果之前没有进行关节镜检查,可进行诊断性关节镜手术以评估是否存在软骨损伤。如果体格检查和高级影像学检查证实存在外侧紧张,则可进行外侧支持带延长[97,98]。随后应使用大腿止血带,以改善术野,减少术中出血量。前内侧移位手术的切口应位于 TT 的外侧,长 10~12cm,以防止切口和瘢痕位于截骨术上方。如果正在进行髌旁软组织平衡操作(如 MPFL 重建、外侧支持带延长)或关节内软骨修复,则切口可向近端延伸。

识别和保护髌腱(图 28.6)。显露其内侧和外侧边界。确定 TT 远端截骨术的位置。将胫骨前内侧骨膜向内侧剥离。在外侧,用骨膜剥离子将胫骨前方肌肉组织向侧方拨开。将拉钩从胫骨外侧置入胫骨后方,以保护胫骨前动脉和腓深神经免受损伤。近端的截骨应使用骨刀在髌腱近端(垂直或斜向于胫骨长轴)进行(图 28.6 和图 28.7);此外,应做内侧和外侧截骨,以确定近端截骨术的界限。外侧截骨应位于髌腱和 Gerdy 结节之间。在进行前内侧移位术时,根据术前所需的前移量和内移量选择 45°~60°的角度。然后从前内侧向后外侧进行倾斜的前内侧截骨,从近端向远

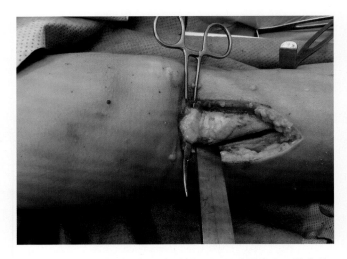

图 28.6 右膝胫骨结节截骨术,前视图。髌腱收缩和近端截骨。注意髌腱的收缩并加以保护。使用骨刀在髌腱的近端做近端截骨(斜向胫骨长轴)。(Reprint from Wylie JD, Fulkerson JP. Tibial Tubercle Transfer. In: Azar FM, editor. Illustrated tips and tricks in sports medicine surgery: Wolters Kluwer; 2018.)

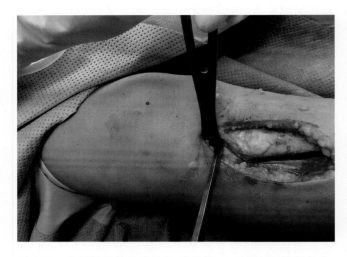

图 28.7 右膝胫骨结节截骨术,前视图。在外侧展示近端截骨;截骨在髌腱和 Gerdy 结节之间进行。(Reprint from Wylie JD, Fulkerson JP. Tibial Tubercle Transfer. In: Azar FM, editor. Illustrated tips and tricks in sports medicine surgery: Wolters Kluwer; 2018.)

端延伸,以形成 5~7cm 长度的截骨块(图 28.8)[1]。该步骤可使用摆锯或骨刀进行。在需要分离的位置,使用骨刀完成。

一旦截骨块能够自由移动,将 TT 截骨块向前和向内侧平移(图 28.9 和图 28.10)。反复屈伸膝关节,以引导骨块进入最佳位置,以重新调整伸肌装置。一般情况下,需要 1cm 的前内侧移位,以使 TT-TG 距

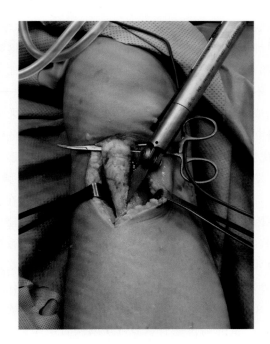

图 28.8 右膝胫骨结节截骨术,前视图,内侧截骨。对于前内移位手术,根据术前所需的前移量和内移量选择 45°~60°的角度。从前内侧到后外侧进行侧斜与前内侧截骨,从近侧切口开始并向远端延伸,长度为 5~7cm。(Reprint from Wylie JD,Fulkerson JP. Tibial Tubercle Transfer. In:Azar FM,editor. Illustrated tips and tricks in sports medicine surgery:Wolters Kluwer;2018.)

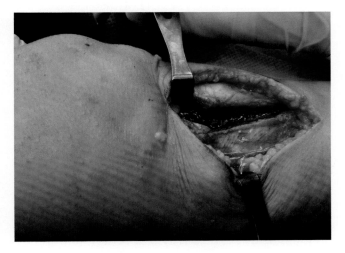

图 28.9 右膝胫骨结节截骨术,侧视图。(Reprint from Wylie JD,Fulkerson JP. Tibial Tubercle Transfer. In:Azar FM,editor. Illustrated tips and tricks in sports medicine surgery:Wolters Kluwer;2018.)

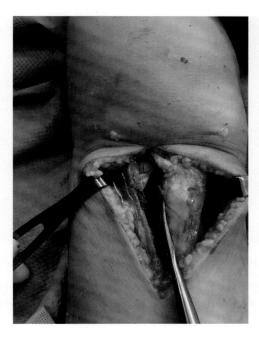

图 28.10 右膝胫骨结节截骨术,前视图。在截骨块自由移动的情况下,将胫骨结节截骨块向前和向内平移。(Reprint from Wylie JD,Fulkerson JP. Tibial Tubercle Transfer. In:Azar FM,editor. Illustrated tips and tricks in sports medicine surgery:Wolters Kluwer;2018.)

使用 2~3 个 3.5~4.5mm 的部分螺纹松质骨螺钉或全螺纹皮质拉力螺钉将截骨块与后方骨皮质进行加压固定(图 28.11 和图 28.12)。螺钉应与截骨面垂直。充分加压骨表面有助于促进骨愈合。钻孔时,为了避免损伤神经血管结构,应注意动脉与胫骨后皮质距离最近处在粗隆顶部水平上,小于 1mm,而最大距离位于远端水平[99]。此外,钻穿胫骨后皮质内侧 1/3(垂直于双踝轴)可以为螺钉提供最安全的固定区域[99]。如果螺钉定位出现任何问题,可进行术中透视。螺钉正确定位后,应彻底冲洗伤口,并按标准方式分层缝合。前间室筋膜可疏松地间断缝合,以降低术后发生前间室综合征的风险。缝合后,可加压包扎。

当进行单纯内侧移位手术(Elmslie–Trillat 技术)时,可以保留远端骨和骨膜铰链。这具有愈合优势,因为远端皮质截骨通常是最后愈合的部分。根据远端铰链提供的稳定性,可以使用 1~2 个螺钉进行固定。应注意平行于股骨通髁轴进行后方截骨,使其与滑车和髌骨轨迹一致。再次强调,钻孔时应避免损伤神经血管结构。水平截骨时螺钉垂直于截骨面增加了神经血管损伤的风险[99]。因此,在进行水平截骨 TTO 时应比

离<15mm。在屈曲 90°时,TT 不应位于髌骨内侧,因为这不符合生理特点。一旦达到所需的位置,TT 可使用克氏针暂时固定到位,然后使用空心螺钉进行固定。

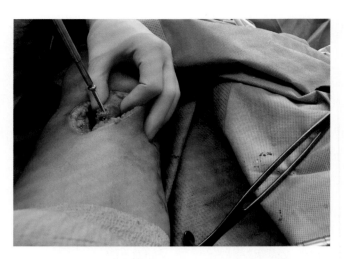

图 28.11　右膝胫骨结节截骨术,俯视图。(Reprint from Wylie JD,Fulkerson JP. Tibial Tubercle Transfer. In:Azar FM,editor. Illustrated tips and tricks in sports medicine surgery:Wolters Kluwer;2018.)

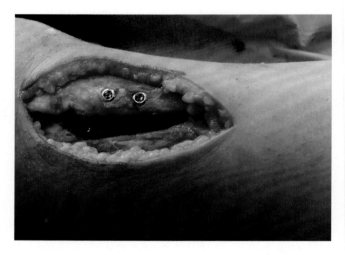

图 28.12　右膝胫骨结节截骨术,侧视图。两个全螺纹 4.5mm 皮质拉力螺钉用于截骨块与后方骨皮质之间的加压固定。在图 28.11 中注意螺钉垂直于截骨面。最后的固定如图所示。(Reprint from Wylie JD,Fulkerson JP. Tibial Tubercle Transfer. In:Azar FM,editor. Illustrated tips and tricks in sports medicine surgery:Wolters Kluwer;2018.)

斜形截骨 TTO 时更加小心。

TTO 远端移位术的适应证

胫骨结节远端移位可以使膝关节屈曲过程中髌骨与滑车更早地接合,从而增大滑车辅助髌骨稳定的 ROM。适用于高位髌骨引起的髌骨不稳定[100]。在特殊情况下,可以与胫骨结节前内侧移位术或胫骨结节前

移术联合使用,这将在后面讨论,其适应证存在争议。当单纯 MPFL 的结果不佳时, 可以通过 TTO 得到改善(如 CD 指数>1.2),这取决于其他异常情况(如滑车发育不良、股四头外侧肌向量增加或相关病理条件、疼痛或软骨损伤)。在一项单纯 MPFL 重建的大型队列研究 (N=211) 中,CD>1.3 被认为是失败的危险因素,优势比(OR)为 5.5[85]。另一个公认的危险因素是与滑车发育不良相关的 J 征,其与高位髌骨无关(弹响 J 征)。高位髌骨也是单纯 MPFL 重建后持续存在 J 征的原因之一[86]。另一方面,Pinheiro 等[101]在一项较小的队列(N=37)中发现,CD 指数小于或大于 1.2 的患者 PRO 没有差异。然而,临床上 CD 指数的平均差异很小,分别为 1.14 和 1.34,尽管在患者数量上具有统计学意义。对高位髌骨患者进行 MPFL 重建的系统回顾表明,严重的高位髌骨(CD>1.4 或髌骨滑车接合<0)是罕见的(<18%)[102]。尽管受到样本量小的影响,但严重的高位髌骨患者进一步不稳定的风险更高,而轻度高位髌骨(CD 1.2~1.4)患者的失败率和 PRO 与髌骨高度正常(CD<1.2)的患者类似。

髌股关节不稳定的预后

这些手术均取得了最佳的中短期效果[102]。Magnussen 等[100]系统回顾发现,TTO 远端移位可使髌骨高度正常化并防止复发性髌骨脱位;然而,15%~33%的不稳定患者的体格检查结果(如髌骨恐惧试验)仍为阳性[100]。在一项包含 34 例患者(36 个膝关节)的研究中,对于明确髌骨轨迹不良的患者,第一组接受了外侧松解和 TTO;第二组除了进行 TTO 和外侧松解外,还进行了 MPFL 重建。在任何时期,Kujala、Tegner 或视觉模拟量表(VAS)评分均无显著差异,两组在术后重返学校/工作或运动的时间上也无显著差异。然而,MPFL 重建组的总体患者满意度较高(P=0.04)。CT 显示,在股四头肌收缩状态下,重建组的平均髌骨倾斜(分别为 6°和 -8°;P=0.03)和平均适合角(分别为 13°和 -11°;P=0.03)在统计学上有显著改善[104]。在 Mayer 等[105]的一项研究中,高位髌骨和发作性髌骨脱位患者的髌腱固定和胫骨结节远端移位后,髌腱长度从 56.3mm±2.7mm 正常化至 44.3mm±8.6mm(P<0.0001),获得稳定的 PF 关节且术后无髌骨脱位, 长期膝关节功能良好, 国际膝关节文献委员会 (IKDC) 评分为(75.6±9.5)分,术后随访时间平均为 9.6 年。CD 指数

从（1.22±0.17）分降至（0.95±0.22）分（P<0.0001），Insall-Salvati 比率从 1.42±0.17 降至 0.91±0.18（P<0.0001）[105]。

胫骨结节远端截骨手术技术

骨性截骨前的显露步骤与前内侧移位术相同。不同之处在于，一旦显露，应在骨性 TT 后方截骨之前两次远端截骨。在更远端处截骨，以将 TT 转移至此，在近端截骨以标记将发生的移位量。两个切口均应垂直于胫骨长轴。需要注意的是测量两个远端截骨面之间的距离，而不是测量切除骨块的大小，因为锯片截骨会使骨块变小。髌骨高度指数<1.2 可以提供足够的稳定性，作者倾向于避免产生低位髌骨。软组织瘢痕和其他操作（如 MPFL 重建）将进一步降低髌骨高度[106]。因此，该距离是在 CD 指数降低至约 1.1 的基础上计算的[107]，通常为 6~10mm。再次强调，钻孔时应注意避免损伤神经血管结构。螺钉固定时，应垂直于截骨平面，以免损伤神经血管结构[99]。因此，相比于倾斜 TTO，在进行直线 TTO 时，应更加小心。

对其他胫骨结节移位术的意见和建议

外侧移位

翻修时应考虑外侧移位，以纠正医源性 TT 向内侧过度定位。否则，不必常规考虑向外侧移位，因为尸体研究表明，TT 外侧移位可显著提高外侧关节的接触压力，增加外侧髌骨轨迹，降低髌骨稳定性[51]。

前方移位

前方移位常用于治疗正常 TT-TG（<15mm）情况下负荷过大造成的远端髌骨软骨损伤、双极接吻损伤或关节炎[1]。Maquet[108]首先描述了 TT 的前移。通过TT 前移增加髌腱的杠杆力臂长度，髌骨和滑车接触压力降低，而不会导致力学中心向滑车内侧移动[53]。如果要进行前移手术，作者更喜欢采用 Rue 等[53]描述的技术。此外，作者认为前移手术只适用于局部软骨病变，而不应用于骨关节炎或不稳定。

前外侧移位

在翻修手术中，可采用前外侧移位技术来纠正医源性 TT 后内侧过度定位。

近端移位

TT 近端移位通常用于治疗由关节纤维性变所致的低位髌骨，以及慢性股四头肌肌腱断裂或 TT 过度远端移位所致的髌腱回缩。这可能是髌骨延长的一种实用的替代方法。据作者所知，没有关于 TT 近端移位的长期结果发表。

影响 TTO 决定的因素

许多因素可影响 TTO 是否必要的决定。表 28.1 总结了赞成或反对 TTO 的意见。

解剖危险因素数量增加或严重程度加剧更支持进行 TTO。膝外翻和膝内翻分别与冠状位和旋转力线不良有关。由于 TTO 增加内翻和膝关节旋转[52]，实际上会增加内翻膝的畸形，并可能使内侧 PF 和 TF 关节过载。此外，增大的 TT-TG 和膝关节旋转在整个 ROM 过程中发生显著改变[109]。因此，患者伸膝时股四头肌向量增加，屈曲时股四头肌向量正常；而 TTO 会导致伸膝时股四头肌向量正常，屈曲时结节过度居中。与外翻患者相比，内翻和旋转力线不良的患者更容易发生这种情况。因此，与外翻膝相比，内翻膝关节进行 TTO 时应更加小心。如果存在滑车隆起，尤其是高位髌骨的病例，TTO 可避免髌骨与隆起关节连接，因此不需要进行滑车成形术[110,111]。然而，严重的滑车发育不良患者 TTO 联合 MPFL 重建的结果更差；因此，必要时可进行滑车成形术[111]。

病史表明，髌骨不稳定患者的不稳定程度越高，骨性支撑就越少，这些患者可能越需要进行 TTO 以改善骨性接触。此外，韧带松弛的患者可能需要增加骨性支撑，以避免对柔韧的韧带的过度依赖。当髌骨在运动弧的延伸部分脱离时，膝关节过伸会导致功能性高位髌骨。这时 TTO 远端移位的阈值需放宽。对于从事高风险运动的运动员来说，TTO 重新对线可能会增加稳定性，但代价是恢复时间更长，并发症风险更高。当存在相关的外侧或远端超负荷病理情况（如疼痛、软骨损伤、关节炎）时，可以采用 TTO 前内侧移位手术进行治疗。当有内侧 PF 软骨损伤时，需要仔细评估。下内侧病变可由不稳定（急性脱位或末端伸展时半脱位）引起，应与膝关节内翻引起的特发性内侧过载相鉴别。因此，不稳定的内侧病变可以采用 TTO 治疗，而过载和特发性病变通常不能。

表 28.1 胫骨粗隆截骨术的支持因素和反对因素

	支持胫骨截骨	反对胫骨截骨
	髌骨不稳和关节软骨病理改变	
解剖危险因素 [a]	外翻膝	内翻膝
	股四头肌向量增大	膝关节旋转增大(>5°),膝关节屈曲时Q
	Q 角增大	角减小至正常范围
	TT-TG>20mm	
	TT-TG 角>27°	
	TT-PCL>27mm	
	膝关节旋转<5°	
	高位髌骨	
	体格检查时髌骨面朝上	
	膝关节半屈曲时,髌骨滑动增加但没有严重的滑车畸形	
	滑动的 J 征	
	CD 指数>1.4	
	髌骨-滑车接合<0.2	
	无法处理的严重的滑车发育不良	
	髌骨不稳定	
不稳定程度	存在危险因素情况下因复发导致 MPFL 翻修手术	初次 MPFL 手术
	日常活动中慢性不稳定	由于创伤因素的首发不稳
体格检查	膝关节过伸	
	韧带松弛	
活动水平	有进行剪切、旋转和对抗运动的需求	低运动需求患者
相关的病理损伤	远端/外侧负荷过大:疼痛、软骨损伤、关节炎	内侧负荷过大:疼痛、软骨损伤、关节炎
	软骨的病理变化	
损伤特点	两极局灶性损伤	单极局灶性损伤
	关节炎	无关节炎
患者特点	年轻,运动活跃	年老,低运动需求

[a] 根据损伤特点和患者特点,特别是在远端髌股关节炎的患者中,软骨病理变化的诊断阈值比不稳定更低。

当软骨的病理状况是主要的主诉时,双极松弛或关节炎患者,尤其是年轻和更活跃的人群,更应考虑非负重 TTO 治疗,以提高手术的成功率和生存率。

康复锻炼

许多物理治疗方案最初都是基于标准的 PF 康复,即恢复 ROM 和股四头肌强化。康复计划的重点是强化整个肢体的运动控制。在最初的 6~8 周内(直到截骨术愈合),支具应锁定在伸直位,但在家锻炼时除外。一旦神经阻滞消失,可在术后第 1 天开始髌骨活动、脚跟滑动和股四头肌等长收缩,每天应进行 3~4 次。部分负重时首选将支具锁定在伸直位,以减少

胫骨骨折的风险[112]。一旦截骨部位几乎完全愈合,就可以进行完全负重。这不包括截骨的远端部位,可能需要数月才能完全愈合。在最初几个月内应考虑进行低强度的活动(如自行车、椭圆机),慢跑 3 个月,以及在 4~6 个月后进行标准化的恢复运动。

并发症

并发症可能包括骨筋膜室综合征[1,107]、术后出血[90]、肿胀[113]、骨折[86,95,107]、畸形愈合/骨不连[114]、固定失败、伤口愈合延迟、感染[114]、血管损伤[99]、关节炎[93]、深静脉血栓形成/肺栓塞[93],以及需要移除内固定物[86]等。在 Payne 等[90]的系统回顾中,TTO 的总体并发症风险为

4.6%，主要并发症发生率为 3.0%。此外，TT 完全分离时的并发症发生率(10.7%)高于 Elmslie Trillat(3.3%)或 Fulkerson(3.7%)手术[90]。关节纤维变性也可发生；因此，为防止这种并发症，必须早期开始活动。36.7%的 TTO 需要取出移植物，这在内侧移位术后的发生率为(26.8%)，比前内侧移位术(49.0%)和胫骨结节完全分离术(48.3%)要低[90]。Maquet 前内侧移位术[108]的并发症发生率较高，过度的前内侧移位导致伤口裂开，与皮肤坏死一样严重，一些作者报道其发生率高达 37%[115]。前内侧移位术和 PF 手术的特点是持续性疼痛、进行性软骨退变、僵硬、关节纤维性变、运动受限、低位髌骨和复杂的区域疼痛综合征[1]。

总结

进行 TTO 时，最重要的是要区分手术的目的是改善力线和轨迹、降低软骨表面压力或其他复杂情况。TTO 可以使作用在髌骨上的力重新平衡，以改善 PF 接触面积，提高稳定性和压力。通常，应从病史、体格检查、影像学和关节镜检查中收集信息以决定是否进行该手术。在有明显临床证据的髌骨轨迹不良和髌前疼痛同时有影像学证据的患者中，胫骨结节转移术会使大部分患者的症状明显改善，同时具有较低的并发症发生率。

（周天平　译）

参考文献

1. Sherman SL, Erickson BJ, Cvetanovich GL, et al. Tibial tuberosity osteotomy: indications, techniques, and outcomes. *Am J Sports Med*. 2014;42(8):2006–2017.
2. Imhoff FB, Victor F, Lukas M, et al. The complexity of bony malalignment in patellofemoral disorders: femoral and tibial torsion, trochlear dysplasia, TT-TG distance, and frontal mechanical axis correlate with each other. Knee Surg Sports Traumatol Arthrosc. 2020;28 (3):897–904.
3. Smith BW, Millar EA, Jones KC, Elias JJ. Variations in tibial tuberosity to trochlear groove and posterior cruciate ligament distances due to tibial external and valgus rotations. *J Knee Surg*. 2018;31(6):557–561.
4. Post WR, Fithian DC. Patellofemoral instability: a consensus statement from the AOSSM/PFF patellofemoral instability workshop. *Orthop J Sports Med*. 2018;6(1): 2325967117750352.
5. Sojbjerg JO, Lauritzen J, Hvid I, Boe S. Arthroscopic determination of patellofemoral malalignment. *Clin Orthop Relat Res*. 1987;(215):243–247.
6. Johnson LL, van Dyk GE, Green JR 3rd, et al. Clinical assessment of asymptomatic knees: comparison of men and women. *Arthroscopy*. 1998;14(4):347–359.
7. Woodland LH, Francis RS. Parameters and comparisons of the quadriceps angle of college-aged men and women in the supine and standing positions. *Am J Sports Med*. 1992;20(2):208–211.
8. Markolf KL, Mensch JS, Amstutz HC. Stiffness and laxity of the knee-the contributions of the supporting structures. A quantitative in vitro study. *J Bone Joint Surg Am*. 1976;58(5):583–594.
9. Shoemaker SC, Adams D, Daniel DM, Woo SL. Quadriceps/anterior cruciate graft interaction. An in vitro study of joint kinematics and anterior cruciate ligament graft tension. *Clin Orthop Relat Res*. 1993;(294):379–390.
10. Trent PS, Walker PS, Wolf B. Ligament length patterns, strength, and rotational axes of the knee joint. *Clin Orthop Relat Res*. 1976;117:263–270.
11. Pennock AT, Alam M, Bastrom T. Variation in tibial tubercle-trochlear groove measurement as a function of age, sex, size, and patellar instability. *Am J Sports Med*. 2014;42(2):389–393.
12. Yeoh CS, Lam KY. Tibial tubercle to trochlear groove distance and index in children with one-time versus recurrent patellar dislocation: a magnetic resonance imaging study. *J Orthopaed Surg*. 2016;24(2):253–257.
13. Bayhan IA, Kirat A, Alpay Y, et al. Tibial tubercle-trochlear groove distance and angle are higher in children with patellar instability. *Knee Surg Sports Traumatol Arthrosc*. 2018;26(12):3566–3571.
14. Dickschas J, Harrer J, Bayer T, et al. Correlation of the tibial tuberosity-trochlear groove distance with the Q-angle. *Knee Surg Sports Traumatol Arthrosc*. 2016;24(3):915–920.
15. Anley CM, Morris GV, Saithna A, et al. Defining the role of the tibial tubercle-trochlear groove and tibial tubercle-posterior cruciate ligament distances in the work-up of patients with patellofemoral disorders. *Am J Sports Med*. 2015;43(6):1348–1353.
16. Camathias C, Pagenstert G, Stutz U, et al. The effect of knee flexion and rotation on the tibial tuberosity-trochlear groove distance. *Knee Surg Sports Traumatol Arthrosc*. 2015;24(9):2811–2817.
17. Camp CL, Stuart MJ, Krych AJ, et al. CT and MRI measurements of tibial tubercle-trochlear groove distances are not equivalent in patients with patellar instability. *Am J Sports Med*. 2013;41(8):1835–1840.
18. Dietrich TJ, Betz M, Pfirrmann CW, et al. End-stage extension of the knee and its influence on tibial tuberosity-trochlear groove distance (TTTG) in asymptomatic volunteers. *Knee Surg Sports Traumatol Arthrosc*. 2014;22(1):214–218.
19. Ho CP, James EW, Surowiec RK, et al. Systematic technique-dependent differences in CT versus MRI measurement of the tibial tubercle-trochlear groove distance. *Am J Sports Med*. 2015;43(3):675–682.
20. Izadpanah K, Weitzel E, Vicari M, et al. Influence of knee flexion angle and weight bearing on the tibial tuberosity-trochlear groove (TTTG) distance for evaluation of patellofemoral alignment. *Knee Surg Sports Traumatol Arthrosc*. 2014;22(11):2656–2661.
21. Schoettle PB, Zanetti M, Seifert B, et al. The tibial tuberosity-trochlear groove distance; a comparative study between CT and MRI scanning. *Knee*. 2006;13(1):26–31.
22. Hinckel BB, Gobbi RG, Filho EN, et al. Are the osseous and tendinous-cartilaginous tibial tuberosity-trochlear groove distances the same on CT and MRI? *Skeletal Radiol*. 2015;44(8):1085–1093.
23. Marquez-Lara A, Andersen J, Lenchik L, et al. Variability in patellofemoral alignment measurements on MRI: influence of knee position. *AJR Am J Roentgenol*. 2017;208(5):1097–1102.
24. Tensho K, Akaoka Y, Shimodaira H, et al. What components comprise the measurement of the tibial tuberosity-trochlear groove distance in a patellar dislocation population? *J Bone Joint Surg Am*. 2015;97(17):1441–1448.
25. Daynes J, Hinckel BB, Farr J. Tibial tuberosity-posterior cruciate ligament distance. *J Knee Surg*. 2016;29(6):471–477.
26. Diederichs G, Issever AS, Scheffler S. MR imaging of patellar instability: injury patterns and assessment of risk factors. *Radiographics*. 2010;30(4):961–981.
27. Kuo TY, Skedros JG, Bloebaum RD. Measurement of femoral anteversion by biplane radiography and computed tomography imaging: comparison with an anatomic reference. *Invest Radiol*. 2003;38(4):221–229.
28. Diederichs G, Kohlitz T, Kornaropoulos E, et al. Magnetic resonance imaging analysis of rotational alignment in patients with patellar dislocations. *Am J Sports Med*. 2013;41(1):51–57.
29. Dejour H, Walch G, Nove-Josserand L, Guier C. Factors of patellar instability: an anatomic radiographic study. *Knee Surg Sports Traumatol Arthrosc*. 1994;2(1):19–26.
30. Schneider B, Laubenberger J, Jemlich S, et al. Measurement of fem-

oral antetorsion and tibial torsion by magnetic resonance imaging. *Br J Radiol*. 1997;70(834):575–579.

31. Hinckel BB, Gobbi RG, Kihara Filho EN, et al. Patellar tendon-trochlear groove angle measurement: a new method for patellofemoral rotational analyses. *Orthop J Sports Med*. 2015;3(9):2325967115601031.

32. Heidenreich MJ, Camp CL, Dahm DL, et al. The contribution of the tibial tubercle to patellar instability: analysis of tibial tubercle-trochlear groove (TT-TG) and tibial tubercle-posterior cruciate ligament (TT-PCL) distances. *Knee Surg Sports Traumatol Arthrosc*. 2017;25(8):2347–2351.

33. Boutris N, Delgado DA, Labis JS, et al. Current evidence advocates use of a new pathologic tibial tubercle-posterior cruciate ligament distance threshold in patients with patellar instability. *Knee Surg Sports Traumatol Arthrosc*. 2018;26(9):2733–2742.

34. Seitlinger G, Scheurecker G, Hogler R, et al. Tibial tubercle-posterior cruciate ligament distance: a new measurement to define the position of the tibial tubercle in patients with patellar dislocation. *Am J Sports Med*. 2012;40(5):1119–1125.

35. Hinckel BB, Gobbi RG, Kihara Filho EN, et al. Why are bone and soft tissue measurements of the TT-TG distance on MRI different in patients with patellar instability? *Knee Surg Sports Traumatol Arthrosc*. 2017;25(10):3053–3060.

36. Luyckx T, Didden K, Vandenneucker H, et al. Is there a biomechanical explanation for anterior knee pain in patients with patella alta? Influence of patellar height on patellofemoral contact force, contact area and contact pressure. *J Bone Joint Surg Br*. 2009;91(3):344–350.

37. Neyret P, Robinson AH, Le Coultre B, et al. Patellar tendon length: the factor in patellar instability? *Knee*. 2002;9(1):3–6.

38. Shabshin N, Schweitzer ME, Morrison WB, Parker L. MRI criteria for patella alta and baja. *Skeletal Radiol*. 2004;33(8):445–450.

39. Lee PP, Chalian M, Carrino JA, et al. Multimodality correlations of patellar height measurement on X-ray, CT, and MRI. *Skeletal Radiol*. 2012;41(10):1309–1314.

40. Biedert RM, Albrecht S. The patellotrochlear index: a new index for assessing patellar height. *Knee Surg Sports Traumatol Arthrosc*. 2006;14(8):707–712.

41. Ali SA, Helmer R, Terk MR. Patella alta: lack of correlation between patellotrochlear cartilage congruence and commonly used patellar height ratios. *AJR Am J Roentgenol*. 2009;193(5):1361–1366.

42. Dejour D, Ferrua P, Ntagiopoulos PG, et al. The introduction of a new MRI index to evaluate sagittal patellofemoral engagement. *Orthop Traumatol Surg Res*. 2013;99(suppl 8):S391–398.

43. Arendt EA, Dejour D. Patella instability: building bridges across the ocean a historic review. *Knee Surg Sports Traumatol Arthrosc*. 2013;21(2):279–293.

44. Biyani R, Elias JJ, Saranathan A, et al. Anatomical factors influencing patellar tracking in the unstable patellofemoral joint. *Knee Surg Sports Traumatol Arthrosc*. 2014;22(10):2334–2341.

45. Saggin PR, Dejour D, Meyer X, Tavernier T. Computed tomography and arthro-CT scan in patellofemoral disorders. In: Zaffagnini S, Dejour D, Arendt EA, Agel J, eds. *Patellofemoral Pain, Instability, and Arthritis: Clinical Presentation, Imaging, and Treatment*. Berlin, Germany: Springer; 2010:73–78.

46. Best MJ, Tanaka MJ, Demehri S, Cosgarea AJ. Accuracy and reliability of the visual assessment of patellar tracking. Am J Sports Med. 2020:363546519895246.

47. Tanaka MJ, Elias JJ, Williams AA, et al. Correlation between changes in tibial tuberosity-trochlear groove distance and patellar position during active knee extension on dynamic kinematic computed tomographic imaging. *Arthroscopy*. 2015;31(9):1748–1755.

48. Pal S, Besier TF, Beaupre GS, et al. Patellar maltracking is prevalent among patellofemoral pain subjects with patella alta: an upright, weightbearing MRI study. *J Orthop Res*. 2013;31(3):448–457.

49. Ward SR, Terk MR, Powers CM. Patella alta: association with patellofemoral alignment and changes in contact area during weight-bearing. *J Bone Joint Surg Am*. 2007;89(8):1749–1755.

50. Iwano T, Kurosawa H, Tokuyama H, Hoshikawa Y. Roentgenographic and clinical findings of patellofemoral osteoarthrosis. With special reference to its relationship to femorotibial osteoarthrosis and etiologic factors. *Clin Orthop Relat Res*. 1990;(252):190–197.

51. Stephen JM, Lumpaopong P, Dodds AL, et al. The effect of tibial tuberosity medialization and lateralization on patellofemoral joint kinematics, contact mechanics, and stability. *Am J Sports Med*. 2015;43(1):186–194.

52. Mani S, Kirkpatrick MS, Saranathan A, et al. Tibial tuberosity osteotomy for patellofemoral realignment alters tibiofemoral kinematics. *Am J Sports Med*. 2011;39(5):1024–1031.

53. Rue JP, Colton A, Zare SM, et al. Trochlear contact pressures after straight anteriorization of the tibial tuberosity. *Am J Sports Med*. 2008;36(10):1953–1959.

54. Shirazi-Adl A, Mesfar W. Effect of tibial tubercle elevation on biomechanics of the entire knee joint under muscle loads. *Clin Biomech (Bristol, Avon)*. 2007;22(3):344–351.

55. Redler LH, Meyers KN, Brady JM, et al. Anisometry of medial patellofemoral ligament reconstruction in the setting of increased tibial tubercle-trochlear groove distance and patella alta. *Arthroscopy*. 2018;34(2):502–510.

56. Reilly DT, Martens M. Experimental analysis of the quadriceps muscle force and patello-femoral joint reaction force for various activities. *Acta Orthop Scand*. 1972;43(2):126–137.

57. Fulkerson JP. Anteromedialization of the tibial tuberosity for patellofemoral malalignment. *Clin Orthop Relat Res*. 1983;177:176–181.

58. Fulkerson JP, Becker GJ, Meaney JA, et al. Anteromedial tibial tubercle transfer without bone graft. *Am J Sports Med*. 1990;18(5):490–496, discussion 6-7.

59. Farr J, Schepsis A, Cole B, et al. Anteromedialization: review and technique. *J Knee Surg*. 2007;20(2):120–128.

60. Ambra LF, Hinckel BB, Arendt EA, et al. Anatomic risk factors for focal cartilage lesions in the patella and trochlea: a case control study. *Am J Sports Med*. 2019;47(10):2444–2453.

61. Jungmann PM, Tham SC, Liebl H, et al. Association of trochlear dysplasia with degenerative abnormalities in the knee: data from the Osteoarthritis Initiative. *Skeletal Radiol*. 2013;42(10):1383–1392.

62. Tsavalas N, Katonis P, Karantanas AH. Knee joint anterior malalignment and patellofemoral osteoarthritis: an MRI study. *Eur Radiol*. 2012;22(2):418–428.

63. Stefanik JJ, Roemer FW, Zumwalt AC, et al. Association between measures of trochlear morphology and structural features of patellofemoral joint osteoarthritis on MRI: the MOST study. *J Orthop Res*. 2012;30(1):1–8.

64. Kalichman L, Zhang Y, Niu J, et al. The association between patellar alignment and patellofemoral joint osteoarthritis features-an MRI study. *Rheumatology*. 2007;46(8):1303–1308.

65. Dejour D, Allain J. Isolated patellofemoral osteoarthritis: natural history and clinical presentation. In: Zaffagnini S, Dejour D, Arendt EA, eds. *Patellofemoral Pain, Instability, and Arthritis: Clinical Presentation, Imaging, and Treatment*. Berlin, Germany: Springer; 2010:263–270.

66. Ferguson AB Jr, Brown TD, Fu FH, Rutkowski R. Relief of patellofemoral contact stress by anterior displacement of the tibial tubercle. *J Bone Joint Surg Am*. 1979;61(2):159–166.

67. Pascual-Garrido C, Slabaugh MA, L'Heureux DR, et al. Recommendations and treatment outcomes for patellofemoral articular cartilage defects with autologous chondrocyte implantation: prospective evaluation at average 4-year follow-up. *Am J Sports Med*. 2009;37(suppl 1):33S–41S.

68. Peterson L, Vasiliadis HS, Brittberg M, Lindahl A. Autologous chondrocyte implantation: a long-term follow-up. *Am J Sports Med*. 2010;38(6):1117–1124.

69. Farr J. Autologous chondrocyte implantation improves patellofemoral cartilage treatment outcomes. *Clin Orthop Relat Res*. 2007;463:187–194.

70. Gomoll AH, Gillogly SD, Cole BJ, et al. Autologous chondrocyte implantation in the patella: a multicenter experience. *Am J Sports Med*. 2014;42(5):1074–1081.

71. Vanlauwe JJ, Claes T, Van Assche D, et al. Characterized chondrocyte implantation in the patellofemoral joint: an up to 4-year follow-up of a prospective cohort of 38 patients. *Am J Sports Med*. 2012;40(8):1799–1807.

72. Perdisa F, Filardo G, Sessa A, et al. One-step treatment for patellar cartilage defects with a cell-free osteochondral scaffold. *Am J Sports Med*. 2017; 45(7):1581–1588.

73. Wang T, Belkin NS, Burge AJ, et al. Patellofemoral cartilage lesions treated with particulated juvenile allograft cartilage: a prospective study with minimum 2-year clinical and magnetic resonance imaging outcomes. *Arthroscopy*. 2018;34(5):1498–1505.

74. Brittberg M, Lindahl A, Nilsson A, et al. Treatment of deep cartilage defects in the knee with autologous chondrocyte transplantation. *N Engl J Med*. 1994;331(14):889–895.

75. Liu JN, Wu HH, Garcia GH, et al. Return to sports after tibial tubercle osteotomy for patellofemoral pain and osteoarthritis. *Arthroscopy*. 2018;34(4):1022–1029.

76. Buuck D, Fulkerson J. Anteromedialization of the tibial tubercle: a 4-to 12-year follow-up. *Oper Tech Sports Med*. 2000;8:131–137.

77. Klinge SA, Fulkerson JP. Fifteen-year minimum follow-up of anteromedial tibial tubercle transfer for lateral and/or distal patellofemoral arthrosis. *Arthroscopy*. 2019;35(7):2146–2151.

78. Zarkadis NJ, Belmont PJ Jr , Zachilli MA, et al. Autologous chondrocyte implantation and tibial tubercle osteotomy for patellofemoral chondral defects: improved pain relief and occupational outcomes among US army servicemembers. *Am J Sports Med*. 2018;46(13):3198–3208.

79. Ogura T, Bryant T, Merkely G, Minas T. Autologous chondrocyte implantation for bipolar chondral lesions in the patellofemoral compartment: clinical outcomes at a mean 9 years' follow-up. *Am J Sports Med*. 2019;47(4):837–846.

80. Pidoriano AJ, Weinstein RN, Buuck DA, Fulkerson JP. Correlation of patellar articular lesions with results from anteromedial tibial tubercle transfer. *Am J Sports Med*. 1997;25(4):533–537.

81. Farr S, Huyer D, Sadoghi P, et al. Prevalence of osteoarthritis and clinical results after the Elmslie-Trillat procedure: a retrospective long-term follow-up. *Int Orthop*. 2014;38(1):61–66.

82. Erickson BJ, Nguyen J, Gasik K, et al. Isolated medial patellofemoral ligament reconstruction for patellar instability regardless of tibial tubercle-trochlear groove distance and patellar height: outcomes at 1 and 2 years. *Am J Sports Med*. 2019;47(6):1331–1337.

83. Matsushita T, Kuroda R, Oka S, et al. Clinical outcomes of medial patellofemoral ligament reconstruction in patients with an increased tibial tuberosity-trochlear groove distance. *Knee Surg Sports Traumatol Arthrosc*. 2014;22(10):2438–2444.

84. Wagner D, Pfalzer F, Hingelbaum S, et al. The influence of risk factors on clinical outcomes following anatomical medial patellofemoral ligament (MPFL) reconstruction using the gracilis tendon. *Knee Surg Sports Traumatol Arthrosc*. 2013;21(2):318–324.

85. Sappey-Marinier E, Sonnery-Cottet B, O'Loughlin P, et al. Clinical outcomes and predictive factors for failure with isolated MPFL reconstruction for recurrent patellar instability: a series of 211 reconstructions with a minimum follow-up of 3 years. *Am J Sports Med*. 2019;47(6):1323–1330.

86. Franciozi CE, Ambra LF, Albertoni LJB, et al. Anteromedial tibial tubercle osteotomy improves results of medial patellofemoral ligament reconstruction for recurrent patellar instability in patients with tibial tuberosity-trochlear groove distance of 17 to 20 mm. *Arthroscopy*. 2019;35(2):566–574.

87. Neri T, Parker DA, Beach A, et al. Medial patellofemoral ligament reconstruction with or without tibial tubercle transfer is an effective treatment for patellofemoral instability. *Knee Surg Sports Traumatol Arthrosc*. 2019;27(3):805–813.

88. Mulliez A, Lambrecht D, Verbruggen D, et al. Clinical outcome in MPFL reconstruction with and without tuberositas transposition. *Knee Surg Sports Traumatol Arthrosc*. 2017;25(9):2708–2714.

89. An VV, Sivakumar BS, Phan K, et al. Isolated versus combined medial patellofemoral ligament reconstruction for lateral instability of the patella. *J Orthop Surg*. 2019;27(1): 2309499018820698.

90. Payne J, Rimmke N, Schmitt LC, et al. The incidence of complications of tibial tubercle osteotomy: a systematic review. *Arthroscopy*. 2015;31(9):1819–1825.

91. Agarwalla A, Gowd AK, Liu JN, et al. Concomitant medial patellofemoral ligament reconstruction and tibial tubercle osteotomy do not increase the incidence of 30-day complications: an analysis of the NSQIP Database. *Orthop J Sports Med*. 2019;7(4): 2325967119837639.

92. Pritsch T, Haim A, Arbel R, et al. Tailored tibial tubercle transfer for patellofemoral malalignment: analysis of clinical outcomes. *Knee Surg Sports Traumatol Arthrosc*. 2007;15(8):994–1002.

93. Morshuis WJ, Pavlov PW, de Rooy KP. Anteromedialization of the tibial tuberosity in the treatment of patellofemoral pain and malalignment. *Clin Orthop Relat Res*. 1990;(255):242–250.

94. Tjoumakaris FP, Forsythe B, Bradley JP. Patellofemoral instability in athletes: treatment via modified Fulkerson osteotomy and lateral release. *Am J Sports Med*. 2010;38(5):992–999.

95. Ding DY, Kanevsky R, Strauss EJ, Jazrawi LM. Anteromedialisation tibial tubercle osteotomy for recurrent patellar instability in young active patients: a retrospective case series. *Injury*. 2016;47(3):737–741.

96. Dantas P, Nunes C, Moreira J, Amaral LB. Antero-medialisation of the tibial tubercle for patellar instability. *Int Orthop*. 2005;29(6):390–391.

97. Unal B, Hinckel BB, Sherman SL, Lattermann C. Comparison of lateral retinaculum release and lengthening in the treatment of patellofemoral disorders. *Am J Orthop*. 2017:224–228.

98. Hinckel BB, Arendt EA. Lateral retinaculum lengthening or release. *Operat Techn Sports Med*. 2015;23(2):100–106.

99. Hernigou J, Chahidi E, Kashi M, et al. Risk of vascular injury when screw drilling for tibial tuberosity transfer. *Int Orthop*. 2018;42(5):1165–1174.

100. Magnussen RA, De Simone V, Lustig S, et al. Treatment of patella alta in patients with episodic patellar dislocation: a systematic review. *Knee Surg Sports Traumatol Arthrosc*. 2014;22(10):2545–2550.

101. Pinheiro Junior LFB, Cenni MHF, Nicolai OP, Gomes LPH, Leal RS, Coelho DGP. Outcomes of medial patellofemoral ligament reconstruction in patients with patella alta. *Rev Bras Ortop*. 2018;53(5):570–574.

102. Bartsch A, Lubberts B, Mumme M, et al. Does patella alta lead to worse clinical outcome in patients who undergo isolated medial patellofemoral ligament reconstruction? A systematic review. *Arch Orthop Trauma Surg*. 2018;138(11):1563–1573.

103. Robin J, Neyret P. Tuberosity surgery: what is the role of distalization? *Operat Techn Sports Med*. 23(2):107-113.

104. Damasena I, Blythe M, Wysocki D, et al. Medial patellofemoral ligament reconstruction combined with distal realignment for recurrent dislocations of the patella. *Am J Sports Med*. 2017;45(2):369–376.

105. Mayer C, Magnussen RA, Servien E, et al. Patellar tendon tenodesis in association with tibial tubercle distalization for the treatment of episodic patellar dislocation with patella alta. *Am J Sports Med*. 2012;40(2):346–351.

106. Woodmass JM, Johnson NR, Cates RA, et al. Medial patellofemoral ligament reconstruction reduces radiographic measures of patella alta in adults. *Orthop J Sports Med*. 2018;6(1): 2325967117751659.

107. Feller JA. Distal realignment (tibial tuberosity transfer). *Sports Med Arthrosc Rev*. 2012;20(3):152–161.

108. Maquet P. Advancement of the tibial tuberosity. *Clin Orthop Relat Res*. 1976;115:225–230.

109. Seitlinger G, Scheurecker G, Hogler R, et al. The position of the tibia tubercle in 0 degrees–90 degrees flexion: comparing patients with patella dislocation to healthy volunteers. *Knee Surg Sports Traumatol Arthrosc*. 2014;22(10):2396–2400.

110. Chen H, Zhao D, Xie J, et al. The outcomes of the modified Fulkerson osteotomy procedure to treat habitual patellar dislocation associated with high-grade trochlear dysplasia. *BMC Musculoskel Dis*. 2017;18(1):73.

111. Moitrel G, Roumazeille T, Arnould A, et al. Does severity of femoral trochlear dysplasia affect outcome in patellofemoral instability treated by medial patellofemoral ligament reconstruction and anterior tibial tuberosity transfer? *Orthop Traumatol Surg Res*. 2015;101(6):693–697.

112. Salari N, Horsmon GA, Cosgarea AJ. Rehabilitation after anteromedialization of the tibial tuberosity. *Clin Sports Med*. 2010;29(2):303–311, ix.

113. Endres S, Wilke A. A 10 year follow-up study after Roux-Elmslie-Trillat treatment for cases of patellar instability. *BMC Musculoskelet Disord*. 2011;12:48.

114. Luhmann SJ, Fuhrhop S, O'Donnell JC, Gordon JE. Tibial fractures after tibial tubercle osteotomies for patellar instability: a comparison of three osteotomy configurations. *J Child Orthop*. 2011;5(1):19–26.

115. Mendes DG, Soudry M, Iusim M. Clinical assessment of Maquet tibial tuberosity advancement. *Clin Orthop Relat Res*. 1987;(222):228–238.

第 29 章

病理性下肢扭转

ROBERT A. TEITGE

内在和外在肢体因素

作者认为,髌股(PF)关节疾病是由内在因素和外在因素造成的,内在因素来自膝关节本身,外在因素主要是来自作用于膝关节的外力。

内在因素主要是一些称重结构,包括韧带、髌骨和滑车、关节面、软骨下骨和肌腱。韧带损伤、肌腱病、关节炎和软骨损伤引起的不稳定是常见的相关内在因素。这些内在因素还包括髌股关节的差异,如高位或低位髌骨、髌骨发育不良和滑车发育不良。这些因素可能改变髌股关节承受负荷的能力,但最终导致组织损伤的力都是外在的。通过软骨修复等方法治疗损伤的组织,而不从根本上解决导致损伤的过度负荷,将导致进一步的损伤。

外部因素产生膝关节承受的载荷,这些因素包括体重、重心到膝关节和地面的距离(即杠杆臂的长度),以及控制体重的加速、减速和抵抗重力所需的肌肉总力量。骨骼的形状在很大程度上决定了膝关节在身体和地面之间的位置和方向,以及肌肉对髌骨的牵拉方向和负重点。截骨术通过纠正骨骼力线来降低髌股关节载荷,这种方法类似于通过纠正内翻畸形来降低膝关节内侧间室负荷。

髌股功能障碍包括:髌股不稳定、膝前痛及髌股关节炎和软骨软化症。所有这些都可能是由正常力线改变造成的。

髌股不稳定的原因包括:骨骼和韧带对抗应力的强度不足、应力过大或两者兼而有之。仅考虑髌骨稳定性会忽略外界应力的影响。仅考虑髌骨稳定性会忽略外界应力的影响。

异常肢体扭转并不是一个新概念

1968 年,Brattström[1]证明了复发性髌骨脱位与浅滑车变浅高度相关。滑车向髌骨提供的稳定性不足会使髌股韧带承受的应力增加, 因此很容易造成损伤。Brattström 将 Q 角定义为反映股四头肌向量的方向,这个向量是侧向的。Brattström 还解释了如何通过膝关节内旋来增加股四头肌向量,以及如何通过先前作者提出的股骨旋转截骨术来改变股四头肌向量。骨骼扭转导致的髌骨应力增加可能足以将潜在的髌骨不稳定转变为实际的不稳定。当联骨周围的约束力足以对抗不稳定时,这些外力通常会引起疼痛。

1976 年,Insall[2]指出,软骨软化症最常见的原因是膝关节和髋关节中立位时髌骨内视(squinting patella)(图 29.1 和图 29.2)。1979 年,James[3]使用"错位症候群"一词来定义膝前痛患者常见的骨骼解剖模式。James 描述的"错位"包括"股骨过度前倾、髌骨内视、膝内翻、高位髌骨、Q 角增加、胫骨外旋、胫骨内翻和足代偿性旋前"。他建议采用胫骨旋转截骨术来纠正这些问题[4]。Lerat 等[5]指出,髌骨不稳定与股骨前倾角增加之间存在相关性($P<0.0001$),股骨前倾角与软骨软化症之间存在相关性($P<0.001$)。Cooke 等[6]研究了一系列膝前痛患者,以及采用胫骨内旋转截骨术来治疗髌骨内视,这种情况最常见于儿童[7-9]。目前已证实 James 所报道的每一个因素都可能独立或联合发挥作用。每个因素的重要性尚未明确,但已有研究正在进行验证[10-13]。

膝关节过度向内(图 29.3)会使内侧软组织张力增加,并从侧面挤压骨骼(图 29.4)。这可能导致膝前

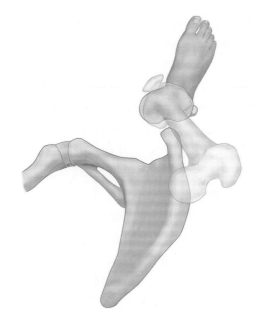

图 29.1 "错位症候群"患者肢体水平面图示,股骨前倾角增加 30°,胫骨外旋增加 30°,足行进角为 15°时,膝关节明显向内侧偏移,股四头肌的拉力增加。

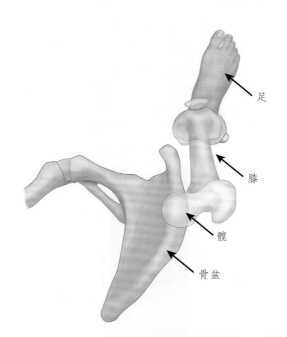

图 29.2 正常男性肢体水平面图示,股骨前倾角 13°,胫骨外旋 21°,足行进角 15°,与图 29.1 所示的"错位症候群"的力线不良形成鲜明对比。膝关节略微向外或几乎笔直向前。

痛、髌股不稳定或关节炎,而这些与股骨前倾角增加之间存在正相关[14-16]。由于膝前痛、髌骨不稳定和髌骨软骨病是多因素的,因此没有足够的研究表明何时应对扭转进行矫正。作者认为肢体扭转始终是一个诱因,但目前生物力学和临床证据无法确定具体的矫正

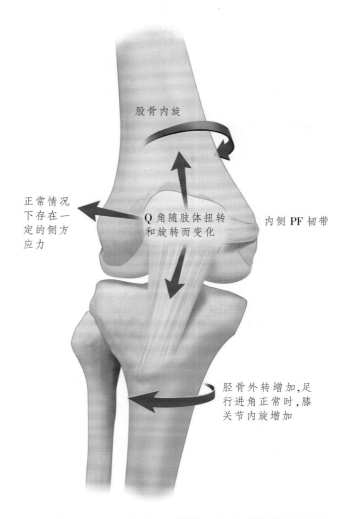

图 29.3 当股骨内旋增加或胫骨外旋过大时,膝关节内旋最常见。当股骨前倾角过大,髋外展所需力量增加,大转子向前移位,进而出现膝关节内旋。当胫骨外旋增加且足部位置未变时,膝关节向内扭转。由于股四头肌的拉力指向外侧,因此膝关节向内扭转会增加侧方应力,使得内侧结构张力增加,外侧结构压力增加。

角度。

如果截骨术能够绝对精确地完成,且不产生任何并发症,那么作者认为它适合每一名髌股功能障碍患者。然而,绝对精确和完全无并发症的截骨并不存在。不同的异常扭转的机械参数也不明确。初步的力学研究表明,股骨前倾角大于正常值 30°会导致外侧髌骨关节面压力增加 30%,内侧支持带张力增加14%。

体格检查和放射学检查

冠状位体格检查通常显示:髌骨内视,膝关节明显内翻,旋前过度(平足)或姆趾外翻(图 29.5)。俯卧

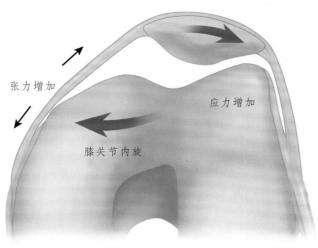

张力增加

应力增加

膝关节内旋

图 29.4 水平面图示，股骨内旋增加会导致内侧张力增加，并使得外侧髌股关节面压力升高。

位髋关节旋转（相对髋关节伸展是步态期间的髋关节位置）通常外部旋转大于内部旋转。当髋关节内旋超过50°时，股骨前倾角会异常增加。

　　放射学检查时必须在所有三个解剖平面上考虑肢体力线。在冠状面上，单腿站立可获得完整的肢体X线片，以反映步态的单腿站立阶段。该图包含了屈伸轴所在的平面。除非膝关节伸直时发生髌骨半脱

位，否则在此片上髌骨通常位于股骨远端的中心。如果髌骨在前后位（AP）片上位于滑车中心，并且股骨前倾角增加，则小转子可能过度突出或者股骨颈出现外翻；如果胫骨外旋过大，则跟骨位于踝关节内侧，足指向外侧（图 29.6）。这些是存在扭转畸形的表现，但对扭转测量没有帮助。由于骨盆的遮挡，无法在矢状面上对整个肢体进行X线摄片，因此只能获得从大腿中部到足的直观侧面图像。这些均有助于测量膝关节反屈或屈曲挛缩。

　　通过 CT 或 MRI 可测量肢体扭转畸形[4,15,17,18]。股骨扭转是指股骨头中心和股骨颈中心（与股骨干相交处）连线与膝关节屈曲–伸展轴之间的夹角（图 29.7）。由于屈伸轴线通常难以定位，因此常使用股骨髁后髁连线。这项技术已经被墨菲证实[19]。当使用股骨后髁连线时，Yoshioka 测量的股骨平均前倾角为 13°[20,21]。

　　胫骨扭转的功能角度是指膝关节屈曲–伸展轴与踝关节轴之间的角度。可借助胫骨近端膝关节屈曲–伸展轴和踝关节轴线来测量（图 29.8）。CT 难以重复测量胫骨近端膝关节屈伸轴线。所以，如果胫骨相对股骨无异常旋转，可以使用股骨通髁线甚至股骨后髁连线作为参考。通髁线通常相对后髁连线外旋6°（平均）。踝关节轴长是指踝关节中心之间的线，取自距骨近端 CT 层面[17-22]。

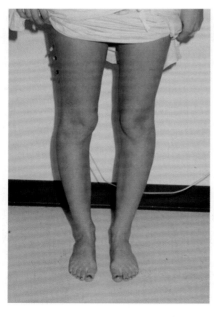

图 29.5 力线不良患者膝关节向内扭转、髌骨内视，明显内翻和足内旋。

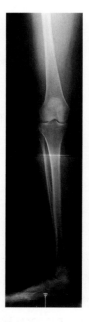

图 29.6 1 例胫骨严重外旋患者的右下肢站立位 X 线片。髌骨位于股骨远端中心，但跟骨位于踝关节内侧，距骨外旋，足几乎完全转为侧位。

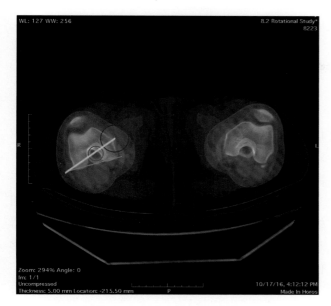

图 29.7 髋关节和膝关节的 MRI 叠加图像。可用于测量股骨前倾角。图中股骨前倾角为 63°。

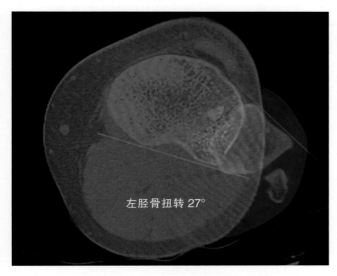

左胫骨扭转 27°

图 29.8 胫骨近端和远端的 CT 叠加图像，可用于测量胫骨扭转角度。图中扭转角度为 27°。

手术方式

由于测量的是关节之间的扭转角度，因此扭转可发生在髋膝关节之间的任何位置。通常情况下，股骨植入髓内棒非常容易，但股骨存在扭转时，股骨干的前弓呈 S 形，插入髓内钉时常需要劈开股骨远端。髓内钉无法有效对抗扭转。无法使骨折端牢靠固定。作者更喜欢使用带角度刀片钢板，钢板插入近端骨折块

后可提供良好的近端固定，远端骨干很容易与钢板对齐（图 29.9），而承受张力的外侧钢板则抵消了股骨近端正常的内翻弯曲应力。并没有证据表明股骨近端、中段或远端进行截骨术更好。作者经常在转子间水平进行股骨旋转截骨术，以避免膝关节周围的股四头肌留下任何瘢痕。这一水平的股骨形状更圆，因此内翻-外翻和屈曲-伸展的控制比处理股骨远端外翻更容易。然而，如果内翻或外翻畸形导致胫骨-股骨角异常，则必须在膝关节附近进行矫正，通常在髁上区域。常见于股骨外侧髁发育不良。

胫骨的情况类似。选择胫骨近端中部或远端进行截骨矫形均可。但如果要保持正常的胫骨结节-滑车沟（TT–TG）距离则应在胫骨结节水平以下进行截骨。外科医生可以选择任何可以维持矫正的内（或外）固定装置。作者更喜欢带角度刀片钢板，可在截骨近端放置定位凿以便和远端进行对位。锁定钢板看似容易应用，但固定钢板时需要在三个平面上控制骨折端，操作难度大。使用刀片钢板的愈合速度似乎比使用锁定接骨板更快。

钢板是放置在内侧还是外侧并不重要。固定钢板时产生的拉力会对骨折端产生牵引，如果钢板放置在外侧，骨折端就会外翻；如果骨折端放置在内侧，骨折端就会内翻。如果选择髓内钉，则必须确保髓内钉位于胫骨中心，保证扩髓时骨道位于一条直线，这样可

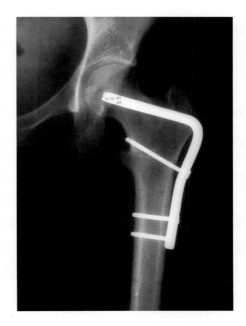

图 29.9 95°髁状突刃钢板是一种可靠的固定物，可用于小转子水平截骨术（前后位片，左髋）。

以避免胫骨出现内翻或外翻。

AO 股骨近端旋转截骨术的手术步骤和技巧

1.股骨近端的标准外侧入路手术要点:将切口置于比正常更靠前的阔筋膜内，可以减少缝合时的张力,以及切口裂开和钢板突出的发生率。

2.显露股骨干外侧后,上下滑动髁钢板导向器,使顶部与股骨头中心对齐或略低于股骨头中心(术中透视确定)。检查钢板与股骨干外侧是否贴合,95°刀片钢板与髁钢板导向器呈镜像。

3.将三孔钻孔导向器连接到髁钢板导向器顶部,并使用直径为 4.5mm 的钻头钻三个平行孔,钻头可留在股骨外侧皮质。同时在钻头远端放置一个薄骨凿,为 U 形开槽凿标记初始截骨线。钻头可以一直钻入股骨头,但必须通过侧位片检查以确保方向正确。作者通常在这一阶段拍摄蛙位片,但如果钻头仍在股骨颈中,在摆蛙位时会受到髂胫后束(ITB)的阻挡。

4.然后将开槽凿插入股骨颈和头部,使用髁钢板导向器确定正确的内翻-外翻位置。在矢状面上观察时保持开槽凿与髁钢板导向器顶部齐平,以确保屈伸位置不变。开槽凿穿过颈部中心并插入股骨头中心后将其移除。提示:移除 U 形凿时将一根 2.0mm 的克氏针插入骨道,以便稍后定位,引导刀片钢板插入正确的方向。

5.接下来选择截骨的位置。作者通常将截骨定位在小转子上 1/3 ,以增加表面接触面积。在这个高度钻一个 2.5mm 的孔,最好垂直于股骨机械轴。在孔内放置一根 2.5mm 的克氏针。

6.在股骨放置两根 2.5mm 的克氏针,一根在截骨水平的近端,一根在截骨水平的远端。用 2.5mm 钻头进行预钻。导针可以平行放置,也可以按照所需矫正角度放置。由于常见的矫正方法是股骨远端外旋,所以远端克氏针最好从前内侧向后外侧倾斜,这样当远端骨折块外旋时不会对钢板产生干扰。如果两根克氏针平行放置,而截骨远端向外旋转,远端钢丝将旋转到可能会阻碍钢板的位置。确定好角度后,可以将其移除。

7. 用一把细长的钢锯沿克氏针方向进行截骨。提示:应在透视下进行,避免截骨方向错误。截骨完成

后,作者通常使用椎板撑开器撑开间隙。

8.将 95°刀片钢板沿步骤 4 的克氏针方向插入股骨近端。

9.旋转截骨远端(外旋以减小过度的股骨前倾角)。

10. 以近端和远端克氏针为参考,矫正至合适的位置,用钳子将钢板的远端和截骨远端部分临时固定。提示:可能需要 Hohmann 牵开器抬高远端股骨干断端。

11.将多关节加压器连接到钢板的远端,然后用螺丝将加压器固定在股骨干上。提示:多关节加压器与钢板对齐,否则,对钢板加压时,远端部分可能会移位。

12. 通过多关节加压器对截骨进行加压之前,对齐截骨表面使其保持一致,不会发生平移。由于重力会使截骨远端部位向后方移位,通常使用 Weber 钳进行辅助。

13.在截骨处进行加压对于稳定性非常重要。作者通常加压至 150kg 或更高(超出彩色压力显示区域上 的"红色"部分)。如果拆除多关节加压器时,发现其上的固定螺钉发生弯曲,则表明压力足够。

14.如果刀片钢板从近端部分脱出,可能会导致无法维持加压状态。可在截骨近端的钢板上加用固定螺钉来防止这种情况的发生。作者经常使用拉力螺钉穿过钢板和截骨面来完成此操作。

15.通常只需要在钢板远端固定两个螺钉就可以保持钢板的张力。

16. 在 AP 位和侧位片上再次确认截骨表面是否对齐,刀片钢板是否位于股骨颈和股骨头内。

17.为保证截骨的稳定性,需要进行加压。一般来说,压力越大,稳定性越高。

术后康复

术后护理对于任何骨折都很重要。对于截骨患者,作者会放置伤口引流。鼓励患者进行主动和被动踝泵运动。不使用外固定支具,鼓励膝关节全方位运动,建议使用可承重20kg 的拐杖。如果患者感到焦虑,可以暂时使用膝关节支具,帮助患者建立信心。通常可在术后 4 周增加负重,6 周时可以完全负重。骨愈合后进行抗阻训练。

结果

1995 年, Paul Ruesch[23]回顾了 35 例股骨外旋转截骨术 (图 29.10), 31 例患者在平均 5.3 年的随访时间内出现膝前痛或不稳定。仅 3 例患者未接受过手术治疗。Schwartz 评分平均为 24.6 分, 其中 35 例患者中有 15 例评分为优秀, 6 例为良好, 5 例为一般, 9 例为差。Shea 和 Fulkerson 评分平均为 82.5 分(满分为 100分), 其中优秀 20 例, 良好 6 例, 一般 1 例, 差 8 例。较差的评分主要反映了先前存在关节病和多次手术。然而, 从主观上看, 77%的患者表示疼痛减轻, 86%的患者表示打软腿减少, 80%的患者表示生活质量改善, 42%的患者表示髌骨后摩擦减少。在 3 例未经手术的患者中, Shea 和 Fulkerson 评分为 100 分, Schwartz 评分为 28.7 分, 满分为 29 分。

Latteier 等 [24] 对来自 53 例髌股功能障碍患者的 72 个转子外旋转截骨术进行随访, 平均随访时间为 9.7 年, 范围为 2~17 年。Kujala 评分从 53 分提高到 86 分, Lysholm 评分从 49 分提高到 89 分, Tegner 活动评分从 2.2 分提高到 4.0 分。

超过 20 年的胫骨旋转截骨术治疗膝前痛的经验表明, 其效果与股骨截骨术相当。Meister、James[4]和 Cooke[6]也报道了类似的结果。

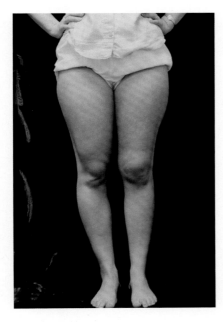

图 29.10 左髋截骨术后图像(如图 29.9 所示)。注意右髌骨内视、右下肢明显内翻和右足明显外翻, 这是由与下肢内旋相关的足过度旋前所致。

总结

James 所描述的错位症候群是存在的。在对膝前痛、髌股不稳定或关节炎患者进行治疗时必须意识到这点。并非所有的异常表现都存在, 主要的异常表现为股骨和胫骨异常扭转, 这可以通过截骨术进行治疗。截骨可以恢复正常的股骨或胫骨解剖结构。伴有扭转的力线不良的临床评估很困难, 当发现且要进行外科治疗时, 应进行 CT 检查验证。当髌骨症状或内在髌骨病理状态是骨骼畸形所致, 旋转截骨术可能是唯一合适的外科治疗, 但并发症发生率不能被低估。

(周天平 译)

参考文献

1. Brattström H. Shape of the intercondylar groove normally and in recurrent dislocation of patella. A clinical and x-ray anatomical investigation. *Acta Orthop Scan Supplementum*. 1964;68.
2. Insall J, Falvo KA, Wise DW. Chondromalacia patellae. A prospective study. *J Bone Joint Surg Am*. 1976;58-A:1–8.
3. James SL. Chondromalacia of the patella in the adolescent. In: Kennedy JC, ed. *The Injured Adolescent Knee*. Baltimore, MD: Williams and Wilkins Co; 1979.
4. Meister K, James SL. Proximal tibial derotation osteotomy for anterior knee pain in the miserably malaligned extremity. *Am J Orthop*. 1995;24:149–155.
5. Lerat JL, Moyen B, Bochu M, et al. Femoropatellar pathology and rotational and torsional abnormalities of the inferior limbs: the use of CT scan. In: Muller W, Hackenbruch W, eds. *Surgery and Arthroscopy of the Knee: 2nd Congress of the European Society*. Berlin, Germany: Springer-Verlag; 1988.
6. Cooke TD, Price N, Fisher B, Hedden D. The inwardly pointing knee. An unrecognized problem of external rotational malalignment. *Clin Orthop*. 1990;260:56–60.
7. Arnold AS, Komattu AV, Delp SL. Internal rotation gait: a compensatory mechanism to restore abduction capacity decreased by bone deformity. *Dev Med Child Neurol*. 1997;39:40–44.
8. Bruce WD, Stevens PM. Surgical correction of miserable malalignment syndrome. *J Pediatr Orthop*. 2004;24:392–396.
9. Delgado ED, Schoenecker PL, Rich MM, Capelli AM. Treatment of severe torsional malalignment syndrome. *J Pediatr Orthop*. 1996;16:484–488.
10. Kijowski R, Plagens D, Shaeh SJ, Teitge RA. *The Effects of Rotational Deformities of the Femur on Contact Pressure and Contact Area in the Patellofemoral Joint and on Strain in the Medial Patellofemoral Ligament*. San Francisco, CA: Presented at the annual meeting of the International Patellofemoral Study Group; 1999.
11. Lee TQ, Anzel SH, Bennett KA, et al. The influence of fixed rotational deformities of the femur on the patellofemoral contact pressures in human cadaver knees. *Clin Orthop*. 1994;302:69–74.
12. Lee TQ, Yang BY, Sandusky MD, McMahon PJ. The effects of tibial rotation on the patellofemoral joint: assessment of the changes in in situ strain in the peripatellar retinaculum and the patellofemoral contact pressures and areas. *J Rehabil Res Dev*. 2001;38:463–469.
13. Lee TQ, Morris G, Csintalan RP. The influence of tibial and femoral rotation on patellofemoral contact area and pressure. *J Orthop Sports Phys Ther*. 2003;33:686–693.
14. Eckhoff DG, Brown AW, Kilcoyne RF, Stamm ER. Knee version

associated with anterior knee pain. *Clin Orthop*. 1997;339:152–155.

15. Takai S, Sakakida K, Yamashita F, et al. Rotational alignment of the lower limb in osteoarthritis of the knee. *Int Orthopaed (SICOT)*. 1985;9:209–215.

16. Tamari K, Tinley P, Briffa K, et al. Validity and reliability of existing and modified clinical methods of measuring femoral and tibiofibular torsion in healthy subjects: use of different reference axes may improve reliability. *Clin Anat*. 2005;18:46–55.

17. Seber S, Hazer B, Kose N, et al. Rotational profile of the lower extremity and foot progression angle: computerized tomographic examination of 50 male adults. *Arch Orthop Trauma Surg*. 2000;120:255–258.

18. Teitge RA. Osteotomy in the treatment of patellofemoral instability. *Techn Knee Surg*. 2006;5:2–18.

19. Murphy SB, Simon SR, Kijewski PK, et al. Femoral antever-sion. *JBJS*. 1987;69:A1169–A1176.

20. Yoshioka Y, Siu D, Cooke TDV. The anatomy and functional axes of the femur. *J Bone Joint Surg*. 1987;69–A:873–880.

21. Yoshioka Y, Cooke TDV. Femoral anteversion: assessment based on function axes. *J Orthop Res*. 1987;5:86–91.

22. Jakob RP, Haertel M, Stussi E. Tibial torsion calculated by computerized tomography and compared to other methods of measurement. *JBJS*. 1980;62:B238–B242.

23. Ruesch P. *Femoral Rotational Osteotomy in the Treatment of Anterior Knee Pain: 5-year Average Follow-Up of 26 Patients*. Unpublished Fellow Paper; 1995.

24. Latteier MJ, Torga-Spak R, Teitge RA. *Rotational Femoral Osteotomy in Patellofemoral Dysfunction Clinical Outcome in 72 Patients*. Orthopaedic Resident Thesis, Wayne State University, Detroit, MI; 2007.

第30章

外侧髌骨不稳定：诊断、治疗流程、保守治疗、手术技术、结果、康复和未来发展方向

HAILEY P. HUDDLESTON,WILLIAM M. CREGAR,JOURDAN M. CANCIENNE,ADAM B. YANKE

引言

外侧髌骨不稳是一种常见的膝关节疾病，尤其高发于儿童和青少年。其病因是多因素的，通常是由软组织和骨性异常共同引起，如内侧髌股韧带（MPFL）功能不全、发育不良和高位髌骨[1]。髌骨外侧脱位的发病率为每年（5.8~77）例/10万，10~17岁的女孩风险最高[2,3]。

脱位通常发生在运动活跃的人群中[4]。患者通常表现为疼痛性膝关节积液，并可在受伤时感觉到咔嗒声[5]。大多数髌骨外侧脱位会自发复位；但在此情况下，约20%的患者需要通过伸膝时在髌骨上施加轻柔的内向推力来辅助复位[6]。脱位患者未来发生不稳事件的风险增加，据报道，同侧平均复发率为36%~69%[7,8]。导致患者复发风险增加的风险因素包括结构异常，如滑车发育不良、胫骨结节-滑车沟（TT-TG）距离升高（>20mm）和高位髌骨，以及女性等人口统计学因素[7,9]。髌股关节不稳定对髌股关节炎的发展具有不利影响。自然病史研究表明，发生髌骨不稳定的患者将在25年内被诊断为髌股关节炎。

髌股关节不稳定的治疗是复杂的，因为它的病因是多方面的。大多数初次脱位通常采用保守治疗，对于那些有骨软骨碎片的患者，可考虑手术治疗。相反，复发性脱位的患者，如果长期主诉持续的力弱、不稳定和膝前痛，通常采用手术治疗。在手术治疗之前，患者需要进行临床和影像学评估，通常包括X线片和磁共振成像（MRI）旋转剖面，以进一步评估力线、软骨面和软组织损伤[1]。髌股关节不稳定的手术治疗很复杂，通常针对可使髌股关节不稳定事件风险增加的相关因素进行纠正。

本章详细介绍了髌骨外侧不稳定的诊断和治疗，包括保守治疗和手术治疗，重点是MPFL的作用。具体来说，本章阐述了有助于做出准确诊断的患者病史、体格检查结果和影像学检查，还讨论了治疗方案，并分析了保守治疗与手术治疗的作用。最后，将对MPFL重建的具体手术技术与患者结局进行综述。

诊断

患者病史

在评估髌骨不稳定的患者时，全面的临床评估（包括病史和体格检查）是必不可少的。髌骨不稳定的

表现从轻微的半脱位事件到急性创伤性脱位不等。在急性髌骨脱位的情况下,患者可能会描述听到软组织爆裂声或感觉到髌骨移位。典型的机制包括通过膝关节的非接触式扭转力,或者在接触性运动期间持续的直接应力作用于内侧膝关节,从而导致髌骨向外侧平移[10]。在这些情况下,髌骨可能会随着膝关节伸展而自发复位或需要正式复位。患者将出现严重的关节积血、疼痛和活动范围减少[11]。不稳定患者没有关节积血通常表明轻度半脱位事件、因缺乏骨性约束或韧带松弛导致的复发性脱位或非创伤性脱位。复发性不稳定患者通常与急性首次脱位患者有不同的表现。他们可主诉持续性膝前痛、轻微松弛或膝关节"打软腿"。有些患者可能从未经历过髌骨完全脱位;相反,他们可能主诉慢性、不明确的半脱位和恐惧感。重要的是,临床医生要确定疼痛是否与不稳定事件相关,因为不稳定事件以外的疼痛和肿胀可能表明潜在的滑车或髌骨软骨损伤或其他可能需要解决的伴随关节内病变[12]。

临床医生必须询问既往髌骨脱位的次数和频率,因为在持续发生 1 次以上脱位事件的患者中,复发性不稳定和非手术治疗失败的发生率会增加[2]。应记录年龄、性别和总体骨骼成熟度,这些是复发的主要风险因素[13]。需要重点询问既往治疗情况,包括支具、物理治疗和手术干预,特别是如果这些治疗涉及既往的稳定术或外侧松解。韧带松弛或关节脱位的患者或家庭成员的病史也应该调查。此外,还应记录对侧膝关节的症状或病史。最后,需要确定患者的整体功能状态,包括活动水平、职业、运动参与和运动参与水平。患者的期望,特别是运动人群关于恢复运动的期望,在髌骨不稳定的管理中起主要作用,应在初始评估期间确定。

体格检查

全面、有效和系统的检查有助于骨科医生对髌骨不稳定患者进行评估。检查髌股关节时,经典的检查包括视诊、触诊、活动范围和特殊检查。检查前,确保患者换上短裤,脱掉袜子和鞋子,显露膝关节和足部。

视诊从皮肤开始,检查肿胀、瘀伤、红斑和既往手术瘢痕。站立位时,观察肢体整体力线是中立、内翻还是外翻,以及是否存在股骨前倾或胫骨外旋增加。力线可通过测量 Q 角来客观量化,Q 角是从髂前上棘(ASIS)到髌骨的连线与从髌骨到胫骨结节的连线之间形成的角。一般来说,Q 角越大,作用在髌骨上的侧向力就越大,髌骨外侧半脱位和不稳定的风险也就越大。注意髌骨的高度与关节线的关系,以确定髌骨是高位还是低位。观察矢状面上的过伸情况,因为它可能是全身韧带松弛的一个指标。动态评估包括步态分析和单腿下蹲。患者行走时,除了观察有无脚尖内聚,还应评估是否存在疼痛跛行或 Trendelenburg 步态。单腿下蹲可评估下肢整体和核心力量。具体而言,骨盆下垂可能表明髋外展肌和核心力量薄弱,而无法控制膝关节中立位置可能表明股四头肌整体力量不足。

触诊可在坐位进行。应注意膝关节的积液,双侧对比可能会有助于诊断。膝关节和髌股关节的触诊应遵循系统的过程。应触诊和检查整个伸肌装置,然后是髌骨体、内侧和外侧关节面,以及髌骨的下极和上极。检查内侧和外侧膝关节线及内侧和外侧支持带是否有压痛,特别是 MPFL。在膝关节前方进行髌研磨试验,并注意捻发音或疼痛。髌骨活动度评估包括倾斜和内外侧平移。膝关节完全伸展和屈曲 20°,检查者尝试从内侧和外侧外翻髌骨。不能向上外翻外侧髌骨可能表明外侧支持带过紧,而倾斜度增加可能是由于既往进行了外侧松解。髌骨平移是将髌骨宽度分为 4 等分,推移髌骨并记录移动几个等分(1~4)。内移<1 等分可能表明外侧支持带紧张,≥3 等分的横向平移则提示髌骨过度活动[14]。存在或不存在坚固的终点表示为 A 或 B。在侧向平移期间,如果患者担心即将发生的脱位事件,则被认为是恐惧试验阳性。此外,对于侧向平移过度活动,膝关节应逐渐屈曲,直至髌骨在滑车的骨性限制内变得稳定。通过移动恐惧试验来记录此时发生的膝关节屈曲度。J 征是在患者取仰卧位、膝关节屈曲的情况下进行的;当髌骨从滑车内解锁时,膝关节缓慢伸展,观察髌骨的侧向平移,并记录髌骨的平移量。根据 Beighton 标准测量和记录全身性韧带松弛情况(表 30.1)。

测试膝关节的总体活动范围是否有任何屈曲或伸展受限。测试髋关节内旋和外旋,以发现潜在的股骨扭转。全面检查膝关节韧带情况对于评估伴随病变至关重要。最后,应在对侧膝关节上进行的所有检查操作,以评估不对称性。

影像学

标准影像学检查在髌骨不稳定患者的评估中起重要作用,首先应进行常规 X 线片检查,包括正位、

表 30.1 多发韧带松弛的 Beighton 量表

	左	右
第 5 掌指关节被动背屈＞90°	1	1
拇指能够到达同侧前臂掌侧	1	1
肘关节过伸＞10°	1	1
膝关节过伸＞10°	1	1
下肢伸直手掌能触及地面	1	
合计	9	

Rosenberg 正位（45°屈曲）、侧位和 Merchant 位。此外，应拍摄站立位机械轴位片，以评估整个肢体力线。平片可提供关于整个髌股关节的重要信息。除了确定是否存在关节炎或游离体之外，它还可以提供重要的解剖信息。例如，侧位 X 线片提供了有关髌骨高度和髌腱发育不良的信息。髌骨高度可以通过几种不同的方法根据髌骨和近端胫骨关节表面上的 X 线标志测量。Insall–Salvati 比率是髌骨肌腱长度与髌骨长度的总体比率，正常值为 1.1~1.2，高位髌骨定义为＞1.2（图 30.1）[15]。测量髌骨高度的其他方法包括 Caton–Deschamps 和 Blackburne–Peel 指数及改良的 Insall–Salvati 比率（图 30.2 和图 30.3）。这些与传统的 Insall–Salvatil 比率不同，它们使用髌骨关节面长度而不是骨性边界来测量髌骨长度。这些方法比传统的 Insall–

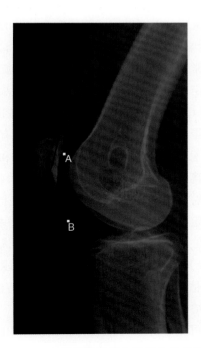

图 30.1 Insall–Salvati 指数的计算方法是髌骨长度（线 A）除以侧位片上髌骨肌腱长度（线 B）。

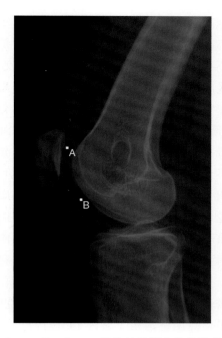

图 30.2 Canton–Deschamps 指数的计算方法为髌骨关节面长度（线 A）除以髌骨下极到胫骨上端的距离（线 B）。

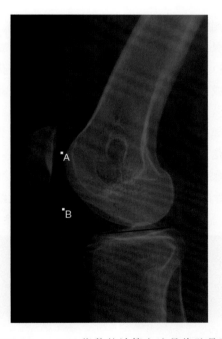

图 30.3 Blackburn–Peel 指数的计算方法是将髌骨下关节面到垂直于胫骨上关节面的直线（直线 B）的距离除以侧位片上髌骨关节面的长度（直线 A）。

Salvatil 比率比率具有更高的观察者间可靠性，因此成为首选的测量方法[16,17]。

侧位 X 线片还可以评估滑车发育不良；然而，在股骨后髁完全重合的标准侧位片上才能准确评估滑车的解剖结构（图 30.4）。Dejour 等[18]首先描述"交叉征",在标准侧位片上,股骨底与股骨前皮质交叉形成一条线,这是髌骨发育不良的特异性表现,高达96%的髌骨不稳定个体在侧位片上显示为阳性交叉征[18]。该交叉线越远,股骨发育不良越严重。侧位片上可见股骨滑车突出,股骨髁底延伸到股骨前皮质突出的前方,从而降低了滑车外侧壁的相对高度,继而减少了防止髌骨外移的限制力。特别是,>4mm的突出与髌骨发育不良和不稳定有关[19]。最后,在形态学上,外侧髁突凸出和内侧髁突发育不全在侧位X线片上可被视为双轮廓征,提示髌骨不稳定。Dejour等描述了一种基于髌股关节的股骨形态学的分类系统,使用交叉标志、股骨滑车隆突和双轮廓线来评估滑车和髌骨的匹配[20,21]。Merchant位片可用于评估髌骨倾斜、半脱位和整个髌骨-滑车沟关系。从股骨髁的最高点到滑车沟内的最低点测量沟角。超过145°与滑车发育不良有关[1]。膝关节屈曲角度越大,滑车的下部显示越多,而更常见的发育异常的近端滑车不容易显示,因此35%的滑车发育不良在轴位片上被忽视[22]。在轴位X线片上,也可通过外侧髌股角评估髌骨倾斜。该角度是股骨髁前缘连线和髌骨外侧面连线所形成的夹角(图30.5)。通常该角度>8°;然而,随着更易获得的先进轴位成像方式的出现,该视图的相对重要性已经降低。

　　CT和MRI这类高级成像可以提供髌股关节的三维(3D)信息,这对髌骨不稳定患者的评估是有益的。关节积血患者应进行该检查,因为仅使用X线片可能会遗漏骨碎片[23]。MRI在显示膝关节软组织结构方面

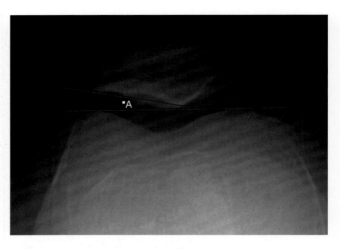

图30.5　Merchant位片(A)上测得的外侧髌股角。该角是股骨髁前缘连线与髌骨外侧面连线所形成的夹角。

具有更佳的分辨率。具体而言,轴位T1和T2图像可用于评估髌股关节软骨表面的关节缺损,急性髌骨脱位后的典型MRI通常表现为大量关节积血和沿内侧髌骨节面的软骨缺损,伴有累及外侧股骨髁的骨水肿,这是在复位时因撞击而产生的(图30.6)。此外,在髌上囊内可以看到游离体。MRI在进一步确定内侧支持结构(包括MPFL)的损伤程度方面也是至关重要的。在髌骨不稳定的情况下,MPFL通常会变弱或破裂。最后,轴位MRI也可进一步确定髌骨解剖结构,包括髌骨倾斜和发育不良。CT提供了有关骨性结构的更多细节。具体来说,CT可以用于评估完全伸膝时的髌骨倾斜,该角度是髌骨长轴与后髁连线的夹角。>20°表明髌骨倾斜异常[18]。与髌骨不稳定相关的下肢旋转力线可以通过特定的包含股骨和胫骨的CT来评估。最后,轴位MRI和CT均可用于测量TT-TG距离或胫骨结节-后交叉韧带(TT-PCL)距离,这两者可提供有关胫骨结节力线和总体外侧偏移的信息(图30.7和图30.8)。TT-TG距离>20mm与髌骨不稳定高度相关(>90%)[18]。随着距离的增加,胫骨结节更加偏外,理论上造成髌骨外侧不稳定的风险更高,TT-PCL在文献中相对较新,可使用轴位MRI进行测量。TT-PCL距离优于TT-TG距离,由于其不受股骨解剖结构和旋转的影响,因此可能是评估单纯胫骨结节偏移更可靠的方法。>24mm提示胫骨结节偏心距异常。

　　MRI可用于计算高位髌骨。当使用Blackburne-Peel和Caton-Deschamps指数时,首次髌骨脱位者和对照组的MRI组间相关系数均高于X线片[25]。此外,

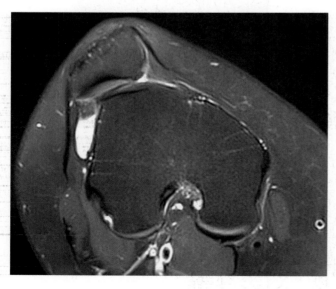

图30.4　轴位T2 MRI(右膝)显示的高级别滑车发育不良。

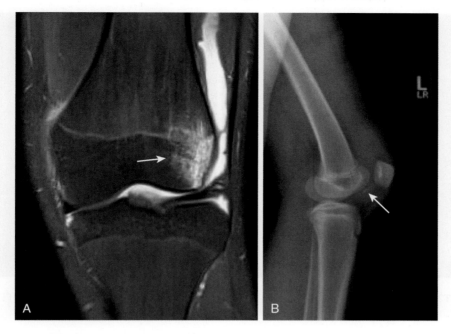

图 30.6 髌骨脱位,显示骨水肿(**A**,箭头所示)和游离体(**B**,箭头所示)。

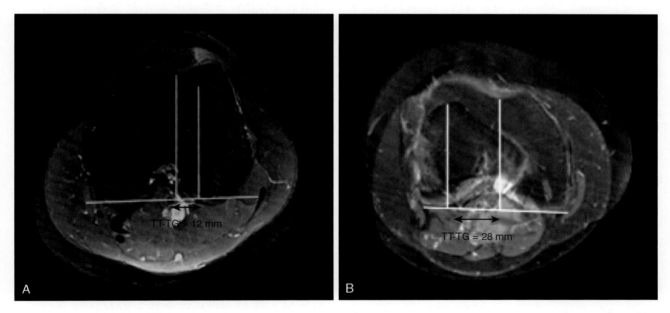

图 30.7 轴位 T2 MRI 上胫骨结节–滑车沟(TT–TG)距离(**A**)正常(TT–TG =12mm)和(**B**)异常(TT–TG=28mm)。

矢状位 MRI 上髌骨关节重叠占髌骨软骨的百分比可用于评估高位髌骨,该指标与 Blackburne–Peel 指数和 Caton–Deschamps 指数相关,但与 Insall–Salvati[26] 比率无关。

治疗

髌骨不稳定的治疗需要区分急性和复发性病变,因为这决定了不同的治疗方法。对于首次发生急性髌骨外侧脱位但影像学上无游离体证据的患者,可选择保守治疗,包括制动、支具、绷带及早期运动治疗[27]。保守治疗失败的患者或复发性不稳定的患者通常采用手术治疗。

在准备手术干预时,应考虑患者后续不稳定或 MPFL 重建失败的所有风险因素,这些因素包括股骨前倾(>30°)、胫骨扭转(>20°)、外翻(>15°)和局部因

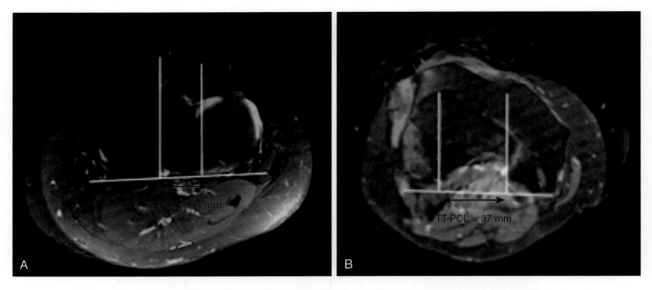

图 30.8　轴位 T2 MRI 上胫骨结节-后交叉韧带(TT-PCL)距离(A)正常(TT-PCL =24mm)和(B)异常(TT-PCL=37mm)。

素,如高位髌骨[Caton-Deschamps 指数(CDI)>1.2]、滑车发育不良(高等级 Dejour 分级)、滑车隆起或滑车沟过宽(>5mm)、外侧髌股韧带(LPFL)缺损和胫骨结节外移 (TT-TG 距离>20mm,TT-PCL 距离>24mm)]。不幸的是,缺乏证据来指导这些风险因素对结果和复发不稳定的影响。尽管所有这些因素都应该在术前进行测量,但在最初的 MPFL 重建中通常不需要解决这些问题,而一旦手术失败并需要进行翻修,则应考虑上述因素。例如,在翻修设置中,髌骨力线不良(如异常髌骨高度、髌骨倾斜、TT-TG 和 TT-PCL)可能需要胫骨结节截骨术(TTO)联合 MPFL 重建翻修术。相反,股骨去旋转截骨术可用于股骨前倾角增加的患者(>30°),而滑车成形术或骨突切除术可用于滑车发育不良的患者。

本章的其余部分将重点介绍保守治疗和手术治疗的具体方法,以及与治疗相关的结果。

保守治疗

如前所述,保守治疗通常用于首次脱位者,特别是那些髌骨发育成熟的患者。最常用的两种保守措施包括使用支具或胶带固定髌骨或进行功能性活动[28]。支具是髌骨不稳定和半脱位的常用保守治疗器材。证据表明,支具治疗的持续时间并不影响髌骨不稳定的复发率[29]。应避免制动,因为它与髌骨再脱位风险增加有关[30]。

保守治疗的优点包括避免手术并发症。然而,由于保守治疗具有较高的复发率,文献报道开始质疑它

的作用[31]。此外,保守治疗并不总是能成功满足患者的期望。 例如,一项研究表明,只有 26.4%的首次脱位者在保守治疗后能够恢复运动[32]。需要进一步调查以确定何时应进行保守治疗。

手术技术

MPFL 重建技术

患者仰卧在手术室的普通手术台上,手术台腿板下折,使腿以 90°屈曲的姿势悬挂。在麻醉和氯己定无菌准备后,在手术腿上放置止血带,非手术腿置于截石位。在麻醉下进行检查,以评估髌骨屈曲到何种角度时发生脱位、髋关节内外旋及髌骨内外侧平移程度。接下来进行诊断性关节镜检查,以评估发育不良、游离体和任何软骨缺损的迹象。关节镜检查后,注意力转向 MPFL 重建。在髌骨的内侧边缘近端做一个纵向切口。 解剖 MPFL 在髌骨上的骨性附着点 (图 30.9),编织移植物两端(图 30.10)。用咬骨钳在髌骨上极内侧面咬出一个骨槽,咬骨钳的范围包括髌骨近端的 50%,然后在髌骨近端内侧角和髌骨赤道处置入锚钉(图 30.11)。在关节囊表面确定位置,并触诊内侧标志。插入锚钉后,开始制备股骨隧道。使用透视在标准侧位片上识别 Schottle 点。然后在该区域的皮肤上切开 3cm 的切口,并在皮下分离出隧道作为 MPFL 通过路径。在 Schottle 点放置导针,该位置近端可触及内收肌结节(图 30.12)。然后检查长度变化,将锚钉上的缝线放在导针上,并用止血钳夹紧。如果长度变化

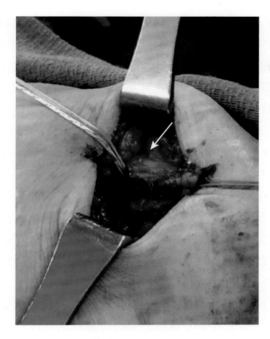

图 30.9　内侧髌股韧带（MPFL；白色箭头所示）损伤。

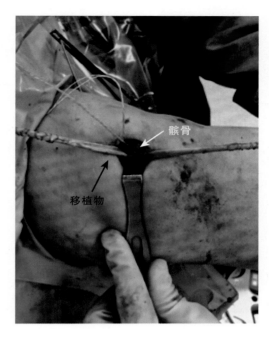

图 30.11　内侧髌股韧带（MPFL）移植物固定在髌骨上。

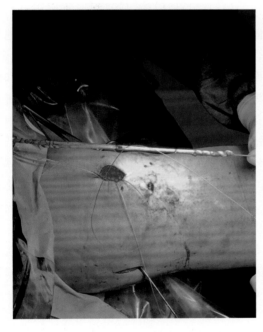

图 30.10　准备好的内侧髌股韧带（MPFL）移植物，两端锁边缝合。

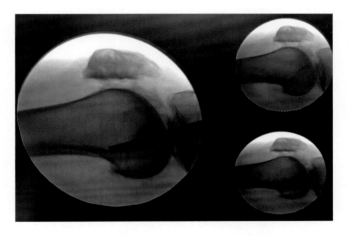

图 30.12　确定内侧髌股韧带（MPFL）移植物固定的 Schottle 点（侧位片）

然后使用关节镜检查来确认移植物位于关节囊外。固定后平移应在 1~2 个 1/4 等分，切忌过紧。

移植物类型。多种类型的移植物可用于 MPFL 重建。同种异体移植（半腱肌、腓骨长肌、胫骨前肌）、自体移植物（半腱肌、股薄肌、内收肌）和合成移植物可根据患者因素和外科医生偏好使用。在生物力学或临床研究中，这三种移植物类型之间没有差异。例如，一项对 45 项研究的荟萃分析分析了不同移植物类型之间的复发性脱位率。研究发现同种异体移植物、自体移植物和合成移植物之间没有显著差异；然而，接受自体内收肌肌腱移植物的患者复发性脱位率确

可接受，则通常使用 7~8mm 的空心钻对隧道进行扩孔。使用小圆针穿导针缝线，以 Mason-Allen 法将移植物中央缝合到两个锚钉之间的骨槽区。然后将移植物两端穿过股骨隧道，并用聚醚醚酮（PEEK）界面螺钉固定（图 30.13 和图 30.14）。在完全伸直时调节韧带长度，以使移植物在活动范围内获得适当的张力。

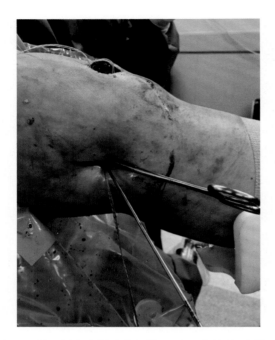

图 30.13　用于固定内侧髌股韧带(MPFL)移植物(左膝)股骨面的界面螺钉的导针位置。

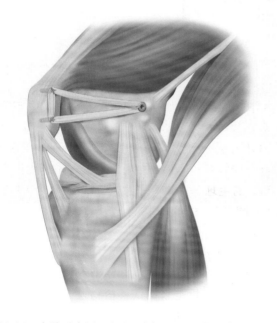

图 30.14　右膝示意图,展示了内侧髌股韧带重建,髌骨采用了嵌贴技术(2 个锚钉),股骨采用了拉出技术。

实较高[33]。

单束和双束。重建中使用的移植物可以是单束或双束形式。大多数生物力学研究表明这些技术是等效的;然而,一项生物力学研究报道,在所有屈曲度下,单束(SB)重建与双束(DB)重建中将髌骨侧向移位 10mm 所需的力类似,除了在屈曲 15°时双束重建承

受的力更大 (双束组:85.9N±10.1N;单束组:74.0N±7.9N)[34]。临床上,双束重建已经显示出令人鼓舞的临床结果。在对 63 例患者的临床回顾性分析中,发现双束和单束 MPFL 重建具有类似的脱位率;然而,据报道,双束手术与单束手术相比,患者结局有所改善[35]。一项系统综述发现,246 例膝关节中, 双束与单束 MPFL 重建的患者结局无差异[Kujala:单束组(30.1;95% CI 为 26.6~33.6)和双束组(30.7;95% CI 为27.7~33.7)][36]。

固定类型。可以使用多种髌骨固定方法,包括在骨槽使用界面螺钉和缝合锚钉。许多生物力学研究已经评估了固定的差异。其中一项研究比较了 5 种固定技术:3.5mm 钛锚钉、经骨 1mm 编织聚酯缝线、界面螺钉固定、内侧骨桥和髌骨隧道。在失效载荷测试中,骨桥组的失败率为 60%, 而经骨缝线的刚度较小,这可能更类似于 MPFL 的生物力学特性,表明骨桥固定在 MPFL 重建中可能并不理想[37]。另一项生物力学研究发现,在髌骨上使用缝合锚钉对股骨进行悬吊式皮质骨固定所需的失效力小于自体 MPFL。而其他测试的组合 (股骨袢钢板固定与髌骨袢钢板上的固定、股骨界面螺钉与髌骨上袢钢板,以及股骨袢钢板和髌骨界面螺钉)更易导致失败[38]。另一项生物力学研究评估了骨隧道之间的差异, 在 45 个膝关节中使用无结缝合锚钉和肌腱固定螺钉,发现缝合锚钉在较低载荷下失效,间隙形成率较高[39]。然而,在另一项尸体研究中,Allsoft 和实心带线锚钉的失效载荷测试没有差异[40]。需要进一步的生物力学研究来研究不同固定类型的优缺点。

有关内固定器械的临床研究报道了多种临床结局。例如,2019 年的一项荟萃分析比较了缝合锚钉固定与双髌骨隧道固定的再脱位率和患者报告结果(PRO)。在分析了 21 项研究后,该组报道的再脱位率和 Lysholm 评分无差异;然而,缝合锚钉组的 Kujala 评分显著更高[41]。一些固定技术已被证明会增加骨折风险。多项临床研究发现髌骨道会增加术后髌骨骨折的风险[42,43]。此外,2019 年对 29 项研究进行的荟萃分析发现,骨槽组的髌骨骨折率为 0~17%,而皮质骨固定组为 0%[44]。此外,与不进入前皮质的隧道相比,使用进入前皮质的经骨髌骨隧道进行固定更可能导致骨折。建议未来的随机对照试验应有助于解释哪种髌骨固定方法可获得最佳患者结局和最低失败率。

股骨固定位置。股骨隧道位置至关重要,在生物

力学研究中，除了影响临床结果外，还会影响 MPFL 重建中的移植物长度变化和接触压力[46-48]。尸体研究评估了股骨隧道位置对髌骨生物力学的影响。一项研究发现，在 2N 的张力下进行伸屈膝测试，解剖点定位的 MPFL 重建产生的关节压力小于偏近端或远端放置的股骨隧道[49]。另一项研究发现，MPFL 在后部和近端的股骨 MPFL 解剖止点位置最等距。当测试三个独特的髌骨连接部位时，长度变化仅为 4%[50]。在另一项尸体研究中，Schottle 点远端 1cm 可导致移植物收紧，而向近端偏 1cm 可导致移植物松弛[51]。

临床研究中也探讨了改变股骨固定部位的影响。一项 60 例患者的随机对照试验比较了股骨骨固定与软组织固定（P=0.73）。两组均未发生髌骨再脱位[52]。在另一项 63 例膝关节的研究中，股骨隧道错位结果显示，与定位正确的移植物相比，在距离 Schottle 点 >13.3mm 处的移植物具有更高的翻修风险；然而，Kujala 评分没有差异（错位：75.9 分，95% CI 为 71.2~80.7；定位正确：80.5 分，95% CI 为 73.7~87.3；P=0.315）[53]。然而，其他研究表明股骨隧道定位的准确性与疾病特异性生活质量评分之间没有关系[54]。总之，这些研究表明，与 Schottle 点的较大偏差会增加 MPFL 失败的风险，但尚不清楚它是否会影响临床结果。

髌骨固定位置。髌骨固定通常为髌骨的上 1/2 或 1/3；然而，MPFL 的髌骨止点在不同的患者之间可能存在差异。一项生物力学研究表明，MPFL 在股骨附止点的宽度为 10.7mm±1.8mm，而髌骨止点的宽度为 30.4mm±5.5mm，说明患者之间的解剖尺寸存在差异。此外，他们还发现附着在髌骨上的 MPFL 纤维的百分比平均为髌骨宽度的 57.3%[55]。在另一项尸体研究中，Placella 等[56] 发现，MPFL 总是附着在髌骨近端 1/3 处，45% 的病例附着在第 2 个 1/3 处，1 例延伸到远端 1/3 处。另一项生物力学研究发现，改变髌骨止点位置可显著改变 MPFL 长度（P<0.05）[57]。

张力和移植物长度。已有各种调整移植物的张紧和长度关系的方法；但很少有研究评估这些选择如何影响膝关节的生物力学和临床结果。一项临床研究发现，在一组 50 个 MPFL 重建中，屈曲 30° 时以 10N 拉伸，没有观察到再脱位，髌骨倾斜度从 24° 降至 16.2°，国际膝关节文献委员会（IKDC）评分和 Kujala 评分增加[58]。然而，另一项生物力学研究发现，与 2N 的张力相比，10N 和 30N 的移植物张力显著增加髌骨接触压力（P>0.05）[61]。大多数外科医生在重建过程中并没有

对 MPFL 进行张力治疗，因此需要进一步的生物力学研究来评估低张力（2N）与无张力的影响，以及这种变化的临床结果。

移植物固定时的屈曲程度。生物力学研究和有限的临床研究已经对移植物固定过程中的屈曲角度进行了研究，结果发现，由于缺乏关于该主题的参考文献，外科医生通常基于偏好选择屈曲角度。一项生物力学研究发现，30° 和 60° 的移植物固定（P>0.05）所产生的接触压力小于屈曲 0° 时拉紧的移植物（P<0.05）[49]。另一项尸体研究发现，与重建前的天然压力相比，在 15°（P=0.027）、45°（P=0.05，P=0.044）和 75°（P=0.039）的移植物中髌股压力增加[59]。此外，另一项研究表明，60° 固定产生的髌股接触压力与膝关节天然的接触压力最为相似[59]。Burrus 等[51] 在一项研究中评估了不同在屈曲程度下固定对移植物长度的影响，发现 MPFL 移植物在高度张力下固定可改变延伸长度[51]。一项对 556 个膝关节的系统回顾发现，0°~30° 固定组的平均 Kujala 评分由术前的 45 分提高到术后的 83 分，90° 固定组的平均评分由术前的 53.3 分提高到术后的 92.2[60]。目前尚不清楚移植物的理想固定程度，以及这是否会影响临床结果。但很明显，施加过多的张力是有害的，并且可能导致关节病和僵硬。

Schottle 点。Schottle 点是重建过程中 MPFL 股骨止点的常用标志；然而，许多人质疑 Schottle 点是否是股骨附着点的最理想的位置[61]。Matsushita 等[62] 在一项研究中评估了 MPFL 放置在 Schottle 点是否会重现 MPFL 的生理长度变化。然而，45 个膝关节中只有 70.5% 的膝关节在 Schottle 点处显示出良好的模式。那些没有使用导针的病例中，有 7 例从 Schottle 点平均向远端偏移了 5.3mm，6 例向远端和后方平均移动了 5.2mm，这表明 Schottle 点可能不是最佳的生理等长点。一项研究分析了儿童患者在侧位 X 线片上 Schottle 点观察者间的可靠性，他们发现，观察者间股骨骨道位置的差异为 2.3mm，而成人为 2.9mm（P=0.14）[63]。另一项研究表明，X 线片识别 Schottle 点并不能确保股骨固定位置准确[64]。在历史上，Schottle 点一直被用作 MPFL 股骨止点的标志，但需要进一步研究与解剖标志相比，使用 Schottle 点是否会影响临床结果。

外侧松解术。外侧松解术曾与 MPFL 重建术联合用于治疗复发性不稳定，然而，其使用仍然存在很大争议。据报道，该手术通过松解外侧支持带来改善髌

骨力线[65]。有证据表明，外侧支持带限制了髌骨的外侧平移。Bedi 和 Marzo[66]发现，与 MPFL 修复膝关节相比，外侧松解联合 MPFL 修复术后，髌骨移位 1cm 所需的力降低了 7%~11%。临床研究为生物力学证据提供了进一步的支持。Malatray 等[67]的一项研究调查了接受外侧支持带松解的患者的临床效果。40 例患者中有 3 例被纳入该试验，并在术后至少 12 个月进行评估。结果发现，所有患者在 IKDC 评分和髌骨倾斜度方面没有显著差异，无论是股四头肌放松还是收缩。此外，Liu 等[68]对 59 例接受 MPFL 重建和外侧网状成形术（类似于外侧延长）的患者与 MPFL 联合外侧松解的患者进行了随机对照试验。他们发现，术后 Kujala 评分（$P<0.05$）存在显著差异。因此，他们得出结论，MPFL 联合侧网状成形术优于外侧松解术[68]。外侧松解术一般不单独使用。

MPFL 修复。作为 MPFL 重建的替代方案，MPFL 修复还可以防止特定患者复发脱位。在 MPFL 修复中，MPFL 可以用 Yanasse 等[69]描述的技术重新拉紧和固定，首先用 Krackow 法缝合 MPFL。将髌骨内侧边缘的 MPFL 止点磨挫以准备插入。然后通过交叉缝线将 MPFL 固定到髌骨上。生物力学研究显示，在尸体模型中，通过锚钉加缝线（142N）进行 MPFL 修复的抗拉强度与通过隧道（195N）和盲隧道肌腱移植物（126N）进行重建的抗拉强度类似[70]。MPFL 修复也可用于撕脱性撕裂。Nomura 等[71]对 5 例患者使用内侧支持带滑移进行修复。平均随访 5.9 年，平均 Kujala 评分为 97.6 分。根据 Insall 评分、Aglietti 评分和 Tria 分级系统，5 个膝关节中有 3 个结果为优秀[71]。MPFL 修复的效果将在本章后面进一步讨论。

儿科患者的骨骺保留。儿科患者中 MPFL 重建的一个具体问题是股骨骨骺损伤，这可能会导致生长停滞和内翻。因此，需要专门采用保留骺板的技术来避免这种并发症的发生。在这种方法中，股骨隧道位于骺板远端（>8mm）并以低速钻孔。Uppstrom 等[72]在一项研究中发现，平均随访 2.4 年后，当使用骨骺股骨隧道时，手术和非手术肢体站立位 X 线片上的腿长没有变化。Kujala 评分显著改善（平均为 56~94 分，$P<0.005$），说明这种方法是成功的[73]。

也可采用非骨性止点固定。Lind 等[74]的一项研究比较了骨性和非骨性的股骨止点。在非骨性止点组中，移植物环绕大收肌肌腱止点，然后置于筋膜下并插入髌骨隧道；然后将移植物的两端缝合在一起，并将移植物环缝合到内收肌肌腱上[74]。采用该方法进行 MPFL 重建 4 例，Kujala 评分由术前的 61 分提高到术后的 81 分。数字评定量表（NRS）评分由 3 分降至 1.4 分。然而，随后将该队列与使用股骨骨性固定的 173 例成人 MPFL 重建队列进行比较。非骨性固定的翻修率为 21%，而成人组的翻修率为 2.8%，因此，就再脱位率而言，非骨性方法在该人群中预后可能较差。

软骨损伤。髌股软骨损伤是髌骨外侧脱位的常见后遗症[75,76]。复发性脱位可导致关节软骨进一步退化，并可能增加膝关节骨关节炎的风险[77]。一项早期研究发现，在 25 例初次发生膝关节炎的患者中，20% 的患者在 MRI 上出现股骨外侧髁骨软骨损伤[77]。在一个 20 例首次创伤性外侧脱位患者的病例系列中，3D MRI 发现，70% 的患者在初次 MRI 检查中出现髌股软骨损伤。在随后的 MRI 随访中，所有患者的软骨退化，特别是髌骨中央（$P=0.005$）。

这些软骨缺损的治疗方法与非创伤性软骨缺损类似。<2cm 的较小病变可采用软骨成形术和清创术治疗，>2cm 的全层症状性病变可采用骨软骨同种异体移植（OCA）、骨软骨自体移植（OAT）或基质诱导自体软骨细胞植入（MACI）治疗。所使用的软骨手术取决于多种患者因素，包括年龄、活动、损伤大小和位置。

内侧股四头肌肌腱股骨韧带重建术

内侧股四头肌腱股骨韧带（MQTFL）是内侧髌股复合体（MPFC）的组成部分，MQTFL 重建可以代替 MPFL 重建，与 MPFC 重建相比，MQTFL 重建的一个主要优点是降低髌骨骨折的风险。

手术方法。MQTFL 手术最初由 Joseph 和 Fulkerson 描述[78]。患者取仰卧，做两个切口：一个稍靠近内收肌结节，另一个位于股四头肌肌腱远端的内侧髌骨。在髌骨近端的股内斜肌（VMO）肌腱处也做一个 1cm 的切口，在股四头肌直肌部分的中央 1/3 处做 1.5cm 的切口，然后观察大收肌肌腱，在内收肌结节的远端放置股骨导针，然后将骨隧道扩大至 8mm。将移植物锁边缝合后以医生习惯的方式固定在股骨隧道中。然后将止血钳插入 VMO 下方，用于取出移植物，并将移植物末端朝向髌骨内侧。然后检查髌骨轨迹，移植物固定在内侧肌腱和中间肌腱上，固定时膝关节保持 30° 屈曲。

康复

MPFL 重建后的康复通常以前交叉韧带（ACL）方案为模板，关于专门的 MPFL 康复的文献有限。一些研究比较了不同 MPFL 康复方案的结果[79]。从这些研究中得出的术后负重建议范围从部分使用拐杖（5 天到 4 周）到不限制负重。建议进行物理治疗。对 31 个方案进行的系统性回顾发现，大多数方案建议术后立即使用支具（97%），65% 的方案建议可耐受负重[79]。建议中最大的差异是活动度；然而，似乎普遍认为平均 1.4 周可达到 90° 屈曲。

结果

保守治疗与 MPFL

多项研究评价了保守治疗与 MPFL 重建治疗的结局差异。例如，在一项系统综述中，Lee 等[80]研究了保守治疗与 MPFL 重建治疗原发性脱位的差异。他们发现，Kujala 评分（平均差异=1.76；95% CI：2.02~5.54；I^2=5%）或 Lysholm 评分（平均差异=0.63；95% CI：0.32~1.58；I^2=60%）无显著差异，脱位率无差异[相对危险度（RR）：1.33；95% CI：0.89~2.00；I^2=0]。在 Camanho 等[81]的一项随机对照试验中，患者在初次脱位后接受 MPFL 重建或保守治疗，保守治疗组 16 例患者中有 8 例脱位，平均 Kujala 评分为 68 分。相比之下，在接受 MPFL 重建手术的 17 例患者中，没有患者复发脱位，平均 Kujala 评分为 92 分。Bitar 等的一项研究也发现了类似的结果[82]，他们发现非手术组的 Kujala 评分较低（P=0.001）且复发不稳率更高（35%）。在另一项研究中，Lewallen 等[8]研究了增加患者初次髌骨脱位后不稳定风险的因素，他们发现初次髌骨脱位非手术治疗后的再脱位率为 38%，这个数字在那些有股骨滑车发育不良的患者中明显更高（69%）。与 MPFL 重建相比，哪些患者从保守治疗中获益最大仍不清楚，特别是对于复发性脱位的患者。

MPFL 重建

报道显示，MPFL 重建一直可以获得良好的结果。一项系统综述发现，在分析的 19 个队列中，超过 75% 的患者获得了良好和优秀的结果，平均失败率低于 10%[83]。一个包括 117 例接受单纯 MPFL 重建的病例系列研究发现，Kujala 评分从（57±11.3）分提高到（87±12.9）分，IKDC 从（47.8±13.1）分提高到（79±15.8）分（P<0.01）[83]。然而，术前髌骨倾斜较大、股骨隧道定位错误和股骨隧道加宽的患者术后评分较低。一项大型病例系列研究分析了 239 例 MPFL 重建患者，平均随访 5.3 年[85]，Kujala 评分从术前的 56.1 分提高到 88.8 分（P<0.001）。在该队列中，有 10 例失败，失败的危险因素包括高位髌骨（OR=4.9，P=0.02）和术前 J 征阳性（OR=3.9，P=0.04）。最后，一项对 14 篇文章的荟萃分析发现，术后 Tegner 平均评分为 5.7 分，Kujala 平均评分为 85.8 分（95% CI：81.6~90.0）[86]。84.1% 的患者恢复运动，再次手术的风险为 3.1%。

MPFL 修复

先前的研究发现，在接受 MPFL 修复的患者中，失败率相对较高被定义为术后复发性髌骨脱位，失败率高达 28%[87]。Dragoo 等[88]的一项研究调查了 24 例复发性髌骨不稳定患者，其中 16 例进行 MPFL 修复术，8 例进行重建术，修复组 1 例失败后进行 MPFL 重建和 TTO；然而，临床结果没有差异。2014 年的一项系统综述发现，在纳入分析的 402 例接受 MPFL 修复或重建的患者中，术前平均 Tegner 评分为 4.7 分，而术后为 5.8 分。此外，他们还发现接受 MPFL 修复术的患者失败率（26.9%）显著高于重建手术的患者（6.6%）[89]。Arendt 等[90]对 48 例接受 MPFL 修复的患者进行了回顾分析。失败定义为术后脱位事件；46% 的患者手术失败[90]。

然而，同样的结果可能不适用于儿科人群。Bryant 等[91]对 16 例 MPFL 修复术的分析发现，随访时没有患者出现复发性不稳定或并发症。然后将该组与既往 MPFL 重建组进行比较。修复组的 CDI 较低（1.2 对 1.4，P<0.05），且额外手术较少（59% 对 100%，P<0.05）。2008 年，一项临床试验将 80 例患者随机分为 MPFL 修复组（通过锚钉附着于内收肌结节，无需股内侧修复）或保守治疗组（2 周的支具固定），两组有类似的再脱位率（支具组为 17%，MPFL 修复组为 20%）[92]。此外，没有观察到膝关节损伤和骨关节炎预后评分（KOOS）或 Kujala 评分存在差异（85 分对 78 分，P=0.07）。2018 年，瑞典的一项对照试验[74]比较了骨骼发育不成熟的患者。患者被随机为膝关节支具组并进行

物理治疗 4 周，或者关节镜下 MPFL 修复组，然后使用夹板和物理治疗 4 周[93]。结果发现，MPFL 修复组的再脱位率明显较低（8% 对 43%，P=0.047）。然而，各组间的 PRO 没有显著差异（支具组 KOOS 平均评分为 95.9 分，修复组为 90.9 分）。

MQTFL 重建

有关 MQTFL 重建临床结果的文献很少。在一个病例系列中，25 例平均年龄为 15 岁的患者（27 个膝关节）接受了 MPFL 重建和 MQTFL 重建。在 2 年随访时，平均 Kujala、儿科 IKDC（Pedi–IKDC）和 Lysholm 评分分别为（85.9±13.9）分、（81.5±15.2）分和（84.3±13.5）分；3 例患者报道复发性不稳定，其中 2 例患者接受了翻修手术[94]。

重返运动

MPFL 重建患者恢复运动的证据结果存在差异。在一项对 68 例接受初次 MPFL 重建的患者的研究中，100% 的患者在重建后恢复运动；但 47% 的患者恢复到较低水平[95]。在一个单独 30 例患者的队列中[96]，100% 的患者在平均 12 周内恢复了有规律的体力活动（3~25 周）。队列中有 4 例患者主诉剧烈运动时膝前痛。Zaman 等[97]在一篇系统综述中分析了 53 项研究中的 97 个重返活动方案（1838 个膝关节），发现大多数研究（n=18）建议在 6 个月时重返活动。因此，MPFL 重建的研究总体上是有利的。

联合手术

多项研究评估了 MPFL 重建时的联合手术对结果的影响。例如，Krych 等[98]分析了接受 MPFL 重建的患者同时进行 TTO 的影响。在 39 例 MPFL 重建的队列中，41% 的患者接受了 TTO。这些患者 6 个月的等速测试较弱。此外，39 例 MPFL 重建患者中有 85% 能够在平均 8.1 个月内恢复运动，但 TTO 患者恢复运动的速度较慢。在另一项研究中，Allen 等[99]调查了 28 例接受 TTO 和 MPFL 联合重建有显著风险因素（如股骨发育不良或高位髌骨，CDI>1.2）的患者的结局。83% 的患者能够恢复运动。内移超过 10mm 和女性被发现可以改善 Kujala 和 IKDC 评分（IKDC：女性患者，P=0.01；内移，P=0.02；Kujala：女性患者，P=0.03；内移，P=0.1）。另一项研究发现，接受单纯 MPFL 重建的患者的运动恢复率为 81%，而接受同期稳定手术的患者为 57%，而有相似比例的患者报道膝前痛（分别为 38% 和 40%）[100]。

文献中也描述了 MPFL 重建结合股骨滑车成形术的结局[101]。一项包含 18 例股骨粗隆发育不良膝关节的前瞻性病例系列研究发现，除 1 例患者外，所有患者均对手术均感到满意，疼痛评分及 Tegner、Kujala 和 IKDC 评分均显著改善（P<0.0001）[2（范围：0~4 分）~6（范围：3~8）分；（51.1~87.9）± 20.0 分；（49.5%~80.2%）±21.0%]。

未来方向和总结

髌骨外侧脱位是成人和儿童常见的骨科问题。据报道，保守治疗、MPFL 重建和 MQTFL 重建均可降低外侧髌骨脱位的复发率。然而，亟待解决的问题是最适合保守治疗或手术治疗的最佳适应证。因此，未来的研究需要确定哪些危险因素与保守治疗失败相关，此外，应调查早期手术患者与未手术患者，以及未来发生脱位事件的患者的长期结局。

MPFL 和 MQTFL 重建的许多方面仅在尸体研究中进行了评估，需要进一步研究以更好地了解改变手术方式是否有临床意义，以及这些改变是否最大限度地降低了术后发生僵硬及髌骨骨折等风险。

（朱戈 译）

参考文献

1. Colvin A, West RV. Patellar instability. *J Bone Jt Surg.* 2008;90(12):2751–2762.
2. Fithian DC, Paxton EW, Stone M, et al. Epidemiology and natural history of acute patellar dislocation. *Am J Sports Medicine.* 2004;32(5):1114–1121.
3. Sanders TL, Pareek A, Hewett TE, et al. Incidence of first-time lateral patellar dislocation: a 21-year population-based study. *Sports Heal Multidiscip Approach.* 2018;10(2):146–151.
4. Atkin DM, Fithian DC, Marangi KS, et al. Characteristics of patients with primary acute lateral patellar dislocation and their recovery within the first 6 months of injury. *Am J Sports Medicine.* 2000;28(4):472–479.
5. Ries Z, Bollier M. Patellofemoral instability in active adolescents. *J Knee Surg.* 2015;28(4):265–277.
6. Duthon VB. Acute traumatic patellar dislocation. *Orthop Traumatology Surg Res.* 2015;101(1):S59–S67.
7. Christensen TC, Sanders TL, Pareek A, et al. Risk factors and time to recurrent ipsilateral and contralateral patellar dislocations. *Am J Sports Medicine.* 2017;45(9):2105–2110.
8. Lewallen LW, McIntosh AL, Dahm DL. Predictors of recurrent instability after acute patellofemoral dislocation in pediatric and adolescent patients. *Am J Sports Medicine.* 2013;41(3):575–581.
9. Sanders TL, Pareek A, Johnson NR, et al. Patellofemoral arthritis after lateral patellar dislocation: a matched population-based analysis. *Am J Sports Medicine.* 2017;45(5):1012–1017.
10. Cosgarea AJ. Surgical techniques of the shoulder, elbow, and knee

in sports medicine. *Part 3 Knee Other Surg Techniques Knee Other Surg Techniques Knee.* 2008:733–747.

11. Harilainen A, Myllynen P, Antila H, Seitsalo S. The significance of arthroscopy and examination under anesthesia in the diagnosis of fresh injury haemarthrosis of the knee joint. *Inj.* 1988;19(1):21–24.

12. Yanke AB, Wuerz T, Saltzman BM, et al. Management of patellofemoral chondral injuries. *Clin Sport Med.* 2014;33(3):477–500.

13. Koh JL, Stewart C. Patellar instability. *Orthop Clin N Am.* 2015;46(1):147–157.

14. Lester JD, Watson JN, Hutchinson MR. Physical examination of the patellofemoral joint. *Clin Sport Med.* 2014;33(3):403–412.

15. Insall J, Salvati E. Patella position in the normal knee joint. *Radiology.* 1971;101(1):101–104.

16. Berg EE, Mason SL, Lucas MJ. Patellar height ratios. *Am J Sports Medicine.* 1996;24(2):218–221.

17. Phillips C, Silver D, Schranz P, Mandalia V. The measurement of patellar height. *Bone Joint J.* 2010;92-B(8):1045–1053.

18. Dejour H, Walch G, Nove-Josserand L, Guier C. Factors of patellar instability: an anatomic radiographic study. *Knee Surg Sports Traumatology Arthrosc.* 1994;2(1):19–26.

19. Carrillon Y, Abidi H, Dejour D, et al. Patellar instability: assessment on MR images by measuring the lateral trochlear inclination—initial experience. *Radiology.* 2000;216(2):582–585.

20. Lippacher S, Dejour D, Elsharkawi M, et al. Observer agreement on the Dejour trochlear dysplasia classification. *Am J Sports Medicine.* 2012;40(4):837–843.

21. Dejour D, Coultre B. Osteotomies in patello-femoral instabilities. *Sports Med Arthrosc.* 2018;26(1):8–15.

22. Steiner TM, Torga-Spak R, Teitge RA. Medial patellofemoral ligament reconstruction in patients with lateral patellar instability and trochlear dysplasia. *Am J Sports Medicine.* 2006;34(8):1254–1261.

23. Endo Y, Stein BE, Potter HG. Radiologic assessment of patellofemoral pain in the athlete. *Sports Heal.* 2011;3(2):195–210.

24. Seitlinger G, Scheurecker G, Högler R, et al. Tibial tubercle-posterior cruciate ligament distance. *Am J Sports Medicine.* 2012;40(5):1119–1125.

25. Yue R, Arendt E, Tompkins M. Patellar height measurements on radiograph and magnetic resonance imaging in patellar instability and control patients. *J Knee Surg.* 2017;30(09):943–950.

26. Munch JL, Sullivan JP, Nguyen JT, et al. Patellar articular overlap on MRI is a simple alternative to conventional measurements of patellar height. *Orthop J Sports Medicine.* 2016;4(7):2325967116656328.

27. Rhee S-J, Pavlou G, Oakley J, et al. Modern management of patellar instability. *Int Orthop.* 2012;36(12):2447–2456.

28. Vermeulen D, van der Valk M, Kaas L. Plaster, splint, brace, tape or functional mobilization after first-time patellar dislocation: what's the evidence? *Efort Open Rev.* 2019;4(3):110–114.

29. Kaewkongnok B, Bøvling A, Milandt N, et al. Does different duration of non-operative immobilization have an effect on the redislocation rate of primary patellar dislocation? A retrospective multicenter cohort study. *Knee.* 2018;25(1):51–58.

30. Manske RC, Prohaska D. Rehabilitation following medial patellofemoral ligament reconstruction for patellar instability. *Int J Sports Phys Ther.* 2017;12(3):494–511.

31. Bitar A, D'Elia C, Demange M, et al. Randomized prospective study on traumatic patellar dislocation: conservative treatment versus reconstruction of the medial patellofemoral ligament using the patellar tendon, with a minimum of two years of follow-up. *Revista Brasileira De Ortopedia Engl Ed.* 2011;46(6):675–683.

32. Magnussen RA, Verlage M, Stock E, et al. Primary patellar dislocations without surgical stabilization or recurrence: how well are these patients really doing? *Knee Surg Sports Traumatology Arthrosc.* 2017;25(8):2352–2356.

33. McNeilan RJ, Everhart JS, Mescher PK, et al. Graft choice in isolated medial patellofemoral ligament reconstruction: a systematic review with meta-analysis of rates of recurrent instability and patient-reported outcomes for autograft, allograft, and synthetic options. *Arthrosc J Arthrosc Relat Surg.* 2018;34(4):1340–1354.

34. Wang Q, Huang W, Cai D, Huang H. Biomechanical comparison of single- and double-bundle medial patellofemoral ligament reconstruction. *J Orthop Surg Res.* 2017;12(1):29.

35. Zhang L, Li Z. Long-term clinical results of double bundle reconstruction of the medial patellofemoral ligament for patellar instability. *J Knee Surg.* 2018;32(02):153–159.

36. Kang H, Zheng R, Dai Y, et al. Single- and double-bundle medial patellofemoral ligament reconstruction procedures result in similar recurrent dislocation rates and improvements in knee function: a systematic review. *Knee Surg Sports Traumatology Arthrosc.* 2019;27(3):827–836.

37. Lenschow S, Schliemann B, Gestring J, et al. Medial patellofemoral ligament reconstruction: fixation strength of 5 different techniques for graft fixation at the patella. *Arthrosc J Arthrosc Relat Surg.* 2013;29(4):766–773.

38. Joyner PW, Bruce J, Roth TS, et al. Biomechanical tensile strength analysis for medial patellofemoral ligament reconstruction. *Knee.* 2017;24(5):965–976.

39. Mehta V, Mandala C, Akhter A. Cyclic testing of 3 medial patellofemoral ligament reconstruction techniques. *Orthop J Sports Medicine.* 2017;5(6): 2325967117712685.

40. Saper MG, Meijer K, Winnier S, et al. Biomechanical evaluation of classic solid and all-soft suture anchors for medial patellofemoral ligament reconstruction. *Am J Sports Medicine.* 2017;45(7):1622–1626.

41. Heo J-W, Ro K-H, Lee D-H. Patellar redislocation rates and clinical outcomes after medial patellofemoral ligament reconstruction: suture anchor versus double transpatellar tunnel fixation. *Am J Sports Medicine.* 2019;47(5):1254–1262.

42. Kita K, Tanaka Y, Toritsuka Y, et al. Factors affecting the outcomes of double-bundle medial patellofemoral ligament reconstruction for recurrent patellar dislocations evaluated by multivariate analysis. *Am J Sports Medicine.* 2015;43(12):2988–2996.

43. Dhinsa B, Bhamra J, James C, et al. Patella fracture after medial patellofemoral ligament reconstruction using suture anchors. *Knee.* 2013;20(6):605–608.

44. Desai VS, Tagliero AJ, Parkes CW, et al. Systematic review of medial patellofemoral ligament reconstruction techniques: comparison of patellar bone socket and cortical surface fixation techniques. *Arthrosc J Arthrosc Relat Surg.* 2019; 35(5):1618–1628.

45. Bonazza NA, Lewis GS, Lukosius EZ, et al. Effect of transosseous tunnels on patella fracture risk after medial patellofemoral ligament reconstruction: a cadaveric study. *Arthrosc J Arthrosc Relat Surg.* 2018;34(2):513–518.

46. Hopper GP, Leach WJ, Rooney BP, et al. Does degree of trochlear dysplasia and position of femoral tunnel influence outcome after medial patellofemoral ligament reconstruction? *Am J Sports Medicine.* 2014;42(3):716–722.

47. Tateishi T, Tsuchiya M, Motosugi N, et al. Graft length change and radiographic assessment of femoral drill hole position for medial patellofemoral ligament reconstruction. *Knee Surg Sports Traumatology Arthrosc.* 2011;19(3):400–407.

48. Elias JJ, Cosgarea AJ. Technical errors during medial patellofemoral ligament reconstruction could overload medial patellofemoral cartilage. *Am J Sports Medicine.* 2006;34(9):1478–1485.

49. Stephen JM, Kaider D, Lumpaopong P, et al. The effect of femoral tunnel position and graft tension on patellar contact mechanics and kinematics after medial patellofemoral ligament reconstruction. *Am J Sports Medicine.* 2014;42(2):364–372.

50. McCarthy M, Ridley T, Bollier M, et al. Femoral tunnel placement in medial patellofemoral ligament reconstruction. *Iowa Orthop J.* 2013;33:58–63.

51. Burrus TM, Werner BC, Cancienne JM, et al. MPFL graft fixation in low degrees of knee flexion minimizes errors made in the femoral location. *Knee Surg Sports Traumatology Arthrosc.* 2017;25(10):3092–3098.

52. Lind M, Nielsen T, Miller L, et al. No difference in outcome between femoral soft-tissue and screw graft fixation for reconstruction of the medial patellofemoral ligament: a randomized controlled trial. *Arthrosc J Arthrosc Relat Surg.* 2019;35(4):1130–1137.

53. Tscholl PM, Ernstbrunner L, Pedrazzoli L, Fucentese SF. The relationship of femoral tunnel positioning in medial patellofemoral ligament reconstruction on clinical outcome and postoperative complications. *Arthrosc J Arthrosc Relat Surg.* 2018;34(8):2410–2416.

54. Hiemstra LA, Kerslake S, Lafave M. Medial patellofemoral ligament reconstruction femoral tunnel accuracy. *Orthop J Sports Medicine.* 2017;5(2):2325967116687749.

55. Tanaka MJ. Variability in the patellar attachment of the medial patellofemoral ligament. *Arthrosc J Arthrosc Relat Surg.*

2016;32(8):1667–1670.

56. Placella G, Tei M, Sebastiani E, et al. Shape and size of the medial patellofemoral ligament for the best surgical reconstruction: a human cadaveric study. *Knee Surg Sports Traumatology Arthrosc.* 2014;22(10):2327–2333.

57. Kernkamp WA, Wang C, Li C, et al. The medial patellofemoral ligament is a dynamic and anisometric structure: an in vivo study on length changes and isometry. *Am J Sports Medicine.* 2019;47(7):1645–1653.

58. Carnesecchi O, Neri T, Iorio DA, et al. Results of anatomic gracilis MPFL reconstruction with precise tensioning. *Knee.* 2015;22(6):580–584.

59. Lorbach O, Zumbansen N, Kieb M, et al. Medial patellofemoral ligament reconstruction: impact of knee flexion angle during graft fixation on dynamic patellofemoral contact pressure—a biomechanical study. *Arthrosc J Arthrosc Relat Surg.* 2018;34(4):1072–1082.

60. Patel NK, de Darren S, Vaswani R, et al. Knee flexion angle during graft fixation for medial patellofemoral ligament reconstruction: a systematic review of outcomes and complications. *Arthrosc J Arthrosc Relat Surg.* 2019;35(6):1893–1904.

61. Schöttle PB, Schmeling A, Rosenstiel N & Weiler A. Radiographic landmarks for femoral tunnel placement in medial patellofemoral ligament reconstruction. *Am J Sports Medicine.* 2007;35:801–804.

62. Matsushita T, Araki D, Hoshino Y, et al. Analysis of graft length change patterns in medial patellofemoral ligament reconstruction via a fluoroscopic guidance method. *Am J Sports Medicine.* 2018;46(5):1150–1157.

63. Huston KL, Okoroafor UC, Kaar SG, et al. Evaluation of the Schöttle technique in the pediatric knee. *Orthop J Sports Medicine.* 2017;5(11):2325967117740078.

64. Sanchis-Alfonso V, Ramírez-Fuentes C, Montesinos-Berry E, Elía I, et al. Radiographic location does not ensure a precise anatomic location of the femoral fixation site in medial patellofemoral ligament reconstruction. *Orthop J Sports Medicine.* 2017;5(11):2325967117739252.

65. Ostermeier S, Holst M, Hurschler C, et al. Dynamic measurement of patellofemoral kinematics and contact pressure after lateral retinacular release: an in vitro study. *Knee Surg Sports Traumatology Arthrosc.* 2007;15(5):547–554.

66. Bedi H, Marzo J. The biomechanics of medial patellofemoral ligament repair followed by lateral retinacular release. *Am J Sports Medicine.* 2010;38(7):1462–1467.

67. Malatray M, Magnussen R, Lustig S, Servien E. Lateral retinacular release is not recommended in association to MPFL reconstruction in recurrent patellar dislocation. *Knee Surg Sports Traumatology Arthrosc.* 2018;27(8):2659–2664.

68. Liu C, Duan G, Niu Y, et al. Lateral retinaculum plasty instead of lateral retinacular release with concomitant medial patellofemoral ligament reconstruction can achieve better results for patellar dislocation. *Knee Surg Sports Traumatology Arthrosc.* 2018;26(10):2899–2905.

69. Yanasse R, Aravechia G, Ramos T, et al. Surgical technique: anatomic medial patellofemoral ligament retensioning repair. *Arthrosc Techniques.* 2018;7(5):e569–e574.

70. Mountney J, Senavongse W, Amis A, Thomas N. Tensile strength of the medial patellofemoral ligament before and after repair or reconstruction. *J Bone Jt Surg Br Volume.* 2005;87(1):36–40.

71. Nomura E, Inoue M, Osada N. Augmented repair of avulsion-tear type medial patellofemoral ligament injury in acute patellar dislocation. *Knee Surg Sports Traumatology Arthrosc.* 2005;13(5):346–351.

72. Antinolfi P, Bartoli M, Placella G, et al. Acute patellofemoral instability in children and adolescents. *Joints.* 2016;4(1):47–51.

73. Abouelsoud M, Abdelhady A, Elshazly O. Anatomic physeal-sparing technique for medial patellofemoral ligament reconstruction in skeletally immature patients with ligamentous laxity. *European J Orthop Surg Traumatology.* 2015;25(5):921–926.

74. Lind M, Enderlein D, Nielsen T, et al. Clinical outcome after reconstruction of the medial patellofemoral ligament in paediatric patients with recurrent patella instability. *Knee Surg Sports Traumatology Arthrosc.* 2016;24(3):666–671.

75. Zheng L, Shi H, Feng Y, et al. Injury patterns of medial patellofemoral ligament and correlation analysis with articular cartilage lesions of the lateral femoral condyle after acute lateral patellar dislocation in children and adolescents: an MRI evaluation. *Inj.*

2015;46(6):1137–1144.

76. Zhang G, Zheng L, Feng Y, et al. Injury patterns of medial patellofemoral ligament and correlation analysis with articular cartilage lesions of the lateral femoral condyle after acute lateral patellar dislocation in adults: an MRI evaluation. *Inj.* 2015;46(12):2413–2421.

77. Sillanpää PJ, Mattila VM, Visuri T, et al. Patellofemoral osteoarthritis in patients with operative treatment for patellar dislocation: a magnetic resonance-based analysis. *Knee Surg Sports Traumatology Arthrosc.* 2011;19(2):230–235.

78. Joseph SM, Fulkerson JP. Medial quadriceps tendon femoral ligament reconstruction technique and surgical anatomy. *Arthrosc Techniques.* 2019;8(1):e57–e64.

79. Thaunat M, Erasmus PJ. The favourable anisometry: an original concept for medial patellofemoral ligament reconstruction. *Knee.* 2007;14(6):424–428.

80. Lee D-Y, Park Y-J, Song S-Y, et al. Which technique is better for treating patellar dislocation? A systematic review and meta-analysis. *Arthrosc J Arthrosc Relat Surg.* 2018;34(11):3082–3093.e1.

81. Camanho G, de Viegas A, Bitar A, et al. Conservative versus surgical treatment for repair of the medial patellofemoral ligament in acute dislocations of the patella. *Arthrosc J Arthrosc Relat Surg.* 2009;25(6):620–625.

82. Bitar A, Demange M, D'Elia C, Camanho G. Traumatic patellar dislocation. *Am J Sports Medicine.* 2012;40(1):114–122.

83. Baumann CA, Pratte EL, Sherman SL, et al. Reconstruction of the medial patellotibial ligament results in favorable clinical outcomes: a systematic review. *Knee Surg Sports Traumatology Arthrosc.* 2018;26(10):2920–2933.

84. Neri T, Parker D, Putnis S, et al. Clinical and radiological predictors of functional outcome after isolated medial patellofemoral ligament reconstruction at midterm follow-up. *Am J Sports Medicine.* 2019;47(6):1338–1345.

85. Sappey-Marinier E, Sonnery-Cottet B, O'Loughlin P, et al. Clinical outcomes and predictive factors for failure with isolated MPFL reconstruction for recurrent patellar instability: a series of 211 reconstructions with a minimum follow-up of 3 years. *Am J Sports Medicine.* 2019;47(6):1323–1330.

86. Schneider DK, Grawe B, Magnussen RA, et al. Outcomes after isolated medial patellofemoral ligament reconstruction for the treatment of recurrent lateral patellar dislocations. *Am J Sports Medicine.* 2016;44(11):2993–3005.

87. Camp CL, Krych AJ, Dahm DL, et al. Medial patellofemoral ligament repair for recurrent patellar dislocation. *Am J Sports Medicine.* 2010;38(11):2248–2254.

88. Dragoo JL, Nguyen M, Gatewood CT, et al. Medial patellofemoral ligament repair versus reconstruction for recurrent patellar instability. *Orthop J Sports Medicine.* 2017;5(3): 232596711668946.

89. Matic GT, Magnussen RA, Kolovich GP, Flanigan DC. Return to activity after medial patellofemoral ligament repair or reconstruction. *Arthrosc J Arthrosc Relat Surg.* 2014;30(8):1018–1025.

90. Arendt EA, Moeller A, Agel J. Clinical outcomes of medial patellofemoral ligament repair in recurrent (chronic) lateral patella dislocations. *Knee Surg Sports Traumatology Arthrosc.* 2011;19(11):1909–1914.

91. Bryant J, Pandya N. Medial patellofemoral ligament repair restores stability in pediatric patients when compared to reconstruction. *Knee.* 2018;25(4):602–608.

92. Christiansen S, Jakobsen B, Lund B, Lind M. Isolated repair of the medial patellofemoral ligament in primary dislocation of the patella: a prospective randomized study. *Arthrosc J Arthrosc Relat Surg.* 2008;24(8):881–887.

93. Askenberger M, Moström E, Ekström W, et al. Operative repair of medial patellofemoral ligament injury versus knee brace in children with an acute first-time traumatic patellar dislocation: a randomized controlled trial. *Am J Sports Medicine.* 2018;46(10):2328–2340.

94. Spang RC, Tepolt FA, Paschos NK, et al. Combined reconstruction of the Medial Patellofemoral Ligament (MPFL) and Medial Quadriceps Tendon-Femoral Ligament (MQTFL) for patellar instability in children and adolescents: surgical technique and outcomes. *J Pediatr Orthoped.* 2019;39(1):e54–e61.

95. Lippacher S, Dreyhaupt J, Williams S, et al. Reconstruction of the medial patellofemoral ligament. *Am J Sports Medicine.* 2014;42(7):1661–1668.

96. von Engelhardt LV, Fuchs T, Weskamp P, Jerosch J. Effective patellofemoral joint stabilization and low complication rates using a hardware-free MPFL reconstruction technique with an intra-operative adjustment of the graft tension. *Knee Surg Sports Traumatology Arthrosc*. 2018;26(9):2750–2757.

97. Zaman S, White A, Shi WJ, et al. Return-to-play guidelines after medial patellofemoral ligament surgery for recurrent patellar instability: a systematic review. *Am J Sports Medicine*. 2018;46(10):2530–2539.

98. Krych AJ, O'Malley MP, Johnson NR, et al. Functional testing and return to sport following stabilization surgery for recurrent lateral patellar instability in competitive athletes. *Knee Surg Sports Traumatology Arthrosc*. 2018;26(3):711–718.

99. Allen MM, Krych AJ, Johnson NR, et al. Combined tibial tubercle osteotomy and medial patellofemoral ligament reconstruction for recurrent lateral patellar instability in patients with multiple anatomic risk factors. *Arthrosc J Arthrosc Relat Surg*. 2018;34(8):2420–2426.e3.

100. Feller JA, Richmond AK, Wasiak J. Medial patellofemoral ligament reconstruction as an isolated or combined procedure for recurrent patellar instability. *Knee Surg Sports Traumatology Arthrosc*. 2014;22(10):2470–2476.

101. Banke IJ, Kohn LM, Meidinger G, et al. Combined trochleoplasty and MPFL reconstruction for treatment of chronic patellofemoral instability: a prospective minimum 2-year follow-up study. *Knee Surg Sports Traumatology Arthrosc*. 2014;22(11):2591–2598.

第 31 章

内侧髌骨不稳定：原发性和医源性

ALEXANDER E. LOEB, ANDREW J. COSGAREA, JACK FARR

引言

急性髌骨脱位是青少年和年轻人常见的膝关节损伤，原发性髌骨脱位的发生率为每年 42/10 万[1]。然而，绝大多数原发性和复发性脱位是外侧脱位，这是由于损伤时作用在髌骨上的合力方向指向外侧，以及一些解剖因素也可诱发脱位，如胫骨结节外置、股骨滑车发育不良和内侧髌骨限制装置（内侧髌股韧带和内侧股四头肌肌腱股骨韧带）薄弱[2]。当排除胶原蛋白和先天性神经肌肉疾病时，非医源性内侧髌骨脱位比较罕见，文献中很少报道[3-8]。然而，已知内侧髌骨不稳定是外侧支持带松解的并发症。除了先天性神经肌病外，文献中没有关于内侧固定脱位的病例，也很少有脱位的影像学证据。因此，很难区分半脱位和脱位，一般定义为髌骨部分或完全脱离滑车[9]。在本章中，我们将重点介绍在非医源性和医源性两种情况下内侧髌骨不稳定这种罕见病变。

评估

由于内侧不稳定罕见且诊断困难，全面的病史和体格检查是至关重要的。患者可能有不稳定、肿胀和蹲下或上下楼梯疼痛的病史[10]。这种情况可致残，常表现为运动恐惧症、抑郁症、焦虑和疼痛[11]。更令人困惑的是，脱位的患者常主诉"膝关节位于内侧"，事实上，他们看到的是髌骨向外侧脱位后突起的股骨内侧髁。应重点记录既往的膝关节手术史，特别是外侧支持带松解术。外侧不稳定的患者通常在内侧髌股韧带和外侧股骨髁嵴–外侧股骨髁边缘有压痛，而内侧不稳定的患者则表现为髌骨内侧下和股骨髁前内侧压痛[10]。患者可能存在内侧髌骨恐惧试验阳性或髌骨内移增加超过 1~2 个象限。内侧不稳定患者的 Fulkerson 内侧半脱位试验可能为阳性；该测试通过屈膝过程中向内侧按压髌骨来再现患者的症状[12]。Nonweiler 描述的重力半脱位试验也可能为阳性。该试验显示，当患者向患侧侧卧时，髌骨内侧因重力而产生半脱位，股四头收缩也无法复位[13]。

影像学

侧位片可用于评估髌骨高度和髌骨发育不良。轴位片也可显示持续性髌骨半脱位及髌骨的形态学特征。然而，这些图像通常低估了发育不良，因为图像显示滑车中段，而发育不良在近端最明显。应力轴位片在屈膝 30°时通过对髌骨施加侧方应力来量化半脱位的程度，应与对侧膝关节进行比较，以确保准确诊断[14,15]。全长站立位片可显示冠状位力线，并可能显示膝外翻。如果体格检查怀疑股骨扭转或胫骨扭转是影响因素，CT 可能有助于计算股骨扭转或胫骨扭转。对于外侧髌骨脱位，MRI 通常显示骨挫伤、累及外侧股骨髁和远端内侧髌骨，以及关节积液和内侧髌股韧带断裂[16-19]。相反，内侧髌骨脱位在成像上显示对应的相反结果：股骨前内侧髁和外侧髌骨的骨挫伤[8]（图 31.1）。此外，MRI 可以显示外侧支持带与髌骨的连接

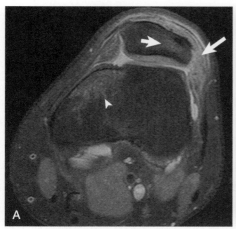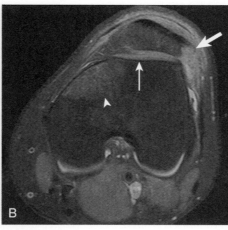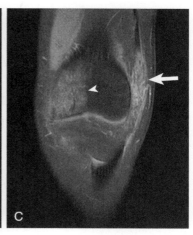

图 31.1 (A,B)左膝轴位和(C)冠状位 T2 MRI 脂肪抑制图像显示髌骨止点处的外侧支持带断裂(箭头所示),以及股骨前内侧髁(V 形)和外侧髌骨内的水肿(粗箭头所示)。[From Le Corroller T,Dediu M,Champsaur P. Transient medial patellar dislocation:injury patterns at US and MR imaging. Skeletal Radiol. 2009;38(5):519–523.]

处失效[8]。

非医源性内侧髌骨脱位

非医源性内侧髌骨脱位非常罕见,许多骨科医生不相信非医源性内侧髌骨脱位的存在。相反,他们认为这些患者经历了外侧髌骨脱位,只是感受到内侧疼痛并在脱位时看到突出的股骨内侧髁。于这些声称经历过内侧脱位的患者,MRI 通常显示典型的内侧髌骨和外侧髌骨脊上的骨挫伤,这证实了外侧髌骨脱位。

然而,尽管罕见,但非医源性内侧髌骨脱位确实会发生。在回顾文献时,曾报道非医源性内侧髌骨不稳定具有多种表现。最早的病例是由 Ratton[20]在 1869年报道的,一名男性发生创伤性髌骨脱位,髌骨位于胫骨内侧,小腿屈曲外翻。复位后,患者接受夹板固定和保守治疗[20]。然而,根据检查的描述,由于当时缺乏诊断技术和基础骨科治疗,该病例可能是误诊的胫股脱位,与本章的相关性较小。

Zadek[21]报道了 1947 年的一个案例,一名 12 岁女孩患有脊髓灰质炎后遗症导致的双下肢轻瘫,左膝内侧髌骨脱位伴肌肉失衡。该患者采用胫骨结节截骨术治疗。Ahmad 等[22]和 Yazdi 等[23]描述了 2 例类似的先天性内侧髌骨脱位伴综合征的病例。第 1 个病例为患 Bartter 综合征的 6 岁儿童,包括整体迟滞、主动脉扩张和胃肠功能障碍。髌骨不可复位,内侧腘绳肌收缩。患者大腿–足角内旋 90°,对侧为中立位,Q 角为–10°。患者接受了股骨成形术治疗,内侧腘绳肌松解

和外侧推进及髂胫束滑动重建。第 2 个病例为一名 8 岁儿童,患有脊柱裂、先天性髋关节脱位、双侧马蹄内翻足伴轴后多指畸形和右下肢短缩。髌骨同样不可复位,大腿–足角内旋 80°,Q 角为-10°。该患者接受内侧腘绳肌延长、股直肌延长、外侧叠瓦重建、胫束滑移和反向 Goldthwaite 手术。

与外侧支持带松解或先天性疾病无关的内侧髌骨不稳定非常罕见。绝大多数病例没有完全脱位的证据。Memminger[3]报道了 1 例 14 岁女性患者,高位髌骨、浅滑车和反屈 20°,在宽站姿下胫骨内旋后,髌骨外侧面发生骨软骨骨折。Richman[4]详细描述了 1 例 17 岁的足球运动员双侧内侧髌骨半脱位,最终需要右侧股四头肌成形术和外侧重叠术以纠正内侧髌股轨迹。右膝关节镜检查发现内侧关节面软骨软化. Saper[5]报道了 1 例 14 岁女性患者,左膝无外伤或手术史,在屈曲 30°时出现明显的半脱位,采用外侧松解、胫骨结节转移、髂胫束滑移修复和股四头肌肌腱滑移重建松解外侧髌股韧带[5]。Akhanahin 等[6]报道了 1 例 21 岁男性患者,髌骨活动过度、内侧半脱位,在外侧髌胫韧带重建后恢复活动。Shannon 和 Keene[7]报道了 2 例自发性内侧髌骨半脱位和 2 例创伤性内侧半脱位。Le Corroller 等[8]报道了 1 例 19 岁浅滑车女性患者,她从马上摔下后,髌骨可能受到直接外力,结果造成暂时性内侧髌骨脱位。超声检查显示外侧支持带急性损伤,髌骨止点撕脱。MRI 证实为前内侧股骨髁和外侧髌骨关节面挫伤。患者接受物理治疗,无复发症状。

除了个别病例报道外,很少能做出非医源性内侧髌骨不稳定的诊断。Shellock 等[24]报道了 235 个髌股关节通过动态 MRI 评估膝前痛。研究显示,内侧半脱位为 41%,Q 角异常为 19%;作者认为髌骨内侧半脱位可能是膝前痛的一个未被诊断的原因[24]。然而,作者没有提到半脱位是否在临床上很明显,或者体格检查是否证实了他们的发现[24]。

医源性内侧髌骨脱位

医源性内侧髌骨不稳定约占内侧髌骨不稳定病例的 91%[11]。1987 年,Betz 等[25]首次将其作为外侧支持带松解的并发症。Hughston 和 Deese[26]报道了 30 个膝关节发生医源性内侧髌骨不稳定,这些膝关节在外侧支持带松解后出现内侧半脱位和持续疼痛。然而,内侧髌骨不稳定也可以成为较新的髌股关节手术技术的并发症,如胫骨结节截骨术或内侧髌股韧带重建术。

1970 年,Willner[27]推荐采用开放性外侧支持带松解术治疗复发性外侧髌骨不稳定,包括切除 1.27cm×15.24cm 的外侧髌骨支持带和阔筋膜,使得更强的股外侧肌肌肉组织和外侧韧带与较弱的内侧支持带和股内斜肌相平衡。根据 Fulkerson 和 Gossling[28]的定义,大部分外侧支持带松解术应包括浅斜行支持带和深层横行支持带的松解。Merican 等[29]在尸体膝关节的生物力学研究中证明,一旦股外侧肌筋膜和深横支持带被松解,在屈曲 30°时内侧髌骨稳定性显著降低。Cruells Vieira 等[30]将髌骨束缚到髂胫束的浅斜支持带的纤维上,以此作为内侧平移的被动限制结构。因此,他们认为,外侧支持带过度松解是医源性内侧不稳定的主要因素[11,15,25,26]。

现已发现股外侧肌肌腱松解和术前没有外侧支持带过紧是发生内侧不稳定的重要风险因素[31]。在一项系统综述中,外侧支持带松解后 61.4%的内侧髌骨不稳定患者松解了股外侧肌,其中只有 16.4%的患者术前有外侧支持带紧张[31]。正如 Hughston 和 Deese[26]所指出的,这部分内侧半脱位患者在 CT 上有明显的股外侧肌萎缩。Miller 等[32]强调了 3 例过度外侧松解后内侧髌骨脱位的病例,所有患者均进行股外侧肌松解,随后膝关节伸展失去侧向力。正如 Sanchis Alfonso 和 Merchant[15]所述的,外侧支持带松解的适应证应限于外侧支持带过紧且伴有外侧髌骨过高压综合征症状的患者,手术的目的是恢复 1~2 个象限的内侧

滑动和 60°的髌骨倾斜。滑车发育不良、高位髌骨和多发韧带松是外侧松解的禁忌证[15]。一些作者主张采用外侧支持带 Z 形延长术来替代松解[33,34]。Pagenstert 等[35]发现,使用该方法后股四头肌体积和 Kujala 评分得到改善,且未发生医源性内侧髌骨不稳定。

内侧髌骨不稳定也可能是其他髌股手术的并发症。Elmslie–Trillat 或 Fulkerson 截骨术过度矫正外置的胫骨结节可导致胫骨结节内置,并造成内侧髌骨半脱位[36]。在内侧髌股韧带重建中,移植物过紧可导致内侧髌骨半脱位、内侧髌骨倾斜和内侧髌骨高压,特别是在联合外侧支持带松解术时[37]。在髌骨表面置换的全膝关节置换术中报道了 1 例内侧髌骨半脱位,尽管患者在近 30 年前有外侧支持带松解手术史[38]。图 31.2 显示 1 例患者在两次稳定手术后发生内侧脱位,包括针对复发性外侧脱位的外侧松解。

治疗

虽然治疗内侧髌骨不稳定的建议很少,但参考外侧不稳的治疗原则是有直观意义的。首次脱位时没有明显的骨软骨受累,应采用非手术治疗:尝试 McConnell 胶带和(或)反向髌骨稳定支具;核心、髋关节旋转和股外侧肌加强;并逐渐恢复活动[2,10,15,39]。保守治疗失败的复发性不稳定应考虑进行稳定手术。应全面评估影响因素,如滑车发育不良、高位髌骨、肌肉失衡和胫股力线异常,并可能需要同时治疗。

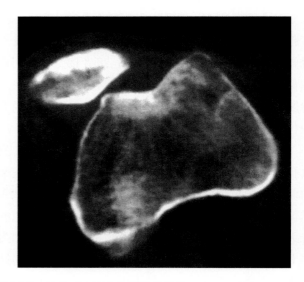

图 31.2 轴位 CT 显示内侧髌骨脱位。(From Miller PR,Klein RM,Teitge RA. Skeletal radiology medial dislocation of the patella. Skelet Radiol. 1991;20:429–431.)

对于既往有外侧松解史的患者，应考虑修复或重建外侧支持带。Nonweiler 和 DeLee[13]介绍了一种"裤子套背心"的外侧支持带叠瓦重建术。该手术在硬膜外感觉神经阻滞麻醉下实施，以便更准确评估术中髌骨轨迹。Teitge 和 Spak[40]报道，这种叠瓦方法在 1 年后偏移明显增加，因此他们对 60 例患者使用股四头肌肌腱部分厚度滑移和髌骨骨块进行的外侧髌股韧带重建技术[40]。肌腱穿过髌骨并向前缝合，将骨块埋入股骨起点（等长点），并将移植物固定在膝关节屈曲 60°~90°[40]。值得注意的是，该技术的髌骨骨折发生率为 5%[40]。Beckert 等[41]在 19 个膝关节外侧髌股韧带重建中使用半腱肌同种异体移植物，平均 Lysholm 评分从 34.39 分提高到 69.54 分（P<0.0001）。Moatshe 等[42]描述了在 13 例膝关节中使用外侧髌胫韧带重建技术，然后将以髌骨为蒂的左侧髌外侧肌腱滑移片和以 Gerdy 结节为蒂的左侧髂胫束滑移片相互交叉并重叠缝合；平均 Lysholm 评分从 45.6 分提高到 71.9 分。Andrish[43]建议将髂胫束从 Gerdy 结节处反折，并在屈曲 30°时缝合到髌骨外侧。Sanchis Alfonso 等[11]证实 17 例膝关节的平均 Lysholm 评分从 36.4 分提高到 86.1 分（P<0.001）（图 31.3）[22]。目前尚没有一种技术被证明是最佳方法。另一些解剖学研究显示，外侧支持带附着于髂胫束后方而不是髂胫束[44]。许多作者主张在重建结束时进行诊断性关节镜检查，以评估髌股

力学。所有作者均建议在膝关节屈曲至少 30°时拉紧修复或重建，以确保髌骨位于滑车中。

对于与外侧松解无关的医源性内侧髌骨不稳定，应直接解决不稳定的原因。对于胫骨结节截骨过度内移的患者，可进行前外侧截骨术以纠正髌骨不稳定[45]。应切断过紧的内侧髌股韧带，并通过内侧或外侧叠瓦或重建（视情况而定）以实现适当的软组织平衡[37]。

这些患者的康复最终取决于所进行的重建和外科医生的偏好。通常包括固定负重和轻微的活动度锻炼，在大约 12 周时进行负重和物理治疗，最后进行功能性肢体训练[10]。内侧半脱位中观察到的步态异常在重建后将得到纠正，因为髌骨的内侧约束已经被消除。

总结

髌骨脱位是青少年和年轻人常见的损伤，通常涉及髌骨的外侧移位。非医源性内侧髌骨脱位罕见，需要调查其影响因素。医源性内侧髌骨不稳定通常与外侧支持带过度松解有关，但在其他髌骨重排手术后也可以出现这种情况。其处理原则与外侧不稳定相同，对于保守治疗失败的复发性内侧不稳定患者应予以手术治疗。许多手术技术可治疗内侧髌骨不稳定；重建的目标是重建导致内侧髌骨脱位的限制组织的张力，从而确保髌骨轨迹平衡。

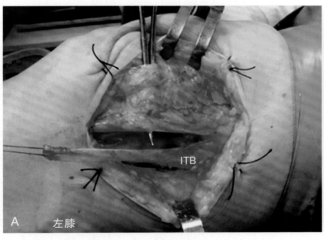
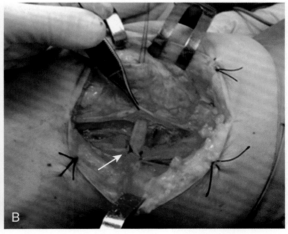

图 31.3　外侧支持带重建的手术技术，正如 Andrish 和 Sanchis-Alfonso 所述，髂胫束从 Gerdy 结节（A）处松解，向近端反折，缝合或锚钉固定在髌骨中、近端 1/3 交界处的外侧缘（B）。ITB，髂胫束。[Reprinted from Sanchis-Alfonso V，Montesinos-Berry E，Monllau JC，Merchant AC. Results of isolated lateral retinacular reconstruction for iatrogenic medial patellar instability. Arthroscopy. 2015;31(3):422-427.]

（朱戈 译）

参考文献

1. Gravesen KS, Kallemose T, Blønd L, et al. High incidence of acute and recurrent patellar dislocations: a retrospective nationwide epidemiological study involving 24,154 primary dislocations. *Knee Surg Sports Traumatol Arthrosc.* 2018;26(4):1204–1209.

2. Weber AE, Nathani A, Dines JS, et al. An algorithmic approach to the management of recurrent lateral patellar dislocation. *J Bone Jt Surg.* 2016;98(5):417–427.

3. Memminger M. Mediale patellaluxation. *Unfallchirurg.* 2001; 104(10):1011–1013.

4. Richman NM, Scheller AD Jr. Medial subluxation of the patella without previous lateral retinacular release. *Orthopedics.* 1998;21(7):810–813.

5. Saper MG, Shneider DA. Medial patellar subluxation without previous lateral release: a case report. *J Pediatr Orthop Part B.* 2014;23(4):350–353.

6. Aksahin E, Yumrukçal F, Yalç H. Role of pathophysiology of patellofemoral instability in the treatment of spontaneous medial patellofemoral subluxation : a case report. *J Med Case Rep.* 2010;4(148):1–5.

7. Shannon BD, Keene JS. Results of arthroscopic medial retinacular release for treatment of medial subluxation of the patella. *Am J Sports Med.* 2007;35(7):1180–1187.

8. Le Corroller T, Dediu M, Champsaur P. Transient medial patellar dislocation: injury patterns at US and MR imaging. *Skeletal Radiol.* 2009;38(5):519–523.

9. Post WR, Fithian DC. Patellofemoral instability: a consensus statement from the AOSSM/PFF patellofemoral instability workshop. *Orthop J Sport Med.* 2018;6(1):232596711775035.

10. Saper MG, Shneider DA. Medial patellar subluxation: diagnosis and treatment. *Am J Ortho (Belle Mead NJ).* 2015;44(11):499–504.

11. Sanchis-Alfonso V, Montesinos-Berry E, Monllau JC, Merchant AC. Results of isolated lateral retinacular reconstruction for iatrogenic medial patellar instability. *Arthroscopy.* 2015;31(3):422–427.

12. Fulkerson JP. A clinical test for medial patella tracking. *Tech Orthop.* 1997;12:144.

13. Nonweiler D, DeLee J. The diagnosis and treatment of medial subluxation of the patella after lateral retinacular release. *Am J Sports Med.* 1994;22(5):680–686.

14. Biedert R, Friederich NF. Failed lateral retinacular release: clinical outcome. *J Sport Traumatol Relat Res.* 1994;16(4):162–173.

15. Sanchis-Alfonso V, Merchant AC. Iatrogenic medial patellar instability: an avoidable injury. *Arthrosc J Arthrosc Relat Surg.* 2015;31(8):1628–1632.

16. O'Reilly MAR, O'Reilly PMR, Bell J. Sonographic appearances of medial retinacular complex injury in transient patellar dislocation. *Clin Radiol.* 2003;58(8):636–641.

17. Virolainen H, Visuri T, Kuusela T. Acute dislocation of the patella: MR findings. *Radiology.* 1993;189:243–246.

18. Kirsch M, Fitzgerald S, Friedman H, Rogers L. Transient lateral patellar dislocation: diagnosis with MR imaging. *Am J Roentgenol.* 1993;161:109–113.

19. Lance E, Deutsch A, Mink J. Prior lateral patellar dislocation: MR imaging findings. *Radiology.* 1993;189:905–907.

20. Ratton. Case of dislocation of the patella, inwards. *Ind Med Gaz.* 1869:164.

21. Zadek I. Recurrent medial dislocation of the patella. *Bull Hosp Jt Dis.* 1947;8(1):30–32.

22. Ahmad C, Sinicropi S, Su B, Puffinbarger W. Congenital medial dislocation of the patella. *Orthopedics.* 2003;26(2):189.

23. Yazdi H, Monshizadeh S, Bozorgi Z. Congenital medial dislocation of the patella with multiple congenital anomalies: case report and method of treatment. *J Pediatr Orthop Part B.* 2014;23(2):126–129.

24. Shellock FG, Mink JH, Deutsch AL, Fox JM. Patellar tracking abnormalities: clinical experience with kinematic MR imaging in 130 patients. *Radiology.* 1989;172(3):799–804.

25. Betz RR, Magill JT, Lonergan RP. The percutaneous lateral retinacular release. *Am J Sports Med.* 1987;15(5):477–482.

26. Hughston JC, Deese M. Medial subluxation of the patella as a complication of lateral retinacular release. *Am J Sports Med.* 1988;16(4):383–388.

27. Willner P. Recurrent dislocation of the patella. *Clin Orthop Relat Res.* 1970;69:213–215.

28. Fulkerson JP, Gossling HR. Anatomy of the knee joint lateral retinaculum. *Clin Orthop Relat Res.* 1979;153:183–188.

29. Merican AM, Kondo E, Amis AA. The effect on patellofemoral joint stability of selective cutting of lateral retinacular and capsular structures. *J Biomech.* 2009;42:291–296.

30. Cruells Vieira EL, Vieira EÁ, Teixeira da Silva R, et al. An anatomic study of the iliotibial tract. *Arthroscopy.* 2007;23(3):269–274.

31. Song GY, Hong L, Zhang H, et al. Iatrogenic medial patellar instability following lateral retinacular release of the knee joint. *Knee Surg Sports Traumatol Arthrosc.* 2016;24(9):2825–2830.

32. Miller PR, Klein RM, Teitge RA. Skeletal radiology medial dislocation of the patella. *Skelet Radiol.* 1991;20:429–431.

33. Ceder LC, Larson RL. Z-plasty lateral retinacular release for the treatment of patellar compression syndrome. *Clin Orthop Relat Res.* 1979;144:110–113.

34. Unal B, Hinckel B, Sherman S. Comparison of lateral retinaculum release and lengthening in the treatment of patellofemoral disorders. *Am J Orthop (Belle Mead NJ).* 2017;46(5):224–228.

35. Pagenstert G, Wolf N, Bachmann M, et al. Open lateral patellar retinacular lengthening versus open retinacular release in lateral patellar hypercompression syndrome: a prospective double-blinded comparative study on complications and outcome. *Arthroscopy.* 2012;28(6):788–797.

36. Sanchis-Alfonso V, Koh JL. Joint-preserving osteotomies for isolated patellofemoral osteoarthritis: alternatives to arthroplasty. *Am J Ortho (Belle Mead NJ).* 2017;46(3):139–145.

37. Bollier M, Fulkerson J, Cosgarea A, Tanaka M. Technical failure of medial patellofemoral ligament reconstruction. *Arthroscopy.* 2011;27(8):1153–1159.

38. Borbas P, Koch PP, Fucentese SF. Lateral patellofemoral ligament reconstruction using a free gracilis autograft. *Orthopedics.* 2014;37(7):e665–e668.

39. Liu JN, Steinhaus ME, Kalbian IL, et al. Patellar instability management: a survey of the International Patellofemoral Study Group. *Am J Sports Med.* 2018;46(13):3299–3306.

40. Teitge RA, Spak RT. Lateral patellofemoral ligament reconstruction. *Arthroscopy.* 2004;20(9):998–1002.

41. Beckert M, Crebs D, Nieto M, et al. Lateral patellofemoral ligament reconstruction to restore functional capacity in patients previously undergoing lateral retinacular release. *World J Clin Cases.* 2016;4(8):202–206.

42. Moatshe G, Cram TR, Chahla J, et al. Medial patellar instability treatment and outcomes. *Orthop J Sport Med.* 2013;5(4):1–6.

43. Andrish JT. Recurrent patella dislocations. In: Fulkerson JP, ed. *Common Patellofemoral Problems.* Rosemont, NJ: American Academy of Orthopaedic Surgeons; 2005.

44. Merican AM, Amis AA. Anatomy of the lateral retinaculum of the knee. *J Bone Joint Surg Br.* 2008;90-B(4):527–534.

45. Fulkerson JP. Anterolateralization of the tibial tubercle. *Tech Orthop.* 1997;12:165–169.

46. Sanchis-Alfonso V, Torga-Spak R, Cortes A. Gait pattern normalization after lateral retinaculum reconstruction for iatrogenic medial patellar instability. *Knee.* 2007;14(6):484–488.

第 32 章

滑车成形术

MARC STRAUSS, R. KYLE MARTIN, MARTIN LIND

引言

髌股关节不稳定(PFI)是一种复杂的疾病,由多种因素导致。越来越多的证据表明,滑车发育不良(TD)是导致 PFI 的一个重要因素[1,2]。尽管滑车发育不良在一般人群中的发病率不到 2%,但高达 85% 的复发性髌骨不稳定患者存在滑车发育不良[1]。这些患者与不稳定相关的软骨损伤风险较高,通常需要进行髌骨稳定手术[3]。滑车发育不良常表现为股骨远端前部异常平坦、浅或凸起,与正常凹陷的股骨滑车沟相反(图 32.1)。1964 年,Brattström 通过滑车沟角定义了 3 种类型的滑车发育不良[4]。最近,Dejour 等根据侧位和轴位 X 线片的评估报道了目前最广泛使用的分类系统[5]。他们确定了滑车发育不良的 4 个等级:①A 型代表滑车沟浅。②B 型代表滑车平坦。③C 型代表滑车内侧面发育不良。④D 型代表滑车增生或凸起。

加深滑车成形术(TP)是一种矫正滑车发育不良的外科手术,通过去除软骨下骨来加深滑车沟并恢复凹陷的解剖结构。首次描述可以追溯到 19 世纪后期,当时 Pollard 报道了股骨远端"形状不佳"并通过开放手术进行纠正[6]。自 1891 以来,外科技术发生了几次变化和进步。目前有两种常用的外科 TP 技术:薄瓣和厚瓣技术。厚瓣技术由 Masse 于 1978 年提出[7],后来由 Dejour 进行了改良[8]。薄瓣技术由 Bereiter 于 1994 年提出[9],并由 Blønd 和 Schöttle[10]将其发展为关节镜技术。

滑车的解剖学和生物力学

股骨滑车位于股骨远端前方,由两个小平面(内侧和外侧)和一个滑车沟组成[11,12]。两个关节面不对称,中间为滑车沟。外侧关节面比内侧关节面更宽、更突出。在正常膝关节中,滑车沟向远端加深,并相对于股骨的解剖轴略微向外侧偏离[8,13,14]。滑车沟最低点与内侧和外侧关节面最高点连线的角度为滑车沟角,正常人的平均值为 138°±6°[15]。滑车发育不良可能是整个滑车异常或其他局部解剖变异造成的。最终形成一个过浅的、平坦的或凸起的滑车沟,通常是由中央沟的软骨下骨性畸形、关节面发育不全或两者的组合引起的。滑车沟的骨性突出将导致沟角增加。根据定义,当滑车沟较浅且滑车沟角≥145°时,则提示存在滑车发育不良[1,16]。胎儿发育不良的病因仍不清楚,人们提出了不同的理论,如遗传易感性或胎儿臀先露[17,18]。

髌股稳定装置有两种主要类型:内侧髌股韧带(MPFL)、内外侧支持带及股四头肌构成了髌骨的主要软组织稳定装置。骨性约束依赖于髌骨和滑车之间的解剖关系,类似于棒球-手套或锁-钥匙的配对。由于骨和软骨解剖结构的匹配,髌骨在沟内通常是稳定的。尽管这两种类型的稳定装置都可能影响髌骨轨迹和不稳定,但最重要的因素是骨解剖结构[1,19]。

髌骨的稳定性在膝关节位于不同角度时也会发生变化。从完全伸直开始,在前 20°膝关节屈曲期间,MPFL 没有张力,髌骨未完全与股骨槽接合。因此,髌

正常滑车(深)

扁平滑车(交叉征)

凸起滑车(双廓征)

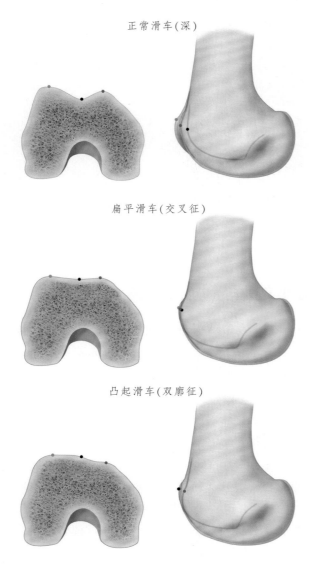

图 32.1 滋养层发育不良的表现。

骨在这个角度容易受到与脱位相关的外力的影响。在正常膝关节中,髌骨首先从外侧接触股骨槽,并且髌骨通过前 20° 屈曲向内侧平移大约 5mm。随着屈曲进一步增加,髌骨完全进入滑车,髌骨沿滑车沟向远端和外侧移动,导致髌骨在膝关节屈曲 90° 时与完全伸膝时相比向外侧平移约 11.5mm[20]。股四头肌作为髌骨的动态稳定装置,其作用在屈曲 30 °~90 °时最大,在前 30 °时最小。在深屈曲时,髌骨通过滑车的深度和股四头肌向后的拉力来稳定[21,22]。

临床评估和诊断

评估髌骨不稳定患者的第一步是详细询问病史,

因为这可以提供指导 PFI 治疗选择的有用信息。患者可以分为急性首次脱位、复发性不稳定或原发性髌股关节疼痛。机械症状如髌骨交锁或卡顿可能提示软骨损伤和游离体。其他关节不稳定病史可能提示潜在的胶原紊乱或全身性韧带松弛。此外,复发性不稳定的风险增加与年龄较小、骨骼不成熟、对侧髌骨脱位、髌骨脱位家族史和髋关节发育不良史相关[23-30]。

由于疼痛和恐惧,急性脱位后的体格检查可能会受到限制,患者可能需要固定 1 周后再次评估。在急性期,要着重排除更严重的病变,如韧带断裂、半月板损伤、骨软骨损伤和神经血管损伤。大量膝关节积液可能提示骨软骨损伤,可以考虑进行治疗性关节穿刺术以便更好地评估髌骨轨迹。MPFL 沿线疼痛、髌骨平移增加和恐惧试验阳性(在髌骨上施加侧向平移力时患者会保护性肌肉收缩)均是 PFI 的征象。据报道,恐惧试验的准确性为 94%,敏感性为 100%,特异性为 88%,阳性和阴性预测值分别为 89% 和 100%[31]。外侧支持带过紧也可能导致 PFI,表现为固定的髌骨外侧倾斜。髌骨轨迹不良也可伴有 J 征,表现为髌骨在伸展时向外侧半脱位,并在屈曲时回到滑车沟内。J 征通常发生在滑车发育不良患者中。

滑车发育不良的影像学表现及分型

影像学检查是滑车发育不良客观评估和分类的重要辅助手段。最常用的分类系统是 Dejour 等[1]介绍的分类系统,可根据横向和轴向影像对滑车发育不良进行分类(图 32.2)。侧位 X 线片上提示滑车发育不良的表现包括交叉征(Dejour 类型 A~D)、滑车隆起/凸起(B型)和双轮廓征(C 型)。这 3 种征象并存提示严重的滑车发育不良(D 型)。当滑车沟变浅时,可出现交叉征(沟角>145°),相应的 X 线片标志在侧位片上穿过股骨髁前缘。外上侧髁形成上髁突,内侧和外侧滑车关节面之间的不对称导致双轮廓征。双轮廓征通常与内侧关节面发育不良有关[1]。

在 PFI 的初始评估中,通常建议使用 MRI。CT 提供的软组织和软骨结构信息较少,并且辐射较大,因此在没有明显骨性病变的情况下,MRI 是首选的成像方式。轴位 MRI 对于评估滑车发育不良特别有用,其可以清晰显示滑车沟、滑车关节面和髌骨位置,可用于计算沟角、外侧滑车倾角和胫骨结节–滑车沟(TT–TG)距

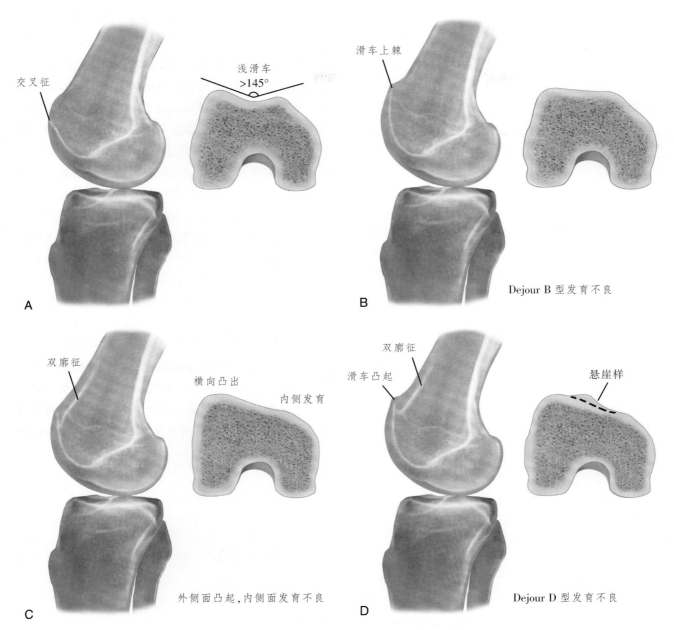

图 32.2 侧位 X 线片和轴位横截面所示的股骨转子发育不良的 Dejour 分类系统。(A)在 A 型发育不良中,股骨滑车较浅,但仍对称和凹陷,侧位 X 线片上有交叉征。(B)在 B 型发育不良中,股骨滑车平坦或凸起,在侧位片上有交叉征和滑车上棘。(C)在 C 型发育不良中,外侧关节面凸起,内侧关节面发育不全,表现为交叉征和双轮廓征。(D)在 D 型发育不良中,轴位片上出现悬崖样结构;侧位片上可见交叉征、滑车上棘和双廓征。(Courtesy of the Steadman Philippon Research Institute, Vail, CO; with permission.)

离[32,33]。Nelitz 等[34]提出了滑车发育不良的关节镜分类,并描述了两种类型的发育不良,即平坦的滑车(1 型)和凸起的滑车伴外侧滑车隆起(2 型),观察者内和观察者间的一致性良好。然而,作者指出,他们的分类与 Dejour 分类或基于轴位 MRI 的分类不相关。

滑车发育不良在复发性髌骨不稳定中的作用

目前已经确定滑车发育不良是导致 PFI 的最重

要因素之一。此外，当存在滑车发育不良时，不直接解决潜在异常的手术会导致更高的复发率和更差的临床结果[35-40]。相反，滑车成形术是一种重塑骨性结构以加深滑车沟的手术，已被证明是一种成功率高且安全的手术[41,42]。

滑车成形术过程

目标

滑车成形术的主要目的是恢复正常的滑车解剖结构和髌股关节生物力学，以避免髌骨脱位或半脱位。其他目标包括通过纠正滑车发育不良产生的髌股关节的异常负荷，从而降低髌股骨关节炎（OA）的发生率。这些目标是通过薄瓣或厚瓣技术重塑滑车沟，恢复正常的滑车深度来实现的。此外，滑车成形术应始终联合其他手术，如 MPFL 重建、外侧支持带延长或胫骨结节截骨术[43,44]。

适应证和禁忌证

滑车成形术适用于严重的滑车发育不良患者（Dejour B 型和 D 型）且既往有脱位史的患者。尤其适用于那些符合这些标准且既往髌骨稳定手术失败的患者。滑车成形术在 C 型发育不良患者中的作用仍有争议。这类患者往往存在 J 征，提示髌骨在早期屈曲时不能与发育不良的滑车结合。禁忌证包括髌股关节疼痛（而非不稳定）、关节炎和骨骼发育不成熟。有趣的是，Nelitz 等[45]报道了 1 例青少年患者在骨骺闭合 2 年内成功进行了滑车成形术。

手术技术

加深滑车沟成形术的初次报道可以追溯到 1891 年，当时英国外科医生 Pollard 报道了 1 例由"形状不佳"的股骨远端产生持续性 PFI 的病例[6]。他描述了一个开放的矫正手术，通过去除骨骼和软骨来降低发育不良的股骨滑车。1914 年，Murphy 医生对滑车裸露的骨质表示担忧，并建议脂肪组织填充与加深滑车成形术相结合[46]。当时没有滑车发育不良的分类系统，并

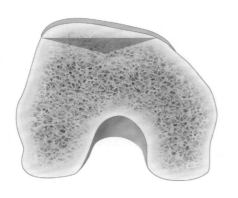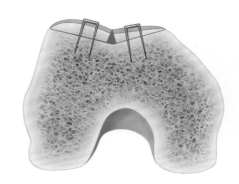

图 32.3 Dejour 加深滑车成形术。[Dejour D, Saggin P. The sulcus deepening trochleoplasty—the Lyon's procedure. International Orthopaedics (SICOT) (2010) 34:311–316. DOI 10.1007/s00264-009-0933-8.]

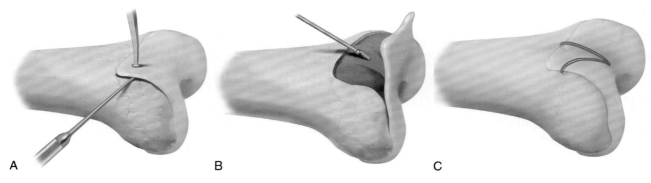

图 32.4 Bereiter 滑车成形术。

且认为该病变的病理生理本质是滑车抬高。

美国外科医生 Albee 提出了另一种理论,他描述了导致 PFI 的外侧股滑车面凹陷[47],通过抬高股骨外骨瓣并在骨瓣下增加植骨以保持稳定来解决这一问题。Bullard 后来报道了一种类似的改良技术[48]。这些外侧抬高技术改变了髌股关节的生物力学,导致髌股关节压力增加[49]。

下一个进展出现在 Brattström 描述的滑车发育不良与滑沟角和滑车关节面在侧位 X 线片的表现相关之后[4]。Masse 应用了这一早期分类并进行了第一个软骨瓣滑车成形术[7]。他描述了去除软骨下骨并使用锤子将软骨瓣重新固定到新的滑车关节沟中。在这种早期技术中,软骨直接承受了锤子的撞击,而忽视了对软骨的保护。

Dejour 技术代表了第一个现代滑车成形技术,重点是恢复滑车沟并保留软骨的活性[5](图 32.3)。这种技术也被称为厚瓣技术,通过 V 形的截骨重塑滑车沟,同时保留一层厚的完整的软骨下骨。滑车的中心部分由软骨和厚的软骨下骨组成,用骨刀从近端到远端方向切开,形成内侧和外侧骨软骨瓣,然后将两个骨软骨瓣轻轻压入创建的凹槽中,并用门型钉或金属螺钉固定,以恢复凹陷的滑车外形。

1994 年,Bereiter[9]报道了薄瓣技术(图 32.4)。首先掀起股骨软骨及其附着的一层薄薄的软骨下骨,然后通过去除其下的骨质重建凹陷。从抬高的软骨瓣上去除软骨下骨,直到软骨瓣足够柔韧,并匹配新的滑车轮廓。通过可吸收缝线或线带固定薄软骨瓣。薄瓣

技术保留了软骨表面的完整性,而厚瓣技术则需要从中心劈开软骨。

第三种类型的滑车成形术由 Goutallier 等描述[50],他们进行了"切除"型滑车成形术(图 32.5)。在突出的圆顶-股骨远端做闭合楔形截骨,使股骨髁下降到皮质水平,而不加深凹槽本身。目的不是创建凹槽,而是在不改变髌股关节一致性的情况下减少突出的隆起。该技术的优点包括去除滑车骨棘以改善髌骨轨迹,并通过增加股四头肌和髌腱之间拉力的角度来减少髌骨的限制并改善外侧半脱位。

滑车成形术的最新进展是 Blønd 和 Schöttle[10]在 2010 年引入的关节镜下薄瓣技术。该技术使用髌上入路和关节镜器械进行 Bereiter 薄瓣滑车成形术。使用关节镜磨头创建薄软骨瓣并加深滑车骨槽,使用关节镜锚钉通过可吸收缝线或线带固定软骨瓣。

术后康复

对于单纯的滑车成形术,术后前 6 周鼓励患者进行 0°~100° 的被动活动,同时进行等长的股四头肌和腘绳肌力量训练。前 3 周,通常指导患者在拐杖的帮助下使用伸膝支具负重,随着力量和活动度的改善,患者可以逐渐脱离拐杖。第 6 周到第 12 周,进行闭链和负重本体感觉训练,然后逐渐跑步,并在医生指导下恢复运动计划。一般在 6 个月后完全恢复活动[51]。

滑车成形术后影像学及临床结果

对滑车成形术后临床结果的文献进行评价具有挑战性,因为对于严重滑车发育不良的患者,该手术通常是一种与其他外科手术联合使用的辅助技术。只有一项研究通过将联合手术患者从髌骨不稳定手术患者队列中排除来研究单纯滑车成形术的结果[52]。其余可用的结果研究主要是小型回顾性病例系列,证据等级较低。此外,没有研究直接比较不同的滑车成形术技术或滑车成形术与其他手术技术治疗严重滑车发育不良的髌骨不稳定的疗效。这些局限因素是在解读滑车成形术术后临床结果时要考虑的主要问题。

滑车成形术对稳定性的影响

滑车成形术后报道的再脱位发生率范围为 0~10%,大多数研究报道低于 5%(表 32.1)。最大规模的研究包括 214 例患者,滑车成形术后再脱位率为 6%[53]。

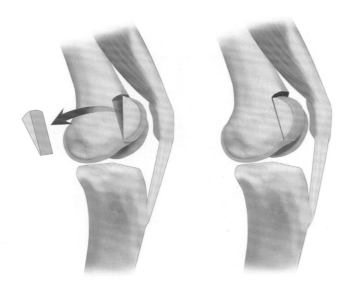

图 32.5 Goutallier 滑车成形术。

表 32.1　滑车成形术临床研究汇总

作者/年	例数（膝）	随访时间	滑车类型	手术技术	联合手术	测量指标	结果	并发症	结论
Wind 2019[57]	22	60 个月	B 或 D	Bereiter	LR（70%） MPFLR（100%） TTO（100%）	Kujala IKDC VAS 疼痛	主观结局改善 功能持续受限 无再脱位	NA 0% 再脱位	滑车成形术联合其他手术可以治疗严重的发育不良，但存在持续功能限制
Metcalfe 2017[53]	214	4.4 年	严重发育不良	Bereiter	LR（100%） MPFLR（1%） TTO（6%） VMOP（100%）	Kujala IKDC WOMAC	90%症状改善 再脱位	6%再脱位 14%再手术	中期随访时，滑车成形术严重发育不良有效
Camathias 2016[52]	50（13~20 年）	33 个月	A（0%） B（54%） C（34%） D（12%）	Bereiter	被排除在队列之外	Kujala Lysholm	Kujala（71~92） Lysholm（71~95）	2%再脱位 8% 再手术	单纯滑车成形术治疗滑车发育不良 患者可获得良好的临床结果
Dejour 2013[51]	24	7 年	B（29%） D（71%）	Dejour	LR（25%） MPFLR（2%） TTO（66%） VMOP（42%）	Kujala IKDC CT	主观评分改善 CT 显示结构 正常	疼痛加重 （n=4）	滑车成形术联合其他手术可以治疗严重的发育不良
Banke 2014[58]	18	30 个月	NA	Bereiter	MPFLR（100%）	Kujala Tegner IKDC MRI	主观评分和疼痛 评分改善 MRI 显示结构 正常	疼痛加重 （n=2） ROM 减少 （n=3）	滑车成形术联合 MPFL 可以治疗严重的发育不良
Utting 2008[59]	59	24 个月	D（100%）	Bereiter	LR（61%） MPFLR（7%） TTO（6%） VMOP（32%）	Kujala Tegner IKDC WOMAC	主观评分和疼痛 评分改善 正常	再脱位 （n=1） ROM 减少 （n=1）	滑车成形术联合其他手术可以治疗严重的发育不良
Nelitz 2013[60]	26	2.5 年	D（100%）	Bereiter	MPFLR（100%）	Kujala Tegner IKDC MRI	主观评分和疼痛 评分改善 MRI 显示结构 正常	ROM 减少 （n=1）	滑车成形术联合 MPFL 可以治疗严重的发育不良
Blønd 2014[61]	37	20 个月	A（0%） B（27%） C（29%） D（43%）	Bereiter	MPFLR（100%）	Kujala Tegner KOOS MRI	主观评分和疼痛 评分改善 MRI 显示结构 正常	疼痛加重 （n=3）	滑车成形术联合 MPFL 可以治疗严重的发育不良

（待续）

表32.1(续)

作者/年	例数(膝)	随访时间	滑车类型	手术技术	联合手术	测量指标	结果	并发症	结论
Ntagiopoulos 2014[143]	31	7年	B(39%) D(61%)	Dejour	LR(68%) MPFLR(16%) TTO(68%) VMOP(84%)	Kujala IKDC CT	主观评分改善 CT显示结构正常	没有	滑车成形术可以治疗严重的滑车发育不良
Fucentese 2011[62]	44	36个月	A(20%) B(34%) C(20%) D(26%)	Bereiter	LR(100%) VMOP(100%)	Kujala VAS疼痛 MRI	主观和疼痛评分改善 MRI显示结构正常	再脱位 (n=1) 疼痛加重 (n=3)	滑车成形术[62]联合其他手术可以治疗严重的发育不良
Thaunat 2011[65]	19	34个月	A(5%) B(37%) C(26%) D(32%)	Goutallier 退缩技术	LR(100%) MPFLR(42%) TTO(95%)	Kujala IKDC KOOS CT	主观评分改善 结构正常	10%再脱位	滑车成形术可以减轻疼痛[65]和严重的不稳定发育不良
Donell 2006[56]	17	3年	D(100%)	Dejour	LR(100%)	Kujala CT	主观评分改善 CT显示结构正常	ROM减少 (n=5)	滑车成形术联合其他手术[56]可以治疗严重的发育不良
Von Knoch 2006[63]	45	8年	B(100%)	Bereiter	内侧收紧 100%	Kujala X线	主观评分改善 X线片显示结构正常	疼痛加重 (n=15)	滑车成形术可以治疗严重的发育不良
Schöttle 2005[64]	19	36	B(100%)	Bereiter	LR(100%) VMOP(100%)	Kujala CT	主观评分改善 CT显示结构正常	疼痛加重 (n=2)	滑车成形术联合其他手术[64]可治疗严重的发育不良

IKDC, 国际膝关节文献委员会;LR, 外侧松解;MPFLR, 内侧髌股韧带重建;NA, 不适用;ROM, 活动范围;TTO, 胫骨结节截骨术;VAS, 视觉模拟量表;VMOP, 股内斜肌成形术;WOMAC, Western Ontario 和 McMaster 大学骨关节炎指数。

与最高失败率相关的滑车成形技术是 Goutallier TP 技术（10%），其次是 Dejour 技术和 Bereiter 技术，失败率分别为 3.2% 和 0.8%[41]。这一发现表明，对于严重的滑车发育不良，旨在重建滑正常解剖形态的滑车成形技术的临床效果优于那些单纯切除近端滑车的手术。此外，2019 年的一项荟萃分析比较了使用和不使用滑车成形术的 MPFL 重建的结果。研究发现，对于严重的滑车发育不良（Dejour C 型和 D 型）患者，MPFL 重建时联合滑车成形术可降低再脱位的风险[54]。

临床上，J 征阳性所表现的病理性髌骨轨迹是严重的滑车发育不良的显著标志，也是患者的一种不适症状。关于滑车成形术后髌骨轨迹改善的报道有限，只有两项研究对 J 征的消失进行了评论。Camathias 等[52]报道，使用薄瓣技术后 J 征从 80% 降至 16%。而 McNamara 等[55]报道，厚瓣滑车成形术后 J 征从 64% 降至 1%。

滑车成形术对主观结局的影响

根据表 32.1 中列出的研究，术前和术后的总体平均 Kujala 评分分别为 54 分和 74 分。Dejour V 形滑车成形术研究显示，Kujala 评分从术前平均 54 分提高到术后平均 79 分[43,51,56]，而 Bereiter U 形加深滑车成形术后平均为 54~83 分[52,53,57-64]。在接受 Goutallier 截骨术滑车成形术的患者中，平均术后 Kujala 评分为 80[65]。

Dejour 研究了滑车成形术作为初次和挽救性手术的主观结局，他报道了两个单独的患者队列[43,51]。一个队列中有 18 例患者既往髌股稳定手术失败，而另一个队列中有 44 例患者既往未接受过手术。两组患者平均随访 6 年。根据膝关节国际文献委员会（IKDC）评分报道主观结局。随访时，既往未手术的患者 85% 满意或非常满意，而既往手术的患者稍差，65% 的患者满意或非常满意。此外，随访期间报道的残余疼痛与既往髌骨稳定手术有关，既往未接受手术的患者仅 5% 报道残余疼痛，而既往接受手术的患者残余疼痛为 28%。

滑车成形术对髌股关节发育不良的影响

几乎所有研究 TP 对滑车发育不良影响的研究都使用 CT 和平片来确定结果。研究的发育不良的指标包括 TT-TG 距离、Caton-Deschamps 指数和 Dejour 分型。在 11 项有关滑车成形术后发育不良影像学改善的研究中，9 例报道测量参数正常，2 例报道滑车发育不良改善。这些研究表明，滑车成形术可以有效改善由发育不良导致的髌骨不稳定和轨迹不良。

滑车成形的并发症

与滑车成形术相关的主要并发症包括再脱位、疼痛持续或加重、关节粘连和 OA 进展。据报道，高达 40% 的患者存在残余或加重的疼痛，这表明持续疼痛是涉及滑车成形术的髌骨稳定手术后致病的主要因素。关节粘连定义为活动度减少，据报道发生率为 1%~24%[58,66]。由于现有研究的随访期普遍有限，并且已知严重的滑车发育不良可导致 OA 风险增加，因此没有研究充分评估滑车成形术对 OA 进展的影响。然而，一个小病例系列在滑车成形术后使用 CT 评估软骨活性，显示骨软骨瓣可在早期充分愈合[67]。

总结

有多种手术技术用于治疗髌骨不稳定，最常见的是 MPFL 重建。如果存在滑车发育不良，软组织手术可能会忽略复发性不稳定的重要原因。如果滑车发育不良没有得到解决，可能会导致软组织移植物随着时间的推移而拉伸和形变，最终导致失败。随着我们对髌股关节生物力学的不断理解，以及手术技术和工具的进步，医生更愿意将滑车成形术作为早期手术的选择。开放性滑车成形术仍然是金标准，但关于关节镜手术的安全性和有效性的证据越来越多。

文献报道厚瓣和薄瓣滑车成形技术均具有良好的临床结果，Bereiter U 形加深滑车成形术是治疗滑车发育不良最常用的技术。3 种主要的滑车成形术（Bereiter 技术、Dejour 技术和 Goutallier 截骨术）均可显著改善髌骨稳定性、膝关节功能和 Kujala 评分，OA 和疼痛发生率相对较低。Bereiter 滑车成形术的再脱位率和术后 ROM 下降率最低，Dejour V 形加深滑车成形术具有最高的临床评分，平均 Kujala 评分为 79 分。

（朱戈 译）

参考文献

1. Dejour H, Walch G, Nove-Josserand L, Guier C. Factors of patellar instability: an anatomic radiographic study. *Knee Surg Sports Traumatol Arthrosc.* 1994;2(1):19–26.
2. Hawkins RJ, Bell RH, Anisette G. Acute patellar dislocations. The natural history. *Am J Sports Med.* 1986;14(2):117–120.
3. Hevesi M, Heidenreich MJ, Camp CL, et al. The recurrent instability of the patella score: a statistically based model for prediction of long-term recurrence risk after first-time dislocation. *Arthrosc J Arthrosc Relat Surg Off Publ Arthrosc Assoc N Am Int Arthrosc Assoc.* 2019;35(2):537–543.
4. Brattstroem H. Shape of the intercondylar groove normally and in recurrent dislocation of patella. A clinical and x-ray-anatomical investigation. *Acta Orthop Scand Suppl.* 1964;68(suppl 68):1–148.
5. Dejour H, Walch G, Neyret P, Adeleine P. [Dysplasia of the femoral trochlea]. *Rev Chir Orthop Reparatrice Appar Mot.* 1990;76(1):45–54.
6. Pollard B. University College Hospital. Old-standing (? congenital) dislocation of patella; reduction of patella after dividing the vastus externus and chiselling a new trochlear surface on the femur; restoration of function of the limb. *Lancet.* 1891;137(3535):1203–1204.
7. Masse Y. [Trochleoplasty. Restoration of the intercondylar groove in subluxations and dislocations of the patella]. *Rev Chir Orthop Reparatrice Appar Mot.* 1978;64(1):3–17.
8. Dejour D, Saggin P. The sulcus deepening trochleoplasty—the Lyon's procedure. *Int Orthop.* 2010;34(2):311–316.
9. Bereiter H. Die Trochleaplastik bei Trochleadysplasie zur Therapie der rezidivierenden Patellaluxation. In: Wirth CJ, Rudert M, eds. *Das Patellofemorale Schmerzsyndrom.* Heidelberg: Steinkopff; 2000:162–177.
10. Blønd L, Schöttle PB. The arthroscopic deepening trochleoplasty. *Knee Surg Sports Traumatol Arthrosc.* 2010;18(4):480–485.
11. Tecklenburg K, Dejour D, Hoser C, Fink C. Bony and cartilaginous anatomy of the patellofemoral joint. *Knee Surg Sports Traumatol Arthrosc.* 2006;14(3):235–240.
12. O'Brien M. Clinical anatomy of the patellofemoral joint. *Int J Sports.* 2001;2(1):1–8.
13. Shih YF, Bull AMJ, Amis AA. The cartilaginous and osseous geometry of the femoral trochlear groove. *Knee Surg Sports Traumatol Arthrosc.* 2004;12(4):300–306.
14. Eckhoff DG, Burke BJ, Dwyer TF, et al. The Ranawat Award. Sulcus morphology of the distal femur. *Clin Orthop.* 1996;331:23–28.
15. Merchant AC, Mercer RL, Jacobsen RH, Cool CR. Roentgenographic analysis of patellofemoral congruence. *J Bone Joint Surg Am.* 1974;56(7):1391–1396.
16. Walch G, Dejour H. [Radiology in femoro-patellar pathology]. *Acta Orthop Belg.* 1989;55(3):371–380.
17. Nietosvaara Y. The femoral sulcus in children. An ultrasonographic study. *J Bone Joint Surg Br.* 1994;76(5):807–809.
18. Øye CR, Foss OA, Holen KJ. Breech presentation is a risk factor for dysplasia of the femoral trochlea. *Acta Orthop.* 2016;87(1):17–21.
19. Senavongse W, Amis AA. The effects of articular, retinacular, or muscular deficiencies on patellofemoral joint stability: a biomechanical study in vitro. *J Bone Joint Surg Br.* 2005;87(4):577–582.
20. Amis AA, Senavongse W, Bull AMJ. Patellofemoral kinematics during knee flexion-extension: an in vitro study. *J Orthop Res Off Publ Orthop Res Soc.* 2006;24(12):2201–2211.
21. Davies AP, Costa ML, Shepstone L, et al. The sulcus angle and malalignment of the extensor mechanism of the knee. *J Bone Joint Surg Br.* 2000;82(8):1162–1166.
22. Senavongse W, Farahmand F, Jones J, et al. Quantitative measurement of patellofemoral joint stability: force-displacement behavior of the human patella in vitro. *J Orthop Res Off Publ Orthop Res Soc.* 2003;21(5):780–786.
23. Christensen TC, Sanders TL, Pareek A, et al. Risk factors and time to recurrent ipsilateral and contralateral patellar dislocations. *Am J Sports Med.* 2017;45(9):2105–2110.
24. Lewallen L, McIntosh A, Dahm D. First-time patellofemoral dislocation: risk factors for recurrent instability. *J Knee Surg.* 2015;28(4):303–309.
25. Lewallen LW, McIntosh AL, Dahm DL. Predictors of recurrent instability after acute patellofemoral dislocation in pediatric and adolescent patients. *Am J Sports Med.* 2013;41(3):575–581.
26. Jaquith BP, Parikh SN. Predictors of recurrent patellar instability in children and adolescents after first-time dislocation. *J Pediatr Orthop.* 2017;37(7):484–490.
27. Sanders TL, Pareek A, Hewett TE, et al. High rate of recurrent patellar dislocation in skeletally immature patients: a long-term population-based study. *Knee Surg Sports Traumatol Arthrosc.* 2018;26(4):1037–1043.
28. Balcarek P, Oberthür S, Hopfensitz S, et al. Which patellae are likely to redislocate? *Knee Surg Sports Traumatol Arthrosc.* 2014;22(10):2308–2314.
29. Zhang GY, Ding HY, Li EM, et al. Incidence of second-time lateral patellar dislocation is associated with anatomic factors, age and injury patterns of medial patellofemoral ligament in first-time lateral patellar dislocation: a prospective magnetic resonance imaging study with 5-year follow-up. *Knee Surg Sports Traumatol Arthrosc.* 2019;27(1):197–205.
30. Arendt EA, Fithian DC, Cohen E. Current concepts of lateral patella dislocation. *Clin Sports Med.* 2002;21(3):499–519.
31. Ahmad CS, McCarthy M, Gomez JA, Shubin Stein BE. The moving patellar apprehension test for lateral patellar instability. *Am J Sports Med.* 2009;37(4):791–796.
32. Stefanik JJ, Roemer FW, Zumwalt AC, et al. Association between measures of trochlear morphology and structural features of patellofemoral joint osteoarthritis on MRI: the MOST study. *J Orthop Res Off Publ Orthop Res Soc.* 2012;30(1):1–8.
33. Stefanik JJ, Zumwalt AC, Segal NA, et al. Association between measures of patella height, morphologic features of the trochlea, and patellofemoral joint alignment: the MOST study. *Clin Orthop.* 2013;471(8):2641–2648.
34. Nelitz M, Lippacher S. Arthroscopic evaluation of trochlear dysplasia as an aid in decision making for the treatment of patellofemoral instability. *Knee Surg Sports Traumatol Arthrosc.* 2014;22(11):2788–2794.
35. Ahn JH, Kang JH, Kasat NS, Kim JG. Patellar instability with and without trochlear dysplasia: new arthroscopic medial soft tissue plication with pullout technique. *Orthopedics.* 2013;36(11):e1385–1393.
36. Hiemstra LA, Kerslake S, Loewen M, Lafave M. Effect of trochlear dysplasia on outcomes after isolated soft tissue stabilization for patellar instability. *Am J Sports Med.* 2016;44(6):1515–1523.
37. Hopper GP, Leach WJ, Rooney BP, et al. Does degree of trochlear dysplasia and position of femoral tunnel influence outcome after medial patellofemoral ligament reconstruction? *Am J Sports Med.* 2014;42(3):716–722.
38. Kita K, Tanaka Y, Toritsuka Y, et al. Factors affecting the outcomes of double-bundle medial patellofemoral ligament reconstruction for recurrent patellar dislocations evaluated by multivariate analysis. *Am J Sports Med.* 2015;43(12):2988–2996.
39. Schöttle PB, Scheffler SU, Schwarck A, Weiler A. Arthroscopic medial retinacular repair after patellar dislocation with and without underlying trochlear dysplasia: a preliminary report. *Arthrosc J Arthrosc Relat Surg.* 2006;22(11):1192–1198.
40. Wagner D, Pfalzer F, Hingelbaum S, et al. The influence of risk factors on clinical outcomes following anatomical medial patellofemoral ligament (MPFL) reconstruction using the gracilis tendon. *Knee Surg Sports Traumatol Arthrosc.* 2013;21(2):318–324.
41. Song GY, Hong L, Zhang H, et al. Trochleoplasty versus nontrochleoplasty procedures in treating patellar instability caused by severe trochlear dysplasia. *Arthrosc J Arthrosc Relat Surg Off Publ Arthrosc Assoc N Am Int Arthrosc Assoc.* 2014;30(4):523–532.
42. Hiemstra LA, Peterson D, Youssef M, et al. Trochleoplasty provides good clinical outcomes and an acceptable complication profile in both short and long-term follow-up. *Knee Surg Sports Traumatol Arthrosc.* 2019;27(9):2967–2983.
43. Ntagiopoulos PG, Dejour D. Current concepts on trochleoplasty procedures for the surgical treatment of trochlear dysplasia. *Knee Surg Sports Traumatol Arthrosc.* 2014;22(10):2531–2539.
44. Dejour DH. The patellofemoral joint and its historical roots: the Lyon School of Knee Surgery. *Knee Surg Sports Traumatol Arthrosc.* 2013;21(7):1482–1494.

45. Nelitz M, Dreyhaupt J, Williams SRM. No growth disturbance after trochleoplasty for recurrent patellar dislocation in adolescents with open growth plates. *Am J Sports Med*. 2018;46(13):3209–3216.

46. Murphy JB. Congenital luxation of the patella. *Clin John B Murphy*. 1914;1:817–838.

47. Albee FA. The bone graft wedge in the treatment of habitual dislocation of the patella. *Med Record, NY*. 1915;88:257.

48. Brisard P. [Surgical technic in the treatment of congenital and recurrent dislocations of the patella]. *Acta Orthop Belg*. 1950;16(8):452–456.

49. Stephen J, Alva A, Lumpaopong P, et al. A cadaveric model to evaluate the effect of unloading the medial quadriceps on patellar tracking and patellofemoral joint pressure and stability. *J Exp Orthop*. 2018;5(1).

50. Goutallier D, Raou D, Van Driessche S. [Retro-trochlear wedge reduction trochleoplasty for the treatment of painful patella syndrome with protruding trochleae. Technical note and early results]. *Rev Chir Orthop Reparatrice Appar Mot*. 2002;88(7):678–685.

51. Dejour D, Byn P, Ntagiopoulos PG. The Lyon's sulcus-deepening trochleoplasty in previous unsuccessful patellofemoral surgery. *Int Orthop*. 2013;37(3):433–439.

52. Camathias C, Studer K, Kiapour A, et al. Trochleoplasty as a solitary treatment for recurrent patellar dislocation results in good clinical outcome in adolescents. *Am J Sports Med*. 2016;44(11):2855–2863.

53. Metcalfe AJ, Clark DA, Kemp MA, Eldridge JD. Trochleoplasty with a flexible osteochondral flap: results from an 11-year series of 214 cases. *Bone Jt J*. 2017;99-B(3):344–350.

54. Zaffagnini S, Previtali D, Tamborini S, et al. Recurrent patellar dislocations: trochleoplasty improves the results of medial patellofemoral ligament surgery only in severe trochlear dysplasia. *Knee Surg Sports Traumatol Arthrosc*. 2019;27(11):3599–3613.

55. McNamara I, Bua N, Smith TO, et al. Deepening trochleoplasty with a thick osteochondral flap for patellar instability: clinical and functional outcomes at a mean 6-year follow-up. *Am J Sports Med*. 2015;43(11):2706–2713.

56. Donell ST, Joseph G, Hing CB, Marshall TJ. Modified Dejour trochleoplasty for severe dysplasia: operative technique and early clinical results. *Knee*. 2006;13(4):266–273.

57. Wind RJP, Heesterbeek PJC, Wymenga AB. A combined procedure with Bereiter-type trochleoplasty leads to a stable patellofemoral joint at 5-year follow-up. *Knee Surg Sports Traumatol Arthrosc*. 2019;27(3):716–723.

58. Banke IJ, Kohn LM, Meidinger G, et al. Combined trochleoplasty and MPFL reconstruction for treatment of chronic patellofemoral instability: a prospective minimum 2-year follow-up study. *Knee Surg Sports Traumatol Arthrosc*. 2014;22(11):2591–2598.

59. Utting MR, Mulford JS, Eldridge JDJ. A prospective evaluation of trochleoplasty for the treatment of patellofemoral dislocation and instability. *J Bone Joint Surg Br*. 2008;90(2):180–185.

60. Nelitz M, Dreyhaupt J, Lippacher S. Combined trochleoplasty and medial patellofemoral ligament reconstruction for recurrent patellar dislocations in severe trochlear dysplasia: a minimum 2-year follow-up study. *Am J Sports Med*. 2013;41(5):1005–1012.

61. Blønd L, Haugegaard M. Combined arthroscopic deepening trochleoplasty and reconstruction of the medial patellofemoral ligament for patients with recurrent patella dislocation and trochlear dysplasia. *Knee Surg Sports Traumatol Arthrosc*. 2014;22(10):2484–2490.

62. Fucentese SF, Zingg PO, Schmitt J, et al. Classification of trochlear dysplasia as predictor of clinical outcome after trochleoplasty. *Knee Surg Sports Traumatol Arthrosc*. 2011;19(10):1655–1661.

63. von Knoch F, Böhm T, Bürgi ML, et al. Trochleoplasty for recurrent patellar dislocation in association with trochlear dysplasia. A 4- to 14-year follow-up study. *J Bone Joint Surg Br*. 2006;88(10):1331–1335.

64. Schöttle PB, Fucentese SF, Pfirrmann C, et al. Trochleaplasty for patellar instability due to trochlear dysplasia: a minimum 2-year clinical and radiological follow-up of 19 knees. *Acta Orthop*. 2005;76(5):693–698.

65. Thaunat M, Bessiere C, Pujol N, et al. Recession wedge trochleoplasty as an additional procedure in the surgical treatment of patellar instability with major trochlear dysplasia: early results. *Orthop Traumatol Surg Res*. 2011;97(8):833–845.

66. Rouanet T, Gougeon F, Fayard JM, et al. Sulcus deepening trochleoplasty for patellofemoral instability: a series of 34 cases after 15 years postoperative follow-up. *Orthop Traumatol Surg Res*. 2015;101(4):443–447.

67. Schöttle PB, Schell H, Duda G, Weiler A. Cartilage viability after trochleoplasty. *Knee Surg Sports Traumatol Arthrosc*. 2007;15(2):161–167.

第 **6** 部分　**伸膝机制障碍**

第 33 章

髌腱损伤

PABLO EDUARDO GELBER, FERRAN ABAT, RAúL TORRES-CLARAMUNT

髌腱的病理特征

急性髌腱撕裂

解剖学

髌腱是膝关节伸膝装置的一部分,伸膝装置包括股四头肌、股四头肌腱、髌骨、髌腱和胫骨结节(TT)。髌骨是人体中最大的籽骨。因此,髌腱可被看作是一种韧带,其起点和止点都在骨组织(髌骨和胫骨结节)上,平均长度为 50mm,平均宽度为 30mm。远端止点处比髌骨止点处略窄。

流行病学

伸膝装置可在不同部位损伤。最常见的是髌骨骨折,其次是股四头肌肌腱断裂和髌腱断裂。髌腱断裂的发生率在 40 岁左右达到高峰,约占一般人群中肌腱损伤的 0.6%。尽管髌骨骨折多常见于女性,但髌腱和股四头肌肌腱断裂更常见于男性。月经周期中的激素变化或组织结构较为松弛可能有助于保护女性免受这些伤害[1-4]。

危险因素

据报道,大多数撕裂与肌腱的慢性损伤有关。髌骨肌腱病变可导致肌腱强度减弱,撕裂的风险增加。多种因素会导致髌腱断裂,如局部重复注射类固醇和代谢性疾病(系统性红斑狼疮、类风湿关节炎、糖尿病、肾功能不全或其他结缔组织疾病),这些因素会引起血液供应的微小改变,并最终导致肌腱退化[5-7]。慢性肌腱病的病因尚不清楚,目前认为是由肌腱微小损伤导致的。这也经常见于不同的运动,如篮球、排球或跑步[8]。

断裂机制

大多数髌骨骨折是膝关节直接创伤所致。然而,髌腱或股四头肌肌腱断裂通常是由间接损伤机制引起的,多见于膝关节微屈曲时股四头肌对抗强大的阻力离心收缩过程中。当膝关节屈曲超过 50°时,髌腱承受了巨大的应力。因此,大多数髌腱断裂发生在此时。在危险人群中,跳跃着地、急停、急转或跑步上楼梯等动作都有可能导致髌腱断裂。

诊断

患者可能会主诉屈膝时股四头肌突然收缩后听到"啪"的一声,或者感觉膝关节无力。部分患者可在髌骨下触及缺损。受伤后,膝关节前方可出现急性疼痛和肿胀,常表现为大面积瘀斑和关节血肿。

由于伸膝装置的连续性被破坏,这些患者通常不能保持腿部伸直。如果髌支持带尚完整,有时患者可以保留主动伸膝功能,但会有明显的延迟。检查受累区域时,可在髌下脂肪垫触及间隙。

影像学评估应包括双膝前后位和侧位片。髌腱断裂时,与对侧膝关节相比,近端移位的髌腱可在侧位片上观察到。使用 Caton-Deschamps、Insall-Salvati 或 Blackburn-Peel 指数来比较髌骨高度与对侧膝关节的差别。影像学评估时,需要排除髌骨下极的撕脱骨折或胫骨结节的撕脱骨折。

超声检查(US)可以明确诊断,还可以确定断裂的确切位置。然而,MRI 可以做出更准确的诊断,包括肌腱断裂的位置,还可以区分部分和完全损伤,以及评估支持带的完整性。此外,MRI 还可以诊断伴随的关节内损伤[9-11]。综上所述,MRI 是伸膝装置损伤后的首选影像学检查。

治疗

非手术治疗仅适用于髌腱部分撕裂且无伸膝迟滞的情况,且患者可被动保持腿部伸直状态。在确定部分撕裂的最佳治疗方案时,患者的活动水平也很重要。非手术治疗适用于运动较少的患者,对于参与高强度体育运动或具有较高运动水平的患者,手术治疗更可取。因内科并发症而不能手术的患者也可以考虑保守治疗。在这种情况下,腿部应保持完全伸直并逐渐负重。对于部分撕裂的患者,可根据撕裂程度的不同,在第 3~6 周逐渐开始增加活动度(ROM)训练。

对于运动活跃的患者,所有的完全撕裂或伴有功能障碍的部分撕裂都需要进行手术修复。手术的类型主要取决于髌骨肌腱断裂的高度。

近端撕脱。髌骨下极的髌腱撕脱(图 33.1)应重新固定在原附着点。最常见的方法是在髌骨上钻 3 个垂直方向的孔(2~3mm),然后使用 2~3 根 Krakow 缝线进行固定(图 33.2),最后在肌腱近端边缘保留 4~6 根

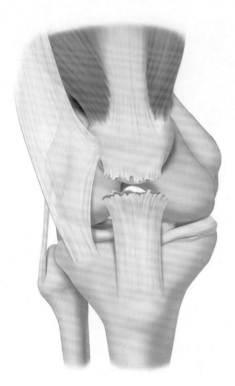

图 33.1 右膝近端髌腱断裂。

缝线。使用过线器(如 Hewson 过线器或克氏针)将缝线从髌骨隧道穿出。最后,膝关节屈曲 30°,将髌腱侧缝线与从髌骨隧道中穿出的缝线打结[12]。

缝合打结前,检查髌骨的高度非常重要。因此,建议进行术中透视评估,将其与对侧膝关节进行比较。如果无法在对侧膝关节屈曲 45°时进行评估,则髌骨下极可能位于髁间窝的正上方。

此外,建议使用额外的保护技术对修复后的肌腱进行保护,这可以让患者在术后立即开始活动。目前已经报道了一些不同的技术,经典的技术都是在膝关节屈曲 60°~90°时完成的。具体方法是:在胫骨结节钻取一个水平孔道,然后将一根 18 号导丝穿过该孔,并从后方穿过股四头肌肌腱的中部,固定于髌骨近端。重要的是,手术过程中不要造成医源性低位髌骨。这种保护技术也可以使用任何类型的不可吸收编织缝线或 5mm 的 Mersilene 线带(或其他类型的合成线带),操作方法同上。

髌腱近端断裂的另一种修复方法是使用锚钉。将 2~3 个锚钉固定在髌骨远端,再用 4~6 条缝线进行 Krakow 缝合(或类似技术),最终将肌腱近端固定在其原止点处(图 33.4)。

中间部分撕裂。区分断裂部分肌腱质量的好坏非常重要。当组织质量较好时,可用 Krakow 缝合技术或类似技术进行端端缝合。如前所述,保持髌骨高度非常重要。初次修复还可以通过不同的材料增强,如钢丝环扎、不可吸收缝线、自体移植物或线带[13,14]。图 33.5 为修复示例。

如果组织质量不佳或存在慢性损伤,大多数作者建议采用自体移植物重建。由于慢性髌腱损伤的初次修复效果较差,因此强烈建议在所有这些病例中使用移植物来进行增强[13]。可以选择同种异体移植和异种移植[15-17]。目前所报道的几种手术技术和移植物的结果基本无差异,主要取决于外科医生的偏好[13]。

远端撕脱。远端撕脱在成人患者中非常罕见。实际上,大多数报道这些损伤的研究都是病例报告[18-21]。在胫骨结节处使用任何类型的锚钉都可以将髌腱复位至胫骨结节止点,其方式与前面描述的近端撕裂类似。

康复

髌腱修复后的康复取决于组织质量、从损伤到手

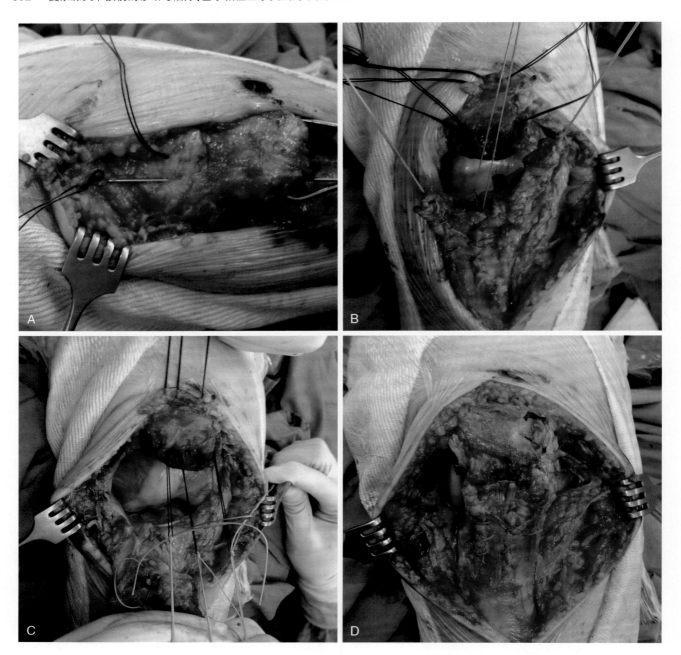

图 33.2　右膝髌腱近端止点处撕脱伤。(A)使用过线器。(B)可见穿过髌骨的缝线(黑色缝线)和髌腱处的 Krakow 缝线。(C)将穿过髌骨的缝线向近端拉出,以收紧髌腱处的缝线。(D)髌腱缝合后。

术的时间、年龄及是否需要韧带增强等。一般情况下,如果修复后固定较牢靠且组织质量较好,则可以在术后立即开始渐进式的膝关节被动 ROM 训练。这些患者也可以从术后第 1 天开始使用完全伸直固定的支具来负重锻炼[12]。

功能结果

　　Gilmore 等[13]比较了不同手术技术的结果。据报道,不加强化的直接修复可获得 102°屈曲角度,再损伤率为 5%。而那些直接缝合并使用钢丝或缝线保护的患者,早期 ROM 锻炼后膝关节平均屈曲度可达到 129°,而再损伤率仅为 2%。

髌骨骨折与全膝关节置换

　　全膝关节置换(TKA)术后髌骨骨折和伸肌断裂是严重的并发症。对于这些病例的治疗方法还没有达

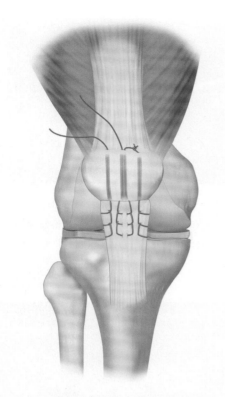

图 33.3 右膝髌腱近端止点断裂经髌骨缝合。

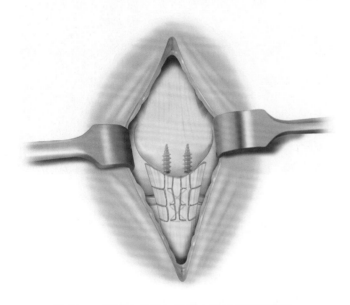

图 33.4 用两个骨锚钉修复右膝近端髌腱断裂。

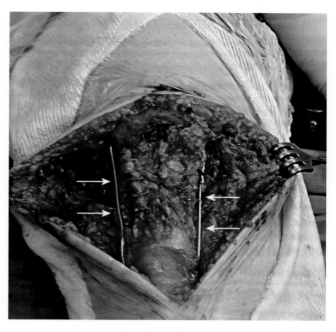

图 33.5 髌腱损伤修复/重建后采用钢丝、缝线、线带或肌腱移植物进行环扎保护，在右膝关节屈曲 60°~90° 时收紧。图中使用了一根钢丝（箭头所示）。

这些研究中，其他采用腓肠肌内侧瓣的重建技术也显示出良好的结果。

髌腱病变

介绍

髌腱病变是专业和业余运动员经常咨询的一种疾病[24]。虽然它一直是一种普遍存在的疾病[25]，但近年来人们对研究其治疗方法的兴趣不断增加[26]。

髌腱病变是指由组成肌腱的结缔组织病变引起的不同程度的膝前痛。肌腱近端的疼痛通常为急性疼痛[27]。由于髌腱损伤常发生在需要跳跃的活动或运动人群中（如排球或篮球），因此也被称为跳跃膝。

重复使用或过度使用膝关节伸膝装置会产生组织应力，从而导致肌腱损伤[28,29]。髌腱在髌骨的近端和深部止点是其主要的损伤部位。髌腱病变也可出现在肌腱的远端止点处（胫骨结节），但很少见于肌腱的中间区域[30]。

髌腱病变多发生在 20~40 岁的男性，常伴有各种内在和外在诱因[29]。最主要的外在原因是过度跳跃、制动和高负荷，可导致肌腱胶原纤维进行性损伤，并伴有结构的微小改变，最终导致肌腱撕裂。其他导致

成共识。一般来说，与重建相比，直接修复的并发症发生率更高。2019 年，Vajapey 等[22]在一篇综述中对这一问题的不同系列文献进行了研究。他们的结论是，所有已报道的修复和重建技术的失败率均较高。同种异体跟腱移植重建被认为是外侧髌腱重建的金标准。在

髌腱损伤的原因包括过度或频繁训练、运动场地过硬和设备使用不当。而最重要的内在原因是韧带松弛、高位髌骨、股四头肌无力、腘绳肌僵硬和膝关节力线不良[31,32]。

诊断

临床诊断需要进行详细的体格检查。患者通常存在臀大肌、股四头肌和腓肠肌肌肉无力，以及大腿后侧运动链不足。

患者通常在髌骨下极髌腱止点处出现疼痛。当患者深蹲、爬楼梯或久坐时，症状会随之加重。当患者进行膝关节力量训练时，通常会出现急性疼痛，停止活动后疼痛缓解，残余疼痛可能会持续几天[33]。

髌腱病变的严重程度可以通过维多利亚运动评估研究所的髌骨（VISA-P）问卷进行客观量化。问卷调查的重点是疼痛、功能和活动。最高得分为 100 分（无症状患者=100）。VISA-P 可用于评估症状的严重程度和检测治疗结果[34,35]。

髌腱病变也可分为以下类别[36]：

- 0 级：无疼痛症状。
- Ⅰ级：无运动限制的非特异性疼痛。
- Ⅱ级：运动时中度疼痛，无运动限制。
- Ⅲ级：疼痛初期有运动限制。
- Ⅳ级：对运动表现有明显限制的疼痛。
- Ⅴ级：日常生活中无法运动的疼痛。

髌腱撕裂可分为以下类别：

- 肌腱内撕裂。
- 部分撕裂。
- 完全撕裂。
- 完全撕裂并伴有相关病变（多韧带、半月板损伤）。

超声或 MRI 是广泛使用的影像学评估方法。超声具有无创、安全、可重复和准确等优点，不仅可以清晰显示髌腱和邻近结构，还可以提供动态图像来帮助医生了解患者的损伤情况。

髌腱病变患者的超声表现包括肌腱增厚、回声异常（低回声肌腱）、肌腱内钙化和侵蚀，主要位于髌骨下极[32,37]（图 33.6）。使用彩色多普勒可在 Hoffa 脂肪垫附近发现新生血管形成[37]。在更严重的病例中，如果损伤机制持续存在，可发现肌腱内撕裂。撕裂位置也靠近髌骨下极，但这种病例的病变往往在肌腱的最

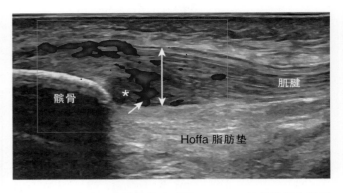

图 33.6　超声显示髌腱损伤。采用 5~16mHz 的线性探头拍摄高清的纵切面和全景照片。可见长期存在的髌腱炎伴肌腱增厚（双箭头所示）、低回声区（★）和血管增生（箭头所示）。

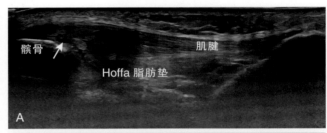

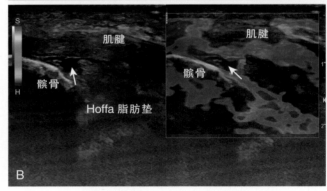

图 33.7　（A）髌腱近端深层撕裂（箭头所示）。注意低回声区对应于胶原结构丧失和密度减低的区域。（B）弹性成像图的红色区域为密度最低的撕裂部位。

深处或邻近关节区域（图 33.7）。通常需要先进的超声系统来检测，病变部位会显示一个无回声区域。

我们还发现，髌腱在胫骨结节远端附着处受累，通常是由 Osgood-Schlatter 病导致的。在这些病例中，可以观察到胫骨结节附着点的肌腱增厚和钙化（图 33.8）。

另一方面，MRI 对于诊断肌腱撕裂更为有效，可用于评估在高冲击性损伤中出现的间隙和邻近结构损伤。肌腱病变患者的 MRI 可显示髌腱增厚和病变

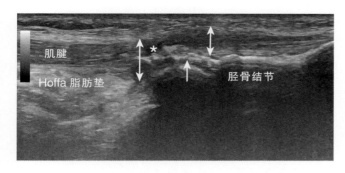

图 33.8 Osgood–Schlatter 病髌腱远端受累。注意远端胫骨结节水平不规则的皮质(箭头所示)和增生的肌腱(双箭头所示)。★ 阴影。

区域信号增强[38]。

组织学和生物化学研究结果表明,肌腱病变的病理改变是退行性肌腱炎,而不是炎症性肌腱炎。Alfredson 等[39]进行的微透析研究表明,与正常肌腱相比,肌腱病变患者的肌腱中游离谷氨酸的浓度明显更高,但前列腺素 E2(PGE2)的浓度并未明显升高。在活检标本中没有发现炎症细胞浸润,但首次发现与神经结构相关的 NMDAR1 谷氨酸受体与人髌腱存在免疫反应。这些发现表明,谷氨酸可能参与了肌腱疼痛的发生,但在慢性髌腱病变的病理过程中没有出现化学性炎症(正常 PGE2 水平)。

根据这一分子证据,在保守治疗时,离心运动的康复训练比抗炎更重要[24]。只有在保守治疗不足以恢复时才首选手术治疗。然而,由于外科手术种类繁多且缺乏随机研究,有关最佳治疗方法的争论仍持续存在。

保守治疗

虽然治疗髌腱损伤的方法有很多,但在此重点介绍最相关的几种方法,并为每一种方法提供科学依据。

最初的治疗包括减轻受伤肌腱组织受到的应力。完全制动已被证明会导致胶原蛋白变薄和组织紊乱,血液供应减少并最终导致肌腱萎缩。在肌腱损伤的康复过程中,应对肌腱所受的负荷加以控制,以防止造成伤害。因此,至少在治疗的早期阶段,应考虑相对休息。

非甾体抗炎药(NSAID)和皮质类固醇。由于髌腱病变是一种退行性非炎性病变,NSAID 的使用受到质疑。虽然 NSAID 可以有效减轻患者的疼痛,但它们也可能因为掩盖了患者的疼痛而造成不利影响。

尽管有几项研究对使用皮质类固醇治疗肌腱病变提出警告[40],但目前皮质类固醇仍普遍使用[41]。皮质类固醇的主要风险加重肌腱损伤,从而导致钙化或撕裂。此外,类固醇激素可能会改变胶原蛋白的合成。

超声引导电解技术(USGET)。USGET 或超声引导电解法利用非热能电化学消融对退变或病变部位进行治疗[42]。USGET 从细胞外基质中分离出水、电解质和氨基酸,通过离子不稳定性产生新的分子。在阴极针中发生的有机反应将导致治疗区域出现局部炎症。它可以立即激活短暂的炎症反应,并引起过氧化物酶体增殖 γ 受体(PPAR-γ)过表达,这些受体通过抑制白细胞介素-1(IL-1)、肿瘤坏死因子(TNF)和环氧化酶-2(COX-2)发挥作用。通过核因子-κB(NF-κB)来直接抑制肌腱退行性变,并促进吞噬作用和肌腱再生[42]。

USGET 的应用(图 33.9)还可导致新的未成熟胶原纤维产生,这些纤维通过离心收缩锻炼的刺激而成熟[43,44],从而在疼痛和功能方面获得了良好的短期和长期结果。需要注意的是,这些技术应在没有机械刺激的情况下使用,以免造成生物效应显著降低。

关于 USGET 的研究越来越多[26,43,44]。报道显示,其在保守治疗难治的肌腱损伤中取得了良好结果[43]。

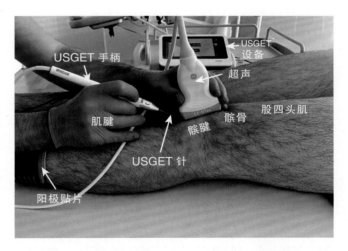

图 33.9 局部麻醉下超声引导电解法(USGET)的应用。手柄(白色箭头所示)通过 0.3mm 的针灸针提供电流。必须使用电极贴片(黑色箭头所示)闭合电路通电。在设备屏幕上可以看到不同的安培(从微安到毫安)选择,根据患者的需要选择电流输入/输出,以及治疗的时间和剂量。

USGET 联合离心运动治疗肌腱病变的有效性已在多项研究中得到证实[43,45,46]。

　　USGET 应仅限于训练有素的专业人员使用,并始终在超声引导下完成操作。建议采用局部麻醉,以避免手术过程中出现疼痛。目前,建议每 15 天使用一次 USGET,这样可以使两次治疗之间有一个完整的炎症期。髌腱病变的平均治疗次数为 4 次,但最多可安全应用 10 次 USGET[44]。

　　现有文献中报道了不同的电解方法(从微安培到毫安培)。这就导致患者的治疗强度存在巨大差异,进而可能造成治疗效果的差异。据报道,当安培数增加时,会产生更积极的效果[43,44]。因此,建议在术后纤维化的病例中使用 3~8mA(最高 20mA),或作为采血或浆膜引流的辅助治疗。

　　虽然目前已有多项研究评估了 USGET 的效果,但其适应证和应用方法仍存在显著的异质性。

　　体外冲击波治疗(ESWT)。冲击波疗法是应用声波脉冲对目标组织产生压力冲击。一些作者支持使用这种技术来溶解钙化物,以刺激组织再生并产生镇痛作用[47]。在一项随机、双盲、安慰剂对照试验中,ESWT 对慢性髌腱病变有良好的短期疗效[48]。但也有研究者报道,ESWT 在治疗肌腱病变方面缺乏疗效。因此,还需要更多的研究来证明 ESWT 的作用。

　　康复和运动。关于康复过程和重返运动的问题,无论是职业运动员、业余运动员还是喜欢运动的普通人群,目标都是通过康复治疗使运动水平恢复到受伤前的水平[49]。

　　Alfredson 等[50]提出了一种基于高负荷离心运动的康复方案(图 33.10)。另一项建议是 Malliaras 等[51]所推荐的重慢阻力训练(HSRT)。这几项研究试图找到最合适的康复方案。但大量关于髌腱病变治疗的研究得出的主要结论是,不可能确定一个独特和有效的方案[52]。因此,应根据患者的个体特征(损伤、进展、治疗、功能要求和期望)来设计康复方案。

　　离心运动并不总是有益的[53],因此也应考虑进行等长运动锻炼[54]。调整过程必须有一个适当的过渡,使肌腱逐渐适应不同的负荷[54]。在最后阶段,应推荐与复杂运动相适应的训练,以避免再损伤[55]。

　　除了拉伸-收缩和速度循环外,对肌腱造成巨大压力的因素之一是离心超负荷。飞轮和锥形滑轮最早在 1998 年用于 NASA 的一个项目中[56],随后被引入训练领域[57]。不过,考虑到实际操作有一定挑战性,应谨慎使用。

　　透明质酸。一些作者推荐使用高分子量透明质酸来治疗肌腱疾病。据报道,除了促进肌腱愈合和骨-肌腱界面的组织再生外,其还有抗炎作用[26,58]。Muneta 等[58]在一项 IV 级研究中治疗了 50 例髌腱病变患者,这些患者在经过至少 2 个月的非手术治疗后病情未见好转。患者平均接受两次透明质酸注射治疗后均取得一定的效果。这种治疗方法仍处于研究阶段,还需要进一步研究验证。

　　硬化剂。新生血管形成在髌腱病变的病理生理学过程中起着关键作用。60%~80% 的疼痛患者都存在这种现象[32]。使用硬化剂[如波利多醇(二乙氧基胆固醇)]的目的是抑制新血管的形成,并破坏已经形成的血管,其还具有去神经作用,可破坏伴随的神经血管。

　　Sunding 等[59]报道,在超声引导下注射硬化剂(5mg/mL 波利多醇)后,患者活动期间疼痛显著减轻,表明硬化剂可以减轻疼痛。

　　此外,Hoksrud 等[60]通过在超声引导下通过注射波利多醇(10mg/mL)来治疗慢性髌腱疼痛。结果发现,硬化剂治疗组与安慰剂组的 VISA-P 功能问卷评分存在显著差异。然而,在随后对同一组患者进行的较长随访时间(44 个月)的研究中,超过 1/3 接受硬化药物治疗的患者因疼痛而接受了手术[61]。因此,硬化剂的作用机制尚不清楚,这些药物仍处于实验阶段。

　　当肌腱在恢复过程中出现血管增多时,硬化剂可作为辅助治疗手段。在疾病早期阶段,可以尝试在不影响血管形成的情况下增加健康胶原纤维。如果使用

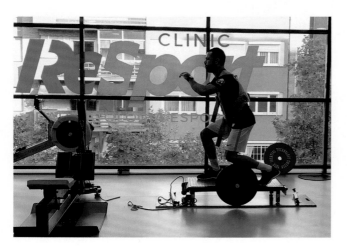

图 33.10　使用 YOYO 机进行惯性离心下蹲训练。在训练过程中获得离心负荷,为损伤组织提供最佳的机械刺激。

USGET、离心运动和富血小板血浆后仍存在新生血管，则可以使用硬化剂。这样可以减少继续刺激肌腱的血管和神经，从而改善症状。因此，在许多情况下，手术是可以避免的。

富血小板血浆 (PRP)。 关于 PRP 治疗肌腱病变的研究有很多[26,62]。一些人使用 PRP 作为慢性肌腱病变的一种辅助治疗方法，而有些人则主张应在肌腱撕裂重建后或在前交叉韧带重建中获取髌骨移植物后使用[63]。

随着 PRP 的应用，越来越多的研究报道其具有良好的控制疼痛和促进组织愈合的作用。PRP 对肌腱病变也有良好的效果，但目前仍缺乏统一的治疗方案（图 33.11）。不同文献的注射次数和注射时间间隔有所不同。一些研究者通常只注射一次，只有在疗效不佳时才会进行第二次注射。有些研究者选择了多次注射（最多 3 次注射）。有两项试验研究了 PRP 给药次数与临床结果之间的相关性，但结果存在争议[64,65]。在这两项研究中，PRP 均获得了良好的结果，但有关哪种注射方式效果更好并没有达成一致。

由于这些试验中评估的患者数量较少，因此无法得出明确结论。在 2019 年的一项研究中，患者被随机分为三组，使用富白细胞/贫白细胞的 PRP 和生理盐水相比没有优势[66]。

手术治疗

手术治疗的适应证包括经保守治疗后仍无改善的肌腱病变或撕裂面积较大的肌腱病变。

虽然没有明确的研究比较哪种手术技术更好，但建议使用关节镜联合超声。有研究者推荐开放清创治疗[67]。重要的是，这些研究表明，只有 50% 接受开放或关节镜治疗的患者能恢复到受伤前的活动水平[67]。一些研究报道了关节镜下治疗胫骨结节远端肌腱病变的效果。对于这类患者，关节镜治疗可获得较好的疗效[68]。

由于肌腱病变的手术治疗效果不佳，因此超声等技术的应用一直不断发展[69]。重点是治疗髌腱的腹侧（深层、近端），肌腱病变导致该部位血流增加和病理性神经支配[69-71]。

手术技术。 已有报道使用关节镜治疗髌腱深部损伤[69-71]。联合使用超声确认血管增生和肌腱受累甚至肌腱内撕裂的主要区域。患者取仰卧位，外科医生必须能够直接看到关节镜和超声图像。这种双重视野可使手术更安全、准确。关节镜下小范围切除脂肪垫和肌腱腹侧区域效果更好，术后恢复时间更短（图 33.12）[69-71]。

建立标准的前内侧和前外侧入路。手术过程中可以使用止血带。首先在关节镜下对关节进行全面检查。然后确定髌骨的髌腱止点。清创时，使用一个 4.5mm 的刨刀。同时使用超声（纵轴位和横轴位）指导。清创术的目的是去除血流增加的区域（新生血管区）和肌腱背侧或深侧毗邻病变区域的神经，从而将脂肪垫与髌腱分离。

术后患者可负重行走。康复锻炼可在术后立即开始，术后 3 周内主要进行关节活动度、本体感觉、渐进式负重、骑行和低负荷力量训练等。

之后，根据膝关节肿胀和疼痛情况，逐渐增加负

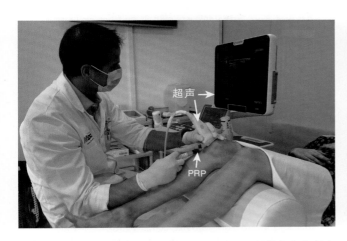

图 33.11　超声引导下富血小板血浆（PRP）在髌腱病变患者中的应用。

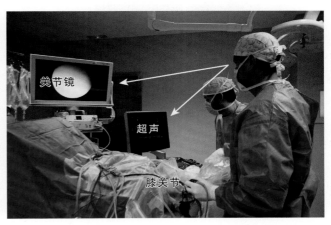

图 33.12　患者在手术室的体位。观察膝关节的伸直或屈曲（无运动），同时观察关节镜和超声图像。

重,并开始更具体的训练。但在进行强化训练前,应耐受等距、向心和离心训练(图33.13)。

术后康复期为2~4个月,然后才能恢复完全负重活动。

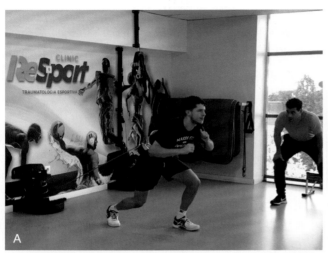

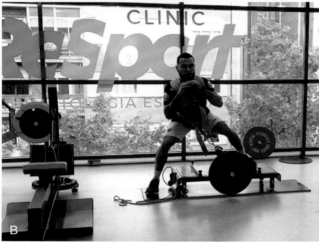

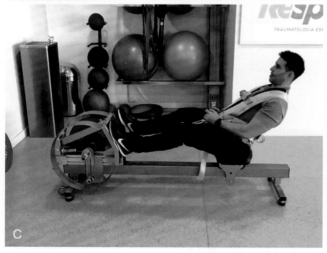

图33.13　髌腱术后训练负荷增加。在初始牵引时,弹性阻力采用锥形等惯性阻力(**A**)。末相(**B**)和采用惯性设备(**C**)。

总结

髌腱损伤具有广泛的病理特征。急性或慢性髌腱断裂通常需要手术治疗。髌腱修复或重建具有良好的结果,且恢复率较高。慢性髌腱病变通常比急性髌腱损伤更常见。非手术治疗具有一定的挑战性,髌腱病变易复发,最终可能还需要手术治疗。髌腱病变的治疗结果与多种因素密切相关,目前报道认为,USGET和离心运动可获得良好的治疗效果。

(周天平　译)

参考文献

1. Clayton RA, Court-Brown CM. The epidemiology of musculoskeletal tendinous and ligamentous injuries. *Injury*. 2008;39(12):1338–1344.
2. Siweck CW, Rao JP. Ruptures of the extensor mechanism of the knee joint. *J Bone Joint Surg Am*. 1981;63(6):932–937.
3. Garner MR, Gausden E, Berkes MB, et al. Extensor mechanism injuries of the knee: demographic characteristics and comorbidities from a review of 726 patient records. *J Bone Joint Surg Amv*. 2015;97(19):1592–1596.
4. Camarda L, D'Arienzo A, Morello S, et al. Bilateral ruptures of the extensor mechanism of the knee: a systematic review. *J Orthop*. 2017;14(4):445–453.
5. Pritchard CH, Berney S. Patellar tendon rupture in systemic lupus erythematosus. *J Rheumatol*. 1989;16(6):786–788.
6. Muratli HH, Celebi L, Hapa O, Biçimoğlu A. Simultaneous rupture of the quadriceps tendon and contralateral patellar tendon in a patient with chronic renal failure. *J Orthop Sci*. 2005;10(2):227–232.
7. de Vries AJ, van der Worp H, Diercks RL, et al. Risk factors for patellar tendinopathy in volleyball and basketball players: a survey-based prospective cohort study. *Scand J Med Sci Sports*. 2015;25(5):678–684.
8. Morton S, Williams S, Valle X, et al. Patellar tendinopathy and potential risk factors: an international database of cases and controls. *Clin J Sport Med*. 2017;27(5):468–474.
9. Ng JP, Cawley DT, Beecher SM, et al. Focal intratendinous radiolucency: a new radiographic method for diagnosing patellar tendon ruptures. *Knee*. 2016;23(3):482–486.
10. Aly Yousef MA, Rosenfeld S. Acute traumatic rupture of the patellar tendon in pediatric population: case series and review of the literature. *Injury*. 2017;48(11):2515–2521.
11. Muratli HH, Celebi L, Hapa O, Biçimoglu A. Bilateral patellar tendon rupture in a child: a case report. *Knee Surg Sports Traumatol Arthrosc*. 2005;13(8):677–682.
12. Lindy PB, Boynton MD, Fadale PD. Repair of patellar tendon disruptions without hardware. *J Orthopaed Trauma*. 1995;9(3):238–243.
13. Gilmore JH, Clayton-Smith ZJ, Aguilar M, et al. Reconstruction techniques and clinical results of patellar tendon ruptures: evidence today. *Knee*. 2015;22(3):148–155.
14. Bouget P, Breque C, Beranger JS, et al. Biochemical cadaveric comparison of patellar ligament suture protected by a steel cable versus a synthetic cable. *J Exp Orthop*. 2017;4(1):9–11.
15. Crossett LS, Sinha RK, Sechriest VF, Rubash HE. Reconstruction of a ruptured patellar tendon with Achilles tendon allograft following total knee arthroplasty. *JBJS Am*. 2002;84-A(8):1354–1361.
16. Ecker ML, Lotke PA, Glazer RM. Late reconstruction of the patellar tendon. *JBJS Am*. 1979;61(6A):884–886.
17. Cottino U, Deledda D, Rosso F, et al. Chronic knee extensor mech-

anism lesions in total knee arthroplasty: a literature review. *Joints*. 2016;4(3):159–164.

18. Cooper ME, Selesnick FH. Partial rupture of the distal insertion of the patellar tendon. A report of two cases in professional athletes. *Am J Sports Med*. 2000;28(3):402–406.

19. Chloros GD, Razavi A, Cheatham SA. Complete avulsion of the patellar tendon from the tibial tubercle in an adult without predisposing factors. *J Orthop Sci*. 2014;19(2):351–353.

20. Capogna B, Strauss E, Konda S, et al. Distal patellar tendon avulsion in association with high-energy knee trauma: a case series and review of the literature. *Knee*. 2017;24(2):468–476.

21. Galos DK, Konda SR, Kaplan DJ, et al. Transosseous-equivalent repair for distal patellar tendon avulsion. *Arthrosc Tech*. 2016; 5(2):e385–389.

22. Vajapey S, Blackwell R, Maki A, Miller TL. Treatment of extensor tendon disruption after total knee arthroplasty: a systematic review. *J Arthroplasty*. 2019;13(6):1279–1286.

23. Jaureguito JW, Dubois CM, Smith SR, et al. Medial gastrocnemius transposition flap for the treatment of disruption of the extensor mechanism after total knee arthroplasty. *J Bone Joint Surg Am*. 1997;79:866–873.

24. Abat F, Alfredson H, Cucchiarini M, et al. Current trends in tendinopathy: consensus of the ESSKA basic science committee. Part I: biology, biomechanics, anatomy and an exercise-based approach. *J Exp Orthop*. 2017;4(1):18.

25. Herring SA, Nilson KL. Introduction to overuse injuries. *Clin Sports Med*. 1987;6(2):225–239.

26. Abat F, Alfredson H, Cucchiarini M, et al. Current trends in tendinopathy: consensus of the ESSKA basic science committee. Part II: treatment options. *J Exp Orthop*. 2018;5(1):38.

27. Rees JD, Maffulli N, Cook J. Management of tendinopathy. *Am J Sports Med*. 2009;37(9):1855–1867.

28. Hägglund M, Zwerver J, Ekstrand J. Epidemiology of patellar tendinopathy in elite male soccer players. *Am J Sports Med*.39(9):1906-1911.

29. Zwerver J, Bredeweg SW, van den Akker-Scheek I. Prevalence of jumper's knee among nonelite athletes from different sports: a cross-sectional survey. *Am J Sports Med*. 2011;39(9):1984–1988.

30. Ferretti A. Epidemiology of jumper's knee. *Sports Med*. 1986;3(4):289–295.

31. Schwartz A, Watson JN, Hutchinson MR. Patellar tendinopathy. *Sports Health*. 2015;7(5):415–420.

32. Figueroa D, Figueroa F, Calvo R. Patellar tendinopathy: diagnosis and treatment. *J Am Acad Orthop Surg*. 2016;24(12):e184–192.

33. Fornaciari P, Kabelitz M, Fucentese SF. [Jumper's knee]. *Praxis (Bern 1994)*. 2018;107(9–10):513–519.

34. Hernandez-Sanchez S, Hidalgo MD, Gomez A. Cross-cultural adaptation of VISA-P score for patellar tendinopathy in Spanish population. *J Orthop Sports Phys Ther*. 2011;41(8):581–591.

35. Hernandez-Sanchez S, Abat F, Hidalgo MD, et al. Confirmatory factor analysis of VISA-P scale and measurement invariance across sexes in athletes with patellar tendinopathy. *J Sport Health Sci*. 2017;6(3):365–371.

36. Ferretti A, Conteduca F, Camerucci E, Morelli F. Patellar tendinosis: a follow-up study of surgical treatment. *J Bone Joint Surg Am*. 2002;84(12):2179–2185.

37. Hoksrud A, Ohberg L, Alfredson H, Bahr R. Color Doppler ultrasound findings in patellar tendinopathy (jumper's knee). *Am J Sports Med*. 2008;36(9):1813–1820.

38. Ogon P, Izadpanah K, Eberbach H, et al. Prognostic value of MRI in arthroscopic treatment of chronic patellar tendinopathy: a prospective cohort study. *BMC Musculoskelet Disord*. 2017;18(1):146.

39. Alfredson H, Forsgren S, Thorsen K, Lorentzon R. In vivo microdialysis and immunohistochemical analyses of tendon tissue demonstrated high amounts of free glutamate and glutamate NMDAR1 receptors, but no signs of inflammation, in jumper's knee. *J Orthop Res*. 2001;19:881–886.

40. Dean BJ, Lostis E, Oakley T, et al. The risks and benefits of glucocorticoid treatment for tendinopathy: a systematic review of the effects of local glucocorticoid on tendon. *Semin Arthritis Rheum*. 2014;43(4):570–576.

41. Andres BM, Murrell GA. Treatment of tendinopathy: what works, what does not, and what is on the horizon. *Clin Orthop Relat Res*. 2008;466(7):1539–1554.

42. Abat F, Valles SL, Gelber PE, et al. Molecular repair mechanisms using the intratissue percutaneous electrolysis technique in patellar tendonitis. *Rev Esp Cir Ortop Traumatol*. 2014;58(4):201–205.

43. Abat F, Sánchez-Sánchez JL, Martín-Nogueras AM, et al. Randomized controlled trial comparing the effectiveness of the ultrasound-guided galvanic electrolysis technique (USGET) versus conventional electro-physiotherapeutic treatment on patellar tendinopathy. *J Exp Orthop*. 2016;3(1):34.

44. Abat F, Gelber PE, Polidori F, et al. Clinical results after ultrasound-guided intratissue percutaneous electrolysis and eccentric exercise in the treatment of patellar tendinopathy. *Knee Surg Sports Traumatol Arthrosc*. 2015;23(4):1046–1052.

45. Mattiussi G, Moreno C. Treatment of proximal hamstring tendinopathy-related sciatic nerve entrapment: presentation of an ultrasound-guided "Intratissue Percutaneous Electrolysis" application. *Muscles Ligaments Tendons J*. 2006;6(2):248–252.

46. Moreno C, Mattiussi G, Núñez FJ, et al. Intratissue percutaneous electrolysis combined with active physical therapy for the treatment of adductor longus enthesopathy-related groin pain: a randomized trial. *J Sports Med Phys Fitness*. 2017;57(10):1318–1329.

47. van Leeuwen MT, Zwerver J, van den Akker-Scheek I. Extracorporeal shockwave therapy for patellar tendinopathy: a review of the literature. *Br J Sports Med*. 2009;43(3):163–168.

48. Liao CD, Xie GM, Tsauo JY, Chen HC, Liou TH. Efficacy of extracorporeal shock wave therapy for knee tendinopathies and other soft tissue disorders: a meta-analysis of randomized controlled trials. *BMC Musculoskelet Disord*. 2018;19(1):278.

49. Habets B, van Cingel REH, Backx FJG, Huisstede BMA. Alfredson versus Silbernagel exercise therapy in chronic midportion Achilles tendinopathy: study protocol for a randomized controlled trial. *BMC Musculoskelet Disord*. 2017;18(1):296.

50. Alfredson H, Pietilä T, Jonsson P, Lorentzon R. Heavy-load eccentric calf muscle training for the treatment of chronic Achilles tendinosis. *Am J Sports Med*. 1998;26(3):360–366.

51. Malliaras P, Barton CJ, Reeves ND, Langberg H. Achilles and patellar tendinopathy loading programmes: a systematic review comparing clinical outcomes and identifying potential mechanisms for effectiveness. *Sports Med*. 2013;43(4):267–286.

52. Dos Santos Franco YR, Miyamoto GC, Franco KFM, et al. Exercise therapy in the treatment of tendinopathies of the lower limbs: a protocol of a systematic review. *Syst Rev*. 2019;8(1):142.

53. Cook JL, Stasinopoulos D, Brismée JM. Insertional and midsubstance Achilles tendinopathies: eccentric training is not for everyone—updated evidence of non-surgical management. *J Man Manip Ther*. 2018;26(3):119–122.

54. Rio E, van Ark M, Docking S, et al. Isometric contractions are more analgesic than isotonic contractions for patellar tendon pain: an in-season randomized clinical trial. *Clin J Sport Med*. 2017;27(3):253–259.

55. Janssen I, Steele JR, Munro BJ, Brown NA. Predicting the patellar tendon force generated when landing from a jump. *Med Sci Sports Exerc*. 2013;45(5):927–934.

56. Berg HE, Tesch PA. Force and power characteristics of a resistive exercise device for use in space. *Acta Astronaut*. 1998;42(1–8):219–230.

57. Tesch PA, Fernandez-Gonzalo R, Lundberg TR. Clinical Applications of iso-inertial, eccentric-overload (YoYo™) resistance exercise. *Front Physiol*. 2017;8:241.

58. Muneta T, Koga H, Ju YJ, et al. Hyaluronan injection therapy for athletic patients with patellar tendinopathy. *J Orthop Sci*. 2012;17(4):425–431.

59. Sunding K, Willberg L, Werner S, et al. Sclerosing injections and ultrasound-guided arthroscopic shaving for patellar tendinopathy: good clinical results and decreased tendon thickness after surgery-a medium-term follow-up study. *Knee Surg Sports Traumatol Arthrosc*. 2015;23(8):2259–2268.

60. Hoksrud A, Ohberg L, Alfredson H, Bahr R. Ultrasound-guided sclerosis of neovessels in painful chronic patellar tendinopathy: a randomized controlled trial. *Am J Sports Med*. 2006;34(11):1738–1746.

61. Hoksrud A, Bahr R. Ultrasound-guided sclerosing treatment in patients with patellar tendinopathy (jumper's knee). 44-month follow-up. *Am J Sports Med*. 2011;39(11):2377–2380.

62. Filardo G, Di Matteo B, Kon E, et al. Platelet-rich plasma in tendon-

related disorders: results and indications. *Knee Surg Sports Traumatol Arthrosc.* 2018;26(7):1984–1999.

63. Seijas R, Cuscó X, Sallent A, et al. Pain in donor site after BTB-ACL reconstruction with PRGF: a randomized trial. *Arch Orthop Trauma Surg.* 2016;136(6):829–835.

64. Kaux JF, Croisier JL, Forthomme B, et al. Using platelet-rich plasma to treat jumper's knees: exploring the effect of a second closely-timed infiltration. *J Sci Med Sport.* 2016;19(3):200–204.

65. Zayni R, Thaunat M, Fayard JM, et al. Platelet-rich plasma as a treatment for chronic patellar tendinopathy: comparison of a single versus two consecutive injections. *Muscles Ligaments Tendons J.* 2015;5(2):92–98.

66. Scott A, LaPrade RF, Harmon KG, et al. Platelet-rich plasma for patellar tendinopathy: a randomised controlled trial of leukocyte-rich PRP or leukocyte-poor PRP versus saline. *Am J Sports Med.* 2019;47(7):1654–1661.

67. Coleman BD, Khan KM, Kiss ZS, et al. Open and arthroscopic patellar tenotomy for chronic patellar tendinopathy. a retrospective outcome study. Victorian Institute of Sport Tendon Study Group. *Am J Sports Med.* 2000;28(2):183–190.

68. Sarimo J, Sarin J, Orava S, et al. Distal patellar tendinosis: an unusual form of jumper's knee. *Knee Surg Sports Traumatol Arthrosc.* 2007;15(1):54–57.

69. Willberg L, Sunding K, Ohberg L, et al. Treatment of jumper's knee: promising short-term results in a pilot study using a new arthroscopic approach based on imaging findings. *Knee Surg Sports Traumatol Arthrosc.* 200;15(5):676-681.

70. Willberg L, Sunding K, Forssblad M, Alfredson H. Ultrasound- and Doppler-guided arthroscopic shaving to treat jumper's knee: a technical note. *Knee Surg Sports Traumatol Arthrosc.* 2007;15(11):1400–1403.

71. Willberg L, Sunding K, Forssblad M, et al. Sclerosing polidocanol injections or arthroscopic shaving to treat patellar tendinopathy/jumper's knee? A randomised controlled study. *Br J Sports Med.* 2011;45(5):411–415.

第34章

股四头肌肌腱损伤

HARRIS S. SLONE, ANDREW K. ENCE, JOHN W. XEROGEANES

流行病学

股四头肌肌腱撕裂是导致膝关节周围伸膝装置损伤的常见原因。股四头肌肌腱撕裂发生率高于髌腱撕裂，低于髌骨骨折。股四头肌肌腱损伤最常发生于男性和40~70岁的患者。撕裂可发生在肌腱的任何位置，但更常见于骨-肌腱连接处，年轻患者多发生在肌腱中段或肌腱连接处[1,2]。损伤可由直接创伤导致，但更常见于跌倒或股四头肌剧烈收缩时[3]。在极少数情况下，全膝关节置换术或其他医源性原因可导致股四头肌肌腱损伤[4]。糖尿病、长期使用类固醇和肾脏疾病患者发生股四头肌肌腱撕裂的风险增加。单侧肌腱断裂比双侧断裂常见。双侧断裂通常与潜在的结缔组织疾病、氟喹诺酮类药物的使用或某种疾病有关。

解剖学、生物力学和发病机制

股四头肌肌腱是股直肌、股内侧肌、股外侧肌和股中间肌的末端结合体。一些患者的其他肌肉可能参与了股四头肌肌腱的形成。成年患者膝关节屈曲时，股四头肌肌腱厚约8mm，宽35mm，长85mm。近端肌腱是多层结构，由几个具有不同形态的肌腱共同连接组成。远端肌腱滑脱连接形成一个共同的肌腱，通常长5cm，止于髌骨上极，距关节缘7~10mm。通过手术修复股四头肌肌腱来恢复膝关节正常的生物力学时，应注意髌骨上的解剖附着点（图34.1）。股内侧肌和股外侧肌腱膜分别对内侧和外侧支持带起重要作用。

一般来说，近端肌腱由浅层、中间层和深层组成。浅层起源于股直肌的后筋膜，与髌前骨膜和髌腱汇合。

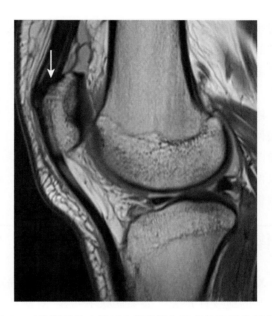

图 34.1 正常膝关节中股四头肌肌腱与髌骨的连接位置偏前。在手术修复时，恢复肌腱的解剖位置非常重要。

中间层起源于深筋膜，深筋膜将股内侧肌和股外侧肌与股直肌分开。深层由股直肌前筋膜形成[5]。肌腱的深侧被覆滑膜，可在常规膝关节镜检查中观察到。

许多动脉参与股四头肌肌腱的血液供应，包括股外侧回旋动脉、膝降支动脉及膝内侧和膝外侧上动脉的分支。细动脉分支形成血管弓，为股四头肌肌腱提供血液供应。内侧和外侧弓分别为各自的肌腱提供血供，并在股直肌肌腱下方吻合。髌周的血管环来自上膝动脉的末端分支，为股四头肌肌腱髌骨止点远端1cm处提供血供。股四头肌肌腱浅层血供最丰富，而深层血供最差。髌骨上极上方1~2cm处血供最差，因此容易损伤和断裂[6]。

股四头肌、股四头肌肌腱、髌骨和髌腱协同作用于伸膝。当股四头肌收缩时,力量通过股四头肌肌腱传递到髌腱,使膝关节伸直。前方的髌骨作为支点,利于伸膝。

肌腱断裂前通常已存在重复性微创伤。断裂一般发生在病理变性的部位,通常由屈膝、落地时伸膝装置突然受到阻力后离心收缩所致[7]。完全断裂如不进行治疗,可导致慢性伸膝迟滞、股四头肌无力和低位髌骨,并改变膝关节的正常生物力学。

病史和体格检查结果

急性股四头肌肌腱断裂的患者通常会在屈膝或快速踢腿时立即出现疼痛和肿胀。偶尔会感觉或听到"砰"的一声,伴随着膝关节失控感和无法负重。一些既往有股四头肌肌腱病变的患者,之前可能就存在疼痛。

体格检查时,许多患者因伸膝装制连续性丧失而无法伸直膝关节或进行直腿抬高。在某些情况下,由于股四头肌肌腱仅部分撕裂或支持带完整,伸膝功能得以保留[3]。髌骨上极近端可触及软组织缺损或者低位髌骨[8]。

影像学和诊断研究

X线片可显示髌骨上极或下极撕脱骨折,提示伸膝装制的连续性丧失。如果症状不明显,对侧膝关节的X线片可帮助区分细微的髌骨高度变化。超声是评估肌腱和其他软组织损伤或是否存在血肿的有用工具。关节造影虽然不常用,但也可用于检查股四头肌肌腱断裂,对比剂外渗常提示伸膝装制损伤[9]。MRI是诊断股四头肌肌腱部分和完全断裂的金标准。MRI检查结果可能包括肌腱不连续、肌腱内信号增加、邻近血肿和髌腱呈波浪状外观[5,8]。

手术治疗和非手术治疗

股四头肌部分撕裂可以通过非手术治疗,使用可锁定伸直的铰链式支具或长腿石膏固定4周。前4周部分负重并进行股四头肌等长锻炼。4周后,患者可逐渐完全负重,在使用铰链式支具的情况下逐渐屈膝。最后进行强化锻炼,活动度和力量通常可在4个月左右完全恢复。

肌腱完全断裂通常采用手术治疗,目的是恢复伸肌功能(图34.2)。修复方法因撕裂的位置和外科医生的经验和个人偏好而有所不同。目前有3种公认的股四头肌肌腱修复方法,将在下面的章节中进一步讨论。

使用经骨隧道修复骨–肌腱界面

采用前正中切口,分离浅层组织,显露深层组织。彻底清理血肿。肌腱边缘清创为外观正常、健康的肌腱组织。

使用2号或5号不可吸收的高强度缝线进行修复。从肌腱外侧游离缘开始缝合,采用锁边缝合(Krackow或Mason-Allen缝合),缝线远离损伤区域。然后将缝线重新绕回肌腱断端。在肌腱内侧边缘置入缝线时,重复上述操作。完成后,肌腱断端将有4股游离缝线。

在髌骨上极中前1/3处,用小号钻头建立互相平行的3个纵向骨隧道,间隔1~1.5cm。我们更倾向于使用ACL重建时使用的钻头进行打孔,这样可以最大限度地减少手术操作步骤。然后,将缝线分别由上向下穿过骨隧道,中心的两条缝线穿过中心隧道。止血钳临时固定缝线。使用0号可吸收缝线重建内外侧韧带。最后,在膝关节伸直位收紧缝线并打结,将肌腱固定于髌骨。

彻底清理髌骨上残留的软组织,显露骨面。对髌骨上极进行略微去皮质处理,以促进骨–软组织的愈合。

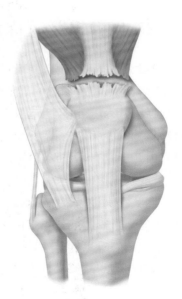

图34.2　右膝股四头肌肌腱全层断裂。

无结技术

在无结技术中，对于质量较差的组织，可使用 2 号高强度缝线或线带进行 Krackow 缝合；对于质量较好的组织，则使用改良的 Mason-Allen 缝合。然后，用 0 号可吸收缝线修复支持带。首选两个 4.75mm 的无结锚钉。在髌骨上极的前、中 1/3 连接处钻孔。由于髌骨上极骨质非常致密，因此在置入锚钉前需要进行开路。将缝线穿过锚钉，拉紧后固定至髌骨（图 34.3）。

带线钉锚

也可使用两个 4.5mm 的带线锚钉来代替免打结锚钉。髌骨上极略微去皮质后，置入两枚带线锚钉。锚钉缝线一端调整为 1/3 长度，另一端调整为 2/3 长度。然后根据组织质量的不同，使用长的"锁定端"缝线以 Krackow 或改良的 Mason-Allen 缝合法缝合肌腱。然后将短的"滑动端"缝线从前方穿过肌腱的末端。用止血钳固定相应的缝合线，并用 0 号可吸收缝线修复内侧和外侧支持带。拉动短的"滑动端"缝线，使肌腱断端对接，然后依次打结。助手固定其余的缝线，保持肌腱断端对齐。缝合结位于肌腱 - 骨界面的前方和近端（图 34.4）。

采用上述操作处理切口和韧带。如前所述，使用 2 号或 5 号不可吸收缝线从近端肌腱外侧自由边缘开始缝合。用同样的方法处理远端外侧肌腱边缘，以及近端和远端内侧肌腱边缘。

4 针全部缝合后，近端和远端各有 4 根游离缝线，共 8 根缝线。然后用 0 号不可吸收缝线修复内侧和外侧支持带。将股四头肌肌腱边缘重新对齐，在膝关节完全伸直位将近端和相应的远端缝线打结固定。然后用 0 号不可吸收缝线以间断"8 字"缝合法进行加固（图 34.5）。

术后管理

修复后进行术中评估，以观察膝关节在不同屈曲角度下的肌腱张力，从而帮助外科医生制订术后治疗方案。术后应使用铰链式膝关节支具，并锁定于伸直位，在可耐受的情况下负重活动。使用铰链式膝关节支具 3~4 周后，开始有限的活动度锻炼，每周屈曲度增加 15°。一旦患者能够屈曲 90° 且股四头肌控制良好，则可以去除支具。随着功能的恢复，患者可以逐渐增加负重。

结果

总的来说，无论采用何种固定方法，早期股四头肌肌腱修复的效果一般都较好，但延迟修复的患者功能结果较差，包括在对助行器的需求和爬楼梯的能力方面均存在显著差异[10]。一项关于骨隧道修复与腱 - 腱或腱 - 骨缝合修复的文献回顾发现，手术修复的类型并不影响临床结果，但慢性断裂的预后较差，总的再断裂率为 2%[11]。无论采用何种技术均能获得良好

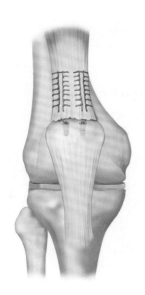

图 34.3　使用无结缝合锚钉修复右膝股四头肌肌腱。

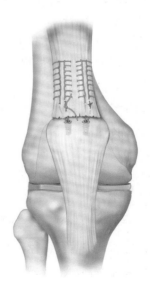

图 34.4　带线锚钉修复股四头肌肌腱。采用打结技术修复右膝关节肌腱中段或肌腱交界处断裂。

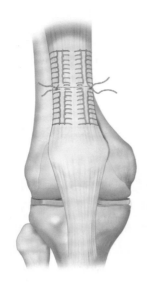

图 34.5 采用打结技术修复右膝关节肌腱中段断裂。

的结果，但生物力学研究发现，与经骨隧道相比，缝合锚钉固定的再断裂负荷显著提高[12,13]。大多数急性损伤患者在股四头肌肌腱修复后可恢复正常步态、力量和屈膝水平。在清创和修复肌腱过程中，由于肌腱相对缩短，可能会导致屈膝角度减小。慢性撕裂患者可能会持续出现股四头肌无力和伸膝迟滞。术后肌腱再次断裂较为罕见，但近 50% 的患者没有完全恢复到损伤前的活动水平[3]。

总结

经骨隧道、缝合锚钉固定或股四头肌肌腱中段缝合都是可采取的手术方式，在急性病例中可取得良好的功能结果。尽管每种手术技术都有一定的效果，但使用缝合锚钉修复已被证明在生物力学上优于经骨隧道技术。延迟修复和慢性损伤的临床结果较差，可能会导致长期的功能障碍。外科医生可决定使用何种修复技术，任何一种手术都具有良好的效果。

（周天平 译）

参考文献

1. Rasul AT, Fischer DA. Primary repair of quadriceps tendon ruptures. Results of treatment. *Clin Orthop*. 1993;289:205–207.
2. Pengas IP, Assiotis A, Khan W, Spalding T. Adult native knee extensor mechanism ruptures. *Injury*. 2016;47(10):2065–2070.
3. Lee D, Stinner D, Mir H. Quadriceps and patellar tendon ruptures. *J Knee Surg*. 2013;26(05):301–308.
4. Bonnin M, Lustig S, Huten D. Extensor tendon ruptures after total knee arthroplasty. *Orthop Traumatol Surg Res OTSR*. 2016;102(1 Suppl):S21–S31.
5. Zeiss J, Saddemi SR, Ebraheim NA. MR imaging of the quadriceps tendon: normal layered configuration and its importance in cases of tendon rupture. *Am J Roentgenol*. 1992;159(5):1031–1034.
6. Yepes H, Tang M, Morris SF, Stanish WD. Relationship between hypovascular zones and patterns of ruptures of the quadriceps tendon. *J Bone Jt Surg Am*. 2008;90(10):2135–2141.
7. Maffulli N, Del Buono A, Spiezia F, et al. Light microscopic histology of quadriceps tendon ruptures. *Int Orthop*. 2012;36(11):2367–2371.
8. Fhoghlu CN, Ellanti P, Moriarity A, McCarthy T. MRI features of a quadriceps tendon rupture. *Case Rep*. 2015;2015. bcr2015209942.
9. Aprin H, Broukhim B. Early diagnosis of acute rupture of the quadriceps tendon by arthrography. *Clin Orthop*. 1985;195:185–190.
10. Rougraff BT, Reeck CC, Essenmacher J. Complete quadriceps tendon ruptures. *Orthopedics*. 1996;19(6):509–514.
11. Ciriello V, Gudipati S, Tosounidis T, et al. Clinical outcomes after repair of quadriceps tendon rupture: a systematic review. *Injury*. 2012;43(11):1931–1938.
12. Sherman SL, Copeland ME, Milles JL, et al. Biomechanical evaluation of suture anchor versus transosseous tunnel quadriceps tendon repair techniques. *Arthrosc J Arthrosc Relat Surg*. 2016;32(6):1117–1124.
13. Petri M, Dratzidis A, Brand S, et al. Suture anchor repair yields better biomechanical properties than transosseous sutures in ruptured quadriceps tendons. *Knee Surg Sports Traumatol Arthrosc*. 2015;23(4):1039–1045.

第 **7** 部分　**膝关节纤维化**

第 35 章

膝关节纤维化：如何预防和治疗

MICHAEL SCHEIDT，MICHAEL B. ELLMAN，SANJEEV BHATIA

引言

膝关节纤维化是创伤、感染、手术修复或重建及膝关节置换等关节内损伤的重要并发症[1-3]。关节纤维化可导致关节挛缩、关节活动受限，显著影响关节功能并引起关节疼痛[4-7]。

膝关节功能包括纵向、轴向、屈曲/伸展、内翻/外翻和旋转平面的运动。膝关节的全部运动范围可以用测角器测量（图 35.1），通常范围从过伸 5°到完全被动屈曲，女性平均 143°，男性平均 140°[8,9]。从过伸 5°到屈曲 10°的运动弧也被称为伸膝末端弧，对于站立时稳定膝关节的"旋锁"机制非常重要[8]。通常认为，屈曲 125°就足以满足日常生活的正常活动（ADL）和正常步态，但完全下蹲可能需要>125°[8,9]。

损伤或术后关节屈曲和（或）伸展活动度明显减小是膝关节纤维化的典型特征[8,10-12]。轻度的运动范围（ROM）减小可能是有害的，屈曲范围减小超过 10°会对跑步速度产生显著影响[8]。屈曲严重受限（<90°）时可能会严重影响 ADL，爬楼梯和坐下时尤为明显[8]。伸直受限比屈曲减小的影响更大，仅 5°的伸直受限即可导致临床上明显的跛行，并造成股四头肌张力增加[8,13]。

在某些患者群体（如老年人）中，关节纤维化可导致活动能力降低，从而显著增加了跌倒和压力性溃疡的风险，继而造成远期预后不良——进行性残疾甚至

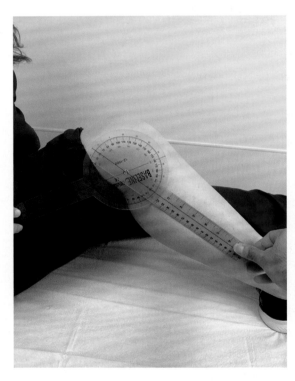

图 35.1　膝关节的全部运动范围可以用测角器测量，通常范围从过伸 5°到完全被动屈曲，女性平均 143°，男性平均 140°[8,9]。

死亡[14,15]。因为无法活动的危险因素很普遍，所以这类患者群体通常远期预后不良。尽管在预防关节纤维化方面已经取得了进展，但关节内手术和关节损伤后活动度丢失仍是一种常见的后遗症，其发生率为 4%~35%，具体取决于手术类型、损伤严重程度和损伤原因（如 ACL 重建、全膝关节置换术等）[16-18]。

病理生理学

目前有几种理论解释了关节纤维化形成的原因，但仍有待进一步研究证实。在正常组织中，由基线水平的细胞因子信号来协调多种细胞功能，包括生长、分化和凋亡。细胞信号可通过旁分泌或自分泌信号调节产生[8]。在损伤、炎症或手术中，炎性细胞因子诱导血小板凝聚，同时发出使中性粒细胞和巨噬细胞迁移到炎症部位的信号[8,16]。随后，炎症细胞和炎症滑膜释放血小板衍生生长因子（PDGF）和转化生长因子-β（TGF-β），以促进成纤维细胞和肌成纤维细胞的活性和细胞外基质（ECM）的沉积[8,16,19-22]。PDGF 和 TGF-β 可促进 ECM 沉积，从而导致蛋白水解酶的抑制，以及胶原的过度产生，并进一步促进组织纤维化[19-22]。这些细胞因子除了存在于关节创伤后的滑液中外，还存在于瘢痕组织和其他累及肝、肾和肺的纤维化疾病中，这表明其具有类似的作用机制[19-22]。

除了 PDGF 和 TGF-β 外，血管内皮生长因子（VEGF）也可能在膝关节纤维化中发挥作用。VEGF 是一种重要的细胞因子，参与多种生物学过程，包括血管调节、促进血管通透性、募集炎症细胞和从纤维蛋白渗出物形成 ECM[2,23-25]。更具体地说，VEGF 的表达与多种炎症性纤维化疾病有关，包括类风湿关节炎[26]、特发性肺纤维化[27]，以及腹膜和盆腔粘连等[28-31]。在正常情况下，膝关节的 VEGF 通常位于髌下脂肪垫内。而当髌下脂肪垫发生炎症反应时——无论是手术原因还是病理性因素所致，会释放 VEGF，继而导致血管增生和纤维化[22,32]。与手术相关的创伤和关节内出血也可导致组织纤维化，这是因为 VEGF 和其他纤维化因子的释放导致关节内血凝块演变为纤维化组织[19,22]。

最重要的是，损伤或术后固定会导致结缔组织弹性降低，而关节内机械应力的降低将导致 ECM 的上调和降解酶的增殖[15,33]。其结果是组织弹性降低，并形成急性纤维粘连[15,33]。随着时间的推移，结缔组织进展为慢性纤维化，8 周后纤维化达到峰值[15,34]。因此，关节纤维化的发展是多因素的，炎症和制动都起着重要作用。

危险因素

已有文献描述了几种可能增加关节纤维化或发病率的危险因素，包括膝关节创伤性损伤、膝关节外科手术治疗、膝关节韧带重建过程中移植物的选择/张力和隧道位置、损伤后手术时机和遗传学等。

现已证实骨或软组织创伤后，局部炎症反应会增加纤维化和随后活动度丢失的风险。在创伤情况下，包括急性韧带撕裂（如 ACL 断裂）、膝关节脱位或机动车事故等，严重或多发性创伤可能会造成多种影响，包括伤口愈合、关节活动延迟和随后的关节纤维化等[8]。据报道，单纯 ACL 重建术中关节纤维化的发生率为 4%~28%，且这种风险随着膝关节创伤或损伤的增加而增大[12,35-38]。Harner 等[18]报道，当累及 ACL 和 MCL 的多发韧带损伤患者行 ACL 重建术时，相关的内侧副韧带（MCL）修复可能导致内侧关节囊的广泛破坏和纤维反应升高，并增加关节纤维化的风险。创伤性膝关节脱位可导致不同类型的韧带不稳定，其中活动度丢失的发生率最高。Sisto 和 Warren[39]报道 20 例患者中有 6 例（30%）存在运动问题，而 Shapiro 和 Freedman[40]报道这组患者脱位后活动度丢失的发生率可高达 57%。

Nwachukwu 等[38]报道，对于半月板损伤伴 ACL 撕裂的患者，女性、关节固定和半月板修复与纤维化风险增加有关。相反，Cosgarea 等[41]发现，在半月板修复或部分半月板切除的 ACL 重建中，关节纤维化的风险并未增加，这可能与 ACL 重建和其他关节镜技术的进展有关。诸如感染和复杂性区域疼痛综合征（CRPS）等术后并发症，也是关节纤维化的独立危险因素[8]。

有学者对 ACL 重建技术进行了研究，以明确其对关节纤维化的影响，包括移植物选择、隧道定位和移植物张力技术。首先，关于移植物的选择，Pinczewski 等[42]调查了接受自体髌腱或腘绳肌肌腱移植进行 ACL 重建的患者，并比较了 5 年内发生关节纤维化的差异。在髌腱组和腘绳肌肌腱组中，关节纤维化（此处为伸直受限）的发生率分别为 31% 和 19%，但这些结果没有统计学差异[42]。Sajovic 等[43]也在一项前瞻性随机试验中比较了髌腱或腘绳肌肌腱移植物并评估了 ROM 的差异，结果发现两组的差异并不明显。因此，移植物的选择不应被认为是纤维化和（或）活动障碍的危险因素[8,42,43]。

其次，与移植物选择不同的是，ACL 重建中移植物定位不当已被证实为活动障碍的重要危险因素。当移植物定位在 ACL 胫骨侧止点的前方时,完全伸直可能会导致移植物与髁间撞击,造成 ROM 严重受限。因此,手术时必须考虑到这一问题[8,44]。而在股骨侧,最常见的错误是移植物定位过于靠近前方,这会导致移植物张力过大,造成屈曲活动受限并有潜在的移植失败的风险[45,46]。

第三,ACL 移植物张力技术对术后僵硬和关节纤维化的影响一直存在争议。许多外科医生选择在屈曲 30° 时对膝关节施加后抽屉应力,以拉紧 ACL。有趣的是,现有的证据表明,ACL 在伸直过程的最后 30° 时会延长 1~3mm,生物力学数据表明,在后抽屉应力下 30° 固定会增加 ACL 移植物过紧的风险[47]。对尸体膝关节 ACL 解剖重建的其他研究也证实了这些发现,无论在拉紧 ACL 过程中使用多大的力,屈曲 30° 时都会使膝关节过紧。因此,大多数作者建议在膝关节完全伸展时拉紧并固定移植物,而不是屈曲 30°[48]。

关节内损伤后不同的手术时间可能会造成不同的关节纤维化结果。Shelbourne 等[49]对 169 例接受急性 ACL 重建的年轻运动员进行了研究,并根据修复时间评估了纤维化的发生率。与手术延迟超过 21 天的患者相比,在损伤后 1 周内进行修复的患者发生纤维化的风险更高[49]。这与 Harner 等[18]的研究结果一致,在接受急性 ACL 重建的患者中,27% 发生关节纤维化;而在慢性重建的患者中,这一比例为 5%。进一步的研究报道了类似的结果,损伤后重建术延迟至少 4 周的患者,与接受更早期治疗的患者相比,纤维化的发生率降低[11,50];而与延迟 4~6 周的患者相比,关节纤维化的发生率没有差异[38,51,52]。相反,Sterett 等[53]发现,手术时间与纤维化发生率之间没有关联。关节内修复或重建时,应考虑到早期手术干预的潜在风险。因此,作者通常建议,对于大多数创伤性关节内损伤尤其是需要韧带重建的患者,应延迟手术。

最后,基因也可能在关节纤维化中起作用。Hakim 等[54]的一项双胞胎一致性研究表明,肩关节纤维化的发生与遗传密切相关。此外,Skutek 等在一项研究分析了 17 例自体 ACL 重建术后关节纤维化患者的血液样本和 DNA,以检测人类白细胞抗原(HLA)[8,55]。与对照组相比,关节纤维化患者携带 HLA-Cw*08 等位基因的可能性较大,而携带 HLA-Cw*07 等位基因的可能性较小[8,55]。考虑到样本量较小,尚需要进一步研究以确定这些等位基因的意义,明确这些群体中关节纤维化的风险是否增加,并探究纤维化是炎症防御能力降低还是纤维化易感性增加导致的[8,55]。

关节纤维化的预防

关节纤维化最好的治疗方法通常是损伤和手术后通过多种途径进行预防。预防关节纤维化的第一步是对制动进行处理和(或)预防[56]。动物模型研究表明,固定初始的 2 周内发生的关节挛缩与肌肉活动受限有关,可以通过活动关节来解决[15,56,57]。若 4 周内没有恢复关节活动,挛缩可能会由于结缔组织和纤维化的影响而变得不可逆转[15,56,57]。与关节挛缩病理生理改变相关的时间窗口,强调了实施早期活动方案的重要性。

Noyes 等[58]在一项前瞻性研究中调查了单纯进行 ACL 重建或联合其他手术(如半月板修复术)的患者术后实施早期关节活动方案后关节纤维化的发生率。该研究包括 443 个膝关节,随访时发现 436 个(98%)膝关节 ROM 正常,其余的膝关节仅有轻微的伸直受限。队列中没有永久性关节纤维化的病例[58]。因此,早期活动在预防纤维化中起着至关重要的作用。巧合的是,老年患者会因一些不可改变的因素(包括进行性视力丧失、痴呆症和既往下肢损伤等)或其他理论上可变的因素(包括抑郁症、担心跌倒和在护理机构中过度使用约束或镇静剂导致长时间无法活动等)而导致关节纤维化的风险增加[17,59,60]。因此,处理这些危险因素也有助于预防纤维化。

体外冲击波疗法(ESWT)是一种用于治疗各种肌腱炎和纤维性疾病的无创方法,目前正在研究其是否可以作为关节内手术后关节纤维化的一种可能的预防机制。2019 年,Zhou 等[17]通过股骨皮质剥除并石膏固定诱发关节内粘连的兔子模型研究了 ESWT 疗法对广泛关节纤维化的预防效果。实验组给予冲击波治疗,每周 5 天,共 4 周,而对照组不给予冲击波治疗。4 周时,与实验组相比,对照组的关节纤维化程度明显更高,挛缩角度明显更大[17]。尽管冲击波疗法是各种纤维化疾病(如关节囊挛缩、Dupuytren 挛缩)的治疗手段[61,62],但仍需进一步的证据来确定其在关节纤维化中的预防作用。

也有人通过药理学措施来预防关节纤维化的发生,其中最常用的药物是贝伐单抗和氯沙坦。贝伐单抗是一种重组人源化单克隆 IgG1 抗体,通过靶向 VEGF 发挥作用,而 VEGF 是一种在血管生成和纤维形成中起重要作用的细胞因子[2.23-25]。胶原凝胶体外模型实验表明,贝伐单抗可显著抑制凝胶收缩能力,并诱导成纤维细胞死亡[25,63]。Emami 等[25]用兔子模型进行的活体实验表明,与对照组相比,实验组关节内注射贝伐单抗可显著减少 ROM 丢失,同时降低成纤维细胞、血管和 ECM 沉积的水平。除了抑制 VEGF 外,贝伐单抗还可以降低 TGF-β 的表达[64],因此是一种全面抑制纤维化的治疗方法。

氯沙坦是一种血管紧张素 II 1 型受体阻滞剂(ARB),常作为降压药使用,通常用于心脏、肺脏、肾脏和肝脏等多个器官系统的慢性疾病患者。有趣的是,该药物的另一个益处与预防继发于血管紧张素 II 水平升高后器官系统的纤维化重塑有关[65-68]。与骨科手术相关的是,几项动物模型研究也证明了氯沙坦对创伤后肌肉骨骼愈合的益处[69-72]。Kobayashi 等[70,71]进行两项单独动物研究显示,早期使用氯沙坦可显著改善肌肉损伤后的肌纤维愈合并减少纤维化形成。此外,Baranowski 等[69]的一项随机盲法实验研究显示,关节损伤并固定的大鼠服用氯沙坦后,关节内肌成纤维细胞水平显著降低;然而,在关节恢复后,氯沙坦组和安慰剂组之间的 ROM 无显著差异。理论上,氯沙坦的抗纤维化作用是由于血管紧张素受体阻断后 TGF-β 途径的改变导致的,从而抑制成纤维细胞和肌成纤维细胞的增殖[73,74]。因此,氯沙坦是一种很有前景的预防关节纤维化的药物。

此外,还有一些其他药理学或治疗方法也可能有效。包括非甾体抗炎药(NSAID)在内的抗炎药物,可以减轻炎症和随后的纤维化[75]。关节内药物,包括透明质酸[76]、壳聚糖[77]、肉毒杆菌毒素[78]、丝裂霉素 C[79]和核心蛋白聚糖[80],均显示在减少纤维粘连形成/进展方面的疗效。此外,在动物模型中也证实了透明质酸和羊膜的纤维化屏障作用[81]。虽然这些方法前景看好,但仍需要进一步研究以充分了解其疗效。

临床表现

临床上应进行全面的检查以评估膝关节的 ROM。如前所述,关节纤维化通常包括屈曲、伸直受限或两者兼而有之。在正常膝关节中,屈曲和伸直通常分为三个亚弧:伸膝末端、主动功能和被动屈曲[8]。

伸膝末端弧从被动伸膝的极限开始,这一亚弧活动范围为从屈曲 10° 到过伸 5°,在正常步态中很少使用,但在站立阶段可使股四头肌松弛。主动功能弧范围为 10°~120°,涵盖了大多数 ADL 所需的范围。被动屈曲弧从大约 120° 开始,直到施加外力的被动活动极限(大约 140°)[8]。

膝关节运动受限的影响因患者的活动而有所不同。总体而言,屈曲>125° 对于大多数患者完成 ADL 是足够的,通常不会对正常步态产生不利影响。但屈曲<125° 可能会妨碍患者下蹲或进行深屈活动的能力。对运动员而言,屈曲受限 10° 或以上会影响跑步速度,而<90° 的严重屈曲受限甚至会影响久坐患者坐或爬楼梯的能力。

与屈曲受限相比,即使是轻微的伸直受限也是无法容忍的,通常难以处理。仅 5° 的伸直受限就会使行走过程产生明显的跛行,使股四头肌紧张导致髌股关节痛。在屈膝负重过程中,稳定膝关节所需的股四头肌肌力在屈曲 15° 时为股骨头负重的 75%,30° 时为 210%,60° 时为 410%[13]。随着关节接触压力的增加,股四头肌活动和疲劳增加,最终导致髌股关节病。

在体格检查中,膝关节纤维化的患者可能表现为弥漫性水肿、发热、疼痛、髌骨活动受限,以及伸直和屈曲受限[82]。关节纤维化晚期可能表现为低位髌骨[83]。正确的治疗取决于对运动受限的准确诊断。最常见的可重复诊断方法是在正中矢状位的膝关节外侧关节线上使用测角器测量,测量时以大转子和外踝作为参考点(图 35.1)[84]。第二种方法是当患者取俯卧位时,测量脚跟高度差。一般来说,1cm 的脚跟高度差与 1° 的膝关节屈曲挛缩相关。这项技术可能有助于检测微小程度的运动受限(<10°)[85]。

运动受限的分类有些随意,现已尝试开发关节纤维化的正式分类系统。例如,Del Pizzo 等[86]通过评估完全屈曲和伸直的偏差对运动受限进行分级,与完全伸直的偏差>10° 且屈曲<90°,则认为是严重的运动受限(表 35.2)。Blauth 和 Jaeger[87]根据完整的运动弧将运动受限分为 I 级(轻度:ROM>120°)、II 级(中度:ROM 为 80°~120°)、III 级(重度:ROM 为 40°~80°)和 IV 级(极重度:ROM<40°)。1996 年,Shelbourne 等[10]提出了另一种分类系统,他们将患侧的运动受限与正常对侧肢体进行比较。作者确定了 4 种类型:①屈曲正常,伸直受限<10°。②屈曲正常,伸直受限>10°。③屈曲受限>25°,伸直受限>10°。④屈曲受限>30°,伸直受限<10°(表 35.1)。

非手术治疗

如前所述,干预制动是避免关节纤维化的最有效方法。关节固定会导致病理性结缔组织的积聚,弹性和收缩性丧失,从而限制了关节活动,随着时间的推移可能会变成永久性活动受限[15]。因此,早期活动已成为膝关节损伤后预防关节纤维化的最重要的康复原则。

尽管采取了预防措施,但仍有早期关节纤维化征象时,可采用冰敷、加压、抬高、抽吸积液、NSAID 和短期口服皮质类固醇等非手术方法治疗,以减轻膝关节疼痛和炎症,并保持关节活动[58]。这些方法可以与后文讨论的其他非手术治疗相结合,以改善 ROM 并最大限度地提高临床疗效。

物理治疗

在过去几十年中,手术前后康复方案的改进提高了人们对活动受限的认识。现已证实,使用即刻被动和渐进主动 ROM 方案可将长期固定的不利影响降至最低。例如,Noyes 等[58]在通过膝关节即刻活动和早期干预来预防 ACL 重建术后的关节纤维化方面发挥了重要作用。在他们的前瞻性研究中,93%的患者在术后即刻(443 例患者中的 413 例)通过早期主动和被动膝关节活动恢复了完全 ROM(0°~135°)。其余 30 例患者中,23 例接受了术后早期治疗,包括过屈和过伸练习及连续性伸直位石膏固定等。对于冷冻疗法、抗炎药物、抬高和加压治疗均无效的 8 例患者,作者推荐口服类固醇。对于难治性病例,可进行强化物理治疗、麻醉下手法松解(MUA)和关节镜粘连松解等治疗。总体而言,98%的患者恢复了膝关节的完全活动度,2%的患者有轻微的伸直受限,不到 1%的患者需要行关节镜下粘连松解,没有患者出现永久性关节纤维化[58]。

鉴于屈曲比伸直更易达成,所以应尽早获得完全的伸直活动度。股四头肌等长收缩练习有助于恢复伸直并防止肌肉萎缩。早期髌骨活动可防止髌腱粘连和挛缩。鉴于这些发现,作者建议应在损伤和术后早期进行膝关节活动和物理治疗,以预防和治疗膝关节纤维化。

持续被动活动

有研究报道将持续性被动活动(CPM)作为物理治疗的辅助手段来治疗关节纤维化。Griffiths 等[88]发现,CPM 可以减少蛋白质的流失和肌纤维的萎缩。但进一步的分析表明,尽管 CPM 保留了肌纤维结构,但并不能防止肌肉萎缩。Chaudhry 和 Bhandari[89]在对全膝关节置换 (TKA) 术后 CPM 的 Cochrane 回顾中发现,文献结果显示 CPM 缺乏足够疗效,因此不应将其作为 TKA 术后标准物理治疗的辅助手段。这一观点

表 35.1 关节纤维化患者屈伸运动障碍的原因分析

伸直受限	屈曲
后方关节囊挛缩	髌上粘连
前间室瘢痕	低位髌骨
髁间切迹纤维增生的独眼畸形	
ACL/PCL 挛缩或错位	

ACL:前交叉韧带;PCL:后交叉韧带。

表 35.2 运动受限的分类

严重程度	Del Pizzo 等[86]		Blauth 和 Jaeger[87]完整弧 ROM	Shelbourne 等[10]	
	伸直受限	屈曲		伸直受限	屈曲受限
轻度/Ⅰ级[a]	<5°	>110°	>120°	<10°	无
中度/Ⅱ级	5°~10°	90°~110°	80°~120°	>10°	无
重度/Ⅲ级	>10°	<90°	40°~80°	>20°	>25°
极重度/Ⅳ级			<40°	>10°	>30°[ob]

[a] Del Pizzo 等和 Blauth 等使用了从轻度到极重度的运动受限分类,而 Shelbourne 等则使用分级进行分类。
[b] 低位髌骨。
ROM,活动度。

得到了运动医学医生的大力支持，他们在韧带单束重建术后也得到了类似的结果。这些作者倾向于在多韧带损伤情况下进行 CPM；而半月板治疗或单纯 ACL重建等标准手术则无须在术后进行 CPM。

术后支具

对于膝关节损伤或术后常使用的康复支具仍有争议。1999 年，对美国运动医学骨科学会成员进行的一项调查显示，85% 的受访者表示会在 ACL 重建术后平均 3.8 周内使用支具[90]。但支具能否预防伸直受限仍有争议。Feller 等[91]发现，使用伸膝支具对于恢复膝关节伸直没有帮助。然而，Melegati 等[92]在一项前瞻性研究中比较了 ACL 重建术后第 1 周内 0°~90°支具固定与完全伸直位支具固定，结果显示，与每天两次解锁支具进行物理治疗的患者相比，术后第 1 周内完全伸直位支具固定的患者在 4 周和 8 周随访中脚跟高度差较小。

在另一项随机前瞻性研究中，Mikkelsen 等[93]比较了 ACL 重建术后完全伸直位(0°)支具固定和过伸位(−5°)的支具固定。在 3 个月时，完全伸直固定的 22例患者中 12 例有 2°以上的伸直受限(54%)，而在过伸位固定的 22 例患者中仅 2 例有伸直受限(9%)。因此，作者得出结论，ACL 重建术后膝关节过伸位支具固定至少 3 周，是预防术后伸直受限的有效方法。尽管如此，支具仍只是适当物理治疗的辅助手段，在常规膝关节手术后可能并不需要。

手术治疗

当上述非手术治疗方式失败时，可能需要进行手术治疗。在急性病例中(即术后 4 周内)，早期 MUA或手术清理可能会进一步加剧炎症过程。因此，这些病例至少需要 4~6 周的非手术治疗，直至炎症、水肿及疼痛减轻。如果炎症消退(可能需要 6~12 周)后仍有屈曲或伸直受限，可以考虑进行手术治疗。

改善膝关节 ROM 的手术技术通常包括单纯MUA 或联合关节镜下对髌上囊、膝关节前间隙、髁间切迹和后关节囊进行松解。一般来说，恢复屈曲活动的侵入性手术侧重于去除膝关节前方的瘢痕，而改善伸直活动的手术则主要优化膝关节后方的活动度。

单纯 MUA 通常是为了使膝关节术后获得更大的屈曲活动度，通常不建议在瘢痕组织足够成熟的关

上操作，因为此时的手法松解可能会对骨和肌腱组织造成结构性损伤的风险。但关于这一时间点尚存在争议，通常认为最佳时机是术后 4~12 周[58]。若超过 12周，则侵入性 MUA 可能导致骨折或伸肌腱断裂[8]。术后 12 周以后，通常通过关节镜下松解术并联合松解后的 MUA 来治疗关节纤维化[8,22]。

麻醉下手法松解

Noyes 和 Berrios 建议膝关节术后应进行 MUA，因为虽然进行了积极的物理治疗，但大多数膝关节术后 4~12 周内屈曲活动仍<90°[58]。手法松解时应避免过度用力，以防止软骨损伤、股骨远端或胫骨近端骨折、股四头肌肌腱断裂和骨化性肌炎[8]。

关节镜下松解术以改善屈曲功能

改善屈曲功能的手术技术侧重于去除关节前方(即髌周和髌上隐窝)的瘢痕。该部位的纤维化除了导致屈曲受限外，还会使关节囊顺应性变差，并引起疼痛[22]。许多有粘连的患者会出现髌骨活动受限，并且无法从两侧，特别是外侧倾斜髌骨。

髌上和髌周松解

将关节镜置入膝关节后，通常使用射频来松解髌上囊在关节囊和股骨髁之间的粘连。若发现髌骨活动受限或倾斜减少(图 35.2)，则可部分松解髌骨内侧和外侧支持带。

关节镜下松解术以改善伸直功能

为了改善伸直功能，关节镜下粘连松解术应侧重于前间室、髁间切迹和后方关节囊。体格检查通常可以提供伸直受限的初步线索。若被动伸直的末端有弹性或海绵感，则通常提示髌股间隙或前间室受累。相反，如果被动伸直时有硬性终点，则可能是后方关节囊过度增厚。

前间室松解

膝关节前间室是指前方的髌腱和髌下脂肪垫与后方的胫骨前缘和半月板间前韧带前方之间形成的区域[32]。手术或钝性力对该区域造成的创伤可能会导致脂肪垫出血或炎症，也称为 Hoffa 综合征，进而导致严重的纤维化。前间室的瘢痕可使髌腱活动受限，从而限制伸直功能并导致膝关节前方功能障碍[32]。这

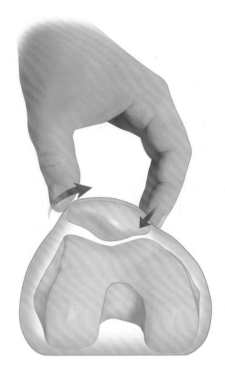

图 35.2 髌骨倾斜试验是在膝关节完全伸直时进行。髌骨外侧无法抬高提示支持带过紧。

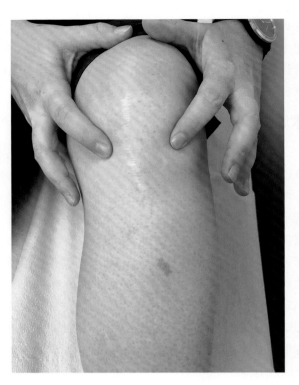

图 35.3 前间室有瘢痕的患者通常会感到膝前痛且有紧绷感,这种感觉会随着膝关节伸直而加重。检查通常以小的屈曲挛缩、髌骨近端偏移受限和 Hoffa 试验阳性为显著特征,即当膝关节从屈曲 30°变为完全伸直时,脂肪垫的前外侧和前内侧区域出现疼痛。

种束缚效应可导致周围滑膜的牵拉和膝关节的伸直受限[22]。

前间室有瘢痕的患者通常会感到膝前痛且有紧绷感,这种感觉会随着膝关节伸直而加重。检查通常以小的屈曲挛缩、髌骨近端偏移受限和 Hoffa 试验阳性为显著特征,即当膝关节从屈曲 30°变为完全伸直时,脂肪垫的前外侧和前内侧区域可出现疼痛 (图35.3)[22]。

为了进行前间室松解,首先要使改良的前外侧观察入路比平时略靠近近端和外侧(图 35.4)。这个位置可以更好地观察前间室。然后将一根 70°射频置入改良的前内侧入路,此入路要比平时略偏向远端和内侧。而后将射频由内向外沿内侧半月板前角的正前方移动至外侧半月板前角前方的对应点,并进行全面的松解 (图 35.5)。所有组织都应沿这一入路径进行松解,直至看到胫骨前皮质或正常脂肪垫组织。注意不要损伤半月板间前韧带。在该区域进行止血,以防止术后瘢痕复发。

髁间切迹

应评估髁间切迹是否有纤维增生组织,这些组织

可能是由 ACL 残端、游离体或切迹狭窄发展而来的,从而导致先前进行 ACL 重建时的移植物撞击 (独眼畸形)。ACL 重建时若胫骨隧道过于靠前,则会在完全伸直时与髁间切迹撞击,从而导致独眼畸形[49]。如果切迹狭窄,则可用圆形磨头解除撞击。对移植物进行评估,必要时可进行部分清创或松解。然后使用刨削器去除移植物周围形成的任何纤维增生组织。

后方关节囊松解

关节纤维化患者对伸直受限的耐受性较差。膝关节伸直末端丧失 5°可导致行走时明显跛行,而 10°~15°的屈曲挛缩可导致严重的无力。伸直受限超过 20°会导致明显的下肢不等长。虽然前间室瘢痕、ACL 位置不良和髁间切迹纤维增生的独眼畸形等均可导致伸直受限,但后方关节囊瘢痕是大多数膝关节伸直受限的主要原因[22,41]。

对于任何屈曲挛缩>10°的患者,均应考虑进行开放或关节镜下后方关节囊松解术[22]。因为松解部位靠

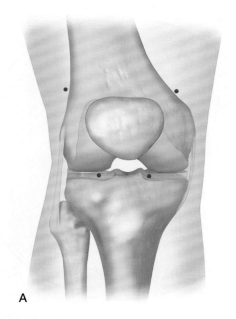
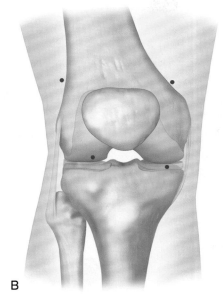

A　　　　　　　　　　　　　　　　　B

图 35.4　进行前间室松解的入路位置。(A)标准关节镜入路。(B)推荐的入路。前外侧入路更靠近近端以便于更好地观察,前内侧入路更靠近内侧以便更好地到达。阴影区域表示前方脂肪垫。

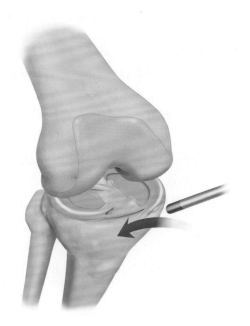

图 35.5　前间室松解术应由内侧向外侧进行,以避免意外医源性损伤膝横韧带和内侧半月板前角。松解始于这些结构的前方,而后向外侧直至看到胫骨前皮质或正常的脂肪垫组织为止。需在该区域进行止血,以防止术后瘢痕复发。

近神经血管结构,且常需要松解厚厚的纤维组织,所以手术的技术要求较高。虽然该手术可以在关节镜下进行,但如果担心损伤周围神经血管结构,也可采用开放手术技术。

正如 LaPrade 所描述的,在大多数伸直受限的病例中,关节镜下后内侧关节囊松解术即可充分恢复伸直受限,而无须松解后外侧关节囊[94]。鉴于腓神经和腘动脉邻近后方关节囊,因此建议避免松解后外侧关节囊。

关节镜下后内侧关节囊松解术时,首先要将关节镜从 PCL 和股骨内侧髁之间穿入到后方间室（通常需要交换棒辅助完成）。然后用脊椎穿刺针在股骨内侧髁和胫骨之间建立低位后内侧入路（图 35.6）。用 11 号手术刀切开皮肤和关节囊后,使用骨膜剥离子或钝性套管针在关节囊后方滑动,以分离内侧腓肠肌肌腱和肌肉。然后通过此入路置入篮式冲头(basket punch),并在关节镜直视下,将增厚的后内侧关节囊一直松解到中线处。应注意确保腓肠肌内侧头在后方可见,以确认松解完全,并且篮钳在矢状面不应穿过 PCL。然后使用带齿刨削器朝关节方向清除任何残留的关节囊组织[94]。

术后康复

对于任何的关节纤维化外科治疗而言,适当的术后康复计划非常重要。术后第 1 天应开始积极的物理治疗并结合有效的疼痛管理,以便进行充分活动。除了口服和静脉镇痛外,留置硬膜外导管也是一种有效的辅助镇痛手段。深静脉血栓的化学预防可至术后 2 周。患者在可承受的范围内负重,当行走无痛时可脱

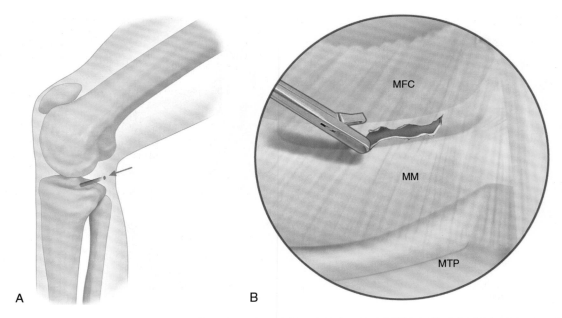

图 35.6　关节镜下后内侧关节囊松解术的关节镜入路。注意后内侧入路是在股骨内侧髁和胫骨后内侧之间建立 (A)。在关节镜直视下建立入路，以免损伤内侧半月板。入路建立后，即可在关节镜直视下应用射频或篮钳松解后内侧关节囊 (B)。MFC，股骨内侧髁；MM，内侧半月板；MTP，胫骨内侧平台。

拐。物理治疗时，剧烈运动应辅以 CPM 机和伸直夹板，而且术后至少 6 周应使用夜间伸直夹板。

结果

　　膝关节纤维化处理得当会有非常良好的结果，将显著改善 ROM 和患者满意度。Ekhtiari 等[12]对 25 项研究进行了系统性回顾，分析了 632 例因 ACL 重建而导致关节纤维化的患者的治疗结果[12]。在这些研究中，关节纤维化的治疗包括关节镜下松解、皮质类固醇、石膏固定和 MUA 等，但大多数文章的治疗策略没有阶梯化[12]。石膏固定的伸直活动改善最大（13 例患者；平均改善 6.2°±0.6°），而 MUA 的屈曲活动改善最大（46 例患者；平均改善 47.8°±3.3°）。在 22 项报道了并发症的研究中，仅 37 例（6%）曾接受过关节镜下松解术的患者因为持续性 ROM 丢失而接受了进一步的关节镜手术[12]。

　　Jerosch 等[95]在一项系列病例研究中报道对 32 例因既往 TKA 而导致膝关节僵硬的患者进行了治疗。据报道，僵硬是由髌上囊的纤维束引起的。松解纤维束后，32 例患者中有 25 例的膝关节社会评分系统有改善[95]。

　　Millet 等[96]报道了 8 例膝关节严重纤维化的患者，

术前平均 ROM 仅为 62.5°。在术后平均 57 个月的随访中，ROM 平均增加 62°，Lysholm Ⅱ级患者满意度评分提高 35 分[96]。尽管 8 例患者中有 5 例出现关节退行性变迹象，但所有患者均能在关节纤维化前恢复正常功能。

　　其他多项研究也报道了采用上述系统解剖学方法进行关节内粘连松解后 ROM 显著改善（屈伸总共改善范围为 35°~68°）[22,97-100]，仅有较少的 ROM 未改善[97,98,100]和术后髌下脂肪垫压痛（非手术治疗即可）的不良结果[99,100]。需要注意的是，髌骨周围支持带松解的并发症很少，而髌骨不稳定、血肿和伤口并发症均有描述[22,101]。

总结

　　总之，预防是治疗膝关节纤维化的最佳方法。如果术后出现了膝关节活动受限的症状性僵硬，则建议至少进行 4~12 周的非手术治疗，直至炎症、水肿和疼痛减轻。如果在炎症消退后（可能需要 6~12 周）仍有屈曲或伸直受限，可以考虑进行手术治疗。在术后 12 周（或更长）后，关节纤维化通常采用关节镜下松解术和 MUA 联合治疗，以降低骨折或肌腱断裂的风险。通常情况下，屈曲受限源于髌上粘连。相反，伸直受限往往与前间室瘢痕和后方关节囊挛缩有关。在关节纤维化的外科治疗中，推荐采用系统性的方法来恢复膝关节的 ROM。同样重要的是，积极的术后 ROM 治疗加上充分的镇痛是维持手术室 ROM 改善的必要条件。

（王一鸣　译）

参考文献

1. Lindenfeld TN, Wojtys EM, Husain A. Surgical treatment of arthrofibrosis of the knee. *Instr Course Lect*. 2000;49:211–221.
2. Bosch U, Zeichen J, Skutek M, et al. Arthrofibrosis is the result of a T cell mediated immune response. *Knee Surg Sports Traumatol Arthrosc*. 2001;9(5):282–289.
3. Freeman TA, Parvizi J, Dela Valle CJ, Steinbeck MJ. Mast cells and hypoxia drive tissue metaplasia and heterotopic ossification in idiopathic arthrofibrosis after total knee arthroplasty. *Fibrogen Tissue Rep*. 2010;3:1–17.
4. Vander Have KL, Ganley TJ, Kocher MS, et al. Arthrofibrosis after surgical fixation of tibial eminence fractures in children and adolescents. *Am J Sports Med*. 2010;38(2):298–301.
5. Utsugi K, Sakai H, Hiraoka H, et al. Intra-articular fibrous tissue formation following ankle fracture: the significance of arthroscopic debridement of fibrous tissue. *Arthroscopy*. 2007;23(1):89–93.
6. Ries MD, Badalamente M. Arthrofibrosis after total knee arthroplasty. *Clin Orthop Relat Res*. 2000;380:177–183.
7. Schiavone Panni A, Cerciello S, Vasso M, Tartarone M. Stiffness in total knee arthroplasty. *J Orthop Traumatol*. 2009;10(3):111–118.
8. Magit D, Wolff A, Sutton K, Medvecky MJ. Arthrofibrosis of the knee. *J Am Acad Orthop Surg*. 2007;15(11):682–694.
9. Freeman MA, Pinskerova V. The movement of the normal tibio-femoral joint. *J Biomech*. 2005;38(2):197–208.
10. Shelbourne KD, Patel DV, Martini DJ. Classification and management of arthrofibrosis of the knee after anterior cruciate ligament reconstruction. *Am J Sports Med*. 1996;24(6):857–862.
11. Mayr HO, Weig TG, Plitz W. Arthrofibrosis following ACL reconstruction-reasons and outcome. *Arch Orthop Trauma Surg*. 2004;124(8):518–522.
12. Ekhtiari S, Horner NS, de Sa D, et al. Arthrofibrosis after ACL reconstruction is best treated in a step-wise approach with early recognition and intervention: a systematic review. *Knee Surg Sports Traumatol Arthrosc*. 2017;25(12):3929–3937.
13. Perry J, Antonelli D, Ford W. Analysis of knee-joint forces during flexed-knee stance. *J Bone Joint Surg Am*. 1975;57(7):961–967.
14. Fischer U, Muller M, Strobl R, et al. Prevalence of functioning and disability in older patients with joint contractures: a cross-sectional study. *Eur J Phys Rehabil Med*. 2015;51(3):269–279.
15. Born CT, Gil JA, Goodman AD. Joint contractures resulting from prolonged immobilization: etiology, prevention, and management. *J Am Acad Orthop Surg*. 2017;25(2):110–116.
16. Eakin CL. Knee arthrofibrosis: prevention and management of a potentially devastating condition. *Phys Sportsmed*. 2001;29(3):31–42.
17. Zhou Y, Yang K. Prevention of arthrofibrosis during knee repair by extracorporeal shock wave therapy: preliminary study in rabbits. *Injury*. 2019;50(3):633–638.
18. Harner CD, Irrgang JJ, Paul J, et al. Loss of motion after anterior cruciate ligament reconstruction. *Am J Sports Med*. 1992;20(5):499–506.
19. Ushiyama T, Chano T, Inoue K, Matsusue Y. Cytokine production in the infrapatellar fat pad: another source of cytokines in knee synovial fluids. *Ann Rheum Dis*. 2003;62(2):108–112.
20. Border WA, Noble NA. Transforming growth factor beta in tissue fibrosis. *N Engl J Med*. 1994;331(19):1286–1292.
21. Murakami S, Muneta T, Furuya K, et al. Immunohistologic analysis of synovium in infrapatellar fat pad after anterior cruciate liga-
22. Chen MR, Dragoo JL. Arthroscopic releases for arthrofibrosis of the knee. *J Am Acad Orthop Surg*. 2011;19(11):709–716.
23. Ferrara N. VEGF: an update on biological and therapeutic aspects. *Curr Opin Biotechnol*. 2000;11(6):617–624.
24. Ignjatovic D, Aasland K, Pettersen M, et al. Intra-abdominal administration of bevacizumab diminishes intra-peritoneal adhesions. *Am J Surg*. 2010;200(2):270–275.
25. Emami MJ, Jaberi FM, Azarpira N, et al. Prevention of arthrofibrosis by monoclonal antibody against vascular endothelial growth factor: a novel use of bevacizumab in rabbits. *Orthop Traumatol Surg Res*. 2012;98(7):759–764.
26. Folkman J. Angiogenesis in cancer, vascular, rheumatoid and other disease. *Nat Med*. 1995;1(1):27–31.
27. Simler NR, Brenchley PE, Horrocks AW, et al. Angiogenic cytokines in patients with idiopathic interstitial pneumonia. *Thorax*. 2004;59(7):581–585.
28. Diamond MP, El-Hammady E, Munkarah A, et al. Modulation of the expression of vascular endothelial growth factor in human fibroblasts. *Fertil Steril*. 2005;83(2):405–409.
29. Wiczyk HP, Grow DR, Adams LA, et al. Pelvic adhesions contain sex steroid receptors and produce angiogenesis growth factors. *Fertil Steril*. 1998;69(3):511–516.
30. Rout UK, Oommen K, Diamond MP. Altered expressions of VEGF mRNA splice variants during progression of uterine-peritoneal adhesions in the rat. *Am J Reprod Immunol*. 2000;43(5):299–304.
31. Molinas CR, Campo R, Dewerchin M, et al. Role of vascular endothelial growth factor and placental growth factor in basal adhesion formation and in carbon dioxide pneumoperitoneum-enhanced adhesion formation after laparoscopic surgery in transgenic mice. *Fertil Steril*. 2003;80(suppl 2):803–811.
32. Steadman JR, Dragoo JL, Hines SL, Briggs KK. Arthroscopic release for symptomatic scarring of the anterior interval of the knee. *Am J Sports Med*. 2008;36(9):1763–1769.
33. Farmer SE, James M. Contractures in orthopaedic and neurological conditions: a review of causes and treatment. *Disabil Rehabil*. 2001;23(13):549–558.
34. Wong K, Sun F, Trudel G, et al. Temporal gene expression profiling of the rat knee joint capsule during immobilization-induced joint contractures. *BMC Musculoskelet Disord*. 2015;16:12–20.
35. Chaudhary D, Monga P, Joshi D, et al. Arthroscopic reconstruction of the anterior cruciate ligament using bone-patellar tendon-bone autograft: experience of the first 100 cases. *J Orthop Surg (Hong Kong)*. 2005;13(2):147–152.
36. Kartus J, Magnusson L, Stener S, et al. Complications following arthroscopic anterior cruciate ligament reconstruction. A 2-5-year follow-up of 604 patients with special emphasis on anterior knee pain. *Knee Surg Sports Traumatol Arthrosc*. 1999;7(1):2–8.
37. Plancher KD, Steadman JR, Briggs KK, Hutton KS. Reconstruction of the anterior cruciate ligament in patients who are at least forty years old. A long-term follow-up and outcome study. *J Bone Joint Surg Am*. 1998;80(2):184–197.
38. Nwachukwu BU, McFeely ED, Nasreddine A, et al. Arthrofibrosis after anterior cruciate ligament reconstruction in children and adolescents. *J Pediatr Orthop*. 2011;31(8):811–817.
39. Sisto DJ, Warren RF. Complete knee dislocation. A follow-up study of operative treatment. *Clin Orthop Relat Res*. 1985;198:94–101.
40. Shapiro MS, Freedman EL. Allograft reconstruction of the anterior and posterior cruciate ligaments after traumatic knee dislocation. *Am J Sports Med*. 1995;23(5):580–587.
41. Cosgarea AJ, Sebastianelli WJ, DeHaven KE. Prevention of arthrofibrosis after anterior cruciate ligament reconstruction using the central third patellar tendon autograft. *Am J Sports Med*. 1995;23(1):87–92.
42. Pinczewski LA, Deehan DJ, Salmon LJ, Russell VJ, Clingeleffer A. A five-year comparison of patellar tendon versus four-strand hamstring tendon autograft for arthroscopic reconstruction of the anterior cruciate ligament. *Am J Sports Med*. 2002;30(4):523–536.
43. Sajovic M, Vengust V, Komadina R, et al. A prospective, randomized comparison of semitendinosus and gracilis tendon versus patel-

ment injury. *Am J Sports Med*. 1995;23(6):763–768.

lar tendon autografts for anterior cruciate ligament reconstruction: five-year follow-up. *Am J Sports Med*. 2006;34(12):1933–1940.

44. Yaru NC, Daniel DM, Penner D. The effect of tibial attachment site on graft impingement in an anterior cruciate ligament reconstruction. *Am J Sports Med*. 1992;20(2):217–220.

45. Shelbourne KD, Patel DV. Treatment of limited motion after anterior cruciate ligament reconstruction. *Knee Surg Sports Traumatol Arthrosc*. 1999;7(2):85–92.

46. Markolf KL, Hame S, Hunter DM, et al. Effects of femoral tunnel placement on knee laxity and forces in an anterior cruciate ligament graft. *J Orthop Res*. 2002;20(5):1016–1024.

47. Simmons R, Howell SM, Hull ML. Effect of the angle of the femoral and tibial tunnels in the coronal plane and incremental excision of the posterior cruciate ligament on tension of an anterior cruciate ligament graft: an in vitro study. *J Bone Joint Surg Am*. 2003;85(6):1018–1029.

48. Markolf KL, Burchfield DM, Shapiro MM, et al. Biomechanical consequences of replacement of the anterior cruciate ligament with a patellar ligament allograft. Part I: insertion of the graft and anterior-posterior testing. *J Bone Joint Surg Am*. 1996;78(11):1720–1727.

49. Shelbourne KD, Wilckens JH, Mollabashy A, DeCarlo M. Arthrofibrosis in acute anterior cruciate ligament reconstruction. The effect of timing of reconstruction and rehabilitation. *Am J Sports Med*. 1991;19(4):332–336.

50. Passler JM, Schippinger G, Schweighofer F, et al. Complications in 283 cruciate ligament replacement operations with free patellar tendon transplantation. Modification by surgical technique and surgery timing. *Unfallchirurgie*. 1995;21(5):240–246.

51. Almekinders LC, Moore T, Freedman D, Taft TN. Post-operative problems following anterior cruciate ligament reconstruction. *Knee Surg Sports Traumatol Arthrosc*. 1995;3(2):78–82.

52. Bottoni CR, Liddell TR, Trainor TJ, et al. Postoperative range of motion following anterior cruciate ligament reconstruction using autograft hamstrings: a prospective, randomized clinical trial of early versus delayed reconstructions. *Am J Sports Med*. 2008;36(4):656–662.

53. Sterett WI, Hutton KS, Briggs KK, Steadman JR. Decreased range of motion following acute versus chronic anterior cruciate ligament reconstruction. *Orthopedics*. 2003;26(2):151–154.

54. Hakim AJ, Cherkas LF, Spector TD, MacGregor AJ. Genetic associations between frozen shoulder and tennis elbow: a female twin study. *Rheumatology*. 2003;42(6):739–742.

55. Skutek M, Elsner HA, Slateva K, et al. Screening for arthrofibrosis after anterior cruciate ligament reconstruction: analysis of association with human leukocyte antigen. *Arthroscopy*. 2004;20(5):469–473.

56. Ando A, Suda H, Hagiwara Y, et al. Reversibility of immobilization-induced articular cartilage degeneration after remobilization in rat knee joints. *Tohoku J Exp Med*. 2011;224(2):77–85.

57. Trudel G, Uhthoff HK, Goudreau L, Laneuville O. Quantitative analysis of the reversibility of knee flexion contractures: an experimental study using the rat model. *BMC Musculoskelet Disord*. 2014;15:33–338.

58. Noyes FR, Berrios-Torres S, Barber-Westin SD, Heckmann TP. Prevention of permanent arthrofibrosis after anterior cruciate ligament reconstruction alone or combined with associated procedures: a prospective study in 443 knees. *Knee Surg Sports Traumatol Arthrosc*. 2000;8(4):196–206.

59. Selikson S, Damus K, Hamerman D. Risk factors associated with immobility. *J Am Geriatr Soc*. 1988;36(8):707–712.

60. Miller MB. Iatrogenic and nurisgenic effects of prolonged immobilization of the ill aged. *J Am Geriatr Soc*. 1975;23(8):360–369.

61. Lee S, Lee S, Jeong M, et al. The effects of extracorporeal shock wave therapy on pain and range of motion in patients with adhesive capsulitis. *J Phys Ther Sci*. 2017;29(11):1907–1909.

62. Hsu JE, Anakwenze OA, Warrender WJ, Abboud JA. Current review of adhesive capsulitis. *J Shoulder Elbow Surg*. 2011;20(3):502–514.

63. O'Neill EC, Qin Q, Van Bergen NJ, et al. Antifibrotic activity of bevacizumab on human Tenon's fibroblasts in vitro. *Invest Ophthalmol Vis Sci*. 2010;51(12):6524–6532.

64. Lee SH, Leem HS, Jeong SM, Lee K. Bevacizumab accelerates corneal wound healing by inhibiting TGF-beta2 expression in alkali-burned mouse cornea. *BMB Rep*. 2009;42(12):800–805.

65. Otsuka M, Takahashi H, Shiratori M, et al. Reduction of bleomycin induced lung fibrosis by candesartan cilexetil, an angiotensin II type 1 receptor antagonist. *Thorax*. 2004;59(1):31–38.

66. Struthers AD, MacDonald TM. Review of aldosterone- and angiotensin II-induced target organ damage and prevention. *Cardiovasc Res*. 2004;61(4):663–670.

67. Bartko PE, Dal-Bianco JP, Guerrero JL, et al. Effect of losartan on mitral valve changes after myocardial infarction. *J Am Coll Cardiol*. 2017;70(10):1232–1244.

68. Salama ZA, Sadek A, Abdelhady AM, et al. Losartan may inhibit the progression of liver fibrosis in chronic HCV patients. *Hepatobiliary Surg Nutr*. 2016;5(3):249–255.

69. Baranowski A, Schlemmer L, Forster K, et al. Effects of losartan and atorvastatin on the development of early posttraumatic joint stiffness in a rat model. *Drug Des Devel Ther*. 2019;13:2603–2618.

70. Kobayashi M, Ota S, Terada S, et al. The combined use of losartan and muscle-derived stem cells significantly improves the functional recovery of muscle in a young mouse model of contusion injuries. *Am J Sports Med*. 2016;44(12):3252–3261.

71. Kobayashi T, Uehara K, Ota S, et al. The timing of administration of a clinically relevant dose of losartan influences the healing process after contusion induced muscle injury. *J Appl Physiol*. 1985;114(2):262–273. 2013.

72. Bedair HS, Karthikeyan T, Quintero A, et al. Angiotensin II receptor blockade administered after injury improves muscle regeneration and decreases fibrosis in normal skeletal muscle. *Am J Sports Med*. 2008;36(8):1548–1554.

73. Cohn RD, van Erp C, Habashi JP, et al. Angiotensin II type 1 receptor blockade attenuates TGF-beta-induced failure of muscle regeneration in multiple myopathic states. *Nat Med*. 2007;13(2):204–210.

74. Burks TN, Andres-Mateos E, Marx R, et al. Losartan restores skeletal muscle remodeling and protects against disuse atrophy in sarcopenia. *Sci Transl Med*. 2011;3(82):82ra37.

75. Miller JA, Ferguson RL, Powers DL, et al. Efficacy of hyaluronic acid/nonsteroidal anti-inflammatory drug systems in preventing postsurgical tendon adhesions. *J Biomed Mater Res*. 1997;38(1):25–33.

76. Plaas A, Li J, Riesco J, et al. Intraarticular injection of hyaluronan prevents cartilage erosion, periarticular fibrosis and mechanical allodynia and normalizes stance time in murine knee osteoarthritis. *Arthritis Res Ther*. 2011;13(2):R46.

77. Xu RS, Hou CL, Yin CH, et al. Clinical study on chitosan in prevention of knee adhesion after patellar operation. *Zhongguo Xiu Fu Chong Jian Wai Ke Za Zhi*. 2002;16(4):240–241.

78. Namazi H, Torabi S. Novel use of botulinum toxin to ameliorate arthrofibrosis: an experimental study in rabbits. *Toxicol Pathol*. 2007;35(5):715–718.

79. Kocaoglu B, Akgun U, Nalbantoglu U, et al. Adhesion reduction after knee surgery in a rat model by mitomycin C. *Knee Surg Sports Traumatol Arthrosc*. 2011;19(1):94–98.

80. Fukui N, Fukuda A, Kojima K, et al. Suppression of fibrous adhesion by proteoglycan decorin. *J Orthop Res*. 2001;19(3):456–462.

81. Ozgenel GY. The effects of a combination of hyaluronic and amniotic membrane on the formation of peritendinous adhesions after flexor tendon surgery in chickens. *J Bone Joint Surg Br*. 2004;86(2):301–307.

82. Irrgang JJ, Harner CD. Loss of motion following knee ligament reconstruction. *Sports Med*. 1995;19(2):150–159.

83. Paulos LE, Rosenberg TD, Drawbert J, et al. Infrapatellar contracture syndrome. An unrecognized cause of knee stiffness with patella entrapment and patella infera. *Am J Sports Med*. 1987;15(4):331–341.

84. Gogia PP, Braatz JH, Rose SJ, Norton BJ. Reliability and validity of goniometric measurements at the knee. *Phys Ther*. 1987;67(2):192–195.

85. Schlegel TF, Boublik M, Hawkins RJ, Steadman JR. Reliability of heel-height measurement for documenting knee extension deficits. *Am J Sports Med*. 2002;30(4):479–482.

86. Del Pizzo W, Fox JM, Friedman M, et al. Operative arthroscopy for the treatment of arthrofibrosis of the knee. *Contemp Orthop*. 1985;10:67–72.

87. Blauth W, Jaeger T. Arthrolysis of the knee joint. *Orthopä*. 1990;19(6):388–399.

88. Griffiths RD, Palmer TE, Helliwell T, et al. Effect of passive stretching on the wasting of muscle in the critically ill. *Nutrition*. 1995;11(5):428–432.

89. Chaudhry H, Bhandari M. Cochrane in CORR ((R)): Continuous passive motion following total knee arthroplasty in people with arthritis (review). *Clin Orthop Relat Res*. 2015;473(11):3348–3354.

90. Delay BS, Smolinski RJ, Wind WM, Bowman DS. Current practices and opinions in ACL reconstruction and rehabilitation: results of a survey of the American Orthopaedic Society for Sports Medicine. *Am J Knee Surg*. 2001;14(2):85–91.

91. Feller J, Bartlett J, Chapman S, Delahunt M. Use of an extension-assisting brace following anterior cruciate ligament reconstruction. *Knee Surg Sports Traumatol Arthrosc*. 1997;5(1):6–9.

92. Melegati G, Tornese D, Bandi M, et al. The role of the rehabilitation brace in restoring knee extension after anterior cruciate ligament reconstruction: a prospective controlled study. *Knee Surg Sports Traumatol Arthrosc*. 2003;11(5):322–326.

93. Mikkelsen C, Cerulli G, Lorenzini M, et al. Can a post-operative brace in slight hyperextension prevent extension deficit after anterior cruciate ligament reconstruction? A prospective randomised study. *Knee Surg Sports Traumatol Arthrosc*. 2003;11(5):318–321.

94. LaPrade RF, Pedtke AC, Roethle ST. Arthroscopic posteromedial capsular release for knee flexion contractures. *Knee Surg Sports Traumatol Arthrosc*. 2008;16(5):469–475.

95. Jerosch J, Aldawoudy AM. Arthroscopic treatment of patients with moderate arthrofibrosis after total knee replacement. *Knee Surg Sports Traumatol Arthrosc*. 2007;15(1):71–77.

96. Millett PJ, Williams RJ 3rd, Wickiewicz TL. Open debridement and soft tissue release as a salvage procedure for the severely arthrofibrotic knee. *Am J Sports Med*. 1999;27(5):552–561.

97. Dragoo JL, Phillips C, Schmidt JD, et al. Mechanics of the anterior interval of the knee using open dynamic MRI. *Clin Biomech*. 2010;25(5):433–437.

98. Sprague NF 3rd, O'Connor RL, Fox JM. Arthroscopic treatment of postoperative knee fibroarthrosis. *Clin Orthop Relat Res*. 1982;166(166):165–172.

99. Vaquero J, Vidal C, Medina E, Baena J. Arthroscopic lysis in knee arthrofibrosis. *Arthroscopy*. 1993;9(6):691–694. pii: S0749-8063(05)80508-0.

100. Klein W, Shah N, Gassen A. Arthroscopic management of postoperative arthrofibrosis of the knee joint: indication, technique, and results. *Arthroscopy*. 1994;10(6):591–597.

101. Ogilvie-Harris DJ, Jackson RW. The arthroscopic treatment of chondromalacia patellae. *J Bone Joint Surg Br*. 1984;66(5):660–665.

第 **8** 部分　**儿科**

第 36 章

儿科膝关节

MELISSA A. CHRISTINO,MININDER S. KOCHER

引言

儿童和青少年的膝关节损伤很常见 [1,2]。近些年来,参加体育运动的年轻运动员显著增加,年轻患者的膝关节过度使用和创伤性损伤常需要进行医学评估[3,4]。儿童和青少年膝关节损伤通常与成年人类似,但这些损伤的治疗却有一些独特的问题。儿童膝关节损伤可能会表现出不同的病理状态,通常与他们的生长和发育状态有关。此外,儿童患者手术治疗的预后常与成年患者不同。本章中,我们将重点介绍一些最常见的儿童和青少年膝关节损伤,并且讨论在这一人群中治疗这些损伤的独特方面。

与生长相关的问题

儿童未成熟的骨骼发育给膝关节损伤的治疗带来极大挑战。膝关节周围的生长板,又称为骺板,是人体中生长最快的部位之一。因此,骺板容易受到代谢和机械性损伤的影响,并且导致生长障碍或成角畸形。骺板受到的损伤可能由损伤本身引起,也可能是医源性的。因此,未发育成熟的患者手术时需要注意骺板的状态,以避免医源性损伤。正常骺板的骨化和闭合出现在青春期后。女孩的骺板一般在月经开始 2年后发育,通常发育到 14.5 岁,而男孩的骺板则成熟稍晚,一般会发育到 16.5 岁[5-7]。过去,临床医生主要通过 Tanner 分期对患者的生理成熟水平进行评估,Tanner 分期可用于评估是否存在第二性征[8]。然而,最近的文献表明,在骨科医生中 Tanner 分期并没有可靠的可重复性,并且在评价医生之间和医生内部的可

靠性上均存在显著差异[9]。因此,评估骨骼成熟度最可靠的方法是左手后前(PA)位骨龄 X 线片。医生可以通过比较该 X 线片与一系列骨骼成熟的标准来确定患者的骨龄,如 Greulich 和 Pyle 图谱所示的标准[10]。2013 年,一种速记性骨龄法经开发和验证,该方法在临床环境中易于使用(图 36.1)[11]。

除了考虑自身骺板的发育和成熟以外,年轻患者的膝关节创伤也应考虑并排除骺板损伤。在发育中的儿童体内,由于骺板缺乏矿化并且被更坚固的骨骼、韧带和关节囊所包围,因此,骺板通常是膝关节系统中的薄弱点。Salter-Harris 骨折可穿过骺板,并且最常影响骺板肥大层,因为该区域特别缺乏胶原蛋白和钙化[12]。尽管儿科患者确实能承受韧带和其他关节内结构的损伤,但排除骺板骨折是治疗年轻患者膝关节损伤的重要步骤。

儿科膝关节评估

体格检查

本章详细介绍了膝关节的体格检查方法,医生应对有膝关节疼痛的儿童进行全面的下肢体格检查。在临床实践中,评估肿胀、压痛区域、活动范围、力量、韧带稳定性和刺激动作是做出正确诊断的关键。由于儿童有发生骺板骨折的可能,因此应注意触诊股骨远端或胫骨近端的骨性压痛。此外,股骨头骺板滑脱症(SCFE)患者常主诉膝关节疼痛,我们建议对任何出现膝关节疼痛的儿童或青少年进行髋关节检查[13]。髋关节的活动范围内或轴向负荷引起的疼痛,以及髋关节屈曲时强制性外旋均提示需要进一步对骨盆的前

速记骨龄法(SBA):一种阶梯式的方法

男性骨龄
(以年表示)

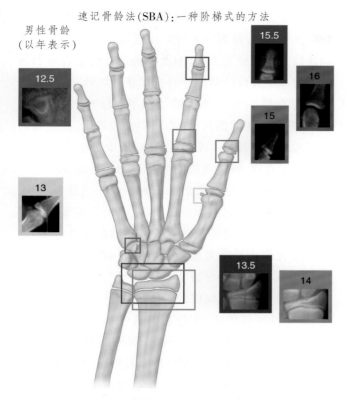

速记骨龄法(SBA):一种阶梯式的方法

女性骨龄
(以年表示)

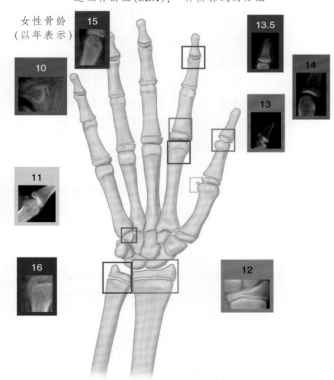

图 36.1 基于男孩和女孩可预测的解剖发育评估骨骼成熟度的速记骨龄法。

后(AP)位和髋关节的蛙位进行影像学检查。

儿童或青少年出现膝关节积液属于异常情况,如果发现积液,应怀疑关节内病变。儿童膝关节积液最常见的原因是创伤引起的急性关节内出血[14]。然而,感染性、风湿性、血液性和肿瘤性疾病的进展也可以导致儿童膝关节积液。一项研究表明,在因外伤性膝关节积液而接受膝关节 MRI 检查的儿童和青少年患者(10 岁和 18 岁)中,髌骨脱位、ACL 撕裂和半月板损伤的发生率较高[15]。这些情况可能需要手术干预,因此做出正确的诊断十分重要。年轻患者的膝关节积液应引起高度重视,并进行更加全面的检查。

在儿童膝关节疼痛的鉴别诊断中,感染性原因引起的疼痛和肿胀也应被重点考虑。当没有外伤或仅有轻微外伤的患者出现疼痛加重、肿胀、积液、活动范围内的疼痛或受限及跛行,均提示存在潜在的骨髓炎或脓毒性关节炎。血源性细菌在儿童的骨和关节中的播散比在成人中更为常见[16]。患者感染时常主诉疼痛并伴有全身症状(如发热、寒战和不适)。然而,在疾病的极早期或者慢性期,这些症状可能不存在。如果根据病史和体格检查怀疑患者存在感染,临床医生应对全血细胞计数(CBC)、红细胞沉降率(ESR)和 C 反应蛋白(CRP)等炎症标志物进行检测。

与成年患者相比,儿童患者更容易出现韧带松弛,这可能对某些膝关节疾病(如髌骨脱位和 ACL 撕裂)的治疗产生影响。医生可以使用 Beighton 评分(图 36.2)来评估韧带的全身松弛度和过度活动[17]。该评分用于测量拇指、小指、肘部、膝关节和躯干屈曲的灵活度。评分高于 6 分提示过度活动,可能影响疾病的预后或手术决策。此外,青春期和女性往往与松弛症的高发生率相关,因此,青春期女性是一个特别危险的人群[18-20]。

许多原因导致对儿童或青少年进行体格检查具有极大的挑战性。其中年龄过小的患者配合度和配合检查的服从度较差,尤其是在有疼痛或不适的情况下。年轻患者在移动患肢时可能会有明显的焦虑,从而限制医生充分评估膝关节的能力。在麻醉状态下对年轻的患者进行检查可能是获得精准检查的最可靠的方法,应将其视为外科治疗的一个重要步骤。

影像学

正如前几章所述,膝关节的影像学检查是诊断的

部位	活动度	分值
拇指	屈曲触及前臂屈肌	2
第 5 手指	掌指关节伸展>90°	2
肘关节	肘关节过度伸展>10°	2
膝关节	膝关节过度伸展>10°	2
躯干	手掌平放在地板上，身体向前屈曲	1
	最大总计分值	9

图 36.2 Beighton 过度活动评分。将 5 个部位的活动度作为评估标准。对于拇指、第五手指、肘关节和膝关节来说，当每一侧符合标准时加 1 分(左、右)。

重要组成部分。在儿童患者中，膝关节平片有助于确定膝关节周围的骨折、撕脱、髌板异常或骨软骨损伤。对于许多儿童膝关节损伤，仅 X 线片就可以指导适合的治疗方案，而且对其他骨折也同样如此。复杂或关节内骨折需要通过 CT 来进一步确定和解释，但最好能尽量减少对儿童的辐射。

通过左手后前位骨龄 X 线片可以准确地评估骨骼成熟度。其他有价值的影像学方法包括站立长腿力线片，可用于评估膝内翻或膝外翻。站立长腿力线片可用于评估和记录骨骼未发育成熟患者 ACL 撕裂的术前力线状况，或评估髌骨不稳定和股骨外侧、内侧髁剥脱性骨软骨炎病变患者的力线状况。对于骺板未闭合的患者，可使用引导生长手术作为膝关节手术的辅助来纠正力线不良，而不需要进行截骨术。

MRI 是诊断大多数膝关节内损伤的金标准，如韧带断裂、髌骨脱位、软骨和半月板损伤及隐蔽性损伤，并且能更好地确定骨软骨损伤和评估剥脱性骨软骨炎病变[21-23]。儿童和青少年的外伤性膝关节积液与 ACL 撕裂、半月板损伤和髌骨脱位[15]的高发生率相关，在 X 线片未见明显异常的情况下，膝关节积液的年轻患者应考虑进行 MRI 检查。

ACL 断裂

儿童患者的特有问题

在过去的 20 年里，儿童和青少年的 ACL 撕裂和重建明显增加[2,24-31]。ACL 撕裂曾经被认为是骨骼发育不成熟的患者的罕见损伤，然而，在美国的运动医学科室中，儿童 ACL 撕裂正在成为一种常见病。儿童和青少年 ACL 撕裂的治疗取决于对骨骼成熟度的准确评估。大量研究表明，ACL 断裂的年轻患者延迟治疗会增加继发性软骨或半月板损伤的风险[32-37]。因此，对于存在膝关节不稳定的 ACL 断裂的儿童患者来说，除非存在明显的医学、心理或社会障碍，否则我们都应考虑通过外科手术重建 ACL 来稳定膝关节。

对于存在 ACL 断裂的年轻运动员，选择治疗方法是一种挑战。因为在骨骼发育不成熟的患者中，手术干预可能会导致医源性骺板损伤，所以需要考虑术前的力线情况和骨骼成熟度。一项动物实验也表明，即使是比例小的横截面骺板破坏（4%的胫骨骺板，7%的股骺板），也会导致生长障碍[38,39]。年轻患者常选择骺板避开和骺板保留的手术方式，包括经骺板重建、部分经骺板重建、全骨骺内重建和使用髂胫束自体移植物的关节内/关节外联合保留骺板的重建，我们将在下一章中进行详细介绍。目前，已有多种基于年龄和成熟度的治疗方案被推荐用于手术治疗。图 36.3(DeFrancesco 等，2018)所示为依据患者成熟度水平总结的手术方法[31]。

除了需要确定合适的手术方法外，还必须注意选择合适的移植物进行重建。在年轻患者中，同种异体移植的失败率较高，所以应尽可能避免使用[40,41]。目前，用于儿童 ACL 手术的常见的自体软组织移植物包括腘绳肌、股四头肌和髂胫束。骨-髌腱-骨移植物也常用于骨骼接近成熟或成熟的青少年。然而，对于骨骼发育不成熟且持续发育的患者，骨-髌腱-骨移植物存在骨栓穿过骺板并且形成骨屏障从而导致生长障碍的风险，因此也应避免使用。

手术治疗

ACL 断裂的手术治疗正成为年轻患者治疗的标准，并且已经展现出良好的手术效果[42,43]，包括最大限度地降低由继发性不稳导致的膝关节软骨损伤的风险。根据患者的年龄和成熟度，我们可以采用多种手术治疗方法，所以该年龄段患者的术前决策是一个关键步骤。手术的重点包括避免医源性髌板损伤，可采用骺板避开和骺板保留技术，以及使用自体软组织移植物和不穿过骺板的固定装置。图 36.4 总结了骨骼发育不成熟的患者可选用的 ACL 重建。

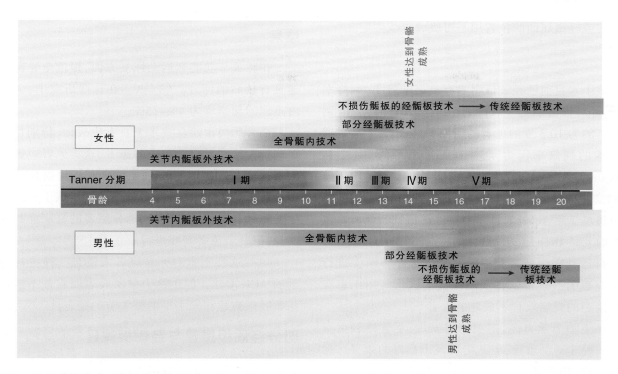

图 36.3 基于成熟度水平的患者 ACL 重建。[From DeFrancesco CJ，Storey EP，Shea KG，et al. Challenges in the management of anterior cruciate ligament ruptures in skeletally immature patients. J Am Acad Orthop Surg.2018；26（3）：e50-e61.]

保留骺板的髂胫束重建

方法

保留骺板的髂胫束重建最初由 Kocher、Garg 和 Micheli 等[44,45]提出，该技术适用于骨骼发育未成熟且其余骨骼发育时间较长的患者。保留骺板的髂胫束重建最初适用于 Tanner 1 期和 2 期的患者。这种技术不需要钻取骨隧道，并且重建的韧带全部采用缝合固定，因此能将医源性骺板的损害降到最低。该手术常选取髂胫束的近端，并将其附着在 Gerdy 结节上。然后将髂胫束以过顶位置绕过股骨外侧髁，穿过股骨切迹，在半月板间韧带下方固定在胫骨骺板远端的近端胫骨骨膜上（图 36.4A）。在膝关节屈曲和足中立旋转位时，通过重缝合将移植物固定在股骨外侧髁骨膜和肌间隔的近端，从而避免对膝关节的过度约束。而移植物的远端则根据医生对胫骨侧固定的偏好，修整全层的骨膜瓣并将移植物折叠入骨膜，最后在膝关节完

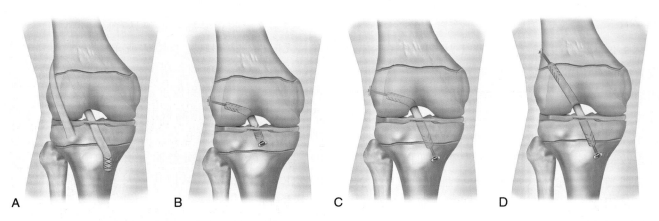

图 36.4 儿童患者右膝 ACL 重建。(A)关节内/关节外自体髂胫束重建。(B)全骨骺内重建技术。(C)部分经骺板重建技术。(D)经骺板重建技术。

全伸展或轻微屈曲的位置用不可吸收缝线固定。

结果

该手术目前已经被证明具有良好的效果,翻修率较低,并且没有引起生长障碍[44,46,47]。在一项对44例平均年龄为10.3岁的患者的研究中,Kocher等[44]报道该手术的翻修率仅为4.5%,而且患者的IKDC和Lysholm膝关节评分较高。在一项对237例平均年龄为11.2岁的患者(240个膝关节)的研究中,平均随访时间超过2年,6.6%的患膝会发生移植物断裂,并且患者的儿科IKDC、Lysholm和Tegner评分均较高。两项儿科运动医学研究协会(PRISM)对外科医生进行的调查表明,该手术在全国范围内被常规用于患有ACL撕裂的骨骼发育不成熟的患者[48,49]。

在生物力学方面,多项研究发现,尽管髂胫束重建是一种非解剖重建,但其仍展现出良好的效果。据报道,与其他保留骺板的重建技术相比,该手术能更好地恢复膝关节的前后和旋转稳定性[50,51]。此外,由于该手术无须使用移植物或骨隧道,所以如果需要进行翻修手术,外科医生将会有更多的选择。Kocher等[46]发现,患者最常见的并发症是由获取髂胫束所引起的大腿不对称,但仅1.6%的患者会出现与此相关的症状。

我们更倾向于对其余发育时间较长的骨骼发育未成熟的患者(骨龄<13岁的男孩或骨龄<12岁的女孩)采用保留骺板的髂胫束重建技术。该手术翻修率低,生物力学特性和术后效果良好,没有一例生长障碍的报道,并且可使翻修手术有更多的选择。

全骨骺内重建

方法

全骨骺内ACL重建同样被认为适用于其余骨骼发育时间较长的骨骼发育未成熟患者。这些手术方法通过建立全部位于股骨远端和胫骨近端骨骺内的隧道或窝,从而尽量减少对骺板的损伤(图36.4B)。该手术最早是由Anderson等[52]提出的,之后进行了许多改良。多种移植类型(通常是腘绳肌肌腱或股四头肌肌腱)和固定方式被用于全骨骺内重建手术,包括悬吊固定、骨骺内界面螺钉和低于骺板水平的远后位固定[53-62]。

结果

在膝关节功能和运动恢复方面,报道全骨骺内重建具有较高的评分[58,60,61,63,64]。在这些研究中,全骨骺内重建的翻修率为4%~15%。

全骨骺内重建在技术上具有挑战性,特别是对于那些骨骺较窄且年龄较小的患者,这类患者应进行行术中透视或CT扫描,以尽可能减少医源性损伤破坏未闭合骺板的风险[53,55]。有文献报道了与该手术有关的生长障碍和腿部过度生长,部分患者的临床症状并不明显,但其余患者需要进行矫正手术[60,61,64-67]。

虽然这种手术对儿童患者来说是一种更接近解剖的ACL重建,但生物力学实验表明它并不能恢复与髂胫束重建相同水平的膝关节的稳定性[50,51]。

部分经骺板重建与经骺板重建

方法

许多学者主张部分经骺板或传统的经骺板重建可用于治疗儿童ACL断裂。这些作者建议,发育不足2年的青少年(男孩13~16岁,女孩12~14岁)可考虑使用这些手术,因为这类手术会破坏骺板。在经典的部分经骺板重建中(图36.4C),股骨移植物固定在骨骺内,且移植物的固定最好远离骺板,而胫骨隧道则穿过骺板。传统的经骺板技术需要通过骺板来钻取股骨和胫骨隧道(图36.4D)。此外,还可以采用更小、更垂直的骨隧道来避免巨大或倾斜的骨隧道影响较大横截面积的骺板;以及使用软组织移植物并确保远离骺板固定以免增加医源性生长板损伤的风险。

结果

许多文献报道经骺板重建具有良好的临床效果,并且无一例患者出现生长障碍或角畸形[68-71]。事实上,最近法国的一项调查研究发现,即使是在青春期前的儿童患者中,经骺板重建也越来越受到欢迎[72]。然而,减少膝关节周围骺板损伤是非常重要的。MRI研究也表明经骺板钻孔会对骺板造成损伤[73,74]。最近的一项研究表明,部分经骺板重建的患者生长障碍的发生率较高(16.7%),但其中大多数患者不需要进行手术矫正[75]。

Cordasco等[76]发现,与年龄更小的全骨骺内重建患者和年龄更大的自体髌腱移植患者相比,经骺板重建具有更高的失败率和更低的恢复运动率。此外,还有一些证据表明经骺板重建时采用同种异体腘绳肌移植可能会增加重建失败率[77,78]。

术后问题:再损伤和翻修手术

年轻、活跃的患者一直是 ACL 移植失败和对侧 ACL 断裂的高危人群[77,78],许多运动需求较高的年轻患者在大学或更高水平的学习生活中希望参加高水平的运动。Paterno 等[80]报道,在 ACL 重建的青少年中,30%的患者出现继发性 ACL 损伤(20.5%为对侧,9%为同侧)。全骨骺内重建患者与经骺板重建患者相比,术后并发症和翻修率均无显著差异[82]。此外,骨骼发育不成熟且更年轻的患者与骨骼发育更成熟的青少年患者相比,两者在再手术率和早期翻修率方面无显著差异[83]。目前,关于患者恢复运动的时间仍存在争论,还需要更多高等级的研究来确定安全恢复运动的预测指标。

与成年患者的研究一致,儿童患者翻修手术后患者报告结局指标和恢复运动的比例均较低。Christino 等[84]报道,在接受翻修手术的青少年中,翻修移植物的再损伤率和对侧 ACL 的损伤率为 20%,并且仅55%的患者能恢复相同的运动水平。Ouillette 等[85]也发现类似的翻修移植失败率(21%),翻修后仅 27%的患者能恢复运动。此外,在他们的研究中,同种异体移植翻修的失败率高于自体移植修复(27%对 11%),但这一结果没有统计学意义。

总结

在骨骼发育不成熟的患者中,ACL 撕裂是常见的损伤。我们应慎重考虑手术决策和避免因损伤膝关节周围的骺板而导致的医源性生长障碍。依据骨骼成熟度,年轻患者可以采用保留骺板和经骺板重建,并且能取得良好的预期效果[86-88]。年轻患者一直是继发性ACL 损伤的高危人群,接下来的研究重点是探究降低这种风险的方法。

半月板损伤

内侧和外侧半月板是人体内重要的纤维软骨结构,主要起到减震的作用,可防止轴向力和剪切力,并减少关节接触力。此外,内侧和外侧半月板还可作为膝关节的次级稳定结构。半月板损伤在儿童患者中很常见,可单独发生或与其他关节内损伤同时发生,如韧带损伤或胫骨髁间棘骨折。在儿童患者中,盘状半月板的病理状态也很常见,应将这个专题与非盘状半月板损伤分开讨论。

发育

在前一章中已经详细介绍了半月板的解剖结构,但年轻患者的一些发育现象还需要重点考虑。出生时,半月板遍布着血管,并且随着生长和衰老,血管逐渐向周围退去。在 9 个月时,半月板内部 1/3 的区域已无血管(白色区域),并且血管供应持续退变,在 10岁时血管集中在半月板外周的 1/3 处 (红色区域)[89,90]。这种血管的解剖状态一直持续到成年,并且对损伤后半月板的愈合造成影响。在发育过程中,半月板血管化的增加可以使修复后的半月板更好地愈合。

诊断

非盘状及盘状半月板撕裂均可出现关节线性疼痛、积液及机械症状。急性半月板撕裂通常是创伤或膝关节扭转损伤的结果。在盘状半月板撕裂的情况下,可能会发生无痛爆裂或摩擦性撕裂,其病史可能与急性机制不一致。年轻患者的体格检查是一种诊断半月板撕裂可靠的且具有良好的敏感性和特异性的方法[91]。除了评估积液、关节线性压痛和半月板刺激试验外,由于有相当比例的半月板撕裂可能合并 ACL损伤,还应通过 Lachman 试验评估 ACL[87]。

尽管 MRI 仍被普遍认为是一种诊断半月板撕裂的影像学检查方法,但其对年轻患者的诊断却有局限性。在发育过程中,半月板内血管的变化会在 MRI 上表现为信号改变,这可能被误认为是半月板撕裂[92]。此外, 一项针对骨骼发育未成熟患者的 MRI 研究表明,与关节镜检查相比,MRI 和临床检查的诊断准确性相当[91]。这项研究还发现,与年长的患者相比,MRI对年轻患者(<12 岁)的检查具有更低的敏感性和特异性。另一项报道研究了 MRI 检查 ACL 重建的年轻患者的半月板损伤的敏感性和特异性[93]。他们发现,相当比例的患者在关节镜检查时发现的半月板撕裂(24.3%)在早期 MRI 上却没有被发现(主要是外侧半月板后角的垂直断裂)。因此,这些研究强调在诊断年轻患者半月板病理变化时,进行详尽的体格检查及全面的诊断性关节镜检查至关重要。

非盘状半月板

治疗方式

大多数儿童和青少年的半月板撕裂适合采取手术干预，除非患者确实毫无症状，但这在高运动水平的年轻人中是极为罕见的。如果不加以治疗，半月板撕裂存在进一步扩大的风险。大多数儿童的半月板撕裂为外周的纵向撕裂[94]，因此易于修复且具有良好的愈合潜力。随着时间的推移，半月板组织有可能在修复后得以保留。年轻患者的半月板撕裂形式可能与成年人类似，包括垂直/纵向撕裂、皮瓣撕裂、放射状撕裂、桶柄状撕裂、水平撕裂、复合撕裂和根性撕裂[95]。而退行性撕裂在儿童患者中并不常见，并且与半月板修复术相比，可能更适合采取半月板部分切除术。

儿童患者的半月板修复术和部分半月板切除术与成人几乎完全相同。根据撕裂的类型，半月板修复术可采用全内、内外和外内的缝合方式进行。考虑到半月板有较多的血管，尤其是年轻患者，应尽可能尝试半月板修复术以保留半月板组织。由于年幼患者的神经血管结构与关节囊类似，因此应重点关注解剖结构。许多设备可预定穿透深度，选择全内修复手术时应特别注意。

结果

半月板修复术在年轻患者中越来越普遍，并且在文献中展现出良好的效果。研究表明，年轻患者半月板修复术后的愈合率较高[96,97]。一项对单纯性半月板撕裂的青少年患者的荟萃分析表明，与半月板切除术相比，近年来采用半月板修复术的人数不断增加。这可能与近年来文献报道的半月板切除术后长期效果较差有关[98]。2019年，两项系统性回顾研究表明，青少年患者半月板修复术的总体失败率较低，患者报告结果良好，并且半月板组织得以保留[99,100]。

一项对970例首次接受半月板手术患者（患者平均年龄13.2岁，平均随访20个月）的研究发现，9%的患者需要二次半月板手术，并且半月板修复术组需要二次手术的可能性是对照组的3倍[101]。另一项文献对280例桶柄状半月板撕裂患者（平均年龄15.5岁）进行的研究发现，65%的患者采用半月板修复术，并且在更年轻和外侧半月板撕裂的患者中采用半月板修复术更为常见。在最终的随访中，92%的患者疼痛消失，但与半月板切除术相比，首次进行半月板修复术的患者可能更需要进行二次手术（32%对8%，$P=0.001$），而同时联合ACL重建的患者则不需要行二次手术（$P=0.07$）[102]。Tagliero等[103]研究了半月板修复术联合ACL重建的年轻患者（平均年龄为16岁）的长期效果，平均随访时间超过15年，半月板修复术的长期生存率为72%，其中28%的患者需要进行半月板翻修手术，在最终的随访中患者报告结果良好[103]。尽管这些研究表明，在半月板修复的患者的队列中需要后续手术的数量较多，但大部分患者在半月板修复术后不需要额外的手术。此外，我们还应重视在修复过程中保留半月板组织的潜在益处。

盘状半月板

盘状半月板是半月板组织的一种解剖学变异，一般认为3%~5%的人存在该病，且在亚洲人群中发生率略高[104,105]。盘状半月板组织往往增厚、增大，并且存在胶原组织和周围附着物异常，从而导致半月板撕裂。盘状半月板可以是双侧的（高达20%~25%），并且在膝关节的外侧腔室中更为常见。然而，也有内侧盘状半月板病例的报道[104-108]。

诊断

虽然盘状半月板患者可能无症状，但儿童和青少年患者常出现症状，如盘状半月板撕裂、半月板不稳定或两者同时出现。常见的症状包括疼痛、肿胀、膝关节伸展受限、砰砰声、咔嗒声、磕碰声和夹膝。无痛的膝关节砰砰声或膝关节屈曲时发出的撞击声尤其多见于年轻儿童。盘状半月板撕裂可由创伤机制引起。然而，由于半月板的异常组织会随着时间的推移而磨损，因此患者可能没有明显的外伤史。因此，有明显的膝关节症状但无明显外伤史的患者，应怀疑存在盘状半月板。

影像学检查应从X线片开始，以排除可能引起机械症状的疾病（如骨性病理状态或游离体）。虽然大多数盘状外侧半月板的X线片正常，但由于半月板异常增大和增厚，也可以观察到股骨髁变方、杯状胫骨平台和关节间隙变宽等细微表现。研究报道，股骨髁外侧软骨炎（OCD）与盘状外侧半月板有关[109-111]。MRI是评价半月板完整性和形状的最佳方式。然而，一项研究表明，与体格检查相比，MRI对幼儿的敏感性较低[91]。MRI的特征性表现是在矢状面上3个或3

个以上连续 5mm 的切片上半月板显示出前角和后角之间的连续性[112]。

Watanabe 根据关节镜检查将盘状半月板分为 3 种基本类型：1 型（完全型）、2 型（不完型）、3 型（Wrisberg 型）[113]。完全盘状半月板覆盖患膝的整个胫骨平台，而不完全盘状半月板覆盖不到 80% 的胫骨平台，但比正常的半月板覆盖更多的表面积。这两种变体均较为稳定，且具有完整的半月板胫骨附着体。Wrisberg 型是一种不稳定的变体，其缺乏后部半月板胫骨附着体，而 Wrisberg 韧带是唯一向后附着到外侧半月板的结构。半月板不稳定可能是该病的一个重要因素。由于半月板的大小、形状和不稳定性的模式可能会发生变化，这种分类方法有助于更准确地描述盘状半月板的形态范围。

治疗方式

对于无症状或轻度症状且具有膝关节全活动范围和无疼痛感的盘状半月板患者，可采用非手术治疗。盘状半月板也可能是在常规关节镜检查其他疾病时偶然被发现，除非在关节镜检查时发现半月板撕裂或不稳定的迹象，否则通常不需要治疗[114]。

对于在 MRI 上显示有明显的半月板撕裂或引起疼痛、活动范围受限或机械症状等有症状的盘状半月板的患者，手术干预是合适的。稳定的完全型或不完全型盘状半月板可以通过对中央半月板撕裂和碟状化半月板进行部分半月板切除术，以形成边缘稳定的正常的半月板组织。切除足够多的异常中央半月板组织对于降低半月板再撕裂的风险十分重要[115]。然而，年轻患者也应注意保护半月板组织，尽可能避免采取半月板完全切除和次全切除手术[114,116,117]。半月板修复术适用于延伸至半月板周围的盘状撕裂，以及不稳定的盘状撕裂，如 Wrisberg 变异体或高移动性盘状半月板。如前所述，由内向外、由外向内和全内技术的组合可用于半月板修复的患者。

结果

盘状半月板的最佳治疗方式仍在不断发展。过去对于年轻患者，半月板完全切除术具有良好的早期临床效果[118,119]。然而，有学者担心半月板完全切除术或半月板功能不全可能会导致长期的半月板功能障碍和进展为骨关节炎[120-124]。随着关节镜技术的进步，在治疗盘状半月板撕裂时，大多数医生会尽可能保留半月板[105,114]。

Good 等[125]研究了 30 例儿童患者，结果显示 77% 有症状的盘状半月板患者在关节镜检查时发现半月板撕裂，并且 77% 同时有半月板不稳定的迹象。在他们的研究中，93% 的膝关节能通过包括碟状切开和半月板修复术在内的保留半月板的手术成功治疗，并且获得良好的短期效果。Carter 等[126]报道了 57 例接受关节镜下半月板碟形化或修复盘状半月板的儿童膝关节的短期随访结果，他们发现，半月板修复术和半月板部分切除的患者在并发症发生率或结果方面均没有差异。一项对盘状半月板儿童患者随访 10 年期的研究显示，外科手术干预后，94% 的患者具有良好至极佳的临床效果[127]。此外，与半月板部分切除术或半月板修复术相比，半月板次全切除的患者退行性变明显更多，这也支持了保留半月板的观点。

在盘状半月板手术后，翻修手术很常见。一项平均随访 40 个月的研究表明，20 岁以下的盘状半月板患者的翻修率为 15%[128]。一项对 21 例患者平均随访 11 年的研究显示，患者的再手术率为 36.8%[129]。对于有明显半月板功能不全或接受半月板全切除术的年轻患者，半月板异体移植是一种治疗选择[124,130]。然而，还需要更多的研究来确定这种移植对长期关节保护的有效性。

髌骨不稳定

决策：儿童患者的独特问题

儿童患者的髌骨不稳定包括从急性创伤性脱位到慢性复发脱位和先天性脱位在内一系列的病理状态。骨骼发育未成熟的患者髌骨不稳定的治疗尤其具有挑战性，因为与成年患者相比，医源性骺板损伤可能会导致畸形，所以可供选择的手术十分有限。特别是对于有开放性结节骨骺的年轻患者来说，胫骨结节截骨术有造成反屈畸形的风险。但对于骨骼发育成熟的青少年而言，胫骨结节截骨术是一种治疗髌骨不稳的重要选择。在儿童患者中，髌骨在 3~5 岁开始骨化，而结节骨骺直到 13~15 岁（女孩）和 15~19 岁（男孩）才发生融合[131]。

髌骨脱位的发病高峰出现在青少年时期，其中大部分是运动时的外伤造成的[23,132,133]。据报道，9~14 岁的儿童首次髌骨脱位的发生率为 0.6/1000[23]。而韧带松弛、冠状位或旋转不正、滑车发育不良和阳性的家族史均是患者髌骨不稳定的危险因素。患者出现的症状和体征通常包括感到"砰"的声音,并且伴有疼痛和积液。因此,当儿童或青少年出现膝关节积液时,应高度怀疑髌骨脱位。髌骨脱位后出现的髌骨或股骨外侧髁的骨软骨骨折往往需要进行固定[134,135],并且最好通过X线片和(或)受累膝关节的MRI进行评估。在MRI或CT上测量胫骨结节-股骨滑车沟(TT-TG)距离已经成为确定是否需要进行远端重排手术的标准方法,尤其是在滑车发育不良的患者中[136]。髌腱外侧-滑车棘(PT-LTR)间距是一种较新的用于年轻患者髌骨不稳定的可靠的预测指标,与TT-TG相比,两者的敏感性类似,但PT-LTR具有更高的特异性[137]。此外,因为旋转截骨术对明显的旋转不正,尤其是先天性病例有益,MRI或CT评估股骨或胫骨也可以作为标准检查的辅助。

一项前瞻性MRI研究发现了伴和不伴有髌骨脱位的骨骼发育未成熟儿童的髌股解剖性危险因素。该研究结果显示,首次发生髌骨脱位的患儿出现滑车发育不良、高位髌骨、外侧髌骨倾斜的概率和TT-TG距离均明显高于未发生髌骨脱位的患儿,而滑车发育不良是发生髌骨脱位的最主要的危险因素[138]。这些解剖性因素也与复发性髌骨脱位有关。

年轻患者的复发性髌骨不稳定与滑车发育不良和骨骼发育未成熟有关,其中髌骨首次脱位后的复发率高达70%[139]。两项随机对照试验研究了儿童急性内侧修复术与非手术治疗的再脱位率。Palmu等[140]发现,与保守治疗相比,急性手术修复并不能改善患者的长期预后,并且两组患者不稳定性的复发率均较高。Askenberger等[141]在2年的随访中发现,急性手术修复内侧髌股韧带(MPFL)损伤后的再脱位率比非手术治疗更低(22%对43%)。然而,患者报告结果在两组之间没有显著差异,并且每组中的大多数患者对他们的膝关节功能感到满意。鉴于这些结果,以及没有明显需要手术干预的关节内病理状态,治疗儿童和青少年髌骨脱位的主要手段仍然是非手术治疗。

在髌骨脱位中,骨骼发育未成熟的儿童更容易损伤MPFL的髌骨附着部位[23]。此外,MPFL在儿童膝关节内的起点是可变的。2018年的一项尸体研究(2~11岁的标本)显示,MPFL的起点的平均中点位于骺板的远端[142]。该研究发现年轻的患者(<7岁)有更远端的起点

和后端附着体,而年长的患者(>7岁)有近端和前端附着体,并且MPFL的起点更可能高于骺板。此外,髌骨和滑车的形态也会随着年龄的增长而改变,在儿童时期,滑车沟随着年龄的增长而加深[143]。因此,手术时应考虑年轻患者的解剖变异和骨骺状态,术中使用透视以避免对骺板造成损伤至关重要。

非手术治疗

目前,非手术治疗是儿童和青少年髌骨首次脱位且无并发症的主要治疗方法。手术治疗与预后改善并没有关联[140]。非手术治疗包括支具、加强股内斜肌(VMO)力量的物理治疗和限制活动,这些均有助于缓解症状和加强髌股机制以提供动态稳定性。对于没有明显的复发解剖性危险因素的患者,在髌骨不稳定期之后,非手术治疗同样是一种合理的治疗选择。然而,由于持续性髌骨脱位的患者中常存在解剖性危险因素,大多数患者可能会发展为复发性不稳定[139,141],因此应告知患者家属这种可能性。

手术治疗

对于儿童髌骨不稳定,手术干预常用于复发性髌骨不稳定和需要对骨折碎片或游离体进行治疗以防止机械症状或进一步软骨损伤的原发性病例。应注意患者的骨骼成熟水平,儿童患者的手术选择会因此受到限制。如前所述,骨骼成熟的青少年应考虑胫骨结节截骨术,因为医源性损伤结节骨骺可导致反屈畸形。如有需要,骨骼发育未成熟的患者也可考虑行软组织远端复位手术。此外,年轻患者的髌骨不稳定手术治疗方法将在后续章节中阐述。

引导生长技术

方法。对于有明显下肢畸形的患者,通过引导生长技术阻滞骺板可纠正骨骼发育不成熟儿童的骨骼力线。膝外翻常与髌股力学异常有关,并且是导致髌骨不稳定的一个因素[144]。对于髌骨不稳定的儿童,纠正力轴可以在不破坏肢体生长和不需要截骨的情况下改善髌骨不稳定的症状。引导生长常用于治疗膝外翻、髌骨不稳定且仍能显著发育的儿童。常规的半骺阻滞包括应用张力带钢板连接内侧骺板,或者单枚穿骺板螺钉穿过内侧骺板。这些装置能将生长阻滞在膝关节内侧,同时允许持续的横向生长和畸形矫正。一旦获得足够的校正,应立即移除固定物,以防止过度

矫正。股骨远端的引导生长通常足以纠正畸形,特别是当畸形主要表现为股骨远端下外侧成角时。

结果。引导生长技术已被证明是一种安全、简单的畸形再生性矫正方法,可用于年轻患者[145]。在髌骨不稳定的儿童中,引导生长可以改善不稳定症状。一项研究表明,69%的儿童患者在引导生长后症状完全缓解,31%的患者症状显著减轻,且无需额外的髌骨不稳定的治疗[146]。另一项研究中将引导生长与经骺板的股骨远端内侧螺钉结合并同时进行 MPFL 重建,报道显示有足够的畸形矫正,而不明显损害髌骨的稳定性[147]。对于骨骼发育不成熟的患者,引导生长技术是一种适合的治疗选择,其对外翻的矫正可以潜在地减轻这些患者未来复发髌骨不稳定的一个促成因素。

先天性和固有性/持久性脱位

儿童的先天性和持久性髌骨脱位是一个非常有挑战性的难题,它往往出现在患者年龄很小时。先天性脱位常与马方综合征、Ehlers-Danlos 综合征、唐氏综合征、脑瘫和指甲-髌骨综合征等疾病有关。对于无法复位的患者,通常需要广泛的侧方松解或延长以将髌骨内旋入髌骨槽中,可能还需要进行近端和远端的软组织重排,以提供足够的稳定性,并防止再次发生半脱位或脱位。对于年龄很小的患者,应避免进行骨骺手术。对于患有综合征和习惯性脱位的儿童,软组织重排通常有效[148-150]。也有一些证据支持滑车重塑可能发生在年轻患者的观点,随着中心的髌骨反应,髌骨槽将加深[151]。因此,早期干预持久性或先天性髌骨脱位可能是有益的,但还需要对这一特定患者群体进行更多的研究。对于有难治性或复发性髌骨不稳定且功能需求较低的患者,髌骨切除术可作为一种选择。然而,这种手术适应证应该仅限于功能需求较低的极端病例。

近端重排

侧方松解或延长。外侧支持带松解或延长是近端重排的重要组成部分,因为收缩的外侧髌骨附着物容易引起髌骨的侧向牵拉。侧方松解不应该单独进行,因为它并不能改善髌骨的稳定性,而且有报道显示其会造成医源性内侧不稳定[152]。在固有性或持久性髌骨脱位中,侧方松解或延长是复位手术中一个特别关键的步骤。

内侧韧带的皱褶/紧缩/修复。内侧支持带的修复被认为是年轻患者髌骨不稳定的一种选择[153-156]。它可以作为引导生长或远端重排手术的辅助手段,也可以用于处理伴有关节内病理状况的急性情况,特别是当 MPFL 从髌骨或股骨侧撕脱时。

文献报道内侧支持带紧缩术或 MPFL 修复的结果好坏不一。虽然复发性髌骨脱位患者单独的 MPFL 修复的有效率为 72%,但仍有大量患者(28%)存在复发性髌骨外侧脱位,其中超过一半的患者需要进行后续手术以进一步稳定髌骨[153]。一项研究随机将 80 例原发性髌骨脱位患者分为 MPFL 修复组或保守治疗组,通过关节镜检查发现 MPFL 修复组并没有降低再脱位率或改善预后[154]。2018 年,一项有关首次髌骨脱位儿童的随机研究显示,与保守治疗组相比,修复组患者的再脱位率较低(22%对 43%),但预后较差且肢体对称性指数较低[141]。Pedowitz 等[157]发现,在 MPFL 修复的儿童患者中,髌骨不稳定的复发率为 62.5%。相比之下,关节镜下治疗骨软骨游离体合并髌骨脱位但未进行内侧修复的患者再脱位率为 60%[157]。内侧皱褶/修复技术对一些患者是有效的,然而,再脱位风险高的患者应考虑更加稳定的重建方法。

内侧髌股韧带(MPFL)重建。MPFL 重建已经成为骨骼发育不成熟患者的首选治疗方法[131]。MPFL 重建可采用自体或异体组织,在影像引导下可以安全地避免医源性股骨远端骺板的损伤。虽然 MPFL 的解剖结构存在差异,但儿童尸体研究表明,MPFL 在大多数情况下起源于股骨内侧骺板的远端[142]。因此,可以在骨骺的 Schottle 点钻取一个股骨隧道用于股骨侧固定。Nguyen 等[158]在尸体研究的基础上提出了儿童股骨隧道的安全钻孔技术。在骨骺钻孔时,远端和前方瞄准 15°~20°,尽量减少对附近骺板的损伤和穿透切迹或关节软骨[158]。目前,还没有文献报道 MPFL 重建后出现生长障碍。

Spang 等[159]报道了一种重建 MPFL 和内侧股四头肌肌腱-股韧带(MQTFL)的双头移植物。该方法可以更全面地恢复青少年患者的自身解剖,并将髌骨骨折的风险降至最低。已有研究报道,该方法具有良好的临床结果和较低的翻修率[159]。

Nelitz 等[160]提出了另一种用于年轻患者的 MPFL 重建技术。该技术将带蒂的自体股四头肌肌腱附着在远端髌骨上,并且在没有使用任何器械的情况下将其缝合到髌板远端的股骨解剖位置。在接受这一手术的25例骨骼发育不成熟的患者中（平均年龄12.8岁，平均随访2.6年），没有复发不稳定的报道，因此作者认为该方法是一种安全、有效的可替代传统MPFL重建的技术[161]。

已有文献报道，MPFL重建的青少年和年轻患者可恢复高水平运动且患者满意度评分结果良好[159,161-164]。在MPFL重建后，青少年患者的高位髌骨指数明显改善至正常值，提示该手术可能有助于改善髌骨力学和解剖[165]。一项对年龄稍大的患者（平均年龄23岁）的荟萃分析显示，双头移植物与较低的失败率相关，但在使用自体或异体移植物组织之间没有发现显著差异[166]。异体移植物和自体移植物组织均被常规用于儿童MPFL重建。一项对儿童患者的研究显示，使用同种异体股薄肌肌腱进行MPFL重建效果满意且复发率低[167]。大量研究表明，使用同种异体移植物重建取得成功[159]。

年轻患者MPFL重建后的主要并发症包括复发性不稳定、膝关节活动丧失、关节纤维化、深部感染和髌骨骨折。一项对平均年龄为14.9岁患者的179个膝关节的研究表明，总体并发症发生率为16.2%[168]。女性和双侧MPFL重建是出现并发症的危险因素，并且有相当数量的并发症（47%）被认为是由手术技术问题引起的且可以预防。尽管存在并发症的风险，但根据文献报道，年轻患者MPFL重建后通常可以恢复稳定性和功能。最近一项对儿童髌骨不稳定患者的系统回顾和荟萃分析显示，恢复运动率为86%，并且MPFL重建后不稳定加权平均复发率为3%±20%（不同文献的范围：0~45%）[163]。这一分析强调了对髌骨不稳的儿童患者进行更高水平的研究和系统评估的必要性。

远端重排

年轻患者也可能需要进行远端髌骨重排手术，以充分平衡髌股的解剖结构。对于骨发育成熟的青少年，由于胫骨结节和胫骨近端髌板已经闭合，胫骨结节截骨术是一种有效的远端重排技术。该方法也可用于治疗成人的髌骨不稳定，且适应证类似。然而，骨骼发育未成熟的患者不应进行胫骨结节截骨术，因为有髌板断裂引起反屈畸形的风险。远端软组织重排术已被认为是开放性骨髌的年轻患者结节截骨术的替代方法。尽管还需要更多的研究来确定最佳的髌板保留技术，但已有许多方法取得了一定的成功。与成人类似，这些手术通常需要与前面描述的近端软组织重组手术结合。

Roux-Goldthwait手术。Roux-Goldthwait手术包括改变髌腱的矢量。将髌腱劈开，外侧一半的髌腱向远端分离。然后将外侧一半穿过肌腱内侧部分的下方，这部分在结节上的插入处保持完整，并固定在结节和鹅足之间的胫骨近端骨膜上。一项对30名儿童的研究表明，联合使用该技术与外侧支持带松解术可以改善患者的临床效果[169]。虽然很少有报道研究Roux-Goldthwait手术患者的长期结果，但一项系统回顾表明该方法治疗髌骨不稳定的总体结果有利，甚至在年轻患者中也是如此[170]。

半腱肌肌腱固定术。目前，已有多种手术通过半腱肌肌腱提供髌骨远端和内侧的拉力来改善力线情况。Galeazzi等发明的半腱肌肌腱固定术包括取出半腱肌肌腱的近端同时保留附着在胫骨的远端，将取出的肌腱缝合到髌骨中下部或髌内侧支持带，从而重建内侧髌胫韧带。该技术后来经过改良，包括通过骨隧道将肌腱固定到髌骨上[171,172]。一项研究发现，儿童患者术后髌骨不稳定的复发率可高达82%[173]，因此，人们质疑其作为远端重排的价值。

Nietosvaara进一步改良了该技术，在半腱肌肌腱固定术的基础上加入MPFL成分。保留胫骨上的半腱肌肌腱的止点，取近端从下向上穿过髌骨内侧的垂直隧道，然后固定在MPFL的股骨止点上[174]。虽然目前仍需要更多的研究来验证这种技术的有效性，但有限的早期结果和这种将远端肌腱固定术与近端髌骨内侧约束相结合的方法仍值得期待。

髌骨内侧肌腱转移。Hinckel等[175]通过髌骨肌腱的内侧部分重建内侧髌胫韧带。在该手术中，将髌骨肌腱的内侧1/3分离并与附着点脱离。然后将这部分移至距髌腱止点约2cm的内侧，与其余的髌腱保持约20°角。在儿童患者中，他们更喜欢在略高于胫骨髌板的近端骨髌内固定。支持该方法的学者报道，对于骨骼发育未成熟的患者，如果不能进行截骨术，重建这些次级稳定韧带可能尤为重要。目前，在儿童患者中使用该手术的报道较少，还需要更多的研究来验证其疗效。Oliva等[176]报道了一种类似的技术，他们将内侧的第三髌腱转移、侧方松解和VMO训练相结合，并对25例骨骼发育未成熟的患者进行了平均 3.8 年的随访研究，1 例创伤后复发脱位，术后患者报告结果良好和改善。目前，仍需进一步研究接受髌骨远端和近端重组手术的儿童患者的预后和复发率。

骨软骨骨折和软骨损伤

诊断

软骨和骨软骨损伤可以在年轻患者中单独发生，也可见于髌骨脱位后，其最常累及髌骨内侧小关节或股骨外侧髁。软骨或骨软骨骨折的症状包括疼痛、明显的膝关节积液、负重困难和机械症状（如交锁）。骨软骨损伤在急性膝关节积血症的儿童中相当常见，而且由于其中许多碎片是纯软骨性的，因此在 X 线片上容易被漏诊[23,177]。大量的骨软骨骨折与髌骨脱位相关[134,178,179]。关节损伤时应怀疑为髌骨脱位或严重创伤性膝关节积液，MRI 是诊断骨软骨损伤最敏感的方法。急性创伤性软骨或骨软骨骨折也需要与膝关节的剥脱性骨软骨炎（OCD）相区分，后者是一种可导致骨片和游离体的软骨下骨疾病。OCD 是年轻患者的一种重要的病理状态，治疗方法已在本章的其他部分进行了描述。

目前，已有学者提出青少年时期骨软骨损伤的风险较高。一项牛的生物力学研究表明，与更不成熟或成熟的标本相比，青春期猪的骨软骨结合部更容易失效[180]。研究发现，这个年龄段的骨折韧性有所下降，这被认为是该区域过渡到成熟状态时发生的成熟变化和形成更坚硬的钙化软骨层导致的。

治疗方法

急性骨软骨和软骨损伤在碎片大小、位置、损伤机制和其他相关损伤上存在极大的差异。因此，治疗时通常需要考虑上述所有因素，并根据具体情况来确定治疗方法。

非手术治疗适用于一些骨软骨和软骨损伤。无移位的骨软骨骨折可以骨间愈合，通过序列 X 线片可以监测其愈合的进程。在软骨表面完整的情况下，这些骨折可能特别适合进行非手术治疗。对于有移位的碎片，极小的碎片（5mm）就可能滑膜化，但不会导致机械症状或额外的关节内磨损，尤其是当这些碎片完全是软骨性且没有骨附着时。然而，随着碎片的增大，

关节内游离体可出现症状，并导致进一步的软骨磨损和早发性关节炎，所以应考虑手术干预。

大多数移位的骨软骨骨折或软骨损伤的儿童患者应考虑手术治疗。手术主要包括切除碎片（伴或不伴微骨折或软骨修复手术），以及将碎片复位和固定到其供体位置[182]。对于较小且不累及膝关节主要承重区的碎片，可以考虑手术切除。此外，由于担心软骨的无血管性质会导致其与下方的骨发生融合，过去单纯的软骨游离体通常被移除。软骨表面受损或粉碎的骨片也可能无法进行手术固定，因此推荐手术切除。

根据骨折碎片的大小和位置，医生可以通过开放手术或关节镜手术进行固定，并且可以使用生物可吸收和金属固定装置[181]。当软骨下骨附着良好，如骨软骨折时，这些碎片具有良好的愈合能力。应尽可能固定较大的骨软骨骨折碎片，以保持关节的完整性和一致性。

尽管过去和理论上认为软骨不能充分修复成为骨，但在年轻患者中进行单纯的软骨碎片固定已经取得一定的进展，并且显示出良好的结果[182]。在一项早期病例报道中，一名 11 岁男孩用生物可吸收针固定股骨外侧髁大面积软骨损伤后，关节镜检查显示愈合，并且穿刺活检证实软骨到软骨下骨均已完全愈合。其他病例报道显示仅固定软骨病变也可取得类似的结果[183]。在一项更大的队列研究中，10 例儿童患者在受伤后中位时间 1.3 周时使用生物可吸收植入物或缝合线进行单纯的软骨碎片修复，其中 9 例患者不需要进一步的骨片清除，且术后 MRI 检查结果很大程度上是有利的[184]。此外，一项多中心回顾研究发现，大多数软骨碎片修复患者的愈合效果良好且有较高的运动恢复率[185]。对于发生移位的软骨损伤的年轻患者来说，应考虑进行急性修复，因为该患者群体可能会完全愈合，并可能降低年轻时全层软骨损伤导致的后遗症。

总结

儿童是发生髌骨不稳定的主要人群。髌骨脱位的后遗症（如反复的不稳定、骨软骨骨折和软骨剪切损伤）是手术适应证。骨骼发育未成熟患者的近端和远端髌骨重建及固定或切除游离体碎片有多种手术选择。未来，还需要更多高水平的研究来确定年轻患者各种手术的有效性，以及髌骨稳定术后患者的预后。

胫骨髁间棘骨折

胫骨髁间棘骨折是儿童和青少年膝关节的常见骨折。对于治疗年轻、活跃患者的外科医生来说，对这些损伤进行适当的评估和治疗十分重要。无移位的胫骨髁间棘骨折通常采用石膏固定等保守治疗。然而，有移位的骨折往往需要通过手术固定，并且儿童患者治疗的重要原则是防止损伤处在生长发育中的骺板和避免刚性固定装置穿过骺板。

流行病学和病理生理学

胫骨髁间棘骨折是指在 ACL 胫骨止点处的撕脱骨折。它是一种常见的关节内损伤，多发于儿童时期的晚期和青少年时期的早期[186,187]。过去，胫骨髁间棘骨折曾被认为与儿童的 ACL 撕裂相同。然而，最新的研究表明，在年轻患者中，这两种疾病是截然不同的。这种观点认为，未完全骨化的胫骨髁间棘比 ACL 更为脆弱。因此，对于缓慢负荷下骨骼发育未成熟的患者来说，有发生软骨下骨衰竭的风险[188,189]。Kocher 等[190]发现，骨骼发育未成熟且髁间窝较大的患者更容易发生胫骨髁间棘骨折，而髁间窝狭窄的患者则更容易发生 ACL 中间实质部损伤。这类损伤最常见的发生机制包括运动相关损伤、自行车事故、机动车事故和跌倒[187,191]。除骨性损伤外，ACL 本身也会发生应力和拉伸[189]，这些损伤治疗后也可能会引起残留的 ACL 松弛。

诊断

与其他的关节内损伤类似，患者在急性期常表现为疼痛、膝关节积液、活动度降低和负重困难。由于骨折引起骨块移位，患者的膝关节可能无法实现完全伸展。患者往往出现与预期一致的 Lachman 试验松弛和轴移试验阳性。然而，对于膝关节疼痛的年轻患者来说，韧带检查有时会很困难。前后位、侧位和切迹位的 X 线片可用于检查绝大多数的胫骨髁间棘骨折，但当只有少部分骨化的软骨骨骺碎片撕脱时，往往难以通过 X 线片判断。CT 可以更好地确定骨片的大小和特征。MRI 通常是评估骨片移位的最佳诊断手段，同时也能发现胫骨髁间棘骨折常见的关节内并发损伤。

胫骨髁间棘骨折最常见的分类方式是 Zaricznyj 等[192,193]改进的 Myers/McKeever 分类法（图 36.5）。1 型骨折仅发生微小的移位。2 型骨折有铰接骨片，并且骨片的前部向上移位，但后部仍保持连续性。3 型骨折是指存在与胫骨近端骨骺无连续性的完全移位的撕脱骨片。而由 Zaricznyj 补充的 4 型骨折是指胫骨髁间棘有移位的粉碎性骨折。最近也有基于 MRI 的骨折分类方法的报道，将骨折移位和软组织的嵌顿也考虑在内[194]。

胫骨髁间棘骨折常伴有其他损伤，包括半月板、软骨和韧带的损伤。Mayo 等[195]报道，通过术前 MRI 或术中关节镜检查发现骨骼发育不成熟患者的 ACL 损伤的概率为 19.4%。一项前瞻性多中心研究发现，接受胫骨髁间棘固定手术的患者半月板撕裂率为

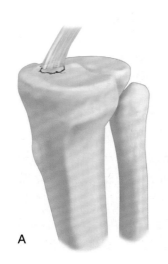
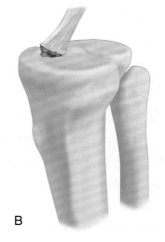
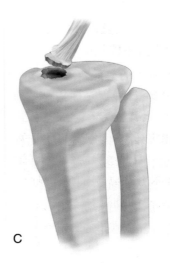
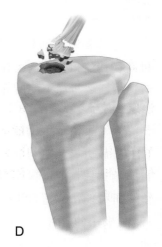

图 36.5　改良 Meyers 和 McKeever 胫骨髁间棘骨折分级。

37%[86]，半月板撕裂常发生在外侧半月板，且多见于年龄稍大和发育更成熟的患者。Mitchell 等[196]报道，59%的胫骨髁间棘骨折伴有额外的关节内损伤。在该研究中，1 型骨折的患者均无额外损伤，但 2 型和 3 型骨折往往出现包括半月板嵌顿在内的半月板和软骨损伤。33%的 2 型骨折和 12%的 3 型骨折出现半月板撕裂，而半月板嵌顿在 3 型骨折中更常见（分别为 48%和 29%）[197]。在其他研究中也常发现半月板嵌顿，并且因为它会妨碍胫骨髁间棘碎片的充分复位，所以应特别关注这一问题。由于胫骨髁间棘骨折的患者出现相关损伤和半月板嵌顿的概率较高，因此 MRI 被认为是评估胫骨髁间棘骨折的重要方法。

治疗方法

非手术治疗

胫骨髁间棘骨折的非手术治疗主要包括对较小移位的胫骨髁间棘骨折采用石膏固定，以及对可以充分复位且不存在半月板嵌顿的骨折采用闭合复位固定[197]。封闭治疗一般适用于 1 型骨折（非移位）和部分 2 型骨折（铰接碎片），这些骨折可复位到解剖或接近解剖的位置。一项研究报道，大约 50%的 2 型胫骨髁间棘骨折能成功闭合复位，而 3 型骨折无法闭合复位。对于有明显移位的胫骨髁间棘骨折（3 型和 4 型），一般不推荐非手术治疗。

在急性期时，血肿抽吸是一种有助于骨折复位的技术。胫骨髁间棘骨折可在膝关节完全伸直或屈曲 20°~30°时复位。无论采用长腿石膏还是圆筒石膏固定，固定的时间通常为 4~6 周，主要取决于 X 线检查观察到的愈合情况。嵌顿的半月板会阻碍骨折的充分复位，如果撕脱的骨片不够宽且不能接触股骨髁，也可能无法复位，因此需要进一步手术复位。

胫骨髁间棘骨折采用复位和石膏固定的非手术治疗已被证明具有良好的效果，在最终的随访中未报道出现疼痛、肿胀或功能不稳定[198,199]。也有研究证明关节纤维化与非手术治疗无关[200]。需要注意的是，完全移位的骨折采用非手术治疗的不愈合率较高[201]。因此，对于有明显移位或不可复位骨折，应采取手术治疗。

手术治疗

有明显移位的胫骨髁间棘骨折（2~4 型）的闭合复位成功率较低，而骨折部位发生半月板嵌顿的可能性较高[196,197]。文献报道，在开放手术与关节镜及固定方法（缝合与螺钉）方面存在差异[201,202]，然而，在运动医学的医生中，关节镜下缝合固定有增加的趋势。关节镜的优点是侵入性小，并且易于治疗其他关节内疾病（如半月板撕裂）[203]。基于避免损伤胫骨近端骨骺的治疗原则，目前可采用的手术技术包括经骨骺和全骨骺技术。

对于无法复位的移位型胫骨髁间棘骨折（2~4 型）、骨片和供区之间有软组织嵌入的骨折，以及与需要手术评估的显著关节内损伤相关的骨折（半月板撕裂、软骨损伤、游离体），均建议进行手术干预。由于大多数这类损伤中骨折碎片上的 ACL 常保持完整，骨折碎片通常可以复位和固定，从而恢复正确的交叉解剖，并在首次手术中避免进行 ACL 重建。只有在慢性胫骨髁间棘不愈合，以及除骨损伤外 ACL 明显受损的情况下，才需要进行 ACL 重建。为了获得正确的骨折复位，需要清除血肿，因为这样可以清除骨折部位嵌入的软组织并在直视下达到正确的复位。术中透视有助于确认充分复位。可以通过克氏针或微骨折镐或关节镜探针等器械进行临时固定。目前已有多种固定方法的报道，其中最常见的是通过骨隧道或空心螺钉缝合固定。也有其他固定方法，包括克氏针固定、缝线锚钉固定和生物可吸收钉固定，但相关文献报道较少。

开放或关节镜手术中均可置入带或不带垫圈的空心螺钉。对于骨骼发育不成熟的患者，应通过术中透视来确认螺钉停留在胫骨近端骨骺内，而没有穿透胫骨近端骺板，以免导致生长障碍[204-207]。螺钉固定与治疗效果和患者的预后相关。发生粉碎性骨折时，由于骨折碎片可能缺乏大量固定的实质并存在导致碎片进一步粉碎的风险，螺钉固定应谨慎使用。此外，螺钉固定可能导致螺钉头的撞击，因此通常建议在二次手术中取出螺钉。

缝合固定时，首先将可吸收或不可吸收缝线穿过 ACL 基底部，并将缝线拉入胫骨近端和骨片两侧且穿过骺板的骨隧道，然后在胫骨近端干骺端的胫骨结节内侧拉出（图 36.6）。将缝线系在骨桥或胫骨的纽扣上。可以使用一个带小的导丝或钻头的 ACL 标准瞄准器，以最大限度地减少穿透骺板的横截面面积和导致生长障碍的风险。然后将缝线穿梭器置于胫骨隧道中，用于将 ACL 缝线向下穿梭，从而减少骨片的张

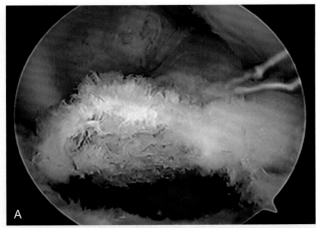

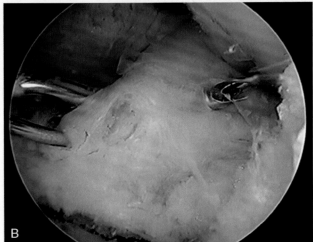

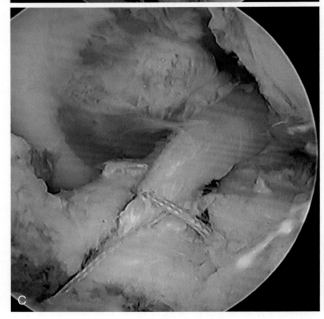

图 36.6　关节镜下胫骨髁间棘骨折缝合固定术。(A)移位的胫骨髁间棘骨折。(B)暂时用克氏针复位、固定骨折，同时缝合器穿过 ACL 的基底。(C)最后穿骨质的缝合固定结构，胫骨髁间棘碎片复位良好。

力。一项尸体的生物力学研究发现，PDS Ⅱ缝线不如 Vicryl 和 FiberWire 缝线，后两种缝线在周期负荷条件下表现优异[206]。对于骨骼发育不成熟的患者，首选可吸收的 Vicryl 缝线，因为 Vicryl 缝线不会在生长板上提供永久性阻滞，并且较少引起理论上会影响近端骺板的炎症反应[208]。一些病例在胫骨髁间棘缝合固定后会出现生长障碍[210]，因此尽可能保留骺板至关重要。许多研究报道，胫骨髁间棘骨折缝合固定后具有良好的疗效[210-213]。2018 年，一项生物力学研究表明，与螺钉相比，缝线固定器可以提供更强、更牢固的固定[214]。此外，一项系统综述中通过 KT-1000 和 Lachman 试验发现，与螺钉固定相比，缝合固定与松弛程度降低相关，并且能明显减少取出金属固定物的需要[215]。然而，两组患者报告结果和并发症发生率类似，因此对于最佳的内固定结构仍没有达成共识[191,203]。

外科治疗可以将有移位的骨折复位到一个更接近解剖的位置，通过固定使胫骨髁间棘骨折更加稳定，从而允许更少的固定和早期大范围活动。然而，与非手术治疗相比，它也具有更高的关节纤维化风险[200]。

结果和并发症

多项研究表明，保守治疗和通过开放或关节镜手术固定治疗儿童胫骨髁间棘骨折均能取得理想效果[198-200,207,210-213]。Ahmad 等[216]通过术后 KT-1000 试验发现，胫骨髁间棘骨折的治疗恢复膝关节稳定性的程度与 ACL 重建类似，并且与 ACL 失效时相比，能恢复膝关节稳定性。Edmonds 等[200]直接比较了闭合复位、关节镜内固定和开放固定治疗移位的胫骨骨折，所有治疗组均报道了良好的结果，但闭合复位组 16.7%的患者因膝关节不稳定、游离体或撞击而需要进行后续手术[200]。

由于低级别的研究数量有限且异质性较大，儿童患者的系统回顾难以获得足够的证据来提出建议。Gans 等[201]发现，与 1 型和 2 型髁间棘骨折相比，3 型和 4 型骨折与更多的术后松弛和运动障碍相关。他们还发现，非手术治疗移位骨折时，骨折不愈合的发生率更高。Bogunovic 等[215]报道，与未手术治疗的患者相比，手术治疗移位的髁间棘骨折患者膝关节的不稳定性更低，功能更强，且较少需要进行二次 ACL 重建。螺钉固定和缝线固定的患者功能和二次 ACL 重建没有差异。Coyle 等[190]也未能就最佳固定类型达成共识，但报道关节镜治疗较开放手术治疗的长期效果更好。他们还报道，术后早期膝关节活动范围与关节纤维化发生率的降低有关。目前，还需要更多高水平的研究来从文献报道的各种治疗方法中选择出最佳的治疗方案[190,200]。

尽管胫骨髁间棘骨折治疗后患者报告结果和功能多较为乐观，但并发症相当常见，包括残留 ACL 松弛、关节纤维化、畸形愈合/不愈合和生长障碍[190,200]。

胫骨髁间棘骨折治疗后通常会出现残存 ACL 松弛。一项研究发现，在使用关节镜螺钉固定 3 型胫骨嵴骨折的患者队列中[207]，超过 80% 的患者出现 ACL 松弛，其他研究也有类似的报道[217]。然而，尽管有这种松弛存在，但这些研究中的患者都有良好的功能结果，并且与功能障碍无关。Perugia 等[218]报道，平均随访 85.8 个月，尽管通过 Lachman、轴移和 KT-1000 试验发现膝关节不对称性松弛，但患者报告结果良好到极好。Mitchell 等[219]分析了 101 例胫骨髁间棘骨折患者，至少随访 2 年，19% 的患者需要 ACL 延期重建。骨折的类型并不能推测是否需要延期重建，但发生胫骨髁间棘骨折时年龄越大，ACL 延期重建的可能性就越大。在胫骨髁间棘骨折治疗后，应告知患者和家属持续 ACL 松弛的可能性，因为如果松弛是有症状的，未来可能需要 ACL 延期重建。

关节纤维化是胫骨髁间棘骨折后的一个重要并发症，在许多情况下需要额外的手术干预。Edmonds 等[200]报道，在非手术治疗的病例中均未观察到关节纤维化，而在手术治疗的患者中更为常见，大约有超过 10% 的切开复位和关节镜治疗的患者中存在这种并发症。Vander Have 等[220]的研究表明，大多数胫骨髁间棘固定后出现关节纤维化的患者需要额外的手术治疗。研究发现，麻醉下手术可改善活动，但也可能导致股骨远端骨折和生长障碍。对于有开放性骺板的儿童患者，操作应小心进行，并适当监测并发症情况。早期活动可以降低发生关节纤维化的发生风险。在一项对 40 例儿童患者的研究中，与术后长期固定且在术后 4 周后开始活动的患者相比，在术后 4 周内开始康复的患者可以更快地恢复全部活动（215 天对 103 天，P=0.011），且发生关节纤维化的风险降低 12 倍[221]。在手术固定稳定的情况下，应鼓励儿童患者遵守术后指导和限制开始早期活动

总结

非移位或较小移位的胫骨髁间棘骨折通常可以采用石膏固定治疗。更多的移位骨折或存在额外关节内损伤的骨折，则可以选择手术固定。目前尚无足够的证据确定最佳的手术入路或手术固定方式。然而，研究表明，关节镜下缝合固定可能具有更多的益处。术后残留 ACL 松弛十分常见，可能需要进行 ACL 重建。但大多数儿童能够耐受这种松弛，且不会发生功能障碍。胫骨髁间棘骨折手术固定后早期大范围活动可能有助于降低关节纤维化的发生率。

（冯建豪　译）

参考文献

1. Ganley TJ. *Knee injuries in kids: Why the increase?* http://www.medscape.com/viewarticle/755155. Accessed 15 August, 2015.
2. Dodwell ER, Lamont LE, Green DW, et al. 20 years of pediatric anterior cruciate ligament reconstruction in New York State. *Am J Sports Med.* 2014;42(3):675–680.
3. Stracciolini A, Casciano R, Levey Friedman H, et al. Pediatric sports injuries: a comparison of males versus females. *Am J Sports Med.* 2014;42(4):965–972.
4. Stracciolini A, Casciano R, Levey Friedman H, et al. Pediatric sports injuries: an age comparison of children versus adolescents. *Am J Sports Med.* 2013;41(8):1922–1929.
5. Anderson M, Green WT, Messner MB. Growth and predictions of growth in the lower extremities. *J Bone Joint Surg Am.* 1963;45-A:1–14.
6. Anderson M, Messner MB, Green WT. Distribution of lengths of the normal femur and tibia in children from one to eighteen years of age. *J Bone Joint Surg Am.* 1964;46:1197–1202.
7. Pritchett JW. Longitudinal growth and growth-plate activity in the lower extremity. *Clin Orthopaed Rel Res.* 1992;275:274–279.
8. Tanner JM, Whitehouse RH. Clinical longitudinal standards for height, weight, height velocity, weight velocity, and stages of puberty. *Arch Disease Childhood.* 1976;51(3):170–179.
9. Slough JM, Hennrikus W, Chang Y. Reliability of Tanner staging performed by orthopedic sports medicine surgeons. *Med Sci Sports Exerc.* 2013;45(7):1229–1234.
10. Greulich WW, Pyle SI. *Radiographic Atlas of Skeletal Development of the Hand and Wrist.* Palo Alto, CA: Stanford University Press; 1999.
11. Heyworth BE, Osei DA, Fabricant PD, et al. The shorthand bone age assessment: a simpler alternative to current methods. *J Pediat Orthoped.* 2013;33(5):569–574.
12. Levine RH, Foris LA, Waseem M. *Salter Harris Fractures.* Treasure Island, FL: StatPearls Publishing; 2019.
13. Matava MJ, Patton CM, Luhmann S, et al. Knee pain as the initial symptom of slipped capital femoral epiphysis: an analysis of initial presentation and treatment. *J Pediat Orthoped.* 1999;19(4):455–460.
14. Mathison DJ, Teach SJ. Approach to knee effusions. *Pediatr Emerg Care.* 2009;25(11):773–786; quiz 787-778.
15. Abbasi D, May MM, Wall EJ, et al. MRI findings in adolescent patients with acute traumatic knee hemarthrosis. *J Pediat Orthoped.* 2012;32(8):760–764.
16. Harik NS, Smeltzer MS. Management of acute hematogenous osteomyelitis in children. *Expert Rev Anti Infect Ther.* 2010;8(2):175–181.
17. Beighton P, Horan F. Orthopaedic aspects of the Ehlers-Danlos syndrome. *J Bone Joint Surg Br.* 1969;51(3):444–453.

18. Wolf JM, Cameron KL, Owens BD. Impact of joint laxity and hypermobility on the musculoskeletal system. *J Am Acad Orthopaed Surg.* 2011;19(8):463–471.

19. Decoster LC, Vailas JC, Lindsay RH, Williams GR. Prevalence and features of joint hypermobility among adolescent athletes. *Arch Pediatr Adolesc Med.* 1997;151(10):989–992.

20. Jansson A, Saartok T, Werner S, Renstrom P. General joint laxity in 1845 Swedish school children of different ages: age- and gender-specific distributions. *Acta Paediatr.* 2004;93(9):1202–1206.

21. Schub DL, Altahawi F, Meisel AF, et al. Accuracy of 3-Tesla magnetic resonance imaging for the diagnosis of intra-articular knee injuries in children and teenagers. *J Pediat Orthoped.* 2012;32(8):765–769.

22. Hu H, Zhang C, Chen J, et al. Clinical value of MRI in assessing the stability of osteochondritis dissecans lesions: a systematic review and meta-analysis. *AJR Am J Roentgenol.* 2019;17:1–8.

23. Askenberger M, Ekstrom W, Finnbogason T, Janarv PM. Occult intra-articular knee injuries in children with hemarthrosis. *Am J Sports Med.* 2014;42(7):1600–1606.

24. Leathers MP, Merz A, Wong J, et al. Trends and demographics in anterior cruciate ligament reconstruction in the United States. *J Knee Surg.* 2015;28(5):390–384.

25. Tepolt FA, Feldman L, Kocher MS, et al. Trends in pediatric ACL reconstruction from the PHIS Database. *J Pediatr Orthop.* 2018;38(9):e490–e494.

26. Mall NA, Chalmers PN, Moric M, et al. Incidence and trends of anterior cruciate ligament reconstruction in the United States. *Am J Sports Med.* 2014;42(10):2363–2370.

27. Buller LT, Best MJ, Baraga MG, Kaplan LD. Trends in anterior cruciate ligament reconstruction in the United States. *Orthopaed J Sports Med.* 2015;3(1). 2325967114563664.

28. Sanders TL, Maradit Kremers H, Bryan AJ, et al. Incidence of anterior cruciate ligament tears and reconstruction: a 21-year population-based study. *Am J Sports Med.* 2016;44(6):1502–1507.

29. Herzog MM, Marshall SW, Lund JL, et al. Incidence of anterior cruciate ligament reconstruction among adolescent females in the United States, 2002 through 2014. *JAMA Pediatr.* 2017;171(8):808–810.

30. Herzog MM, Marshall SW, Lund JL, et al. Trends in incidence of ACL reconstruction and concomitant procedures among commercially insured individuals in the United States, 2002-2014. *Sports health.* 2018;10(6):523–531.

31. DeFrancesco CJ, Storey EP, Shea KG, et al. Challenges in the management of anterior cruciate ligament ruptures in skeletally immature patients. *J Am Acad Orthopaed Surg.* 2018;26(3):e50–e61.

32. Moksnes H, Engebretsen L, Risberg MA. Prevalence and incidence of new meniscus and cartilage injuries after a nonoperative treatment algorithm for ACL tears in skeletally immature children: a prospective MRI study. *Am J Sports Med.* 2013;41(8):1771–1779.

33. Lawrence JT, Argawal N, Ganley TJ. Degeneration of the knee joint in skeletally immature patients with a diagnosis of an anterior cruciate ligament tear: is there harm in delay of treatment? *Am J Sports Med.* 2011;39(12):2582–2587.

34. Samora WP 3rd, Palmer R, Klingele KE. Meniscal pathology associated with acute anterior cruciate ligament tears in patients with open physes. *J Pediatr Orthop.* 2011;31(3):272–276.

35. Funahashi KM, Moksnes H, Maletis GB, et al. Anterior cruciate ligament injuries in adolescents with open physis: effect of recurrent injury and surgical delay on meniscal and cartilage injuries. *Am J Sports Med.* 2014;42(5):1068–1073.

36. Anderson AF, Anderson CN. Correlation of meniscal and articular cartilage injuries in children and adolescents with timing of anterior cruciate ligament reconstruction. *Am J Sports Med.* 2015;43(2):275–281.

37. Ramski DE, Kanj WW, Franklin CC, et al. Anterior cruciate ligament tears in children and adolescents: a meta-analysis of nonoperative versus operative treatment. *Am J Sports Med.* 2014;42(11):2769–2776.

38. Guzzanti V, Falciglia F, Gigante A, Fabbriciani C. The effect of intra-articular ACL reconstruction on the growth plates of rabbits. *J Bone Joint Surg Br.* 1994;76(6):960–963.

39. Makela EA, Vainionpaa S, Vihtonen K, et al. The effect of trauma to the lower femoral epiphyseal plate. An experimental study in rabbits. *J Bone Joint Surg Br.* 1988;70(2):187–191.

40. Engelman GH, Carry PM, Hitt KG, et al. Comparison of allograft versus autograft anterior cruciate ligament reconstruction graft survival in an active adolescent cohort. *Am J Sports Med.* 2014;42(10):2311–2318.

41. Kaeding CC, Aros B, Pedroza A, et al. Allograft versus autograft anterior cruciate ligament reconstruction: predictors of failure from a MOON prospective longitudinal cohort. *Sports Health.* 2011;3(1):73–81.

42. Fabricant PD, Jones KJ, Delos D, et al. Reconstruction of the anterior cruciate ligament in the skeletally immature athlete: a review of current concepts: AAOS exhibit selection. *J Bone Joint Surg Am.* 2013;95(5):e28.

43. Vavken P, Murray MM. Treating anterior cruciate ligament tears in skeletally immature patients. *Arthroscopy.* 2011;27(5):704–716.

44. Kocher MS, Garg S, Micheli LJ. Physeal sparing reconstruction of the anterior cruciate ligament in skeletally immature prepubescent children and adolescents. *J Bone Joint Surg Am.* 2005;87(11):2371–2379.

45. Kocher MS, Garg S, Micheli LJ. Physeal sparing reconstruction of the anterior cruciate ligament in skeletally immature prepubescent children and adolescents. Surgical technique. *J Bone Joint Surg Am.* 2006;88(suppl 1 Pt 2):283–293.

46. Kocher MS, Heyworth BE, Fabricant PD, et al. Outcomes of physeal-sparing ACL reconstruction with iliotibial band autograft in skeletally immature prepubescent children. *J Bone Joint Surg Am.* 2018;100(13):1087–1094.

47. Willimon SC, Jones CR, Herzog MM, et al. Micheli anterior cruciate ligament reconstruction in skeletally immature youths: a retrospective case series with a mean 3-year follow-up. *Am J Sports Med.* 2015;43(12):2974–2981.

48. Popkin CA, Wright ML, Pennock AT, et al. Trends in management and complications of anterior cruciate ligament injuries in pediatric patients: a survey of the PRiSM Society. *J Pediatr Orthop.* 2018;38(2):e61–e65.

49. Patel NM, Talathi NS, Talwar D, et al. Factors affecting the preferred surgical technique in pediatric anterior cruciate ligament reconstruction. *Orthop J Sports Med.* 2018;6(9):2325967118796171.

50. Kennedy A, Coughlin DG, Metzger MF, et al. Biomechanical evaluation of pediatric anterior cruciate ligament reconstruction techniques. *Am J Sports Med.* 2011;39(5):964–971.

51. Trentacosta N, Pace JL, Metzger M, et al. Biomechanical evaluation of pediatric anterior cruciate ligament (ACL) reconstruction techniques with and without the anterolateral ligament (ALL). *J Pediatr Orthop.* 2020;40(1):8–16.

52. Anderson AF. Transepiphyseal replacement of the anterior cruciate ligament in skeletally immature patients. A preliminary report. *J Bone Joint Surg Am.* 2003;85(7):1255–1263.

53. Anderson AF. Transepiphyseal replacement of the anterior cruciate ligament using quadruple hamstring grafts in skeletally immature patients. *J Bone Joint Surg Am.* 2004;86-A(suppl 1 Pt 2):201–209.

54. Anderson AF, Anderson CN. Transepiphyseal anterior cruciate ligament reconstruction in pediatric patients: surgical technique. *Sports Health.* 2009;1(1):76–80.

55. Lawrence JT, Bowers AL, Belding J, et al. All-epiphyseal anterior cruciate ligament reconstruction in skeletally immature patients. *Clin Orthop Relat Res.* 2010;468(7):1971–1977.

56. Fabricant PD, McCarthy MM, Cordasco FA, Green DW. All-inside, all-epiphyseal autograft reconstruction of the anterior cruciate ligament in the skeletally immature athlete. *JBJS Essent Surg Tech.* 2014;3(2):e9.

57. McCarthy MM, Graziano J, Green DW, Cordasco FA. All-epiphyseal, all-inside anterior cruciate ligament reconstruction technique for skeletally immature patients. *Arthrosc Techn.* 2012;1(2):e231–e239.

58. Cassard X, Cavaignac E, Maubisson L, Bowen M. Anterior cruciate ligament reconstruction in children with a quadrupled semitendinosus graft: preliminary results with minimum 2 years of follow-up. *J Pediatr Orthop.* 2014;34(1):70–77.

59. Lykissas MG, Nathan ST, Wall EJ. All-epiphyseal anterior cruciate ligament reconstruction in skeletally immature patients: a surgical technique using a split tibial tunnel. *Arthrosc Techn.* 2012;1(1):e133–e139.

60. Cordasco FA, Mayer SW, Green DW. All-inside, all-epiphyseal anterior cruciate ligament reconstruction in skeletally immature

athletes: return to sport, incidence of second surgery, and 2-year clinical outcomes. *Am J Sports Med.* 2017;45(4):856–863.

61. Pennock AT, Chambers HG, Turk RD, et al. Use of a modified all-epiphyseal technique for anterior cruciate ligament reconstruction in the skeletally immature patient. *Orthop J Sports Med.* 2018;6(7):2325967118781769.

62. Albright J, Lepon AK, Mayer S. Anterior cruciate ligament reconstruction in pediatric and adolescent patients using quadriceps tendon autograft. *Sports Med Arthrosc Rev.* 2016;24(4):159–169.

63. Ranade SC, Refakis CA, Cruz AI Jr, et al. Validated pediatric functional outcomes of all-epiphyseal ACL reconstructions: does reinjury affect outcomes? *J Pediatr Orthop.* 2020;40(4):157–161.

64. Wall EJ, Ghattas PJ, Eismann EA, et al. Outcomes and complications after all-epiphyseal anterior cruciate ligament reconstruction in skeletally immature patients. *Orthop J Sports Med.* 2017;5(3):2325967117693604.

65. Koch PP, Fucentese SF, Blatter SC. Complications after epiphyseal reconstruction of the anterior cruciate ligament in prepubescent children. *Knee Surg Sports Traumatol Arthrosc.* 2016;24(9):2736–2740.

66. Nawabi DH, Jones KJ, Lurie B, et al. All-inside, physeal-sparing anterior cruciate ligament reconstruction does not significantly compromise the physis in skeletally immature athletes: a postoperative physeal magnetic resonance imaging analysis. *Am J Sports Med.* 2014;42(12):2933–2940.

67. Wong SE, Feeley BT, Pandya NK. Comparing outcomes between the over-the-top and all-epiphyseal techniques for physeal-sparing ACL reconstruction: a narrative review. *Orthop J Sports Med.* 2019;7(2):2325967119833689.

68. Kocher MS, Smith JT, Zoric BJ, et al. Transphyseal anterior cruciate ligament reconstruction in skeletally immature pubescent adolescents. *J Bone Joint Surg Am.* 2007;89(12):2632–2639.

69. Kumar S, Ahearne D, Hunt DM. Transphyseal anterior cruciate ligament reconstruction in the skeletally immature: follow-up to a minimum of sixteen years of age. *J Bone Joint Surg Am.* 2013;95(1):e1.

70. Redler LH, Brafman RT, Trentacosta N, Ahmad CS. Anterior cruciate ligament reconstruction in skeletally immature patients with transphyseal tunnels. *Arthroscopy.* 2012;28(11):1710–1717.

71. Cohen M, Ferretti M, Quarteiro M, et al. Transphyseal anterior cruciate ligament reconstruction in patients with open physes. *Arthroscopy.* 2009;25(8):831–838.

72. Gracia G, Thevenin-Lemoine C, Laumonerie P, et al. Anterior cruciate ligament tears in children: management and growth disturbances. A survey of French Arthroscopy Society members. *Orthop Traumatol Surg Res.* 2019;105(4):747–750.

73. Yoo WJ, Kocher MS, Micheli LJ. Growth plate disturbance after transphyseal reconstruction of the anterior cruciate ligament in skeletally immature adolescent patients: an MR imaging study. *J Pediatr Orthop.* 2011;31(6):691–696.

74. Shea KG, Belzer J, Apel PJ, et al. Volumetric injury of the physis during single-bundle anterior cruciate ligament reconstruction in children: a 3-dimensional study using magnetic resonance imaging. *Arthroscopy.* 2009;25(12):1415–1422.

75. Chambers CC, Monroe EJ, Allen CR, Pandya NK. Partial transphyseal anterior cruciate ligament reconstruction: clinical, functional, and radiographic outcomes. *Am J Sports Med.* 2019;47(6):1353–1360.

76. Cordasco FA, Black SR, Price M, et al. Return to sport and reoperation rates in patients under the age of 20 after primary anterior cruciate ligament reconstruction: risk profile comparing 3 patient groups predicated upon skeletal age. *Am J Sports Med.* 2019;47(3):628–639.

77. Perkins CA, Busch MT, Christino M, et al. Allograft augmentation of hamstring anterior cruciate ligament autografts is associated with increased graft failure in children and adolescents. *Am J Sports Med.* 2019;47(7):1576–1582.

78. Pennock AT, Ho B, Parvanta K, et al. Does allograft augmentation of small-diameter hamstring autograft ACL grafts reduce the incidence of graft retear? *Am J Sports Med.* 2017;45(2):334–338.

79. Webster KE, Feller JA, Leigh WB, Richmond AK. Younger patients are at increased risk for graft rupture and contralateral injury after anterior cruciate ligament reconstruction. *Am J Sports Med.* 2014;42(3):641–647.

80. Paterno MV, Rauh MJ, Schmitt LC, et al. Incidence of second ACL injuries 2 years after primary ACL reconstruction and return to sport. *Am J Sports Med.* 2014;42(7):1567–1573.

81. Ho B, Edmonds EW, Chambers HG, et al. Risk factors for early ACL reconstruction failure in pediatric and adolescent patients: a review of 561 cases. *J Pediatr Orthop.* 2018;38(7):388–392.

82. Patel NM, DeFrancesco CJ, Talathi NS, et al. All-epiphyseal anterior cruciate ligament reconstruction does not increase the risk of complications compared with pediatric transphyseal reconstruction. *J Am Acad Orthop Surg.* 2019;27(16):e752–e757.

83. Csintalan RP, Inacio MC, Desmond JL, Funahashi TT. Anterior cruciate ligament reconstruction in patients with open physes: early outcomes. *J Knee Surg.* 2013;26(4):225–232.

84. Christino MA, Tepolt FA, Sugimoto D, et al. Revision ACL reconstruction in children and adolescents. *J Pediatr Orthop.* 2020;40(3):129–134.

85. Ouillette R, Edmonds E, Chambers H, et al. Outcomes of revision anterior cruciate ligament surgery in adolescents. *Am J Sports Med.* 2019;47(6):1346–1352.

86. Feucht MJ, Brucker PU, Camathias C, et al. Meniscal injuries in children and adolescents undergoing surgical treatment for tibial eminence fractures. *Knee Surg Sports Traumatol Arthrosc.* 2017;25(2):445–453.

87. Stanitski CL, Harvell JC, Fu F. Observations on acute knee hemarthrosis in children and adolescents. *J Pediatr Orthop.* 1993;13(4):506–510.

88. Rhodes JT, Cannamela PC, Cruz AI, et al. Incidence of meniscal entrapment and associated knee injuries in tibial spine avulsions. *J Pediatr Orthop.* 2018;38(2):e38–e42.

89. Greis PE, Bardana DD, Holmstrom MC, Burks RT. Meniscal injury: I. Basic science and evaluation. *J Am Acad Orthop Surg.* 2002;10(3):168–176.

90. Clark CR, Ogden JA. Development of the menisci of the human knee joint. Morphological changes and their potential role in childhood meniscal injury. *J Bone Joint Surg Am.* 1983;65(4):538–547.

91. Kocher MS, DiCanzio J, Zurakowski D, Micheli LJ. Diagnostic performance of clinical examination and selective magnetic resonance imaging in the evaluation of intraarticular knee disorders in children and adolescents. *Am J Sports Med.* 2001;29(3):292–296.

92. Takeda Y, Ikata T, Yoshida S, et al. MRI high-signal intensity in the menisci of asymptomatic children. *J Bone Joint Surg Br.* 1998;80(3):463–467.

93. Munger AM, Gonsalves NR, Sarkisova N, et al. Confirming the presence of unrecognized meniscal injuries on magnetic resonance imaging in pediatric and adolescent patients with anterior cruciate ligament tears. *J Pediatr Orthop.* 2019;39(9):e661–e667.

94. Fu F, Baratz ME. Meniscal injuries. In: DeLee J, Drez D, eds. *Orthopaedic Sports Medicine: Principles and Practice.* Vol. 2. Philadelphia: WB Saunders; 1994.

95. Shieh A, Bastrom T, Roocroft J, et al. Meniscus tear patterns in relation to skeletal immaturity: children versus adolescents. *Am J Sports Med.* 2013;41(12):2779–2783.

96. Noyes FR, Barber-Westin SD. Arthroscopic repair of meniscal tears extending into the avascular zone in patients younger than twenty years of age. *Am J Sports Med.* 2002;30(4):589–600.

97. Mintzer CM, Richmond JC, Taylor J. Meniscal repair in the young athlete. *Am J Sports Med.* 1998;26(5):630–633.

98. Mosich GM, Lieu V, Ebramzadeh E, Beck JJ. Operative treatment of isolated meniscus injuries in adolescent patients: a meta-analysis and review. *Sports Health.* 2018;10(4):311–316.

99. Liechti DJ, Constantinescu DS, Ridley TJ, et al. Meniscal repair in pediatric populations: a systematic review of outcomes. *Orthop J Sports Med.* 2019;7(5): 2325967119843355.

100. Ferrari MB, Murphy CP, Gomes JLE. Meniscus repair in children and adolescents: a systematic review of treatment approaches, meniscal healing, and outcomes. *J Knee Surg.* 2019;32(6):490–498.

101. Patel NM, Mundluru SN, Beck NA, Ganley TJ. Which factors increase the risk of reoperation after meniscal surgery in children? *Orthop J Sports Med.* 2019;7(5):2325967119842885.

102. Kramer DE, Kalish LA, Martin DJ, et al. Outcomes after the operative treatment of bucket-handle meniscal tears in children and adolescents. *Orthop J Sports Med.* 2019;7(1):2325967118820305.

103. Tagliero AJ, Desai VS, Kennedy NI, et al. Seventeen-year follow-up after meniscal repair with concomitant anterior cruciate ligament reconstruction in a pediatric and adolescent population. *Am J Sports Med.* 2018;46(14):3361–3367.

104. Jordan MR. Lateral meniscal variants: evaluation and treatment. *J Am Acad Orthop Surg.* 1996;4(4):191–200.

105. Nicholson A, Petit L, Egger A, et al. Current concepts: evaluation and treatment of discoid meniscus in the pediatric athlete. *Am J Orthoped.* 2018;47(12).

106. Kaplan EB. Discoid lateral meniscus of the knee joint; nature, mechanism, and operative treatment. *J Bone Joint Surg Am.* 1957;39-A(1):77–87.

107. Patel NM, Cody SR, Ganley TJ. Symptomatic bilateral discoid menisci in children: a comparison with unilaterally symptomatic patients. *J Pediatr Orthop.* 2012;32(1):5–8.

108. Aichroth PM, Patel DV, Marx CL. Congenital discoid lateral meniscus in children. A follow-up study and evolution of management. *J Bone Joint Surg Br.* 1991;73(6):932–936.

109. Deie M, Ochi M, Sumen Y, et al. Relationship between osteochondritis dissecans of the lateral femoral condyle and lateral menisci types. *J Pediatr Orthop.* 2006;26(1):79–82.

110. Nakayama H, Iseki T, Kambara S, Yoshiya S. Analysis of risk factors for poor prognosis in conservatively managed juvenile osteochondritis dissecans of the lateral femoral condyle. *Knee.* 2016;23(6):950–954.

111. Takigami J, Hashimoto Y, Tomihara T, et al. Predictive factors for osteochondritis dissecans of the lateral femoral condyle concurrent with a discoid lateral meniscus. *Knee Surg Sports Traumatol Arthrosc.* 2018;26(3):799–805.

112. Silverman JM, Mink JH, Deutsch AL. Discoid menisci of the knee: MR imaging appearance. *Radiology.* 1989;173(2):351–354.

113. Watanabe M, Takeda S, Ikeuchi H. *Atlas of Arthroscopy.* 3rd ed. Tokyo: Igaku-Shoin; 1979.

114. Kocher MS, Logan CA, Kramer DE. Discoid lateral meniscus in children: diagnosis, management, and outcomes. *J Am Acad Orthop Surg.* 2017;25(11):736–743.

115. Hayashi LK, Yamaga H, Ida K, Miura T. Arthroscopic meniscectomy for discoid lateral meniscus in children. *J Bone Joint Surg Am.* 1988;70(10):1495–1500.

116. Kramer DE, Micheli LJ. Meniscal tears and discoid meniscus in children: diagnosis and treatment. *J Am Acad Orthop Surg.* 2009;17(11):698–707.

117. Smith CF, Van Dyk GE, Jurgutis J, Vangsness CT Jr. Cautious surgery for discoid menisci. *Am J Knee Surg.* 1999;12(1):25–28.

118. Habata T, Uematsu K, Kasanami R, et al. Long-term clinical and radiographic follow-up of total resection for discoid lateral meniscus. *Arthroscopy.* 2006;22(12):1339–1343.

119. Okazaki K, Miura H, Matsuda S, et al. Arthroscopic resection of the discoid lateral meniscus: long-term follow-up for 16 years. *Arthroscopy.* 2006;22(9):967–971.

120. Manzione M, Pizzutillo PD, Peoples AB, Schweizer PA. Meniscectomy in children: a long-term follow-up study. *Am J Sports Med.* 1983;11(3):111–115.

121. Raber DA, Friederich NF, Hefti F. Discoid lateral meniscus in children. Long-term follow-up after total meniscectomy. *J Bone Joint Surg Am.* 1998;80(11):1579–1586.

122. Kim SJ, Chun YM, Jeong JH, et al. Effects of arthroscopic meniscectomy on the long-term prognosis for the discoid lateral meniscus. *Knee Surg Sports Traumatol Arthrosc.* 2007;15(11):1315–1320.

123. Lee DH, D'Lima DD, Lee SH. Clinical and radiographic results of partial versus total meniscectomy in patients with symptomatic discoid lateral meniscus: a systematic review and meta-analysis. *Orthop Traumatol Surg Res.* 2019;105(4):669–675.

124. Smith RA, Vandenberg CD, Pace JL. Management of long-term complications in the setting of lateral meniscal deficiency after saucerization of a discoid lateral meniscus in an adolescent patient: a case report and review of the literature. *JBJS Case Connector.* 2018;8(4):e102.

125. Good CR, Green DW, Griffith MH, et al. Arthroscopic treatment of symptomatic discoid meniscus in children: classification, technique, and results. *Arthroscopy.* 2007;23(2):157–163.

126. Carter CW, Hoellwarth J, Weiss JM. Clinical outcomes as a function of meniscal stability in the discoid meniscus: a preliminary report. *J Pediatr Orthop.* 2012;32(1):9–14.

127. Ahn JH, Kim KI, Wang JH, et al. Long-term results of arthroscopic reshaping for symptomatic discoid lateral meniscus in children. *Arthroscopy.* 2015;31(5):867–873.

128. Shieh AK, Edmonds EW, Pennock AT. Revision meniscal surgery in children and adolescents: risk factors and mechanisms for failure and subsequent management. *Am J Sports Med.* 2016;44(4):838–843.

129. Haskel JD, Uppstrom TJ, Dare DM, et al. Decline in clinical scores at long-term follow-up of arthroscopically treated discoid lateral meniscus in children. *Knee Surg Sports Traumatol Arthrosc.* 2018;26(10):2906–2911.

130. Kim JM, Bin SI. Meniscal allograft transplantation after total meniscectomy of torn discoid lateral meniscus. *Arthroscopy.* 2006;22(12):1344–1350.e1341.

131. Redler LH, Wright ML. Surgical management of patellofemoral instability in the skeletally immature patient. *J Am Acad Orthop Surg.* 2018;26(19):e405–e415.

132. Waterman BR, Belmont PJ Jr, Owens BD. Patellar dislocation in the United States: role of sex, age, race, and athletic participation. *J Knee Surg.* 2012;25(1):51–57.

133. Fithian DC, Paxton EW, Stone ML, et al. Epidemiology and natural history of acute patellar dislocation. *Am J Sports Med.* 2004;32(5):1114–1121.

134. Nietosvaara Y, Aalto K, Kallio PE. Acute patellar dislocation in children: incidence and associated osteochondral fractures. *J Pediatr Orthop.* 1994;14(4):513–515.

135. Haas JP, Collins MS, Stuart MJ. The "sliver sign": a specific radiographic sign of acute lateral patellar dislocation. *Skeletal Radiol.* 2012;41(5):595–601.

136. Kita K, Tanaka Y, Toritsuka Y, et al. Factors affecting the outcomes of double-bundle medial patellofemoral ligament reconstruction for recurrent patellar dislocations evaluated by multivariate analysis. *Am J Sports Med.* 2015;43(12):2988–2996.

137. Mistovich RJ, Urwin JW, Fabricant PD, Lawrence JTR. Patellar tendon-lateral trochlear ridge distance: a novel measurement of patellofemoral instability. *Am J Sports Med.* 2018;46(14):3400–3406.

138. Askenberger M, Janarv PM, Finnbogason T, Arendt EA. Morphology and anatomic patellar instability risk factors in first-time traumatic lateral patellar dislocations: a prospective magnetic resonance imaging study in skeletally immature children. *Am J Sports Med.* 2017;45(1):50–58.

139. Lewallen LW, McIntosh AL, Dahm DL. Predictors of recurrent instability after acute patellofemoral dislocation in pediatric and adolescent patients. *Am J Sports Med.* 2013;41(3):575–581.

140. Palmu S, Kallio PE, Donell ST, et al. Acute patellar dislocation in children and adolescents: a randomized clinical trial. *J Bone Joint Surg Am.* 2008;90(3):463–470.

141. Askenberger M, Bengtsson Mostrom E, Ekstrom W, et al. Operative repair of medial patellofemoral ligament injury versus knee brace in children with an acute first-time traumatic patellar dislocation: a randomized controlled trial. *Am J Sports Med.* 2018;46(10):2328–2340.

142. Shea KG, Martinson WD, Cannamela PC, et al. Variation in the medial patellofemoral ligament origin in the skeletally immature knee: an anatomic study. *Am J Sports Med.* 2018;46(2):363–369.

143. Richmond CG, Shea KG, Burlile JF, et al. Patellar-trochlear morphology in pediatric patients from 2 to 11 years of age: a descriptive analysis based on computed tomography scanning. *J Pediatr Orthop.* 2020;40(2):e96–e102.

144. Hungerford DS, Barry M. Biomechanics of the patellofemoral joint. *Clin Orthop Relat Res.* 1979;(144):9–15.

145. Ballal MS, Bruce CE, Nayagam S. Correcting genu varum and genu valgum in children by guided growth: temporary hemiepiphysiodesis using tension band plates. *J Bone Joint Surg Br.* 2010;92(2):273–276.

146. Kearney SP, Mosca VS. Selective hemiepiphyseodesis for patellar instability with associated genu valgum. *J Orthop.* 2015;12(1):17–22.

147. Parikh SN, Redman C, Gopinathan NR. Simultaneous treatment for patellar instability and genu valgum in skeletally immature patients: a preliminary study. *J Pediatr Orthop B.* 2019;28(2):132–138.

148. Bettuzzi C, Lampasi M, Magnani M, Donzelli O. Surgical treatment of patellar dislocation in children with Down syndrome: a 3- to 11-year follow-up study. *Knee Surg Sports Traumatol Arthrosc.*

2009;17(4):334–340.

149. Lippacher S, Mueller-Rossberg E, Reichel H, Nelitz M. Correction of malformative patellar instability in patients with nail-patella syndrome: a case report and review of the literature. *Orthop Traumatol Surg Res OTSR*. 2013;99(6):749–754.

150. Mittal R, Balawat AS, Manhas V, et al. Habitual patellar dislocation in children: results of surgical treatment by modified four in one technique. *J Clin Ortho Trauma*. 2017;8(suppl 2):S82–S86.

151. Sugimoto D, Christino MA, Micheli LJ. Effects of surgical intervention on trochlear remodeling in pediatric patients with recurrent patella dislocation cases. *J Pediatr Orthop B*. 2016;25(4):349–353.

152. Fithian DC, Paxton EW, Post WR, et al. Lateral retinacular release: a survey of the International Patellofemoral Study Group. *Arthroscopy*. 2004;20(5):463–468.

153. Camp CL, Krych AJ, Dahm DL, et al. Medial patellofemoral ligament repair for recurrent patellar dislocation. *Am J Sports Med*. 2010;38(11):2248–2254.

154. Christiansen SE, Jakobsen BW, Lund B, Lind M. Isolated repair of the medial patellofemoral ligament in primary dislocation of the patella: a prospective randomized study. *Arthroscopy*. 2008;24(8):881–887.

155. Inan M, Sarikaya IA, Seker A, Beng K. A combined procedure for irreducible dislocation of patella in children with ligamentous laxity: a preliminary report. *Acta Orthop Traumatol Turc*. 2015;49(5):530–538.

156. Bryant J, Pandya N. Medial patellofemoral ligament repair restores stability in pediatric patients when compared to reconstruction. *Knee*. 2018;25(4):602–608.

157. Pedowitz JM, Edmonds EW, Chambers HG, et al. Recurrence of patellar instability in adolescents undergoing surgery for osteochondral defects without concomitant ligament reconstruction. *Am J Sports Med*. 2019;47(1):66–70.

158. Nguyen CV, Farrow LD, Liu RW, Gilmore A. Safe drilling paths in the distal femoral epiphysis for pediatric medial patellofemoral ligament reconstruction. *Am J Sports Med*. 2017;45(5):1085–1089.

159. Spang RC, Tepolt FA, Paschos NK, et al. Combined reconstruction of the medial patellofemoral ligament (MPFL) and medial quadriceps tendon-femoral ligament (MQTFL) for patellar instability in children and adolescents: surgical technique and outcomes. *J Pediatr Orthop*. 2019;39(1):e54–e61.

160. Nelitz M, Williams SR. Anatomic reconstruction of the medial patellofemoral ligament in children and adolescents using a pedicled quadriceps tendon graft. *Arthrosc Techn*. 2014;3(2):e303–308.

161. Nelitz M, Dreyhaupt J, Williams SRM. Anatomic reconstruction of the medial patellofemoral ligament in children and adolescents using a pedicled quadriceps tendon graft shows favourable results at a minimum of 2-year follow-up. *Knee Surg Sports Traumatol Arthrosc*. 2018;26(4):1210–1215.

162. Lippacher S, Dreyhaupt J, Williams SR, et al. Reconstruction of the medial patellofemoral ligament: clinical outcomes and return to sports. *Am J Sports Med*. 2014;42(7):1661–1668.

163. Gao B, Dwivedi S, Fabricant PD, Cruz AI Jr. Patterns in outcomes reporting of operatively managed pediatric patellofemoral instability: a systematic review and meta-analysis. *Am J Sports Med*. 2019;47(6):1516–1524.

164. Nelitz M, Dreyhaupt J, Reichel H, et al. Anatomic reconstruction of the medial patellofemoral ligament in children and adolescents with open growth plates: surgical technique and clinical outcome. *Am J Sports Med*. 2013;41(1):58–63.

165. Fabricant PD, Ladenhauf HN, Salvati EA, Green DW. Medial patellofemoral ligament (MPFL) reconstruction improves radiographic measures of patella alta in children. *Knee*. 2014;21(6):1180–1184.

166. Weinberger JM, Fabricant PD, Taylor SA, et al. Influence of graft source and configuration on revision rate and patient-reported outcomes after MPFL reconstruction: a systematic review and meta-analysis. *Knee Surg Sports Traumatol Arthrosc*. 2017;25(8):2511–2519.

167. Hohn E, Pandya NK. Does the utilization of allograft tissue in medial patellofemoral ligament reconstruction in pediatric and adolescent patients restore patellar stability? *Clin Orthop Relat Res*. 2017;475(6):1563–1569.

168. Parikh SN, Nathan ST, Wall EJ, Eismann EA. Complications of medial patellofemoral ligament reconstruction in young patients. *Am J Sports Med*. 2013;41(5):1030–1038.

169. Marsh JS, Daigneault JP, Sethi P, Polzhofer GK. Treatment of recurrent patellar instability with a modification of the Roux-Goldthwait technique. *J Pediatr Orthop*. 2006;26(4):461–465.

170. Felli L, Capello AG, Lovisolo S, et al. Goldthwait technique for patellar instability: surgery of the past or here to stay procedure? A systematic review of the literature. *Musculoskelet Surg*. 2019;103(2):107–113.

171. Aulisa AG, Falciglia F, Giordano M, et al. Galeazzi's modified technique for recurrent patella dislocation in skeletally immature patients. *J Orthop Sci*. 2012;17(2):148–155.

172. Moyad TF, Blakemore L. Modified Galeazzi technique for recurrent patellar dislocation in children. *Orthopedics*. 2006;29(4):302–304.

173. Grannatt K, Heyworth BE, Ogunwole O, et al. Galeazzi semitendinosus tenodesis for patellofemoral instability in skeletally immature patients. *J Pediatr Orthop*. 2012;32(6):621–625.

174. Nietosvaara Y, Paukku R, Palmu S, Donell ST. Acute patellar dislocation in children and adolescents. Surgical technique. *J Bone Joint Surg Am*. 2009;91(suppl 2 Pt 1):139–145.

175. Hinckel BB, Gobbi RG, Demange MK, et al. Combined reconstruction of the medial patellofemoral ligament with quadricipital tendon and the medial patellotibial ligament with patellar tendon. *Arthrosc Techn*. 2016;5(1):e79–84.

176. Oliva F, Ronga M, Longo UG, et al. The 3-in-1 procedure for recurrent dislocation of the patella in skeletally immature children and adolescents. *Am J Sports Med*. 2009;37(9):1814–1820.

177. Matelic TM, Aronsson DD, Boyd DW Jr, LaMont RL. Acute hemarthrosis of the knee in children. *Am J Sports Med*. 1995;23(6):668–671.

178. Stanitski CL, Paletta GA Jr. Articular cartilage injury with acute patellar dislocation in adolescents. Arthroscopic and radiographic correlation. *Am J Sports Med*. 1998;26(1):52–55.

179. Seeley MA, Knesek M, Vanderhave KL. Osteochondral injury after acute patellar dislocation in children and adolescents. *J Pediatr Orthop*. 2013;33(5):511–518.

180. Flachsmann R, Broom ND, Hardy AE, Moltschaniwskyj G. Why is the adolescent joint particularly susceptible to osteochondral shear fracture? *Clin Orthop Relat Res*. 2000;(381):212–221.

181. Kramer DE, Pace JL. Acute traumatic and sports-related osteochondral injury of the pediatric knee. *Orthop Clin N Am*. 2012;43(2):227–236, (vi).

182. Nakamura N, Horibe S, Iwahashi T, et al. Healing of a chondral fragment of the knee in an adolescent after internal fixation. A case report. *J Bone Joint Surg Am*. 2004;86(12):2741–2746.

183. Uchida R, Toritsuka Y, Yoneda K, et al. Chondral fragment of the lateral femoral trochlea of the knee in adolescents. *Knee*. 2012;19(5):719–723.

184. Fabricant PD, Yen YM, Kramer DE, et al. Fixation of chondral-only shear fractures of the knee in pediatric and adolescent athletes. *J Pediatr Orthop*. 2017;37(2):156.

185. Fabricant PD, Yen YM, Kramer DE, et al. Fixation of traumatic chondral-only fragments of the knee in pediatric and adolescent athletes: a retrospective multicenter report. *Orthop J Sports Med*. 2018;6(2):2325967117753140.

186. Luhmann SJ. Acute traumatic knee effusions in children and adolescents. *J Pediatr Orthop*. 2003;23(2):199–202.

187. Axibal DP, Mitchell JJ, Mayo MH, et al. Epidemiology of anterior tibial spine fractures in young patients: a retrospective cohort study of 122 cases. *J Pediatr Orthop*. 2019;39(2):e87–e90.

188. Lafrance RM, Giordano B, Goldblatt J, et al. Pediatric tibial eminence fractures: evaluation and management. *J Am Acad Orthop Surg*. 2010;18(7):395–405.

189. Noyes FR, DeLucas JL, Torvik PJ. Biomechanics of anterior cruciate ligament failure: an analysis of strain-rate sensitivity and mechanisms of failure in primates. *J Bone Joint Surg Am*. 1974;56(2):236–253.

190. Kocher MS, Mandiga R, Klingele K, et al. Anterior cruciate ligament injury versus tibial spine fracture in the skeletally immature knee: a comparison of skeletal maturation and notch width index. *J Pediatr Orthop*. 2004;24(2):185–188.

191. Coyle C, Jagernauth S, Ramachandran M. Tibial eminence fractures in the paediatric population: a systematic review. *J Child Orthop*. 2014;8(2):149–159.

192. Meyers MH, McKeever FM. Fracture of the intercondylar emi-

nence of the tibia. *J Bone Joint Surg Am.* 1959;41-A(2):209–220; discussion 220-202.

193. Zaricznyj B. Avulsion fracture of the tibial eminence: treatment by open reduction and pinning. *J Bone Joint Surg Am.* 1977;59(8):1111–1114.

194. Green D, Tuca M, Luderowski E, et al. A new, MRI-based classification system for tibial spine fractures changes clinical treatment recommendations when compared to Myers and McKeever. *Knee Surg Sports Traumatol Arthrosc.* 2019;27(1):86–92.

195. Mayo MH, Mitchell JJ, Axibal DP, et al. Anterior cruciate ligament injury at the time of anterior tibial spine fracture in young patients: an observational cohort study. *J Pediatr Orthop.* 2019;39(9):e668–e673.

196. Mitchell JJ, Sjostrom R, Mansour AA, et al. Incidence of meniscal injury and chondral pathology in anterior tibial spine fractures of children. *J Pediatr Orthop.* 2015;35(2):130–135.

197. Kocher MS, Micheli LJ, Gerbino P, Hresko MT. Tibial eminence fractures in children: prevalence of meniscal entrapment. *Am J Sports Med.* 2003;31(3):404–407.

198. Wilfinger C, Castellani C, Raith J, et al. Nonoperative treatment of tibial spine fractures in children—38 patients with a minimum follow-up of 1 year. *J Orthop Trauma.* 2009;23(7):519–524.

199. Scrimshire AB, Gawad M, Davies R, George H. Management and outcomes of isolated paediatric tibial spine fractures. *Injury.* 2018;49(2):437–442.

200. Edmonds EW, Fornari ED, Dashe J, et al. Results of displaced pediatric tibial spine fractures: a comparison between open, arthroscopic, and closed management. *J Pediatr Orthop.* 2015;35(7):651–656.

201. Gans I, Baldwin KD, Ganley TJ. Treatment and management outcomes of tibial eminence fractures in pediatric patients: a systematic review. *Am J Sports Med.* 2014;42(7):1743–1750.

202. Tuca M, Bernal N, Luderowski E, Green DW. Tibial spine avulsion fractures: treatment update. *Curr Opin Pediatr.* 2019;31(1):103–111.

203. Osti L, Buda M, Soldati F, et al. Arthroscopic treatment of tibial eminence fracture: a systematic review of different fixation methods. *Br Med Bull.* 2016;118(1):73–90.

204. Berg EE. Pediatric tibial eminence fractures: arthroscopic cannulated screw fixation. *Arthroscopy.* 1995;11(3):328–331.

205. Mulhall KJ, Dowdall J, Grannell M, McCabe JP. Tibial spine fractures: an analysis of outcome in surgically treated type III injuries. *Injury.* 1999;30(4):289–292.

206. Shin CH, Lee DJ, Choi IH, et al. Clinical and radiological outcomes of arthroscopically assisted cannulated screw fixation for tibial eminence fracture in children and adolescents. *BMC Musculoskelet Dis.* 2018;19(1):41.

207. Kocher MS, Foreman ES, Micheli LJ. Laxity and functional outcome after arthroscopic reduction and internal fixation of displaced tibial spine fractures in children. *Arthroscopy.* 2003;19(10):1085–1090.

208. Schneppendahl J, Thelen S, Twehues S, et al. The use of biodegradable sutures for the fixation of tibial eminence fractures in children: a comparison using PDS II, Vicryl and FiberWire. *J Pediatr Orthop.* 2013;33(4):409–414.

209. Carr BJ, Ochoa L, Rankin D, Owens BD. Biologic response to orthopedic sutures: a histologic study in a rabbit model. *Orthopedics.* 2009;32(11):828.

210. Ahn JH, Yoo JC. Clinical outcome of arthroscopic reduction and suture for displaced acute and chronic tibial spine fractures. *Knee Surg Sports Traumatol Arthrosc.* 2005;13(2):116–121.

211. Huang TW, Hsu KY, Cheng CY, et al. Arthroscopic suture fixation of tibial eminence avulsion fractures. *Arthroscopy.* 2008;24(11):1232–1238.

212. Mah JY, Adili A, Otsuka NY, Ogilvie R. Follow-up study of arthroscopic reduction and fixation of type III tibial-eminence fractures. *J Pediatr Orthop.* 1998;18(4):475–477.

213. Pandey V, Cps S, Acharya K, Rao SK. Arthroscopic suture pull-out fixation of displaced tibial spine avulsion fracture. *J Knee Surg.* 2017;30(1):28–35.

214. Li J, Yu Y, Liu C, et al. Arthroscopic fixation of tibial eminence fractures: a biomechanical comparative study of screw, suture, and suture anchor. *Arthroscopy.* 2018;34(5):1608–1616.

215. Bogunovic L, Tarabichi M, Harris D, Wright R. Treatment of tibial eminence fractures: a systematic review. *J Knee Surg.* 2015;28(3):255–262.

216. Ahmad CS, Stein BE, Jeshuran W, et al. Anterior cruciate ligament function after tibial eminence fracture in skeletally mature patients. *Am J Sports Med.* 2001;29(3):339–345.

217. Reynders P, Reynders K, Broos P. Pediatric and adolescent tibial eminence fractures: arthroscopic cannulated screw fixation. *J Trauma.* 2002;53(1):49–54.

218. Perugia D, Basiglini L, Vadala A, Ferretti A. Clinical and radiological results of arthroscopically treated tibial spine fractures in childhood. *Int Orthop.* 2009;33(1):243–248.

219. Mitchell JJ, Mayo MH, Axibal DP, et al. Delayed anterior cruciate ligament reconstruction in young patients with previous anterior tibial spine fractures. *Am J Sports Med.* 2016;44(8):2047–2056.

220. Vander Have KL, Ganley TJ, Kocher MS, et al. Arthrofibrosis after surgical fixation of tibial eminence fractures in children and adolescents. *Am J Sports Med.* 2010;38(2):298–301.

221. Patel NM, Park MJ, Sampson NR, Ganley TJ. Tibial eminence fractures in children: earlier posttreatment mobilization results in improved outcomes. *J Pediatr Orthop.* 2012;32(2):139–144.

第 **9** 部分　**其他**

第 37 章

各种复杂膝关节病变

MARTIN BRETT RAYNOR, PATRICK KANE, GEORGE LEBUS

引言

除了运动医学中常见的膝关节病变外,还有一些其他相对不常见的情况,需要依靠体格检查和解剖学知识来正确诊断和治疗。本章回顾了一些不太常见的且可以治疗的膝关节病变。

髌骨外侧关节面切除术

单纯性髌股关节炎(PFA)是一种常见的肌肉骨骼疾病,在 55 岁以上的人群中,高达 24% 的女性和 11% 的男性受累[1]。通常髌骨外侧关节面更常受累,90% 的单纯性 PFA 患者均有髌骨外侧受累的表现[2]。单纯性 PFA 和继发的膝前痛可导致日常生活、娱乐活动和体育运动明显受限。非手术治疗(如髌股带或支具等)主要包括髌股关节活动度的物理治疗,以及皮质类固醇或黏液补充剂的注射治疗等,报道的成功率各不相同[3-7]。对于髌骨外侧关节面大而突出的患者,如果非手术治疗后仍持续疼痛并存在功能障碍,则应考虑手术治疗。

对于伴随有外侧突出骨赘的单纯性 PFA 患者,若保守治疗后仍持续疼痛,则关节镜下部分外侧关节面切除术是一种可行的手术选择。保留关节手术的主要目的是改善髌骨活动度,减少髌股外侧关节面的接触压力。虽然有诸如髌股关节置换术或带髌股关节表面成形的全关节置换术等侵入性手术,但关节镜下部分外侧小关节面切除术仍是一种可行的、微创的替代方法,对于合适的患者,其术后恢复快且复发率较低[8,9]。对于患有晚期三间室骨性关节炎、膝关节其他部位疼

痛或髌骨外侧不稳定的患者,不应考虑进行此手术。

术前评估

术前在麻醉下对膝关节进行全面的体格检查,需要特别注意髌骨的活动度、不稳定性、位置和潜在的骨擦音。标准的膝关节 X 线检查包括髌骨轴位或日出位。是否有髌骨外侧骨赘及其大小,以及所需的切除量,均可根据术前日出位 X 线片计算。

手术技术

患者取仰卧位,手术腿放在腿支架上(Mizuho OSI, Union City, CA),非手术腿放在垫好的外展腿支架上。手术肢体以无菌方式铺单,并将大腿止血带充气,以减少术野出血。建立标准的前外侧和前内侧关节镜入路,将 30° 关节镜置入关节内。在所有间室均进行诊断性关节镜检查,并处理相关病变,如半月板损伤、游离体或游离软骨瓣等。

从前外侧入路置入关节镜,完全活动膝关节,在直视下观察并确认髌骨外侧骨赘是否与滑车撞击。然后根据术中发现和术前计划,使用射频来标记需要切除的外侧小关节的量。而后维持膝关节屈曲 20° 位,使用 5.5mm 的磨头在直视下去除髌骨外侧小关节面。切除的最小宽度通常为 5.5mm,相当于一个磨头的宽度。通常切除从髌骨的下表面开始,这有助于防止切除不足和过度切除。外侧小关节适量切除后,需要重新检查髌骨轨迹。不应残存撞击,髌骨活动度应得到改善,且膝关节屈曲活动时髌骨不应受到阻挡。髌骨的上外侧部有时很难触及,若该区域仍残存撞击或任何尖锐的骨性边缘,则可建立第三个辅助入路。切除时应注意保护上覆的髌骨外侧支持带。从关节面一侧

进行切除并注意保护外侧软组织,有助于避免外侧支持带损伤和由此导致的医源性髌骨内侧不稳定。动态观察确认外侧小关节充分切除后,用射频止血,关闭切口并覆盖无菌敷料。表 37.1 列出了这一术式的优势与不足。

术后康复

患者可以在允许的范围内活动,并鼓励在外侧关节切除术后即刻进行屈曲/伸直功能锻炼。术后允许负重,但在第 1 周内仍建议挂拐杖,直到行走时没有明显跛行。也建议进行髌骨活动、股四头肌和腘绳肌锻炼,以及无阻力固定自行车运动。术后第 3 周开始进行平衡训练和提踵练习,第 7 周开始游泳和 7% 斜面跑步机行走训练。患者通常可在术后第 20 周左右恢复到能耐受的运动状态。

结果

关节镜下部分外侧关节面切除术已被证实是一种治疗单纯性外侧小关节 PFA 的安全、微创的外科治疗方法。Marten 和 De Rycke 对 20 例患者进行了前瞻性研究,平均随访 2 年,结果报道良好及以上达到 90%[10]。Yercan 等[11]报道,在平均 8 年的随访中,11 例患者的功能评分持续改善。另一项涉及 39 个膝关节的研究表明,在平均 10 年的随访中,84% 的患者膝关节协会评分有所改善,仅 30% 的患者进展到了关节置换手术[12]。Wetzels 等[13]对 62 个膝关节进行了类似的回顾性研究,结果显示,在平均 8 年的随访中,39% 的患者在部分外侧小关节切除术后进行了关节置换手术。此外,研究表明,对于有外侧小关节切除史的患者,髌骨关节成形术后并发症的发生率和成功结果与未手术的患者相当[14,15]。

在进行部分外侧小关节切除术的基础上增加开放性外侧松解术或胫骨结节截骨术的有效性,受到一些研究人员的质疑。与单纯的部分外侧小关节切除术相比,增加这些术式在统计学上并没有明显改善疗效,因此不推荐这些术式的使用[16,17]。

综上所述,关节镜下部分外侧小关节切除术是一种可行的手术治疗方案,适用于伴有膝前痛、髌股关节活动迟滞和髌骨外侧小关节骨赘突出的单纯性髌股关节炎患者。尽管文献中的结果看起来很积极,但还需要进行更多的长期研究,以比较部分外侧小关节面切除术和更具侵入性的关节置换术治疗单纯性 PFA 的效果。

腓肠豆切除术治疗腓肠豆综合征

术前评估

腓肠豆(Fabella)是位于腓肠肌外侧头肌腱内的籽骨,在人群中的比例为 20%~87%[18]。尽管绝大多数有腓肠豆的人均无症状,但有些人有时会出现膝关节后外侧疼痛,当膝关节完全伸展时,腓肠豆被压在股骨后外侧髁上,疼痛尤为严重[19,20]。如果腓总神经受累,有时会出现麻木或神经根性疼痛[21,22]。局灶性膝关节后外侧疼痛可由股骨外侧髁或腓肠豆本身的机械性压迫引起的软骨软化、退变和骨膜炎导致[23,24]。因为与腓肠豆综合征相关的发现通常是非特异性的,所以全面的膝关节检查以排除任何潜在的韧带或半月板损伤至关重要[24]。在股骨髁上腓肠肌外侧头止点处,可重复触诊的压痛通常是唯一的发现。

常规进行 X 线片检查以确认是否存在腓肠豆[25]。在膝关节后外侧疼痛的鉴别诊断中,MRI 可以帮助排除其他相关的病变。在单纯性腓肠豆综合征的病例中,MRI 有时也可以显示外侧腓肠肌肌腱增厚、腓肠豆周围的炎症和水肿,以及股骨外侧髁关节软骨有凹槽或受压的证据[25,26]。

正确诊断腓肠豆综合征后,应至少进行 6 个月的保守治疗再考虑手术。在某些情况下,将类固醇注射到最大压痛和活动调整区域被证明是有效的。

手术技术

术前准备

患者取仰卧位,患腿放在腿支架上(瑞穗 OSI),非手术腿放在垫好的外展腿支架上。术侧以无菌方式

表 37.1　髌骨外侧关节面切除术的优势和不足

优势	不足
适当的患者选择	广泛性髌股关节炎和晚期三间室骨关节炎是禁忌证
合理的术前计划	骨切除不足会导致持续疼痛和不良结果;过度切除会损害外侧软组织附着
外侧支持带和股外侧附着的保护	软组织破坏可导致医源性髌骨内侧不稳定

铺单，并将大腿止血带充气，以减少术野出血。

切口和显露

膝关节准备好并铺单后，标记出 Gerdy 结节、腓骨头、外侧关节线和髂胫束等体表解剖标志。从 Gerdy 结节向近端沿髂胫束后缘方向以外侧关节为中心切开约 8cm 长的切口。沿着与之前皮肤切口相同的路线切开髂胫束，应特别注意避免深部剥离而损伤腘肌腱、前外侧韧带或腓侧副韧带（FCL）。此外，应禁止在股二头肌肌腱长头后方进行解剖，以免损伤腓总神经。应通过外侧腓肠肌和 FCL 之间的间隙，朝向腓骨头的远端和内侧，在股二头肌前方进行钝性分离。外侧腓肠肌和后外侧关节囊之间的粘连可以通过手指钝性分离或使用 Cobb 剥离子来松解。

粘连松解后，用手指触诊以确认腓肠豆，然后用 Allis 钳固定（图 37.1）。在腓肠豆切除术前应进行关节镜检查，以免在处理关节内病变之前关节液外渗。诊断性关节镜检查后，使用 70° 关节镜建立后外侧入路，并在直视下验证腓肠豆与股骨后外侧髁之间的摩擦（图 37.2）。关节内操作完成后，使用 30° 或 70° 关节镜直视下辅助切除腓肠豆，以最大限度地减少切除关节囊。切除后通过关节镜确认切除完整，并在完全活动度的过程中确认摩擦和压迫已完全解除。

术后康复

术后立即开始完全活动范围的运动训练，以及四头肌等长收缩、踝泵运动和直腿抬高等，以减少股四头肌的萎缩和僵硬。术后即可进行耐受性负重。建议患者使用拐杖，直到行走无跛行。无须常规使用支具，通常在大约 3 个月内可完全恢复竞技运动。

结果

由于腓肠豆综合征相对罕见，很少有关于有症状腓肠豆的手术和非手术治疗结果的研究发表。Weiner 等[20]报道了有症状腓肠豆的最大病例系列（n=16）；其中手术治疗 11 例，非手术治疗 5 例[20]。在非手术治疗的 5 例患者中，4 例仍主诉持续性周期性疼痛，而接受手术治疗的 11 例患者平均随访 22 个月，症状显著缓解。其他几项病例报道显示，腓肠豆切除术后症状显著减轻，并发症极少，甚至没有并发症[22,27,28]。

关节镜下髁间窝成形术

前交叉韧带（ACL）和股骨髁间窝的一致性是膝关节完全伸直并维持正常步态所必需的[29]。完全伸膝时，这两个结构非常接近，在某些病理条件下（如骨关节炎时髁间窝骨赘形成）可能会破坏这种正常关系，导致膝关节伸直和功能受限。髁间窝成形术是在关节镜下从股骨髁间窝中切除骨质以重建伸膝功能的手术技术。虽然这项技术在韧带不稳定患者的 ACL 重建术中有很好的描述[30-37]，但它在因退行性病变导致伸膝受限的患者中的应用却鲜有报道。本章这一部分主要介绍髁间窝成形术的应用，包括病理解剖、力学、适应证和手术技术等。

介绍

髁间窝骨赘形成导致伸膝受限和 ACL 撞击的患者，可能会主诉与骨关节炎相关的广泛性膝关节疼痛和僵硬。通常症状逐渐发作，但也有很多人有明确的膝关节损伤史和症状加重的特定时间节点。体格检查显示，无论是主动活动度还是被动活动度都有伸膝受限。应注意明显的积液、关节线疼痛、机械性症状、步态正常的跛行和韧带不稳定等情况，这些可能提示关节内有其他病变。标准 X 线片可显示退行性变，尤其是髁间和胫骨前缘骨赘形成。MRI 可显示因撞击或黏液变性导致的 ACL 损伤[38]。

治疗

对于症状性骨关节炎和髁间窝撞击导致伸膝受

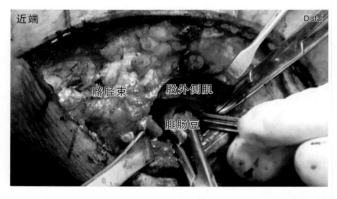

图 37.1　在直视下进行右膝腓肠豆切除术。在关节镜下确认腓肠豆并评估周围组织后再进行切除。必须注意避免损伤邻近的外侧腓肠肌肌腱。[Reproduced with permission from Provencher MT, Sanchez G, Ferrari MB, et al. Arthroscopy-assisted fabella excision: surgical technique. Arthrosc Tech. 2017;6(2):e369-e374.]

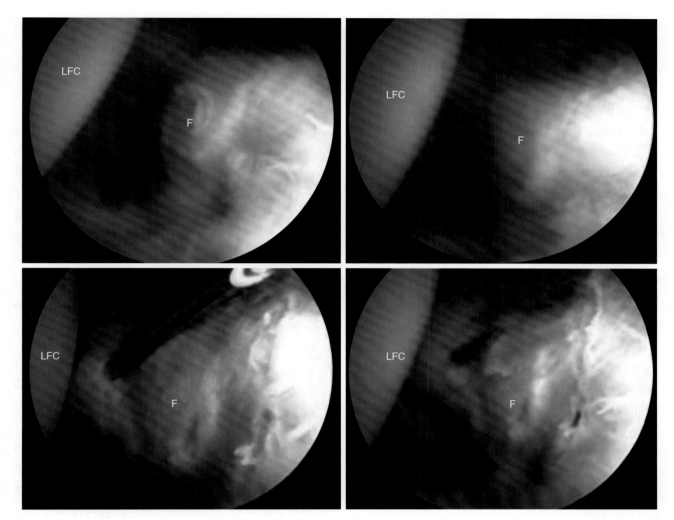

图 37.2　在右膝关节镜下观察腓肠豆及其周围结构。开放手术下确认腓肠豆后再进行手术的关节镜部分。对所有间室进行诊断性关节镜检查，以评估相关损伤。而后用针划出腓肠豆的边缘，这样可以正确识别腓肠豆，以避免过度切除周围组织。F，腓肠豆；LFC，股骨外侧髁。[Reproduced with permission from Provencher MT, Sanchez G, Ferrari MB, et al. Arthroscopy-assisted fabella excision: surgical Technique. Arthrosc Tech. 2017;6(2):e369–e374.]

限的患者，非手术治疗是首选。对于非手术治疗失败的患者，关节镜下髁间窝成形术有助于恢复正常的伸膝功能。有严重退行性变和明显相关疼痛的患者可能无法从手术中获益，这些情况必须进行适当的术前咨询和决策。

对于适合进行该手术的患者，麻醉状态下的体格检查是首要环节。应使用量角器客观评估和量化患侧膝关节的活动范围，并与健侧进行比较。应进行全面、标准的检查，包括全面评估积液、髌骨活动度和韧带稳定性等。

检查完成后，首先建立标准的前外侧入路，然后在直视下建立前内侧入路。随后进行诊断性关节镜检查，记录并处理任何相关的病理状况。此时，注意力转向髁间窝，注意髁间窝和胫骨前缘是否有骨赘形成。通常在白色的骨赘和相邻的正常股骨髁软骨之间有一个可分辨的界面。识别该界面有助于指导骨赘的切除。然后使用骨刀、磨头或削骨刨刀切除骨赘。尽管内外两个入路都可用于协助全面、系统的髁间骨赘切除，以恢复髁间窝顶部和边缘的正常轮廓。但在实际操作过程中，镜头通常放置在前内侧入路，而操作器械通过前外侧入路传送。此外，还应注意清理切除的骨赘颗粒，以防止在关节内形成游离体。在切除髁间窝骨赘后，使用刨刀去除髁间窝中任何异常或瘢痕组织，但需注意不要损伤 ACL 或后交叉韧带（PCL）。最后，评估胫骨前缘，并切除该区域任何相关的骨赘。在这部分手术中，必须注意保护内侧和外侧半月板的前角及板间前韧带。

完全切除髁间窝的异常组织和骨赘后，再次检查膝关节活动度，并使用无菌量角器评估并记录膝关节伸直的改善情况。若仍有撞击，则可以切除更多的骨质和组织，以恢复关节活动范围。

术后患者即可拄拐负重约 1 周。对活动度不做限制，必须能完全伸直并维持。通常在术后 8 周开始进行功能强化，术后 3 个月开始进行渐速跑训练。大多数患者在术后 4 个月内能够完全恢复活动水平[38]。

结果

虽然髁间撞击的临床意义尚不完全清楚，但髁间窝的几何形状和体积一直是几项研究的主题，这些研究指出年龄和性别差异可能具有重要的临床意义[39,40]。通过髁间窝成形术来调整髁间窝的形状和大小，在韧带不稳定患者的 ACL 重建术中已有详细描述[30-37]；然而，尽管骨关节炎中髁间骨赘的形成已被充分认知，但髁间窝成形术在这些退行性变中对末端伸膝功能恢复的作用尚不清楚。León 等[29]根据损伤部位和撞击方式定义了 4 种不同类型的髁间骨赘形成。

尽管评估髁间窝成形术在骨关节炎和伸膝受限中的作用的文献非常少，但也确有一些研究报道了良好的临床结果。Puddu 等[41]报道，切除胫骨前缘和髁间窝骨赘后，膝关节活动度得到改善。此外，León 等[29]在不同类型的髁间窝骨赘形成研究中也报道了髁间窝成形术后具有良好的临床结果。一项针对经验丰富的膝关节镜医生的调查报道显示，尽管只有 20% 的患者取得了良好或极好的结果，但大多数人仍认为髁间窝成形术是解决骨关节炎伸膝受限的合理方法。

总结

对于一部分患者而言，关节镜下髁间窝成形术可能是一种很好的辅助技术，有助于恢复膝关节伸直功能，从而使他们在退行性变的情况下仍能恢复其所需的活动度，并延长其原有膝关节的寿命。合理的患者选择和细致的手术技术是这一手术成功的关键。

腘绳肌弹响综合征

内侧腘绳肌弹响综合征是指沿膝关节后内侧的腘绳肌肌腱弹响所引起的膝关节疼痛。该疾病的诊断可能很困难，且文献中很少描述[42,43]。患者在膝关节活动和负重范围内可能会听到或看到腘绳肌肌腱弹响。由于该疾病很少被描述，症状很难识别，通常会导致延误诊断、关节镜治疗失败及病程延长。虽然已有文献描述了直接手术可以成功治疗内侧腘绳肌弹响综合征[43-45]，但对于最佳的手术策略尚无共识。本章的目的是阐述这一临床疾病，并介绍有关该疾病的已知文献。

介绍

关于内侧腘绳肌弹响综合征的文献仅有病例报道和病例系列研究，患者通常是年轻、活跃的人群，他们主诉疼痛位于膝关节后内侧，当关节活动时可以听到并触摸到弹响。尽管患者可能会描述一段遥远的伤病史，但大多数人都不记得他们症状开始的具体时刻，而是描述几个月到几年内逐渐恶化的慢性病史。他们通常主诉有机械症状，这些症状在临床上往往是可以再现的，但通常不会出现肿胀或不稳定。当屈膝下蹲或爬楼梯时，膝关节负重增加，往往会加重症状。膝关节的被动活动很少会引起症状，基本不会触发弹响。患者经常会触及鹅足滑囊，并向近端延伸到腘绳肌肌腱。他们可能有广泛的关节内侧疼痛，但通常没有特定的关节线疼痛或其他关节内病变的迹象。尽管有报道可通过超声来诊断，但通常主要还是依据临床症状[43]。

治疗

虽然已有文献报道手术治疗的成功案例，但对于内侧腘绳肌弹响综合征的治疗仍没有标准的方法。医生常建议进行物理治疗和局部注射等非手术辅助治疗，但其疗效尚不确切。鉴于此疾病的罕见性且缺乏标准化的手术方法，所以大多数患者有必要尝试进行非手术治疗。

如果非手术治疗失败，则可采用几种已报道效果良好的术式，但这些报道的文献也仅局限于少量患者。所有的术式都有一个共同点，即将内侧腘绳肌肌腱从胫骨前内侧止点处松解。Geeslin 和 LaPrade[42]报道了从胫骨前内侧切开半腱肌肌腱和股薄肌肌腱的方法。而其他一些报道则完全切除了半腱肌和（或）股薄肌肌腱[42,43,46]，还有一篇文献报道将半腱肌切开后缝合固定在半膜肌上[45]。这些报道中使用的手术入路常见于韧带重建术中取腘绳肌肌腱的操作[47-49]。

讨论

内侧腘绳肌弹响综合征是一种罕见的临床疾病，文献中很少报道。2010 年，Geeslin 和 LaPrade[42]在一篇综述中报道了 3 例患者成功地进行了手术治疗。在本组病例中，1 例患者完全切除了半腱肌肌腱，另外 2 例患者进行了胫骨前内侧肌腱切开。术后随访 2 年，所有患者的临床表现均良好，膝关节功能正常且无弹响复发[42]。在此之前，最大的患者系列是由 Bollen 和 Arvinte[43]在 2008 年记录的 4 例患者。他们报道，这些患者完全切除半腱肌和股薄肌后获得成功的临床结果[43]。

膝关节内侧的解剖学基础知识对于认识和成功处理此疾病非常重要[50]。内侧腘绳肌肌腱被称为"鹅足"，沿着胫骨前内侧止于同一止点。缝匠肌、半腱肌和股薄肌分别起源于髂前上棘、坐骨结节和坐骨耻骨支。半腱肌比股薄肌的走行更靠后，位于半膜肌的浅层，在胫骨前内侧缝匠肌肌腱的共同止点近端 1.8cm 处与股薄肌肌腱融合[50]。内侧腘绳肌弹响综合征的确切病变位置尚不清楚，患者最常主诉的症状位于膝关节后内侧区域鹅足止点的近端。目前报道的内侧腘绳肌弹响综合征的手术方案是腘绳肌肌腱离断或切除，但肌腱切除术对力量和功能的长期影响仍有争议[51]。

总结

虽然关于内侧腘绳肌弹响综合征的报道有限，但对于一些患者而言，这可能是致残的重要原因。对于治疗患有膝关节疼痛的活跃患者的医生而言，对这一临床疾病的认知是非常宝贵的，正确诊断并准确治疗可能对恢复功能和生活质量非常有效。

近端胫腓关节不稳

1974 年，Ogden 首次描述了近端胫腓关节（PTFJ）的解剖结构，其报道在上个世纪总共约有 108 例病例，因而成为一种极其罕见的损伤[52,53]。这种损伤不常见的原因是，它位于受保护的解剖位置，关节周围有广泛的附着物为其提供稳定性。患者的症状通常非常模糊，有时没有明确的创伤史。因此，PTFJ 不稳定的临床表现很容易与其他疾病相混淆。患者甚至可能曾因其他一些混杂病变而接受过手术治疗，但没有缓解。这些混杂病变包括外侧半月板撕裂、FCL 损伤、股

二头肌损伤甚至髂胫束综合征等。数据表明，PTFJ 不稳定可能比 Ogden 最初描述的更为常见。1995 年，22 名志愿者在圣地亚哥马拉松比赛中接受了筛查，其中 9 名被诊断为 PTFJ 过度活动[54]。虽然过度活动并不等于症状性不稳定，但这项研究表明，关节周围的松弛和活动性可能比最初认为的要多，且不像最初认为的那样稳定。

解剖

PTFJ 是一种形状和方向多变的滑膜关节，约 12% 的病例与膝关节相通。腓骨为三角形软骨面，胫骨为卵圆形或圆形关节面。最常见的形状是马鞍形或三角形[55]。关节的方向比关节形状更为重要。从侧位 X 线片上看，如果与水平轴的夹角<20°，则视为水平方向。如果偏离水平轴的角度超过 20°，则视为斜向关节。这种倾斜方向使关节的旋转稳定性变差，更容易受到旋转力的影响。斜向是最常见的变异，在多达 85% 的个体中出现。Ogden 报道，高达 70% 的不稳定病例出现在这种更常见的斜向关节上[52,53]。

PTFJ 有着丰富的软组织附着。它由 PTFJ 韧带、FCL、股二头肌和腘腓韧带（PFL）及其他肌肉附着加固。这些结构通常在屈曲时松弛，因此，膝关节屈曲<90° 时会对前向移位有一定程度的正常松弛[56]。Anavian 等[57]和 Marchetti 等[58]进一步阐明了 PTFJ 周围的解剖结构，他们研究了这些 PTFJ 韧带的生物力学特性和解剖位置。其中前上韧带是最强的，极限载荷为 517N，而后韧带的极限载荷为 322N[59]。这与之前的研究一致，表明前韧带相对更强[54]。前韧带较厚，前方有 1~4 条增厚带，而较薄的后韧带常因不稳定而损伤。最初的描述是后方仅有一条增厚带。而 Anavian 等[57]在 2018 年的研究中指出，许多标本中不仅有一条优势韧带，还有两条额外的后韧带，其中中后韧带为优势韧带[57]。

分型

除了描述 PTFJ 的解剖结构外，Ogden[53]还对该关节的损伤模式进行了分类。在他的研究中，67% 的不稳定病例是前外侧脱位。损伤破坏了后韧带，因为其相对较弱，通常不会破坏前韧带，而后腓骨能够围绕较强的前韧带旋转[53]。

其他类型的脱位相对不太常见。非创伤性半脱位发生率达 23%。上脱位和后内侧脱位非常少见，而后

内侧脱位几乎总是与腓神经损伤有关[53]。

治疗

急性 PTFJ 脱位需急诊复位。复位时，膝关节屈曲 90°、足背伸并外翻，使 PTFJ 周围的所有支持结构松弛，以便手法施加外力使 PTFJ 复位。一些专家主张复位后膝关节长腿石膏固定大约 3 周，但另一些人认为这可能会影响膝关节的活动范围（ROM）。无论采用哪种方式，都要求 4~6 周后开始负重[60]。

慢性非创伤性不稳定最初是保守治疗。如果疼痛是限制因素，则应进行 2~3 周的初步固定试验。在腓骨头下方 1cm 处放置一条稳定带，既可以治疗症状，也可以作为诊断工具来帮助确认诊断。应注意调整运动，避免深蹲。尽管采取了保守治疗措施，但有高达 57% 的患者仍有疼痛和慢性不稳定，最终需要手术干预[61]。对于这种情况，可选择多种外科技术，从联合腓骨中段截骨的关节融合术到近端腓骨头切除术，再到一些非解剖重建等[62,63]。使用肱二头肌和髂胫束等的局部自体移植，可能会损害一些为 PTFJ 提供辅助稳定性的结构，而非解剖重建可能会使关节过度受限，并且随着时间的推移而逐渐松弛。因此，作者主张使用自体半腱肌移植进行解剖重建。2010 年，Horst 和 LaPrade 报道采用这种基于解剖学的重建方法重建了后韧带的中央带[64]。

手术技术

Horst 和 LaPrade 报道了通过腓骨和胫骨隧道使用自体半腱肌移植来重建胫腓后近端韧带的解剖重建方法[64,65]。首先在麻醉下进行体格检查，患者通常出现松弛，即使是在完全伸膝的情况下也是如此。采用后向皮瓣做外侧曲棍球棒切口。识别腓总神经，并进行 6cm 的腓总神经松解术。操作必须非常小心，因为腓骨头的任何半脱位都可能会扭曲解剖结构，使神经发生医源性损伤的风险增加。然后显露腓骨头，在腓骨头后方腓神经和股二头肌肌腱之间进行解剖。进入腓肠肌外侧头和比目鱼肌之间的间隙，将比目鱼肌从腓骨和胫骨后方抬起，从而显露整个后方 PTFJ。在腓肠肌外侧头前方放置一个牵开器，以保护神经血管结构。使用瞄准导向器从前向后置入 2.4mm 的导针穿过腓骨，从胫腓后近端韧带的解剖位置穿出。然后在腓骨上钻一个 6mm 的隧道，这是一条以腓骨头为中心的前后向隧道。注意不要太靠近端，应置于骨的中

心位置，以免破坏腓骨近端皮质。隧道前后向置入的目的是更准确地重建后韧带，并避免损伤 FCL 的附着点——FCL 在接近相同的水平位置止于近端腓骨的外侧。

然后在胫骨前方进行解剖；胫骨隧道始于 Gerdy 结节和胫骨结节之间的平坦点，并在胫骨后方穿出，其位置大约在腓骨隧道出口点的内侧 1cm 和近端 1cm。在适当的位置钻入一个 2.4mm 的导针，并在必要时通过透视检查。同样扩出 6mm 的胫骨隧道。在钻孔和扩孔的过程中，应将 Chandler 牵开器放置在腓肠肌外侧头的前方，以保护后方的神经血管结构（图 37.3）。钻孔完成后，以标准方式制作半腱肌自体移植物，并在两端锁边。将移植物穿过腓骨隧道，用 7mm× 23mm 的界面螺钉固定在腓骨上。其余的移植物从后向前穿过胫骨隧道（图 37.4）。然后将 PTFJ 复位，在膝关节处于 60° 屈曲和中性旋转状态下将移植物拉紧，并用 6mm 的界面螺钉固定在胫骨隧道内。重建完成后，切除多余的移植物，以标准方式闭合切口[65]。

术后康复

患者术后 6 周内维持部分负重。术后 2 周内维持被动活动范围 0°~90°，而后可进行完全被动活动。重返运动一般在术后 6 个月左右。

总结

PTFJ 不稳定是一种少见的损伤。最常见的不稳

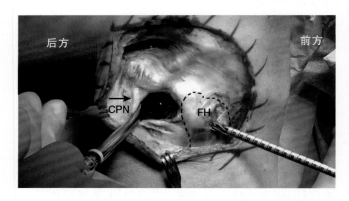

图 37.3　在前后方向上使用 6mm 钻头对腓骨头的隧道进行钻孔。应小心操作，并保持在骨的中央钻孔以免腓骨头爆裂。扩孔过程中，在后方放置 Chandler 牵开器，以保护神经血管结构。图上已标示出腓总神经（CPN；箭头所示）和腓骨头（FH；虚线所示）。（Reproduced with permission from Warner BT, Moulton SG, Cram TR, LaPrade RF. Anatomic reconstruction of the proximal tibiofbular joint. Arthrosc Tech. 2016;5(1):e207–10.）

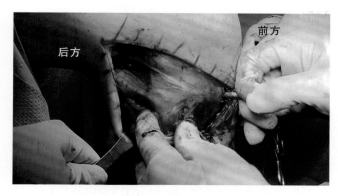

图 37.4 将半腱肌移植物从后向前穿过胫骨隧道,并在固定之前检查其稳定性。此过程即为胫腓后韧带重建。[Reproduced with permission from Warner BT, Moulton SG, Cram TR, LaPrade RF. Anatomic reconstruction of the proximal tibiofbular joint. Arthrosc Tech. 2016;5(1):e207-10.]

定类型是前方不稳定,其中较弱的后韧带被破坏。如果保守治疗失败,可使用上述手术技术对后韧带进行解剖重建以恢复其稳定性。在严重不稳定的情况下,可能会扭曲神经的正常解剖结构和位置,因此解剖腓神经时必须非常注意。此外,在收紧移植物的过程中务必要确保腓骨头已复位。

低位髌骨

低位髌骨是指髌骨位于相对股骨滑车更远端的一种疾病。它可能是先天性的,也可能是后天性的。后天性低位髌骨的一个常见原因是创伤性损伤或重大膝关节手术残留瘢痕导致的[66-70]。

未能治疗的后天性低位髌骨可导致关节 ROM 降低、疼痛,并使髌股关节的接触压力增大,从而更易发生退行性变[69-73]。

低位髌骨是一种难以有效治疗的疾病,目前已经报道了几种外科术式,包括但不限于以下技术:髌腱延长术、髌腱重建术、胫骨结节近端截骨术和髌腱切开术等。至于哪种治疗方法最有效,目前尚无共识;未能解决髌腱缩短的问题——胫骨结节近端截骨术或肌腱延长不充分的髌腱延长术都属于这种情况——可能是这些手术报道结果不理想的潜在原因[71]。

尽管低位髌骨的治疗存在困难,但报道显示髌腱切开术已经取得了一些积极的结果,在本章中我们将重点讨论这种治疗方法,因为它是治疗严重低位髌骨的首选方法[74]。

诊断和手术指征

有症状的严重低位髌骨的诊断通常需要结合临床检查和 X 线检查,并辅以 MRI,以评估前间室瘢痕和任何其他相关病变。

体格检查通常会发现疼痛加剧、ROM 降低或可感知到髌骨下移。

获取标准的侧位 X 线片,以便测量髌骨高度。目前已经报道了多种不同的测量方法,但作者更喜欢使用 Caton-Deschamps 比率作为客观工具。Caton-Deschamps 比率<0.6 可诊断为低位髌骨。或者,Insall-Salvati(IS)比率<0.8 也可诊断低位髌骨(图 37.5)。

严重的低位髌骨(IS 比率<0.2)且症状导致膝关节僵硬、疼痛或无功能时,建议进行手术治疗[74]。

手术技术

需要注意,对于轻到中度的低位髌骨,外科医生通常首先进行膝关节镜下前间室松解和麻醉下手法松解。当上述方法无法缓解症状时,才考虑进行开放的髌腱切开术。

在大腿上方放置止血带,并评估术前 ROM。然后

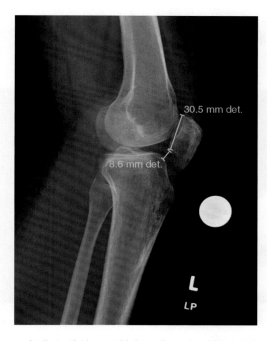

图 37.5 侧位 X 线片显示低位髌骨。测量结果显示 Caton-Deschamps 比率为 0.28,属于严重的低位髌骨。[Reproduced with permission from Kennedy MI, Aman Z, DePhillipo NN, LaPrade RF. Patellar tendon tenotomy for treatment of patella baja and extension defciency. Arthrosc Tech. 2019;8(3):e317-e320.]

将患肢常规消毒铺单。在髌腱正前方做一个纵向切口，延伸至胫骨结节远端约 3cm。向内外侧分离出全厚皮瓣，若能识别出腱旁组织，则将其从髌腱上剥离。

充分显露髌腱并能清楚地辨认其在胫骨结节上的止点后，开始进行髌腱切开术。使用 15 号刀片将髌腱从胫骨结节止点处剥离。操作时沿着整个止点长度以后退的方式进行。当髌腱从其止点处剥离后，从下表面将脂肪垫及任何的粘连完全松解（图 37.6）。

然后进行膝关节镜下粘连松解术和麻醉下手法松解术，以恢复膝关节的完全活动度，并评估髌腱切开术后髌骨的轨迹和髌骨近端的活动性。以标准方式闭合切口[74]。

术后康复

患者在手术后即可开始耐受性负重。行走过程中使用膝关节固定器或锁定在伸直位的铰链式膝关节支具加以保护，直至股四头肌恢复控制。术后即刻进行完全的主动和被动 ROM，并尽快开始物理治疗。持续被动运动（CPM）机也可以作为辅助设备使用，但不能用来替代物理治疗师[74]。

进一步的外科干预

许多患者在髌腱切开术后不再需要进一步的手术或重建。如果随着时间的推移髌骨移动到正常功能

的位置，但仍有伸膝迟滞或伸膝无力，则可以在更正常的位置上进行髌腱重建。

总结

虽然本章介绍的病变不太常见，但对于患有这些疾病的患者而言，对其进行正确诊断和治疗是非常重要的，因为这些问题可能会严重影响患者生活，许多患者可能会不停地就医，直到得到明确的诊断。正确认识和治疗这些疾病可以改善患者的预后。

（王一鸣　译）

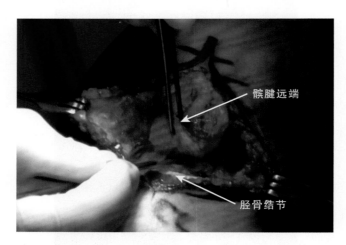

图 37.6　将髌腱远端从胫骨结节上锐性分离，完成髌腱切开术，并允许髌骨向近端移位。[Reproduced with permission from Kennedy MI, Aman Z, DePhillipo NN, LaPrade RF. Patellar tendon tenotomy for treatment of patella baja and extension defciency. Arthrosc Tech. 2019;8(3):e317–e320.]

参考文献

1. Sanchis-Alfonso V, Koh JL. Joint-preserving osteotomies for isolated patellofemoral osteoarthritis: alternatives to arthroplasty. Am J Orthop (Belle Mead NJ). 2017;46(3):139–145.
2. Iwano T, Kurosawa H, Tokuyama H, Hoshikawa Y. Roentgenographic and clinical findings of patellofemoral osteoarthrosis. With special reference to its relationship to femorotibial osteoarthrosis and etiologic factors. Clin Orthop Relat Res. 1990;(252):190–197.
3. Callaghan MJ, Parkes MJ, Hutchinson CE, et al. A randomised trial of a brace for patellofemoral osteoarthritis targeting knee pain and bone marrow lesions. Ann Rheum Dis. 2015;74(6):1164–1170.
4. Crossley K, Bennell K, Green S, et al. Physical therapy for patellofemoral pain: a randomized, double-blinded, placebo-controlled trial. Am J Sports Med. 2002;30(6):857–865.
5. Lun VMY, Wiley JP, Meeuwisse WH, Yanagawa TL. Effectiveness of patellar bracing for treatment of patellofemoral pain syndrome. Clin J Sport Med. 2005;15(4):235–240.
6. Arroll B, Goodyear-Smith F. Corticosteroid injections for osteoarthritis of the knee: meta-analysis. Br Med J. 2004;328(7444):869.
7. Clarke S, Lock V, Duddy J, et al. Intra-articular hylan G-F 20 (Synvisc) in the management of patellofemoral osteoarthritis of the knee (POAK). Knee. 2005;12(1):57–62.
8. Van Jonbergen HPW, Poolman RW, Van Kampen A. Isolated patellofemoral osteoarthritis: a systematic review of treatment options using the GRADE approach. Acta Orthop. 2010;81(2):199–205.
9. Ferrari MB, Sanchez G, Chahla J, et al. Arthroscopic patellar lateral facetectomy. Arthrosc Tech. 2017;6(2):e357–e362.
10. Martens M, De Rijcke J. Facetectomy of the patella in patellofemoral osteoarthritis. Acta Orthop Belg. 1990;56(3-4):563–567.
11. Yercan HS, Selmi TAS, Neyret P. The treatment of patellofemoral osteoarthritis with partial lateral facetectomy. Clin Orthopaed Relat Res. 2005;436:14–19.
12. Lopez Franco M, Murciano-Anton MA, Fernandez-Acenero MJ, et al. Evaluation of a minimally aggressive method of patellofemoral osteoarthritis treatment at 10 years minimum follow-up. Knee. 2013;20(6):476–481.
13. Wetzels T, Bellemans J. Patellofemoral osteoarthritis treated by partial lateral facetectomy: results at long-term follow up. Knee. 2012;19(4):411–415.
14. Arciero RA, Toomey HE. Patellofemoral arthroplasty. A three- to nine-year follow-up study. Clin Orthop Relat Res. 1988;236:60–71.
15. Donell ST, Glasgow MMS. Isolated patellofemoral osteoarthritis. Knee. 2007;14(3):169–176.
16. Becker R, Ropke M, Krull A, et al. Surgical treatment of isolated patellofemoral osteoarthritis. Clin Orthop Relat Res. 2008;(466):443–449.
17. Montserrat F, Alentorn-Geli E, León V, et al. Treatment of isolated

patellofemoral osteoarthritis with lateral facetectomy plus Insall's realignment procedure: long-term follow-up. *Knee Surg Sport Traumatol Arthrosc*. 2013;21(11):2572–2577.

18. Driessen A, Balke M, Offerhaus C, et al. The fabella syndrome - a rare cause of posterolateral knee pain: a review of the literature and two case reports. *BMC Musculoskelet Disord*. 2014;15:100.

19. Robertson A, Jones SCE, Paes R, Chakrabarty G. The fabella: a forgotten source of knee pain? *Knee*. 2004;11(3):243–245.

20. Weiner D, MacNab I, Turner M. The fabella syndrome. *Clin Orthop Relat Res*. 1977;126:213–215.

21. Mangieri JV. Peroneal-nerve injury from an enlarged fabella. A case report. *J Bone Joint Surg Am*. 1973;55(2):395–397.

22. Patel A, Singh R, Johnson B, Smith A. Compression neuropathy of the common peroneal nerve by the fabella. *BMJ Case Rep*. 2013;2013.

23. Zipple JT, Hammer RL, Loubert PV. Treatment of fabella syndrome with manual therapy: a case report. *J Orthop Sports Phys Ther*. 2003;33(1):33–39.

24. Kuur E. Painful fabella: a case report with review of the literature. *Acta Orthop*. 1986;57(5):453–454.

25. Provencher MT, Sanchez G, Ferrari MB, et al. Arthroscopy-assisted fabella excision: surgical technique. *Arthrosc Tech*. 2017;6(2):e369–e374.

26. Dannawi Z, Khanduja V, Vemulapalli K, et al. Arthroscopic excision of the fabella - a report of two cases. *J Knee Surg*. 2010;20(4):299–301.

27. Zenteno Chávez B, Morales Chaparro IF, De la Torre IG. [Fabella syndrome in a high performance runner. Case presentation and literature review]. *Acta Ortopédica Mex*. 2010;244:264–266.

28. Agathangelidis F, Vampertzis T, Gkouliopoulou E, Papastergiou S. Symptomatic enlarged fabella. *BMJ Case Rep*. 2016: bcr2016218085.

29. León HO, Rodríguez Blanco CE, Guthrie TB, Nordelo Martínez OJ. Intercondylar notch stenosis in degenerative arthritis of the knee. *Arthrosc - J Arthrosc Relat Surg*. 2005;21(3):294–302.

30. Markolf KL, Hame SL, Monte Hunter D, et al. Biomechanical effects of femoral notchplasty in anterior cruciate ligament reconstruction. *Am J Sports Med*. 2002;30(1):83–89.

31. LaPrade RF, Terry GC, Montgomery RD, et al. The effects of aggressive notchplasty on the normal knee in dogs. *Am J Sports Med*. 1998;26(2):193–200.

32. Hame SL, Markolf KL, Hunter DM, et al. Effects of notchplasty and femoral tunnel position on excursion patterns of an anterior cruciate ligament graft. *Arthrosc - J Arthrosc Relat Surg*. 2003;19(4):340–345.

33. Zuiderbaan HA, Khamaisy S, Nawabi DH, et al. Notchplasty in anterior cruciate ligament reconstruction in the setting of passive anterior tibial subluxation. *Knee*. 2014;21(6):1160–1165.

34. Koga H, Muneta T, Yagishita K, et al. Effect of notchplasty in anatomic double-bundle anterior cruciate ligament reconstruction. *Am J Sports Med*. 2014;42(8):1813–1821.

35. Kanamiya T, Hara M, Naito M. Magnetic resonance imaging evaluation after re-notchplasty at second-look arthroscopy. *Arthroscopy*. 2002;18(6):584–588.

36. Bents RT, Jones RC, May DA, Snearly WS. Intercondylar notch encroachment following anterior cruciate ligament reconstruction: a prospective study. *Am J Knee Surg*. 1998;11(2):81–88.

37. Iriuchishima T, Shirakura K, Fu FH. Graft impingement in anterior cruciate ligament reconstruction. *Knee Surg Sport Traumatol Arthrosc*. 2013;21(3):664–670.

38. Ferrari MB, Mannava S, DePhillipo N, et al. Notchplasty for the arthroscopic treatment of limited knee extension. *Arthrosc Tech*. 2017;6(3):e517–e524.

39. Hirtler L, Rohrich S, Kainberger F. The femoral intercondylar notch during life: an anatomic redefinition with patterns predisposing to cruciate ligament impingement. *Am J Roentgenol*. 2016;207(4):836–845.

40. Charlton WP, St John TA, Ciccotti MG, et al. Differences in femoral notch anatomy between men and women: a magnetic resonance imaging study. *Am J Sports Med*. 2002;30(3):329–333.

41. Puddu G, Cipolla M, Cerullo G, Scala A. Arthroscopic treatment of the flexed arthritic knee in active middle-aged patients. *Knee Surg Sport Traumatol Arthrosc*. 1994;2(2):73–75.

42. Geeslin AG, LaPrade RF. Surgical treatment of snapping medial hamstring tendons. *Knee Surg Sport Traumatol Arthrosc*. 2010;18(9):1294–1296.

43. Bollen SR, Arvinte D. Snapping pes syndrome: A report of four cases. *J Bone Jt Surg - Ser B*. 2008;90(3):334–335.

44. Bae DK, Kwon OS. Snapping knee caused by the gracilis and semitendinosus tendon: a case report. *Bull Hosp Jt Dis*. 1997;56(3):177–179.

45. Lyu SR, Wu JJ. Snapping syndrome caused by the semitendinosus tendon. A case report. *J Bone Jt Surg - Ser A*. 1989;71(2):303–305.

46. Karataglis D, Papadopoulos P, Fotiadou A, Christodoulou AG. Snapping knee syndrome in an athlete caused by the semitendinosus and gracilis tendons. A case report. *Knee*. 2008;15(2):151–154.

47. Lawhorn KW, Howell SM. Principles for using hamstring tendons for anterior cruciate ligament reconstruction. *Clin Sports Med*. 2007;26(4):567–585.

48. Pagnani MJ, Warner JJP, O'Brien SJ, Warren RF. Anatomic considerations in harvesting the semitendinosus and gracilis tendons and a technique of harvest. *Am J Sports Med*. 1993;21(4):565–571.

49. Solman CG, Pagnani MJ. Hamstring tendon harvesting reviewing anatomic relationships and avoiding pitfalls. *Orthop Clin North Am*. 2003;34(1):1–8.

50. LaPrade RF, Engebretsen AH, Ly TV, et al. The anatomy of the medial part of the knee. *J Bone Jt Surg - Ser A*. 2007;89(9):2000–2010.

51. Samuelsson K, Andersson D, Karlsson J. Treatment of anterior cruciate ligament injuries with special reference to graft type and surgical technique: an assessment of randomized controlled trials. *Arthrosc - J Arthrosc Relat Surg*. 2009;25(6):653–685.

52. Ogden JA. The anatomy and function of the proximal tibiofibular joint. *Clin Orthop Relat Res*. 1974;101:186–191.

53. Ogden JA. Subluxation and dislocation of the proximal tibiofibular joint. *J Bone Jt Surg - Ser A*. 1974;56(1):145–154.

54. Semonian RH, Denlinger PM, Duggan RJ. Proximal tibiofibular subluxation relationship to lateral knee pain: a review of proximal tibiofibular joint pathologies. *J Orthop Sports Phys Ther*. 1995;21(5):248–257.

55. Espregueira-Mendes JD, Vieira Da Silva M. Anatomy of the proximal tibiofibular joint. *Knee Surg Sport Traumatol Arthrosc*. 2006;14(3):241–249.

56. Moorman CT, LaPrade RF. Anatomy and biomechanics of the posterolateral corner of the knee. *J Knee Surg*. 2005;18(2):137–145.

57. Anavian J, Marchetti DC, Moatshe G, et al. The forgotten joint: quantifying the anatomy of the proximal tibiofibular joint. *Knee Surg Sport Traumatol Arthrosc*. 2018;26(4):1096–1103.

58. Marchetti DC, Chahla J, Moatshe G, et al. Quantitative radiographic assessment of the anatomic attachment sites of the anterior and posterior complexes of the proximal tibiofibular joint. *Knee Surg Sport Traumatol Arthrosc*. 2018;26(4):1104–1109.

59. Marchetti DC, Moatshe G, Phelps BM, et al. The proximal tibiofibular joint: a biomechanical analysis of the anterior and posterior ligamentous complexes. *Am J Sports Med*. 2017;45(8):1888–1892.

60. Sekiya JK, Kuhn JE. Instability of the proximal tibiofibular joint. *J Am Acad Orthop Surg*. 2003;11(2):120–128.

61. Kobbe P, Flohe S, Wellmann M, Russe K. Stabilization of chronic proximal tibiofibular joint instability with a semitendinosus graft. *Acta Orthop Belg*. 2010;76(6):830–833.

62. Giachino AA. Recurrent dislocations of the proximal tibiofibular joint. Report of two cases. *J Bone Jt Surg - Ser A*. 1986;68(7):1104–1106.

63. Shapiro GS, Fanton GS, Dillingham MF. Reconstruction for recurrent dislocation of the proximal tibiofibular joint: a new technique. *Orthop Rev*. 1993;22(11):1229–1232.

64. Horst PK, LaPrade RF. Anatomic reconstruction of chronic symptomatic anterolateral proximal tibiofibular joint instability. *Knee Surg Sport Traumatol Arthrosc*. 2010;18(11):1452–1455.

65. Warner BT, Moulton SG, Cram TR, LaPrade RF. Anatomic reconstruction of the proximal tibiofibular joint. *Arthrosc Tech*. 2016;29;5(1):e207–e210.

66. Ahmad CS, Kwak SD, Ateshian GA, et al. Effects of patellar tendon adhesion to the anterior tibia on knee mechanics. *Am J Sports Med*. 1998;26(5):715–724.

67. Chonko DJ, Lombardi AV, Berend KR. Patella baja and total knee arthroplasty (TKA): etiology, diagnosis, and management. *Surg Technol Int*. 2004;12:231–238.

68. Mariani PP, Del Signore S, Perugia L. Early development of patella

infera after knee fractures. *Knee Surg Sport Traumatol Arthrosc.* 1994;2(3):166–169.

69. Paulos LE, Wnorowski DC, Greenwald AE. Infrapatellar contracture syndrome. *Am J Sports Med.* 1994;22(4):440–449.

70. Drexler M, Dwyer T, Marmor M, et al. The treatment of acquired patella baja with proximalize the tibial tuberosity. *Knee Surg Sport Traumatol Arthrosc.* 2013;21(11):2578–2583.

71. Bruhin VF, Preiss S, Salzmann GM, Harder LP. Frontal tendon lengthening plasty for treatment of structural patella baja. *Arthrosc Tech.* 2016;5(6):e1395–e1400.

72. Meyer SA, Brown TD, Pedersen DR, Albright JP. Retropatellar contact stress in simulated patella infera. *Am J Knee Surg.* 1997;10(3):129–138.

73. Lancourt JE, Cristini JA. Patella alta and patella infera. Their etiological role in patellar dislocation, chondromalacia, and apophysitis of the tibial tubercle. *J Bone Jt Surg - Ser A.* 1975;57(8):1112–1115.

74. Kennedy MI, Aman Z, DePhillipo NN, LaPrade RF. Patellar tendon tenotomy for treatment of patella baja and extension deficiency. *Arthrosc Tech.* 2019;8(3):e317–e320.

75. LaPrade RF, Griffith CJ, Gilbert TJ. Intrasubstance stretch tear of a preadolescent patellar tendon with reconstruction using autogenous hamstrings. *Am J Sports Med.* 2008;36(7):1410–1413.

第 **10** 部分　围术期管理

第 38 章

麻醉、止血带、氨甲环酸、失血和体液管理

JUSTIN J. MITCHELL

引言

膝关节损伤患者伤情的复杂程度和严重程度各不相同。可能是孤立的下肢损伤,也可能是更复杂的、涉及更多系统的损伤;可能病情较为稳定,可以通过择期手术治疗;也可能病情危重,初步评估后需要急诊行膝关节复位术、筋膜切开术、血管修补术等,以期在损伤早期控制病情,待稳定后行二期重建术。这些情况对手术团队和麻醉团队都充满挑战。

本章讨论复杂膝关节损伤患者的围术期处理方法,并回顾麻醉方法(包括局部和全身麻醉)、止血术和体液管理的技术。

膝关节损伤患者的麻醉选择

复杂膝关节损伤的患者伤情复杂多变,手术团队和麻醉团队之间必须密切协作。复杂膝关节手术对麻醉医生的技术、能力提出更高的要求[1]。许多复杂的膝关节手术是择期手术,患者可能在多发性神经损伤后出现急症,因此麻醉医生必须有能力应对各种复杂的气道情况,处理血流动力学不稳定、深静脉血栓(DVT)或脂肪栓塞高风险的患者,并且愿意参与复杂的手术[1,2]。

必要时还应利用高级创伤生命支持(ATLS)方案评估患者是否存在危及生命的损伤。应在术前评估心脏功能(如心电图),麻醉医生必须考虑多发伤患者其他系统的相关损伤[2]。麻醉医生在选择麻醉方式时,应考虑患者的现病史、损伤模式、既往病史、麻醉史、与损伤有关的影像学结果及所有的并发症。

无论是急诊手术还是择期手术,手术和麻醉团队之间的协作至关重要。手术医生与麻醉医生应提前沟通手术部位、预计失血量、止血带的使用、手术性质和相关手术步骤、手术预计时长,以及围术期局部麻醉镇痛的使用。根据患者需要选择适当的麻醉方式,以期将围术期的并发症降至最低。

麻醉选择与围术期镇痛

麻醉团队不仅在手术过程中维持患者生命体征平稳,而且在术后镇痛等方面也发挥着关键作用。复杂膝关节手术可能会导致严重的术后疼痛,可采用各种麻醉技术进行止痛。这些技术包括口服或全身用药、切口内或切口周围注射麻醉剂、中枢神经轴(腰椎或硬膜外)麻醉和区域麻醉(通常称为神经阻滞)[1,3]。每种麻醉方法都能提供安全有效的镇痛,但每种方法各有优缺点。

手术步骤、患者现病史和既往史共同决定了选择哪种麻醉方式。通常复杂膝关节损伤的患者可选择全身麻醉,全身麻醉并不适用于合并头颈外伤或反应性气道疾病的患者,这类患者可以选择椎管内麻醉。而血容量减少、凝血功能障碍或长期使用抗凝药的患者不适合进行腰椎麻醉或硬膜外麻醉,因为这些麻醉技术存在交感神经阻滞和出血风险[1,3,4]。在这些情况下推荐区域阻滞,虽然此类技术很少单独使用,但可以

很好地增强全身麻醉或腰椎麻醉的麻醉效果,减少术中和术后阿片类药物的使用。

硬膜外麻醉或中枢神经麻醉可在手术过程中充分镇痛[2],但存在局限性。除了病史因素外,腰椎麻醉时,患者通常是清醒状态。如果术中出现紧急状况或手术时间较长,可能会引起患者焦虑、不适[2,4]。在选择腰椎麻醉或硬膜外麻醉时,必须和麻醉团队反复沟通,以确保导管放置的水平足够低,能阻断L4、L5和骶神经根,从而能够覆盖膝关节水平[5]。

选择中枢神经麻醉方案时,腰椎麻醉和硬膜外麻醉的镇痛效果和患者满意度相近[5,6];外科医生在选择中枢神经麻醉时应考虑以下几个因素。许多膝关节手术是门诊手术,因此患者必须在手术当天出院。中枢神经麻醉会延长出院时间,限制患者行走和早期活动能力,从而影响患者早期康复和术后出院时间[1,7,8]。

由于中枢神经麻醉的局限性,复杂膝关节手术通常采用全身麻醉和局部麻醉相结合的方式,同时选择性地阻滞周围神经。膝关节手术可选择多种区域麻醉。麻醉医生曾考虑过阻断下肢的大神经,如股神经或坐骨神经。这种麻醉方式阻滞了这些神经的感觉和运动功能,不仅能实现局部麻醉镇痛,还能松弛相关神经支配的肌肉,从而有助于显露手术视野和探查更深层次的结构。

坐骨神经阻滞较少采用,但股神经阻滞(FNB)较为常见[9]。股神经是腰丛最大的分支,起源于第2、3、4腰神经根腹侧支的背侧支。股神经是股前室的主要运动神经,主要支配耻骨肌、缝匠肌、股直肌、股外侧肌、股内侧肌、股中间肌和膝关节肌[10]。此外,股神经还通过股外侧皮神经、股内侧皮神经和隐神经支配膝关节和大腿的皮肤感觉[9,10]。由于股神经支配范围广及其与股外侧皮神经(LFCN)和闭孔神经的位置相近,通常采用大剂量麻醉剂阻滞股神经,以期达到三种神经在该部位三重阻滞的效果[9,11]。虽然有研究表明阻滞LFCN和闭孔神经的效果有限,但超声引导下的股神经阻滞是有效且容易实现的[11]。

股神经阻滞在包括前交叉韧带(ACL)重建术在内的膝关节周围手术中表现出良好的镇痛效果,但由于弥散效应,股神经阻滞也存在缺陷[12]。接受复杂膝关节损伤治疗的患者,早期活动和膝关节的活动度锻炼是降低血栓栓塞和关节纤维化的重要措施[11,13]。因此,尽早恢复正常行走十分重要。股神经阻滞可能会导致股四头肌运动障碍,这就提高了早期活动的难度,进而增加了摔倒风险。门诊手术的年轻患者也会出现这种情况[13,15]。

为了降低股神经弥漫性阻滞的影响,并达到类似的镇痛效果,目前普遍采用孤立性大隐神经阻滞或内收肌管阻滞[16]。随着超声技术的日益成熟,麻醉医生能够在大腿中部水平对运动功能影响较小的股神经隐支进行孤立性皮层阻滞。运动-感觉分离技术在包括膝关节置换术、膝关节镜手术和ACL重建术等膝关节周围手术中获得了较好的镇痛效果[15,17-19]。这种神经阻滞技术的主要优势是可以维持术后股四头肌的运动功能。内收肌管阻滞可以在多大程度上保留股四头肌的功能,是否能够帮助患者在术后安全行走或进行活动度锻炼,还存在争议。多项研究表明,与股神经阻滞[20-23]相比,内收肌管阻滞很少引发股四头肌功能障碍或瘫痪有研究显示。即便使用孤立性皮神经阻滞,股四头肌也可能出现功能下降,甚至瘫痪[23],因此,与股神经阻滞相比,这种阻滞的有效性较为局限。

因此,建议外科医生与麻醉医生共同商讨麻醉方式。根据现有文献,本章中提到的每种技术都各有优势,可以根据患者的具体情况和各单位实际情况来制订麻醉方案。目前,我们首选的麻醉方案是全身麻醉联合内收肌管阻滞,并使用局部麻醉和口服止痛药维持围术期镇痛。

术中液体管理

围术期镇痛的方式对于患者满意度和早期康复很重要,但围术期维持足够的血容量也同样重要。手术过程中,麻醉医生通过血压、心率、中心静脉压和尿量等多种因素来监测血容量并确保患者术后能充分复苏[24,25]。绝大多数复杂膝关节手术通常不需要复杂的计算和测量,但液体管理必须考虑到患者在手术前的禁食时间,必要时还应考虑脱水时间和术前心排血量[25,26]。术中输液没有标准的算法;但选择合适的术中补液类型、数量和时间可以在手术过程中控制血容量,并减轻术后并发症。

目前,美国麻醉医师协会建议患者术前2小时内避免饮水(不含酒精),并且在大多数择期手术前应禁食至少6小时(表38.1)[27]。尽管很少有证据表明禁食10小时会使血容量减少,而且膝关节手术不会出现与胸腹部手术相同的体液丢失,但仍建议患者持续饮

表 38.1　基于 2017 年美国麻醉医师协会术前禁食指南

术前时间	术前禁食建议
2 小时	仅限清水(不包括酒精)
4 小时	可选母乳
6 小时	人乳、婴儿配方奶粉或由吐司或谷类食品组成的清淡流质
8 小时	油炸食品、脂肪食品、肉制品

来自术前禁食实践指南和使用药物降低肺误吸风险的数据:适用于接受择期手术的健康患者;美国麻醉医师协会工作组关于术前禁食和使用药物以减少肺吸入风险的最新报道。(Anesthesiology.2017;126:376–393.)

水至手术前 2 小时,以防脱水,并减少静脉补液的需要[25-28]。

大多数接受复杂膝关节择期手术的患者相对健康,通过静脉补充晶体溶液可维持正常血容量。生理盐水(0.9% 氯化钠溶液)常用于血容量不足或脱水期间复苏,但麻醉医生通常会选择成分类似于血浆的胶体溶液。为了使成分与血浆类似,晶体通常与平衡缓冲液(如乳酸)相结合,如乳酸盐或乳酸林格(这些溶液通常被称为平衡电解质溶液)[25-28]。临床工作中一般禁用含有高渗混合物的溶液。继发于室性心律失常的高钾血症禁用含钾溶液。避免使用葡萄糖或其他糖类液体以预防高血糖[28]。市售的平衡晶体溶液通常含钙,会诱发凝血级联反应。应避免将其加入需要输血或其他血液制品的患者的同一静脉管中[28]。

胶体溶液(如血浆或新鲜冰冻血浆)也可用于维持血容量水平;然而,这些产品的成本-效益较低,而且只有有限的证据表明使用胶体溶液比使用缓冲晶体溶液更有优势[29]。同样,在择期手术中使用白蛋白或合成胶体(羟基淀粉)的证据也有限,但在某些急性创伤病例中可能会有所帮助[29,30]。

对于大多数接受小于 2 小时的微创或小型手术的患者,静脉内补充 1000~2000mL 平衡电解质溶液足以维持相对正常的血容量[25]。然而,一些麻醉医生选择按照的"4-2-1"原则补液,即前 10kg 以每小时 4mL/kg 的速度更换液体,接下来的 10kg 以每小时 2mL/kg 的速度补充液体,然后每千克增加 1mL/(kg·h)(例如,体重 70kg 的患者需要 110mL/h 速度进行补液)[31]。创伤更大或时间更长的手术,麻醉医生倾向于选择 1:1 的补液策略。麻醉医生应计算失血量、尿量

和其他潜在的体液流失,还应通过动脉波形监测补液水平和患者对给药的反应[25]。当血红蛋白低于 7~8g/dL 或红细胞比容低于 21% 时,可能还需要输血以维持血容量[25]。术前与麻醉医生进行讨论,如果出现大量失血或手术时间延长的情况,应确保在手术过程中维持适当的血容量。

复杂膝关节手术中失血的管理

除了麻醉团队努力协助进行液体管理和控制疼痛外,外科医生也必须了解减少失血和维持内环境稳定的技术。大多数复杂膝关节手术不需要在术中或术后输血;但是,复杂膝关节损伤的外科手术通常需要多个切口以显露解剖结构或获取移植物,从而重建韧带或软骨(图 38.1)。与关节镜微创手术相比,这种切口术中出血更多,手术视野更模糊,失血量增加。因此,需要通过使用止血带、局部用药和全身药物相结合的策略来减少出血和维护良好的手术视野。

充气止血带

骨科手术中控制出血的最常见方式是使用充气止血带。充气止血带的使用可限制血流,限制血液渗入手术视野,有助于显露和操作[32],从而缩短手术时间、减少术中并发症的发生。

在复杂膝关节手术中,为防止止血带下方皮肤损伤,止血带通常在手术区消毒前放置在靠近手术区的大腿附近,并在止血带下方放置软垫(图 38.2)[32,33]。为防止消毒液流入止血带下方,常用非无菌单进行密封(图 38.3)。手术肢体消毒铺单后,用 Esmarch 绷带从远端到近端对肢体进行驱血。该操作通常对患者没有影响,但驱血会将大量血液从肢体转移到中央循环,从而有可能诱发高血压,尤其是心血管功能障碍的患者[32]。

驱血后,将止血带充气并保持在原位至手术完成。大多数止血带制造商建议使用比收缩压高 100mmHg 的充气压力;但安全充气压力仍然存在争议。下肢手术中外科医生设定的充气压力通常不随收缩压变化,根据患者体型和所需的血流量,该值通常在 200~300mmHg 之间。还可以基于肢体闭塞(LOP)压力选择更具体的充气压力。LOP 是由手术肢体上充气血压袖带确定的,给充气袖带加压直至肢体远端的多普勒超声确定血流停止[34]。围术期注册护士协会

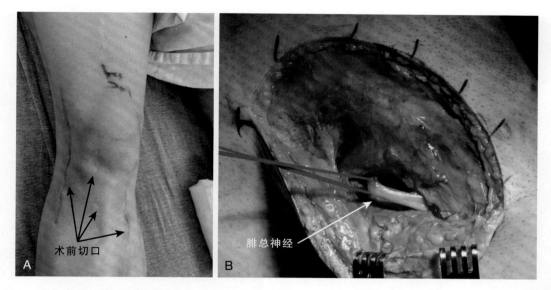

图 38.1　(A)正在进行膝关节多韧带重建翻修术患者的术中图像。注意膝关节周围有几处瘢痕,可导致皮下组织纤维化,出血增加。(B)术中膝关节外侧剥离图像显示游离剥离的腓总神经周围纤维化。

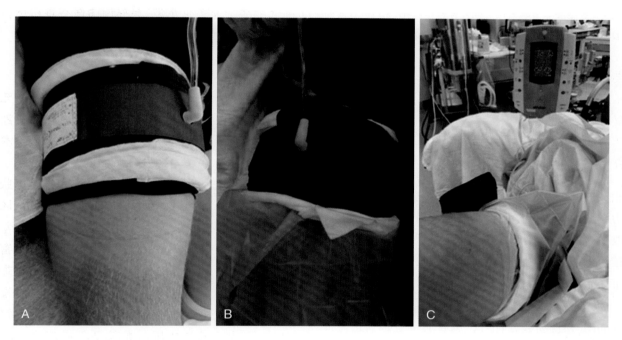

图 38.2　(A)气动止血带应用于手术腿的大腿处,止血带下方放置软垫以保护皮肤。(B)在止血带远端应用非无菌环周敷料,以防止术前溶液流经止血带下方。(C)止血带的最终位置,充气止血带显示器面向外科医生,以便观察充气时间和充气压力。

(AORN)评估了使用 LOP 来确定止血带充气压力,认为该值虽然高于收缩压,但仍建议增加额外的压力以确保能限制血流[34]。经计算,当 LOP<130mmHg 时,额外加压 40mmHg;当 LOP 为 90~130mmHg,额外加压 60mmHg;当 LOP>190mmHg 时,额外加压 80mmHg。研究证明,通过 LOP 计算得出的加压压力通常低于外科医生设定的压力,因此足以维持手术视野的

清洁[35]。

　　控制止血带充气的总时长也很重要,现已发现在>300mmHg 的压力下使用充气止血带超过 2 小时,神经受压失用的风险增加[36]。据报道,止血带连续使用 60~180 分钟是较为安全的[34,37]。超过 2 小时的长时间充气可能导致肌肉早期缺血和短暂的功能障碍,极少数情况下会导致横纹肌溶解或永久性周围神经损

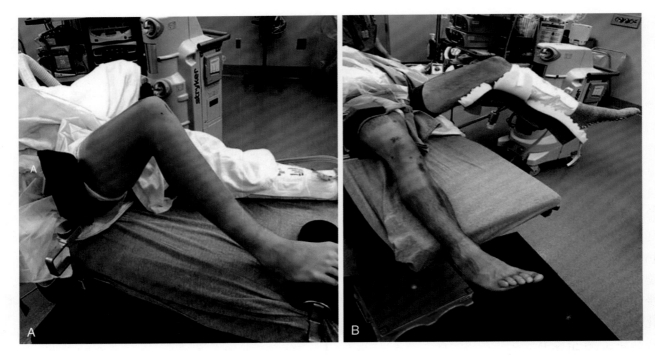

图 38.3 复杂膝关节手术患者的两种体位选择。(A)患者取仰卧位,利用侧柱固定大腿,以方便手术活动。(B)患者置于环形腿固定器中,对侧腿固定在一个带衬垫的腿固定器中。这两种体位都允许使用类似的充气止血带。

伤[32]。因此,建议将止血带充气时间限制在 120 分钟内,如果需要延长止血带使用时间,则应短暂放气 5~15 分钟后再重新充气使用,间歇性放气不会降低止血带压迫造成的并发症风险[38]。

止血带在手术中很实用,但止血带的使用也会引发相关的并发症。研究表明,除了因驱血引起的血流动力学变化外,肢体血管闭塞也会引起肌肉缺血、代谢改变、动静脉血栓栓塞和肺栓塞[39,40]。止血带压迫也与接受下肢手术的患儿体温升高有关[1]。此外,使用止血带在术中和术后都可能引起疼痛,因而需要增加麻醉药或镇痛药的用量。当充气压力大于收缩压100mmHg 并持续数分钟时,患者通常会感到止血带疼痛[1,32,40]。解除止血带后,疼痛会很快消退,同时中心静脉压和动脉血压下降,肢体血流灌注恢复。松开止血带还可导致肌肉缺血时累积的代谢产物再循环。长时间使用止血带时,这些产物会造成再灌注损伤、通气变化或心律失常[1,32]。

尽管使用止血带可能造成并发症,但止血带仍然是控制复杂膝关节手术过程中失血的最常用、也是伤害最小的工具。谨慎使用止血带,控制充气压力和充气时间,将提高止血带使用的安全性。

局部和全身抗纤溶药物

除了止血带外,人们还积极使用抗纤维蛋白溶解剂(如氨甲环酸)在复杂膝关节手术中控制出血。目前,膝关节关节镜或微创外科手术中使用此类药物的数据有限。然而,它们在膝关节、髋关节和肩关节成形术中的应用越来越被各方接受。考虑到复杂膝关节手术的切口更大、手术时间更长,在这些手术中使用抗纤溶药物似乎也是合乎情理的。[需要注意的是,目前根据美国食品药物监督管理局(FDA)的规定,在膝关节周围的非关节置换术中使用此类药物被认为是超适应证使用。]

氨甲环酸(TXA)是目前最常用和研究最广泛的抗纤溶药物。现在广泛使用静脉型和外用型 TXA,通过形成可逆复合物取代纤维蛋白的纤溶酶原发挥作用,从而抑制纤维蛋白溶解和纤溶酶蛋白的活性。在全膝关节置换术患者的随机对照试验中,TXA 减少了术区出血,降低了术中和术后输血的需要[42,43]。全身和局部 TXA 的疗效已经被证实,文献表明术前全身静脉给药可能比术中局部给药更有效,但尚未被明确验证[47]。外科手术中,静脉注射 2g TXA。1g 在切皮前作为预防剂量，第二剂在手术临近结束时用于控制术后出血[44]。此外，在一些仍存在出血可能的病例中，可以在术后再次使用 TXA 治疗。

TXA 的禁忌证美国 FDA 已概述。禁忌证包括：蛛网膜下腔出血、血尿、血管内活动性凝血、血栓栓塞（如凝血功能亢进、血栓性心脏病或血栓性瓣膜病）和血栓形成或血栓栓塞史（包括视网膜静脉或视网膜动脉闭塞）[41]。静脉血栓栓塞或血栓栓塞风险是 TXA 最常见的禁忌证；然而，有证据表明，TXA 确实提高了血栓栓塞事件发生的风险。现有数据并未表明有并发症的患者在围术期发生血栓栓塞事件的风险增加；目前仍建议尽可能避免在这些人群中使用 TXA。一些前瞻性和回顾性研究已经证明 TXA 的安全性，可以减少输血、控制出血、预防血红蛋白和血细胞比容的变化[42-48]。因此，一些国家和国际的骨科协会建议，除非有禁忌证，在全膝关节置换术中可使用 TXA，而且可以考虑在其他膝关节手术中使用。

一些前瞻性和回顾性研究已经证明 TXA 安全可靠，其可以降低输血风险、减少总失血量和限制血红蛋白和红细胞比容的改变[42-48]。因此，一些国家和国际骨科学会推荐在全膝关节置换期间使用 TXA，除非有禁忌证，TXA 也可考虑用于其他有创的非关节成形术。然而，在广泛用于大多数美国医疗中心前，还需要 FDA 批准、医院批准和前瞻性研究证实其疗效。

总结

在复杂膝关节手术中，为了保证患者良好的预后效果，需要一个专业、熟练的麻醉团队提供麻醉支持，协助控制血容量，并以最小失血量维持手术视野。外科医生在术前和手术中起关键作用，需要确保所有的麻醉医生了解患者和手术团队的术中需求。完善的术前计划和完美的手术操作可以确保患者获得最好的治疗。

（纪洲　译）

参考文献

1. Mariano ER. Anesthesia for orthopedic surgery. In: Butterworth JF, Mackey DC, Wasnick JD, eds. *Morgan & Mikhail's Clinical Anesthesiology*. 5th ed. New York, NY: McGraw-Hill; 2013.
2. Enneking K, Le-Wendling L, Ihnatsenka B. Anesthesia for orthopedic trauma. In: Post TW, ed. *UpToDate*. Waltham, MA: UpToDate; 2019. www.uptodate.com. Accessed 13 October, 2019.
3. Hebl JR, Dilger JA, Byer DE, et al. A preemptive multimodal path-way featuring peripheral nerve block improves perioperative outcomes after major orthopedic surgery. *Reg Anesth Pain Med*. 2008;33:510.
4. International Anesthesia Research Society. Orthopedics (Anesthesia Text). http://www.openanesthesia.org/orthopedics_anesthesia_text/. Accessed 11 October, 2019.
5. Unyime I, Wong CA. Overview of neuraxial anesthesia. In: Post TW, ed. *UpToDate*. Waltham, MA: UpToDate; 2019. www.uptodate.com. Accessed 13 October, 2019.
6. Unyime I, Wong CA. Epidural and combined spinal-epidural anesthesia: techniques. In: Post TW, ed. *UpToDate*. Waltham, MA: UpToDate; 2019. www.uptodate.com. Accessed 13 October, 2019.
7. Chelly JE, Gebhard R, Gregger J, Al Samsam T. Regional anesthesia for outpatient orthopedic surgery. *Minerva Anesthesiol*. 2001;67(9 suppl 1):227–232.
8. O'Donnell BD, Iohom G. Regional anesthesia techniques for ambulatory orthopedic surgery. *Curr Opin Anaesthesiol*. 2009;21(6):723–728.
9. Abdallah FW, Whelan DB, Chan VW. Adductor canal block provides noninferior analgesia and superior quadriceps strength compared with femoral nerve block in anterior cruciate ligament reconstruction. *Anesthesiology*. 2016;124:1053–1064.
10. Hanna AS. Femoral nerve. In: *Anatomy and Exposures of Spinal Nerves*. Cham, Switzerland: Springer, Cham; 2015.
11. Jeng CL, Rosenblatt MA. Lower extremity nerve blocks: techniques. In: Post TW, ed. *UpToDate*. Waltham, MA: UpToDate; 2019. www.uptodate.com. Accessed 13 October, 2019.
12. Jeng CL, Rosenblatt MA. Overview of peripheral nerve blocks. In: Post TW, ed. *UpToDate*. Waltham, MA: UpToDate; 2019. www.uptodate.com. Accessed 13 October, 2019.
13. Xu J, Chen XM, Ma CK, et al. Peripheral nerve blocks for postoperative pain after major knee surgery. *Cochrane Database Syst Rev*. 2014;12:CD010937.
14. Secrist ES, Freedman KB, Ciccotti MG, et al. Pain management after outpatient anterior cruciate ligament reconstruction: a systematic review of randomized controlled trials. *Am J Sports Med*. 2016;44:2435–2447.
15. Lynch JR, Okoroha KR, Lizzio V, et al. Adductor canal block versus femoral nerve block for pain control after anterior cruciate ligament reconstruction: a prospective randomized trial. *Am J Sports Med*. 2019;47(2):355–363.
16. Okoroha KR, Khalil L, Jung EK, et al. Single-shot femoral nerve block does not cause long-term strength and functional deficits following anterior cruciate ligament reconstruction. *Arthroscopy*. 2018;34(1):205–212.
17. Vora MU, Nicholas TA, Kassel CA, et al. Adductor canal block for knee surgical procedures: review article. *J Clin Anesth*. 2016;35:295–303.
18. Thapa D, Ahuja V, Pandey K, et al. Evaluation of analgesic efficacy of dexmedetomidine as adjuvant with ropivacaine in ultrasound-guided adductor canal block in patients following anterior cruciate ligament reconstruction surgeries. *Br J Pain*. 2019;13:91–98.
19. Kuang MJ, Ma JX, Fu L, et al. Is adductor canal block better than femoral nerve block in primary total knee arthroplasty? A grade analysis of the evidence through a systematic review and meta-analysis. *J Arthroplasty*. 2017;32:3238–3248.
20. Jaeger P, Nielsen ZJ, Henningsen MH, et al. Adductor canal block versus femoral nerve block and quadriceps strength: a randomized, double-blind, placebo-controlled, crossover study in healthy volunteers. *Anesthesiology*. 2013;118:409.
21. Kwofie MK, Shastri UD, Gadsden JC, et al. The effects of ultrasound-guided adductor canal block versus femoral nerve block on quadriceps strength and fall risk: a blinded, randomized trial of volunteers. *Reg Anesth Pain Med*. 2013;38:321.
22. Davis JJ, Bond TS, Swenson JD. Adductor canal block: more than just the saphenous nerve? *Reg Anesth Pain Med*. 2009;34:618.
23. Chen J, Lesser JB, Hadzic A, et al. Adductor canal block can result in motor block of the quadriceps muscle. *Reg Anesth Pain Med*. 2014;39:170.
24. Chappell D, Jacob M, Hofmann-Kiefer K, et al. A rational approach to perioperative fluid management. *Anesthesiology*. 2008;109:723.
25. Joshi G. Intraoperative fluid management. In: Post TW, ed. *UpToDate*. Waltham, MA: UpToDate; 2019. www.uptodate.com. Accessed 11 October, 2019.
26. Crowley M. Preoperative fasting guidelines. In: Post TW, ed. *UpToDate*. Waltham, MA: UpToDate; 2019. www.uptodate.com.

27. Practice guidelines for preoperative fasting and the use of pharmacologic agents to reduce the risk of pulmonary aspiration: application to healthy patients undergoing elective procedures: an updated report by the American Society of Anesthesiologists Task Force on preoperative fasting and the use of pharmacologic agents to reduce the risk of pulmonary aspiration. *Anesthesiology*. 2017;126:376–393.

28. Epstein EM, Waseem M. Crystalloid fluids. In: *StatPearls*. Treasure Island, FL: StatPearls Publishing; 2019.

29. Lewis SR, Pritchard MW, Evans DJ, et al. Colloids versus crystalloids for fluid resuscitation in critically ill people. *Cochrane Database Syst Rev*. 2018;8:CD000567.

30. Ertmer C, Rehberg S, Van Aken H, Westphal M. Relevance of non-albumin colloids in intensive care medicine. *Best Pract Res Clin Anaesthesiol*. 2009;23:193.

31. Chesney CR. The maintenance need for water in parenteral fluid therapy, by Malcolm A. Holliday, MD, and William E. Segar, MD, *Pediatrics*, 1957;19:823–832. *Pediatrics*. 1998;102(1 Pt 2):229–230.

32. Sharma JP, Salhotra R. Tourniquets in orthopedic surgery. *Indian J Orthop*. 2010;46(4):377–383.

33. Crenshaw AH. Surgical technique and approaches. In: Canale ST, Beaty JH, eds. *Campbell's Operative Orthopaedics*. 11th ed. Philadelphia, PA: Mosby Elsevier; 2010:4–6.

34. AORN Recommended Practices Committee. Recommended practices for the use of the pneumatic tourniquet in the perioperative practice settings. *AORN J*. 2007;86:640–655.

35. McEwen JA, Inkpen KB, Younger A. Thigh tourniquet safety: LOP measurement and a wide contoured cuff allows lower cuff pressure. *Surg Tech*. 2002;34:8–18.

36. Wheeless CR 3rd. Extremity tourniquets. In: *Wheeless Textbook of Orthopedics*. http://www.wheelessonline.com/ortho/extremity_tourniquets. Accessed 11 October, 2019.

37. Pedowitz RA. Tourniquet-induced neuro-muscular injury. A recent review of rabbit and clinical experiments. *Acta Orthop Scand Suppl*. 1991;245:1–33.

38. Mohler LR, Pedowitz RA, Myers RR, et al. Intermittent reperfusion fails to prevent post tourniquet neurapraxia. *J Hand Surg Am*. 1999;24:687–693.

39. Graetz TJ, Nuttall G, Shander A. Perioperative blood management: strategies to minimize transfusions. In: Post TW, ed. *UpToDate*. Waltham, MA: UpToDate; 2019. www.uptodate.com. Accessed 11 October, 2019.

40. Martin G, Roe J. Total knee arthroplasty. In: Post TW, ed. *UpToDate*. Waltham, MA: UpToDate; 2019. www.uptodate.com. Accessed 11 October, 2019.

41. Lexicomp, Inc. Tranexamic acid: drug information. https://www.ncbi.nlm.nih.gov/books/NBK532909/. Accessed 11 October, 2019.

42. Huang Z, Xie X, Li L, et al. Intravenous and topical tranexamic acid alone are superior to tourniquet use for primary total knee arthroplasty: a prospective, randomized controlled trial. *J Bone Joint Surg Am*. 2017;99:2053.

43. Lee SY, Chong S, Balasubramanian D, et al. What is the ideal route of administration of tranexamic acid in TKA? A randomized controlled trial. *Clin Orthop Relat Res*. 2017;475:1987.

44. Hsu CH, Lin PC, Kuo FC, Wang JW. A regime of two intravenous injections of tranexamic acid reduces blood loss in minimally invasive total hip arthroplasty: a prospective randomised double-blind study. *Bone Joint J*. 2015;97-B:905–910.

45. Lindman IS, Carlsson LV. Extremely low transfusion rates: contemporary primary total hip and knee arthroplasties. *J Arthroplasty*. 2018;33:51–54.

46. Kuo LT, Hsu WH, Chi CC, Yoo JC. Tranexamic acid in total shoulder arthroplasty and reverse shoulder arthroplasty: a systematic review and meta-analysis. *BMC Musculoskelet Disord*. 2018;19(1):60.

47. Subramanyam KN, Khanchandani P, Tulajaprasad PV, et al. Efficacy and safety of intra-articular versus intravenous tranexamic acid in reducing perioperative blood loss in total knee arthroplasty: a prospective randomized double-blind equivalence trial. *Bone Joint J*. 2018;100-B:152–160.

48. Sabbag OD, Abdel MP, Amundson AW, et al. Tranexamic acid was safe in arthroplasty patients with a history of venous thromboembolism: a matched outcome study. *J Arthroplasty*. 2017;32:S246–S250.

第 39 章

建设快速高效的手术团队

DAVID H. KAHAT, ROBERT F. LAPRADE

引言

手术室(OR)是一个动态的环境,其特征是多层社会互动、不可预测、错误容忍度低和期望值高[1-3]。骨科手术室内容丰富, 可为所有年龄段的人群开展手术,手术部位包含从颈部到脚趾的所有部位,手术工具种类繁多,包括骨锯、关节镜、钻头等。骨科手术的多样性需要在术前和术中对患者进行特别的护理。虽然所有的骨科手术都需要完备的术前、术中和术后的计划,但在骨科手术团队(OST)准备进行复杂膝关节手术前必须特别注意一些细节。

OST 详细的术前准备的目的在于恢复膝关节正常功能、保证手术顺利开展及控制治疗费用。术前准备不完善可能会出现手术部位、手术方式错误等一系列问题[4-6]。复杂膝关节手术的术前准备不完善,可导致医源性血管和神经损伤、筋膜室综合征、止血带引起的动脉血栓、复杂区域疼痛综合征等并发症[7]。所有膝关节手术均存在上述风险, 但 OST 准备不足会使风险增加,并导致患者的预后较差。此外,无论手术的复杂性如何,团队合作不紧密、手术室效率低下更容易导致不良事件和手术错误的发生[2,6,8]。

有人可能会认为,骨科专业培训和手术技术的进步已经能够避免上述风险的发生。但事实并非如此。即使技能、经验丰富及设备通讯良好的团队也有可能因为沟通不当、冲突、所持设备不同或者缺乏术前准备而出现重大事故[3]。特别是在骨科,手术错误最常与沟通和设备故障有关,手和膝关节的手术最常见[5,6]。提高团队合作和效率对所有手术团队都非常重要,尤其是 OST,因为膝关节术后并发症较多[6]。

本章的目的是介绍高效的骨科手术室,并简要介绍了高效团队合作和有效使用骨科手术室的影响因素。定义 OST,并分析和阐述每个成员的角色。最后,对于复杂膝关节手术的最佳 OST 准备方法进行了讨论。

骨科外科团队团队合作的重要性与效率

OST 是一个行动团队,它可以被定义为"一个具有一定的专业技能的团队,其成员可在紧张、不可预测的情况下迅速组建并协调行动"[9]。作为行动团队的领导者,外科医生有义务创建一个积极的工作环境和高效的手术团队,以保障患者的安全[10,11]。这就要求外科医生不但要专业技能过硬,还应具有良好的医德和卓越的领导能力。现代医疗需要各方通力合作,跨专业团队由外科医生、麻醉师、医技人员、护士和其他成员组成,他们在诊疗过程中都发挥着重要作用。尽管多学科诊疗相对困难,但已证实这种方法可以减少不良事件,改善患者的预后,并且能提高患者和员工的满意度[12]。外科团队内的高效合作对于手术室医疗控费、患者预后和员工文化而言至关重要。

手术室里的团队合作：一个高效的手术室应该是财务健康的

手术室是许多医院和卫生系统之间的财务纽带，手术室的收支占医院成本的40%以上和收入的60%~70%[1]。不断增加的医疗支出，加上手术室内平均每分钟62美元的治疗费用，使所有公立和私立卫生系统在控费上都倍感压力[1,13,14]。如何利用手术室可直接影响医疗机构的财务健康。此外，随着医疗保健相关成本的增加，许多卫生系统比以往任何时候都更加迫切地想要减少财政负担。

作为手术费用最高的科室之一，骨科控费效果最为显著[1]。例如，美国每年前交叉韧带重建(ACLR)的患者为6万~7.5万[15]，每个ACLR平均约花费24 707美元[16]。全膝关节置换术是骨科收入的重要组成部分，预计到2030年手术患者将增加673%，达到每年近350万例[14]。上述费用仅是初次置换的费用，若术后出现手术部位感染、假体周围骨折等并发症，将导致治疗成本加倍。手术数量和治疗花费的增加使手术室的团队合作、术前准备和运行效率更为重要。

手术室的团队合作：一个有凝聚力、高效的手术团队对患者来说更安全

"无损于患者为先"是所有医生在治疗中应坚守的原则。虽然手术可以挽救患者的生命，但手术难免存在一定风险。2013年的一项分析显示，美国每年有21万~40万人死于医疗事故[17]。研究表明，骨科不良事件(每10 000例中有1.2例)的发生率仅次于眼科(每10 000例中有1.8例)[4]。研究中，骨科专家认为绝大多数医疗事故和不良事件发生在术中，通常与设备故障或沟通不良有关[6]。有趣的是，骨科手术中常见的与设备有关的错误是设备准备不当，这表明骨科术中医疗事故的根本原因是缺乏沟通[6]。

手术室的有效沟通和团队合作可以预防医疗事故的发生，改善患者预后，增强手术室文化[6,8,10,18-21]。一些研究人员将团队合作、领导能力和情境意识(situational awareness)归类为"非技术技能"，外科医生想要成功开展手术必须具备这些技能[21]。为提高这些非技术技能并减少术中失误，开展了大量的质量改进活动，术前核对便是其中一项。术前核对确保了患者信息、手术方式、手术部位、植入物/特殊设备和患者体位的正确性[2,5,6,22]。手术安全核查表(图39.1)可确保药物、手术部位标记和设备等在术前全部准备就绪[23]。手术核查和多学科检查表显著减少了患者的并发症，同时也使手术团队养成了良好的行为习惯，如信息共享和制作简报[20,23]。研究表明，当手术团队行为习惯改变时，患者更有可能出现死亡或主要并发症等情况[20]。

手术室里的团队合作：人员固定的团队更高效

手术室处于多学科团队合作、高精尖技术及高难度手术的交叉点，是一个需要身心投入的工作环境，手术室内犯错的代价极其高昂。手术团队人员不固定会使手术室环境变得更具有挑战性。团队人员变动会产生负面效果，使得OST很难为复杂的骨科手术做好充分准备(图39.2)。外科医生希望团队由固定人员构成，研究表明专门的OST更高效，周转时间更短[24,25]。

由于手术室压力较大，增加了员工流动率，团队组成的变化与患者预后差相关[12]。手术团队成员是否离开很大程度上取决于他们对工作的满意程度[26]。工作满意度低的团队成员可能会因为每天面临挑战而筋疲力尽，而满意度高的员工(即备受赞赏的团队成员)在面对同样的挑战时更容易适应并脱颖而出[24,27]。总之，工作满意度是团队组建的关键因素，也是维持OST一致性和有效性的重要因素。

手术室内有效的团队合作及沟通交流可有效提高工作满意度[24]。护士和医技人员认为，有效的团队合作对于手术室的氛围有重要的影响，可以增加他们的信心，并使他们更有可能在必要时发言[26]。外科团队成员还表示，手术室的工作氛围通常是由外科医生决定的，这进一步强调了外科领导和团队合作的重要性[26]。团队合作和沟通的加强使得OST可以保持一定的连续性，工作效率、患者预后及工作满意度也随之提高[18-20]。当团队成员彼此熟悉、互相团结时，可形成正反馈，后续工作也更容易开展实施。

骨科手术团队的定义

尽管外科医生主导手术进程并最终对手术结果负责，但手术的成功完成不仅需要外科医生，还依赖于跨学科的团队的有效运作[20,28]。传统意义上，这个团队包括但不限于其他外科的医生、注册护士(RN)、医技人员和医生助理(PA)(图39.3)。此外，尽管通常将手术室内的人员定义为手术团队的核心成员，但手术室外的一些相关人员也属于手术团队的成员，如手术

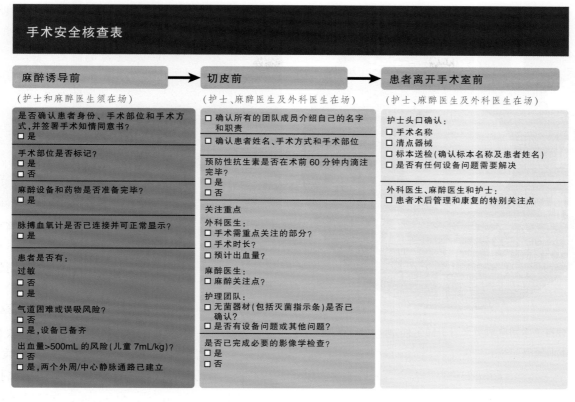

图 39.1　世界卫生组织手术安全核查表,有助减少手术室内错误和不良事件的发生。

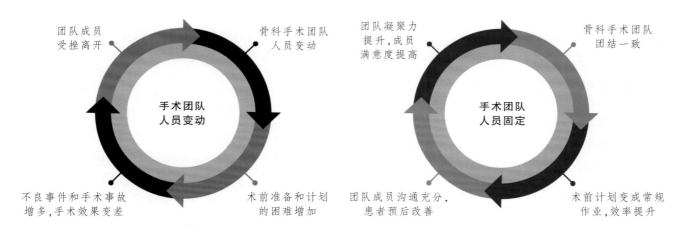

图 39.2　手术室(OR)团队人员变动可形成负循环(左),妨碍团队的准备工作。团队人员固定可形成正循环(右),从而加强团队合作。

协调管理人员、护工及消毒供应科人员[22,29]。这些人员虽然不直接参与手术,但会影响围术期管理和工作流程,并在保证手术室安全有效运行、减少手术延误方面发挥重要作用[30]。如果没有清洁的手术室、无菌器械和手术室协调员,手术就无法继续进行,所以这些成员也是保证手术顺利进行的一个重要环节。下面的章节将对 OST 中每个团队的角色进行定义和讨论。

外科医生

外科医生对手术进程和结果负主要责任,这也决定了手术室氛围。有影响力的外科医生必须维持和建立和谐的人际关系,鼓励团队合作和沟通交流。无论手术有多复杂或遇到什么困难,都不能投掷工具、贬低工作人员或情绪爆发。拥有完成复杂操作的技能并

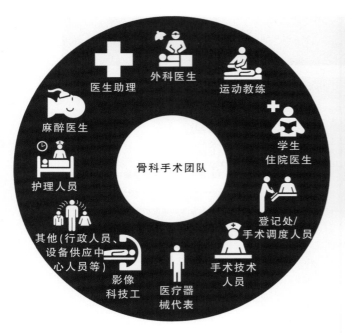

图 39.3 骨科手术团队成员来自不同学科,所有成员都为了成功开展手术而努力。

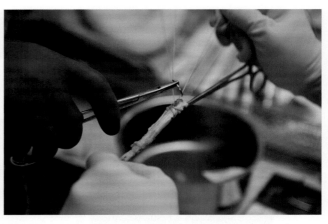

图 39.4 骨科手术团队正在进行自体骨-髌腱-骨移植物准备。

不是这种负面行为的正当理由或通行证。

除了高超的手术技术,手术团队领导人还必须具备谦虚自持、尊重他人等非专业能力[31]。这些非专业能力包括但不限于善于沟通、准备、人际交往和团结合作[11]。外科医生必须确保整个团队为择期手术做好充分的准备,可应对可能发生的并发症,能应变突发情况。如外科医生认为团队没有做好充分的准备,或者对手术的某些方面缺乏信心,则必须在术前进行充分沟通。如果上述情况无法改变,为了保证患者的安全,应考虑将患者转诊。

医生助理(PA)

PA 在外科医生的监督下参与 OST。Hepp 等[32]研究了 PA 在 OST 中的作用,发现 PA 可以尽量减少外科医生在手术室之外所花费的时间,同时最大限度地增加每日手术量。同样,OST 纳入 1 名 PA 后,手术数量在 1 年内增加了 30%[32]。OST 内的 PA 在临床和术中都扮演着重要角色。作为 OST 的成员,PA 可以帮助拆除内固定物、支具和夹板,并准备组织和移植物(图 39.4)、关节注射、缝合伤口等。对于复杂的膝关节手术,术前 PA 需要与上级医生沟通,以确保对正确的入路、预期的并发症(如植入物拔除过程中的螺钉滑丝)或其他改进方案有充分了解。

运动教练

研究结果支持持证运动教练(ATC)在手术室中作为 OST 成员所发挥的作用[33,34]。ATC 考取某些资格证[如骨科技师(OTC)资格证]后可在手术室工作。但每个机构的规定不同,因此 ATC 若想在手术室工作,应提前咨询外科医生和手术室管理人员需要进行哪种认证。一旦完成认证,ATC 可以在骨科医生的指导下在手术室内完成各种操作。除处方权外,ATC 在手术室中的作用与 PA 有很多重叠。由于 ATC 在 OST 中有一定的整合性,因此术前计划和准备中必须包含 ATC。

麻醉人员

麻醉人员负责手术患者围术期疼痛管理。麻醉医生可直接管理患者或通过注册护理麻醉师(CRNA)管理患者。麻醉医生是可以实施神经阻滞(通常由超声引导)的重要团队成员,以前需要住院的术后疼痛管理现在可在门诊完成。已证实神经阻滞(骨科中最常用于收肌管、坐骨神经和股神经)可以减少术后恢复期间的住院时间和围术期阿片类药物的使用,并提高患者的满意度。因此,对于复杂的膝关节手术,应尽可能使用神经阻滞控制术后疼痛[35,36]。

麻醉人员最好有专门的神经阻滞室。Chazapis 等[35]发现,独立的神经阻滞室可将术前准备时间缩短 17 分钟。除了神经阻滞外,麻醉团队成员还应在术前确保全身麻醉药品、抗生素和其他特殊物品(例如,为血友病患者提供的血液制品)准备妥当。

外科手术技术员

外科手术技术员(ST)与手术团队一起准备手术室，维护无菌场地，并确保外科医生在整个手术过程中及时获得所需设备。ST 负责准备相关无菌设备，并在术中快速提供(图 39.5)。对于复杂的膝关节手术，优秀的 ST 可以预测外科医生何时需要钻头、螺钉、刀片、缝合线或其他物品，并在术中及时提供。这些工作与复杂的膝关节手术的进程和预后直接相关[37]。因此，为确保手术顺利，ST 必须提前获得有关患者的手术信息，并做好充分准备。

护士

护士在所有医疗团队中都扮演着关键角色，OST 也不例外。手术室的护士包括巡回护士、CRNA 或与外科医生合作的认证执业护士(CNP)，类似于 PA。巡回护士负责患者术前、术中和术后的安全。在许多手术室中，巡回护士负责术前核对，确认患者信息、手术部位、麻醉方式及是否签署手术知情同意书。一旦手术开始，巡回护士负责记录手术进程，向 ST 提供器械，维持手术室无菌环境，同时负责观察患者是否安全。

医疗器械代表

医疗器械代表在手术室的 OST 中的作用较为独特。器械代表可为外科医生提供植入物及手术器械的技术专业知识。他们可在 OST 内承担多种任务：帮助巡回护士回收器械；作为 ST 和外科医生的顾问，为手术准备相应的器械。通常有专门跟台的医疗器械代表，这些人员应掌握相关手术信息，例如，手术部位是否已有植入物、如何取出植入物、手术需要哪些工具等。作为 OST 的成员，器械代表应充分了解手术所需的器械，并对相关器械的存储、消毒及使用负责。

影像科技术人员

为确保复杂的膝关节手术的成功，经常使用术中透视和关节镜。截骨术和胫骨平台骨折内固定术等复杂的膝关节手术需要进行术中透视，以确保截骨和内固定物位置正确。此时，就需要配备一名技术人员进行 X 线摄片。如果多个手术室同时需要进行透视，工作人员必须相互沟通以免延误。

医学生、住院医生和专培医生

在一些进行复杂的膝关节手术的机构中，医学生、住院医生或专培医生也会参与手术，因此应被视为 OST 的成员。尽管研究表明，人员固定的团队效率更高[25]，因此专门的骨科治疗中心手术更快，所需人员更少[37]，但综合医院和社区医院同样可以成功开展复杂的膝关节手术。然而，如果机构内的 OST 经验较少且彼此不够熟悉，那么术前准备时必须进行团队内的沟通和交流。如果医学生负责在手术结束时关闭切口，那么他们必须知道使用哪种缝合线，如何打结及包扎切口。住院医生和专培医生可以参加手术或独立完成手术。无论他们在团队内扮演何种角色，都必须在手术开始之前和 OST 其他成员进行充分沟通，以明确自己所要承担的责任。

OST 非常规成员

虽然通常认为 OST 成员是指直接参与手术的人，但手术的成功开展也离不开那些在手术室外安排和准备手术的人员[38]。这些成员包括护工、消毒供应科员工、手术调度人员、辅诊科室人员及行政管理人员等。如果这些成员未被告知手术的时间和种类，则无法提前做好准备，将会导致手术延误和相应并发症的发生。

高功能 OST 的特点

现代手术室是近几十年进化的产物，骨科手术室也不例外。由于医院面临着在降低成本的同时还要提高效率和安全性的压力，手术室经历了重大变化。Kuo

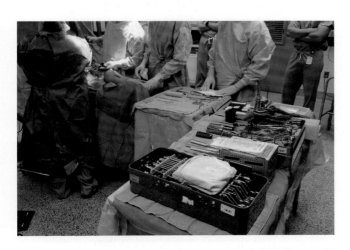

图 39.5　胫骨楔形截骨的器械台。所有器械应有序排列，以便快速获取。

等[39]认为,以前的手术室沟通由外科医生主导,手术技术由外科医生决定,同时不注重收集数据。当代手术室鼓励开放性的沟通、标准化技术、"以系统为中心"的程序,以及积极的数据管理和收集[36]。随着手术室的发展,高功能外科团队也随之发展。高效的OST具有一些重要特征,而缺乏这些特征将使得复杂的膝关节手术的开展变得更加困难。

团队组成

组建高功能OST的第一步是正确的团队组成。任何高效的团队都必须由一定数量和类型的经验丰富的成员组成。Baker等[40]认为,增加一个新的具有专业知识的成员可以提高整个外科团队在复杂手术中的表现。增加团队规模但未明确成员所扮演的角色,将会导致沟通困难和冲突。Zheng等[41]发现,如果团队已经可以进行复杂手术,则每增加一位成员将会使手术时间延长7分钟。团队太小或过大都会增加围术期操作难度。

除了适当的团队规模外,维持团队成员的稳定也是外科手术成功的关键。外科医生希望与固定的团队成员一起进行手术[19]。人员固定的OST工作效率较人员不固定的OST高[25]。但OST人员不可能一直固定,急性复杂膝关节损伤时需要召集身边所有可用人员进行急诊手术,无论这些人员是否属于同一OST。然而,在可能的情况下,OST还是应该由彼此熟悉并有丰富经验的人员组成,这样更利于强化团队角色,增强团队凝聚力。

沟通

骨科手术需要团队协作,为确保手术成功进行,通常需要多人共同协作,这个过程容易出现沟通问题。Lingard等[42]发现,手术室内30%的团队因为沟通问题出现过错误。一项针对骨科医生的调查发现,沟通不畅是导致手术室内发生错误的第二大原因,占24.7%[6]。沟通对于高功能的OST非常重要。外科团队的有效沟通必须及时、清楚、开放和尊重[10]。无论是术前、术中还是术后,明确的沟通都非常必要。

OST内应尽可能地使用闭环沟通,以免产生误解[43]。闭环沟通是指一个团队有能力在内部互相传递简单明了的信息,并确认信息可被及时接受并正确理解[43]。例如,胫骨开放楔形截骨术时,主治医生可能会要求准备、混合和加热植骨移植溶液。医疗器械代表

应与外科技术人员一起确认信息,提供所要求的具体材料并准备妥当,这个过程即为"闭环"。

已经证实,手术室内部的闭环沟通不仅可以减少信息传递导致的错误,还可以提高医疗团队的效率和速度。一项有关儿科创伤团队成员之间沟通的研究发现,实施闭环沟通时,救治延时相关的并发症显著减少,采用闭环沟通的病例平均完成手术的速度比非闭环沟通的病例快3.6倍[43]。高效OST内部通常都采用闭环沟通,闭环沟通在所有关节的治疗中都非常重要。

核查单

高效的OST使用核查单来完善术前准备、提高工作效率、促进手术室内团队合作。手术核查表是"经过验证的、基于证据和(或)共识的标准化手术过程"[39]。世界卫生组织(WHO)提出了"安全手术拯救生命"倡议并提供了一份手术室术前核查表[44]。"安全手术拯救生命"倡议鼓励每个医疗机构和专业人员制订自己的核查表,以便最大限度地提高效率。

为了提高围术期安全,关节委员会(TJC)在2004年针对骨科手术制订了通用流程(UP)。规范围术期流程有助于手术团队的标准化操作,从而提高工作的有效性和效率。UP要求OST术前对患者信息、手术方式和部位进行核对,标记手术部分,并在手术开始前进行二次核对(图39.6)。UP鼓励术前核对由同一团队成员完成。

Treadwell等[45]对手术核查表在术前准备中的作用的相关文献进行了回顾分析。结果表明,使用手术核查表可改善预后、减少手术并发症和手术部位感染[45]。上述结果并非使用核查表直接导致的,而是因为使用核查表改善了手术室环境,促进了团队协作[45]。

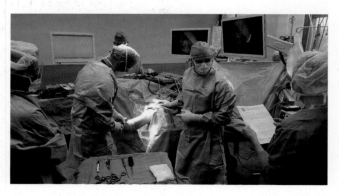

图39.6　胫骨开放性楔形截骨术前,骨科手术小组在巡回护士的带领下完成手术核对。

变革型领导力

OST 在手术室内外都需要有效的领导[46]。研究人员注意到，当领导贴近临床时，外科治疗有所改善，反之手术室团队在患者安全及感染控制方面的参与会随之下降[39]。手术室中 OST 需要有一名指定的领导指导工作。高效的外科团队的每个小组都有明确的组长，各组组长定位准确，并可在手术进程中随机应变。例如，巡回护士通常会在手术开始前进行手术核对，因此在术前准备工作中起重要作用。手术开始后，巡回护士不断切换角色，以确保手术的顺利开展，与此同时还要完成各项手术室护理记录。

一个团队中可能有几名不同的领导（如主管护士和高级 ST），但总负责人是主治医生并最终对手术室内发生的事情负责。此外，外科医生的风格和领导方式对于手术室内的氛围有决定性作用，可对 OST 的功能产生直接影响。

还有一种领导类型是"交易型领导"，其特点是完成日常任务，并将"输入转化为产出"[46]。尽管交易型领导在手术团队准备过程中也非常重要，但研究表明，只强调交易型领导力的领导者可能会让同事筋疲力尽[46]。另一方面，"变革型"领导更多地强调团队的集体使命，以保持高效的 OST 所需的文化和环境。具有变革型领导力的外科医生往往更常共享信息、关怀同事，手术也较少出现意外。变革型领导可以确保一个团队为了集体利益主动完成工作，而并非仅仅例行公事[46]。

总结与学习

术后总结是提高治疗效果的一种方法，但术前做好充足的准备更加重要，每台手术前都应确保手术器械、设备已准备完善，工作人员和手术人员具备足够的能力完成复杂的膝关节手术。某些复杂的膝关节手术（如后外侧角重建）完成难度很高，缺乏相关经验的外科医生不应勉强开展[47]。为了使患者获得最佳预后，这些外科医生应向同行请教，必要时可安排转诊治疗。

优秀的手术团队在术后会花时间总结手术哪些部分完成良好，哪些部分需要改进，通过这种方法来提高 OST 综合能力[10,38,48]。这种总结对于提高 OST 的凝聚力非常重要，也有利于之后的工作。总结可以以团队成员与领导之间的非正式会议的方式进行，也可

通过发病率和死亡率（M&M）会议等传统方式进行[10]。为了提高效率，总结会应该有一个讨论主题[38]。例如，外科医生可以询问 ST 术中器械传递时的沟通是否顺畅。无论采用何种沟通方式，都应意识到哪种是有效沟通（如闭环沟通）、哪种沟通方式需要改进（如外科医生术中临时要求准备器械）。

普通骨科手术术前准备

随着医疗体系的变革，骨科的术前准备也发生了转变。例如，传统的手术准备需要通过书面工作一步一步记录流程[49]。现在，云平台和共享的电子医疗设备使得 OST 可在线进行术前准备，从而增加了 OST 的内部协作。尽管不同的 OST 成员的术前准备工作不同，但手术前一天"核心"和"非核心"OST 成员都需要进行一定程度的准备工作。

核心团队术前准备

术前很难召集所有 OST 成员进行会面，因为麻醉师、ST、RN 和其他成员都很忙，工作安排也不尽相同。此外，随着对 OST 的熟悉和工作经验的增加，也没有必要安排会面。OST 的"核心"成员，包括但不限于主治医生、PA、ATC 或一助，手术前一天应与巡回护士、主管护师或者 ST 对患者病史、手术安排、术前检查及可能出现的并发症进行面对面沟通。

患者病史

OST 核心成员应在术前至少一天检查患者病史和手术计划。复杂的膝关节手术可能会涉及半月板根部或放射状撕裂、多韧带修复、翻修等。对于某些复杂的病例，患者的症状和病史提示需要进行特殊手术。在这种情况下，应与 OST 的核心成员和其他团队成员进行讨论。翻修手术难度较大，除了制订手术方案外，还应确定既往手术失败的原因。例如，ACL 翻修术的术前准备应了解既往手术失败是由技术问题、生物学或创伤性因素还是固定不牢靠导致的松弛引起[15]。这是确保翻修手术不会失败的关键。

手术

应详细说明每台手术的步骤，以便 OST 成员做好心理准备，对术中需求和手术方向有所了解。某些复杂的膝关节手术需要更加仔细周详的计划，例如，

何时准备何种移植物,何时重建和拉紧韧带,以及何时开始准备生物制剂(图39.7)。必要时,应与OST的核心成员和其他成员(如医疗器械代表)进行讨论。如果OST的核心成员以前没有一起工作过,那么这个步骤就更加重要。复杂膝关节损伤的治疗方式有多种,确保手术步骤清楚明确地传达到位对手术的成功至关重要。

影像学检查

手术室的电脑可能会出现故障,因此OST的核心成员必须在术前至少一天完成手术患者的影像学检查。影像学检查结果已经完成数字化转换,有利于进行术前规划[49]。例如,影像学检查结果可通过术前计划软件进行处理,以帮助团队为手术做好准备,特别是关节成形术或截骨术[50]。无论是否使用软件进行术前规划,OST核心成员均应确保对所有的影像学结果进行检查。根据需要,复杂的膝关节手术可能需要进行X线、CT、MRI和骨扫描检查。术前影像学检查结果可在一定程度上避免术中意外情况的发生。

可能出现的意外和并发症

OST的核心成员还应预测手术中可能发生的并发症。复杂的膝关节手术需要使用数种植入物,一些既往植入的内固定物在术中取出时可能会比较困难。术前应获得既往植入内固定物的信息,并准备相应的拔除器械。内固定取出可能需要螺丝刀、环钻等,术前应通知OST相关成员[49]。

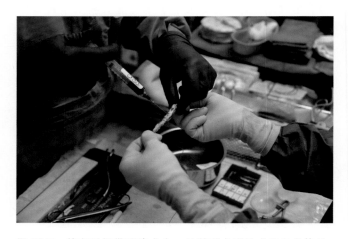

图39.7　前交叉韧带重建术中,骨科手术团队成员向自体骨-髌腱-骨移植物中注入富血小板血浆(PRP)。团队成员必须事先了解取材和PRP准备时间,以避免延误操作。

其他并发症可能与患者的病史有关。既往有深静脉血栓形成史的患者,术后可能需要进行抗凝治疗。出血风险(如血友病)较高的患者,可能需要输注血液制品来控制术中和术后出血。除了核心成员,OST的其他人员(如护士和麻醉医生)在并发症管理方面也起到重要作用,因此也应了解相关情况。

"非核心"团队成员的术前准备

如前所述,术前OST全体成员会面讨论不可行或通常不必要。OST的"非核心"成员(包括麻醉医生、护士、ST和医疗设备代表)可通过软件或App进行术前准备。Casetabs就是这样的一个软件,其定义为"基于云共享的手术协调应用程序,与工程师、医生和医疗器械代表实时共享病例更新"。Casetabs简化了手术团队成员之间关于手术病例的沟通流程,OST成员可在线获得信息更新、了解手术进程。所有OST成员都可在Casetabs上对设备需求、材料准备、手术变更等信息进行沟通。其他类似的软件有Voalte、PatientSafe Solution和ExplORer Surgical。

使用医疗通讯平台时,成员们务必要密切关注平台信息更新。此外,应使用闭环沟通来确保OST成员接收到了变更的信息。例如,外科医生仅在云平台上注明需要不同大小的植入物,不足以确保OST已将物品准备妥当。相应的团队成员应该在平台上做出反馈,告知外科医生他们已接到通知并做好准备。

骨科手术团队:手术日准备工作

手术当天,OST常规需要进行刷手、穿无菌手术衣、戴无菌手套及术前核对等工作。团队必须了解手术需要准备的物品和设备,否则会导致手术延迟和并发症。

手术室的准备工作

手术室准备完善可以高效快速地进行手术。负责准备手术室的OST成员通常包括巡回护士、ST和医疗设备代表,他们应了解手术需要哪些基础或特殊物品。基础物品是指每台手术都需要的东西,如无菌操作台、手术衣、手套、口罩及患者监测设备[如脉搏血氧测定仪、潮气末CO_2计、心电图机(ECG)]、麻醉气体和静脉液体。通常,巡回护士、麻醉团队和ST负责准备上述基础物品。护工或OST的成员应确保在每台手术间歇将手术室清理干净。

特殊物品是指完成复杂的膝关节手术特需的物品,也需要 OST 成员提前准备。基础物品和特殊物品的准备人员存在一定交叉,医疗设备代表也需参与物品准备。这些物品包括特定的牵开器、钻头、螺钉、缝合线、关节镜设备、同种异体移植物和生物制剂等。某些膝关节手术(如截骨术或关节置换术)可能需要术中透视。如果需要特殊物品,务必提前通过云平台或者亲自告知,以保证手术能够顺利开展。最后,影像学检查结果应该可以投屏显示,以确保外科医生和其他 OST 能够在术中查看。

患者的准备

尽管患者不是 OST 的成员,但他们也必须做好围术期的相关准备。患者或 OST 的任何一方没有做好准备,都会导致手术延迟。患者的准备工作根据手术团队不同而不同。门诊手术时,通常需要患者提前一天用葡萄糖酸氯己定沐浴或进行术区备皮[51]。

手术当天,患者和(或)手术医生需要标记手术部位,并由手术人员确认。曾经的个案报道描述过一个有趣的病例,由于患者腿部放置的关系,手术标记的墨水从患肢转印到了健侧[52]。在开始任何操作(如神经阻滞)之前,需要对手术部位进行两次或三次核对[36]。麻醉人员应知道哪些患者需要阻滞,并确保及时进行麻醉,以避免延误。

完成神经阻滞后,应将患者转运至手术室进行监测。稍后需要进行术前核对,确保患者信息、手术部位、手术和麻醉方式正确,患者已签署手术知情同意书。术前核对非常重要,通常由巡回护士完成,在收到来自外科医生、CRNA 和 PA 及在场的其他 OST 成员的确认后,就可以开始进行手术。

复杂膝关节手术的术前准备

尽管复杂膝关节手术各不相同,但 Moyad 等[54]还是尽量总结了手术开始前应注意的一般考虑事项(图39.8),具体描述了复杂膝关节手术通常需要进行的一些术前准备,包括关节软骨治疗、韧带重建和半月板治疗。

软骨损伤的诊断及术前考虑

软骨治疗前应对膝关节进行全面的检查和评估。

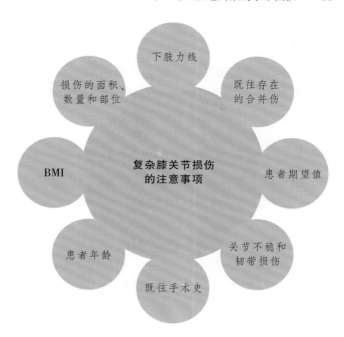

图 39.8　在进行复杂膝关节损伤手术前,骨科手术团队的注意事项。[Modifed from Moyad TF.Cartilage injuries in the adult knee: Evaluation and management. Cartilage. 2011;2 (3):226-236. doi:10.1177/1947603510383973.]

详细询问所有患者的病史,正常状态和麻醉状态下均应进行体格检查[53]。通常情况下,患者的症状会随着活动增加而加重。膝关节软骨损伤在体格检查时常存在关节压痛、积液、肿胀,病变严重时可伴有"卡顿"或"摩擦"感[55]。外翻和内翻应力试验可用于检查内侧和外侧软骨损伤[53]。应进行膝关节稳定性检查,以明确是否存在韧带撕裂。韧带撕裂通常与软骨损伤有关,可在软骨手术时一同修复[53,55]。体格检查时发现股四头肌肌力降低和股内侧肌萎缩,常提示存在慢性软骨损伤[53,54]。临床体检时,疼痛可能会限制患肢活动。因此,还应在麻醉状态下进行检查,若发现存在半月板撕裂或韧带撕裂,应在术中进行修复。

影像学检查对于软骨损伤诊疗至关重要。X 线片可显示严重的软骨损伤。所有的膝关节前后(AP)位X 线片都应于站立位拍摄[53,54]。X 线片还应包括髌骨侧位和轴位[53,54]。侧位片可显示 OCD 导致的压缩性骨折,这种情况下还应进行髁间窝摄片[53]。所有患者均应拍摄下肢全长片,以评估下肢力线[53,54]。膝内翻或外翻不利于软骨损伤的治疗,可同时进行胫骨近端截骨术矫形[56]。

其他影像学检查有助于显示膝关节其他结构损伤,利于 OST 确定正确的治疗方案。除了 X 线片[53],

还需行 CT 和 MRI 检查来进一步确定软骨和其他周围结构的损伤。CT 关节造影可以帮助进一步评估软骨完整性,诊断轻微的髌股轨迹不良。髌股轨迹不良可能需要进行胫骨远端结节截骨术,以减轻髌股关节内软骨修复组织的应力。术前准备 X 线片时[54],OST 需要确定是否以及何时应该完成截骨术。

快速自旋回波高场 MRI 可以用于检查软骨缺损,也可以用于检查膝关节内的其他软组织结构[53]。Potter 等[57]报道,与诊断性关节镜的金标准相比,快速自旋回波高场 MRI 检测软骨损伤的敏感性为 87%,特异性为 94%,准确率为 82%。MRI 还可显示并发的韧带损伤。存在膝关节不稳定的韧带损伤需要在关节软骨缺损治疗前进行修复,修复后 3~4 个月再考虑软骨修复,但在此之前应再次对修复后的韧带进行评估[53]。

软骨修复的术前准备

软骨修复术前应考虑多种因素。Moyad[54]认为,术前应评估的重要因素包括但不限于下肢力线、体重指数(BMI)和既往膝关节损伤或关节炎。常见的软骨修复手术方法可分为两类:①骨髓刺激技术,包括微骨折和软骨下钻孔,利用人体自身的骨髓干细胞形成瘢痕组织。②软骨修补术,包括自体骨软骨移植(OAT)和异体骨软骨移植联合自体软骨细胞植入[54]。

软骨修复的准备与考虑:软骨表面修复术

软骨修复术使用透明软骨修复软骨缺损,技术要求比骨髓刺激术高[54]。OAT 术是指"将滑车嵴外侧或髁间窝非负重区的骨软骨移植到有症状的局灶性全层关节软骨损伤区域"[58]。虽然小范围缺损的 OAT 术可在关节镜下完成,但术中最好再做一个切口,以便取出的软骨可以完美地植入缺损部位[53]。术前准备应明确 OAT 术取材部位,准备测量和移植工具(图 39.9)[54]。

新鲜的同种异体骨软骨移植物与 OAT 不同之处在于移植物来源于于供体,而非患者本人。同种异体骨软骨移植可以避免自体移植取材部位出现并发症[54,58]。准备同种异体骨软骨移植的一个关键是可以利用 X 线片来确定缺损的大小,以确保新植入的软骨形状匹配(图 39.10)。另一个关键是时间,因为移植时间的增加可能导致供体软骨活性和移植存活率降低[53]。

膝关节多韧带重建术

膝关节多韧带损伤的诊断、影像学检查及术前考虑

膝关节多韧带损伤多为急性创伤造成。然而,有些膝关节多韧带损伤由于漏诊转为慢性损伤,还有一些损伤需要延迟手术重建。无论急性或慢性损伤,每一个多韧带损伤的治疗首先从全面的患者病史和膝关节体格检查开始。体格检查尤其重要,因为膝关节多韧带损伤可能伴随神经血管损伤,需要急诊处理。23%~32%的膝关节脱位伴有随腘动脉损伤[59,60],14%~40%伴有腓神经损伤[61,62]。这些并发症并不局限于高能量损伤导致的膝关节脱位,肥胖患者低能量损伤膝关节脱位也可出现神经和血管损伤[63]。

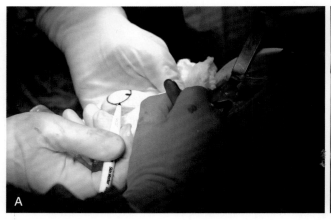
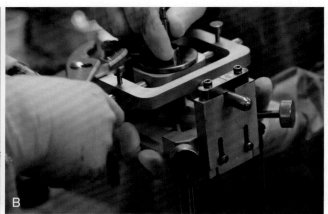

图 39.9　骨科手术团队成员仔细测量(A)和获取(B)同种异体骨关节移植物。

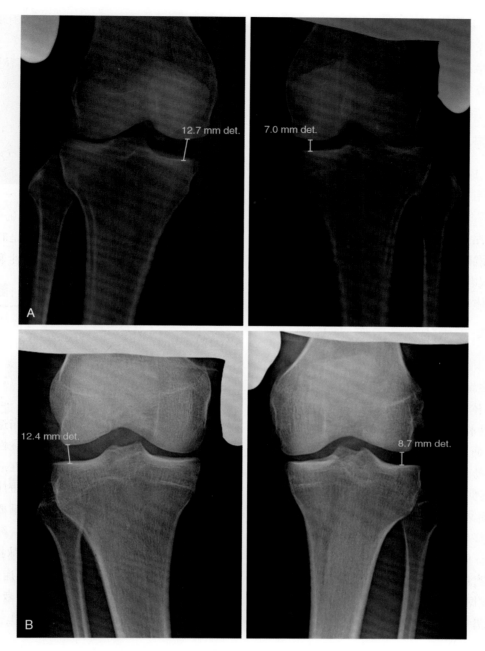

图 39.10　膝关节多韧带重建前应进行外翻(上)和内翻(下)应力位 X 线片。测量双侧膝关节间隙进行对比。

体格检查可以帮助诊断膝关节多韧带损伤可能伴随的神经血管损伤。在进行膝关节体格检查时,应检查足背动脉波动、皮肤颜色、神经系统状态和踝肱指数(ABI)[63,64]。ABI<0.9 的患者应进行血管造影检查以评估血管功能[64]。尽可能完成膝关节稳定性的体格检查,如果患者有严重的疼痛和不适,则可以(而且始终应该)在麻醉状态下完成检查。麻醉状态下进行体格检查有助于确认诊断,还能发现之前没发现的不稳定性。所有损伤的结构尽可能在急性期(2~3 周内)完成修复,但如果检查发现伴随血管损伤,OST 应先进

行血管修复。

多韧带重建前的术前影像学检查有助于发现伴随的损伤、确定手术入路、明确患者膝关节是否存在既往内植物或是否存在解剖变异。内翻和外翻应力位 X 线片(图 39.10)和 MRI 有助于确定损伤程度和相关病变。基于撕裂韧带解剖结构的 Schenck 分类系统可帮助诊断膝关节脱位[63]。术前还应拍摄双下肢全长片来确定下肢力线,特别是在存在后外侧角(PLC)损伤的情况下[64]。膝关节多韧带损伤时伴随内翻畸形可能导致移植物应力不均并最终导致重建失败。这种情

况下，OST 应在重建前先行截骨术矫正力线[63]。虽然影像学检查可发现一些伴随损伤，但容易漏诊部分交叉韧带撕裂和半月板关节囊分离[65]。手术时应进行诊断性关节镜检查，OST 应对可能出现的损伤做好充分的术前准备。

膝关节多韧带手术的准备工作：体位和入路

术前 OST 应保证患膝可在术中充分屈伸（图39.11），体位不佳会限制膝关节运动范围和术中操作空间[63]。术中应进行体格检查（图39.12）并与 OST 事前沟通手术入路。Ferrari 等[64]建议先行开放手术，然后再进行关节镜检查，这样可以获得更直观的术野[64]。同时，他还建议首先处理副韧带损伤，因为关节镜检查需要大量液体冲洗不易辨认损伤结构[63]。

膝关节多韧带手术的准备工作：移植物

OST 进行术前准备时，应确保所有移植物均准备完毕。膝关节多韧带损伤重建的移植物可选择自体移植物或同种异体移植物，术前应与手术团队进行沟通，避免延误手术和出现医疗差错。Ferrari 等[64]建议，内侧多韧带损伤进行 PCL 双束重建时，应将同种异体跟腱作为前外侧束，同种异体胫前肌肌腱作为后内侧束[64]。ACL 重建可以采用自体骨–髌腱–骨移植物（图39.13）。自体半腱肌和股薄肌肌腱可用于修复 MCL 浅层[64]。移植物应紧密缝合，以防止移植物固定时撕裂[63]。准备移植物时应注意控制体积，以免移植物过大无法通过隧道[63]。术前 OST 应确定移植物类型（自体移植物或同种异体移植物）、移植物储备并在术中及时提供所需的移植物。

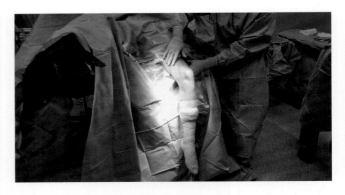

图 39.11　正确的体位是保证骨科手术团队成员有足够空间进行手术的关键。

膝关节多韧带手术的准备工作：隧道

术前应讨论决定隧道位置，通常情况下，隧道应位于所重建韧带的解剖位置。隧道融合会对移植物或内固定物产生负面影响，因此需要采取措施予以避免，尤其是那些既往进行过重建手术的患者[63,64]。胫骨股骨隧道可能会损伤神经血管，因此进针时应特别注意。外科医生可使用铰刀对胫骨隧道进行细微调整，确保隧道周围光滑，以免损伤移植物[63]。

膝关节多韧带手术的准备：重建顺序

膝关节多韧带损伤的最佳重建顺序尚有争议。先前的研究表明，PLC 缺损的膝关节 ACL 重建术后外旋增加，使得关节应力异常，最终导致重建失败[66]。一项基于尸体的前后交叉韧带和单纯 PCL 重建的生物力学研究发现，无论重建顺序如何，都无法使膝关节恢复正常的胫股力线。他们建议，首先重建 PCL，再重

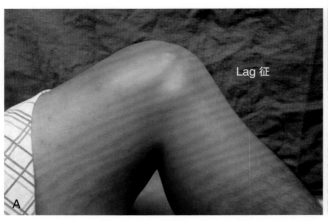
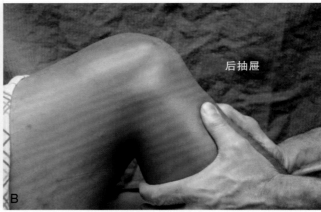

图 39.12　术中应进行体格检查。图为后外侧角重建术前进行 Lag 征检查和后抽屉试验。

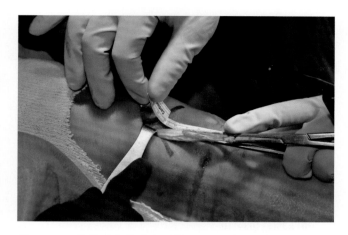

图 39.13　骨科手术团队成员在 ACL 重建过程中进行骨–髌腱–骨自体移植物取材。

建 ACL(以避免胫骨后移),最后重建 PLC[67]。还有一些研究依次固定 PCL、PLC、ACL 和 PMC,也取得了良好的手术效果[63]。重建顺序应提前告知 OST 成员,相关人员(如 ATC 或 PA)根据顺序准备移植物,以确保手术顺利完成。

半月板修复术

半月板手术的术前注意事项

半月板撕裂需要在术前进行全面的体格检查和病史问询。患者通常活动较多,经常在运动中转体或转向时受伤[68,69]。常表现为关节线处疼痛,疼痛和肿胀随着活动而加剧。值得注意的是,半月板撕裂的患者就诊时间往往明显晚于其他急性膝关节损伤。Pathania 等[69]发现,患者受伤后就诊时间平均为 467 天(15.5 个月)。半月板长期损伤导致膝关节炎后,诸如半月板移植一类的手术无法取得良好的效果[69]。

OST 的体格检查包括 McMurray 试验、Apley 试验、"回弹"试验、Thessaly 试验和关节线压痛检查[68]。但这些试验的特异性和敏感性较低,往往不准确[70]。因此,应完善 X 线片和 MRI,以确认病变具体情况。对于半月板移植,应对患者的膝关节进行 X 线检查并标记大小,以确保准确测量股骨髁的宽度[69]。对于 MRI 未发现的半月板病变,OST 应做好术中临时修复的准备[65]。术中还需要进行诊断性关节镜检查,以免漏诊。

半月板手术修复的准备工作

半月板修复的金标准是关节镜下由内向外缝合术[69]。根据撕裂的位置,也可以使用其他技术,包括由外向内、全内或经胫骨入路[71]。术前,手术团队应确定手术方式,这一步非常关键。团队应准备好常用的关节镜设备,包括显示器、缝合线、刀片和钻头。富血小板血浆、间充质干细胞、骨髓浓缩物和其他生物制剂也已用于膝关节手术,以增强再生功能[72]。根据生物制剂种类不同,一些需要在术中注射(如纤维蛋白凝块),而另一些(如间充质干细胞)最好在半月板切除术后 7~10 天注射[73]。如果使用生物制剂,OST 应该提前告知相关人员并做好准备。

半月板移植的手术准备

半月板移植是 OST 最复杂的手术之一。除了半月板损伤、缺失外,必须检查包括但不限于对线不良和韧带不稳定等病理改变。精确的术前计划应包括 X 线片和 MRI,还可使用骨扫描检查软骨下骨病变,并在术后进行随访比较[74]。CT 三维重建可提供受体和供体膝关节的三维影像,以帮助 OST 更好地进行术前准备和预测并发症。在准备半月板移植时,重要的是要确保供体骨块仍然附着在半月板上(图 39.14)[69]。术中,OST 需要特别注意移植半月板的解剖复位,否则可能会导致严重的软骨损伤[74]。

总结

复杂膝关节手术的技术要求高、风险高,需要一

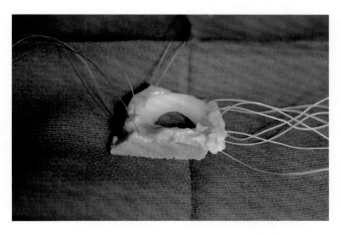

图 39.14　外侧半月板移植时的缝线准备。注意供体骨仍附着在移植物上。

个经验丰富、考虑周全的 OST 配合。而这样的团队因为患者预后较好、手术效益高，合作更加愉快，也更长久。准备充分、高效的团队的特点包括成员组成合理、沟通顺畅、注重核对、领导有力、善于反思和学习。尽管不同的复杂膝关节手术的具体准备工作有所差异，但 OST 的目标始终如一，即为每台手术做好充足且完善的准备。准备工作将决定手术顺利与否。随着骨科手术量的增加，高效的 OST 比以往任何时候都更加重要。

（李朔 译）

参考文献

1. Healey T, El-Othmani MM, Healey J, et al. Improving operating room efficiency, part 1: general managerial and preoperative strategies. *JBJS Rev.* 2015;3(10):e3–e3.
2. Clarke JR, Johnston J, Finley ED. Getting surgery right. *Ann Surg.* 2007;246(3):395–405.
3. Edmondson AC. Speaking up in the operating room: how team leaders promote learning in interdisciplinary action teams. *J Manag Stud.* 2003;40(6):1419–1452.
4. Neily J, Mills PD, Eldridge N, et al. Incorrect surgical procedures within and outside of the operating room. *Arch Surg.* 2009;144(11):1028–1034.
5. Saleh K, Ginnetti M, Curry E, et al. Patient harm and preventable error in orthopedic surgery. *Int Surg J.* 2015;2(4):450–456.
6. Wong DA, Herndon JH, Canale ST, et al. Medical errors in orthopaedics. Results of an AAOS member survey. *J Bone Jt Surg Ser A.* 2009;91(3):547–557.
7. Manske RC, Pooya Hosseinzadeh A, Giangarra CE. Multiple ligament knee injury: complications. *N AM J Sports Phys Ther.* 2008;3(4):226–233.
8. Defontes J, Surbida S. Preoperative safety briefing project. *Perm J.* 2004;8(2):21–27.
9. Sundstrom E, De Meuse KE, Futrell D. Work teams: applications and effectiveness. *Am Psychol.* 1990;45(2):120–133.
10. Royal College of Surgeons. *The High Performing Surgical Team.* London, UK: Royal College of Surgeons of England; 2014.
11. Good surgical practice. In: McLatchie G, Borley N, Chikwe J, eds. *Oxford Handb Clin Surg.* 4th ed. Oxford University Press; 2013:1–22.
12. Epstein N. Multidisciplinary in-hospital teams improve patient outcomes: a review. *Surg Neurol Int.* 2014;5(8):295.
13. Macario A. What does one minute of operating room time cost? *J Clin Anesth.* 2010;22(4):233–236.
14. Saleh KJ, Novicoff WM, Rion D, et al. Operating-room throughput: strategies for improvement. *J Bone Jt Surg Ser A.* 2009;91(8):2028–2039.
15. Denti M, Randelli P, Bait C, Volpi P. Revision anterior cruciate ligament reconstruction. In: Bentley G., ed., European Instructional Lectures, Vol. 14. Springer, Berlin,
16. Heidelberg, Bokshan SL, Mehta S, et al. What are the primary cost drivers of anterior cruciate ligament reconstruction in the United States? A cost-minimization analysis of 14,713 patients. *Arthroscopy.* 2019;35(5):1576–1581.
17. James JT. A new, evidence-based estimate of patient harms associated with hospital care. *J Patient Saf.* 2013;9(3):122–128.
18. Singer SJ, Molina G, Li Z, et al. Relationship between operating room teamwork, contextual factors, and safety checklist performance. *J Am Coll Surg.* 2016;223:568–580.e2.
19. Huynh E, Klouche S, Martinet C, et al. Can the number of surgery delays and postponements due to unavailable instrumentation be reduced? Evaluating the benefits of enhanced collaboration between

the sterilization and orthopedic surgery units. *Orthop Traumatol Surg Res.* 2019;105:563–568.
20. Mazzocco K, Petitti DB, Fong KT, et al. Clinical surgery-American surgical team behaviors and patient outcomes. *AJS.* 2009;197:678–685.
21. McCulloch P, Mishra A, Handa A, et al. The effects of aviation-style non-technical skills training on technical performance and outcome in the operating theatre. *BMJ Qual Saf.* 2009;18:109–115.
22. Rothstein R. Operating room efficiency. *Semin Pediatr Surg.* 2018;27(2):79–85.
23. de Vries EN, Prins HA, Crolla RMPH, et al. Effect of a comprehensive surgical safety system on patient outcomes. *N Engl J Med.* 2010;363:1928–1937.
24. James-Scotter M, Walker C, Jacobs S. An interprofessional perspective on job satisfaction in the operating room: a review of the literature. *J Interprof Care.* 2019;33(6):782–794.
25. Avery DM 3rd, Matullo KS. The efficiency of a dedicated staff on operating room turnover time in hand surgery. *J Hand Surg Am.* 2014;39(1):108–110.
26. Eakin S. Operating room nurses and surgical technologists perceptions of job satisfaction in the operating room environment by Sherri Eakin Copyright 2015 A Dissertation Presented in Partial Fulfillment of the Requirements for. *The Degree Doctor of Health Administr.* 2015.
27. Stahl JE, Egan MT, Goldman JM, et al. Introducing new technology into the operating room: measuring the impact on job performance and satisfaction. *Surgery.* 2005;137(5):518–526.
28. Sexton JB, Makary MA, Tersigni AR, et al. Frontline perspectives among hospitals and operating room personnel. *Am Soc of Anesthesiologists.* 2007;5:877–884.
29. Seavey RE. Collaboration between perioperative nurses and sterile processing department personnel. *AORN J.* 2010;91(4):454–462.
30. Wong J, Khu KJ, Kaderali Z, Bernstein M. Delays in the operating room: signs of an imperfect system. *Can J Surg.* 2010;53(3):189–195.
31. Jung JJ, Yule S, Boet S, et al. Nontechnical skill assessment of the collective surgical team using the Non-Technical Skills For Surgeons (NOTSS) system. *Ann Surg.* 2019; (in press).
32. Hepp SL, Suter E, Nagy D, et al. Utilizing the physician assistant role: case study in an upper-extremity orthopedic surgical program. *Can J Surg.* 2017;60(2):115–121.
33. Kitano J, Leyrer A, Burfeind S, et al. *Athletic Trainers in the Operating Room.* National Athletic Trainers' Association; 2017:32–33.
34. Greene J. Athletic trainers in an orthopedic practice. *Athl Ther Today.* 2004;9(5):62–63.
35. Chazapis M, Kaur N, Kamming D. Improving the peri-operative care of patients by instituting a "block room" for regional anaesthesia. *BMJ Qual Improv Reports.* 2014;3(1): u204061.w1769.
36. Wright I. Peripheral nerve blocks in the outpatient surgery setting. *AORN J.* 2011;94:59–74.
37. Patrick NC, Kowalski CA, Hennrikus WL. Surgical efficiency of anterior cruciate ligament reconstruction in outpatient surgical center versus hospital operating room. *Orthopedics.* 2017;40(5):297–302.
38. Caprari E, Porsius JT, D'Olivo P, et al. Dynamics of an orthopaedic team: insights to improve teamwork through a design thinking approach. *Work.* 2018;61(1):21–39.
39. Kuo CC, Robb WJ. Critical roles of orthopaedic surgeon leadership in healthcare systems to improve. *Clin Orthop Relat Res.* 2013;471(6):1792–1800.
40. Salas E, Frush K, Baker D. *Improving Patient Safety through Teamwork and Team Training.* Oxford; New York: Oxford University Press; 2013.
41. Zheng B, Panton ONM, Al-Tayeb TA. Operative length independently affected by surgical team size: data from 2 Canadian hospitals. *Can J Surg.* 2012;55(6):371–376.
42. Lingard L, Espin S, Whyte S, et al. Communication failures in the operating room: an observational classification of recurrent types and effects. *Qual Saf Heal Care.* 2004;13:330–334.
43. El-Shafy IA, Delgado J, Akerman M, et al. Closed-loop communication improves task completion in pediatric trauma resuscitation. *J Surg Educ.* 2018;75(1):58–64.
44. Perry W, Kelley E. Checklists, global health and surgery: a five-year checkup of the WHO Surgical Safety checklist programme. *Clin Risk.* 2014;20(3):59–63.
45. Treadwell JR, Lucas S, Tsou AY. Surgical checklists: a system-

atic review of impacts and implementation. *BMJ Qual Saf.* 2014;23(4):299–318.

46. Hu YY, Parker SH, Lipsitz SR, et al. Surgeons' leadership styles and team behavior in the operating room. *J Am Coll Surg.* 2016;222(1):41–51.

47. Serra Cruz R, Mitchell JJ, Dean CS, et al. Anatomic posterolateral corner reconstruction. *Arthrosc Tech.* 2016;5(3):e563–e572.

48. McGlinn EP, Chung KC. A pause for reflection: incorporating reflection into surgical training. *Ann Plast Surg.* 2014;73(2):117–120.

49. Atesok KM, Galos DA, Jazrawi LM, Egol KA. Preoperative planning in orthopaedic surgery: current practice and evolving applications. *Bull Hosp Jt Dis.* 2015;73(4):257–268.

50. The B, Verdonschot N, van Horn JR, et al. Digital versus analogue preoperative planning of total hip arthroplasties: a randomized clinical trial of 210 total hip arthroplasties. *J Arthroplasty.* 2007;22(6):866–870.

51. Hemani ML, Lepor H. Skin preparation for the prevention of surgical site infection: which agent is best? *Rev Urol Treat Rev.* 2009;11(4):190–195.

52. Knight DMA, Wedge JH. Marking the operative site: a lesson learned. *CMAJ (Can Med Assoc J).* 2010;182(17):E799.

53. LaPrade RF, Konowatchuk BK, Fritts HM, Wentorf FA. Articular cartilage injuries of the knee. *Physician Sportsmed.* 2001;29(5):2–8.

54. Moyad TF. Cartilage injuries in the adult knee: evaluation and management. *Cartilage.* 2011;2(3):226–236.

55. Shelbourne KD, Jari S, Gray T. Outcome of untreated traumatic articular cartilage defects of the knee. *A Nat Hist Study.* 2003;85(suppl 2):8–16.

56. Thambiah M, Tan ML, Hui JP. Role of high tibial osteotomy in cartilage regeneration – is correction of malalignment mandatory for success? *Indian J Orthop.* 2017;51(5):588–599.

57. Potter HG, Linklater JM, Allen AA, et al. Magnetic resonance imaging of articular cartilage in the knee. An evaluation with use of fast-spin-echo imaging. *J Bone Jt Surg Ser A.* 1998;80(9):1276–1284.

58. LaPrade RF, Botker, JC. Donor-site morbidity after osteochondral autograft transfer procedures. *Arthrosc J Arthrosc Relat Surg.* 2004;20(7):e69–e73.

59. Shields L, Mital M, Cave EF. Complete dislocation of the knee: experience at the Massachusetts General Hospital. *J Trauma Inj Infect Crit Care.* 1969;9(3):192–215.

60. Wascher DC. High-velocity knee dislocation with vascular injury: treatment principles. *Clin Sports Med.* 2000;19(3):457–477.

61. Medina O, Arom GA, Yeranosian MG, et al. Vascular and nerve injury after knee dislocation: a systematic review. *Clin Orthop Relat Res.* 2014;472(9):2621–2629.

62. Molund M, Engebretsen L, Hvaal K, et al. Symposium: management of the dislocated knee posterior tibial tendon transfer improves function for foot drop after knee dislocation. *Clin Orthop Relat Res.* 2014;472:2637–2643.

63. Moatshe G, Chahla J, LaPrade RF. Diagnosis and treatment of multiligament knee injury: state of the art. *ISAKOS.* 2017;2:152–161.

64. Ferrari MB, Chahla J, Mitchell JJ, et al. Multiligament reconstruction of the knee in the setting of knee dislocation with a medial-sided injury. *Arthrosc Tech.* 2017;6:e341–e350.

65. Simpfendorfer C, Polster J. MRI of the knee: what do we miss? *Curr Radiol Rep.* 2014;2:43.

66. Wentorf FA, LaPrade RF, Lewis JL, Resig S. The influence of the integrity of posterolateral structures on tibiofemoral orientation when an anterior cruciate ligament graft is tensioned. *Am J Sports Med.* 2002;30(6):796–799.

67. Moatshe G, Chahla J, Brady AW, et al. The influence of graft tensioning sequence on tibiofemoral orientation during bicruciate and posterolateral corner knee ligament reconstruction: a biomechanical study. *Am J Sports Med.* 2018;46(8):1863–1869.

68. Doral MN, Bilge O, Huri G, et al. Modern treatment of meniscal tears. *EFORT Open Rev.* 2018;3(5):260–268.

69. LaPrade RF. Not your father's (or mother's) meniscus surgery. *Minn Med.* 2007;90(6):41–43.

70. Smith BE, Thacker D, Crewesmith A, Hall M. Special tests for assessing meniscal tears within the knee: a systematic review and meta-analysis. *Evid Based Med.* 2015;20(3):88–97.

71. James EW, LaPrade CM, Feagin JA, LaPrade RF. Repair of a complete radial tear in the midbody of the medial meniscus using a novel crisscross suture transtibial tunnel surgical technique: a case report. *Knee Surg Sports Traumatol Arthrosc.* 2015;23(9):2750–2755.

72. Ziegler CG, Van Sloun R, Gonzalez S, et al. Characterization of growth factors, cytokines, and chemokines in bone marrow concentrate and platelet-rich plasma: a prospective analysis. *Am J Sports Med.* 2019;47(9):2174–2187.

73. Vangness CT Jr, Farr J 2nd, Boyd J, et al. Adult human mesenchymal stem cells delivered via intra-articular injection to the knee following partial medial meniscectomy: a randomized, double-blind, controlled study. *J Bone Joint Surg Am.* 2014;96(2):90–98.

74. Verdonk R, Kohn D. Meniscus transplantation: preoperative planning. *Scand J Med Sci Sports.* 2007;9(3):160–161.

第 40 章

术后管理

S. CLIFTON WILLIMON, CRYSTAL A. PERKINS

引言

复杂膝关节手术患者的术后管理是这些患者整体治疗的重要组成部分。周详的术后管理计划可以确保患者获得最佳的手术效果，并尽量减少术后并发症。本章将回顾患者最佳术后方案的基本组成部分。

患者和家属的术前教育及期望

患者和家属的术前教育对安全有效的术后护理和恢复至关重要。我们建议为患者提供一本标准化的指导手册，以说明具体的术后护理内容和术后预期。术前和术后应同患者、家属或监护人详细解释上述内容。应对患肢抬高、冰敷、伤口护理、淋浴、物理治疗和药物使用等常规操作进行指导说明。此外，应向患者提供外科医生或相关工作人员的联系方式，以确保患者在出现问题时可以及时进行沟通。沟通不畅可能会对患者的治疗结果产生不良影响，这也是医疗诉讼中常见的举证论点。

疼痛控制

复杂膝关节手术后可采用包括神经阻滞、关节周围注射、口服止痛药和冷冻治疗在内的多种方法进行疼痛管理(框 40.1)。术后疼痛的一线治疗是药物治疗，包括麻醉药、阿片类药物、非甾体抗炎药和醋氨酚。

术中神经阻滞

神经阻滞的优势是可以实现术后长效镇痛，减少

框 40.1　复杂膝关节损伤的疼痛管理

- 单次股神经阻滞可提供长达 24 小时的镇痛效果，但可能导致股四头肌运动障碍。
- 术后股神经阻滞置管 2 天，比单次股神经阻滞具有更好的镇痛效果。
- 关节腔内置管持续泵入局部麻醉药物可以有效缓解疼痛，但有软骨溶解的风险，因此不推荐使用。
- 关节周围注射局麻药物可起到与局部神经阻滞相同的镇痛作用。
- 术前口服加巴喷丁和术后第 1 周口服唑吡坦可减少阿片类药物的使用。
- 与对乙酰氨基酚相比，NSAID 可以更好地减轻疼痛。
- 冰敷可有效减少疼痛。

根据作者的经验，建议医生对患者进行健康宣教，使患者对术后镇痛有正确的认识，对镇痛药物的使用剂量和多模式镇痛有一定的预期。设定期望可以减少因焦虑而导致的镇痛药物过量使用。应根据患者和手术方式个性化制订镇痛方案，以获得最高的满意度和安全性。

了术后早期的麻醉需求。最常见是坐骨神经和股神经组织，股神经和坐骨神经近端阻滞可使感觉和运动功能丧失。虽然早期可能会引起股四头肌肌力降低，但最终都会得到恢复[1,2]。与单独使用股神经阻滞相比，股神经和坐骨神经联合阻滞可以降低围术期阿片类药物的总使用量，但术后前 3 天阿片类药物的使用量、疼痛评分或患者满意度方面没有统计学差异[3]。内收肌管神经阻滞位置位于股神经阻滞远端，在膝关节近端 12~14cm 处。内收肌管以股内侧肌、缝匠肌和大内收肌为界，其内有股动脉和静脉、闭孔神经感觉支、隐神经和股内侧神经运动支。内收肌管神经阻滞可起

到与股神经阻滞相同的镇痛效果,但其对股神经的运动支影响较小,因此除了内收肌肌力可能会稍微降低外不会出现明显的运动功能减退[4-6]。

神经阻滞可以采用单次注射或置管。一项研究对接受上述两种阻滞方式的全膝关节置换术患者进行了比较,发现单次注射组术后早期视觉模拟量表(VAS)疼痛评分较低,但术后 48 小时阿片类药物使用量和关节功能评分之间没有差异[7]。

由于麻醉剂具有软骨毒性,因此关节内置管已不常采用。Buchko 等[8]报道,关节内置管的镇痛泵中丁哌卡因和肾上腺素的软骨溶解发生率为 28%。

关节周围注射

伤口闭合时进行关节周围注射可为膝关节韧带重建术提供良好的疼痛控制[9-11]。注射药物可使用布比卡因[9]、罗哌卡因[11]或者多种药物混合的"鸡尾酒"[11]。神经阻滞有可能导致不必要的运动功能损伤或医源性神经损伤,但目前尚无关节周围注射导致上述并发症的报道。在一项随机对照双盲研究中,56 例ACL 重建患者分别接受了股神经阻滞和局部丁哌卡因注射,术后 3 天两组患者在 VAS 疼痛评分、麻醉药物总使用量或患者满意度方面没有差异[12]。目前没有足够的证据显示股神经阻滞比关节周围注射的效果更好。

一项随机对照研究对 ACL 重建后的关节内注射和关节周围注射进行了对比。Koh 等[11]研究发现,与关节腔内注射"鸡尾酒"(罗哌卡因、酮咯酸、肾上腺素和头孢呋辛)相比,关节周围注射术后第 1 天的 VAS疼痛评分更低[11]。该研究作者认为,关节周围注射可能通过减少手术创伤引起的外周敏感性,从而更有效地阻断外周疼痛来源。

如果关节周围注射与神经阻滞联合进行,则必须计算局部麻醉药物的总使用量,以确保不超过最大使用剂量。

口服药物

在门诊,口服镇痛药物是骨科手术术后疼痛管理的金标准。镇痛药物包括普通及缓释型阿片类药物、非处方镇痛药、苯二氮䓬类药物、抗焦虑药和镇静剂。

尽管阿片类药物存在滥用的可能,还有恶心、呕吐、嗜睡和便秘等副作用,但其仍然是治疗急性术后疼痛的最常用药物。对乙酰氨基酚具有毒性,须控制

含扑热息痛的阿片类药物的使用剂量。对于可能超量使用含对乙酰氨基酚阿片类药物的患者,可考虑使用羟考酮。成人扑热息痛的最大应用剂量为 4000mg。对于 12 岁以下和(或)50kg 以下的儿童,每日最大剂量为 75mg/kg。开具阿片类药物时需要对患者和家属说明副作用、成瘾的可能性,以及详细解释服用剂量和使用持续时间。

麻醉药物可在疼痛开始前通过中枢神经系统脱敏预防疼痛的发生,加巴喷丁和普瑞巴林等药物就通过这一机制起作用。ACL 重建时使用加巴喷丁治疗的效果各不相同[13,14]。一项随机对照试验显示,与安慰剂相比,术前单次使用 600mg 加巴喷丁的患者术后VAS 疼痛评分更低,阿片类药物使用量也更少[13]。而另一项研究发现,与对照组相比,术前单次使用加巴喷丁,术后前 3 天的疼痛评分或阿片类药物使用量没有差异[14]。加巴喷丁通常作为围术期或术后多模式疼痛管理方案的一个组成部分。

睡眠剥夺与疼痛敏感性增加有关[15]。因此,安眠药可作为多模式镇痛的一部分来改善疼痛。Tompkins等[16]研究发现,与安慰剂相比,使用安眠药物的 29 例患者在 ACL 重建术后 7 天的阿片类药物使用量减少了 28%。

冷冻疗法

疼痛管理的非药物治疗旨在减少处方止痛药的使用。在目前阿片类药物流行的背景下[17],术后疼痛治疗应优先使用有效的非药物治疗。冷冻疗法可以降低关节内温度,从而干扰神经信号的传导,减少局部血流、肿胀和疼痛。冷冻疗法有多种方式,包括联合使用加压和冷敷系统,如 Game Ready(CoolSystems),NICE(Nice Recovery Systems)和许多其他品牌;商用冷敷包,如 CryoCuff(DJO Global)和普通冰袋。治疗的持续时间因所使用的系统而异。最重要的是,应告知患者及其家属在冰敷装置和皮肤之间放置毛巾或枕套等物品进行间隔,以避免冻伤。多项 I 级研究表明,与对照组相比,接受冷冻治疗的患者 VAS 疼痛评分和处方麻醉药品使用量均有所降低[18,19]。

血栓预防

不同的复杂膝关节手术在手术方式(开放和关节镜)、手术和止血带使用时间、负重时间和骨折发生

率、血管和神经损伤等方面存在较大差异。因此,很少有数据可以明确支持或反对术后进行深静脉血栓形成(DVT)预防。美国骨科医生学会(AAOS)关于 ACL 损伤的临床实践指南(CPG)中没有提供任何支持或反对血栓预防的参考[21]。相比之下,髋关节和膝关节置换术的 AAOS CPG 为使用药物和机械压缩装置预防静脉血栓栓塞(VTE)提供了适当的建议[20]。

DVT 和肺栓塞的发生率

VTE 包括 DVT 和肺栓塞(PE),是大手术后常见的并发症。骨科手术患者通常被认为是风险最高的人群之一。骨科患者特有的危险因素包括使用止血带、制动、导致内皮性血管损伤的肢体手术和创伤史。大型骨科手术后深静脉血栓的发生率为 40%~60%[22]。诊断 VTE 后 1 个月内患者死亡率非常高。大约 6% 的 DVT 患者和 12% 的 PE 患者在诊断后 1 个月内死亡[23]。风险最高的是下肢骨折、髋关节或膝关节置换术和脊髓损伤的患者,关节镜下膝关节手术为 VTE 中度危险因素[24]。

多项研究报道,膝关节镜检查和韧带重建术后发生 VTE 的风险为 0~18%[25-37]。其中一项最大型的研究使用了美国国防部医疗数据库,16 558 例 ACL 重建的患者术后发生了 87 个有症状的 VTE 事件,发生率为 0.53%[27]。VTE 的发生率升高与年龄超过 35 岁、使用尼古丁、胫骨高位截骨术或交叉韧带重建术及术后使用 NSAID 有关。虽然有症状的 VTE 发生率低于 1%,但一些研究发现无症状 VTE 的发生率较高[29]。一项系统回顾对 692 例平均年龄 31 岁的患者进行了分析,这些患者进行了 ACL 重建治疗,术后未进行药物抗凝,58 例患者(8 例,5%)经超声筛查诊断为深静脉血栓,其中仅 27% 有症状[29]。

有两项研究评估了膝关节多韧带重建术后发生血栓栓塞的风险。Engebretsen 等[26]研究了 85 例行膝关节多韧带重建术但术后未接受血栓预防治疗的患者,DVT 的发生率为 5%。Born 等[25]研究了 136 例平均年龄为 32 岁(15~61 岁)的重建患者,术后 3 个月,3 例患者出现累及腘静脉、胫骨后静脉和腓静脉的症状性深静脉血栓。所有血栓均发生在术侧,平均时间为术后 39 天。3 例患者术后均使用了低分子肝素。由于样本量太少,因此无法确定 DVT 发生的危险因素。

机械预防

VTE 的机械预防包括活动下肢、梯度压力弹力袜、充气加压装置和踝泵。与药物预防相比,机械预防可以避免出血事件的发生,且不需要实验室监测。机械预防也可与药物预防联合使用。虽然机械预防方法简单,但对于重大的下肢重建手术的患者而言,实施难度较大。机械预防中最简单的就是活动,我们鼓励患者尽可能完成一些简单的活动,比如使用卫生间、吃饭、上身挺直坐在椅子上,而不是长时间平躺。早期活动在关于关节置换术的文献中研究最多,多项研究描述了术后 24 小时内加强活动可以显著降低深静脉血栓的发生率[38-40]。

药物预防

药物预防包括阿司匹林、普通或低分子肝素(LMWH)、Xa 因子抑制剂和维生素 K 拮抗剂。AAOS 的 VTE 预防指南显示髋膝关节置换术后可单独使用阿司匹林,但不支持复发性膝关节手术后使用该方法进行 VTE 预防[41]。目前还没有正式的关于非关节置换的膝关节重建手术的 VTE 预防循证指南。因此,我们建议外科医生根据患者的年龄、危险因素和手术方式确来定其是否适合阿司匹林联合活动作为 VTE 的预防措施。

维生素 K 拮抗剂(如华法林)作为有效的抗凝药物,使用期间需要监测凝血酶原时间(PT)和国际正常比值(INR)。华法林至少需要 48 小时才能达到治疗水平,因此,如果需要立即抗凝,华法林必须与 LMWH 进行桥接,直至 INR 达到治疗水平。美国胸科医师学会(ACCP)和 CHEST 杂志[42]指南推荐华法林用于髋膝关节置换术和髋关节骨折手术的患者,但在非置换的膝关节手术中并没有提出具体的使用建议。

LMWH 是骨科患者 VTE 预防的金标准,主要原因是其效果明显,与肝素和华法林相比风险更低,且不需要进行血液监测。然而,对于膝关节镜检查和 ACL 重建的患者,研究报道其出血事件的发生率较高。Michot 等[32]在 218 例膝关节镜检查(包括韧带重建)患者中进行了一项随机试验,并对所有的患者进行了超声筛查。结果发现,使用 LMWH 的患者中

1.5%存在无症状 DVT，而未使用 LMWH 的对照组中无症状 DVT 的发生率为 15%。12%使用 LMWH 的患者存在轻微出血，对照组为 6%。Wirth 等[36]也描述了类似的结果：在 262 例接受膝关节镜检查的患者中，接受 LMWH 治疗的患者中 0.8%发生了症状性 DVT，对照组的发生率为 4%。这些研究的患者数量相对较少，再加上 DVT 和 PE 的发生率较低，因此相关结论的准确性受到了一定限制。

2019 年，一项荟萃分析评估了 LMWH 在单纯膝关节镜检查和 ACL 重建患者中的使用效果[43]。在 4113 例患者中，使用 LMWH 与不使用 LMWH 相比，在预防单纯膝关节镜检查术后 VTE 方面没有显著差异，但增加了该人群中出血事件的风险。相比之下，LMWH 在预防 ACL 重建患者的 VTE 方面有显著疗效，并且没有增加出血事件的风险[43]。

市场上有多种新型口服抗凝血剂，包括 Xa 因子抑制剂（利伐沙班和阿哌沙班）和凝血酶抑制剂（达比加群）。这些药物已经被推荐用于髋膝关节置换术后预防 VTE 的发生[42]。但由于非关节置换的膝关节重建术目前尚无适应证，因此未在本章进行详细描述。

必须权衡患者使用 VTE 预防的利与弊，以确定是否采用 VTE 预防及采用何种方式预防。ACCP 指南建议对无 VTE 病史的膝关节镜检查患者不进行 VTE 预防[42]。英国国家健康和保健医学研究所建议对接受膝关节镜手术且麻醉时间超过 90 分钟或 VTE 发生风险大于出血风险的患者进行 LMWH 预防 2 周[44]。虽然对于非关节置换的膝关节重建没有具体的建议，但考虑到手术创面较大、手术时间及负重状态改变的时间较长，我们一般建议膝关节镜术后采用关节置换的 DVT 预防方案。然而，在高能量损伤中，使用更激进的 DVT 预防方案时务必要慎重，因为出血事件可能会导致严重的后果。

伤口护理

作者倾向于术后 1~2 天进行第一次物理治疗之前不更换伤口敷料。建议患者注意保护伤口敷料。术后早期，伤口处不得使用软膏。术后第 2 天允许淋浴，但要注意避免摔倒和受伤。禁止将膝关节浸入水中，如泡澡或游泳，直至术后复诊。伤口愈合通常需要 3 周或更长的时间。

并发症

发热

术后发热的常见原因包括肺不张、伤口感染、深静脉血栓或 PE 和尿路感染（术中或术后使用 Foley 导尿管）。术后前几天可偶尔出现低于 38.6℃的发热。应鼓励和建议体温轻度升高的患者进行活动和肺功能锻炼。如果患者体温持续高于 38.6℃，应及时就诊。

感染

膝关节镜检查和重建手术后感染的风险较低。多项大型数据库研究显示，膝关节镜检查后感染的发生率为 0.25%~0.41%[45,46]。手术时间较长的大型手术的感染率可能略高[47]。应告知患者及其家属可能与感染有关的体征或症状，包括体温>38.6℃、伤口渗液和局部红肿。尽管关节镜检查时很少发生感染，但仍应在签知情同意书时告知患者及家属相关风险。幸运的是，大部分膝关节重建术后感染可以使用术中冲洗、清创和抗生素成功治愈，不影响移植韧带的存活率[48]。

冻伤

直接于皮肤冰敷或保护垫太薄，会导致冰敷区域出现红肿，进而发生冻伤。患者、家属或非骨科医生可能会误认为是感染。冻伤部位的皮温可能会轻微升高，但通常不会直接位于伤口上，且红肿面积比感染小，没有渗液。此外，冷敷装置如果安装过紧，可能会对膝关节产生挤压，从而加重疼痛。

如果患者担心感染或任何术后伤口并发症，为确保诊疗效果，建议直接联系手术医生。

关节纤维化

关节纤维化是复杂膝关节重建手术的严重并发症，对患者的功能和预后有重大影响。ACL 重建后关节纤维化的发生率约为 5%[49]，膝关节多韧带重建术后发生率为 9%~13%[50,51]。关节纤维化的危险因素包括年龄<18 岁、同时行半月板或软骨手术、女性、损伤后 28 天内手术及股四头肌肌腱和髌腱移植[52]。韧带修复、不必要的分期手术、非解剖重建和不当的康复方案（长期制动和限制负重）可能会引起关节纤维化和移植失败。解剖重建更符合生物力学，允许患者安

全地开始早期运动，可减少关节纤维化的风险[50,53,54]。因此，作者建议进行解剖重建，并根据患者的具体手术方式制订活动范围，早期开始活动。应明确术后负重情况和活动范围，并与患者和物理治疗师进行讨论，以确保达到预期效果。

总结

复杂膝关节重建术后的护理与手术同等重要。成功的术后治疗应从患者和家属的健康教育开始。疼痛治疗方案包括神经阻滞、关节周围注射、口服止痛药和冷冻疗法。血栓预防需要仔细考虑和评估每位患者的手术方式，以及 DVT 和 PE 的危险因素。包括发热、感染和关节纤维化在内的并发症并不常见，但需要及时发现并进行治疗。

（李朔 译）

参考文献

1. Swank KR, DiBartola AC, Everhart JS, et al. The effect of femoral nerve block on quadriceps strength in anterior cruciate ligament reconstruction: a systematic review. *Arthroscopy*. 2017;33(5):1082–1091.

2. Luo TD, Ashraf A, Dahm DL, et al. Femoral nerve block is associated with persistent strength deficits at 6 months after anterior cruciate ligament reconstruction in pediatric and adolescent patients. *Am J Sports Med*. 2015;43(2):331–336.

3. Harbell MW, Cohen JM, Kolodzie K, et al. Combined preoperative femoral and sciatic nerve blockade improves analgesia after anterior cruciate ligament reconstruction: a randomized controlled clinical trial. *J Clin Anesth*. 2016;33:68–74.

4. Lynch JR, Okoroha KR, Lizzio V, et al. Adductor canal block versus femoral nerve block for pain control after anterior cruciate ligament reconstruction: a prospective randomized trial. *Am J Sports Med*. 2019;47(2):355–363.

5. Abdallah FW, Mejia J, Prasad GA, et al. Opioid- and motor-sparing with proximal, mid-, and distal locations for adductor canal block in anterior cruciate ligament reconstruction: a randomized clinical trial. *Anesthesiology*. 2019;131(3):619–629.

6. Christensen JE, Taylor NE, Hetzel SJ, et al. Isokinetic strength deficit 6 months after adductor canal blockade for anterior cruciate ligament reconstruction. *Orthop J Sports Med*. 2017;5(11):1–6.

7. Elkassabany NM, Cai LF, Badiola I, et al. A prospective randomized open-label study of single injection versus continuous adductor canal block for postoperative analgesia after total knee arthroplasty. *Bone Joint J*. 2019;101-B(3):340–347.

8. Buchko JZ, Gurney-Dunlop T, Shin JJ. Knee chondrolysis by infusion of bupivacaine with epinephrine through an intra-articular pain pump catheter after arthroscopic ACL reconstruction. *Am J Sports Med*. 2014;43(2):337–344.

9. Okoroha KR, Keller RA, Marshall NE, et al. Liposomal bupivacaine versus femoral nerve block for pain control after anterior cruciate ligament reconstruction: a prospective randomized trial. *Arthroscopy*. 2016;32(9):1838–1845.

10. Keller RA, Birns ME, Cady AC, et al. Posterior capsular injection of local anesthetic for post-operative pain control after ACL reconstruction: a prospective, randomized trial. *Knee Surg Sports Traumatol Arthrosc*. 2019;27(3):822–826.

11. Koh IJ, Chang CB, Seo ES, et al. Pain management by periarticular multimodal drug injection after anterior cruciate ligament reconstruction: a randomized, controlled study. *Arthroscopy*. 2012;28(5):649–657.

12. Matava MJ, Prickett WD, Khodamoradi S, et al. Femoral nerve blockade as a preemptive anesthetic in patients undergoing anterior cruciate ligament reconstruction: a prospective, randomized, double-blinded, placebo-controlled study. *Am J Sports Med*. 2009;37(1):78–86.

13. Mardani-Kivi M, Mobarakeh MK, Keyhani S, et al. Is gabapentin effective on pain management after arthroscopic anterior cruciate ligament reconstruction? A triple blinded randomized controlled trial. *Arch Bone Joint Surg*. 2013;1(1):18–22.

14. Ahearn B, Kumar A, Premkumar A, et al. Effect of preoperative gabapentin with a concomitant adductor canal block on pain and opioid usage after anterior cruciate ligament reconstruction. *Orthop J Sports Med*. 2019;7(3).

15. Onen SH, Alloui A, Gross A, et al. The effects of total sleep deprivation, selective sleep interruption, and sleep recovery on pain tolerance thresholds in healthy subjects. *J Sleep Res*. 2001;10:35–42.

16. Tompkins M, Plante M, Monchik K, et al. The use of a non-benzodiazepine hypnotic sleep-aid (zolpidem) in patients undergoing ACL reconstruction: a randomized controlled clinical trial. *Knee Surg Sports Traumatol Arthrosc*. 2011;19:787–791.

17. Schuchat A, Houry D, Guy GP. New data on opioid use and prescribing in the United States. *JAMA*. 2017;318(5):425–426.

18. Barber FA, McGuire DA, Click S. Continuous-flow cold therapy for outpatient anterior cruciate ligament reconstruction. *Arthroscopy*. 1998;14(2):130–135.

19. Raynor MC, Pietrobon R, Guller U, et al. Cryotherapy after ACL reconstruction: a meta-analysis. *J Knee Surg*. 2005;18(2):123–129.

20. American Academy of Orthopaedic Surgeons. Preventing venous thromboembolic disease in patients undergoing elective hip and knee arthroplasty: evidence-based guideline and evidence report. *AAOS*. 2011. v.10_092311.

21. Shea KG, Carey JL. Management of anterior cruciate ligament injuries: evidence-based clinical practice guideline. *J Am Acad Orthop Surg*. 2015;23(5):e1–5.

22. Geerts WH, Pineo GF, Heit JA, et al. Prevention of venous thromboembolism: the Seventh ACCP Conference on Antithrombotic and Thrombolytic Therapy. *Chest*. 2004;126(suppl):338S–400S.

23. White RH. The epidemiology of venous thromboembolism. *Circulation*. 2003;107(suppl 1):I4–I8.

24. Anderson FA Jr, Spencer FA. Risk factors for venous thromboembolism. *Circulation*. 2003;107(suppl 1):I9–I16.

25. Born TR, Engasser WM, King AH, et al. Low frequency of symptomatic venous thromboembolism after multiligamentous knee reconstruction with thromboprophylaxis. *Clin Orthop Relat Res*. 2014;472:2705–2711.

26. Engebretsen L, Risberg MA, Robertson B, et al. Outcome after knee dislocations: a 2-9 years follow-up of 85 consecutive patients. *Knee Surg Sports Traumatol Arthrosc*. 2009;17:1013–1026.

27. Gaskill T, Pullen M, Bryant B, et al. The prevalence of symptomatic deep venous thrombosis and pulmonary embolism after anterior cruciate ligament reconstruction. *Am J Sports Med*. 2015;43(11):2714–2719.

28. Marlovits S, Striessnig G, Schuster R, et al. Extended-duration thromboprophylaxis with enoxaparin after arthroscopic surgery of the anterior cruciate ligament: a prospective randomized placebo-controlled study. *Arthroscopy*. 2007;23:696–702.

29. Erickson BJ, Saltzman BM, Campbell KA, et al. Rates of deep venous thrombosis and pulmonary embolus after anterior cruciate ligament reconstruction: a systematic review. *Sports Health*. 2015;7(3):261–266.

30. Buschnell BD, Anz AW, Bert JM. Venous thromboembolism in lower extremity arthroscopy. *Arthroscopy*. 2008;24:604–611.

31. Delis KT, Hunt N, Strachan RK, et al. Incidence, natural history, and risk factors of deep vein thrombosis in elective knee arthroscopy. *Thromb Haemost*. 2001;86:817–821.

32. Michot M, Conen D, Holtz D, et al. Prevention of deep-vein thrombosis in ambulatory arthroscopic knee surgery: a randomized trial of prophylaxis with low-molecular weight heparin. *Arthroscopy*. 2002;18:257–263.

33. Sun Y, Chen D, Xu Z, et al. Incidence of symptomatic and

asymptomatic venous thromboembolism after elective knee arthroscopic surgery: a retrospective study with routinely applied venography. *Arthroscopy*. 2014;30(7):818–822.

34. Williams JS, Hulstyn MJ, Fadale PD, et al. Incidence of deep vein thrombosis after arthroscopic knee surgery: a prospective study. *Arthroscopy*. 1995;11:701–705.

35. Ye S, Dongyang C, Zhihong X, et al. The incidence of DVT after arthroscopically assisted anterior cruciate ligament reconstruction. *Arthroscopy*. 2013;29:742–747.

36. Wirth T, Schneider B, Misselwitz F, et al. Prevention of venous thrombosis after arthroscopic knee surgery: a prospective study. *Arthroscopy*. 2001;17:393–399.

37. Camporese G, Bernardi E, Prandoni P, et al. Low-molecular-weight heparin versus compression stockings for thromboprophylaxis after knee arthroscopy: a randomized trial. *Ann Intern Med*. 2008;149:73–82.

38. Pearse EO, Caldwell BF, Lockwood RJ, et al. Early mobilization after conventional knee replacement may reduce the risk of postoperative venous thromboembolism. *J Bone Joint Surg Br*. 2007;89-B:316–322.

39. Chandrasekaran S, Ariaretnam SK, Tsung J, et al. Early mobilization after total knee replacement reduces the incidence of deep venous thrombosis. *ANZ J Surg*. 2009;79:526–529.

40. Husted H, Otte KS, Kristensen BB, et al. Low risk of thromboembolic complications after fast-track hip and knee arthroplasty. *Acta Orthop*. 2010;81:599–605.

41. Mont MA, Jacobs JJ. AAOS clinical practice guideline: preventing venous thromboembolic disease in patients undergoing elective hip and knee arthroplasty. *J Am Acad Orthop Surg*. 2011;19:777–778.

42. Holbrook A, Schulman S, Witt DM, et al. Evidence-based management of anticoagulant therapy: antithrombotic therapy and prevention of thrombosis, 9th ed: American College of Chest Physicians evidence-based clinical practice guidelines. *Chest*. 2012;141:e152S–e184S.

43. Zhu J, Jiang H, Marshall B, et al. Low-molecular weight heparin for the prevention of venous thromboembolism in patients undergoing knee arthroscopic surgery and anterior cruciate ligament reconstruction: a meta-analysis of randomized controlled trials. *Am J Sports Med*. 2019;47(8):1994–2002.

44. Flevas DA, Megaloikonomos PD, Dimopoulos L, et al. Thromboembolism prophylaxis in orthopaedics: an update. *Effort Open Rev*. 2018;3:136–148.

45. Gowd AK, Liu JN, Bohl DD, et al. Operative time as an independent and modifiable risk factor for short-term complications after knee arthroscopy. *Arthroscopy*. 2019;35(7):2089–2098.

46. Cancienne JM, Mahon HS, Dempsey IJ, et al. Patient-related risk factors for infection following knee arthroscopy: an analysis of over 700,000 patients from two large databases. *Knee*. 2017;24(3):594–600.

47. Agarwalla A, Gowd AK, Liu JN, et al. Effect of operative time on short-term adverse events after isolated anterior cruciate ligament reconstruction. *Orthop J Sports Med*. 2019;7(2):2325967118825453.

48. Kursumovic K, Charalambous CP. Graft salvage following infected anterior cruciate ligament reconstruction: a systematic review and meta-analysis. *Bone Joint J*. 2016;98-B(5).

49. Hettrich CM, Dunn WR, Reinke EK, et al. The rate of subsequent surgery and predictors after anterior cruciate ligament reconstruction: two- and 6-year follow-up results from a multicenter cohort. *Am J Sports Med*. 2013;41(7):1534–1540.

50. Laprade RF, Chahla J, DePhillipo NN, et al. Single-stage multiple-ligament knee reconstructions for sports-related injuries: outcomes in 194 patients. *Am J Sports Med*. 2019;47(11):2563–2571.

51. Cinque ME, Chahla J, Moatshe G, et al. Outcomes and complication rates after primary anterior cruciate ligament reconstruction are similar in younger and older patients. *Orthop J Sports Med*. 2017;5(10):2325967117729659.

52. Huleatt J, Gottschalk M, Fraser K, et al. Risk factors for manipulation under anesthesia and/or lysis of adhesions after anterior cruciate ligament reconstruction. *Orthop J Sports Med*. 2018;6(9):2325967118794490.

53. Mook WR, Miller MD, Diduch DR, et al. Multiple-ligament knee injuries: a systematic review of the timing of operative intervention and postoperative rehabilitation. *J Bone Joint Surg Am*. 2009;91(12):2946–2957.

54. Levy BA, Dajani KA, Morgan JA, et al. Repair versus reconstruction of the fibular collateral ligament and posterolateral corner in the multiligament-injured knee. *Am J Sports Med*. 2010;38(4):804–809.

第 41 章

术后康复

LUKE T. O'BRIEN, BRETT MUELLER, HENRY D. SCHOLZ,
MATTHEW D. GIORDANELLI

引言

患者损伤后将面临许多前所未有的经历。损伤和手术迫使患者经历一个对大多数人来说都相对陌生的康复过程。疼痛、虚弱、行动能力丧失和整体功能下降使得患者身心康复充满挑战。学习和工作时间的短缩、家庭角色的转变及医疗费用所带来的经济压力对患者的生活方式产生严重影响。这些身体、社会心理和经济方面的改变可能会让患者难以承受。康复团队的任务是在伤后到重返运动(RTS)期间为患者提供一个明确的康复计划,以减少上述因素给患者带来的一些压力。本章的目标是提供一个康复治疗的框架,将康复分为各个阶段,并为患者和康复治疗师设定切实的目标,以衡量康复的进展和治疗效果。

康复阶段

急性期

损伤或手术后的急性期非常关键,应遵循治疗原则保护愈合组织、恢复活动范围(ROM)、尽量减少瘢痕组织粘连、保持肌肉功能正常并减少肌肉萎缩。损伤程度和手术种类的不同使得不同患者活动限制的时间存在很大差异。本章无法对所有膝关节损伤和手术治疗的康复进行详细讨论。表 41 中总结了主要的康复方案。术后方案规定了急性期或保护期至少要花费的康复时间。除此之外,还对急性期的划分制定了标准(表 41.2),以确定患者是否可以进入下一个康复阶段。

由于关节僵硬会对患者预后产生不良影响,因此快速且安全地恢复 ROM 是急性期康复的主要目标[1,2]。建议采用多次低到中等强度的 ROM 活动进行康复,这样可在完成上述目标的同时不过度加重炎症反应。早期恢复 ROM,可减少瘢痕组织限制活动的风险。活动髌骨、髌腱及股四头肌肌腱可以进一步帮助减少瘢痕组织对膝关节功能的影响。这种活动是康复治疗中的重要组成部分,因为该部位产生的瘢痕组织粘连会对关节活动度造成不良影响,并且会增加髌股关节的接触应力[3,4]。

损伤或手术后,股四头肌的活动受到限制[5-9]。最初,人们采用开链运动(OKC)的等长和等张运动来活动肌肉和恢复肌力,这种方式可以对特定肌肉群进行单独训练,从而最大限度地减少急性期关节的负重。在选择运动方式时,需要考虑对愈合组织或移植物所产生的潜在应力。Escamilla 等 [10] 收集的证据表明,OKC 中 ACL 所承受的应力不应超过行走或上下楼梯等日常活动中所承受的应力。一项系统回顾和荟萃分析研究了 OKC 对股四头肌活动和前交叉韧带(ACL)松弛的影响,其中中度可靠证据显示,早期或晚期 OKC 与闭链运动(CKC)相比,在胫骨前方移位的影响上没有差异[11]。上述 Escamilla 等[10]和 Perriman 等[11]的研究表明,ACL 重建的患者进行 OKC 训练通常是较为安全的。同时,Perriman 等[11]也提出,与腘绳肌肌腱移植物相比,髌腱移植物更不容易受到松弛度变化的影响。

虽然 ACL 重建的患者进行 OKC 训练不太可能导致移植物松弛,但后交叉韧带(PCL)重建的患者并

表 41.1　急性期预防措施

手术	ROM 限制	负重	支具	健身车
ACL 重建	FROM	拐杖辅助下可忍耐负重 2 周	固定 2 周后改为铰链支具	第 3 周
ACL 修复	FROM	部分负重 2 周	固定至股四头肌功能恢复	第 3 周
PCL 重建	0°~90°被动活动 2 周，之后 FROM	避免负重 6 周	PCL 动态支具	第 7 周
MCL Ⅰ级和Ⅱ级损伤	FROM	可忍耐负重，必要时使用拐杖	铰链支具	一旦 ROM 允许
MCL Ⅲ级损伤（保守治疗）	FROM	部分负重 2 周	伸直位	一旦 ROM 允许
MCL Ⅲ级损伤（重建）	0°~90°被动活动 2 周，之后 FROM	避免负重 6 周	固定 6 周后改为 CTI 支具	第 7 周
FCL	0°~90°被动活动 2 周，之后 FROM	神经阻滞期间避免负重，之后部分负重 6 周	固定 2 周后改为 CTI 支具	第 3 周开始无阻力训练，第 7 周开始增加阻力
PLC	0°~90°被动活动 2 周，之后 FROM	避免负重 6 周	固定 6 周	第 7 周开始无阻力训练，第 9 周开始增加阻力
多韧带损伤	遵循大多数保守的韧带、软骨或半月板损伤手术治疗指南			
半月板切除	FROM	拐杖辅助下可耐受负重 2 周	无	第 1 周开始无阻力训练，第 5 周开始增加阻力
半月板修补	根据修补类型决定			
半月板根部损伤修补	0°~90°被动活动 2 周，之后 FROM	避免负重 6 周	固定 6 周	第 7 周
半月板移植	0°~90°被动活动 2 周，之后 FROM	避免负重 6 周	固定 6 周	第 7 周开始无阻力训练，第 10 周开始增加阻力
微骨折	根据微骨折手术部位决定	避免负重 6 周	固定 6 周	第 7 周开始无阻力训练，第 10 周开始增加阻力
OATS（自体）	FROM	避免负重 8 周	固定 8 周	第 9 周开始无阻力训练，第 12 周开始增加阻力
OCA（异体）	FROM	避免负重 8 周	固定 8 周	第 9 周开始无阻力训练，第 12 周开始增加阻力
MPFL 重建	0°~90°被动活动 2 周，之后 FROM	避免负重 6 周	固定 6 周	第 7 周开始无阻力训练，第 10 周开始增加阻力

FCL，外侧副韧带；FROM，全范围活动；MCL，内侧副韧带；MPFL，内侧髌股韧带；OATS，骨软骨自体移植；OCA，骨软骨同种异体移植；PCL，后交叉韧带；PLC，后外侧角；ROM，活动范围。

不一定适用。有人建议，PCL 重建后 16 周内不应进行腘绳肌 OKC 训练[12]。这些结果强调了利用临床判断、生物力学和临床文献针对不同情况进行运动选择的重要性。表 41.2 至表 41.5 为 OKC 和 CKC 训练提供了指导。一般来说，康复的早期阶段主要进行 OKC 训练，然后在后期阶段过渡到 CKC 训练。

神经肌肉电刺激（NMES）是一种有效的辅助治疗方法，可加速对股四头肌收缩的控制[13]。在肌肉活动恢复正常之前，推荐使用该方法进行治疗。当急性期内患膝可以像对侧一样无延迟地伸膝时，则认为恢复了正常的肌肉活动。考虑到长期缺乏活动，在康复的后期阶段，可将 NMES 与 CKC 训练相结合[7]。视觉或

表 41.2 急性期干预措施和目标

干预措施	NMES 股四头肌激活
	BFR 低负荷强度训练(见图 41.1 和图 41.2)
	ROM
	活动髌骨、髌腱、股四头肌肌腱
	髋关节和核心强度训练
	活动髋关节和踝关节(在膝关节允许的活动范围内)
	冰敷、加压、抬高患肢
	上肢训练(在膝关节允许的活动范围内)
数量	根据预防措施和关节对日常活动的反应制定
目标	少量关节积液
	屈曲>130°
	双膝伸直位对称
	双膝正常行走 30 分钟无疼痛

BFR,血流限制抗阻运动;NMES,神经肌肉电刺激;ROM,活动范围。

表 41.3 局部肌肉耐力训练

局部肌肉训练	直腿抬高
	深蹲
	直腿硬拉和罗马尼亚硬拉
	单腿蹲
	单腿硬拉
	膝关节开链屈伸练习
数量	每个动作 3 组,每组重复 15~25 次,组间休息 30~45 秒,每周 3~4 次
有氧运动	情况允许时,健身车每周 3~4 次
目标	屈膝至少 45°,单腿蹲 90 秒
	Y 平衡测试前伸长度患健侧差异<8cm
	QI>70%
	躯干侧方耐力测试>90 秒
	轻度或无关节肿胀

表 41.4 强度训练

训练内容	直腿抬高
	深蹲
	直腿硬拉和罗马尼亚硬拉
	六角杠铃硬拉
	单腿蹲(见图 41.3 和图 41.4)
	单腿硬拉
	多向弓步
	膝关节开链屈伸练习
数量	每个动作 3 组,每组重复 15~25 次,组间休息 30~45 秒,每周 3~4 次
有氧运动	情况允许时,健身车每周 3~4 次
目标	屈膝至少 45°,单腿蹲 90 秒
	Y 平衡测试前伸长度患健侧差异<8cm
	QI>70%
	躯干侧方耐力测试>90 秒
	轻度或无关节肿胀

表 41.5 力量训练

训练内容	负重深蹲
	负重直腿抬高
	负重硬拉
	跳箱(见图 41.5 和图 41.6)
	弓步蹲跳
	负重雪橇推
数量	每个动作 3~5 组,每组 3~8 次,每组休息 3 分钟,每周 3 次
有氧运动	阻力健身车,跑步,椭圆机,划船机,攀爬机
目标	跳跃测试>90%
	双侧敏捷 T 测试差异<10%

听觉控制的生物反馈也可用于促进股四头肌的主动收缩[14]。

除了肌肉活动的减少外,损伤或手术后的肌肉萎缩也会导致肌肉体积[15]和肌力减小[16,17]。肌力降低可持续 2 年或更长时间[16,17]。如前所述,在康复早期进行股四头肌锻炼非常重要;然而,与此相矛盾的是,我们同时又需要保护正在经历组织愈合、疼痛及其他刺激的膝关节(见表 41.1)。这些限制可能使我们很难通过增加肌肉和肌腱的应力这种传统力量训练来减少肌肉萎缩或实现肌肥大。血流限制伴低强度抗阻运动(LL-BFR)是一种使用特殊止血带来限制血液流入肢体的运动方法。这种血流限制会制造一个缺氧的环境[18,19]并产生一系列类似于重量训练的生理效应[20]。对健康个体进行对比试验证明,LL-BFR 可以达到接近重量训练的效果[20]。康复早期通常不适合进行重量训练,此时 LL-BFR 可以作为抵抗肌肉萎缩和获得肌肉质量的一个绝佳选择(图 41.1 和图 41.2)[20,21]。损伤和手术后的相关临床研究较少,但一项系统综述表明,LL-BFR 在增强力量和增加肌肉质量方面优于标

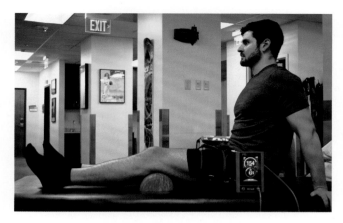

图 41.1 血流限制法伸膝训练的起始姿势。

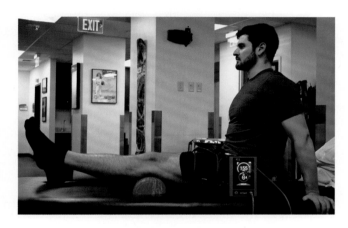

图 41.2 血流限制法伸膝训练的结束姿势。

准的低负荷阻力训练[22]。

周期性训练

急性期后,康复以周期性训练的形式进入特定的针对性训练阶段。这些阶段的目标是增加肌肉耐力和力量。在健康人群中,周期性训练比非周期训练更有效[23,24]。相关的临床研究还较为缺乏[25],但考虑到目前所观察到的周期性训练的良好效果[23,24],建议将其纳入 RTS 的康复计划中[25,26]。

可采用线性或非线性周期训练,本章重点介绍线性周期训练。线性周期训练采用循序渐进的方式增加训练量,从低负荷和高组数的耐力训练逐渐过渡到高负荷和低组数的强度训练,最后进入最大运动速度的力量训练。此外,每个阶段的完成目标即为患者进入下一阶段的准入标准。这样可以明确每个阶段患者需要达成的目标,最终实现 RTS。

耐力训练阶段

耐力训练阶段侧重于提高练习次数、缩短休息时间,以建立局部肌肉耐力和有氧耐力的基础 (见表41.3)。训练中多次练习基本动作(如单腿蹲)可重建损伤后的肌肉神经控制。逐渐提高关节对应力的耐受,并根据关节的反应对应力进行调整。表 41.3 为耐力训练阶段的安排示例。应注意根据患者的具体情况和手术方式制订训练方案。

有几个标准可以用于确定患者是否准备好进入下一个训练阶段。单腿蹲耐力测试是临床医生检验局部肌肉耐力恢复情况的一个指标,股四头肌指数(QI)>70%表明股四头肌力量正在朝着 RTS 的目标恢复。躯干侧向肌肉耐力测试可以帮助确定矢状面稳定性。Y 平衡测试的前伸长度也是检验标准之一,在测试的三个方向当中,前伸长度需要使用的股四头肌力量最大[27]。前伸长度双侧差异<8cm 表明正在逐渐接近RTS。

强度训练阶段

一旦建立了坚实的耐力基础,就要开始着重恢复患侧股四头肌和腘绳肌的力量。尤其需要关注股四头肌的力量恢复,伤后股四头肌受到的抑制增加[5-9],同时它在运动中发挥重要作用。应同时关注患侧和健侧肢体的力量,因为伤后由于活动相对减少,两侧肢体力量都受到了一定的影响[5]。

可通过增加重量、减少组数和延长组间休息时间的方式进行强度训练。初始训练建议是每组 8~10 次,每个动作进行 3 组。在关节耐受后,可逐渐增加重量,每组训练 3~6 次,每个动作进行 3~5 组。疼痛和肿胀是渐进式负荷训练的反应指标,在训练过程中应予以监测记录。如果疼痛或肿胀加重,但持续时间不超过24 小时,应谨慎执行强度训练计划。如果疼痛或肿胀的持续时间超过 24 小时,应通过减少重量和(或)训练量来调整训练计划。应根据个体反应的具体情况来调整训练计划。需要注意的是,一些患者术后需要在一段时间内限制膝关节的屈曲程度 (如半月板根修复)和多向运动[如腓骨侧副韧带(FCL)重建]。在制订康复计划时,术后保护方案总是优先于运动方案。活动限制解除后,应增加患者负重(WB)膝关节屈曲(图41.3 和图 41.4) 和多向运动的康复训练, 为最终的

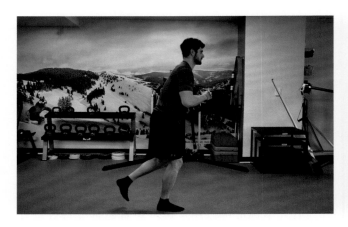

图 41.3 单腿蹲的起始姿势。

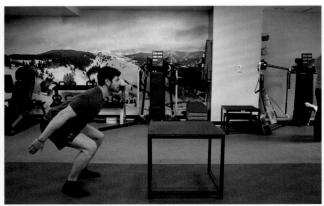

图 41.5 跳箱训练的起始姿势。

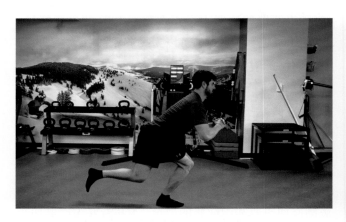

图 41.4 单腿蹲的结束姿势。

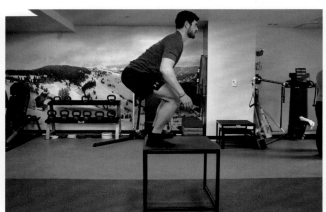

图 41.6 跳箱训练的结束姿势。

RTS 做好准备。在这一阶段应定期进行强度测试,并对照表 41.4 所列的标准评估患者的进展情况。

力量训练阶段

膝关节损伤后肌肉力量的恢复是预测患者能否恢复伤前运动水平的重要指标[28]。因此,大量的康复训练都致力于恢复肌肉力量。Angelozzi 等[29]研究表明,ACL 重建术后 6 个月肌肉强度可恢复至正常水平,但肌肉力量明显减弱。肌肉力量可在术后 12 个月通过额外的力量训练恢复正常。

因此,一旦肌肉强度恢复至接近正常的水平,康复医师就必须对训练参数进行调整,以重点对肌肉力量进行训练。建议将训练参数调整为:每个动作 3~5组,每组 3~8 次,组间休息 3 分钟,每周完成 3 次。训练内容应包含高负荷/慢速活动和低负荷/快速运动(图 41.5 和图 41.6)。在选择动作时,优先考虑多平面运动。一旦掌握了基本动作,准确复制运动特定动作是接下来的首选训练内容。在此阶段应定期进行力量

测试,并对照表 41.5 所列的标准评估患者的进展情况。

重返运动状态的测试和决策制订

膝关节损伤后的 RTS 是由多种因素决定的,需要同时进行主观和客观评估。患者和家属、外科医生、治疗师和教练都在患者 RTS 方面发挥着一定作用。由于膝关节损伤涉及范围的广泛性及手术方式的多样性,尚无足够的证据确定每种损伤情况的最佳 RTS标准。目前,关于膝关节损伤后 RTS 的研究主要集中在 ACL 重建上,而其他手术方式的 RTS 标准很少,因此文献中 ACL 的 RTS 标准被套用为其他所有膝关节损伤的 RTS 标准。然而,其他膝关节损伤与 ACL 并不完全相同,因此在 RTS 时应多方考量。

ACL 重建后的 RTS 率为 44%~95%(表 41.6)[30-34]。RTS 率波动如此之大部分原因是缺乏对 ACL 伤后RTS 的规范化定义或共识。运动员可以进行比伤前所

表 41.6 重返赛场率

来源	重返运动率
Ardern,2011[30]	63%[a];44%[b]
Sousa,2017[34]	51%[a]
Arundale,2018[32]	95%[a]
Grindem,2016[33]	89%[c]
Ardern,2014[31]	65%[a];55%[b]

[a] 伤前运动水平。
[b] 参赛水平。
[c] 重返Ⅰ级运动。

表 41.7 再损伤率

来源	再损伤率
Grindem,2016[33]	30% Ⅰ级运动;8%非Ⅰ级运动
Grindem,2016[33]	38.2%[a];5.6%[b]
Kyritsis,2016[59]	10.3%[a];33.3%[b]
Losciale,2019[45]	2%[a];5.9%[b]
Kaeding,2015[40]	同侧 4.4%,对侧 3.5%
Webster,2014[42]	29%[c]
Webster,2016[43]	同侧 18%,双侧 35%
Wiggins,2016[44]	21%[d]
Paterno,2014[41]	29.5%[c]

RTS,重返运动。
[a] 未通过 RTS 标准。
[b] 通过 RTS 标准。
[c] 年龄<20 岁。
[d] 年龄<25 岁。

参加运动低一个等级的运动,或者改变运动站位。根据转体活动的频率划分的Ⅰ级、Ⅱ级、Ⅲ级运动之间的 RTS 率也存在差异。即使运动员能够恢复到损伤前的运动水平,也不代表运动员有能力保持该水平进行比赛。一些研究报道,伤后职业运动员的职业生涯显著缩短[32,35]。除 ACL 撕裂外,其他损伤的相关数据较少。同种异体骨软骨移植后,RTS 率为 75.2%[36],79%的患者可恢复到伤前的运动水平[37]。在一项小型回顾性研究中,100%的青少年在进行同种异体骨软骨移植后可重返所有体育活动[38]。膝关节多韧带损伤的 RTS 率明显较低,59.1%的患者可在术后恢复到伤前运动水平,而仅 22%的竞技运动员和 33%的优秀运动员恢复到伤前运动水平[39]。

ACL 重建后再损伤或撕裂的发生率为 3.5%~38.2%(表 41.7)。<20 岁的运动员再损伤率较高(18%~35%)[41-44]。运动员在严重的膝关节损伤后重返运动赛场,其再损伤的风险将增加,风险增加的程度与运动类型、站位及激烈程度有关。尽管 Grindem 等[33]发现,

89%的患者可重返Ⅰ级运动,但与此同时 ACL 再损伤的风险增加了 4 倍。然而,在逐项通过康复检验标准和一系列 RTS 测试后,这种潜在的显著风险可能会降低。

尽管有报道称 ACL 重建后的 RTS 率较高,但文献中 RTS 标准的通过率仍然很低,为 3.2%~66%(表 41.8)[33,45-50]。由于 RTS 和再损伤的比率是由多种因素决定的,因此运动员 RTS 的决策同样复杂,需要进行全面的评估。2011 年,Barber-Westin 和 Noyes[51]对 264 项研究进行了系统性回顾,结果发现 RTS 的决定主要依赖于参与治疗的临床医生的主观意见。为了改善治疗结果,人们开始倾向使用更客观的标准,包括术后时间、肌肉力量、生物力学数据、功能评估和心理准

表 41.8 RTS 标准通过率

来源	RTS 标准通过率	时间表（ACLR 后）
Grindm,2016[33]	14.3%;52.5%;66%	6、12、24 个月
Losciale,2019[45]	42.7%	荟萃分析
Welling,2018[49]	3.2%;11.3%	6、9 个月
Sousa,2017[34]	23%	6 个月
Wellsandt,2017[50]	57%;28.6% EPIC	6 个月
Senorski,2018[47]	23%	12 个月
Nawasreh,2016[46]	50.5%	6 个月
Toole,2017[48]	13.9%	8 个月

ACLR,ACL 重建;EPIC,预估伤前容量;RTS,重返运动。

备等情况。

时机

探索 RTS 决策的研究发现，一名运动员可以在单纯的 ACL 重建后 6 个月或更短的时间内通过一系列 RTS 测试。但与此同时，其再损伤的风险显著增加。Grindem 等[33]发现，延迟 RTS 1~9 个月，再损伤率可降低 51%。在该研究中，106 例患者中有 4 例在术后不到 5 个月恢复运动，所有患者均在术后 2 个月内再次发生 ACL 损伤[33]。

伴随损伤的愈合和移植物的长入可以部分解释这种时间-损伤关系。超过 80% 的受试者在 ACL 完全撕裂后伴随有软骨下骨的骨挫伤或水肿[52]。这种骨挫伤的愈合时间为 5~16 个月，可能会限制患者进行高难度康复训练的能力[53]。

移植物的韧带化和长入包括细胞再生、胶原蛋白增殖和成熟及血管新生等过程。据报道，上述过程需要持续 1~3 年，才能使移植物在组织学上接近天然韧带[53,54]。这些修复过程在理论上增加了移植物的抗拉强度，从而降低了再损伤的风险。X 线片显示,88% 的患者的同种异体骨软骨移植物在术后 2 年完全融合[55]。接受多韧带重建或半月板、软骨修复的患者需要提供多个自体移植取材部位,还可能会使用同种异体移植物,这些因素都对愈合时间有所影响。使用生物制剂,包括富血小板血浆和骨髓抽吸浓缩物,可能有助于组织长入和愈合[56],但还需要进一步的研究来明确相关效果。无须手术治疗的 Ⅰ、Ⅱ级韧带损伤或关节镜手术的组织愈合时间较短。这些变量表明,仅凭时间并不足以决定 RTS。

股四头肌指数

在已发表的膝关节损伤后的 RTS 决策中，普遍采用膝关节屈伸或股四头肌肌力作为衡量标准。传统测量伸膝力量的方法,如单次伸膝最大力量或手动肌力测试,可能无法反映真实的伸膝力量。因此,人们开始采用数字测力系统(digital dynamometry)作为一种可靠的检验标准[57]。通过量化患侧和健侧的不对称性来反映股四头肌力量,被称为肢体对称指数(LSI),更具体地说是股四头肌指数(QI)(图 41.7 和图 41.8)。文献报道普遍接受的患健侧差异为 10%~15%，这个范围内的差异可能为正常水平的肢体间不对称[49]和测量误差[58]。

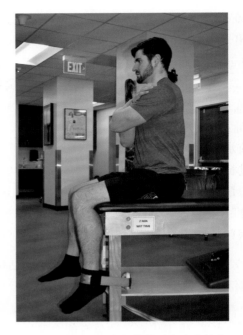

图 41.7　测量股四头肌指数时患者的体位。

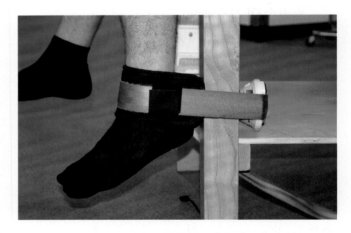

图 41.8　股四头肌指数测量计的放置位置。

据报道,QI 高的患者膝关节功能评分更高、弹跳测试结果更好、RTS 的成功率也更高[33,58]。参加 Ⅰ 级运动的运动员,力量对称性每增加 1%,再损伤率就降低 3%[33]。还有报道称,QI>90% 和<90% 的再损伤率分别为 12.5% 和 33%[33]。尽管 QI 的重要性已被证实,但仍有高达 27% 不满足 QI 标准的运动员仍被获准参加体育运动[58]。Ⅰ 级运动员 ACL 重建后 6 个月,只有14.3% QI>90%，重建 2 年后仅有 66%>90%[33]。还有研究表明，腘绳肌与股四头肌力量的比值降低可增加 RTS 后的再损伤风险[58,59]。

尽管 QI 是 RTS 决策的一个有效检验指标,但膝关节损伤或术后一段时间内活动显著减少,这可能会导致双侧下肢力量同时减退。此时 LSI 数值会发生偏移，出现股四头肌力量恢复到伤前水平的假象。Wellsandt 等[49]研究了 70 名运动员，有 57% 的运动员 LSI 达到 90%，但只有 28.6% 的肌肉强度和跳跃测试恢复到了伤前 90%。11 例 ACL 再损伤的患者中有 8 例在 6 个月时 LSI 达到 90%，8 例中有 6 例没有恢复至伤前水平的 90%[49]。这表明赛季前对高风险运动运动员进行力量测试的重要性，或者在术前需要对健侧肢体力量进行测试，以更好地衡量真实的力量水平。在双侧膝关节损伤或对侧肢体移植物取材的情况下，康复医师应注意避免错误估计股四头肌力量的恢复情况。

跳跃和敏捷测试

在膝关节损伤或术后 RTS 时，运动员须达到一定参赛标准，如可以进行跑步、抢断、跳跃和着地等快速运动。据报道，股四头肌力量测试结果与 RTS 相关。但由于 QI 并不能完全满足 I 级运动高强度多平面运动能力的评估，所以它经常和跳跃测试结果一同计入 LSI 作为 RTS 的评估标准。跳跃测试是一种重复性高且可靠的测量方法，可用于进行 RTS 的功能评估[60]。跳跃测试共包括 4 项内容：单腿跳（测试单次跳跃的距离）、6m 单侧计时跳、连续 3 次单腿跳、交叉连续 3 次单腿跳。与 QI 类似，跳跃测试 LSI<90% 则为异常。在大学足球运动员中，连续 3 次单腿跳是股四头肌等速肌力强度的强有力的预测因子[61]。然而，Wren 等[62]发现，ACL 重建（ACLR）患者（37%）和未损伤的对照组（38%）之间的 LSI 无明显差异，这表明跳跃距离的对称性可能并不能代表真实的生物力学情况或 RTS 的准备情况。这可能是健侧肢体运动受限导致的。ACLR 后，无论 LSI 对称与否，生物力学模式可能都存在一定的代偿[62]，因此，除了跳跃距离或完成的时间外，还需要进一步的分析。

双腿敏捷测试，包括折返跑测试和改良的 T 测试，经常被用于评估运动表现。但这些测试评估 RTS 中单腿病变的敏感性不够高[63]。Vail 运动测试是一种可量化单腿运动功能的方法。该测试通过观察重复单腿蹲和侧方、前方、后方跳跃来评估肌肉强度、耐力和力量[64]。其局限性在于不包含所需要评估的旋转运动。虽然已证实该测试具有良好的测量者间可靠性（0.95~1.0），但该测试是否和 RTS 相关目前尚无文献证实[64]。

生物力学

就算通过了包含股四头肌强度测试和跳跃测试在内的严格的 RTS 标准，再损伤的风险仍然高于 10.3%[59]，术后 5 年还有可能发生继发性 ACL 损伤[49]。虽然运动本身具有一定的损伤风险，但 ACLR 术后 RTS，髋膝关节的生物力学改变和神经肌肉控制不良增加了 ACL 再损伤的风险[65]。跳深试验、转向训练及跳跃试验可用于检查生物力学异常。膝关节外翻、躯干屈曲角、膝关节伸屈力矩、髋关节外旋力矩、姿势稳定性、踝关节 ROM 和健侧膝关节负荷增加等因素都可能与 RTS 评测失败和继发性 ACL 损伤风险增加有关[62,65-67]。

跳深运动中，单腿姿势稳定性不足、膝关节外翻角增大和髋关节外旋力矩减少的患者，继发性 ACL 损伤的可能性分别增加 2 倍、3 倍和 8 倍。发生继发性 ACL 损伤的患者双侧伸膝力矩的不对称性比那些未发生损伤的人高 4.1 倍[65]。着地过程中，膝关节的外翻和内旋对 ACL 和其他相关重建性结构造成巨大的张力[68]。人们最早利用三维（3D）运动捕捉系统发现了这些生物力学的危险因素，Paterno 等[65]研究发现，在膝关节冠状面上，二维运动捕捉系统也可以有效识别上述危险因素。可穿戴传感器也可用于监测膝关节运动，但有 28% 的可能无法识别双侧肢体的不对称，因此应谨慎使用[69]。通过系统的运动分析，可对上述相关危险因素进行识别，以帮助制订 RTS 的决策。

主观结果评估

在重返赛场之前，运动员必须对肢体表现有足够的信心。据报道，心理因素是 ACL 损伤后 RTS 失败的最大原因[70]。50% 没有 RTS 的球员担心会受到进一步损伤[71]。Peterson 等[72]表明应结合主观和客观标准做出 RTS 决定。主观结果调查是另一个可以纳入运动员评估的测量工具，包括功能结果测量和心理调查问卷。功能结果测量可显示运动员对肢体功能的感知，包括国际膝关节文献委员会（IKDC）、Tegner 活动水平量表和 Marx 活动评定量表。心理调查问卷主要评估运动员 RTS 的心理准备情况，包括 Tampa 运动恐惧症量表（TSK-11）、膝关节日常生活活动结果调查量表（KOS-ADLS）和 ACL 损伤后恢复运动调查表（ACL-RSI）。

McPherson 等[73]通过 ACL-RSI 调查发现，运动员 ACL 再损伤后参加体育运动时更加紧张，运动时对膝关节表现更不自信，也更害怕再次发生膝关节损伤。

RTS 时 TSK-11 评分≥19 分的患者在术后 24 个月内发生继发性移植物撕裂的可能性比<19 分的患者高 13 倍[74]。ACLR 后 12 个月,78%的患者 IKDC 结果显示为膝关节功能"正常"。22%的患者显示膝关节功能低于正常水平,其中有 80.6%的 RTS 测试失败[75]。

许多医疗机构不具备(如 3D 运动分析系统等)复杂的测试设备,此时使用一个简单的主观结果调查可能有助于识别那些有活动限制或再损伤风险增加的运动员。这些调查为康复医师和患者提供了有关膝关节功能、康复进展、通过 RTS 测试的能力及最终重返高水平活动的可能性的重要数据。

结论

虽然膝关节损伤后运动的固有风险仍然存在,但给予足够多的愈合时间,并通过一系列 RTS 测试可以显著降低患者继发性损伤的风险。存在下列情况时,康复医师和患者可做出 RTS 的决定:QI 强度大于损伤前同侧肢体或损伤后对侧肢体力量的 90%;跳跃试验 LSI>90%;功能运动评估未发现生物力学危险因素;主观结果评估,患者对患肢参与运动充满信心。上述标准总结见表 41.9。

表 41.9 重返运动标准

重返运动标准	测试方法
QI(≥90%)	等速测力法
	等长肌力测定法
	(见图 41.7 和图 41.8)
跳跃试验(≥90%)	单腿跳远
	6m 单腿计时跳远
	连续 3 次单腿跳远
	交叉连续 3 次单腿跳远
功能运动分析	3D 动作捕捉系统
	2D 视频分析
	可穿戴传感器
	直观运动测试
主观评估/心理调查问卷	国际膝关节文献委员会(IKDC)
	Tegner 活动水平量表
	Marx 活动评定量表
	Tampa 运动恐惧症量表(TSK-11)
	膝关节日常生活活动结果调查量表(KOS-ADLS)
	ACL 损伤后恢复运动调查表(ACL-RSI)

总结

膝关节损伤后康复对患者和医生来说都充满了挑战。康复治疗应在稳定关节的同时注意保护损伤或重建的结构。一旦关节活动度恢复至正常水平,就可以开始进行周期性康复计划,有效地恢复所有组成部分的肌肉力量。使用一系列评估来确定 RTS 准备状态,不仅可以有效降低再损伤风险,还可以提高患者恢复伤前运动水平的比率。

(李朔 译)

参考文献

1. Kocher MS, Steadman JR, Briggs K, et al. Determinants of patient satisfaction with outcome after anterior cruciate ligament reconstruction. *J Bone Joint Surg Am*. 2002;84(9):1560–1572.
2. Shelbourne K, Gray T. Minimum 10-year results after anterior cruciate ligament reconstruction. *Am J Sports Med*. 2009;37(3):471–480.
3. Ahmad CS, Kwak SD, Ateshian GA, et al. Effects of patellar tendon adhesion to the anterior tibia on knee mechanics. *Am J Sports Med*. 1998;26(5):715–724. d.
4. Mikula JD, Slette EL, Dahl KD, et al. Intraarticular arthrofibrosis of the knee alters patellofemoral contact biomechanics. *J Exp Orthop*. 2017;4(1):40.
5. Hart JM, Pietrosimone B, Hertel J, Ingersoll CD. Quadriceps activation following knee injuries: a systematic review. *J Athl Train*. 2010;45(1):87–97.
6. Harkey MS, Luc-Harkey BA, Lepley AS, et al. Persistent muscle inhibition after anterior cruciate ligament reconstruction. *Med Sci Sports Exerc*. 2016;48(12):2370–2377.
7. Kuenze CM, Hertel J, Weltman A, et al. Persistent neuromuscular and corticomotor quadriceps asymmetry after anterior cruciate ligament reconstruction. *J Athl Train*. 2015;50(3):303–312.
8. Lepley AS, Gribble PA, Thomas AC, et al. Quadriceps neural alterations in anterior cruciate ligament reconstructed patients: a 6-month longitudinal investigation. *Scand J Med Sci Sports*. 2015;25(6):828–839.
9. Lisee C, Lepley AS, Birchmeier T, et al. Quadriceps strength and volitional activation after anterior cruciate ligament reconstruction: a systematic review and meta-analysis. *Sports Health*. 2019;11(2):163–179.
10. Escamilla RF, Macleod TD, Wilk KE, et al. Anterior cruciate ligament strain and tensile forces for weight-bearing and non-weight-bearing exercises: a guide to exercise selection. *J Orthop Sports Phys Ther*. 2012;42(3):208–220.
11. Perriman A, Leahy E, Semciw AI. The effect of open-versus closed-kinetic-chain exercises on anterior tibial laxity, strength, and function following anterior cruciate ligament reconstruction: a systematic review and meta-analysis. *J Orthop Sports Phys*. 2018;48(7):552–556.
12. Pierce CM, O'Brien L, Wohlt Griffin L, LaPrade RF. Posterior cruciate ligament tears: functional and postoperative rehabilitation. *Knee Surg Sports Traumatol Arthrosc*. 2013;21:1071–1084.
13. Kim K-M, Croy T, Hertel J, Saliba S. Effects of neuromuscular electrical stimulation after anterior cruciate ligament reconstruction on quadriceps strength, function, and patient-oriented outcomes: a systematic review. *J Orthop Sports Phys Ther*. 2010;40(7):383–391.
14. Draper V, Ballard L. Electrical stimulation versus electromyographic biofeedback in the recovery of quadriceps femoris muscle function following anterior cruciate ligament surgery. *Phys Ther*. 1991;71(6):455–461.

15. Thomas AC, Wojtys EM, Brandon C, Palmieri-Smith RM. Muscle atrophy contributes to quadriceps weakness after anterior cruciate ligament reconstruction. *J Sci Med Sport.* 2016;19(1):7–11.

16. Jenkins P, Clifton R, Gillespie G, et al. Strength and function recovery after multiple-ligament reconstruction of the knee. *Injury.* 2011;42(12):1426–1429.

17. Schmitt LC, Quatman CE, Paterno MV, et al. Functional outcomes after surgical management of articular cartilage lesions in the knee: a systematic literature review to guide postoperative rehabilitation. *J Orthop Sports Phys Ther.* 2014;44(8): 565-A10.

18. Takarada Y, Takazawa H, Sato Y, et al. Effects of resistance exercise combined with moderate vascular occlusion on muscular function in humans. *J Appl Physiol.* 2000;88(6):2097–2106.

19. Poton R, Polito MD. Hemodynamic response to resistance exercise with and without blood flow restriction in healthy subjects. *Clin Physiol Funct Imaging.* 2014;36(3):231–236.

20. Laurentino GC, Ugrinowitsch C, Roschel H, et al. Strength training with blood flow restriction diminishes myostatin gene expression. *Med Sci Sports Exerc.* 2012;44(3):406–412.

21. Hackney KJ, Downs ME, Ploutz-Snyder L. Blood flow restricted exercise compared to high load resistance exercise during unloading. *Aerosp Med Hum Perform.* 2016;87(8):688–696.

22. Hughes L, Paton B, Rosenblatt B, et al. Blood flow restriction training in clinical musculoskeletal rehabilitation: a systematic review and meta-analysis. *Br J Sports Med.* 2017;51(13):1003–1011.

23. Rhea MR, Alderman BL. A meta-analysis of periodized versus non-periodized strength and power training programs. *Res Q Exerc Spor.* 2004;75(4):413–422.

24. ACSM. American College of Sports Medicine position stand. Progression models in resistance training for healthy adults. *Med Sci Sports Exerc.* 2009;41(3):687–708.

25. Lorenz D, Morrison S. Clinical commentary: current concepts in periodization of strength and conditioning for the sports physical therapist. *Int J Sports Phys Ther.* 2015;10(6):734–747.

26. Lorenz DS, Reiman MP, Walker JC. Periodization: current review and suggested implementation for athletic rehabilitation. *Sports Health.* 2010;2(6):509–518.

27. Earl JE, Hertel J. Lower-extremity muscle activation during the star excursion balance tests. *J Sports Rehabil.* 2001;10(2):93–104.

28. Nawasreh Z, Logerstedt D, Cummer K, et al. Functional performance 6 months after ACL reconstruction can predict return to participation in the same preinjury activity level 12 and 24 months after surgery. *Br J Sports Med.* 2018;52(6):375–382.

29. Angelozzi M, Madama M, Corsica C, et al. Rate of force development as an adjunctive outcome measure for return-to-sport decisions after anterior cruciate ligament reconstruction. *J Orthop Phys Ther.* 2012;42(9):772–780.

30. Ardern CL, Webster KE, Taylor NF, Feller JA. Return to sport following anterior cruciate ligament reconstruction surgery: a systematic review and meta-analysis of the state of play. *Br J Sports Med.* 2011;45(7):596–606.

31. Ardern CL, Taylor NF, Feller JA, Webster KE. Fifty-five per cent return to competitive sport following anterior cruciate ligament reconstruction surgery: an updated systematic review and meta-analysis including aspects of physical functioning and contextual factors. *Br J Sports Med.* 2014;48(21):1543–1552.

32. Arundale AJH, Silvers-Granelli HJ, Snyder-Mackler L. Career length and injury incidence after anterior cruciate ligament reconstruction in Major League Soccer players. *Orthop J Sports Med.* 2018;6(1): 2325967117750825.

33. Grindem H, Snyder-Mackler L, Moksnes H, et al. Simple decision rules reduce reinjury risk after anterior cruciate ligament reconstruction: the Delaware–Oslo cohort study. *Br J Sports Med Publ Online First.* 2016;50(13):804–808.

34. Sousa PL, Krych AJ, Cates RA, et al. Return to sport: does excellent 6-month strength and function following ACL reconstruction predict midterm outcomes? *KSSTA.* 2017;25(5):1356–1363.

35. Brophy RH, Gill CS, Lyman S, et al. Effect of anterior cruciate ligament reconstruction and meniscectomy on length of career in National Football League athletes: a case control study. *Am J Sports Med.* 2009;37(11):2102–2107.

36. Nielsen ES, McCauley JC, Pulido PA, Bugbee WD. Return to sport and recreational activity after osteochondral allograft transplantation in the knee. *Am J Sports Med.* 2017;45(7):1608–1614.

37. Krych AJ, Robertson CM, Williams RJ III, Cartilage Study Group. Return to athletic activity after osteochondral allograft transplantation in the knee. *Am J Sports Med.* 2012;40(5):1053–1059.

38. Lyon R, Nissen C, Liu XC, Curtin B. Can fresh osteochondral allografts restore function in juveniles with osteochondritis dissecans of the knee? *Clin Orthop Relat Res.* 2013;471(4):1166–1173.

39. Everhart JS, Du A, Chalasani R, et al. Return to work or sport after multiligament knee injury: a systematic review of 21 studies and 524 patients. *Arthroscopy.* 2018;34(5):1708–1716.

40. Kaeding CC, Pedroza AD, Reinke EK, et al. Risk factors and predictors of subsequent ACL injury in either knee after ACL reconstruction: prospective analysis of 2488 primary ACL reconstructions from the MOON cohort. *Am J Sports Med.* 2015;43(7):1583–1590.

41. Paterno MV, Rauh MJ, Schmitt LC, et al. Incidence of second ACL injuries 2 years after primary ACL reconstruction and return to sport. *Am J Sports Med.* 2014;42(7):1567–1573.

42. Webster KE, Feller JA, Leigh WB, Richmond AK. Younger patients are at increased risk for graft rupture and contralateral injury after anterior cruciate ligament reconstruction. *Am J Sports Med.* 2014;42(3):641–647.

43. Webster KE, Feller JA. Exploring the high reinjury rate in younger patients undergoing anterior cruciate ligament reconstruction. *Am J Sports Med.* 2016;44(11):2827–2832.

44. Wiggins AJ, Grandhi RK, Schneider DK, et al. Risk of secondary injury in younger athletes after anterior cruciate ligament reconstruction: a systematic review and meta-analysis. *Am J Sports Med.* 2016;44(7):1861–1876.

45. Losciale JM, Zdeb RM, Ledbetter L, et al. The association between passing return-to-sport criteria and second anterior cruciate ligament injury risk: a systematic review with meta-analysis. *J Orthop Sports Phys Ther.* 2019;49(2):43–54.

46. Nawasreh Z, Logerstedt D, Cummer K, et al. Do patients failing return-to-activity criteria at 6 months after anterior cruciate ligament reconstruction continue demonstrating deficits at 2 years? *Am J Sports Med.* 2017;45(5):1037–1048.

47. Senorski EH, Svantesson E, Beischer S, et al. Concomitant injuries may not reduce the likelihood of achieving symmetrical muscle function one year after anterior cruciate ligament reconstruction: a prospective observational study based on 263 patients. *KSSTA.* 2018;26(10):2966–2977.

48. Toole AR, Ithurburn MP, Rauh MJ, et al. Young athletes cleared for sports participation after anterior cruciate ligament reconstruction: how many actually meet recommended return-to-sport criterion cutoffs? *J Orthop Sports Phys Ther.* 2017;47(11):825–833.

49. Welling W, Benjaminse A, Seil R, et al. Low rates of patients meeting return to sport criteria 9 months after anterior cruciate ligament reconstruction: a prospective longitudinal study. *Knee Surg Sports Traumatol Arthrosc.* 2018;26(12):3636–3644.

50. Wellsandt E, Failla MJ, Snyder-Mackler L. Limb symmetry indexes can overestimate knee function after anterior cruciate ligament injury. *J Orthop Sports Phys Ther.* 2017;47(5):334–338.

51. Barber-Westin SD, Noyes FR. Factors used to determine return to unrestricted sports activities after anterior cruciate ligament reconstruction. *Arthroscopy.* 2011;27(12):1697–1705.

52. Patel SA, Hageman J, Quatman CE, et al. Prevalence and location of bone bruises associated with anterior cruciate ligament injury and implications for mechanism of injury: a systematic review. *Sports Medicine.* 2014;44(2):281–293.

53. Nagelli CV, Hewett TE. Should return to sport be delayed until 2 years after anterior cruciate ligament reconstruction? Biological and functional considerations. *Sports Medicine.* 2017;47(2):221–232.

54. Claes S, Verdonk P, Forsyth R, Bellemans J. The "ligamentization" process in anterior cruciate ligament reconstruction: what happens to the human graft? A systematic review of the literature. *Am J Sports Med.* 2011;39(11):2476–2483.

55. McCulloch PC, Kang RW, Sobhy MH, et al. Prospective evaluation of prolonged fresh osteochondral allograft transplantation of the femoral condyle: minimum 2-year follow-up. *Am J Sports Med.* 2007;35(3):411–420.

56. Sánchez M, Anitua E, Azofra J, et al. Ligamentization of tendon grafts treated with an endogenous preparation rich in growth factors: gross morphology and histology. *Arthroscopy.* 2010;26(4):470–480.

57. Pincivero D, Lephart S, Karunakara R. Reliability and precision of isokinetic strength and muscular endurance for the quadriceps and

hamstrings. *Int J Sports Med*. 1997;18(02):113–117.

58. Schmitt LC, Paterno MV, Hewett TE. The impact of quadriceps femoris strength asymmetry on functional performance at return to sport following anterior cruciate ligament reconstruction. *J Orthop Sports Phys Ther*. 2012;42(9):750–759.

59. Kyritsis P, Bahr R, Landreau P, et al. Likelihood of ACL graft rupture: not meeting six clinical discharge criteria before return to sport is associated with a four times greater risk of rupture. *Br J Sports Med*. 2016;50(15):946–951.

60. Reid A, Birmingham TB, Stratford PW, et al. Hop testing provides a reliable and valid outcome measure during rehabilitation after anterior cruciate ligament reconstruction. *Phys Ther*. 2007;87(3):337–349.

61. Hamilton MS, Shultz S, Schmitz RJ, Perrin DH. Triple-hop distance as a valid predictor of lower limb strength and power. *J Athl Train*. 2008;43(2):144–151.

62. Wren TA, Mueske NM, Brophy CH, et al. Hop distance symmetry does not indicate normal landing biomechanics in adolescent athletes with recent anterior cruciate ligament reconstruction. *J Orthop Sports Phys Ther*. 2018;48(8):622–629.

63. Myer GD, Schmitt LC, Brent JL, et al. Utilization of modified NFL combine testing to identify functional deficits in athletes following ACL reconstruction. *J Orthop Sports Phys Ther*. 2011;41(6):377–387.

64. Garrison JC, Shanley E, Thigpen C, et al. The reliability of the Vail Sport Test as a measure of physical performance following anterior cruciate ligament reconstruction. *Int J Sports Phys Ther*. 2012;7(1):20–30.

65. Paterno MV, Schmitt LC, Ford KR, et al. Biomechanical measures during landing and postural stability predict second anterior cruciate ligament injury after anterior cruciate ligament reconstruction and return to sport. *Am J Sports Med*. 2010;38(10):1968–1978.

66. King E, Richter C, Franklyn-Miller A, et al. Back to normal symmetry? Biomechanical variables remain more asymmetrical than normal during jump and change-of-direction testing 9 months after anterior cruciate ligament reconstruction. *Am J Sports Med*. 2019;47(5):1175–1185.

67. Ithurburn MP, Paterno MV, Ford KR, et al. Young athletes with quadriceps femoris strength asymmetry at return to sport after anterior cruciate ligament reconstruction demonstrate asymmetric single-leg drop-landing mechanics. *Am J Sports Med*. 2015;43(11):2727–2737.

68. Shin CS, Chaudhari AM, Andriacchi TP. Valgus plus internal rotation moments increase anterior cruciate ligament strain more than either alone. *Med Sci Sports Exerc*. 2011;43(8):1484–1491.

69. Sigward SM, Chan MM, Lin PE, et al. Compensatory strategies that reduce knee extensor demand during a bilateral squat change from 3 to 5 months following anterior cruciate ligament reconstruction. *J Orthop Sports Phys Ther*. 2018;48(9):713–718.

70. Ardern CL, Osterberg A, Tagesson S, et al. The impact of psychological readiness to return to sport and recreational activities after anterior cruciate ligament reconstruction. *Br J Sports Med*. 2014;48(22):1613–1619. d.

71. McCullough KA, Phelps KD, Spindler KP, et al. Return to high school- and college-level football after anterior cruciate ligament reconstruction: a Multicenter Orthopaedic Outcomes Network (MOON) cohort study. *Am J Sports Med*. 2012;40(11):2523–2529. \.

72. Peterson JR, Krabak BJ. Anterior cruciate ligament injury: mechanisms of injury and strategies for injury prevention. *Phys Med Rehabil Clin N Am*. 2014;25(4):813–828.

73. McPherson AL, Feller JA, Hewett TE, Webster KE. Psychological readiness to return to sport is associated with second anterior cruciate ligament injuries. *Am J Sports Med*. 2019;47(4):857–862.

74. Paterno MV, Flynn K, Thomas S, Schmitt LC. Self-reported fear predicts functional performance and second ACL injury after ACL reconstruction and return to sport: a pilot study. *Sports Health*. 2018;10(3):228–233.

75. Logerstedt D, Di Stasi S, Grindem H, et al. Self-reported knee function can identify athletes who fail return-to-activity criteria up to 1 year after anterior cruciate ligament reconstruction: a Delaware-Oslo ACL cohort study. *J Orthop Sports Phys Ther*. 2014;44(12):914–923.

索 引

共同交流探讨 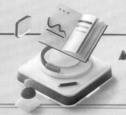 提升专业能力

智能阅读向导 为您严选以下专属服务

推荐书单

点击后可获取更多
骨科图书推荐。

读者社群

读者入群可与书友
分享阅读本书的心
得体会和膝关节损
伤相关知识，提升
业务水平，马上扫
码加入！

扫码添加
智能阅读向导

操作步骤指南

微信扫码直接使用资源。无须额
外下载任何软件。如需重复使用
可再次扫码。或将需要多次使用
的资源、工具、服务等添加到微
信"收藏"功能。